普通高等教育"十一五"国家级规划教材

现代毒理学基础

（供预防医学、药学、法医学、临床医学专业用）

（第2版）

主　编　裴秋玲

副主编　郝卫东　郑金平

主　审　张天宝

编者（以姓氏笔画为序）

仇玉兰　（山西医科大学）

邓　海　（中国疾病控制中心）

朴丰源　（大连医科大学）

张　巧　（郑州大学）

张天宝　（第二军医大学）

张文平　（山西医科大学）

杨建军　（海南医学院）

杨　昆　（天津医科大学）

吴纯启　（军事医学科学院）

孟　虹　（第二军医大学）

郑金平　（山西医科大学）

郝卫东　（北京大学）

姚　朗　（南方医科大学）

赵　敏　（广东省疾病预防控制中心）

赵秀兰　（山东大学）

钟玉绪　（军事医学科学院）

姜　洁　（中国航天员科研与训练中心）

海春旭　（第四军医大学）

廖明阳　（军事医学科学院）

裴秋玲　（山西医科大学）

秘书：高　怡　田凤娶　（山西医科大学）

中国协和医科大学出版社

图书在版编目（CIP）数据

现代毒理学基础／裴秋玲主编. —2 版. —北京：中国协和医科大学出版社，2008.3
普通高等教育"十一五"国家级规划教材
ISBN 978 - 7 - 81072 - 994 - 9

Ⅰ．现… Ⅱ．裴… Ⅲ．毒理学 - 高等学校 - 教材 Ⅳ．R99

中国版本图书馆 CIP 数据核字（2007）第 202170 号

普通高等教育"十一五"国家级规划教材

现代毒理学基础（第 2 版）

主　　编：裴秋玲
责任编辑：吴桂梅　骆春瑶

出版发行：**中国协和医科大学出版社**
　　　　　（北京东单三条九号　邮编100730　电话65260378）
网　　址：www. pumcp. com
经　　销：新华书店总店北京发行所
印　　刷：北京丽源印刷厂

开　　本：787×1092 毫米　　1/16 开
印　　张：35.25
字　　数：850 千字
版　　次：2008 年 2 月第 2 版　　2008 年 2 月第 1 次印刷
印　　数：1—5000
定　　价：59.00 元

ISBN 978 - 7 - 81072 - 994 - 9/R·987

编 写 说 明

高等医药院校教材《现代毒理学基础》2003年第1版，承蒙师生、同仁的厚爱于2006年入选普通高等教育"十一五"国家级规划教材。第2版教材是在广泛收集使用第1版教材的师生、同道的意见和建议，吸收近年来国内外毒理学研究进展和不同领域对毒理学的应用需求，充分保持原教材特色的基础上编写完成的，主要对原教材内容进行了以下几方面的补充和完善：

"基础"和"应用"：现代毒理学是和生命科学的许多领域有广泛联系和渗透的基础应用学科。本版教材全面、系统介绍了现代毒理学的基础理论（1～15章），同时首次在毒理学教材中增加了"应用毒理学（16～25章）"。体现了基础和应用的统一。突出了目前毒理学的重点应用领域。为学生系统掌握和了解现代毒理学完整的学科体系奠定基础。

"先进"和"适用"：近年来由于分子生物学、信息和材料等学科的渗透，毒理学科发展迅猛。本版教材结合新的知识点，进一步充实每章的内容，如毒理学的发展趋势、毒物的低剂量兴奋效应、表观遗传学、动物替代试验、新型产品的安全性评价（纳米材料）等在相关的章节进行了介绍；另外，本版教材在附录中增加"毒理学相关信息资源"，其目的是为将学科发展的前沿动态融汇在教学内容中，并引导学生积极参阅毒理学相关书籍和信息网站，培养其自学能力，丰富和扩展其毒理学知识；毒理学作为一门实验科学，毒理学动物实验的设计、实施、结果观察和评价中对毒性资料进行统计分析时如何正确选择统计检验方法？常见的偏倚主要来源有哪些，应如何控制或避免？常见数据的类型，如何正确选择统计描述指标等是毒理学教学和工作中的薄弱环节。本教材增加"毒理学研究实验设计与统计分析"一章，以帮助解决毒理学教学和实际工作中遇到的有关统计分析和处理问题。

本教材编写过程力求体现"三基"，较系统和全面介绍了现代毒理学的基础知识和技能；毒理学研究的一些新进展和热点也在相关章节进行了阐述；新增的应用毒理学篇，不仅包括卫生毒理学（环境、职业、食品），还包括生态、药物、临床、法医、军事、管理等毒理学重点应用领域。其内容不仅对本科生适用，也可作为研究生教材用书以及毒理学工作者的参考用书。

在本书编写过程中得到山西医科大学、大连医科大学以及各编者所在单位的大力帮助，各位编委在编写过程中付出了大量的辛勤劳动。在此表示衷心的感谢。

由于水平有限，时间仓促，在编写审校中难免存在错误，敬请读者批评指正！

裴秋玲

2007 年 12 月

目　　录

第一篇　毒理学基本原理

第二篇 脏器毒理学

第三篇 应用毒理学

绪 论

第一节 毒理学概述

毒理学（toxicology）是生物医学领域中，随着人类社会和科学技术的进步逐渐形成和发展的一门重要的基础学科，最早由人类对毒物和中毒的认识发展而来，所以传统的毒理学定义为"研究化学物对机体（主要是人体）毒作用及其毒作用机制的一门学科"。20 世纪 40 年代以来，除动植物的天然毒素以及一些矿物质，如铅、汞、砷等外，人工合成的化学物越来越多，估计现有化学物超过 2 500 万种，常用的有 6 万多种，每年还有约 1 000 种新合成的化学物问世，大量的化学物不断进入人类的生活和生产环境。20 世纪五六十年代人们对它们的危害认识以及管理能力不到位，导致了大量危及人类生存的灾难性事件：如反应停灾难、英国伦敦 SO_2 烟尘污染、美国洛杉矶光化学烟雾、日本水俣病和痛痛病、切尔诺贝利核电站放射性物质泄漏等公害发生。这些事件引起世人关注的同时，也给毒理学的发展提出了更高、更新的要求。毒理学的研究范围、对象等也均有了较大扩展。现代毒理学（modern toxicology）是研究化学、物理、生物等因素对生物体的有害作用及其机制，预测其对人体和生态环境的危害，为确定安全限值和采取防治措施提供科学依据的学科。毒理学研究的终极目标：保障人民健康、维护生态平衡、促进国民经济的持续发展。

现代毒理学的发展，一方面是由于进入人类生活和生产环境中化学物种类数量急剧增加，在丰富人类的物质生活同时带来的一些负面效应，使社会对毒理学的需求增加；另一方面，生物学、化学、数学、物理学等相关学科理论和技术的发展，尤其近几年来分子生物学、信息科学、人类基因组计划完成和基因组学技术，为现代毒理学的发展奠定了前所未有的技术平台，使得现代毒理学的研究范围和领域不断扩展，从传统的研究有害因素对生物体的不良效应，发展到用毒物作为工具来揭示生命现象，如二硝基苯酚和其他的解链剂研究氧化磷酸化；鹅膏蕈碱用于 RNA 聚合酶研究等。而且，毒理学与药理学、临床医学、法医学、职业医学、食品营养学、环境科学和生态学等相互交叉渗透，衍生形成了药物毒理学、临床毒理学、法医毒理学、工业毒理学、食品毒理学、环境毒理学和生态毒理学等分支学科。所以，现代毒理学是一门和生命科学领域有广泛联系的基础应用学科。

第二节 毒理学研究内容

毒理学的研究对象和生物体反应的多样性，使毒理学成为一门涉及广泛领域的综合学科。毒理学研究内容可归纳为描述（descriptive）、机制（mechanistic）和管理（regulatory）三个方面。三者既有区别又有联系。

一、描述毒理学

主要是通过动物毒性试验或暴露人群的直接观察，预测化学物及其他有害因素对人体和环境的潜在危害（potential hazard），一方面能为有害因素造成的毒作用机制提供启示，另一方面为其安全性评价和危险评定提供科学依据。

二、机制毒理学

探讨化学物等有害因素对生物体交互作用的细胞、生物化学和分子的毒作用机制。

1. 其成果常可为危险度评定中动物试验结果的外推提供直接的证据 如依据有机磷杀虫剂抑制胆碱酯酶活性和这种杀虫剂在不同种属动物体内生物转化差异，可准确预测有机磷杀虫剂对人、啮齿动物和昆虫的相对毒性。动物进食高剂量糖精可在尿液中形成结晶，刺激膀胱，诱发膀胱癌；而人类正常的摄入量，远低于动物试验剂量，体内不会形成结晶，故证实糖精非人类致癌物。这些都说明机制研究在危险评定中的重要性。

2. 机制的研究还可为设计和生产更安全的替代化学物、临床解毒和治疗药物研究提供理论基础 如妊娠早期服用反应停导致新生儿出生缺陷被禁用，机制研究发现该药有明显抑制血管生成的作用，用于治疗某些肿瘤和感染性疾病有很好的效果。

3. 毒理学机制研究，还有助于生理学、生物化学、细胞生物学和药理学等基础学科的发展 如河豚毒素和DDT（dichloro diphenyltrichloroethane）用于神经轴突膜离子梯度调节的研究。

4. 分子毒理学作为机制研究的工具为发现和保护易感人群免受环境有害因素的影响以及根据个体遗传背景制定药物治疗方案提供了令人兴奋的发展前景 如刘晓琳等研究发现IL-6基因启动子区-572位点多态性与肺癌易感性显著相关，携带G/C及G/G基因型的个体肺癌发病风险降低。

三、管理毒理学

政府有关机构根据描述性研究和机制性研究资料，作出是否允许药物或其他化学物进入人类环境的判断和决定；同时整合描述性研究和机制研究毒理学资料进行危险评定制定出大气、职业场所空气、饮用水等相应的卫生标准和管理措施，按照政策法令对现存的外源性毒物进行管理和控制，参与政策法令的制定并且履行监督和执法职能。

第三节　毒理学研究方法

现代毒理学的研究方法，可以概括为实验室方法、临床观察与现场调查、综合危险度评定三大类。毒理学的实验室研究方法，又可进一步分为化学分析、体外试验、体内试验。

一、实验室方法

（一）化学分析法（chemical analysis） 化学分析方法主要是用分析化学的手段，研究外源性化学物的组成和杂质鉴定，以及不同条件下化学物的理化特性（稳定性、溶解度和解离性等），分析测定环境样品（空气、水、食品、土壤等）和生物材料（血、尿、组织等）中化学物及其代谢产物的浓度。

（二）体外试验方法（in vitro） 各种体外试验方法主要用于化学物的毒性初筛；化学结构－生物活性关系研究，预测类似结构化学物的毒性；毒作用机制研究；近年来还用于新产品研发早期"候选化合物的毒性"比较。大量应用各种体外试验方法，是现代毒理学发展的标志之一，尤其是分子生物学的新技术与传统的体外试验方法结合，显示出良好的应用前景。

传统的体外试验有利用肝、肾、肺、脑等器官灌流、组织和细胞培养、分离细胞器或组分的研究。近年来分子生物学新技术和方法用于毒理学研究的体外试验方法：分子克隆（molecular cloning）、cDNA 和基因组文库（cDNA and genomic libraries）、印迹技术（Western blot，Northern and Southern blot analyses）、聚合酶链反应（polymerase chain reaction，PCR）、PCR－SSCP、荧光原位杂交、单细胞凝胶电泳、基因差异分析、基因芯片技术等。另外，近几年有些机构如经济合作与发展组织（Organisation for Economic Co－operation and Development，OECD）推荐了一些体外替代实验的方法，如比较成熟的体外替代腐蚀性/刺激性试验方法：透皮电阻试验（transcutaneous electrical resistance test，TER）、人体皮肤模型试验（human skin model test）和膜屏障皮肤腐蚀性体外试验（in vitro membrane barrier test method for skin corrosion）。

体外试验方法的主要优点是：①简单、快速、经济，因此能在一段时间内对大量化学物的潜在毒性进行筛选；②实验条件比较容易控制，可以用来测量生物体的某一特异性毒效，而不受机体多种复杂因素的影响；③根据实验的目的和需要，可以选择不同种属动物的器官、靶细胞甚至靶分子，探讨毒作用机制；④为整体动物实验提供线索和依据，使体内实验的设计和研究更加合理；⑤操作过程比较容易标准化和自动化。由于体外试验有以上优点，加之动物实验存在伦理学方面的问题，已有国家和国际组织要求减少动物实验、寻找适宜的体外替代试验方法。

体外试验方法的主要缺点是：各种微生物和细胞的培养都是在离体条件下，难以精确地模拟或反映外源物在生物体内的转运和转化过程，也无法得到毒效学和毒动力学的资料。并且难以观察外源性化学物的慢性毒作用。

（三）体内试验（in vivo） 由于绝大多数毒性试验都不能在人身上进行，而体外试验又是在离体的条件下，不能反应整体情况，所以，体内试验显得非常重要。毒理学作为一门实验科学正是以动物实验为中心的，毒理学动物实验的设计、实施、结果观察和评价是毒理学研究的基本功。

体内试验常用实验动物有大鼠、小鼠、豚鼠、家兔、狗、猴等。生态毒性研究多采用鱼类或其他水生生物、鸟类、昆虫等。

整体动物试验可以用来帮助了解外源物的毒性、阐明剂量反应关系、确定阈剂量和无作用剂量、探讨毒作用机制（急性毒性试验、亚慢性毒性试验和慢性毒性试验等）。整体动物试验和体外试验的目的相同，都是为了描述性研究和阐明外源物的毒效应及其毒作用特点。

1. 整体动物试验的原则

（1）在试验设计合理、质量保证的前提下，所获得的化学物的毒效应资料，可以用来估测对人类和环境的潜在危害。如用一般动物毒性试验资料估计对人的毒性，人比动物要敏感 10 倍（以体重为单位）。目前已知的人类致癌物一般对动物都有致癌作用（砷等少数化学物除外）。因此，人们用动物致癌试验来估测对人的潜在致癌作用。

（2）为了在短期或动物有限寿命期限内诱发毒效应，发现和检测外源物对人的潜在毒性危害，动物实验中使用的剂量远大于人体实际暴露量。主要出于以下考虑：①从理论上讲，根据剂量－反应关系原理，在一定的剂量范围内，毒作用的强度或反应率随着剂量的加大而增加；②从实际的角度看，试验中用的样本量（动物数）受限，难与人群相比，要想得到有统计学显著意义的结果，就必须用较大剂量来诱发可能出现的毒作用。

2. 整体动物试验的局限性

（1）体内实验周期往往较长，过程繁琐，耗时费工，无法满足社会发展过程中对大量外源性化学物实现高效快速筛选的需求。

（2）体内因素复杂，不易于控制，难于准确获取机体对某种有害因素毒作用机制。

（3）由于动物实验研究结果的最终目的是要应用于人体，虽然力求选择与人相近的实验动物，使所观察到的机体反应与人体反应的相似程度更高。但由于种属不同，一些观察的反应存在很大差异。Kirkpatrick 等将九种经过长期的临床应用证实对人体无害的骨替代合金材料制备成直径为 15mm 的圆片，分别植入 490 只大鼠背部皮下。经过两年观察，在 1 266 处植入点中，共有 340（27%）处发生了肿瘤。其中，纤维组织细胞瘤和多型性肉瘤的发生率最高。正如人们所知，砷是已知的人类致癌物，但至今砷的动物致癌研究未取得确定的结果。

3. 整体动物试验的发展趋势

（1）根据 3R 原则，选择科学合理的动物试验方法是今后毒理学试验的一个发展方向：3R 即减少（reduction）、优化（refinement）和替代（replacement）的简称。减少是在满足实验要求，又不损失应得信息的前提下，尽可能减少实验动物的数量；选择合适的方法，如采用 <10 只动物实验的上、下法（up and down method）进行急性毒性测定。优化是在动物实验时，尽可能选择和改良实验操作技术，减轻动物可能遭受的痛苦，如采用非致死终点或浓缩样品减少灌胃次数。替代是不通过与动物相关的实验或过程去获取所需的知识，如采用体外细胞和组织培养替代整体动物实验。但目前动物替代实验方法的研究和应用主要取决于有效性验证，在验证过程中，少数方法获得通过。由于绝大多数的毒性试验都不能在人身上进行，而体外试验又是在离体条件而不能反映整体情况，因此多数整体动物试验有不可替代的作用。

（2）规范性的常规动物试验方法进一步国际化：例如，国际协调组织（International Conference of Harmonization，ICH）已经颁布了相关的试验规范和指导原则。

（3）转基因动物在毒理学中的应用：转基因动物是在其基因组中含有外来遗传物质的动物，它被广泛应用于科学研究的各个方面。由于转基因动物集整体、细胞和分子水平于一体，更能体现生命整体研究的效果。可以在整体动物体内集中研究 DNA 损伤的诱发、修复、突变和癌变等，如 $C-fos-LacZ$ 转基因小鼠用于神经毒性的研究、携带激活的 $H-ras$ 原癌基因小鼠、$p53$（+/－）基因删除动物用于致癌作用研究、含乳糖操纵子的噬菌体的转基因动物用于特定组织毒性研究。

二、临床观察与现场调查

无论是体外试验还是整体动物试验，都不可能取代对人体（群）的观察和调查。化学物对人体（群）危害的最终依据，仍然只能来源于对人体（群）的直接观察。对人体（群）观察和调查的方法有临床观察、现场和人群流行病学调查等。

（一）临床观察　收集接触环境化学、物理、生物等有害因素导致的急慢性中毒患者和药物的临床试验研究出现的病人临床观察资料，以及上市药物的毒副反应等的临床观察资料，作为进一步深入研究的线索。这也是临床毒理学研究的重要内容。

（二）现场调查　毒理学现场和流行病学调查包括两个方面：一是卫生学调查，了解环境化学物的性质、来源和分布，人群接触方式和接触程度等；二是健康检查，通过人群体格检查，结合各种实验室的检查，观察环境化学物对人体健康的早期和远期影响。一方面可将动物试验结果在人群中进一步验证，确认因果关系；另一方面还可以从对人群的直接观察中获得动物试验不可能得到的资料，如种属差异，有些毒效应不能在动物身上复制，某些远期效应（如化学致癌）需要相当长期的观察，或者需要寻找低接触浓度对人的无作用水平等。

毒理学的现场和流行病学调查是研究有害因素对接触人群健康影响的主要方法，对确定外源性化学物等的有害效应极为重要。因为引起毒效应的原因是多方面的，不仅与毒物本身的理化特性有关，而且也有环境和个体因素影响，尤其是实验动物和人之间存在许多差异。所以，尽早通过现场调查收集外源性化学物在环境中的来源和分布、作用于人体的方式和条件、对人群健康影响的早期影响和远期效应等。但现场流行病学调查结果易受多种混杂因素的影响，不利于进行毒作用机制等研究，故应采用适当的体内外实验方法，互相补充验证，综合评定。

三、综合危险度评定

现代毒理学研究的最终目的是识别、评价和控制外源性化学、物理、生物因素的潜在危害。每年有大量的化学物进入市场，为使人们能及早了解这些化学物的潜在危害，并为制定相应的预防措施提供依据，在缺乏足够的人群暴露资料前，进行大量的毒理学实验研究，包括体外实验和整体动物实验。对于已暴露于人群的有害因素，可以进行现场流行病学调查，进一步验证体外和整体动物实验的结果。由于体内与体外，不同动物种属之间，特别是人与动物实验之间，存在多重差异，用各种方法得到的研究结果可能相互矛盾。因此，如何客观地综合评价和科学地应用这些资料，来预测有害因素对人体健康和生态环境的潜在危害，提出相应的安全使用标准和管理措施，就是综合危险度评定的任务和研究内容（详见第二十五章管理毒理学）。

第四节　毒理学发展简史

以不同阶段的研究模式扼要介绍毒理学的发展：直观和经验模式、实验毒理学模式、机制毒理学模式、管理毒理学模式。

一、直观和经验模式

毒理学发展的历史可以追溯到最早的人类，他们在生活和与自然界斗争的过程中积累了丰富的经验，不仅能辨别有毒的动植物，利用动物的毒液和植物的毒汁作为猎杀的工具，而且积累了一些治疗和预防疾病的知识。早在公元前 3000 年，我们的祖先就懂得用乌头汁涂在箭或矛上，获取猎物。公元前约 1500 年，埃及人的 Ebers Papyrus（纸莎草纸）记载了毒芹、乌头、鸦片、一些金属毒物（铅、铜、锑）和有毒植物。公元前 400 至公元前 250 年期间，希腊名医希波格拉底（Hippocrates）、希腊哲学家柏拉图的学生亚里斯多德（Aristotle）以及提奥夫拉斯图斯（Theophrastus）的医著也有毒物中毒的记载。约公元 50 年，希腊尼罗时代的药理学和生理学家 Pedanius Dioscorides（40～90）著《De Materia Medica》一书，也是当今的药典基础。该书将毒物分为植物、动物和矿物，并附有插图和文字说明。他还尝试用催吐药、腐蚀剂、杯吸等疗法排除毒物，治疗中毒。我国医学之父神农氏（公元前 2696 年）的第一部药学著作《神农本草经》中，将 365 种药物（包括植物、动物和矿物药），按其毒副作用分为上、中、下三品。上品"多服久服不伤人"，中品"无毒有关斟酌为宜"，下品"多毒不可久服"。隋代巢元方的《诸病源候论》（公元 610 年）中把蛇毒、蜂毒、蝎毒等作为致病（中毒）原因，并对产生有毒气体的地点、浓度变化规律、测试方法和预防对策等有较详细的观察和描述："凡古井及深坑井中多有毒气，不可辄入……必须入者，先下鸡鸭毛试之，若毛旋不下，即是有毒，便不可入。"南宋宋慈在《洗冤集录》（公元 1247 年）中记载了服毒为自杀或他杀的致死原因，并提出了一些解毒和解毒物鉴定的方法，可视为法医毒理学的鼻祖。明朝李时珍在《本草纲目》（公元 1590 年）中不仅对许多毒物都有记载，而且对生产性铅中毒的危害作了详尽描述："铅生山穴石间……其气责人，若连月不出，则皮肤痿黄，腹胀不能食，多致病而死。"明朝宋应星的《天工开物》（公元 1637 年）还记有职业性汞中毒及其预防方法。至此，毒理学建立在直观和经验的研究方式之上。

二、实验毒理学模式

在瑞士科学家 Paracelsus（1493～1541 年）提出剂量－反应关系理论之前的 1 000 多年，毒理学进展缓慢。Paracelsus 提出的剂量－反应关系理论 "All substances are poisons; there is none that is not a poison. The right dose differentiates a poison and a remedy." 为毒理学的发展奠定了基础。同时指出检测化学物的毒性反应需进行实验观察和研究，摆脱了直观和经验的研究模式。被认为是现代毒理学之父。

18 世纪期间，职业毒理学有一些重要的进展。1700 年 Ramazini 的《职业病》论著，不仅指出矿工疾病的病因以及治疗预防策略，而且涉及的职业范围除矿工，还包括印刷、纺织和陶器。1775 年 Percival Pott 发现扫烟囱职业和阴囊癌有关，是对芳香烃致癌的最早认识。

19 世纪随着工业和有机化学的发展，实验毒理学进展迅速。Magendie（1783～1855年）、Orfila（1787～1853 年）和 Bernard（1813～1878 年）等先后进行了一系列实验毒理学研究，为药理学、实验治疗学和工业毒理学等奠定了基础。其中 Orfila 曾用几千只狗实验，系统观察毒物与生物体之间的"剂量－反应"关系，也是历史上第一位将毒理学的研究分析结果用作法庭中毒审判的法律证据。1815 年出版了第一本毒理学专著《Toxicologie generate》，明确指出毒理学是一门独立的科学。

三、机制毒理学模式

19 世纪后期至 20 世纪初，合成化学、物理学和生物学的蓬勃发展，将世界带入一个新时代。苯、甲苯、二甲苯大规模商业化生产，出现一些急、慢性中毒病例；乙醚、氯仿、碳酸等麻醉药使用，屡有中毒发生，加速美国率先通过食品药品法（Wiley Bill，1906 年）。砷用于治疗梅毒等疾病引起急慢性中毒；阐明雌雄激素的结构 - 活性关系；发现了三邻甲苯磷酸酯（triocresyl phosphate，TOCP）、甲醇、铅等的神经毒性。这些研究形成毒理学不同领域的雏形。服用磺胺药引发的急性肾衰竭死亡事件，一方面使毒理学家致力于其毒作用机制的研究，毒理学得到进一步发展；另一方面促成了美国食品药品管理局（Food and Drug Gdministration，FDA）通过继 Wiley Bill 的第二个法案 Copeland Bill（1938 年）。

第二次世界大战期间（1939~1945 年），围绕有机磷农药、抗疟药和放射性核素等的毒性研究，使毒理学进入一个飞速发展阶段：①放射性核素的研究始于铀的应用，已知它能与体内 DNA、RNA、蛋白质等大分子物质结合，和肿瘤的发生有关。早年的研究结果对外源物与大分子结合、细胞突变、吸入毒理学和治疗方法、痕量金属毒理学特性以及剂量 - 反应关系复杂性等毒作用机制和毒理学原理研究具有开拓性影响；②阐明了有机磷农药的毒作用机制，而且用作研究神经毒性的工具；③人工合成奎宁衍生物治疗疟疾，进行了从啮齿类动物、狗、恒河猴到志愿者的毒性和治疗效果的系列研究，形成最初化学治疗的原则。1938 年美国国会通过食品、药品、化妆品法案。

20 世纪 30 年代，我国学者陈克恢率先使用正铁血红蛋白形成剂（亚硝酸钠）治疗氰化物中毒，开创了特异药物治疗中毒的先河。

20 世纪 40 年代，Millers 夫妇发现致癌物代谢过程中活性代谢产物和内质网混合功能氧化酶起了重要作用，引导和促进了化学物代谢动力学的研究。

总之，19 世纪后期至 20 世纪中期，毒理学围绕毒物的作用机制进行的大量的研究，涉及化学物中毒处理、毒物和毒性分析、毒作用和解毒过程的模式以及中毒过程的特殊分子作用等方面。1930 年实验毒理学的第一本杂志《Archives fur Toxikologie》（现为《Archives of Toxicology》）创刊，同年在美国成立了国立卫生研究所（National Institute of Health，NIH）。

四、管理毒理学模式

1955~1958 年发生的两个事件对毒理学有深远影响：①美国 FDA 采纳了 Arnold J. Lehman（1900~1979）等人提出的食品、药品、化妆品安全评价试验方案，此方案经过几次修订一直沿用至今；②召开了第一次有关毒理学和毒理学安全评价的戈登征研究大会（Gordon Research Conferences），这次会议是毒理学家们协作的良好开端。同期，美国国会通过食品、药品、化妆品法案的补充，其中 Delaney 条款（简称 Delaney）禁止食品添加剂使用任何动物或人类的化学致癌物。Delaney 促进毒理学定量测试方法的发展，大多数化学物测试水平达到 20~100ppm（现在，parts per quadrillion，ppq 级）。同时也引发了有关致癌作用"一次打击"理论的争论。人们开始认识到致癌生物效应的复杂性，并着手建立危险评定模型。

半个世纪过去了，Delaney 条款几乎未经变动沿用至今。Delaney 条款修订和三次戈登征研究大会后，1959 年创刊的《Toxicology and Applied Pharmacology》是美国毒理学学会的第一本杂志。

20 世纪 60 年代反应停事件，反应停曾作为治疗妊娠呕吐反应的药物，在西德、美国、荷兰和日本等国广泛使用，由于服用该药物而诞生了 12 000 多名形状如海豹一样的可怜的婴儿。促进了生殖毒理学和临床毒理学的发展。国际毒理学联合会（International Union of Toxicology, IUTOX）1980 年成立。

1962 年 Rachel Carson《寂静的春天（The Silent Spring）》的出版，对环境毒理学产生了重要的影响。该书呼吁停止广泛、不加区别使用农药和其他的化学物，避免对人体健康和环境生态平衡造成进一步的危害。人们比喻这本书是"催化剂"，唤醒社会对环境污染的关注，促进美国环境保护局（Environmental Protection Agency, EPA）1970 年建立。

20 世纪 60 年代末期，随着分析方法的发展，可以检测出生物样品中低水平（ppb）的化学物。这一时期必须提及的是 Ames 致突变试验，为化学物致癌的基因突变研究提供了重要的评价方法。至此，细胞和分子毒理学作为毒理学的一个分支学科已经形成，危险性评定列为毒理学研究的主要目的。

20 世纪 70 年代关于废弃物堆积危害环境的拉夫运河事件（Love Canal crisis）事件曝光，促进建立环境危害和健康损害的危险性评定方法，加强了对单个化学物和混合物毒作用机制的研究。通过了有关的环境保护立法，如有毒物质控制法（Toxic Substances Control Act）和污染治理法（Superfund Bill）等系列立法。这些系列议案法律（omnibus）管理控制着化学物从合成到排放整个过程中的毒性影响和危害。

从 1975 年开始，毒理学的一个新的分支管理毒理学应运而生，产品安全评价和危险度评定开始成为毒理学研究的主要目的和产物，各种危险度评定的规范和指导原则得以正式颁布。1992 年，美国环境保护局（EPA）又提出了生态危险度评定的框架，并于 1996 年作为指导原则（试行）正式颁布。欧共体和加拿大也相继颁布了各自的生态危险度评定框架。因此有人认为，毒理学的成熟和扩展，包括管理毒理学的衍生和迅速发展，都是毒理学对立法需求作出不断响应的结果。

第五节 毒理学的发展趋势

一、分子生物学等新技术的应用将加速毒理学的发展过程

毒理学是研究外源物对生物体的不良影响，或称毒效应。毒效应本质即外源物或其代谢产物与机体生物化学分子相互作用的结果。"组学（－omics－Proteomics, Genomics, Metabonomics）"作为生命科学的前沿学科，具有"通量化"、"整合"优势。毒理学将"组学"作为工具，通过大通量的基因、转录、代谢谱分析，鉴定毒性以及毒作用模式。为更准确、整合、快速测试外源物（如环境化学物、药物、农药、化妆品等）毒性和毒作用机制以及安全性评价和危险性评定工作展示了良好的应用前景。生物学反应以基因表达、蛋白表达、代谢表达数据库描述，当然，需要接纳多学科的参与，如生物信息学、数学统计学等。

生物学标志在毒理学中的应用显得越来越重要，如特异的 DNA 和蛋白质加合物用于有效暴露的生物学标志，用核磁共振（nuclear magnetic resonance，NMR）分析尿中的代谢产物，可以确定作为毒性反应生物学标志的代谢变化模式。而且由单一的标志物发展到联合或综合的标志物。

在毒理学的研究中，重要的问题是如何把从动物所获得的资料用于人，把体外资料用于体内，把复杂的整体系统化为简单的并能人为控制的系统，以及如何提高检测的敏感性等。转基因技术为解决这些问题提供了崭新的手段。在代谢途径上，通过基因转移能人为控制某一化学物的代谢；在整体水平上，可以人为控制某一基因的表达水平，从而阐明该基因在化学物毒效应过程中的作用。可以预言，各种不同的转基因动物或基因删除动物的建立，将对阐明化学物的毒作用机制起到重要的作用。

二、毒理学分支学科形成发展迅速，"二极"分化现象更为突出

近 30 年来毒理学由于发展迅速及与相关学科的交叉而形成了许多分支。如根据工作任务可分为临床毒理学、环境毒理学、工业毒理学、管理毒理学、生态毒理学与法医毒理学等；根据从机制研究角度可分为免疫毒理学、分子毒理学、膜毒理学、遗传毒理学、分析毒理学等；根据研究对象可分为昆虫毒理学、兽医毒理学、人体毒理学与植物毒理学；根据不同外源性化学物可分为金属毒理学、农药毒理学、食品毒理学、放射毒理学、药物毒理学；根据研究工作性质可分为描述毒理学、机制毒理学和管理毒理学等。近年来还出现更多的毒理学分支，如比较毒理学、地理毒理学、急症毒理学等。可以预见，不久，还将出现一些新的分支。

此外，毒理学分化将更为明显：一方面，毒理学的软件部分——管理毒理学仍将是毒理学的研究热点之一，这将从宏观上为化学毒物的管理提供科学依据；另一方面，研究水平越来越精细，从细胞、分子和基因水平研究毒理学问题将是普通的科学工作。上述两方面既分化，又相互渗透和结合，使毒理学的软、硬件结合更为突出。

三、从仅对遗传物质结构的影响向既对遗传物质结构又对表遗传影响的研究转变

近年兴起的"表观遗传学"（epigenetics）研究发现，DNA 被直接或间接甲基化、乙酰化或磷酸化等化学方法修饰，可以导致基因活性的改变。重要的是，这些改变不仅影响着个体的发育与生长，而且还可以在不改变 DNA 序列的情况下遗传给下一代。Michael Skinner 等（Science，2005 年）报道，怀孕大鼠短期暴露于高浓度甲氧滴滴涕和一种杀真菌剂（vinclozolin），子代雄性大鼠精子数目减少，不孕率增加。继续观察四代雄性大鼠，均出现相同的情况。进一步研究发现雄性大鼠精子数目减少和两个基因的甲基化有关。最近 10 多年来，通过对 DNA 甲基化模式的研究，人们发现许多种类的癌细胞都有着异常的 DNA 甲基化行为，肿瘤抑制基因常常被过量地甲基化而导致失去活性，而基因的 DNA 序列并不发生变化。表观遗传学使人们对基因组的认识又增加了一个新视点。

毒理学的研究揭示外源性化学物不仅引起机体遗传物质的损伤，而且通过干扰表遗传调控而产生毒性作用。表遗传调控机制极其复杂，所涉及的各类修饰相互作用、相互协调，共

同调控基因表达。现已明确表遗传调控在介导生理和毒性刺激反应中具有重要作用，在毒物暴露引起的最快速反应当中，表遗传调控机制方面的改变引人关注。表遗传学调控所涉及的变化将来可能作为一种毒性标志，应用于毒性评价。

四、描述毒理学向预测毒理学转变

由于待测化学物的数量快速增长、测试费用高昂、耗时长、种间差异、动物保护等原因，能快速预测化学物的毒性一直是毒理学家追求的一个目标。预测毒理学（predictive toxicology）是基于有关化学物和生物学信息建立的预测模型来预测毒效应、机制和毒性参数的一门分支学科。通过分析定量构效关系作为重要研究内容之一的计算毒理学和毒物基因组学的发展将为这一目标的实现提供可能。

传统毒理学是一门基于由外源性物质诱发生物体表型的科学，即通过特征毒性表现和根据表现形式来分类诱发表型的物质。即使是目前的分子毒理学也是如此，为了鉴定筛选的小鼠反应基因的功能，可以应用基因敲除技术。然而，这一途径的限制仍然是表型依赖的。要揭示在人类 SNP（single nucleotide polymorphism）资料的意义也需表型依赖。换言之，如果在一基因敲除小鼠没有可观察的表型，对于进一步分析靶基因的功能来说通常是一"死期"（dead end）。为克服在假如"无可观察表型"的"死期"情况，人们引入"反向途径"（reverse approach）模式。试图通过正向和反向的"双向"策略，即用归纳和推论方法（inductive and deductive approach）共同来揭示基因表达谱与毒效应之间关系。

正向的归纳方法可通过分析毒性测试过程中基因和蛋白质的表达，而反向的推论方法可通过分析基因表达预测毒理学的表型。DNA 微阵列技术可应用于正向和反向途径。在正向途径中，表达显著改变的基因（谱）将与某一明显的表型相联系。反向毒理学则是仅通过检测其表达谱鉴定毒理学表型，这种推论的微阵列技术在毒理学中的应用称为反向毒物基因组学（reverse toxicogenomics），即仅通过全基因组表达来预测毒理学表型。这种技术仅需少量的动物，甚至相对短期暴露于潜在的有害受试物的体外培养的细胞的样本，反向毒物基因组学的可预测性依赖于累积的基因表达谱的数量、与基因表达谱关联的不同类型的数量以及与这些基因表达和表型有关的信息学。在进一步明确表达谱与毒理学表型的基础上，预计反向毒物基因组学将成为未来毒理学的重要发展方向，并与计算毒理学共同推动毒理学由描述毒理学向预测毒理学的转变。

五、毒理学向系统毒理学转变

当前整个生物学正在向系统生物学转变。所谓系统生物学是在细胞、组织、器官和生物体整体水平研究结构和功能各异的各种分子及其相互作用，并通过计算生物学来定量描述和预测生物功能、表型和行为的学科。系统生物学将在基因组序列的基础上完成由生命密码到生命过程的研究，这是一个逐步整合的过程，由生物体内各种分子的鉴别及其相互作用的研究到途径、网络、模块，最终完成整个生命活动的路线图。因此，常把系统生物学称为 21 世纪的生物学。有人认为系统生物学将取代以 DNA 双螺旋为基础的分子生物学。系统生物学的主要技术平台为基因组学、转录组学、蛋白质组学、代谢组学、相互作用组学和表型组学等。基因组学、转录组学、蛋白质组学、代谢组学分别在 DNA、mRNA、蛋白质和代谢产物水平检测和鉴别各种分子并研究其功能。相互作用组学系统研究各种分子间的相互作用，发现和鉴别分子机器、途径和网络，构建类似集成电路的生物学模块，并在研究模块的相互作用基础上绘制生物体的相互作用图谱。表型组学是生物体基因型和表型的桥梁。计算生物学可分为知识发现和模拟分析两部分。知识发现也称为数据开采，是从系统生物学各个组学实验平台产生的大量数据和信息中发现隐含在里面的规律并形成假设。模拟分析是用计算机验证所形成的假设，并对体内、外的生物学实验进行预测，最终形成可用于各种生物学研究和预测的虚拟系统。

毒理学是揭示化学物质和其他环境因素是怎样破坏生物体系及其规律的一门学科，由于化学物等环境因素、生物体和有害作用的复杂性和多样性，需要经历由表及里、由宏观到微观的发展历程，通过基因组学、转录组学、蛋白质组学、代谢组学、相互作用组学到表型组学不同水平揭示由基因组序列和调控的改变到毒性表现的过程和机制，需要毒物信息学（toxinformatics）和计算毒理学（computational toxicology）进行数据分析、开采和挖掘，建立评价模型和预测模型。但生物体是一个复杂系统，只有通过把孤立的在基因水平、蛋白水平等不同水平上观察到的各种相互作用、代谢途径、调控途径的改变整合起来才能全面、系统地阐明复杂的毒效应。因此，毒理学今后的一个必然发展趋势是向系统毒理学（systems toxicology）发展。所谓系统毒理学是指通过了解机体暴露后在不同剂量、不同时点的基因表达谱、蛋白质谱和代谢物谱的改变以及传统毒理学的研究参数，借助毒物信息学和计算毒理学技术对其进行整合，从而系统地研究外源性化学物和环境应激等与机体相互作用的一门学科。毒物基因组学将由目前主要以描述某一生物系统对一特定毒物或模式化合物反应的基因表达研究向几种－omics 与毒理学和病理学资料综合研究发展，暴露与基因、蛋白和代谢物谱的特异模式将用于鉴定可作为毒性生物标志物的分子改变，并可为毒性机制和病因提供线索。

如同基因组学带动生物学向系统生物学发展一样，毒物基因组学也将带动毒理学向系统毒理学转变，因为层次之间、系统之间的关联是建立在基因组学基础上的，用于毒理学的各种组学技术也是建立在基因组学技术基础上的。当前毒理学尚处在分化阶段，即从不同层次和不同水平上研究毒作用的阶段，特别是基于表达谱的基因组学研究。但系统毒理学的研究已经兴起，如在基于表达谱的基因组学研究阶段，采用系统毒理学的研究思路和研究方法，必将推动毒物基因组学的健康发展，加快毒理学向系统毒理学的转变。

六、新型产品的安全性/危险度评价将愈来愈受到关注

纳米（nanometer，nm）材料表现出许多不同于传统材料的特殊性能，被视为 21 世纪经济发展的发动机。纳米生物技术在纳米生物材料（如药物载体）、纳米生物器件（如纳米生物传感器和成像技术）和纳米生物诊疗技术等在医药卫生领域有着广泛的应用和明确的产业化前景。因为纳米材料甚小（1~100nm），它们有可能进入人体中那些大颗粒材料所不能抵达的区域。纳米科学只有十几年的历史，人们对其认识还不完全，过去宏观物质的安全性评价方法有可能不适用于纳米材料。纳米技术对人类健康和自然环境的潜在危害的安全性评价和危险度评定已成为亟待解决的问题。目前已引起世界各国的高度重视，纳米毒理学（nanotoxicology）成为非常活跃的研究领域，创立了专门杂志《Nanotoxicology》。

用基因工程方法将有利于人类的外源基因转入受体生物体（动物、植物和微生物）内，或改变它们基因组构成，使其获得原先不具备的品质和特性，以这些生物为原料生产的食品和食品添加剂即转基因食品（genetically modified foods，GM foods）。由于新基因的插入使转基因生物具有某些人们需要的新特性，它们能在生物体内产生某些农业上有利的期望效应（intended effects），如对农药、抗生素的耐受性，耐旱，抗病害虫以及增加某些营养成分（如大米赖氨酸含量增加）。但是，人为地把新基因插入生物体时新基因不可避免地并非全部插入到研究者所期待的位点上，由此可能会产生某些没有预料到的非期望效应：

（1）受体生物体毒素的增多，或者带来新的毒素，引起急性的或慢性的中毒。众所周知，在不少的传统食用植物中含有少量的毒素，如芥酸、黄豆毒素、蕃茄毒素、棉酚、龙葵素、腈水解酶、氢氰酸、甾醇、酪胺和组氨酸等，它们可以被带入转基因食品中。这些原有毒素的量在转基因食品中不应该增加，更不应该产生新的毒素。但这是难以预知的。

（2）插入的外源基因产生新的蛋白质可能会引起人体的过敏反应。

（3）转基因食品的营养成分改变了，可能使人类的营养结构失衡。

目前世界各国对转基因食品上市前都要经过严格的审批，所以一般讲是安全的。尽管如此，转基因食品的生产历史还不长，有些潜在的遗传损害在短期内或当代是不表现出来的。而且目前还没有能全面评价整个转基因食品安全性的方法。它们对健康潜在的不良效应或危害，特别是远期效应，对子代健康的影响有待作长期观察。此外，转基因生物对环境生态的影响、对人类健康影响也倍受关注。

生物材料在替代人体组织/器官或增进功能方面起着重要作用。近年来，随着科学技术的发展和生活水平的提高，器官和组织移植正由保证生存向提高生活质量的方向发展。因而，生物材料迅速成为高新技术产业的新生长点而发展极快。生物材料不同于药物，由于要短期、长期甚至终生与人体相接触，因此，对生物材料相容性的评价（安全性、有效性）至关重要。早在20世纪80年代，ISO（国际标准化组织）、FDI（国际牙医联盟）和美国FDA就相继制定了有关评价标准，各国根据实际情况予以实施。但是，生物材料的多样化发展对其评价体系提出了新的要求。

另外，新型生物制品（单克隆抗体、DNA疫苗、重组细胞因子、基因治疗制品、反义和RNAi药物、克隆组织或器官、干细胞移植等）等的安全性或危险度评价问题都有待从理论和方法上进行创新，加以解决。

总之，毒理学与人类日常生活和生产劳动关系日益密切，如环境污染、生态环境的恶化、药物的不良反应、食品的安全性、兽药及农药的危害，以及作业环境的有毒物质是世界范围内的严重问题。可以预见，在21世纪毒理学将会获得更大的发展，为人类做出更大的贡献。虽然近年来细胞、分子水平的研究取得了很大的进展，但仅从基因分子水平研究外源性化学物的毒性及其机制是不够的，因为机体还有宏观的一面，必须把微观研究与宏观研究紧密结合起来，也就是将整体试验与体外细胞、分子水平的研究结合起来才能得出正确结果。

重点和难点：

1. 现代毒理学的概念。

2. 现代毒理学的研究内容及区别和联系。

3. 整体动物试验的原则、局限性和发展趋势。

思考题：

1. 怎样理解现代毒理学是生物医学领域中，随着人类社会和科学技术的进步逐渐形成和发展的一门重要的基础学科？

2. 为什么说现代毒理学是一门和生命科学领域有广泛联系的基础应用学科？

3. 现代毒理学的研究方法及主要的优缺点。

4. 谈谈你对毒理学发展趋势的认识。

（裴秋玲）

第一篇　毒理学基本原理

第一章　毒理学基本概念

现代毒理学是研究化学、物理、生物等环境因素，主要是外源性化学物对生物体的毒作用，也称不良作用、有害作用和毒效应（adverse effects），毒作用发生的细胞、生物化学和分子机制，以及预测其对人体和环境造成危害的可能性，从而达到预防和控制危害的目的。大多数毒作用的发生是在一定条件下，外源性化学物和生物体遵循剂量－反应关系的原理相互作用的结果。这些能与生物体相互作用引起生物体生化、功能、器质性损害的外源性化学物简称毒物；导致生物体发生的生化、功能、器质性损害即为毒作用。本章围绕现代毒理学的研究内容和目的主要介绍毒物、毒作用、剂量－反应关系以及毒性参数和安全限值，以便初学者了解毒理学的基本原理和概念。

第一节　毒物、毒性及接触特征

一、毒物

毒物（toxicant）对生物体会产生有害作用，但不能仅就此而判定毒物与非毒物。表1－1列出了一些化学物质的急性半数致死剂量（LD_{50}）。从表上可知，肉毒杆菌毒素 LD_{50} 为 $0.01\mu g/kg$，少量即可导致机体肌肉麻痹窒息死亡。食盐是每日必需的调味品，维持机体的酸碱平衡的重要元素。但如人一次摄入量达 $200\sim250g$ 可因其吸水作用导致电解质紊乱而死亡，动物食盐 $LD_{50}4\ 000mg/kg$。正如人们所知，任何化学物如果达到足够的量，均可能对生物造成损害。所以，"没有一种物质本来就是毒物，是剂量使一种物质成为毒物"，瑞士科学家 Paracelsus（1943～1541年）。习惯上，人们常将较小剂量就能引起生物体损害的化学物叫作毒物。另外，少量食盐经口摄入不会有不良作用，但同量食盐接触眼结膜、角膜或鼻黏膜，就会产生刺激作用，甚至引起溃疡。即接触途径也是使化学物成为毒物的条件。一般而言，凡是在日常可能接触的途径和剂量下，即能对机体发生损害的化学物可称为毒物。正因为毒物一词难以准确定义，加之食品、药物等也不宜用毒物称之才提出用外源性化学物一词。

表 1-1 一些常见化学物的急性 LD_{50}

化学品	LD_{50}（mg/kg）
乙醇	10 000
氯化钠	4 000
硫酸亚铁	1 500
硫酸吗啡	900
苯巴比妥钠	150
印防己毒素（苦味毒）	5
硫酸士的宁（番木鳖碱）	2
尼古丁	1
筒箭毒碱	0.5
密胆碱	0.2
河豚毒素	0.1
二恶英	0.001
肉毒杆菌毒素	0.00001

（来自 Curtis D. Klaassen. Casarett and Doull's Toxicology: The Basic Science of Poison. 6 th ed, McGraw - Hill, 2001）

二、毒性

毒性（toxicity）是一种物质本身的化学、物理性质决定的造成机体损害的能力。毒性较高的物质，只要相对较小的剂量，即可对机体造成一定的损害；毒性较低的物质则需要较多的数量，才呈现毒性。物质毒性的高低，常用急性致死毒性 LD_{50} 来衡量。这里需要说明的是，虽然急性 LD_{50} 直观、重现性好，但在一些情况下，急性 LD_{50} 并不能全面反应毒性表现，如反应停未发现母体毒性，但确有严重的对胚胎的致畸作用。

三、接触特征

毒物接触剂量是影响毒性的决定因素。除此之外，还有与机体接触的途径（经胃肠道、呼吸道、皮肤或其他途径）、接触的方式（一次接触或多次接触以及每次接触时间的长短与间隔）等接触特征均可影响毒物的毒性。因为任何毒作用都与毒物在机体内的剂量水平有关，而接触途径和方式直接影响毒物的吸收、分布的速率，从而影响其在体内的剂量水平。因此，研究和评价外源性化学物的潜在危害，不仅要了解这些化学物质的理化特性，研究其可能的毒作用及其产生毒作用的剂量水平，还应当考虑直接影响毒作用的接触特征。

人们生活和生产活动中，即环境和职业性接触外源性化学物主要多见于以呼吸道吸入和皮肤黏膜接触两种途径，而通过食品、饮用水及意外事故和服毒多系经口摄入。受机体解剖部位和毒物本身理化特性的影响，外源性化学物经不同途径进入机体，所引起的毒性反应程度可以有很大差异。例如，经肝脏代谢解毒的外源性化学物，其经口毒性小于吸入染毒

（直接进入体循环）。一般地讲，毒物经静脉途径直接进入体循环，毒性反应出现最快，程度也可能最严重。接触途径毒物按吸收速率快慢依次为：吸入＞腹腔＞皮下＞肌内注射＞皮内＞经口＞经皮。另外，溶剂也可能影响外源性化学物的吸收速率。详细情况见第四章。

　　毒理学实验中，人们根据染毒时间的不同，将毒物引起的中毒分为四种：急性一般是指单次或接触时间不超过 24 小时；亚急性是指 1 个月之内多次重复接触；亚慢性是指在 1～3 个月之内动物多次重复染毒；如动物染毒的时间超过 3 个月，则可称为慢性。不同学科染毒时间的划分不同，药物只有急性和长期毒性。人体中毒接触时间分类比较笼统，环境和职业由于事故一次或短暂接触外源性化学物出现中毒称为急性中毒；数周或数月内重复接触外源性化学物引起的中毒称为亚慢性中毒；许多月甚至数年接触毒物导致的中毒称作慢性中毒。短期大剂量接触所引起的急性毒性与长期小剂量接触所引起的慢性毒性相比，往往会出现毒作用程度和性质的差别。例如，苯急性中毒的主要表现是对中枢神经系统的抑制作用，而多次重复接触则损害骨髓造血系统，甚至导致白血病。因此，在评价外源性化学物的毒性时，不仅要有动物急性中毒资料，还应同时有亚慢性或慢性毒性资料。

　　接触频率及间隔也可以影响外源性化学物对机体的毒作用。某化学物单次给予后会引起严重的毒作用，但相同量分成多次给予则可能不引起任何毒性反应。这显然与外源性化学物在体内的排泄速率有关。排泄速率大，染毒的间隔时间长，体内的外源性化学物或其代谢产物被排除或达不到有效毒作用浓度，则对机体不会产生影响或毒作用程度减轻。另外，即使体内没有毒物的蓄积，如果间隔的时间不够长，受损的细胞和组织得不到完全恢复，仍可引起损伤。

第二节　毒物分类

外源性化学物从不同的角度，根据目的和需要有多种分类方法。

一、按用途及分布范围分类

1. 工业毒物　如生产原料、辅剂、中间体、副产品、杂质、成品等。
2. 农用化学物　化肥、杀虫剂、除草剂、植物生长调节剂、保鲜剂等。
3. 环境污染物　如废水、废气、废渣中的各种化学物等。
4. 食品添加剂　如糖精、香精、食用色素、防腐剂等。
5. 日用化学品　化妆品、清洁与洗涤用品、防虫杀虫用品等。
6. 药物和医疗用品　如各种剂型的药物、杀虫剂、造影剂等。
7. 生物毒素　如动物毒素、植物毒素、细菌毒素、真菌毒素等。
8. 军事毒物　如芥子气等战争毒剂。
9. 放射性元素　如铀^{235}和贫铀^{238}、氡和氡子体、人工放射性核素 -γ、β。

　　此外，还可以按毒作用的主要部位及靶器官，把外源性毒物分为肝毒物、肾毒物、神经毒物等。

二、按毒性大小和危害程度分类

大多数的外源性化学物目前还是依据急性经口、经皮和呼吸道吸入的 LD_{50} 或 LC_{50}，按照急性毒性大小分为剧毒、高毒、中等毒、低毒和微毒等，参见第六章。

我国由劳动人事部颁布的《中华人民共和国职业性接触毒物危害程度分级》对我国56种常见毒物的危害程度进行了分级。该分级标准考虑了毒物的暴露水平（车间最高允许浓度）、动物实验的急性毒性、急慢性中毒发病情况、中毒后果以及致癌性，比较全面的分析职业性毒物的毒性和危害程度（表1-2）。

表1-2 职业性化学毒物危害程度的分级[*]

指　标	Ⅰ 极度危害	Ⅱ 高度危害	Ⅲ 中度危害	Ⅳ 轻度危害
急性中毒　吸入 LD_{50}（mg/kg）	<200	200~	2 000~	>20 000
经皮 LD_{50}（mg/kg）	<100	100~	500~	>2 500
经口 LD_{50}（mg/kg）	<25	25~	500~	>5 000
急性中毒发病情况	生产中易发生中毒,后果严重	生产中可发生中毒,预后良好	偶可发生中毒	迄今未见急性中毒,但有急性影响
慢性中毒患病状况	患病率高（≥5%）	患病率较高（<5%）,或症状发生率高（≥20%）	偶有中毒病例发生或症状发生率较高（≥10%）	无慢性中毒而有慢性影响
慢性中毒后果	脱离接触后继续进展,或不能治愈	脱离接触后可基本治愈	脱离接触后可恢复,不致有严重后果	脱离接触后自行恢复,无不良后果
致癌性	人体致癌物	可疑人体致癌物	实验动物致癌物	无致癌作用
最高允许浓度（mg/m³）	<0.1	0.1~	1.0~	>10

[*] 中华人民共和国国家标准 GB5044-85

也可以按外源性化学物毒作用部位（靶器官）、生物学效应以及空气中的存在形式分为：肝毒物、肾毒物、神经毒物等；致畸物、致癌物和致突变物；气体、粉尘、气溶胶等。

第三节　毒效应谱、毒作用类型及生物学标志

一、毒效应谱

生物体是一个复杂的"开放"系统，通过许多生物化学反应与外界环境交换物质和能量，并保持动态平衡。生物体对外源性化学物的作用具有一定的代偿能力，以维持体内环境的平衡稳定。但是机体的代偿能力是有限的，如果生物体超量接触化学物，代偿功能可受损

害，机体出现各种功能障碍、应激能力（stress）下降、维持机体内稳态（homeostasis）能力降低，以及对其他环境有害因素的敏感性增高等。因此，化学物的有害效应（adverse effect）或毒效应（toxic effect），是指进入体内的化学物及其代谢物达到一定剂量，并与靶（器官、组织、细胞、分子）相互作用所引起的不良生物学改变，例如，有机磷酸酯农药在生物体内抑制胆碱酯酶活性，临床上出现瞳孔缩小、肌肉颤动、大汗、肺水肿等毒效应。化学物引起毒效应的强度范围很宽，包括：①机体对外源性化学物的负荷增加；②意义不明的生理生化改变；③亚临床改变；④临床中毒；⑤甚至死亡。将此称为毒效应谱（spectrum of toxic effects）。应将这些有害的生物学改变看作化学物对生物体产生毒效应的连续过程。从预防医学的观点研究化学物对生物体的有害效应，采用灵敏可靠的生物学指标作为观察终点（endpoint），以便早期识别轻微可逆的有害效应，这对预防外源性化学物中毒具有十分重要的意义。

二、毒作用类型

（一）化学性变态反应　化学性变态（致敏）反应是再次暴露于同一种化学物或结构类似物，由免疫介导的有害反应。往往机体接触很低浓度的化学物，即可出现致敏反应，很少能获得剂量－反应曲线。然而，一些花粉过敏者发生变态反应常与空气中花粉的浓度有关。

大多数的化学物是作为半抗原与体内的蛋白结合形成完全抗原，刺激机体致敏（1~2周）产生相应的抗体，再次接触抗原激发典型的变态反应症状。临床可表现为皮肤异常，严重者可出现致命的过敏性休克。变态反应类型在不同种属存在差异。人出现过敏反应最常累及皮肤黏膜，可表现为皮炎、荨麻疹和瘙痒。而豚鼠过敏常常表现为窒息（细支气管收缩）。化学物也可引起一些人的过敏性哮喘，而且近年来有明显增加的趋势。关于过敏反应的详细内容见第十三章。

（二）特异质反应　生物体的特异质反应是个体遗传特性决定的对外源性化学物的异常反应。这些个体的某些代谢酶基因存在多态性，影响了酶的功能。例如，琥珀酰胆碱是一种骨骼肌松弛剂，正常个体内的拟胆碱酯酶能快速将其降解，通常用此药后只出现短暂的肌肉松弛。而特异质个体拟胆碱酯酶基因存在一个或多个多态性位点，导致该酶的活性降低。所以，接受相同剂量的琥珀酰胆碱，由于血液中的拟胆碱酯酶不能快速降解琥珀酰胆碱，以至肌肉松弛时间延长和呼吸暂停持续数小时。

（三）速发和迟发性作用　机体单次暴露外源性化学物，短时间内出现毒作用，称为速发性毒作用（immediate toxic effect），如毒鼠强和氰化钾引起的急性中毒。一般来说，这些毒物吸收和分布快，作用直接。接触毒物后经过一个隐匿期才出现毒作用，称为迟发性作用（delayed toxicity），如有机磷农药三邻甲苯磷酸酯（TOCP）能和体内一种具有丝氨酸的神经酯酶结合，引起突触神经纤维变性，诱发神经毒作用。这种神经毒作用在接触TOCP数天后才出现。大多数具有速发性作用的外源性化学物一般不会产生迟发毒性。

（四）局部和全身毒作用　具有刺激和腐蚀性的物质经呼吸道、消化道和皮肤进入机体，常常引起这些接触部位的损伤，被称为局部作用，例如氯气经呼吸道吸入，在呼吸道黏膜遇水很快形成次氯酸（强氧化剂），造成肺水肿，严重者可导致死亡。与局部毒作用不同，全身毒性指毒物进入机体经吸收和分布转运至远隔的器官和组织发生的毒作用。除了少数化学性质活泼的毒物外，如上述的氯气，大多数的毒物可引起全身毒作用。有些毒物可以同时具有局部和全身毒性，如四乙基铅经皮肤吸收，然后转运至全身，除引起接触部位皮炎，可出现典型的中枢神经系统损害。

大多数外源性化学物的全身毒作用，一般只对某脏器或组织造成比较严重的损害，这些器官或组织称为靶器官或靶组织。中枢神经系统是外源性化学物最常见的靶器官，而肌肉和骨骼最少受累。靶器官并不一定就是毒物在体内浓度最高的部位。如 DDT 主要在脂肪中蓄积，但未发现对该组织有明显的毒作用。铅主要蓄积在骨中，但其毒性主要来自对其他组织，尤其是大脑的影响。

（五）可逆和不可逆毒作用　毒效应可逆与否，一方面是依据毒作用的性质，如致癌和致畸作用，一般认为是不可逆的；而早期一些生理生化的改变、病理性的适应（如炎性增生、代偿性肥大），一旦致病因子去除，即可恢复。另一方面，决定于受损组织的再生修复能力，如肝脏再生能力强，大部分毒效应是可逆的；而中枢神经系统的损害，目前认为则基本上是不可逆性的毒作用。

三、生物学标志

生物学标志（biomarker）是指针对通过生物学屏障进入组织或体液的化学物质及其代谢产物和它们所引起的生物学效应而采用的检测指标，可分为接触生物学指标、效应生物学指标和易感性生物学指标三类。

（一）接触生物学标志　接触生物学标志（biomarker of exposure）是对各种组织、体液或排泄物中存在的化学物质及其代谢产物，或它们与内源性物质作用的反应产物的测定值，可提供有关化学物质暴露的信息。

接触生物学标志又分为体内剂量标志和生物效应剂量标志。体内剂量标志可以反映机体中特定化学物质及其代谢物的含量，即内剂量或靶剂量。检测人体的某些生物材料，如血液、尿液，头发中的铅、汞、镉等重金属含量可以准确判断其机体暴露水平。生物效应剂量标志可以反映化学物质及其代谢产物与某些组织细胞或靶分子相互作用所形成的反应产物含量，如苯并（a）芘可与 DNA 结合形成加合物，环氧乙烷可与血红蛋白形成加合物。这些加合物的形成往往预示着毒效应的起始，而加合物的数量则决定了毒效应的强度。故生物效应剂量标志的使用有助于准确的建立剂量 – 反应关系。

（二）效应生物学标志　效应生物学标志（biomarker of effect）是指可以测出的机体生理、生化、行为等方面的异常或病理组织学方面的改变，可反映与不同靶剂量的化学物质或其代谢产物有关的健康有害效应的信息。

效应生物学标志包括早期效应生物学标志、结构和功能改变效应生物学标志和疾病效应生物学标志。早期效应生物学标志主要反映化学物质与组织细胞作用后，在分子水平产生的改变，如 DNA 损伤、癌基因活化与抑癌基因失活、代谢活化酶的诱导和代谢解毒酶的抑制、特殊蛋白质形成及抗氧化能力降低等。结构和功能改变效应生物学标志反映的是化学物质造成的组织器官功能失调或形态学改变。如丙氨酸转氨酶（ALT）活力增高表示有肝脏损伤，δ – 氨基 – γ – 酮戊酸脱水酶（ALAD）受抑表示血红蛋白合成障碍等。疾病效应生物学标志与化学物质导致机体出现的亚临床或临床表现密切相关，常用于疾病的筛选与诊断。如成人血清甲胎蛋白的出现常与肝脏肿瘤有关，心肌梗死患者表现为血清天冬氨酸转氨酶（AST）的活性增高。

（三）易感性生物学标志　易感性生物学标志（biomarker of susceptibility）是反映机体对化学物质毒作用敏感程度的指标。由于易感性的不同，性质与剂量相同的化学物质在不同个体中引起的毒效应常有很大差异，这种差异的产生是多种因素综合作用的结果，其中遗传因素起到了十分重要的作用。现有研究表明，药物或毒物代谢酶的多态性直接影响化学物质在体内的结局和与生物大分子相互作用的活性，与某些疾病的高发有关，如具有谷胱甘肽硫转移酶 MlO/0 基因型（不能产生活性酶蛋白的基因型）的个体患肺癌的危险性远高于正常人。再如患有着色性干皮症的病人，由于有多种 DNA 修复酶的遗传缺陷，对于紫外线和某些化学诱变剂所致的 DNA 损伤格外敏感，其细胞易于发生突变甚至癌变。易感性生物学标志主要用于易感人群的筛检与监测，在此基础上可采取有效措施进行有针对性的预防。

总之，生物学标志的研究与应用可准确判断机体接触化学物质的实际水平，有利于早期发现特异性损害并进行防治，对于阐明毒作用机制、建立剂量－反应关系、进行毒理学资料的物种间外推具有重要意义，是阐明毒物接触与健康损害之间关系的有力手段。

第四节　剂量－反应（效应）关系

一、剂量

剂量（dose）是决定外源性化学物对机体造成损害作用的最主要因素。它的概念较为广泛，可指动物实验染毒的量、与机体接触的量、吸收进入机体的量或在体液或靶器官中的含量或浓度。虽然外源性化学物对机体的损害作用主要取决于吸收进入体内的量或在体液或靶器官中的浓度或含量，但要准确测定体内这些外源性化学物的含量十分复杂。一般情况下，动物染毒或机体接触外源性化学物的数量愈大，则吸收进入体内或在靶器官中的数量也愈大。因此，一般多以动物染毒量或与机体接触的数量代表剂量水平。

剂量的单位通常是以单位体重接触的外源性化学物数量（mg/kg 体重）或环境中的浓度（mg/m^3 空气，mg/L 水）来表示。

对于同一种外源性化学物，不同的剂量对机体可以造成不同性质和不同程度的损害作用，例如短期吸入高浓度的苯蒸气出现神经系统中毒症状，长时间低浓度吸入苯蒸气主要影响造血系统。因而在涉及剂量的概念时，必须与损害作用的性质和程度相联系。

（一）致死剂量（lethal dose，LD）　致死剂量是指某种外源性化学物能引起机体死亡的剂量，常以引起机体不同死亡率所需的剂量来表示。在一个群体中，个体死亡的多少有很大程度的差别，所需的剂量也不一致，因此致死量又具有下列不同概念：

1. 绝对致死量（absolute lethal dose，LD_{100}）　是指能引起一组个体全部死亡的最低剂量。

由于在一个群体中，不同个体之间对外源性化学物的耐受性存在差异，可能有少数个体耐受性过高或过低，并因此造成 100% 死亡的剂量出现过多的增高或减小。所以表示一种外源性化学物的毒性高低或比较不同外源性化学物的毒性时，一般不用 LD_{100} 而采用半数致死量（LD_{50}），因为 LD_{50} 较少受到个体耐受性差异的影响，比 LD_{100} 更为准确。

2. 半数致死量（median lethal dose，LD_{50}） 是指能引起一组个体 50% 死亡所需的剂量，也称致死中量。LD_{50} 的单位常用 mg/kg 体重表示。LD_{50} 数值越小，表示外源性化学物的毒性越强；反之 LD_{50} 数值越大，则毒性越低。

由于不同动物物种品系、外源性化学物与机体接触的途径和方式都可影响外源性化学物的 LD_{50}，所以表示 LD_{50} 时，必须注明试验动物的种类和接触途径，如果其毒性存在性别差异，应说明实验动物的性别。此外，还应注明 95% 的可信区间。例如，25g/L 联苯菊酯乳油，Wistar 大鼠急性经口 LD_{50} 雌 1 000（581 ~ 1 720）mg/kg；雄 825（459 ~ 1 480）mg/kg。

与 LD_{50} 概念相似的还有半数致死浓度（LC_{50}），即能引起一组个体 50% 死亡所需的浓度。一般以 mg/m^3 表示空气中外源性化学物浓度，以 mg/L 表示水中外源性化学物浓度。

经呼吸道接触外源性化学物的剂量问题具有一定的特殊性。机体经呼吸道接触的外源性化学物，真正能进入体内的数量受很多因素的影响，例如吸入物质的浓度、理化性质、接触时间长短和接触时机体呼吸的频率以及通气量等。这些因素可使真正经呼吸道进入机体内环境的外源性化学物剂量不易精确掌握。所以通常采用呼吸环境中外源性化学物浓度（C）和机体在此种环境中呼吸持续时间（t）的乘积（Ct）来表示。在实际工作中，可将时间固定不变，而只改变外源性化学物的浓度，这样就可用 LC_{50} 来表示外源性化学物经呼吸道与机体接触后产生的毒作用，即能使一组动物在接触外源性化学物一定时间（一般固定为 2 ~ 4h）后，并在一定观察期限内（一般为 14 天）死亡 50% 所需的浓度。

在环境毒理学中，还常用半数耐受限量（median tolerance limit，TLM）也称半数存活浓度来表示一种环境污染物对某种水生生物的急性毒性。TLM 是指在一定时间内（48h；96h）一组水生生物中 50% 个体能够耐受的某种环境污染物在水中的浓度，单位为 mg/L。一般用 TLM_{48}/TLM_{96} 表示。由于各种水生生物或鱼类对不同外源性化学物的耐受程度不同，所以还应说明水生生物或鱼的种类，如鲤鱼、鲢鱼等。例如某种外源性化学物的 TLM_{48}（鲢鱼）为 36mg/L，即表示 50% 鲢鱼可以耐受 48h 的某种环境污染物在水中的浓度为 36mg/L。

3. 最小致死量（minimum lethal dose，MLD 或 LD_{01} 或 LDmin） 是指在一组个体中仅引起极少数发生死亡的最低剂量。低于此剂量即不出现死亡。

4. 最大耐受量（maximal tolerance dose，MTD 或 LD_0） 是指在一组个体中不引起死亡的最高剂量。接触此剂量的个体可以出现严重的毒作用，但不发生死亡。

（二）非致死效应剂量（no lethal effective dose） 在毒理学研究工作中，更多情况下是要研究机体接触外源性化学物后所产生的各种变化，如生理生化的改变、神经系统和免疫系统的变化等等。研究这些变化都是在非致死的条件下进行的，即机体并不发生死亡。因此，一般常以半数效应剂量（median effective dose，ED_{50}）；观察到有害作用的最低剂量（lowest observed adverse effect level，LOAEL），也叫阈剂量（toxic threshold level）、最小有作用剂量（minimal effect level，MEL）；未观察到有害作用的剂量（no observed adverse effect level，NOAEL），也叫最大无作用剂量（maximal no - effect level，MNEL）作为毒作用的评价参数。

1. 半数效应剂量（ED_{50}） ED_{50} 是指外源性化学物引起机体某项指标发生 50% 改变所需的剂量，例如，对硫磷抑制大鼠全血胆碱酯酶（cholinesterase，ChE）活力 50% 所需的剂量为 10^{-6} mol/L。在毒理学实验中，如果以酶活性抑制 50% 作为一种效应指标，上述浓度也可以半数抑制浓度（median inhibition concentration, IC_{50}）表示，即一种外源性化学物能将某种酶活力抑制50%所需的浓度。

半数效应剂量也可用于表示治疗指数（therapeutic index, TI），治疗指数为 LD_{50} 与 ED_{50} 的比值，此比值愈大，说明治疗用药的有效剂量愈安全；反之，则治疗用药的危险性就愈大。

2. 观察到有害作用的最低剂量（LOAEL）　LOAEL 是指在一定时间内，一种外源性化学物按一定方式或途径与机体接触，并使某项灵敏的观察指标开始出现异常变化或使机体开始出现损害作用所需的最低剂量/浓度。

3. 未观察到有害作用的剂量（NOAEL）　NOAEL 是指某种外源性化学物在一定时间内按一定方式或途径与机体接触后，根据目前现有认识水平，用最为灵敏的试验方法和观察指标，未能观察到对机体造成任何损害作用或使机体出现异常反应的最高剂量。

一般来说，略高于未观察到有害作用的剂量，即为观察到有害作用的最低剂量。在理论上，NOAEL 与 LOAEL 应该相差极微，任何微小甚至无限小的剂量增加，对机体造成的损害作用也应该有相应的增强。但由于受到对损害作用观察指标和检测方法灵敏度的限制，以及个体对外源性化学物反应的差异影响，实际上检测机体任何细微的异常变化比较困难，而只有当两种剂量的差别达到一定数量时，才能明显观察到损害作用程度的不同。当外源性化学物与机体接触的时间、方式或途径以及观察损害作用的指标发生改变时，LOAEL 或 NOAEL 也将随之改变。所以表示一种外源性化学物的 LOAEL/NOAEL 时，必须说明试验动物的物种品系、接触方式或途径、接触持续时间和观察指标等。

LOAEL/NOAEL 主要根据亚慢性毒性试验或慢性毒性试验的结果来确定的，是评定外源性化学物对机体造成损害作用的主要依据。在进行危险度评定是通常用以 LOAEL/NOAEL 为基础，制订出某种外源性化学物的每日容许摄入量（acceptable daily intake, ADI）、参考剂量（reference dose, RfD）和最高容许浓度（maximal allowable concentration, MAC）。所以，确定外源性化学物的 LOAEL/NOAEL 不仅有重要的理论价值，而且对于确定安全接触水平等具有十分重要的实际意义。

4. 基准剂量　危险度评定（risk assessment）传统采用 NOAEL/LOAEL，再除以安全因子（safe factor）或不定因子（uncertainly factor）缩小若干倍后，得到参考剂量或浓度（reference dose or concentration, RfD or RfC）。但 NOAEL/LOAEL 存在不足，如 NOAEL/LOAEL 值易受实验设计剂量组及其组距的影响；由于 NOAEL/LOAEL 值仅决定于某一剂量组而不能很好地反映剂量反应关系，而且随着样本的增大，实验的可靠性增大，而 NOAEL 值反而减小。1984 年 Crump 提出了基准剂量（benchmark dose method, BMD）代替 NOAEL/LOAEL，以克服 NOAEL/LOAEL 的不足。基准剂量是指引起某一指定的低水平反应时的剂量，目前，一些学者建议用 BMD 的可信限下限（benchmark dose lower confidence limit, BMDL）来代替 NOAEL/LOAEL 进行危险度评定。低水平反应范围 0.01～0.10，常选用 0.05。美国国家环境保护局（the U. S. Environmental Protection Agency, EPA）研制的 BMD 软件（benchmark dose software, BMDS; 网址: http://www. epa. gov/ncea/bmds. htm），并且制定了基准剂量方法应用的技术指导文件。基准剂量的方法已经应用于研究一些非肿瘤的观察终点，包括发育和生殖毒性的危险度评价中，但在美国和欧洲没有将它应用于食物添加剂，这意味着它并不能完全取代 NOAEL/LOAEL。当剂量 – 反应关系不清楚或者计算的 BMD 超出最高剂量水平时应用 NOAEL 更合适。而且对于连续资料 BMD 应怎样定义才能与分类资料的结果进行比较，以及计算 BMD 应使用什么样的剂量 – 反应模型和额外危险度的水平的选择等均有待研究。

二、效应和反应

（一）效应　效应（effect）是指一定剂量外源性化学物与机体接触后所引起的生物学效应。在毒理学上，效应或作用是用来描述外源性化学物对生物体的毒效应或有害作用。例如，某种有机磷化合物与机体接触后，可使血液中胆碱酯酶的活力降低若干单位。又如，苯与机体接触后，可使每立方毫米血液中白细胞减少若干个等。这类可用测量数值表示的效应，注重事件或观察终点的量的变化。称为量效应（quantity effect）。还有一类效应不能用某种测定的定量数值来表示，而只能以"有或无"、"阳性或阴性"来表示，如患病与否、乙肝表面抗原阳性或阴性，这类效应强调是事件或观察终点的性质，称为质效应（quality effect）。在一定条件下，根据资料分析的需要，可将量效应转换成质效应，如，根据全血胆碱酯酶活力 $<70\%$ 为异常的标准，将量效应（计量资料）转化为质效应（计数资料）。

（二）反应　反应（response）是指一定剂量的外源性化学物与机体接触后，产生某种效应（量效应或质效应）的个体数在某一群体中所占的比例。一般以百分比或比值表示。如高血压的患病率、死亡率、肿瘤发生率等。

三、剂量 – 效应关系和剂量 – 反应关系

（一）剂量 – 效应关系和剂量 – 反应关系　剂量 – 效应关系（dose – effect relationship）是指不同剂量的外源性化学物与其在个体或群体中所表现的效应强度之间的关系。剂量 – 反应关系（dose – response relationship）是指不同剂量的外源性化学物与其引起的效应发生率之间的关系。

剂量 – 效应关系和剂量 – 反应关系是毒理学的基本原理。机体内出现的某种损害作用，如果肯定是由某种外源性化学物所引起，一般来说就应存在明确的剂量 – 效应关系或剂量 – 反应关系。剂量 – 反应（效应）关系是评价外源性化学物毒性和确定安全接触水平的基本依据。值得注意的是，机体的过敏性反应虽然也是外源性化学物引起的损害作用，但这是另外一类反应，它与一般中毒效应不同，涉及机体的免疫系统，小剂量即可引起剧烈的甚至是致死性的全身症状或反应，往往不存在明显的剂量 – 反应关系。

（二）剂量 – 反应（效应）关系曲线　剂量 – 反应（效应）关系是指外源性化学物作用于生物体时的剂量与所引起的生物学效应的强度或发生率之间的依存关系。在实际工作中，如回顾性流行病学调查，由于接触的剂量、时间、频率等常难以定量，并且可能存在多种混杂因素的影响，人们观察到的一些生物学效应和接触毒物的剂量表面上似乎有剂量 – 反应（效应）关系表现，但并不能断定因果关系的存在。确立某外源性化学物的剂量 – 反应（效应）必须肯定观察到的毒性反应确系该化学物所引起，即两者之间存在比较肯定的因果联系。外源性化学物的剂量 – 反应（效应），可以用不同的毒效应终点来确定。选用的观察终点不同，所得的剂量 – 反应（效应）可能会有显著的差别。

　　剂量－反应（效应）关系可用曲线表示，即以表示效应强度的计量单位或表示反应的百分率或比值为纵坐标，以剂量为横坐标，绘制散点图所得到的曲线。一般情况下，剂量－反应（效应）曲线有下列基本类型：

　　1. 直线型　效应强度或反应率与剂量呈直线关系，即随着剂量的增加，效应强度或反应率也随着增强，并成正比关系。但在生物体内，此种直线型关系较少出现，仅在某些体外实验中，在一定的剂量范围内存在，如 Ames 致突变试验，常常在较低剂量下即曲线的起始部分观察到线性的剂量－反应关系。

　　2. 抛物线型　剂量－反应（效应）呈非线性关系，即随着剂量的增加，效应或反应的强度也增高，且最初增高急速，随后变得缓慢，以致曲线先陡峭后平缓，而成抛物线形，类似数学上的对数曲线。如将此剂量换成对数值，抛物线则成一直线。可见于一些剂量－效应反应关系中。

　　3. S 形曲线　在外源性化学物的剂量与反应关系中较为常见，部分剂量与量效应关系中也有出现。此种曲线的特点是在低剂量范围内，随着剂量增加，反应或效应强度增高较为缓慢，然后剂量较高时，反应或效应强度也随之急速增加，但当剂量继续增加时，反应或效应强度增高又趋向缓慢。曲线开始平缓，继之陡峭，然后又趋平缓，成为"S"形状，如图 1－1 所示。该曲线的中间部分，即在反应率 50% 左右，斜率最大，此时剂量略有变动，反应即有较大增减。S 形曲线可分为对称与非对称两种。非对称 S 形曲线两端不对称，一端较长，另一端较短。如将非对称 S 形曲线的剂量以对数表示，则成为一对称 S 形曲线，如再将反应率换成概率单位（probit）则成一直线。因为外源性化学物作用的群体中存在个别敏感或耐受个体的影响，剂量－反应（效应）频率呈正态分布，剂量－反应（效应）率的关系就呈 S 形曲线。典型的 S 形曲线较多出现在质效应反应中，如急性致死性毒性实验，多个剂量组，每一组有足够多的实验动物，则可观察到一条典型的 S 形曲线。毒理学中最常见的是剂量－反应（效应）频率呈偏态分布，即长尾不对称的 S 形曲线。这可能是因为剂量越大，群体生物体的自稳调整机制越明显、反应更复杂、耐受个体较多的缘故。

　　对称 S 形曲线反应率与概率单位之间的对应关系：纵坐标以反应频率表示，对称的 S 形曲线转化为频数分布图（高斯曲线）。横坐标剂量中 50% 反应频率对应的剂量为 0，其两侧 1 个、2 个、3 个标准差范围内分别包括了受试总体的 68.3%、95.5% 和99.7%。各标准差的数值对加 5，即变为 2~8。此数值对应的高斯曲线下的面积即为概率单位（表 1－3）。

表 1－3　反应率与概率单位之间的对应关系

反应率（%）	概率单位	反应率（%）	概率单位
0.1	2.0	84.1	6.0
2.3	3.0	97.7	7.0
15.9	4.0	99.9	8.0
50.0	5.0		

　　4. "全或无"反应（all or none response）　在毒性试验中有时可见到"全或无"的剂量－反应关系，这种现象仅在一个狭窄的剂量范围内才能观察到，为坡度极陡的线性剂量反应关系，例如，致畸试验中的剂量反应关系，在低剂量时，由于只有极个别的动物易感，因此

致畸率的增长并不明显，当剂量增加到一定程度时，致畸率迅速增高，随后剂量稍有增加，即可引起胎仔或母鼠的死亡，因此在高剂量范围内致畸率增高的曲线就无法被观察和描述。产生"全或无"反应的原因应根据具体情况进行分析和解释。

5. 低剂量兴奋效应　上述的剂量－反应（效应）关系是毒理学诞生以来的基本理论，该剂量－反应（效应）关系的模型是线型和阈值型。线型模型认为剂量和反应（效应）始终呈正比；而阈值模型则假设低剂量时有一段无反应期，当剂量达到一定阈值时才出现效应，并与剂量呈正比。但随着研究的深入，人们发现剂量－反应（效应）并非简单的单相变化，更多的时候是双相变化，即毒物兴奋效应（hormesis）。

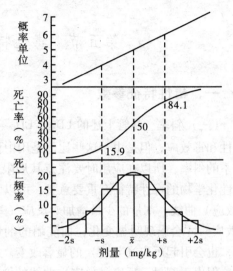

图 1－1　对称 S 形剂量－反应曲线向直线的转换

毒物兴奋效应是生物体的一种适应性反应，以双相剂量反应为特征，即低剂量兴奋，高剂量抑制。定量特征表现为：最大兴奋效应的强度一般为对照的 130% ~ 160%；兴奋效应的剂量范围较窄，通常在 NOAEL 的 20 倍范围内；最大兴奋效应剂量约为 NOAEL 的 1/5。剂量－反应（效应）曲线呈 U 形或倒 U 形，更常见的是 J 形或 β 形，因为只有当剂量无限接近零，才能达到 U 形的另一个高峰点。图 1－2 以 β 形曲线为例说明其特点。毒物兴奋效应是一种复杂的生物学现象，究竟是有害还是有利，还必须根据特定的生物和生态环境进行分析。

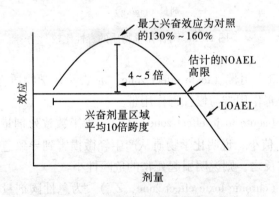

图 1－2　β 形毒物兴奋效应模型的特点

根据剂量－反应（效应）关系资料，可以证实接触外来化学物引起某种毒效应之间的因果关系，确定引起毒效应的 NOAEL/LOAEL/BMD，计算 LD_{50}/ED_{50} 及可信限、斜率等参数，评价和比较化学物的毒性及中毒危险。

第五节 毒性特征和危险度评定参数

一、毒性特征参数

（一）斜率 尽管上述的 LD_{50}、ED_{50}、LOAEL 和 NOAEL 等可用来比较外源性化学物的毒性和毒效应，但是由于这些比值是用中位数点值计算所得，没有考虑剂量－反应（效应）关系的斜率，所以在应用时要注意其局限性。剂量－反应（效应）关系的斜率对于了解外源性化学物的毒性特征有重要意义，可以弥补上述的局限性。一般地说，平缓的剂量－反应（效应）曲线，剂量的少量增加对反应（效应）的影响不大，只有较大幅度增加剂量，反应（效应）才会出现明显变化；而陡峭的剂量－反应（效应）曲线，即使剂量只有小幅度变化，也会引起反应（效应）的显著改变。如图 1－3，虽然两种外源性化学物的 LD_{50} 完全相同，但由于剂量－反应（效应）曲线的斜率不同，B 的实际毒性大于 A。

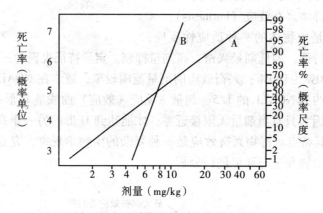

图 1－3 两种化学物质的毒性比较

（二）毒作用带 毒作用带（toxic effect zone）是表示化学物质毒性和毒作用特点的重要参数之一，分为急性毒作用带与慢性毒作用带。

1. 急性毒作用带（acute toxic effect zone，Z_{ac}） 为半数致死剂量与急性阈剂量的比值，即 $Z_{ac} = LD_{50}/Lim_{ac}$，$Z_{ac}$ 值小，说明化学物质从产生轻微损害到导致急性死亡的剂量范围窄，引起死亡的危险性大；反之，则说明引起死亡的危险性小。

2. 慢性毒作用带（chronic toxic effect zone，Z_{ch}） 为急性阈剂量与慢性阈剂量的比值，即 $Z_{ch} = Lim_{ac}/Lim_{ch}$，$Z_{ch}$ 值大，说明 Lim_{ac} 与 Lim_{ch} 之间的剂量范围大，由极轻微的毒效应到较为明显的中毒表现之间发生发展的过程较为隐匿，易被忽视，故发生慢性中毒的危险性大；反之，则说明发生慢性中毒的危险性小。

（三）治疗指数（therapeutic index，TI） $TI = LD_{50}/ED_{50}$，用来衡量药物的安全性。TI 越大，表示该药物的治疗剂量和毒性剂量之间的距离越大，因而越安全。TI < 2，引起人或动物死亡的危险性较大。

二、危险度评定参数

（一）危害性（hazard） 对危害性目前尚无统一的解释，仅用它表示外源性化学物对机体产生损害作用的可能性。这一概念缺乏定量的分析，并且需考虑机体的接触条件、可能接触的剂量大小和受到损害的严重程度。因此，一种外源性化学物的绝对毒性可能很大，但危害性可能并不大。例如，石棉矿开采与石棉加工，前者接触的是块状的石棉；后者接触的是石棉纤维，被机体吸入的机会大，容易引起中毒。

（二）危险度（risk） 危险度是外源性化学物在特定的接触条件下，对机体产生损害作用可能性的定量估计。1971 年联合国环境大会提出：危险度是接触某污染物时发生不良效应的预期频率。实际上它是一种概率，是具有统计学含义的概念。一般根据外源性化学物对机体造成损害的能力、与机体接触的可能性和接触程度，采用统计学方法进行定量的评价。

外源性化学物的毒性大小与该物质引起机体损害的危险度大小不是同一个概念。有些物质的毒性很大，极少量便可致死，但实际上人们接触到它的机会很少。相反，有些物质的毒性较小，却有不少的中毒病例，例如甲醛、苯和砒霜（三氧化二砷）。所以，一种外源性化学物引起损害作用的危险度并不仅仅取决于它的化学结构和理化性质，还取决于人们接触到它的可能性、接触的剂量和吸收速度与程度等多种因素。

（三）安全性（safety） 安全性是一个应用很广泛的概念，毒理学中也经常使用，但很难做出确切的定义。理论上安全性是指无危险度或危险度达到可忽略的程度，而实际上不可能存在绝对的无危险度。对安全性的另一种解释是机体在建议使用剂量和接触方式的情况下，该外源性化学物不至于引起损害作用的"实际可靠性"。实际上这是一种用数字规定的低危险度，如在统计学把握度为 99% 的水平上规定肿瘤的罹患率小于 10^{-8}，与此危险度相应的就是一个难以达到的低剂量。另外还有一种观点认为，安全性应根据社会"可接受的"危险度来进行评定，低于这个可接受的危险度就是安全的，否则就不安全。例如，美国目前以 10^{-6} 作为肿瘤的危险度水平，低于此相对应的剂量水平即为实际安全剂量。

（四）安全限值（safety limiting value） 即卫生标准（hygienic standard），是对各种环境介质（空气、土壤、水、食品等）中的化学、物理和生物有害因素规定的限量要求。它是国家颁布的卫生法规的重要组成部分，是政府管理部门对人类生活和生产环境实施卫生监督和管理的依据，是提出防治要求、评价改进措施和效果的准则，对于保护人民健康和保障环境质量具有重要意义。

1. 每日容许摄入量（acceptable daily intake，ADI） 指允许正常成人每日由外环境摄入体内的特定化学物质的总量。在此剂量下，终生每日摄入该化学物质不会对人体健康造成任何可测量出的健康危害，单位用 mg/（kg bw d）表示。本标准适用于食品及与食品有关的化学物质。

2. 参考剂量（reference dose，RfD） 由美国环境保护局（EPA）首先提出，用于非致癌物质的危险度评价。RfD 为环境介质（空气、水、土壤、食品等）中化学物质的日平均接触剂量的估计值。人群（包括敏感亚群）在终生接触该剂量水平化学物质的条件下，预期一生中发生非致癌或非致突变有害效应的危险度可低至不能检出的程度。

3. 最高容许浓度（maximum allowable concentration，MAC） 指车间内工人工作地点的

空气中某种化学物质不可超越的浓度。在此浓度下，工人长期从事生产劳动，不致引起任何急性或慢性的职业危害。在生活环境中，MAC 是指对大气、水体、土壤等介质中有毒物质浓度的限量标准。接触人群中最敏感的个体即刻暴露或终生接触该水平的化学物质，不会对其本人或后代产生有害影响。由于接触的具体条件及人群不同，即使是同一化学物质，它在生活或生产环境中的 MAC 也不相同。

4. 阈限值（threshold limit value，TLV） 为美国政府工业卫生学家委员会（American Conference of Governmental Industrial Hygienists，ACGIH）推荐的生产车间空气中有害物质的职业接触限值。为绝大多数工人每天反复接触不致引起损害作用的浓度。由于个体敏感性的差异，在此浓度下不排除少数工人出现不适、既往疾病恶化、甚至罹患职业病。

重点和难点：

1. 剂量-反应（效应）关系的概念、类型及意义。
2. 毒物、毒性及接触特征。
3. 生物学标志的概念、分类及意义。

思考题：

1. 请列出安全限值、非致死和致死剂量轴。
2. LOAEL、NOAEL、BMD 概念、来源及用途。
3. 毒效应谱、毒作用类型。

（裴秋玲）

第二章 外源性化学物的生物转运和转化

机体对外源性化学物质的处置过程包括吸收、分布、代谢和排泄（图 2-1）。外源性化学物质经由机体接触部位进入体循环的过程为吸收；然后由体循环分散到全身组织细胞中即为分布；在组织细胞内经酶类催化发生化学结构与性质变化的过程称为生物转化或代谢转化；在代谢过程中可能形成新的衍生物以及分解产物，即为代谢物；最后外源性化学物质以及代谢物通过排泄过程离开机体。吸收、分布和排泄基本上是跨越生物膜的物理学或生物物理学过程，故统称为生物转运（biotransport）。代谢转化过程是由酶催化的化学过程或生物化学过程称为生物转化（biotransformation）。外源性化学物质产生毒效应的强度或毒性大小在一定程度上决定于产生毒效应靶器官的化学物或其代谢物的浓度，而靶器官的浓度又取决于该化学物的吸收、分布、生物转化和排泄。掌握外源性化学物质在体内这些过程的基本知识，对于研究外源性化学物质的毒作用规律和评价化学物的毒性具有重要的意义。

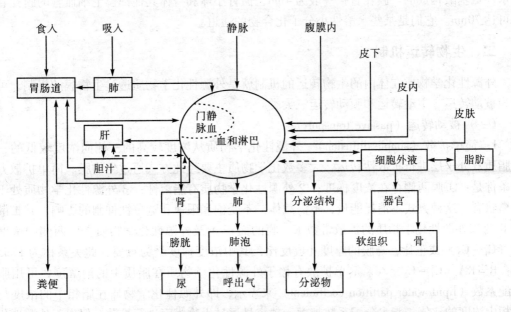

图 2-1 外源性化学物质在体内吸收、分布、代谢和排泄的路径
（引自 Klaassen CD. The Basic Science of Poisons. 6th ed. McGraw-Hill, 2001）

第一节 生物膜与生物转运

生物膜（biomembrane）是细胞膜（cell membrane，也称质膜）和细胞器膜的总称。外源性化学物质可通过多种途径进入机体，但不论哪种途径，它都必须通过细胞膜才能进入体内靶器官。同样，外源性化学物质在体内的分布和排泄，也需要通过各种生物膜。因此，应先了解生物膜的基本构造和外源性化学物质通过细胞膜的方式。

一、生物膜的构造特点

生物膜是一种可塑的、具有流动性的脂质与蛋白质镶嵌而成的双层结构（镶嵌模型，mosaic model），一般厚度为 7～10nm。生物膜在结构上的 3 个特点与外源性化学物的转运密切相关。

（一）膜的脂质成分　这种成分主要为各种脂类物质，排列成双层分支结构。其熔点低于正常体温，在正常情况下，为可流动的液体状态。这些成分对水溶性化合物具有屏障作用，而对脂溶性物质则便于溶解和穿透。

（二）镶嵌在脂质中的蛋白成分　脂质膜两侧表面可见镶嵌着多种蛋白质，其中有些贯穿整个脂质双层，起到"载体"和特殊通道的作用，使极性物质和离子可通过生物膜。其他蛋白质有些一端露出脂质双层的一侧表面，有些仅吸附在膜表面而不是真正的镶嵌。后两类蛋白质与生物膜的其他功能有关，如细胞膜受体。

（三）生物膜的多孔性　生物膜具有充满水分的孔道，它是由贯穿脂质双层的蛋白质的亲水性氨基酸构成的。膜孔直径一般为 4nm，但肾小球和身体其他部位毛细血管的膜孔直径则可达 70nm。它们是某些水溶性小分子化合物的通道。

二、生物转运机制

外源性化学物质在体内的生物转运的机制就是外源性化学物质透过生物膜的机制，可概括为被动转运、主动转运和膜动转运三大类。

（一）被动转运（passive transport）

1. 简单扩散（simple diffusion）　外源性化学物质从浓度较高的一侧向浓度较低的一侧经脂质双分子层进行扩散性转运，大多数化学物质主要经此方式通过生物膜。简单扩散方式的条件是：①膜两侧存在浓度梯度；②外源性化学物质有脂溶性；③外源性化学物质处于非解离状态。这种方式不消耗能量，不需载体，不受饱和限速和竞争性抑制的影响，其扩散速率 R 与该外源性化学物质的扩散常数 K、膜的面积 A 及外源性化学物质在膜两侧的浓度梯度（$C_1 - C_2$）成正比，与膜的厚度 d 成反比，其中浓度梯度最为重要，此关系称为 Fick 定律：$R = KA (C_1 - C_2) /d$。简单扩散有赖于外源性化学物质在脂质中的溶解度，可用脂水分配系数（lipid/water partition coefficient）来表示，即外源性化学物质在脂相中的浓度与在水相中浓度的比值。脂水分配系数越大，越容易透过生物膜而进行扩散。但由于外源性化学物质在生物体内的扩散除通过脂相外，还要通过水相，因为生物膜的构造包括脂相和水相。如果一种外源性化学物质在水中的溶解度极低的话，即使脂水分配系数较高，也不容易透过生物膜进行扩散。只有既溶于脂肪又溶于水的化学物质，才最容易透过生物膜进行扩散，例如磷脂是脂溶性的，但在水中溶解度低，故不易进行简单扩散。而乙醇为脂溶性，但也易溶于水，所以易于以简单扩散方式透过生物膜。

简单扩散还受外源性化学物质的电离（ionization）或离解（dissociation）状态的影响。本身为弱有机酸或弱有机碱的外源性化学物质，在体液中可部分解离。解离型极性大，脂溶性小，难以扩散；而非解离型极性小，脂溶性大，易跨膜扩散。外源性化学物质的离解程度决定于本身的离解常数（pKa）和所处介质中的酸碱度（pH）。外源性化学物质的非解离浓度（Cn）和离子浓度（Ci）的比值（Cn/Ci）对扩散具有重要意义。对于一种物质来说，其pKa值是固定不变的，但其所处的组织、部位不同，体液的pH也不同。例如胃液pH为2，小肠pH为6.5，大肠pH为8。而处于胃肠道另一侧的血液pH为7.4，这对于某种物质的吸收来说，在胃肠道的不同位置具有很大意义。

2.　易化扩散（facilitated diffusion）　是不易溶于脂质的外源性化学物质借膜上某些载体转运通过细胞膜。易化扩散基本特点为顺浓度梯度转运，故不需消耗能量。其可能的机制是膜上蛋白载体特异地与某种外源性化学物质结合后，分子内部发生了构型变化而形成适合物质通过的通道。一些水溶性大分子如葡萄糖、氨基酸和核苷酸等在体内即通过顺浓度梯度的易化扩散而转运。

3.　滤过（filtration）　是外源性化学物质通过生物膜上的亲水性孔道的过程。生物膜具有充满水分的小孔道，它可能由嵌入脂质双分子层中的蛋白质结构中亲水性氨基酸构成。膜孔直径，在肠道上皮和肥大细胞为4nm，在肾小球毛细血管内皮细胞约为70 nm。在渗透压梯度和液体静压作用下，大量的水可以通过这些孔道进入细胞。通过此种亲水性孔道的物质，不仅限于水，水还可作为载体，携带一些其他化学物质的分子通过此种孔道。凡分子大小和电荷与膜上亲水孔道结构相适应的溶质都可随同水分子通过此种亲水性孔道，进行滤过，完成生物转运过程，但其分子直径必须小于亲水性孔道的直径。在一般情况下，凡分子量小于200 D（Dalton）的化学物可通过直径4nm左右的亲水孔道；分子小于白蛋白分子（约60 000 D）的化学物可通过直径70nm的孔道。例如水由肾小球滤过时，除血中蛋白质及血液中有形成分被阻留下来外，其余溶于血浆中的溶质均能被水携带而通过肾小球的亲水孔道，进入肾小管。

（二）主动转运（active transport）　外源性化学物质借助生物膜上的载体由低浓度处向高浓度处转移的过程。其主要特点是：

1.　依赖载体逆浓度梯度转运　由于转运时需要消耗能量，代谢抑制剂可阻止主动转运过程。

2.　通过载体（或称运载系统）转运　载体往往是生物膜上的蛋白质，可与被转运的外源性化学物质形成复合物，然后将化学物质携带入生物膜另一侧并将化学物质释放。结合时载体构型发生改变，但组成成分不变，释放化学物质后，又恢复原有构型，并继续执行第二次转运，例如钠离子和钾离子通过钠－钾泵的逆流转运。

3.　转运量有一定的极限　当外源性化学物质浓度达到一定程度时，载体可达饱和状态。

4.　转运系统对化学物有选择性　即外源性化学物质具有一定的基本结构才能被转运，并且可能和使用相同转运系统的化合物存在竞争性抑制。

主动转运对外源性化学物质吸收后不均匀分布和通过肾脏和肝脏的排出过程中具有重要意义，如铅、镉、砷等外源性化学物质能通过肝细胞的主动转运进入胆汁，随胆汁排泄。

（三）膜动转运（cytosis）　较大颗粒和大分子的外源性化学物质的转运常伴有膜的运动称为膜动转运，可分为胞吞作用和胞吐作用。膜动转运对机体内化学物质和异物的消除转运都具有重要意义，例如血液中白细胞的吞噬作用、肝脏网状内皮细胞对有毒化学物质的消除都与此有关。

1. 胞吞作用（endocytosis） 又称入胞作用或摄粒作用，是将细胞表面的颗粒物质或液滴转运入细胞的过程。对液体或固体外源性化学物质，细胞可通过生物膜的变形移动和收缩，把它们包围起来并摄入细胞内，达到转运的目的，前者称为胞饮（pinocytosis），后者称为吞噬（phagocytosis）。

2. 胞吐作用（exocytosis） 是将颗粒和大分子物质运出细胞的过程，又称为出胞作用。

三、吸收

吸收（absorption）是外源性化学物质通过机体的生物膜进入血液循环的过程。在一般情况下，外源性化学物质的吸收途径主要是经呼吸道、消化道和皮肤。但在毒理学实验中也采用特殊的染毒途径，如腹腔、肌内和皮下注射等，外源性化学物质则经注射部位的组织吸收。

（一）经呼吸道吸收 呼吸道直接与外界环境相连，是以气体、蒸气和细小的气溶胶等形态存在的化学物质吸收的主要途径。肺有一些解剖生理特点，如肺泡数量多（约 3 亿个），总表面积达 $50 \sim 100 m^2$，相当于皮肤表面面积的 50 倍。由肺泡上皮细胞和毛细血管内皮细胞组成的肺泡壁膜极薄，加上毛细血管丰富，血流充沛，便于化学物经肺迅速吸收进入血液。而且肺泡上皮细胞对脂溶性分子、水溶性分子及离子都具有较高的通透性。因此，毒物经肺吸收的速度很快。且经肺吸收的化学物质不通过门静脉进入肝脏解毒而直接进入体循环，故经肺吸收的外源性化学物质的毒作用一般表现快，且毒效应强。

气态化合物在呼吸道中的吸收方式主要通过简单扩散，并受很多因素影响：

1. 气态化学物质的浓度 一种气体在肺泡气中的浓度，可用肺泡中的分压表示。分压越高，机体接触的量越大，也越容易吸收。随着吸收过程的进行，血液中该气体的分压将逐渐增高。当呼吸膜两侧分压达到平衡状态时，气体在血液中的浓度（mg/L）与在肺泡气中浓度（mg/L）之比，称为血/气分配系数（blood/gas partition coefficient）。血/气分配系数越大，即溶解度越高，表示该气体越易被吸收。对一种气体来说，其血/气分配系数为一常数。

2. 气态化学物的溶解度 在一般情况下，吸收速度与溶解度成正比。此外，气态物质的吸收速率还取决于肺通气量和血流量。血气分配系数低的气态外源性化合物质经肺吸收速率主要取决于经肺血流量（灌注限制性），血气分配系数高的气态外源性化学物经肺吸收速率主要取决于呼吸的频率和深度（通气限制性）。

气溶胶经呼吸道吸收时，要与呼吸道表面接触，并附着和阻留（retention），以后逐渐溶解。影响气溶胶吸收的重要因素是气溶胶中颗粒的大小和化学物质的水溶性。而气溶胶的沉积部位主要取决于颗粒大小。凡直径在 $5 \mu m$ 及以上的颗粒物通常在鼻咽部沉积，易引起呛咳或喷嚏而被清除。直径在 $2 \sim 5 \mu m$ 的颗粒物主要沉积在气管和支气管区域，主要通过呼吸道纤毛部分的黏液层逆向运动而被清除。直径在 $1 \mu m$ 及以内的颗粒物可到达肺泡。它们可以被吸收入血或通过肺泡巨噬细胞吞噬后经呼吸道纤毛清除系统排除，或通过淋巴系统清除。

（二）经胃肠道吸收 胃肠道是外源性化学物质吸收的最主要途径之一。许多外源性化学物质可随同食物或饮水进入消化道并在胃肠道中被吸收。胃肠道可视为一个贯穿身体的管道，尽管它在机体内，但其内容物可认为是在体外的。因此，除非外源性化学物质对胃肠道本身具有腐蚀或高度刺激作用，如未在胃肠道吸收，则不会对机体造成系统损害。胃肠道中任何部位都能吸收外源性化学物质，但主要在小肠。由于小肠具有很大的表面积，绒毛和微绒毛可使其表面积增加 600 倍左右。一般外源性化学物质在胃肠道中的吸收过程，主要是通过简单扩散，也有部分外源性化学物质的吸收是通过滤过、主动转运和胞吞等机制。

外源性化学物质在胃肠道中简单扩散过程主要依赖于胃肠道内的 pH、外源性化学物质的 pKa 和脂溶性。由于胃肠道各段的 pH 相差很大，胃液酸度极高（pH 1.0~2.0），有机酸类物质多呈非解离状态，脂溶性大，所以容易吸收。而有机碱类物质，在胃液中呈解离状态，故不易吸收。小肠内酸碱度相对趋向中性（pH 6.6），有机碱类在小肠主要呈非离解状态，因此易被吸收。有机酸与此相反，如苯甲酸在小肠中不易被吸收。

分子量较小的水溶性外源性化学物质可通过小肠黏膜细胞膜上的亲水性孔道滤过吸收。小肠还可通过主动转运吸收外源性化学物质，如 5-氟尿嘧啶通过嘧啶转运系统吸收，铅利用钙的转运系统吸收等。此外，一些颗粒状物质，例如偶氮染料颗粒和某些微生物毒素可通过吞噬或胞饮作用进入小肠上皮细胞。

影响胃肠道吸收的最主要因素是胃肠道的 pH、化学物质的脂溶性和 pKa。此外还有其他因素，如胃内容物的多少和胃排空时间、肠蠕动和肠排空时间，以及肠道菌群等，在一定程度上也影响外源性化学物质经消化道的吸收。因此在毒理学研究中，应特别注意控制各种因素，使其尽可能小地影响外源性化学物质的吸收和毒性反应。

（三）经皮肤吸收 外源性化学物质经皮吸收必须通过皮肤的表皮和皮肤附属器官（毛囊、汗腺和皮脂腺）。外源性化学物质可以较快速度通过附属器官吸收，但是毛囊和汗腺在皮肤的分布总截面积仅占皮肤总面积的 0.1%~1%，所以外源性化学物质主要还是经表面积较大的表皮吸收。经皮肤吸收一般可分为两个阶段：第一阶段是外源性化学物质通过表皮角质层扩散，而角质层是外源性化学物质经皮肤吸收的限速屏障；第二阶段是外源性化学物质通过表皮深层和真皮，并被吸收入血液。

经皮肤吸收的速度与很多因素有关，不仅取决于外源性化学物质本身的理化性质，如脂溶性和分子量大小；而且取决于化学物与皮肤的接触条件，如化学物的浓度、与皮肤接触的面积、持续时间、皮肤表面的温度以及不同溶剂等。另外，还与皮肤的结构和状况有关。皮肤结构可因物种不同而在结构、厚度、毛囊多少及深度、汗腺有无等方面有所差异。不同部位的皮肤吸收也不一样，一般是：阴囊＞腹部＞额部＞手掌＞足部。不同物种动物皮肤通透性不同，豚鼠、猪和猴的皮肤通透性与人相似，而大鼠及兔的皮肤通透性较人为高。而且皮肤是否受损，表皮屏障是否存在都直接影响其吸收。如酸碱可损伤皮肤屏障增加渗透性，二甲亚砜（DMSO）作溶剂可增加角质层的通透性。此外，劳动强度大、温度高引起大量出汗，皮肤充血，局部炎症等都是经皮肤吸收的有利条件。

（四）经其他途径吸收 外源性化学物质通常经上述 3 种途径吸收，但在毒理学动物实验中有时也采用皮下、肌内、腹腔和静脉注射进行染毒。皮下或肌内注射时吸收较慢，且易受局部供血情况和剂型的影响。腹腔注射因腹膜面积大、血流供应充沛而吸收外源性化学物质很快，并首先经门脉循环进入肝脏，然后到达其他器官。静脉注射可使外源性化学物质不经任何吸收直接进入血液，保证剂量准确。

四、分布与蓄积

（一）分布（distribution） 是外源性化学物质通过吸收进体循环后，随着血液或淋巴液的流动转运到全身各组织细胞的过程。不同外源性化学物质在体内组织器官中的分布不是均匀的。研究外源性化学物质在体内的分布规律，有利于了解外源性化学物质的靶器官和贮存库。

外源性化学物质在器官和组织内分布的开始阶段，主要取决于器官和组织的血流量。但随时间的延长，化学物按与器官的亲和力大小，选择性地分布在某些器官，这就是毒理学中常提到的再分布（redistribution）过程。例如，铅吸收入血液后，先与红细胞结合，随即又部分转移到肝、肾等组织。随着时间的推移，这些早期定位于红细胞、肝、肾的铅，又重新分布并逐步定位于骨骼。

影响外源性化学物质分布的主要因素有：①器官组织的血流量；②化学物在血液中的存在状态及通过生物膜的能力；③化学物与器官的亲和力；④化学物进入器官和组织时是否有屏障。

屏障是机体阻止或减少外源性化合物质由血液进入某种组织器官的一种生理保护机制。较为重要的屏障有血－脑屏障和胎盘屏障等，但这些屏障都不能有效地阻止亲脂性物质的转运。

1. 血－脑屏障（blood－brain barrier） 存在于血液和脑组织之间，由毛细血管壁和脑组织外面的一层脂质细胞所组成。血－脑屏障并非是阻止外源性化学物质进入中枢神经系统的绝对屏障，仅表现为较身体其他多数部位的通透性小。许多外源性化学物质不易进入中枢神经系统的主要解剖生理学基础是由于中枢神经系统的毛细血管内皮细胞连接十分紧密，细胞之间没有或仅有很小的孔隙，故穿透性差；脑内毛细血管内皮细胞含有一种 ATP 依赖型通道，其中的多药耐受蛋白（multidrug resistance proteins，MRP）可以将某些物质转运回血液；中枢神经系统的毛细血管内皮细胞外周紧密包绕一层星状胶质细胞；中枢神经系统的组织间液中的蛋白质浓度比其他体液要低。这些特性防止了有毒外源性化学物质分布到中枢神经系统，避免对中枢神经系统的毒性。一般来说，只有游离的毒性物质才能很快地在脑内达到平衡。脂溶性和离子化的程度是化合物进入中枢神经系统速率的重要决定因素。增加脂溶性可提高物质进入中枢神经系统的速率，而离子化则极大地降低了这一速率。一些极小的外源性化学物质可通过载体介导进入脑内。血－脑屏障在刚出生时尚未发育完全，这也是吗啡、铅等化学物质对新生儿的毒性较成人大的原因之一。

2. 胎盘屏障（placental barrier） 是母体与胎儿血液循环的间隔，由多层细胞构成，其层数随动物种属和妊娠期不同而有差异。猪和马最多，有6层；大鼠、豚鼠只有1层；人和猴则有3层细胞。人和动物的胎盘结构不同，在应用实验动物的毒理学资料时，应予以注意。对各层的通透性，目前尚不清楚。一般认为层数越少，通透性越强。多数外源性化学物质是以简单扩散方式透过胎盘，少数以主动转运方式透过胎盘。

3. 其他屏障 身体其他部位也有屏障，如血－睾屏障（blood－testis barrier），血－眼屏障（blood－eye barrier），血－胸腺屏障（blood－thymus barrier）和血－房水屏障（blood

－aqueous barrier）等，可以保护这些器官减少或免受外源性化合物质的损害。

（二）蓄积（accumulation）　外源性化学物质在体内的蓄积作用有两种方式：①物质蓄积：是指长期反复接触某化学物时，如果吸收速度超过解毒和排泄速度，就会出现该化学物在体内逐渐增多的现象；②功能蓄积（损伤蓄积）：有些外源性化学物质在体内代谢和排出速度快，但引起的损伤恢复慢，在第一次造成的损伤尚未恢复之前又造成第二、第三次损伤，这样的残留损伤的累积称为功能蓄积。蓄积部位可能是外源性化学物质发挥其毒作用的靶部位，也可能无作用。如果外源性化学物质的蓄积部位并非其靶器官或组织，那么蓄积可认为是机体的一种保护过程。外源性化学物质在机体的蓄积部位可称为贮存库（storage depot）。一般认为，贮存库对急性中毒具有保护作用，可减缓外源性化学物质到达靶器官的量。另一方面，贮存库中的外源性化学物质与血浆中的游离型化合物保持动态平衡，当血浆中的游离型化合物被代谢或排除时，血浆中化学物浓度降低，贮存库中的外源性化学物质就会释放进入血液循环，从而成为血浆中游离型化合物的来源，具有潜在危害。外源性化学物质的蓄积作用是发生慢性中毒的物质基础。一种外源性化学物质有无蓄积作用是评定该化合物是否可能引起潜在慢性中毒的依据之一，也是制定卫生限量标准时安全系数的一种依据。

体内主要有 4 种贮存库：

1. 血浆蛋白贮存库　血浆中的各种蛋白均有结合外源性化学物质或机体的某些生理成分功能，如图 2 - 2 所示，清蛋白、转铁蛋白、球蛋白和脂蛋白可以结合大量的化学物。

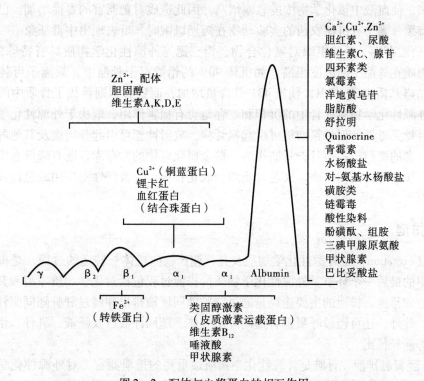

图 2 - 2　配体与血浆蛋白的相互作用

（引自 Klaassen CD. The Basic Science of Poisons. 6th ed. McGraw - Hill, 2001）

蛋白－配体的相互作用主要是疏水力、氢键和范德华力的作用。由于外源性化学物质与血浆蛋白结合后分子质量增大，不能跨膜转运。其结果，与血浆蛋白结合的外源性化学物质无法立即分布至血管外组织或经肾脏滤过。但是，外源性化学物质与血浆蛋白的结合是可逆的。当游离的外源性化学物质分布到其他组织或被肾小球滤过时，血浆中的游离型外源性化学物质浓度降低，促使结合的外源性化学物质从蛋白质上解离，直到游离部分和结合部分外源性化学物质在血浆中呈动态平衡。不同的外源性化学物质与血浆蛋白的结合是有竞争性的，结合力更强的外源性化学物质可取代已被结合的其他外源性化学物质或内源性物质，使之成为游离态而出现毒性反应，例如 DDE（DDT 的代谢产物）能竞争性置换已与清蛋白结合的胆红素，使其在血中游离出现黄疸。

2. 肝、肾贮存库　肝脏和肾脏对多数外源性化学物质有很高的结合能力。这些组织细胞中含有一些特殊的结合蛋白与一些外源性化学物质有很强的亲和力，如肝、肾组织细胞中有一种可诱导蛋白即金属硫蛋白（metallothionein，MT），能与镉、汞、锌、铅结合。此种蛋白对体内的这些金属具有结合或解毒作用。锌硫蛋白主要存在于肝细胞，镉、汞、铅硫蛋白主要存在于近端肾小管细胞内。当 MT 有足够的贮量时，可通过其与镉、汞、铅结合而保护肾小管免受损害。肝细胞中有一种配体蛋白（ligandin）能和许多有机酸结合，而且还能与一些有机阴离子、偶氮染料致癌物和皮质类固醇结合，转运这些物质进入肝脏。

3. 脂肪贮存库　脂溶性外源性化学物质易分布到脂肪组织中。贮存于脂肪组织中的外源性化学物质通常对脂肪本身无影响，但是当机体发生快速的脂肪动员时，外源性化学物质被释放出来，使血液中该化学物浓度急剧增高并因此造成对靶器官的毒性增加。已有研究显示，先期持续暴露于有机氯农药的实验动物在短期饥饿时，可表现出中毒征象。

4. 骨骼贮存库　骨骼组织对氟化合物、铅、锶等外源性化学物质具有特殊的亲和力，因此这些物质在骨骼中的浓度很高，如机体 90% 的铅贮存于骨骼中。氟离子可替代骨质羟基磷灰石晶格基质中的 – OH，使氟 431 骨含量增加，而铅和锶则替代了骨质中的钙而贮存在骨中。外源性化学物质在骨中的沉积和贮存是否有损害作用，取决于外源性化学物质的性质。如铅对骨无毒性，但骨氟增加可引起氟骨症，放射性锶可引起骨肉瘤及其他肿瘤，故骨骼也是氟、锶的靶组织。而且，骨骼作为一些金属化合物的贮存库，既有降低血中金属化合物的浓度，缓解毒作用的一面，又包含重新释放化合物，导致慢性毒作用或急性发作的潜在危害的一面。

五、排泄

排泄（excretion）是外源性化学物质及其代谢产物向机体外转运的过程，是机体物质代谢全过程中的最后一个环节。外源性化学物质的排泄过程包括对化学物质原型和其代谢产物以及结合物的排泄。排泄的主要途径是通过肾脏随同尿液排出和经过肝脏随同胆汁并混入粪便中排出。此外，还可经过呼吸器官随同呼出气体、随同汗液以及唾液、乳汁、泪液和胃肠道分泌物等途径排出。

（一）经肾脏排泄　肾脏是外源性化学物质最重要的排泄器官，对外源性化学物质的排出效率极高。其主要排泄机制有肾小球滤过，肾小球简单扩散和肾小管主动转运。

1. 肾小球滤过　肾小球的毛细血管具有直径 50～100nm 的膜孔，血浆携带着溶于其中或与某些物质结合的物质，流经肾小球毛细血管并被滤过。滤过是一种被动转运过程。凡分子小于 60 000D 的外源性化学物质都可滤过进入肾小管，但与血浆白蛋白结合的外源性化学物质，因分子量过大不能通过上述膜孔。

2. **肾小管重吸收**　肾小球滤液中含有一些维持机体正常生理功能必需的物质，这些物质将被肾小管上皮细胞重吸收。其中氨基酸、葡萄糖、某些阴离子和有机酸类的吸收通过主动转运；水分和氯化物以及尿素则通过膜上亲水孔道吸收。由于原尿中水被重吸收，脂溶性外源性化学物质的浓度增高，可经被动扩散从肾小管回到血液中。脂溶性外源性化学物质的主要吸收地点为肾近曲小管部分，所以许多被重吸收的外源性化学物质对肾脏的损害作用也容易在此出现。尿液的酸碱度对外源性化学物质的重吸收有显著影响。尿液呈酸性时有利于碱性化合物的解离和排出，尿液呈碱性时则酸性化合物较易排出。

3. **肾小管分泌**　外源性化学物质也可通过主动分泌进入尿液排泄。图 2-3 示肾脏多种转运体。有机阴离子转运体（organic - anion transporter，Oat）家族定位于近曲小管的底侧膜上，可转运尿酸、磺酰胺类等有机酸。有机阳离子转运体（organic - cation transporter，Oct）家族可转运某些阳离子化合物。一旦外源性化学物质进入肾小管细胞，就会通过多种药物耐受蛋白（Mrp/Mdr）排入管腔。相反，有机阳离子转运体和多肽转运体从肾小管腔中将化学物重吸收。

刚出生的幼年机体，肾脏排泌功能尚未发育完全，故有些外源性化学物质在幼年机体的消除速度相对较为缓慢，因此对机体可能造成的损害也较成人大。

（二）**经肝脏排泄**　化学物质在血液循环中可经过肝脏随同胆汁排出体外，是仅次于肾脏的第二排泄途径。来自胃肠的血液携带着所吸收的外源性化学物质先通过门静脉进入肝脏，在肝脏中先经过生物转化，生物转化过程中形成的一部分代谢产物，可被肝细胞直接排泌入胆汁，再混入粪便排出体外。

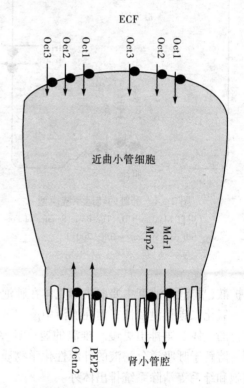

图 2-3　肾脏近曲小管的转运系统模型

（引自 Klaassen CD. The Basic Science of Poisons. 6th ed. McGraw - Hill, 2001）

外源性化学物质随同胆汁进入小肠后，一部分易被吸收的外源性化学物质及其代谢产物，或一部分以结合物形式的外源性化学物质被肠道菌群分解，可在小肠中重新被吸收，再经门静脉系统返回肝脏，随同胆汁排泄，即进入肝肠循环（enterohepatic circulation）。肝肠循环具有重要的生理学意义，可使一些机体需要的化合物被重新利用，例如各种胆汁酸平均有 95% 被小肠壁重吸收，并被再利用。在毒理学方面则由于有些外源性化学物质被再次吸收，使其在体内停留时间延长，毒作用也将增强。

如图 2-4 所示，肝脏有多种主动转运系统。钠依赖的牛磺胆酸肽（Na$^+$/taurocholate cotransporter，Ntcp）存在于肝细胞的肝窦侧，它转运胆汁酸如牛磺胆酸进入肝，而胆盐分泌蛋白（bile salt exportpump，Bsep）转运胆酸出肝细胞进入胆小管内。肝细胞窦状隙膜有许多转运外源性化学物质进入肝的转运体，包括有机阴离子转运多肽（organic anion transporting polypeptide，Oatp）1 和 2，肝特异性转运蛋白（liver - specific organic anion transporter，Lst）和有机阴离子转运体（Oct）。外源性化学物质一旦进入肝细胞内，就可以被转运入血或转运到胆汁中，或通常经 I 相 II 相药物代谢酶进行生物转化而成为水溶性较大的物质，然后转运到胆汁中或重回到血中。多种药物耐受蛋白（Mdr1/Mrp2）将外源性化学物质转运到胆汁中，而 Mrp3 和 Mrp6 将外源性化学物质转运回血液中。

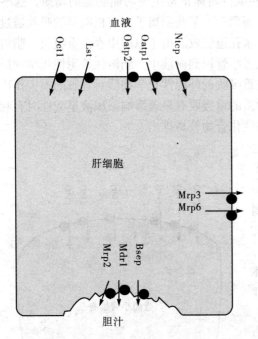

图 2-4　肝脏的转运系统模型

（引自 Klaassen CD. The Basic Science of Poisons. 6th ed，McGraw - Hill，2001）

幼儿的肝脏排泄功能与肾脏排泄功能一样，尚未发育成熟，对有毒物质的排泄能力也较低。

（三）经肺排泄　气态外源性化学物质如某些醇类、挥发性有机化合物都可经呼吸道排出体外。经肺排泄的主要机制是简单扩散，排泄的速度主要取决于气体在肺泡壁两侧的分压差。故在血液中溶解度较低的气体如一氧化二碳排泄较快；而在血液中溶解度高的物质如乙醇经肺排出较慢。对于与血红蛋白结合的气体，则排出更慢。排泄的速度还受呼吸速率、肺内血流速度和血流量等因素的影响。溶解于呼吸道分泌液的外源性化学物质和巨噬细胞摄入的颗粒物质，可通过呼吸道吞噬细胞和纤毛等清除系统排出体外。

（四）其他排泄途径　可经胃肠道排泄、随同汗液和唾液排泄、随同乳汁排泄。这些排泄途径虽然在整个排泄过程中所占比例并不重要，但有些却具有特殊的毒理学意义，例如随同乳汁排泄的有毒化学物，可通过乳汁由母体转运给婴儿，也可通过牛乳转运至人。有些外源性化学物质如重金属等可通过汗腺和毛发排泄，因而毛发中的重金属等含量可作为生物检测的指标。一些外源性化学物质通过汗腺排出时，可能引起皮炎。排泄到唾液中的物质进入口腔，通常被咽下而可能在胃肠道被吸收。

第二节 外源性化学物质的生物转化

生物转化（biotransformation），或称代谢转化是指外源性化学物质在体内多种酶的催化下经过一系列代谢转化，形成衍生物及分解产物的过程。通过这一过程使外源性化学物质在形成衍生物及分解产物后极性增强，使其水溶性提高而脂溶性降低，易于排出体外。多数情况是外源性化学物质经代谢转化后形成无毒或低毒的代谢物（metabolite）。因此，曾将生物转化与解毒作用（detoxication）等同起来。然而，在有些情况下，一些毒物经生物转化后可产生毒性较原形化学物更大的中间产物或终末产物，可导致组织损伤，例如有机磷杀虫剂对硫磷（parathion），中间代谢产物为对氧磷，其毒性反而增强。甚至有些外源性化学物质，经代谢转化后，其代谢产物具有致癌、致畸和致突变作用，例如苯并（a）芘是在肝内经过生物转化，才形成终致癌物。此时的生物转化就称为生物活化（bioactivation）或代谢活化作用（metabolic activation）。还有些致癌物在体内存在多种转化方式，有的属于活化致癌，有的则属于解毒，例如黄曲毒素 B_1 的生物转化（图 2-5）。

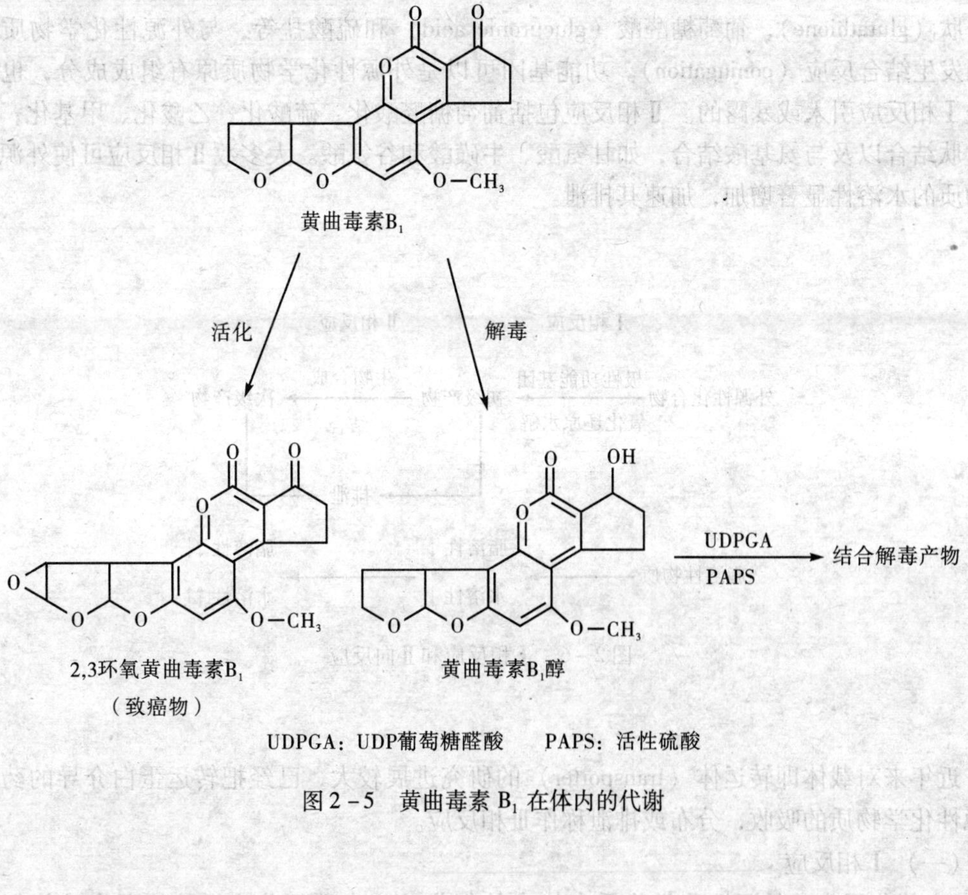

黄曲毒素B_1

活化   解毒

UDPGA
PAPS
→ 结合解毒产物

2,3环氧黄曲毒素B_1
（致癌物）

黄曲毒素B_1醇

UDPGA：UDP葡萄糖醛酸   PAPS：活性硫酸

图 2-5 黄曲毒素 B_1 在体内的代谢

在参与外源性化学物质生物转化的器官中肝脏是最重要的，它是生物转化的主要部位。但肝外组织也有一定的代谢能力，如在肺、胃肠道、肾、胎盘、血液、皮肤等组织中也有一些较弱的代谢过程，一般称为肝外代谢过程。从肠道吸收的所有外来物质由门静脉被转运至肝脏，在到达体循环和其他器官之前，可在肝组织内进行代谢，减少外源性化学物质对全身或其他器官的生物活性作用，称为首次通过效应。吸收的外源性化学物质可经体循环被分布到肝脏。不同的组织对外源性化学物质生物转化能力的显著区别对解释外源性化学物质损伤的组织特异性具有重要的毒理学意义。

一、生物转化的反应类型

外源性化学物质生物转化的反应一般分为两大类：Ⅰ相反应（phase Ⅰ reaction）和Ⅱ相反应（Phase Ⅱ reaction）。此二项反应是生物转化过程的两个阶段。Ⅰ相反应为第一阶段，包括氧化、还原和水解反应；Ⅱ相反应即结合反应，为第二阶段（图2-6）。Ⅰ相反应是对亲脂化学物添加一些极性功能团或暴露其中潜在的极性基团，增加极性基团几乎都是通过各种氧化酶向底物引入氧。暴露潜在极性基团则是氧化酶类或水解酶类的作用。Ⅰ相反应的结果是使亲脂化合物带上一些极性基团（-OH，-SH，-NH$_2$，-COOH），使其水溶性增高而易于排泄，同时成为适合Ⅱ相反应的底物。Ⅱ相反应是以内源性极性生物分子，如谷胱甘肽（glutathione），葡萄糖醛酸（glucuronic acid）和硫酸盐等，与外源性化学物质功能基团发生结合反应（conjugation）。功能基团可以是外源性化学物质原有组成成分，也可以是经Ⅰ相反应引入或暴露的。Ⅱ相反应包括葡萄糖醛酸化、硫酸化、乙酸化、甲基化，与谷胱甘肽结合以及与氨基酸结合，如甘氨酸、牛磺酸和谷氨酸。大多数Ⅱ相反应可使外源性化学物质的水溶性显著增加，加速其排泄。

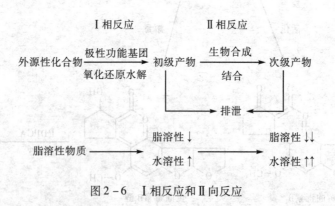

图2-6   Ⅰ相反应和Ⅱ向反应

近年来对载体即转运体（transporter）的研究进展较大，已经把转运蛋白介导的药物或外源性化学物质的吸收，分布或排泄称作Ⅲ相反应。

（一）Ⅰ相反应

1. 氧化反应   外源性化学物质在体内的氧化反应大致可分为微粒体混合功能氧化酶

（microsomal mixed function oxidase，MFO）催化的反应和非微粒体混合功能氧化酶催化的反应。前者主要包括羟化反应、环氧化反应、脱烷基反应、氧化脱硫或硫氧化反应等；后者主要由一些存在于肝组织胞液、血浆和线粒体中的专一性不太强的酶催化，例如醇脱氢酶、醛脱氢酶、过氧化氢酶、黄嘌呤氧化酶等。醇类和醛类除可在 MFO 催化下，分别形成醛类和酸类外，还可被这些酶类氧化形成醛类和酸类，最后产生二氧化碳和水。这是乙醇在体内的主要代谢过程。

（1）细胞色素 P450 酶系（cytochrome P450 system）：细胞色素 P450 酶含有铁卟啉蛋白，而且在还原状态下与 CO 结合，在波长 450 nm 处有一最大吸收峰而取名为细胞色素 P450 酶。该酶系的名称很多：根据其在细胞内的定位，此酶主要是镶嵌在细胞内质网膜上，命名为内质网酶；将组织匀浆经超速离心除去线粒体上清液后，沉淀中的微粒体（microsome）组分即含该酶，故该酶又称为微粒体酶；由于该酶不仅对多种形式的氧化反应有催化能力，使氧分子起着"混合"功能，即一个氧原子还原为水，另一个氧原子进入底物中，并呈现出多种功能，因此又称为微粒体混合功能氧化酶；又根据该酶系在氧化过程中仅使一个氧原子与底物反应，被命名为单加氧酶或加单氧酶（monooxygenase）。在这一反应过程中还需要 NADPH 提供电子，使细胞色素 P450 还原，并与底物（RH）形成复合物，才能完成这一反应过程。

1）细胞色素 P450 酶的分布：细胞色素 P450 酶系分布广泛，各种脊椎动物、无脊椎动物、植物、真菌和细菌中均已发现它的存在。对于脊椎动物，肝脏是 P450 酶含量最丰富的器官，其他器官和组织如皮肤、肺、胃肠道、肾脏、胎盘、黄体、淋巴细胞、单核粒细胞、肺泡、巨噬细胞、肾上腺、主动脉、睾丸、大脑及血小板等亦有 P450 酶的存在，不仅存在于内质网，在线粒体或核膜内均有 P450 酶系。P450 酶催化反应可发生在体内不同的组织器官，但最重要的器官是肝脏。

2）细胞色素 P450 酶的组成：①血红素蛋白类：含有铁卟啉环的结构，包括细胞色素 P450 和细胞色素 b5，具有传递电子的功能；②黄素蛋白类：包括还原型辅酶Ⅱ（NADPH）–细胞色素 C 还原酶或 P450 还原酶和还原型辅酶Ⅰ（NADH）–细胞色素 b5 还原酶，具有提供电子和传递电子；③脂类：主要是磷脂酰胆碱，对膜上各种蛋白酶起固定作用，促进底物的羟化反应，或增强外源性化学物质与细胞色素 P450 的结合。在这些组分中，以细胞色素 P450（以下简称为 P450）最为重要。

3）细胞色素 P450 酶的命名：P450 酶系由基因多样性控制，是一个蛋白质超家族，依次可分为家族、亚家族和亚型，其对底物专一性每一种都有特征性谱。很多 P450 的 cDNA 和基因结构已经阐明。1993 年 Nelson 等科学家制定了根据 P450 酶分子的氨基酸序列，能反映种族间 P450 酶基因超家族内的进化关系的统一命名法：凡 P450 酶的氨基酸序列同源性 > 40% 是视为同一家族；如 >70% 则视为同一亚族。P450 的命名使用斜体词根 CYP 代表除小鼠之外所有物种的细胞色素 P450 的基因和 cDNA（小鼠用 Cyp），词根后的阿拉伯数字代表基因族，大写英文字母代表基因亚族，字母后的阿拉伯数字代表基因亚族中的一个基因。如 CYP2C8 表示 P450 的 2 基因族 C 亚族第 8 基因。所有物种 P450 的 mRNA 和酶都用大写字母表示。目前，已经确定了人类 57 个 P450 基因和 58 个假基因，共分为 18 个家族、42 个亚家族。各基因间存在着大量等位基因，对 180 多个人类 P450 亚型蛋白质起调控作用。这些大量等位基因的存在是 P450 引起药物氧化代谢个体差异和种属差异的生化基础。小鼠与大鼠之间 P450 酶同源性基因的氨基酸序列 90% ~92% 有相近性；人类与啮齿类动物之间 P450 酶同源性基因的氨基酸序列 78% ~82% 有相近性。人类细胞色素 P450 酶的底物和功能如表 2 -1 所示。

表 2 -1　人类细胞色素 P450 酶的功能

分类	亚类数	基因数	功　能
*CYP*1	2	3	花生四烯酸类物质和外源性化学物质的代谢，除此之外，*CYP*1A2 可参与褪黑激素、雌三醇、尿卟啉和其他 24 种药物的生物转化
*CYP*2	13	16	参与花生四烯酸类物质、外源性化学物质的代谢和一些药物的生物转化
*CYP*3	1	4	参与花生四烯酸类物质、外源性化学物质的代谢和一些药物的生物转化
*CYP*4	6	12	参与花生四烯酸类物质、外源性化学物质的代谢和少许药物的生物转化
*CYP*5	1	1	血栓素 A_2 合酶
*CYP*7	2	2	胆固醇、胆汁酸合成
*CYP*8	2	2	环前列腺素合酶、胆汁酸合成
*CYP*11	2	3	甾体生成
*CYP*17	1	1	类固醇 17 - 羟化酶、类固醇 17~20 分解酶
*CYP*19	1	1	雌三醇芳香化
*CYP*20	1	1	表达于胚囊，神经、器官发生处，胎儿和鼻咽处
*CYP*21	1	1	类固醇 21 - 羟化酶
*CYP*24	1	1	维生素 D_3 24 - 羟化酶
*CYP*26	3	3	视黄醇羟化
*CYP*27	3	3	胆汁酸的生物合成，维生素 D_3 的羟化作用
*CYP*39	1	1	24 - 羟基胆甾醇 7 - 羟化酶
*CYP*46	1	1	中枢身经系统的胆固醇 24 - 羟化酶
*CYP*51	1	1	羊毛甾醇 14 - 脱甲基酶

4）细胞色素 P450 酶的催化氧化反应过程：①首先氧化性细胞色素 P450（Fe^{3+}）与 RH 结合，形成 RH - P450（Fe^{3+}）复合物；②然后在 NADPH - 细胞色素 P450 还原酶的作用下，由 NADPH 提供一个电子，使其转变为还原型细胞色素 P450（Fe^{2+}）复合物；③接着分子氧进入复合物形成 P450（Fe^{2+}）- O_2 复合物；④P450（Fe^{2+}）- O_2 复合物再加上一个质子（H^+）在 NADPH - 细胞色素 P450 还原酶作用下，由 NADPH 提供一个电子，或在 NADH - 细胞色素 b5 还原酶下，由 NADH 提供一个电子，转变成 Fe^{2+}OOH 复合物；⑤第二个质子的加入使 Fe^{2+}OOH 复合物裂解，形成水和（FeO）$^{3+}$ 复合物；⑥（FeO）$^{3+}$ 复合物将氧原子转移到底物，生成 ROH 并提供一个电子，使其中的 O_2 活化为氧离子；⑦释放 ROH 产物，此时 P450（Fe^{2+}）变为 P450（Fe^{3+}），可再次参与氧化反应。如果催化循环被打断，氧以超氧阴离子或过氧化氢的形式释放（图 2 -7）。

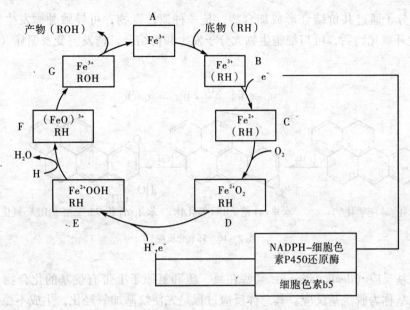

图 2-7　细胞色素 P450 酶催化底物的反应过程

(引自 Klaassen CD. The Basic Science of Poisons. 6th ed. McGraw-Hill, 2001)

5）细胞色素 P450 催化的氧化反应类型：

①脂肪族羟化（aliphatic hydroxylation）亦称脂肪族氧化，是脂肪族化合物的侧链（R）末端倒数第 1 或第 2 个碳原子发生氧化，形成羟基（图 2-8）。

$$RCH_3 \xrightarrow[\text{烷烃}]{[O]} RCH_2OH$$

图 2-8　脂肪族羟化反应

例如，有机磷杀虫剂八甲磷（OMPA）在体内可以发生脂肪族羟化，形成羟甲基八甲磷，毒性增高，抑制胆碱酯酶的能力增加 10 倍。

②芳香族羟化（aromatic hydroxylation）：芳香环上的氢被氧化，形成羟基。例如苯羟化可形成苯酚，苯胺羟化可形成对氨基酚或邻氨基酚（图 2-9）。在微粒体混合功能氧化酶活力测定中，可利用这一反应，即以苯胺为底物经 MFO 羟化后，形成对氨基酚，测定其含量，用以表示苯胺羟化酶活力。

③环氧化反应（epoxidation）：在 MFO 的作用下，芳香烃类或烯烃类化合物的不饱和键上一个氧原子和化学物质相邻的二个碳原子形成桥式结构——不稳定的环氧化物。但苯环上如有卤素元素取代或是多环芳烃类化合物发生环氧化时，则能形成较为稳定的环氧化物。环氧化物可经环氧化物水解酶催化产生二氢二醇类化合物或在谷胱甘肽 S-转移酶作用下形成谷胱甘肽结合物。环氧化物是一种亲电子的活性中间代谢产物，其毒性往往大于母体化合物，

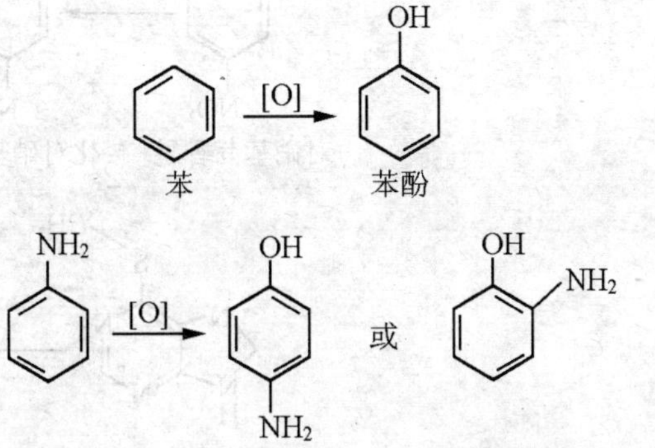

图 2-9　芳香族羟化反应

可与生物大分子通过共价结合形成加合物，是一种遗传毒物，可导致肿瘤发生。例如苯并（a）芘形成环氧化物后，可与细胞生物大分子发生共价结合，诱发突变及癌症（图2－10）。

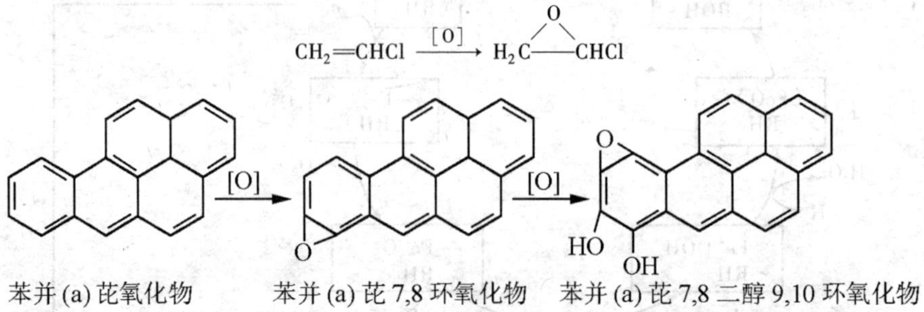

图2－10　环氧化反应

　　④脱烷基反应（dealkylation）：某些在氧、硫和氮原子上带有烷基的化合物，在代谢过程中脱去烷基称为脱烷基反应。其总体反应过程是先使烷基加氧羟化，生成不稳定的羟化中间产物，再分解生成醛或酮。根据发生反应烷基相连的原子不同又分为 N－脱烷基反应，O－脱烷基反应和 S－脱烷基反应。如二甲基亚硝胺（dimethyl nitrosamine）在进行 N－脱烷基后，可进一步形成自由甲基（CH_3^+），可使细胞核内核酸分子上的鸟嘌呤甲基化（或称烷基化）诱发突变或致癌。O－脱烷基是含醚功能团化合物的一个共同代谢途径。对硝基茴香醚（p－nitrnanisole）可发生 O－脱烷基反应，生成对硝基酚和甲醛。许多有机化合物如6－甲基6－巯基嘌呤通过 S－脱烷基反应生成6－巯基嘌呤（图2－11）。

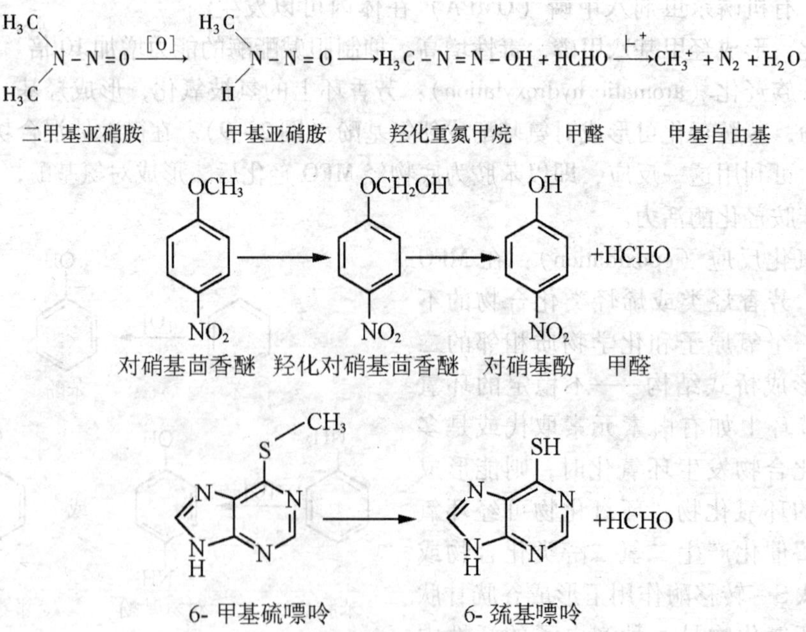

图2－11　脱烷基反应

⑤烷基金属脱烷基反应：某些烷基金属如四乙基铅 $[Pb(C_2H_5)_4]$ 可在混合功能氧化酶催化下，脱去一个烷基，形成三乙基铅 $[PbH(C_2H_5)_3]$，三乙基铅毒性较四乙基铅高，主要作用于中枢神经系统，引起 5 - 羟色胺在脑内聚积，诱发毒性反应。

⑥N - 羟化反应（N - hydroxylation）：羟化反应发生在芳香烃类化学物的 N 原子上，是在氨基（-NH_2）上一个氢与氧结合的反应。例如苯胺（$C_6H_5NH_2$）经 N - 羟化反应形成 N - 羟基苯胺（C_6H_5NHOH），可使血红蛋白氧化成为高铁血红蛋白。亚硝胺经 N - 羟化反应生成 N - 羟基亚硝胺，是一种终致癌物。

⑦氧化脱氨基反应（oxidative deamination）：邻近氮原子的碳原子经 MFO 的作用，脱去氨基，形成丙酮类化合物，其中间代谢产物为甲醇胺类化合物。如中枢神经兴奋药苯丙胺（amphetamine）可通过芳香环的羟化发生氧化脱氨基作用生成苯丙基甲醇胺，再脱去氨基形成苯基丙酮。苯丙基甲醇胺还可氧化生成苯丙酮肟（图 2 - 12）。

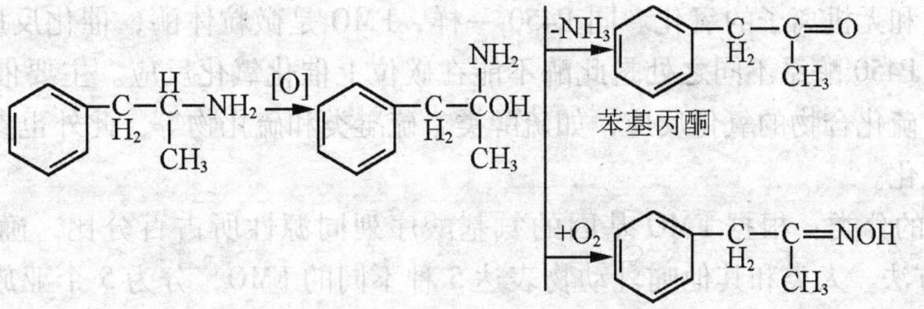

图 2 - 12　氧化脱氨基反应

⑧硫氧化和脱硫反应（S - oxidation and desulfurization）：含硫外源性化学物质在硫原子被氧化后而生成硫代化合物，硫代化合物中的硫被氧化成硫酸根，同时脱离原化合物。脱硫反应经常发生在许多有机磷化合物，在这一反应中，P = S 基变为 P = O 基。如对硫磷（parathion）经氧化脱硫反应生成对氧磷（paraoxon），毒性增强（图 2 - 13）。

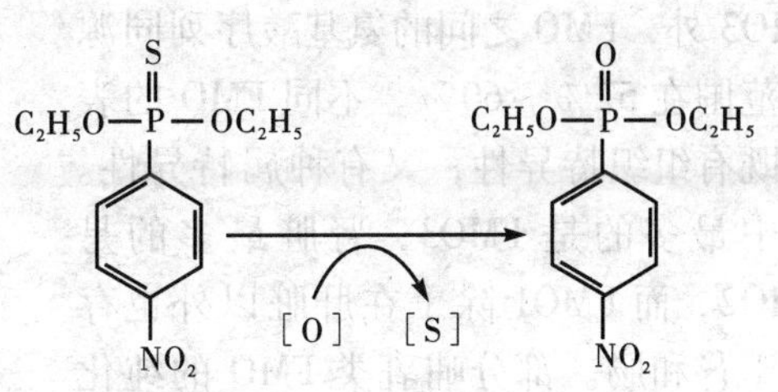

⑨氧化脱卤反应：卤代烃类化合物在MFO 催化下先形成不稳定的中间代谢产物卤代醇类化合物，再脱去卤族元素，形成终代谢物。如氯仿经氧化生成中间体三氯甲醇，后者自发性脱氯生成光气（图 2 - 14）。

图 2 - 13　氧化脱氨基反应

$$CHCl_3 \longrightarrow HOCCl_3 \longrightarrow O = CCl_2 + HCl$$

氯仿　　　三氯甲醇　　　光气

图 2 - 14　氧化脱氨基反应

6）细胞色素 P450 酶在毒理学上的应用：以细胞色素 P450 酶系作为化学物毒性的生物学标志（biomarker）已经广泛应用于毒理学研究，其中肝细胞中 P450 酶系的诱导已被提出作为环境污染状况的最灵敏的生物学反应之一。常用的方法有：蛋白印迹反应、直接免疫荧光反应、单克隆抗体反应等。在国外，以细胞色素 P450 酶作为毒理学指标，对多环芳烃（PAH）、多氯联苯（PCB）等污染物的生物监测作了较多的研究。如挪威把鲶鱼 *CYP1A* 的诱导作为监测周边海域石油类化合物等污染的指标。另外，某些化学物质需经代谢活化才具有毒作用，在测试系统中加入哺乳动物微粒体酶，可弥补体外试验缺乏代谢活化系统的问题。例如 Ames 试验加入模拟代谢系统 S9 来弥补体外试验中的活化系统之不足，它主要含有肝微粒体混合功能氧化酶（MFO），是国内外常规应用于体外致突变试验的代谢活化系统。

（2）黄素单加氧酶（flavin – containing monooxygenases，FMO）催化的氧化反应：黄素单加氧酶分布于肝、肾、肺等组织的内质网中，是外源性化学物质 I 相代谢中另一个重要的酶。此酶以黄素腺嘌呤二核苷酸（FAD）为辅酶，参与许多含氮、硫或磷杂原子的有机外源性化学物质和无机离子的氧化。同 P450 一样，FMO 是微粒体酶，催化反应也需要 NADPH 和 O_2。与 P450 酶系不同之处是此酶不能在碳位上催化氧化反应。主要催化仲胺类、叔胺类和一些含硫化合物的氧化反应，如硫醇类、硫醚类和硫化物等，此外也参加有机磷化合物和烟碱的氧化。

1）FMO 的分类：根据 FMO 基因的氨基酸序列同源性所占百分比，确立了哺乳动物 FMO 的分类方法。人类和其他哺乳动物表达 5 种不同的 FMO，分为 5 个亚族，即：FMO1、FMO2、FMO3、FMO4 和 FMO5，另外还有 6 个假基因。FMO 的氨基酸序列同源性 > 40% 视为同一家族，除了 FMO3 外，FMO 之间的氨基酸序列同源性范围在 52% ~ 60%。不同 FMO 的表达既有组织特异性，又有种属特异性。肝中最多的是 FMO3，肾脏最多的是 FMO2，而 FMO1 除了在肝脏以外也存在于肾和肠。部分哺乳类 FMO 的纯化或表达见表 2 - 2。

2）FMO 的底物特异性：FMO 催化一系列不同结构化合物的氧化。由于催化作用所需的能量在与底物接触之前已存在于酶中，所以对底物的要求不像大多数酶那样严格。FMO 的这一特性决定了其催化底物的广泛性，也决定了不同的 FMO 可以催化同一底物的代谢。FMO 可催化许多天然有机含硫化合物和带碱性侧链的生物碱的解毒反应，但也确有少量外源性化学物经氧化转变为

表 2 - 2　部分哺乳类 FMO 的纯化或表达

亚族	种属	纯化或表达
FMO1	狗	表达（杆状病毒）
	人	表达（杆状病毒）
	猪	纯化
	大鼠	表达（酵母）
FMO2	人	表达（杆状病毒）
	猴	表达（杆状病毒）
	小鼠	表达（大肠杆菌）
	兔	纯化（肺和肝）
FMO3	人	表达（杆状病毒）
	猴	纯化（肝）
	小鼠	表达（大肠杆菌）
	大鼠	纯化（肝）
FMO4	人	表达（大肠杆菌）
FMO5	豚鼠	表达（大肠杆菌）
	人	表达（大肠杆菌）

活性更强的中间体。用纯化酶进行的研究表明，FMO 催化 N - 烷基芳香胺、氨基硫醇、二硫代酸、硫代氨基甲酸酯、巯基嘧啶等各类化合物转化为活性更强的代谢物。

3）FMO 的催化反应过程：FMO 和 P450 的功能明显重叠，但这两种单加氧酶的作用机制不完全相同。FMO 的催化循环步骤是：①FMO 的辅酶 FAD 被 NADPH 还原形成 $FADH_2$，而 $NADP^+$ 仍与酶结合在一起；②氧分子掺入辅酶，形成相对稳定的过氧化物（FAD - OOH）；③FAD - OOH 与亲核基团的活性部位反应；④FMO 将氧转移至适当的底物，对底物完成氧化后释出水分子，留下氧化型 FAD；⑤最后是 $NADP^+$ 与酶分离，并准备好进入下一步（图 2 - 15）。

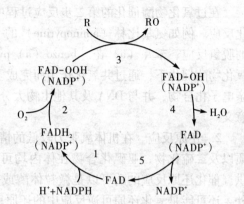

图 2 - 15 FMO 催化底物的反应过程

（引自 Klaassen CD. The Basic Science of Poisons. 6th ed, McGraw - Hill, 2001）

（3）非微粒体混合功能氧化酶催化的氧化反应：肝组织胞液（cytosol）和线粒体中含有醇脱氢酶、醛脱氢酶、过氧化氢酶、黄嘌呤氧化酶等，可催化某些具有醇、醛和酮功能基团外源性化学物质的氧化反应。在氧化过程中一般醇类形成醛类，醛和酮类形成酸类，最后产生 CO_2 和 H_2O，如乙醇在醇脱氢酶、醛脱氢酶催化下脱氢氧化，最后形成 CO_2（图 2 - 16）。

$$CH_3CH_2OH \xrightarrow[NAD^+]{醇脱氢酶} CH_3CHO \xrightarrow[NAD^+]{醛脱氢酶} CH_3COOH$$

乙醇　　　　　　　　乙醛　　　　　　　　乙酸

图 2 - 16 乙醇的醇脱氢、醛脱氢反应

肝细胞胞液中还含有单胺氧化酶和双胺氧化酶，可催化胺类氧化，形成醛类和氨（NH_3）（图 2 - 17）。

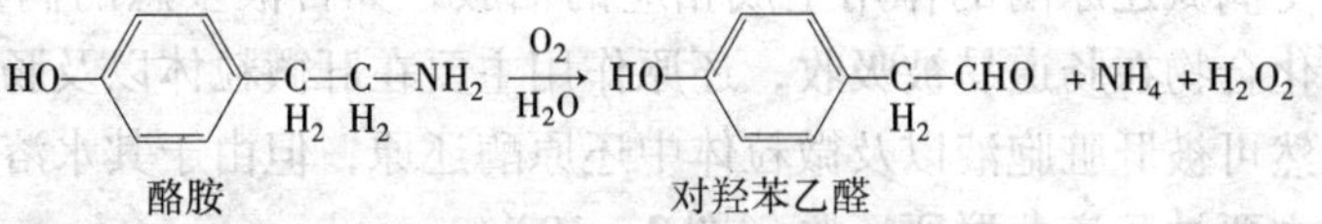

$$HO-\bigcirc-\underset{H_2}{C}-\underset{H_2}{C}-NH_2 \xrightarrow[H_2O]{O_2} HO-\bigcirc-\underset{H_2}{C}-CHO + NH_4 + H_2O_2$$

酪胺　　　　　　　　　　　　　　对羟苯乙醛

图 2 - 17 胺类氧化反应

（4）前列腺素生物合成过程中共氧化反应：某些氢过氧化物和脂质过氧化物在过氧化物酶的作用下，同时氧化一些外源性化学物质，这一过程称为共氧化反应（cooxidation）。

花生四烯酸（arachidonic acid，AA）是一种多不饱和脂肪酸，由环加氧酶（cyclooxygenase）催化形成前列腺素 G_2（PGG_2）。PGG_2 又经过氧化物酶（peroxidase）催化，进一步氧化为前列腺素 H_2（PGH_2）。催化这两步反应的酶统称前列腺合成酶（prostaglandin synthase）。

$$花生四烯酸 \xrightarrow{环加氧酶} 前列腺素 G_2 \xrightarrow[共氧化反应]{过氧化物酶} 前列腺素 H_2$$

在过氧化物酶催化的第二步反应过程中，有一些外源性化学物质可同时被氧化，即共氧化反应。例如氨基比林（aminopyrine）的 N－脱甲基反应、对乙酰氨基酚（acetaminophen）的脱氢反应、苯并（a）芘［benzo（a）pyrene］羟化反应等都可在前列腺素合成酶中的过氧化物酶催化下，通过共氧化作用而完成。一些外源性化学物质通过共氧化作用，可以形成亲电子化合物，并与 DNA 及其他生物大分子结合，在突变和肿瘤的形成过程中具有特定的意义。

2. 还原反应　在机体氧张力较低的情况下，含有硝基、偶氮基和羰基的外源性化学物质以及二硫化物、亚砜化合物在体内均可被还原，所需的电子或氢由 NADH 或 NADPH 提供。催化还原反应的酶可以是微粒体酶或是胞液中的可溶性酶。还原反应除作为独立反应外，还可能是氧化还原可逆反应中的还原反应部分。例如醇脱氢酶和醛脱氢酶催化的醇、醛氧化反应皆属于可逆反应，当氧化反应达到平衡状态时，即有可能转为还原反应。因体内一些生物还原剂也可将某些外源性化学物质还原，故还原作用不易区别是酶类催化还是非酶促反应。在哺乳动物组织中还原反应活性较低，但在肠道菌群内还原酶的活性较高。根据外源性化学物质结构及反应机制的不同，还原反应主要有以下几种：

1）硝基和偶氮还原：芳香族硝基化合物如硝基苯，在微粒体 NADPH 依赖性硝基还原酶作用下，先形成中间代谢物亚硝基化合物，最后还原为相应的胺类（图 2－18）。

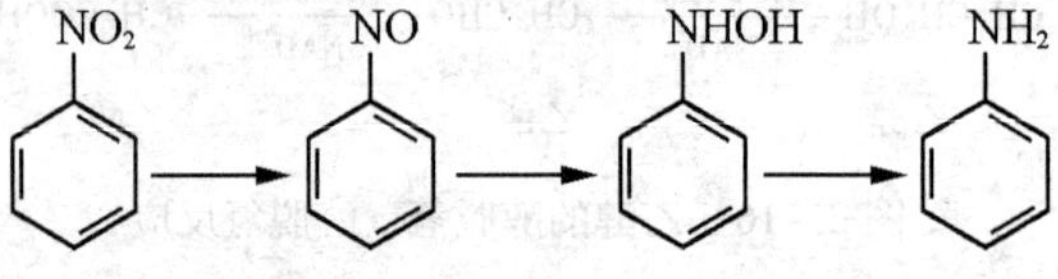

硝基苯　亚硝基苯　N 羟基苯胺　苯胺

图 2－18　芳香族硝基化合物还原反应

偶氮化合物受偶氮还原酶的作用生成相应的伯胺，如百浪多息的偶氮还原形成氨苯磺胺。脂溶性偶氮化合物在肠道易被吸收，还原作用主要在肝微粒体以及肠道中进行。而水溶性偶氮化合物虽然可被肝脏胞液以及微粒体中还原酶还原，但由于其水溶性较强，在肠道不易被吸收，所以主要被肠道菌群所还原（图 2－19）。

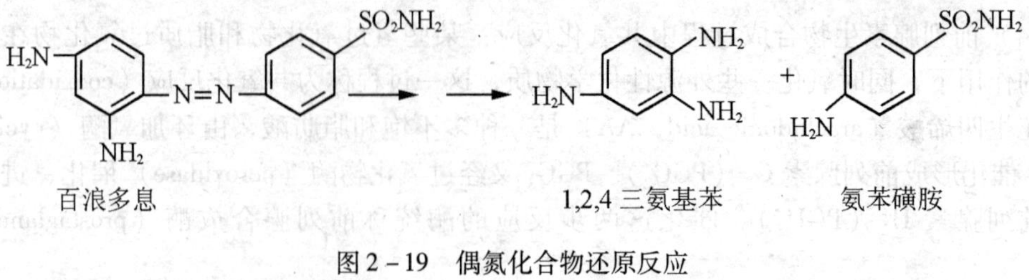

百浪多息　1,2,4 三氨基苯　氨苯磺胺

图 2－19　偶氮化合物还原反应

2）羰基还原：醛或酮还原成相应醇的反应由一组羰基还原酶（醇脱氢酶和羰基还原酶）所催化，醛类被还原成伯醇，酮类被还原成仲醇（图 2 - 20）。如水合氯醛转化为活性代谢产物三氯乙醇，三氯乙醇与葡萄糖醛酸结合自尿排出。经羰基还原酶还原的外源性化学物质有氟哌啶醇、依他尼酸、华法林等。

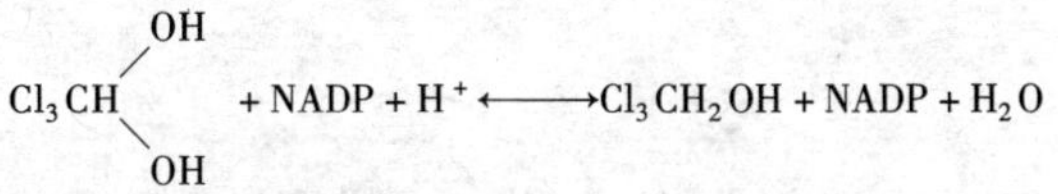

$$Cl_3CH \overset{OH}{\underset{OH}{}} + NADP + H^+ \Longleftrightarrow Cl_3CH_2OH + NADP + H_2O$$

图 2 - 20 羰基还原反应

3）其他还原反应：肝脏毒物四氯化碳经还原脱卤反应代谢活化，形成三氯甲烷自由基（CCl_3），后者启动脂质过氧化作用，引起肝脂肪变性以及坏死等。

3. 水解 酯类、酰胺类等许多外源性化学物质和含有酯式键的磷酸盐取代物极易水解。水解作用（hydrolysis）主要由酯酶和酰酶、酞酶、环氧化酶催化。这些酶广泛存在于血浆、肝、肾、肠黏膜、肌肉和神经组织中，微粒体中也存在。酯类物质被酯酶催化水解生成醇和酸，酰胺被酰胺酶水解成酸和胺。血液中有许多肽酶可水解肽类（图 2 - 21）。

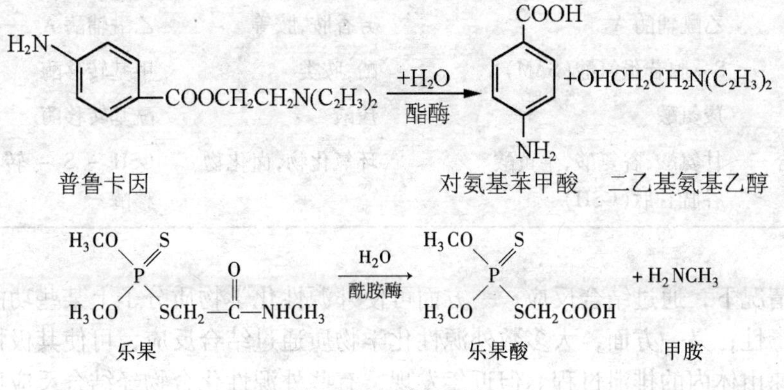

图 2 - 21 水解反应

一般来讲，水解反应是解毒反应，如许多有机磷杀虫剂和拟除虫菊酯类杀虫剂在体内经水解后毒性降低或消失。但水解也可使外源性化合物质激活，如硫代葡糖苷水解产物即为毒性较大的有机腈。

（二）Ⅱ相反应 Ⅱ相反应（phase Ⅱ biotransformation）又称结合反应（conjugation），是外源性化学物质特别是含有羟基、氨基、羰基（>C=O）、环氧基等极性基团化学物或外源性化学物质经Ⅰ相反应（包括氧化、还原、水解等）后与某些具有极性基团的内源性化合物发生的生物合成的反应。

绝大多数外源性化学物质在第一相反应中无论发生氧化、还原或水解反应，最后必须进行结合反应排出体外。结合反应首先通过提供极性基团的结合剂或提供能量 ATP 而被活化，然后由不同种类的转移酶进行催化，将具有极性功能基团的结合剂（conjugating agent）转移到外源性化学物质或将外源性化学物质转移到结合剂形成结合产物（conjugate）。结合物一般将随同尿液或胆汁由体内排泄。

结合反应需要一种转移酶催化，转移酶催化某化学基团，从一种化学物（供体）转移到另一化学物（受体），形成结合物。多数情况下，受体是含亲核中心（如 - OH、- SH、- NH$_2$）的外源性化学物质或代谢物，供体是某种内源化合物，通常有一个供转移的亲电基团的核苷酸衍生物。

$$AB \quad + \quad XH \longrightarrow XB + AH$$
（供体）　　（受体）　　（结合体）

结合反应的主要类型、酶及定位如表 2 - 3 所示。

表 2 - 3　常见的一些结合反应

反应类型	结合基团来源	底物	酶	酶定位
葡萄糖醛酸结合	尿苷二磷酸葡萄糖醛酸(UDPGA)	酚,醇,羧酸,胺硫基	UDPGA 转移酶	微粒体
硫酸结合	3′ - 磷酸腺苷 - 5′ - 磷酸硫酸	酚,醇,芳香胺	硫酸转移酶	胞液
乙酰基结合	乙酰辅酶 A	芳香胺,胺等	乙酰辅酶 A	线粒体,胞液
甲基结合	S - 腺苷蛋氨酸(SAM)	酚,胺类	甲基转移酶	胞液,微粒体
氨基酸结合	羧氨酸	羧酸	酰基转移酶	线粒体
谷胱甘肽结合	甘氨酸,谷氨酸,牛黄酸 谷胱甘肽(GSH)	环氧化物,卤化物	GSH - S - 转移酶	胞液,微粒体

在一般情况下，通过结合反应，一方面可使外源性化学物质分子上某些功能基团失去活性以及丧失毒性；另一方面，大多数外源性化学物质通过结合反应，可使其极性增强，脂溶性降低，加速由体内的排泄过程。但近年发现，有些外源性化合物经结合反应后，其生物学活性或毒性反而增强，如某些外源性化合物在Ⅰ相反应中的羟化反应后，经Ⅱ相反应与内源化合物结合，形成具有致癌作用的终致癌物或近致癌物，诱发癌变。部分外源性化合物经结合反应后其水溶性反而降低，可见结合反应的后果及意义具有双重性。

1. 葡萄糖醛酸结合　是Ⅱ相反应中最普遍进行的一种，在葡萄糖醛酸基转移酶（UDP - glucuronyl，UDPGT）催化下，外源性化学物质及其代谢物与葡萄糖醛酸结合（glucuronidation）。尿苷二磷酸葡萄糖醛酸（UDPGA）是葡萄糖醛酸的供体。肝细胞微粒体中的 UDPGT，将葡萄糖醛酸基转移到毒物或其他活性物质的羟基、氨基及羧基上，形成葡萄糖醛酸苷。外源性化学物质经葡萄糖醛酸结合后其毒性降低，且易排出体外。胆红素、类固醇激素、吗啡、苯巴比妥类药物等均可在肝脏与葡萄糖醛酸结合而进行生物转化。临床上，用葡萄糖醛酸类制剂（如肝泰乐）治疗肝病，其原理即增强肝脏的生物转化功能。葡萄糖醛酸结合反应如图 2 - 21 所示。

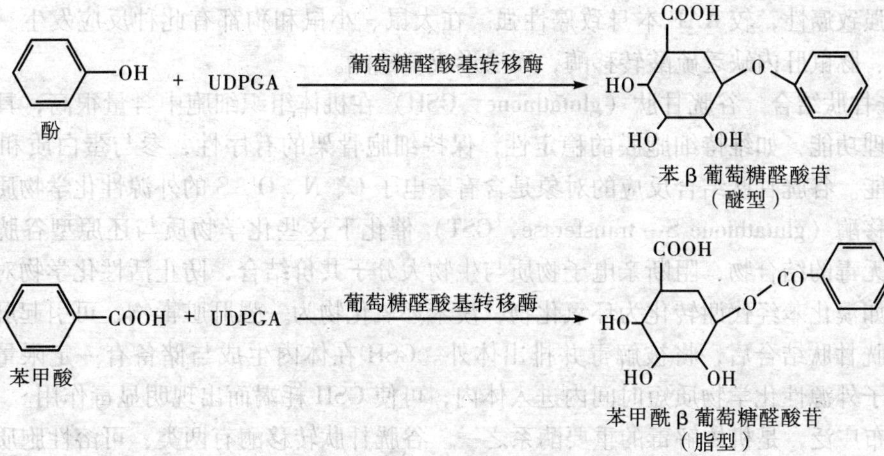

图 2 - 22 葡萄糖醛酸结合反应

2. 硫酸结合 3′-磷酸腺苷-5′-磷酸硫酸（PAPS）是硫酸结合的供体，在硫酸转移酶（sulfotransferase）的作用下与酚类、醇类或胺类结合为硫酸酯，如雌酮在肝内与硫酸结合而失活（图 2 - 23）。

$$ROH + PAPS \longrightarrow ROSO_3H + PAP$$

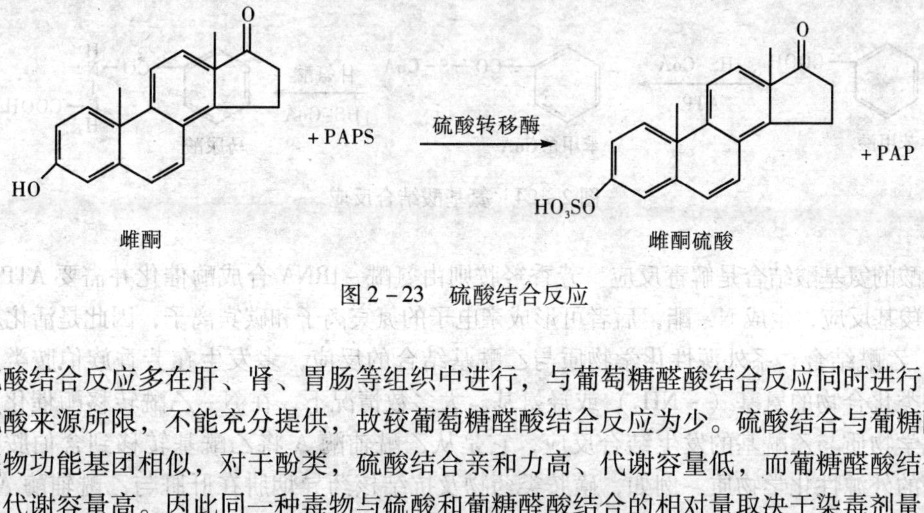

图 2 - 23 硫酸结合反应

硫酸结合反应多在肝、肾、胃肠等组织中进行，与葡萄糖醛酸结合反应同时进行。由于体内硫酸来源所限，不能充分提供，故较葡萄糖醛酸结合反应为少。硫酸结合与葡糖醛酸结合的底物功能基团相似，对于酚类，硫酸结合亲和力高、代谢容量低，而葡糖醛酸结合亲和力低、代谢容量高。因此同一种毒物与硫酸和葡糖醛酸结合的相对量取决于染毒剂量。在低剂量时主要的代谢产物为硫酸结合物，剂量增加则与葡糖醛酸结合的比例增加。外源性化学物质的硫酸结合物主要经尿排泄，少部分从胆汁排泄。毒物与硫酸结合后尿中有机硫酸酯与无机硫酸盐比值明显增加，可以用作一些毒物的接触指标。

在一般情况下，通过硫酸结合反应可使外源性化学物质原有毒性降低或丧失。但有些外源性化学物质经硫酸结合反应后，其毒性反而较高，例如属于芳香胺类的一种致癌物 2 - 乙酰氨基芴（简称 FAA 或 AAF）在体内经 N - 羟化反应，形成 N - 羟基 - 2 - 乙酰氨基芴（N - hydroxy - N - 2 - acetylaminofuorene）后，其羟基可与硫酸结合，形成硫酸酯。此种 AAF

硫酸酯具有强致癌性，较 AAF 本身致癌性强。在大鼠、小鼠和狗都有此种反应发生。但有些动物如猴、豚鼠肝内缺乏硫酸转移酶，无法形成硫酸酯。

3. 谷胱甘肽结合　谷胱甘肽（glutathione，GSH）在机体组织细胞中含量很高，具有多种重要的生理功能，如维持细胞膜的稳定性，保持细胞骨架的有序性，参与蛋白质和 DNA 的合成等功能。谷胱甘肽结合反应的对象是含有亲电子 C、N、O、S 的外源性化学物质，在谷胱甘肽转移酶（glutathione S-transferase，GST）催化下这些化学物质与还原型谷胱甘肽反应，生成无毒的结合物，阻断亲电子物质与生物大分子共价结合，防止活性化学物对细胞的损害。例如溴化苯经代谢转化为环氧化物，溴苯环氧化物为一强肝脏毒物，可引起肝脏坏死，但与谷胱甘肽结合后，将被解毒并排出体外。GSH 在体内生成与储备有一定限量，如果大量亲电子外源性化学物质短时间内进入体内，可使 GSH 耗竭而出现明显毒作用。

GST 分布广泛，是机体解毒的重要酶系之一。谷胱甘肽转移酶有两类：可溶性胞质酶和微粒体结合酶，其中主要是胞质酶，约占95%。其底物共同点为：有一定疏水性，含有亲电子原子，可与谷胱甘肽发生非酶反应。

4. 氨基酸结合　羧酸和芳香羟胺是与氨基酸结合的两类外源性化学物。它们是含有羧基（-COOH）的外源性化学物质，可与氨基酸结合。参与结合反应的氨基酸主要有甘氨酸、谷氨酰胺以及牛磺酸等。反应时羧酸在 ATP 和乙酰辅酶 A 存在下，首先由酰基辅酶 A 合成酶催化，活化生成酰基辅酶 A 硫酯，再由 N-乙酰转移酶催化与氨基酸的氨基反应形成酰胺键，例如苯甲酸可与甘氨酸结合，形成马尿酸（图 2-24）。

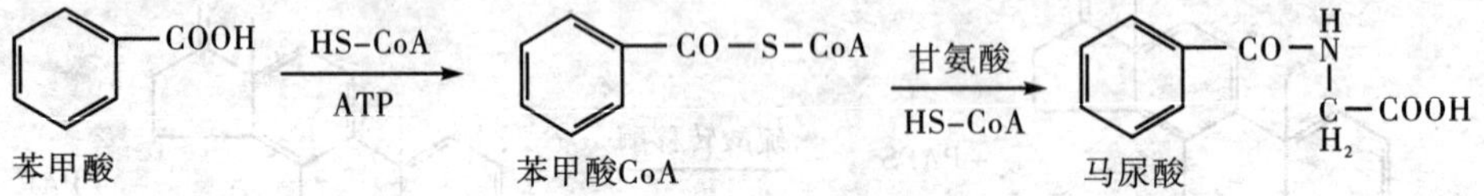

图 2-24　氨基酸结合反应

羧酸的氨基酸结合是解毒反应。芳香羟胺则由氨酰-tRNA 合成酶催化并需要 ATP，与氨基酸的羧基反应，生成 N-酯，后者可形成亲电子的氮宾离子和碳宾离子，因此是活化反应。

5. 乙酰结合　系外源性化学物质与乙酰基结合的反应，多发生在芳香族伯胺类、磺胺类、肼类化合物的氨基（-NH₂）或羟氨基。大多数情况下，在 N-乙酰转移酶催化下，外源性化学物质与乙酰基的发生结合反应，它是从乙酰辅酶 A 将乙酰基转移到含伯胺、羟基或巯基的外源性化学物质。例如，磺胺类药物及抗结核药异烟肼在肝脏与乙酰辅酶 A 反应，经乙酰转移酶催化形成其乙酰衍生物而失去作用。乙酰辅酶 A 的来源是糖、脂肪以及蛋白质的代谢产物（图 2-25）。

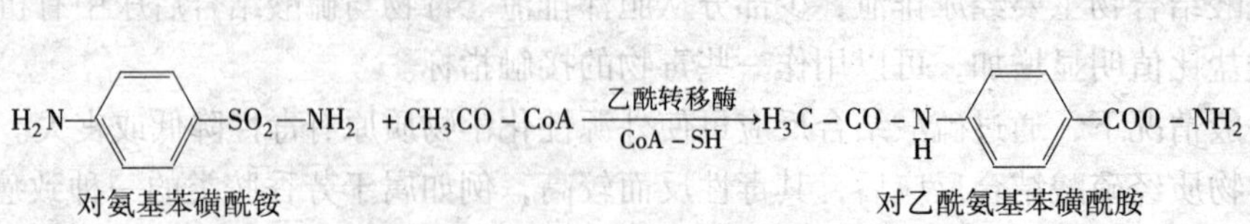

图 2-25　氨基酸结合反应

乙酰结合反应具有多态性，在不同物种，乙酰转移酶存在一定的差异，对不同的底物有不同的活力，它们的底物专一性和最适 pH 等都不相同。一般根据异烟肼乙酰结合反应的情况，将人类机体分成快速乙酰化和缓慢乙酰化型，机体乙酰结合反应速度的个体差异与机体对某些外源性化学物质的易感性有关，特别表现在芳胺类的致癌作用，如缓慢型人群对联苯胺诱发膀胱癌的作用为易感。

6. 甲基结合　是外源性化学物质中的生物胺类在体内与来自 S - 腺嘌呤蛋氨酸（SAM）的甲基结合，是在甲基转移酶催化下，将内源性来源的甲基结合于外源性化学物质分子结构内的反应，例如尼克酰胺可甲基化生成 N - 甲基尼克酰胺（图 2 - 26）。蛋氨酸的甲基经ATP 活化，成为 S - 腺苷蛋氨酸，再经甲基转移酶催化，使生物胺类与甲基结合而被解毒排泄。甲基结合不是外源性化学物质结合的主要方式。甲基结合可分为 N - ，O - ，S - 甲基结合。与其他结合反应相比，甲基结合后外源性化学物质的功能基团未被遮盖，水溶性没有明显的增强，有的反而下降；生物学作用并未减弱，有的反而增强，甲基化反应有解毒作用。

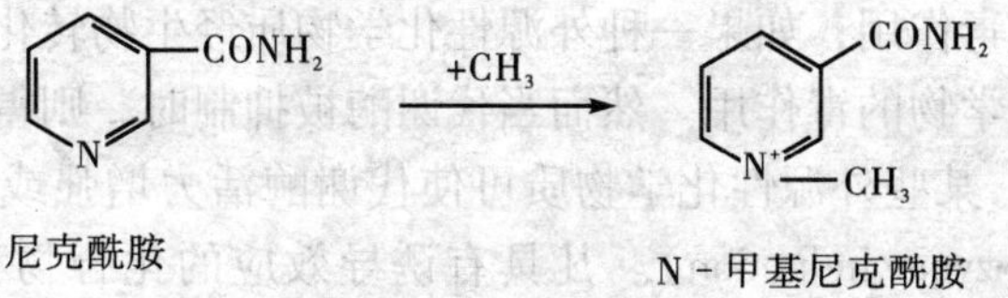

尼克酰胺　　　　　　　　　N - 甲基尼克酰胺

图 2 - 26　氨基酸结合反应

由上可见，外源性化学物质的生物转化过程并不只限于一种反应，不同反应可先后进行，例如先进行氧化、还原、水解，再进行结合；也可能在某种组织器官先发生一种反应，再在另一组织器官进行另一种反应。探讨外源性化学物质生物转化过程时，必须全面考虑。

（三）跨膜转运系统（transmembrane carrier - systems）　根据底物跨膜转运方向，将转运蛋白或转运体分为外排性转运体（efflux transporter）和摄取性转运体（uptake transporter）。

1. 外排性转运体　主要包括 ATP 结合盒式（ATP binding cassette，ABC）转运蛋白家族成员：①多药耐药（multi - drug resistance，MDR）蛋白或 P - 糖蛋白质家族　可将化疗药物转运出肿瘤细胞，导致肿瘤的耐药。MDR 也可通过将化学物质转运出小肠细胞、肝细胞、肾细胞等以保护这些细胞不受化学物质的伤害，也可保护胎体免受某些化学物质的伤害；②多药耐药相关蛋白（multidrug resistance protein，MRP）家族：也可将化学物质移出细胞，Ⅱ相代谢物（葡萄糖醛酸和谷胱甘肽结合物）是它们的首选底物；③乳腺癌耐药蛋白（AB-CG2）家族：与乳腺癌多种药物耐受现象密切相关，转运大分子疏水，正电荷或负电荷分子。

2. 摄取性转运体　①有机阴离子转运多肽（organic - anion transporting polypeptide，Oatp）家族，可转运酸，还转运碱和中性化合物，在肝脏吸收外源性化学物质中特别重要；②有机阴离子转运体（organic anion transporter，Oat）家族，与 Oatp 相反，在肾脏吸收阴离子十分重要；③有机阳离子转运体（organic cation transporter，Oct）家族，在肝脏和肾脏吸收外源性化学物质中都很重要；④核苷酸转运体（nucleotide transporter，Nt）家族，可协助胃肠道吸收核苷酸；⑤二价金属离子转运体（divalent metal ion transporter，Dmt）家族，协助胃肠道吸收金属；⑥肽转运体（peptide transporter，Pept）家族，协助胃肠道吸收二肽和三肽；⑦单羧化物转运体（monocarboxylate carriers，Mct）家族。

二、影响生物转化的因素

外源性化学物质在体内的生物转化过程，受很多因素的影响。可分为内因和外因，内因包括物种、品系和个体差异的遗传因素以及年龄、性别等生理因素；外因包括外源性化学物质的吸收剂量、化学物的联合作用以及机体的营养状况等。

（一）代谢酶的诱导和抑制　在实际生产生活环境中，与机体同时接触的外源性化学物质并不止一种，往往是多种化学物质同时接触，与某种外源性化学物质同时进入机体的其他化学物质，可明显影响该外源性化学物质的生物转化过程，可引起外源性化学物质对机体生物学作用以及毒作用的改变。这种影响的关键是对生物转化过程有关酶类活力的改变，表现为代谢酶的诱导或抑制。如果一种外源性化学物质经生物转化产生无毒或减毒的代谢物，则代谢酶诱导可加强其解毒作用；如果一种外源性化学物质经生物转化为活性中间产物，酶诱导则可促进和增强该化学物的毒作用。然而当代谢酶被抑制时，则得到上述相反的结果。

1. 代谢酶的诱导　某些外源性化学物质可使代谢酶活力增强或使酶的含量增加，此种现象称为酶的诱导（enzyme induction）。凡具有诱导效应的化合物称为诱导剂（inducer）。诱导的结果可促进其他外源性化学物质的生物转化过程，使其增强或加速。在微粒体混合功能氧化酶诱导过程中，还观察到滑面内质网增生。酶活力增强以及对其他化学物质代谢转化的促进等均与此有关。

有许多外源性化学物质在机体内对代谢酶具有诱导作用，使其活力增强或含量增加。经典的诱导剂可分为2种类型：

（1）巴比妥型：包括多种药品和杀虫剂，可诱导 CYP2B、CYP2C、CYP3A、CYP450 氧化还原酶，GST 几种同工酶，UGT 几种同工酶。如苯巴比妥（PB）主要对联苯羟化反应中4-羟化反应的酶具有诱导作用，代谢反应增强，此外还可诱导对硝基茴香醚的 O-脱甲基反应、苄甲苯丙胺（benzphetamine，一种食欲抑制药）的 N-脱甲基反应和有机氯杀虫剂艾氏剂（aldrin）的环氧化反应。有机氯杀虫剂 DDT 和氯丹等也具有诱导作用，表现为滑面内质网增生和细胞色素 P450 活力增强，磷脂合成和微粒体酶蛋白质合成亦增加。

（2）多环芳烃型：包括3-甲基胆蒽（3-MC）、β-奈黄酮、苯并（a）芘等的诱导。可诱导 CYP1A1，CYP1A2，CYP1B1，GSTA，UGTO6，NQOR1。多环芳烃型诱导剂可增强多环芳烃羟化酶的活力，催化苯并（a）芘等多环芳烃类化合物的羟化反应。在诱导过程中，细胞色素 P450 含量增加，实际是细胞色素 P450 的一种同工酶，即细胞色素 P448（也称 P1-450）增加，但磷脂合成和滑面内质网增生都不明显。

目前已鉴定出一些其他类型诱导剂，如多氯联苯类诱导物（例如 Arochlor 1254）则具有上述两种诱导剂的特点，既可诱导细胞色素 P450 酶类，又可诱导细胞色素 P448 酶类。可促进苯巴比妥类药物代谢过程，也可促进多环芳烃类化合物的代谢过程。16-α-碳腈妊烯醇酮（preg-nenolone-16-α-carbonitrite，PCN）对细胞色素 P450 和 UDP-葡萄糖醛酸转移酶具有诱导作用，但与苯巴比妥和 3 - MC 类型诱导剂有所不同，形成的细胞色素 P450 称为细胞色素 P450$_{PCN}$。有关酶诱导的机制目前尚未完全清楚，3MC 通过与 Ah 受体结合，进入细胞核促进 *CYP*1A1/1A2 的转录而诱导 *CYP*lA1/1A2 的活性，PB 诱导过程属转录水平，仅通过 mRNA 含量增多，对细胞色素 P450 酶系蛋白质进行编码，使细胞色素 P450 酶系增多。

2. 代谢酶的抑制　不少外源性化学物质对代谢酶产生抑制作用（inhibition），其抑制作用可分为以下几种类型：

（1）抑制剂与酶的活性中心发生可逆或不可逆结合：例如 SKF - 525A［化学名为 2 (diethyhunino) ethyl - 2 - 2 diphenylpenoate］可与细胞色素 P450 结合，使酶活力降低。对氧磷能抑制羧酸酯酶（carboxylesterase），以致马拉硫磷水解速度减慢，因马拉硫磷水解过程系由羧酸酯酶催化。因此，如将马拉硫磷混入对硫磷，后者代谢物对氧磷可通过对羧酸酯酶的抑制而加强马拉硫磷的生物学作用，对昆虫表现为杀虫效果增强，对人畜则为毒性增高。

（2）不同外源性化学物质在同一酶的活性中心出现竞争性抑制：参与生物转化的酶系统一般并不具有较高的底物专一性，几种不同化学物都可作为同一酶系的底物，即几种外源性化学物质的生物转化过程都受到同一酶系的催化，因而两种化学物可出现竞争性抑制（competitive inhibition），如 1，2 - 亚乙基二醇和甲醇中毒，都是经醇脱氢酶催化而表现毒作用，临床给予乙醇治疗，因乙醇与此酶有更大的亲合力，故可降低二者的毒性。

（3）破坏酶：如四氯化碳、氯乙烯、肼等代谢产物可与细胞色素 P450 共价结合，破坏其结构和功能。

（4）减少酶的合成：如氯化钴抑制血红蛋白的合成，同时又增加血红蛋白氧化酶的活力，使肝内 P450 含量降低。

（5）变构作用：如果代谢酶的变构部位（allosteric site）与抑制物结合，其构象（conformation）就可能发生改变，使酶与底物的亲和力降低，催化反应速度也减慢，如一氧化碳可与 P450 结合，引起变构作用，阻碍其与氧结合。

（6）缺乏辅因子：一种代谢途径需要辅因子参与时，缺乏辅因子将降低代谢速度。如马来酸二乙酯可耗净 GSH，使 GST 的催化能力下降。

（二）代谢酶的物种差异和个体差异　不同的物种、品系由于遗传背景不同，代谢酶的含量和活力有很大差异，如细胞色素 P450 在不同的物种肝脏中的含量有较大差异：大鼠为 0.70 nmol/mg 蛋白，豚鼠为 0.49 nmol/mg 蛋白，兔为 1.20 nmol/mg 蛋白，人为 0.28 nmol/mg 蛋白；苯胺羟化酶的活力小鼠是大鼠的 3 倍。这种代谢酶的差异可能是造成同一外源性化学物质生物转化的速度在不同动物的较大差异的原因，例如苯胺在小鼠体内的生物半减期为 35min，狗为 167min，安替比林在大鼠体内的生物半减期为 140min，在人为 600min。

由于不同的物种品系的代谢酶种类不同，同一外源性化学物质在不同物种动物体内的代谢途径也有不同。酚在人和大鼠体内以硫酸结合为主，占总结合量的 70% 左右，葡萄糖醛酸结合为 25% 左右；而豚鼠与此相反，硫酸结合仅占 20% 左右，80% 左右为葡萄糖醛酸结合。由于同一外源性化学物质在不同物种动物体内的代谢途径不同，在不同物种动物体内呈现不同的生物学效应。如前所述，N - 2 - 乙酰氨基芴（AAF）在大鼠、小鼠和狗体内可进行 N - 羟化并再与硫酸结合成为硫酸酯，呈现强烈致癌作用；而在豚鼠体内一般不发生 N -

羟化，因此不能结合成为硫酸酯，也无致癌作用或致癌作用极弱。还有些动物肝中缺乏硫酸转移酶，AAF 无法形成硫酸酯，因此也不致癌。

（三）遗传与代谢酶的多态性　同一外源性化学物质所致中毒效应，在不同人群中有很大差别；许多肿瘤和慢性疾病有家族聚集倾向；某些药物的不良反应只在部分个体发生。这些群体和个体间存在差异的可能和代谢酶多态性有关。这是一种遗传多态现象，即指一个或多个等位基因发生突变而产生的遗传变异。即在人群中长期存在着两种或两种以上的酶基因型。现已查明，有 50 多种遗传变异可使人对致癌物、环境毒物的易感性增高。由于遗传变异而导致代谢酶多态性的有细胞色素 P450、环氧化物水解酶、GSH－S－转移酶和 N－乙酰转移酶等，其中细胞色素 P450 的多态性可能是生物代谢种属差异的基础，一般分为两种表型：快代谢型（extensive metabolism，EM）和慢代谢型（poor metabolism，PM）。P450 酶系中具有明显遗传缺陷的两种酶为异喹胍羟化酶（*CYP*2D6）和美芬妥英羟化酶（*CYP*2C19），存在明显的种族差异。在白种人群中的异喹胍羟化弱代谢者发生率为 5%～10%，而中国人缺陷发生率则比较低，约为 1%。相反，美芬妥英羟化代谢缺陷发生率在白种人群为 2.4%～5.4%，而我国人群中弱代谢者发生率高达 14.6%。异烟肼进入机体后经乙酰转移酶催化，发生乙酸化反应，形成乙酰异烟肼，并继续转化为异烟酸而排出体外。由于乙酰转移酶具有多态性，乙酰化形成乙酰异烟肼反应呈现个体差异，有的人乙酰化反应速度较为迅速，有的较为缓慢，而且乙酰化反应也存在种族差异，欧洲和北美白人中快代谢型和慢代谢型比例相当，爱斯基摩人和东方人 80%～90% 为快代谢型，而非洲人 80% 以上为慢代谢型。因此深入研究代谢酶的多态性，对于外源性化学物毒性的正确评价、解释职业人群中毒差异、筛选高危人群等方面均具有重要意义。

（四）代谢饱和状态　外源性化学物质在生物体内可以有多种代谢途径，产生不同的代谢物。各种代谢途径的酶活力和生物转化能力均有一定限度，随着化学物吸收剂量或浓度的增加，经某种途径进行生物转化的能力就会达到饱和，该化学物的代谢途径就可以发生改变。因此，化学物进入机体的剂量，往往可以影响其生物转化途径，改变代谢产物。例如，溴化苯在体内首先转化成为具有肝脏毒作用的溴化苯环氧化物，如果接触剂量较小，约有75% 的溴化苯环氧化物可转变成为谷胱甘肽结合物，并以溴苯基硫醚氨酸（bromophenyl mercapturic acid）的形式排出，但如进入机体的剂量较大，则仅有 45% 可按上述形式排泄。当剂量过大时，因谷胱甘肽的量不足，甚至出现谷胱甘肽耗竭，结合反应有所降低，因而未经结合的溴苯环氧化物与 DNA 或 RNA 以及蛋白质的反应增强，呈现毒作用。

（五）其他　年龄、性别和营养状况都可以对外源性化学物质代谢转化过程的影响，肝微粒体酶功能在初出生和未成年机体尚未发育成熟，老年后又开始衰退，其功能皆低于成年。例如，大鼠出生后 30 天，肝微粒体混合功能氧化酶才达到成年水平，250 天后又开始下降。葡萄糖醛酸结合反应在老年动物减弱，但大鼠的单胺氧化酶活力随年龄而增强。在一般情况下，幼年及老年机体对外源性化学物质代谢转化能力较成年为弱，所以外源性化学物质的损害作用也较强。对外源性化学物质代谢转化能力上也存在性别差异，一般雄性成年大鼠对许多外源性化学物质的代谢转化能力高于雌性，例如环己巴比妥（hexobarbital）羟化反应、氨基比林脱甲基化反应以及芳基化合物谷胱甘肽结合等。此种雌雄差异与性激素有关。在动物试验中如蛋白质供给不足，则微粒体酶活力降低。当维生素 C 缺乏时，苯胺的羟化反应减弱。缺乏维生素 B_2，可使偶氮类化合物还原酶活力降低，增强致癌物奶油黄的致癌作用。上述酶活力降低，可能造成外源性化学物质转化过程减弱或减慢。

重点和难点：

1. 外源性化学物质在体内的吸收、分布、排泄过程。
2. 外源性化学物质在体内的生物转化反应及其意义。

思考题：

1. 外源性化学物质在体内的生物转运机制及其特点。
2. 体内主要屏障的特点及其意义。
3. 外源性化学物质在机体的主要贮存库及其意义。
4. 影响外源性化学物质在体内生物转化的因素有哪些？

（朴丰源）

第三章 毒物动力学

毒物动力学是研究外源性化学物质在体内量变规律的科学。它应用动力学原理，研究化学物质在吸收、分布、生物转化和排泄过程中随时间发生的量变规律，用数学模式系统地分析和阐明化学物质在体内的部位、浓度与时间的关系，并研究化学物质的理化性状、染毒途径、染毒剂量、环境因素和机体条件等对这种动态行为的影响，探讨这种动力学过程与毒效应强度和时间的关系。毒物动力学研究不仅为外源性化学物质安全性评价和卫生标准制订提供科学依据，也对阐明毒作用机制、动物资料外推于人等方面具有重要意义。

毒物动力学是以药物动力学的基本理论和方法为基础发展起来的，特别是近年来生物样品中微量化学物分离、检测和数据处理技术的发展，毒物动力学研究有很大进展，除了经典线性、非线性动力学之外，又提出了基于统计矩理论的非房室分析、毒动学－毒效学结合模型以及生理毒物动力学模型等。

第一节 经典毒物动力学

获取化学物质在吸收、分布、代谢及排泄过程中信息的最简便方法就是按照时间采集血液样本。如果化学物质在全血或血浆中的浓度与其他组织中的浓度保持平衡，那么血液中物质浓度的改变将反映出其他组织中浓度的改变。隔室毒物动力学模型由一个化学物质在血浆或组织中快速达到平衡的中央室和一个或多个较慢达到平衡的周边室组成。化学物质吸收进入中央室，并在中央室与周围室之间分布。隔室毒物动力学模型不需要组织生理学和解剖学方面的信息，它们在预测不同剂量化学物质的血浆中浓度，建立血浆与组织中化学物质的时间过程，重复染毒化学物质的累积过程，以及毒物研究中确定有效剂量及剂量范围等方面具有重要价值。

一、毒物动力学基本概念

（一）半衰期（$t_{1/2}$） 体内毒物浓度（量）减少一半所需要的时间，反映毒物从体内消除的快慢。它依赖于分布容积和清除率。对于一级消除过程，血中毒物浓度下降一半所需要的时间是恒定的，经过 7 个半衰期后，99.2% 的物质被清除，可被视为完全清除。遵从一级消除动力学的化学物质的半衰期不依赖于剂量及染毒途径，可用消除速率常数 k 来计算（公式 3－1）：

$$t_{1/2} = \frac{0.693}{k} \tag{3－1}$$

（二）表观分布容积（apparent volume of distribution，Vd） 是染毒剂量或体内毒物量与血浆毒物浓度间相互关系的一个比例常数，不具有直接的生理意义，在许多情况下，也不涉及真正的体积。可定义为毒物分布在相等于其在血浆中的浓度时所占体液的体积，根据这个定义可以假设对于毒物而言，人体是单一的均匀小室，在二室开放模型中，此概念只使用于分布后相的毒物浓度。分布容积这一概念是假定毒物与各组织成分或与体液的相对结合程度和毒物浓度无关。Vd 也可以用下列方法之一来计算：

$$Vd = \frac{D_{iv}}{C_o} \tag{3-2}$$

或：

$$Vd = \frac{D}{AUC \cdot k} \tag{3-3}$$

对于多室模型毒物，有以下几种衡量分布容积的参数：

1. 中央室的表观分布容积（Vc）　可用下式表示：

$$Vc = \frac{D}{Co} = \frac{D}{A + B} \tag{3-4}$$

A、B 为二室模型中（$Cp = Ae^{-\alpha t} + Be^{-\beta t}$）混杂系数。

2. 消除相的表观分布容积（Vd）β　是毒物在血液和组织达到平衡后，在消除相的分布容积，可用下式表示：

$$(Vd)\ \beta = \frac{D}{k \cdot AUC_{0-\infty}} = \frac{CL}{k} \tag{3-5}$$

CL 为消除速率。

3. 稳态分布容积（Vss）　毒物在体内分布达到稳态后，即所有组织中毒物浓度与测定的体液中毒物浓度相等时的分布容积，它反映了毒物分布在各部位的体积的总和（式3-6）。

$$V_{ss} = CL \cdot MRT = D_{iv} \cdot AUMC/\ (AUC)^2 \tag{3-6}$$

MRT 为平均驻留时间，AUMC 为初时毒物–时间曲线下面积。

分布容积大，表明组织摄取量大，化学物质与组织蛋白结合或某些组织对化学物质有特殊亲和力而将该物质储存于某些特定组织中。分布容积大的化学毒物一般排泄较慢，在体内能保持较长时间，其毒性也较那些不易分布到深部组织中去的毒物要强。

（三）血中毒物浓度–时间曲线下面积　血中毒物浓度–时间曲线下面积（area under concentration–time curve，AUC）是指血中毒物浓度数据对时间作图，所得曲线下的面积，可由积分求得，最简便的计算是用梯形法求得，也可用样条函数法求得。从染毒开始到染毒 t 时间的面积用 AUC_{0-t} 表示；从染毒开始到 t = ∞ 的面积用 $AUC_{0-\infty}$ 表示；它是计算绝对生物利用度和相对生物利用度的基础数值。

（四）清除率　清除率（CL）是机体消除毒物速率的一种表示方法，即在单位时间内机体从血浆内将毒物清除的能力，以血浆容积表示，单位为血浆容积/时间（ml/h）。当消除属一级过程时，一室模型的清除率为：

$$CL = ke \times Vd \tag{3-7}$$

二室模型的清除率为：

$$CL = ke \times Vd = K10 \times V \tag{3-8}$$

假如毒物清除机制是在饱和情况下，单位时间内被清除毒物量恒定，即动力学是零级，总血浆清除率则可用下式表示：

$$CL = \frac{Vm}{Km + Cp} \tag{3-9}$$

式中，Km 是最大清除速率一半时的血浆浓度，Vm 是最大清除速率。

二、一室开放模型

毒物动力学研究中，可把整个身体看作是由一系列不同房室组成，而这些房室是相互关联的。房室不是指生理学或解剖学的区域，而是几种具有相似的血流量以及与毒物有相似亲和力的组织组成。在每一个房室中，毒物被认为是均匀分布。中央室是毒物直接注入或吸收后进入的房室，毒物往往从该房室中清除，另外有若干外周室，毒物可从中央室转移到外周室，也可从外周室转回入中央室，然后毒物被清除。

若毒物进入体内迅速分布，瞬间即达到平衡，此时，可以将机体看成是一个均匀的体系，用一室开放模型加以描述（图 3 - 1）。对于呈一室开放模型的毒物，进入血液循环以后，由血液向机体各部位转运的速率常数相似，因而，可以将全身视为同一房室。

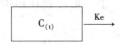

图 3 - 1　一室模型图示

（一）静脉推注　若化学物质在体内的分布符合一室开放模型，且按一级动力学从体内消除，则化学物质浓度与时间的关系式为：

$$C_p = C_{p0}e^{-kt} \tag{3-10}$$

k 为表观一级消除速率常数，将式 3 - 10 两边取对数，转换成：

$$logC_p = logC_{p0} - \frac{kt}{2.303} \tag{3-11}$$

C_{p0} 为静注后瞬间毒物浓度，以 $logC_p$ 对时间 t 作图得到一条直线（图 3 - 2），直线的斜率为 $-k/2.303$，直线外推至零时间的截距为 $logC_{p0}$。

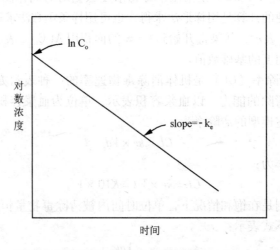

图 3 - 2　单室模型静脉注射染毒血中毒物浓度对数 - 时间曲线

（二）静脉滴注　以恒定速率静脉染毒时，化学物质浓度与时间的关系式为：

$$C = \frac{k_0}{Vk} (1 - e^{-kt}) \qquad\qquad (3-12)$$

根据上式，恒速持续静脉滴注过程中，血中毒物浓度将逐渐升高，当 $t \to \infty$ 时，$e^{-kt} \to 0$，血中毒物浓度最后趋于恒定，达到稳态或称坪浓度（Css）（图3－3），此时，输入速率等于消除速率。

$$Css = \frac{k_0}{Vk} \qquad\qquad (3-13)$$

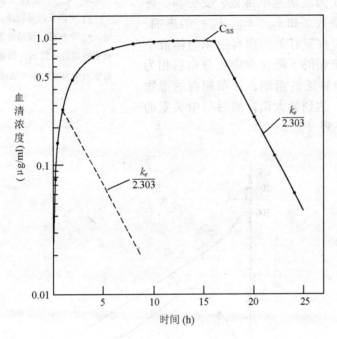

图3－3　单室模型静脉滴注停止后血中毒物浓度数据
求毒物动力学参数

（三）非静脉染毒　当毒物按表观一级吸收过程进入体内，又按一级过程消除，且在体内按单室模型分布时，体内毒物量与时间的关系：

$$C = \frac{Fk_\alpha X_0}{V(K_\alpha - k)} (e^{-kt} - e^{-k_\alpha t}) \qquad\qquad (3-14)$$

F 为染毒剂量 X_0 的吸收分数，k_a 为表观一级吸收速率常数。

三、二室开放模型

如果化学物质不是迅速均匀分布全身，用二室模型可更好地描述毒物处置的动力学。此时，把中央室假定为血液和供血良好的器官、组织（如肝、肾等能同血液迅速达到分布平衡的组织），外周室相当于供血不良的组织，如肌肉、脂肪和皮肤等组织。染毒后，需要一较长的时间使组织中的物质浓度与血液中的浓度达到平衡，毒物先到达中央室，然后，再分布到外周室，化学物又从中央室以一级速率消除，其模式如图 3-4 所示。二室模型既考虑了毒物的消除，又考虑了毒物的分布，较为全面。

（一）静脉注射　快速静注时，若毒物在体内按二室系统分布，则描述体内中央室毒物量 – 时间关系式为：

$$C_p = Ae^{-\alpha t} + Be^{-\beta t} \qquad (3-15)$$

A、B 可看作每一个室系统的毒物量，并且有 $A + B = C_{p0}$，α、β 为混杂速率常数，受分布、再分布、消除速率常数（如 k_{12}、k_{21}、k_{10}）的影响。毒物静注后，与中央室有关的所有组织与体液中的毒物浓度在分布相的下降速率应比分布后相为快，相反，在血流缺乏的组织，分布相内的毒物水平首先将升高，达到最大值，然后与中央室的毒物水平平行地下降（图 3-5）。

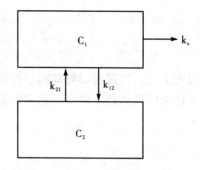

图 3-4　二室模型机体特征图示
C_1 中央室内毒物量，C_2 周边室毒物量，k_e 中央室一级消除速率常数，k_{12} 中央室向周边室转运一级速率常数，k_{21} 周边室向中央室转运一级速率常数

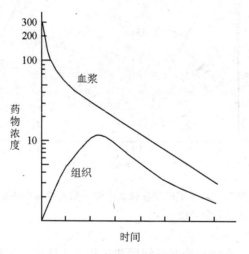

图 3-5　赋予机体二室模型特征毒物静注后中央室和外室的毒物量对于时间的半对数图

（二）静脉滴注　体内具有多室模型毒物动力学特征的毒物，以恒定速率静脉滴注时，浓度 – 时间曲线如图 3-6 所示。动力学参数计算与一室模型相似。静输开始后，毒物浓度逐渐上升，经过 4~7 个半衰期之后，浓度达到稳态浓度的 90% ~99%，随着时间的延长，消除速率等于滴注速率，血中毒物浓度将保持恒定水平，表征静脉染毒结束后毒物经时过程的公式为：

$$C_p = A^* e^{-\alpha t^*} + B^* e^{-\beta t^*} \qquad (3-16)$$

式中：

$$A^* = \frac{AR}{\alpha D} \qquad\qquad (3-17)$$

$$B^* = \frac{BR}{\beta D} \qquad\qquad (3-18)$$

t^*：停输后时间。因此，可以从停输后血中毒物浓度时间数据计算 A^*、B^*、α、β 等参数。

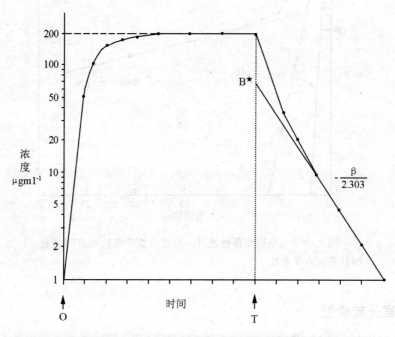

图 3-6 静脉注射某毒物后血中毒物浓度 - 时间曲线及动力学参数计算

（三）非静脉染毒 二室模型非静脉染毒，当毒物以表观一级吸收过程进入体内，并在体内按多室模型分布时，血中毒物浓度 - 时间关系式：

$$C_p = A^\ddagger e^{-\alpha t} + B^\ddagger e^{-\beta t} + C^\ddagger e^{-k_a t} \qquad\qquad (3-19)$$

以对数浓度对时间作图，可得到一条多项指数曲线（图 3-7 所示），用参数法可得到 α、β、k_a 等参数，然而，在实际实验中，α、k_a 往往非常近似，因此，经常需要借助静脉染毒数据来判断哪一个是吸收速率常数。

外源性化学物质代谢物的动力学用二室模型描述更为准确，代谢物浓度随时间变化的关系式：

$$C_p^m = Ae^{-\alpha t} + Be^{-\beta t} + De^{-\gamma t} + Ee^{-\delta t} \qquad\qquad (3-20)$$

然而，在实际测定中，浓度 - 时间曲线常表现为由最慢的速率常数 β、δ 决定的双指数曲线。在分布后相，仅得到斜率为 $-\beta/2.303$ 或 $-\delta/2.303$ 的直线，用参数法不能得到更多有意义的信息，δ、γ 可通过静脉染毒来测得。

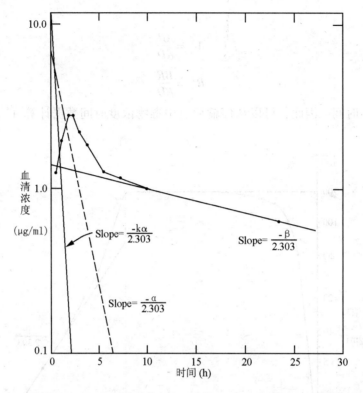

图 3-7 二室模型毒物经口一级吸收血中毒物浓度时间数
据计算动力学参数

四、三室开放模型

三室开放模型是二室模型的扩展，有一个附加的深部组织的房室。需用三室模型描述的毒物，在中央室的分布很快，进入第二或组织房室较慢，进入第三或深部房室则极缓慢。深部房室包括灌注很差的组织如骨髓和脂肪等，也用于表示与毒物结合很牢固的组织，三室模型示意图如图 3-8 表示。毒物在中心室的浓度可用下式表示：

$$C_p = A_0 e^{-\alpha t} + B_0 e^{-\beta t} + C_0 e^{-\gamma t} \tag{3-21}$$

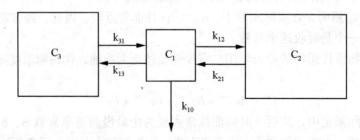

图 3-8 三室开放模型机体特征图示

消除速率常数、表观分布容积及毒物浓度－时间曲线下面积分别由下式求出：

$$k = \frac{(A+B+C)}{A\beta\gamma + B\alpha\gamma + C\alpha\beta} \frac{\alpha\beta\gamma}{} \qquad (3-22)$$

$$V_p = \frac{D_0}{A+B+C} \qquad (3-23)$$

$$AUC = \frac{A}{\alpha} + \frac{B}{\beta} + \frac{C}{\gamma} \qquad (3-24)$$

五、重复染毒

当每天或间隔摄入化学物质，则体内化学物质的含量将会产生蓄积，直至达到稳态的坪浓度。达到稳态的时间取决于消除速率，而体内达到坪浓度的毒物量将分别取决于染毒速率和消除速率。每天或间隔性重复染毒时，也可引起蓄积，其蓄积程度取决于毒物处置动力学。

（一）静脉注射　毒物首剂量静注后，其最大血中毒物浓度应在 $t=0$ 时获得，于是：

$$C\ (1)\ = \frac{D}{V} \qquad (3-25)$$

当体内静注与第一次静注剂量相同的剂量时，血中毒物浓度即迅速增加至新的最大值 C（2），它等于静注时原有的血中毒物浓度与首剂剂量产生的最大血中毒物浓度之和。

$$C\ (2)\ = C\ (1)\ + C\ (1)\ e^{-k_e\Delta t} \qquad (3-26)$$

Δt 为染毒间隔。

$$C\ (3)\ = C\ (1)\ + C\ (1)\ e^{-k_e\Delta t} + C\ (1)\ e^{-2k_e\Delta t} \qquad (3-27)$$

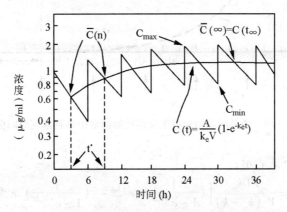

图 3 - 9　赋予机体单室模型特征的毒物多次
静注后的血中毒物浓度－时间曲线

$$C\ (n)\ = C\ (1)\ (1 + e^{-k_e\Delta t} + e^{-2k_e\Delta t} + \cdots + e^{-(n-1)k_e\Delta t}) \qquad (3-28)$$

该方程的代表性图解如图 3 - 9 所示。稳态时，体内的毒物量 $X_{ss}\ (t)$ 将在连续染毒的剂量间按下式波动：

当 n→∞，$e^{-nk_e\Delta t}$→0，稳态时最大血中毒物浓度 C_{max}：

$$C\ (n_\infty = C_{max} = \frac{D}{V\ (1 - e^{-k_e \Delta t})}) \tag{3-29}$$

第 n 次染毒时的最小浓度为：

$$C_{min} = C_{max} e^{-k_e \Delta t} \tag{3-30}$$

具有单室模型特征的毒物，达到稳态的某特定分数所需要的时间与染毒次数及染毒间隔无关，但它直接与该毒物的半衰期成正比，欲使血中毒物水平达到稳态的 90% 或 99%，则分别需要 3.32 及 6.64 倍半衰期的时间。

（二）非静脉染毒　多数连续染毒的方法是口服或者长期暴露于挥发性气体环境，若这种毒物吸收符合表观一级过程，则重复染毒达稳态后血中毒物浓度公式为：

$$C\ (n_\infty) = \frac{FDk_\alpha}{V\ (k_\alpha - k_e)(1 - e^{-k_e \Delta t})}\ \frac{e^{-k_e \Delta t} - e^{-k_\alpha \Delta t}}{(1 - e^{-k_\alpha \Delta t})} \tag{3-31}$$

表征该方程的代表性图解如图 3-10 所示。

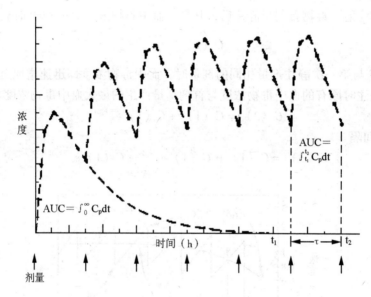

图 3-10　染毒间隔相同口服某毒物后的血中毒物浓度时间曲线

稳态时浓度可用下式表示：

$$C_p = \frac{FDk_\alpha}{V\ (k_\alpha - k)}\Big[\ \big(\frac{1}{1 - e^{-k_e \Delta t}}\big)\ e^{-k_e t} - \big(\frac{1}{1 - e^{-k_\alpha \Delta t}}\big)\ e^{-k_\alpha t}\Big] \tag{3-32}$$

C_p：t 时间的血中毒物浓度。

稳态时的平均血中毒物浓度 $\overline{C}\ (n)$ 为：

$$\overline{C}\ (\infty)\ = \frac{FD}{Vk\Delta t} = \frac{FD}{\Delta t \times Cl} \tag{3-33}$$

平均稳态血中毒物浓度可不必通过 F、V、k_a、k_e 来求得，通过测定单次经口染毒后的毒物浓度–时间曲线下面积即可。

重复染毒后引起体内毒物的累积，累积程度可采用稳态平均血中毒物浓度与首剂染毒间期的平均血中毒物浓度的比值来表示：

$$\frac{\overline{C}\ (\infty)}{C_1} = \frac{\overline{C}\ (\infty)}{D \times F} = \frac{F \times D / k_e \Delta t}{D \times F} = \frac{1}{k_e \Delta t} \tag{3-34}$$

将 $k_e = 0.693 / t_{\frac{1}{2}}$ 代入上式，得出累积程度：

$$\frac{\overline{C}\ (\infty)}{C_1} = \frac{1.44 t_{1/2}}{\Delta t} \tag{3-35}$$

上式表示，毒物累积取决于消除速率常数和染毒间隔，而与剂量无关。

类似的分析不仅适用于呈一级速率摄入的化学物，而且也适用于体内呈多室模型处置的化学物，化学物的多室模型处置还掺入了额外的分布效应，因此，在慢性摄入时，对体内毒物动力学命运的了解就更加重要。同时，应注意，上述是一种理想的情况，在接触毒物的过程中，老年化、应激和重复染毒所致的毒性都能改变正常的生理功能和引起毒物动力学的变化。

第二节　非线形动力学

外源性化学物质进入体内经生物转运，与血浆蛋白、组织蛋白结合，生物转化以及肾小管、胆汁的分泌过程中，都需要酶或载体系统的参与。化学物质与这些系统之间的相互作用有一定的限度。当化学物质浓度高于结合位点数目时，游离毒物就会随浓度的增加而显著升高，从而导致毒物的非线性动力学。一级动力学转化为非线性动力学在毒物动力学研究中具有十分重要的意义，因为它能导致化学物质在体内滞留时间的延长或增加作用于靶点的毒物浓度，这些作用均可增加毒物毒性。通常，饱和过程动力学可用 Michaelis - Menten 方程来表征：

$$-\frac{dC}{dt} = \frac{V_m C}{K_m + C} \tag{3-36}$$

式中，$-dC/dt$ 为毒物在 t 时间内的下降速率，V_m 为该过程的理论最大速率，K_m 为 Michaelis 常数，当该过程中的速率等于理论最大速率的一半时，K_m 等于该时间的毒物浓度。

非线性动力学有以下几个特点：①化学物质在体内的浓度呈非指数型下降；②AUC_0^∞ 并不与剂量成正比；③Vd、CL、K_{el} 及 $t_{1/2}$ 随剂量的增加而改变；④排泄产物的组成成分在质量和数量上均随剂量而改变；⑤当其他化学物质由同一酶系统进行生物转化或主动转运时，可产生竞争性抑制；⑥量-效曲线从饱和效应出现的剂量开始，剂量再增加时效应不会成比例改变。

某些物质在体内的清除很快便达到饱和，零级过程有以下特点：①血中毒物浓度对时间作图为一条直线；②任何时间体内物质的清除速度和数量恒定，并且与化学物质的量无关；③真正的 $t_{1/2}$ 或 K_{el} 并不存在，其大小取决于化学物质的剂量。

第三节　毒物动力学的非房室模型

毒物动力学研究亦可以采用基于统计矩理论的非房室分析。该方法不需要对毒物或代谢物设定专门的房室，只要毒物符合线性毒物动力学，不管属于什么样的模型，均可以采用本法。该法基于曲线下面积，剂量、单剂量染毒后资料来计算动力学参数，预计平均稳态浓度及重复染毒时达到稳态水平的某一分数所需要的时间等。

一、统计矩

血中毒物浓度的经时过程可看作统计分布曲线，不管染毒途径如何，零阶矩、一阶矩分别定义为：

$$AUC = \int_0^\infty Cdt \tag{3-37}$$

$$MRT = \frac{\int_0^\infty tCdt}{\int_0^\infty Cdt} = \frac{AUMC}{AUC} \tag{3-38}$$

$AUMC$ 称作一阶矩曲线下面积，将浓度与时间的乘积对时间作图，得到一条曲线，曲线下的面积就是 $AUMC$。

以上定义的各种矩可利用染毒后的浓度时间数据通过梯形法进行数值积分计算出来。通常单剂量染毒的动力学研究中，采集血样总是在某时间 t^* 结束，此时的毒物浓度为 Cp^*，但此时以后，仍有微量的毒物。因此计算 $0\to\infty$ 时间内曲线下面积 AUC 可分为两个阶段，$0\to t^*$ 时间内曲线下面积用梯形法求得，$t^*\to\infty$ 时间内曲线下面积通过积分求得，然后相加为 AUC。AUC 计算误差的大小取决于曲线弯曲程度及采样时间间隔大小，由于非房室模型是根据实际毒物浓度来计算 AUC，所以，采样间隔越小，误差越小。一般说利用对数线性梯形法计算的误差相对较低。

$$\int_{t^*}^\infty Cdt = \frac{C_p^*}{\beta} \tag{3-39}$$

同法计算 $AUMC$，$t^*\to\infty$ 时间内一阶矩曲线下面积计算公式：

$$\int_{t^*}^\infty tCdt = \frac{t^* C_p^*}{\beta} + \frac{C_p^*}{\beta^2} \tag{3-40}$$

很明显，β 精确性对 $AUMC$ 的影响较 AUC 更为显著。

二、动力学参数

（一）静脉染毒　清除率定义为毒物静注某剂量后，曲线的零阶矩的倒数。

$$Cl = \frac{D_{i.v}}{AUC} \tag{3-41}$$

对于静注后单室模型的毒物，平均驻留时间：

$$MRT_{i.v} = \frac{1}{k_e} \tag{3-42}$$

$$t_{1/2} = 0.693 MRT_{i.v} \tag{3-43}$$

对于二室模型的毒物，该方法计算得出的半衰期界于利用 α、β 计算出的半衰期之间。如果短时间恒速静输时：

$$MRT_{\text{infusion}} = MRT_{i.v} + \frac{T}{2} \tag{3-44}$$

T 为滴注时间。

表观分布容积为单剂量静注后，清除率与平均驻留时间的乘积，即：

$$V = Cl \cdot MRT = \frac{D_{i.v} \cdot AUMC}{AUC^2} \tag{3-45}$$

短时间恒速静输时，表观分布容积则不能直接从 $AUMC$、AUC 计算，因为 $AUMC$ 含有滴注时间的影响，因此：

$$V = \frac{D \cdot AUMC}{AUC^2} - \frac{D \cdot T}{2 \cdot AUC} \tag{3-46}$$

同样，清除率通过消除速率常数与表观分布容积联系起来。

$$Cl = k_e V = \frac{V}{MRT} \tag{3-47}$$

（二）经口染毒 平均吸收时间（mean absorption time，MAT）

$$MAT = MRT_{oral} - MRT_{i.v} \tag{3-48}$$

然后，利用 MAT 计算吸收速率常数：

$$k_\alpha = \frac{1}{MAT} \tag{3-49}$$

吸收半衰期：

$$t_{1/2} = 0.693 \cdot MAT \tag{3-50}$$

如果吸收呈零级过程，则有：

$$MAT = \frac{T}{2} \tag{3-51}$$

T：吸收过程。

一般情况下，平均吸收时间指自溶液中吸收，若是微溶化学物质，则需考虑溶解时间：

$$MRT_{oral} = MRT_{i.v} + MAT + MDT \tag{3-52}$$

MDT：平均溶解时间。

第四节 生理性房室模型

经典毒物动力学中，速率常数是由具体数据定义的，因此这些经典毒物动力学模型常常是以数据为基础。而在生理学为基础的模型中，速率常数代表已知的或假设的生理过程。生理性房室模型（physiologically – based pharmacokinetics model，PBPK）具有如下优点：①可以提供外源性物质分布至任何器官或组织的时间过程；②可以评估正在改变的生理参数对组织浓度的影响；③同样的模型可以预测不同种属的毒物动力学。

一、基本模型结构

在生理模型中，真正的模型结构或隔室之间的相互关联取决于化学物质和所研究的器官。生理模型的基础单位是一个完整的隔室，它是机体的一个单一区域，此区域内具有同样的外源性物质的浓度。一个隔室可能是一个器官的特殊功能或解剖部分、一条周围全是组织的血管、一个独立的器官如肝脏或肾脏等、也可以是广泛分布的组织如皮肤或脂肪。一般说来，该模型不考虑那些没有毒物渗入的组织或器官，如脑、骨或其他一些中枢神经系统。每个房室可由三个独立的却又相互联系的相或亚房室组成，即血管、组织间隙和细胞空间。染毒后，毒物被房室的摄取是通过血管亚房室流入血液，当毒物通过毛细血管壁时就扩散进入细胞间隙，然后毒物通过细胞膜进入细胞。

生理模型具有很好的预测作用，因为生理模型的动力学常数表示可计量的生物或化学过程，矢量生理模型可以根据所观测的数据预测未知情况。生理模型预测作用的其中一种表现就是其具有从实验动物的动力学行为外推到人类的能力。在实验动物和人类中，有些物质的动力学模型的结构相同，某些参数如器官重量、心率、呼吸频率等不相同，而另外一些参数如物质在动物及人类组织中的分配系数则基本相同，由于模型结构的参数代表可测量的生物和化学指标，不同的物种可以选择其合适的参数，从而形成物种间成功外推的基础。

二、模型表征

根据研究目的以及化学物质的分布平衡速率、转运转化特点，将代谢相关的各器官、组织、血液循环途径，化学物质的染毒、吸收、处置途径以生理模型血流图表示出来。生理模型血流图为人体的肝脏、心脏、肾脏、肌肉、皮肤、脂肪、骨髓等器官组织通过动脉静脉相连，每一个器官为一个房室，如研究挥发性化学物质的代谢时，表征如图 3 - 11 所示。一旦表示完成，将各室浓度变化遵守物质平衡原理应用数学公式表达出来。

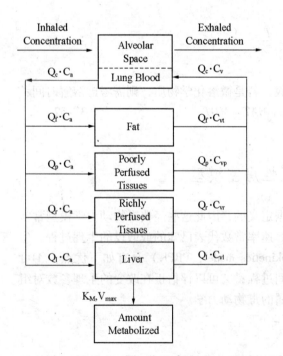

图 3 - 11　毒物灌注的毒物动力学生理模型

k 表示动力学常数，km 是肝脏消除速率常数，每一方框表示一种组织房室，将毒物吸收中的重要器官单独考虑，而其他组织则分成快平衡组织和慢平衡组织。用生理学方法测定每一组织房室的大小或质量，而不是用数学方法计算。组织中毒物浓度用组织蓄积毒物的能力及血流灌注速率决定，并用 Q 表示

（一）物质平衡转运　血液可把毒物由吸收部位分布到身体的其他部位，化学物随血流进入和离开房室，并在血液和组织间进行扩散或被转运，转运速率决定于浓度梯度。用下式表示：

$$V_t \frac{dC_t}{dt} = K\Delta C \qquad (3-53)$$

V_t：组织体积，C_t：组织毒物浓度。

对于分子量大的化学物质，其转运是速率限制过程，因此，该类化学物质在组织间的运输需予重视，此时，需要将组织血流与细胞基质分开描述。表征细胞基质内化学物质浓度变化的微分方程式：

$$V_{cm} \frac{dC_{cm}}{dt} = PA_t \left(C_{vt} - \frac{C_t}{P_t} \right) \qquad (3-54)$$

V_{cm}：组织中细胞基质体积，C_{cm}：细胞基质中毒物浓度，PA_t：流过某组织的面积，C_{vt}：流出某组织的静脉血毒物浓度，C_t：组织中毒物浓度 P_t 毒物组织血液分配系数。

化学物质在组织血流中的浓度变化应是滞留于血流量与自细胞基质流出量之和：

$$V_{tb} \frac{dC_{tb}}{dt} = Q_t \left(C_a - C_{vt} \right) + PA_t \left(\frac{C_t}{P_t} - C_{vt} \right) \qquad (3-55)$$

V_{tb}：组织血液体积，C_{tb}：组织血液浓度，Q_t：流入组织血流速率。

当化学物质在组织中转运迅速，可以把细胞基质和组织血流合为一室，此时的浓度变化：

$$V_t \frac{dC_t}{dt} = Q_t \left(C_a - C_{vt} \right) \qquad (3-56)$$

当化学物质在组织中进行代谢或者与大分子结合时，化学物质浓度的变化用下式表示：

$$V_t \frac{dC_t}{dt} = \left[Q_t \left(C_a - C_{vt} \right) \right] - \frac{dA_{met}}{dt} - \frac{dA_{bm}}{dt} \qquad (3-57)$$

A_{met}：代谢化学物质量，A_{bm}：与大分子结合的化学物质量。

化学物也可进行各种物理性相互作用，如与血液和组织的大分子相结合，其结果是化学物可在组织和血液之间进行分配，这种分配取决于化学物对每种介质的特殊亲和力。达到平衡时，这种分配（P_t）可用化学物在组织和血液中的浓度比值来表示：

$$P_t = \frac{C_t}{C_b} \qquad (3-58)$$

C_t：组织中毒物浓度，C_b：血液中毒物浓度。

化学物质可在相邻房室间进行扩散和转运、酶促转化以及排泄。所有这些变化的结果用物质平衡微分方程来表示：

$$V_t \frac{dC_t}{dt} = Cl_u C_a - Cl_e C_{vt} - Cl_m C_{vt} - Cl_f C_{vt} \qquad (3-59)$$

$Cl_u C_a$：吸收入动脉血的化学物浓度，$Cl_e C_{vt}$：静脉血流出组织的化学物浓度，$Cl_m C_{vt}$：静脉血流代谢清除速率，$Cl_f C_{vt}$：组织静脉血功能清除速率。

（二）房室相互作用　各房室之间通过血液循环联系起来。动脉血液把化学物质运送到全身各组织，从组织各室流出的静脉血产生化学物质的静脉血浓度。对于挥发性化学物质，静脉血中浓度通过下式计算：

$$C_v = \frac{\sum\limits_{t}^{n} Q_t C_{vt}}{Q_c} \qquad (3-60)$$

Q_c：心脏血流出速率。

静脉血液中的化学物质通过肺后，一部分可被呼出，另有部分也可与再吸收的化学物质一起重新进入血液循环，因此，在研究挥发性物质的生理模型中，通常不把动脉血流作为单独一个室，而是把它与气体交换相联系，动脉血浓度：

$$C_a = \frac{Q_p C_i + Q_c C_v}{Q_c + \left(\dfrac{Q_p}{P_b}\right)} \qquad (3-61)$$

Q_p：呼吸速率，C_i：吸入气体中化学物质浓度，P_b：血气分配系数。

生理模型的建立基于许多的假设，假设合理与否直接关系到结果的精确性，而模型得到的结果可进一步用实验数据进行验证，在此基础上，不断完善模型。多数生理学模型的建立在假设毒物在机体区域内部的移行速率远快于毒物由灌流的血液运送到该区域的速率，也就是说，毒物在毛细血管和组织间液的交换迅速，且细胞膜对毒物的通透性高。外源性物质的跨膜转运有两个限制条件，即血流限速和生物膜限速。

（三）血流限速模型 血流限速也称为灌注限制或流量限制模型，当某外源性物质通过细胞膜的渗透系数比流向组织的血流速度大得多时，形成血流限速模型，在此情况下，外源性物质被组织亚隔室吸收的速度受限于携带有该物质的血液到达该组织的速率，而不是外源性物质通过细胞膜的速率，在大多数组织中，通过血管细胞膜的转运是受灌注限制的。如图 3-12 所示，细胞膜把细胞外隔室和细胞内隔室分隔开来，细胞膜是组织中最重要的扩散屏障。尽管如此，对于很小的分子或亲脂性的分子，细胞渗透性通常是不会限制分子跨细胞膜移动的速率。对于这些分子，跨细胞膜的通量比组织灌注速度要快，细胞外隔室和细胞内隔室平衡，这些亚隔室通常结合成一个隔室，此时当血管、细胞间隙及细胞内处于平衡状态

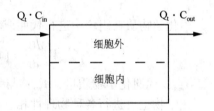

图 3-12 血流限速模型示意图

时（图 3-12），该房室中化学物的质量平衡可用下式表示：

$$V_i \frac{dC_i}{dt} = Q_i \left(C_p - \frac{C_i}{P_i} \right) \qquad (3-62)$$

V_i：组织隔室的容积，Q_i：血液流速，C_p：血浆毒物浓度，C_i：组织中毒物浓度，P_i：分配系数。

在血流限速模型中，假设组织中各部分的外源性物质浓度是维持在一个平衡状态，此外流速的估计并不要求对隔室建立一个物质平衡积分式。当给定了估计流速的信息，那么该简化的假设就会显著地减少生理模型中要求的参数的个数。

该模型的优点是可预测不同种属动物的毒物动力学，并从动物数据外推到人的数据，缺点是只考虑平均组织体积和血液流速。

（四）生物膜限速模型 当物质进入一个隔室是由细胞膜的通透性和总面积决定时，导致该物质在组织中与在血液中浓度的下降不相平行，这种模型就称为生物膜限速模型。生物膜限速发生在外源性物质的跨膜转运或流动相对于血液流至组织的速度较慢时。当毒物通过

生物膜是限速过程时，每个组织中只剩下两个亚房室，即细胞内空间和细胞外空间，两个空间由细胞膜隔开（图3-13），细胞外空间化学物的质量平衡可用式3-63表示：

$$V_i^E = \frac{dC_i^E}{dt} = Q_i \, (C_p - C_i^E) \; - n_i^{E-C} \qquad (3-63)$$

C_i^E：细胞外空间毒物浓度，n_i^{E-C}：毒物通过细胞膜流量。

细胞内空间化学物的质量平衡用下式表示：

$$V_i^C \frac{dC_i^C}{dt} = n_i^{E-C} \qquad (3-64)$$

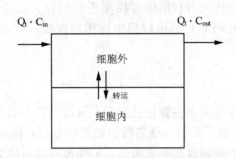

图3-13 生物膜限速示意图

（五）特殊隔室

1. 肺脏 生理模型中把肺作为一个隔室是因为呼吸是许多毒性化学物质暴露的常见途径，该隔室的假设如下：①通气是持续的，而非循环的；②呼吸道在功能上就是惰性管道，携带气体至气体交换区；③气体跨过肺泡细胞和毛细血管的过程是受灌注限制的；④所有从吸入空气中转移走的外源性物质均出现于动脉血中，例如肺组织中不会蓄积外源性物质；⑤肺隔室内肺泡与动脉血中的气体很快达到平衡。

肺隔室中，外源性物质的吸入速度受通气速度（Q_p）和吸入浓度（C_{inh}）控制，而外源性物质呼出的速率由通气速度和外源性物质浓度（C_{alv}）的乘积决定。此外，外源性物质随从心脏回到肺的静脉血而进入肺隔室，用心排血量（Q_c）与静脉中该物质浓度（C_{ven}）之积表示。外源性物质随血液离开肺是心排血量与动脉血（C_{art}）中该物质的浓度作用的结果。综合以上四种过程，外源性物质在肺隔室中的量的改变速率可用一个质量平衡积分方程式表示：

$$dL/dt = Q_p \times \, (C_{inh\,-} \, C_{alv}) \; + Q_c \, (C_{ven} - C_{art}) \qquad (3-65)$$

因为有这些假设的存在，隔室中外源性物质的改变为0，C_{alv}可由C_{art}/P代替，此时积分方程式可用来计算动脉血浓度：

$$C_{art} = \, (Q_p \times C_{inh} + Q_c \times C_{ven}) \; / \, (Q_c + Q_p/P_b) \qquad (3-66)$$

肺在这里只是被看作进入的门户而非靶器官，外源性物质通过血液分配到其他器官的浓度或外源性物质在动脉中的浓度才是我们所关注。

2. 肝脏 肝脏在生理模型中为单隔室结构，肝脏生物转化在毒物动力学中具有重要地位，肝脏的简单隔室模型假设为流量限制型，它与普通的组织隔室相同，但肝脏隔室具有代谢清除的过程，该过程最为简单的表达式为：

$$R = C_f \times V_1 \times K_f \tag{3-67}$$

R：代谢速度（mg/h），C_f：肝脏内部外源性物质的游离浓度（mg/L），V_1：肝容量（L），K_f：代谢的一级速率常数（h^{-1}）。

在生理模型中，饱和代谢的 Michaelis – Menten 表达式如下：

$$R = (V_{max} \times C_f) / (K_m + C_f) \tag{3-68}$$

V_{max} 是最大代谢速度（mg/h），K_m 是 Michaelis 常数。因为许多外源性物质由具有饱和特性的酶代谢，因此该等式是生理模型成功模拟各种剂量的物质处置的关键。

此外，还有很多复杂的代谢可利用生理模型进行阐释，双底物二级反应（包括酶的灭活、酶的抑制或辅因子的耗竭等）都可以用生理模型模拟，其他隔室中的代谢也可以用与肝脏相同的方法进行模拟。

三、参数获得

生理模型中最常用的参数类型主要包括生理、解剖、热力动力学和转运方面的参数。

（一）生理学参数　生理学参数包括多种，如肺活量、心排出量、血流速率、组织容积和清除率等，这些参数一方面通过实验来测出，另外也可以通过文献资料来获得。

（二）热力学参数　热力学参数把外源性物质在组织中的总浓度（C）与游离浓度（C_F）联系起来，有两种重要的假设：①总浓度与游离浓度之间存在平衡；②只有游离的外源性物质可以进入或离开组织。但是实验中测得的是总浓度，而用于结合、代谢和从组织中转移入血的是游离浓度。外源性物质分配进入组织的程度直接取决于组织的组成，与外源性物质的浓度无关。所以总浓度与游离浓度之间的关系为：总浓度 = 游离浓度 × 分配系数。如果化学物质在组织中的结合位点是可以饱和的，那么化学物质游离浓度与总浓度之间的关系就更加复杂，这种情况下，组织中游离浓度与总浓度之间存在非线性关系。

（三）转运参数　外源性物质跨过生物膜的过程复杂，有被动扩散、载体介导的转运、易化扩散或几种转运方式的联合。最为简单的转运方式即被动扩散，是一个一级速率过程。外源性物质的扩散可以通过毛细血管壁或细胞膜进行，用来描述膜的渗透性的参数是渗透系数，它是外源性物质细胞膜渗透常数与总面积相结合的参数，细胞膜渗透常数受外源性物质扩散速度与细胞膜厚度的共同影响。

（四）分配系数　生理模型最为常用的理化参数为分配系数（partition coefficient，P），当化学物质在两种介质中分配达到平衡时，化学物质在两介质中浓度的比值即是分配系数。对于 P 值，应通过体外或体内实验测定。

体外实验可采用小瓶平衡、平衡透析、超滤等方法。如采用小瓶平衡法测定化学物质的组织 – 气体或血液 – 气体分配系数时，用如下公式计算：

$$P_{t:a} = \frac{(C_{ref} - V_{ref}) - [C_{sam}(V_{ref} - V_{sam})]}{C_{sam}V_{sam}} \tag{3-69}$$

C_{ref}：对照管化学物质浓度，C_{sam}：样品管化学物质浓度，V_{rfe}：对照管体积，V_{sam}：样品管体积。

当化学物质的溶解性较差，可采用将组织或血液制备成适当浓度的匀浆，这种情况下计算公式为：

$$P_{t:a} = \frac{[C_{ref}(V_{ref}-V_{liq})] - [C_{sam}(V_{ref}-V_{liq}-V_{sam})(V_{liq}P_{liq})]}{C_{sam}V_{sam}} \quad (3-70)$$

V_{liq}：稀释用液体体积，P_{liq}：稀释用液体 – 气体分配系数。

体内实验测定分配系数，采用单剂量静注或者恒速静输等方法。

一般来讲，无论是消除房室还是非消除房室的分配系数均应通过稳态时测出的分布比来计算。仅当化学物的生物半衰期较长时，通过单剂量静注后某一时间测出的分布比才接近于非消除组织中的 P 值。对于非消除组织或房室来说，稳态时测得的组织 – 血液分布比等于 P 值，此时 P 值为：

$$P = \frac{C_M^{ss}}{C_B^{ss}} \quad (3-71)$$

消除房室中稳态时测得的组织 – 血液分布比常常低于真实 R 值。只有当有效的固有清除率远小于器官的血流速率时，稳态时的分布比才接近于 R 值。当固有清除率与器官的血流速率相比相对较高时，用稳态时的分布比估计 R 值就会产生较大的误差，此时，可用下式计算：

$$R_L = \frac{C_L^{ss}}{C_B^{ss}} = \frac{Q_L + f_B Cl_L}{Q_L} \quad (3-72)$$

R_L：平衡时，肝与刚离开肝脏的静脉血中毒物的分布比，f_B：血中毒物的游离分数，Cl_L：肝中游离毒物浓度，Q_L：肝脏中血流量。

组织中的残留血液可能会给分配系数的测定带来误差，因此，可通过下式计算组织中残留血液中的化学物质量 [%（A_T）B]：

$$\%(A_T)_B = \frac{100}{1 + P_t \frac{(V_F)_0}{(V_F)_B}} \quad (3-73)$$

$(V_F)_B$：组织中血液的分数，P_t：组织 – 血液分配系数。

（五）生化参数 通过体内或体外实验分析染毒后的时程曲线，取得如化学物质吸收速率、生物转化、大分子结合与分泌等相关常数。

利用血中毒物浓度 – 时间关系曲线，可以计算一定染毒时间内毒物透过皮肤进入体内总量，利用生理模型动力学可以得出除透皮速率常数（K_p）以外的所有参数，而将实验数据与生理模型进行拟和获得 K_p。化学物质透皮吸收速率也可利用离体皮肤通过体外实验获取。消化道对挥发性有机物化学物质吸收可以通过口服，测定呼出气体中原形化学物质的浓度，利用生理模型动力学对皮肤吸收速率进行测定。

代谢速率可以通过体内实验、细胞组分、微粒体、分离细胞、组织切片、灌流器官等途径获得。直接测定血液、组织、或尿中代谢物水平，可以得到化学物质的代谢速率常数。但该法只限于个别只进行一级代谢不生成其他代谢物的化学物质，如测定二溴甲烷代谢生成溴离子来确定代谢速率常数。利用静脉染毒或其他染毒途径得到的母体化学物质浓度 – 时间关系实验资料，可以用生理模型分析拟和，得到代谢速率常数（K_m、V_m 等）。

虽然体外实验得到的代谢参数与体内实验结果的相关性还未被完全了解，但是已经有利用体外数据成功运用于生理模型而准确描述挥发性和非挥发性有机化学物质的例子。体外实验获得的 K_m 可直接应用，但是，体外获得的 V_m 数据则需要换算方可应用，如大鼠肝脏微粒体获得的 V_m 可通过如下换算：

$$V_{\max(invivo)} = V_{\max(invitro)} \times 60 \times C_{prot} \times F_{tiss} \qquad (3-74)$$

$V_{\max(invivo)}$：体内实验酶催化最大速率 [mg/（kg·h）]；$V_{\max(invitro)}$：体外实验最大速率；60：小时转化为分钟的转换因子；C_{prot} 微粒体中蛋白质浓度（mg 蛋白/g 组织）；F_{tiss} 组织分配系数（g 组织/kg 体重）。

近年来研究表明，利用肝脏匀浆研究化学物质代谢为体内实验提供很好的参考，该方法应更为广泛应用于毒物动力学研究，并利用准确可靠的体内实验数据进行验证。

化学物质与血红蛋白、组织蛋白之间的结合也可通过体内外实验进行测定，并且也已经被应用于生理模型动力学研究，与受体、DNA 结合的有关数据用于生理模型动力学也有报道。

四、模型拟和

在特定条件下，用定积分对描述毒物分布的含有各种模型参数的各微分方程求解，预测各组织、器官中毒物水平。当真正实验体系不存在、由于实验条件限制而不能进行具体实验、预测化学物质的长时间效应以及没有实际可行的分析方法时，则进行模型拟和。实施计算机拟和时，各种数学公式需要用流程图和计算机语言进行描述，以便顺利完成。生理模型的计算很复杂，需用计算机运算求得各参数，现在已有计算机程序，在此不再详述。

五、模型验证

由于生理模型是真实生物系统的一种简单化表征，只是有重点的考虑到一些关键性影响因素，所以，在特定条件下，还需对模型体系各种表征的准确性、合理性、全面性进行评价。就是所说的模型验证。广为人们采用的验证方法就是将拟和结果与实验数据进行比较，两者之间差别越小，模型就越准确，越能反映整体的真实情况（图 3-14）。实验数据与拟和结果进行统计学分析比较，因为拟和结果及过程并非定值且呈自相关，所以，传统的假设检验方法（t 检验，χ^2 检验）不能直接采用。另外由于模型本身就是实际生物系统的近似，系统与模型相同的无效假设检验显然是错误的。然而，至少有两种统计学方法来检验数学模型的合理性：一种是 F 检验；另一种差值分析。用方差除以理论误差的均方得 F 值，将其与相应自由度水平，一定可信度下的 F 界值比较，若大于 F 界值，则认为模型不太合理。差值分析是对实验值及预期值之间的差异进行分析研究，若模型合理，差值应当是随机的，利用差值的时间关系以及关于各变量的差值作图，可以发现模型的缺陷，但这样可掩盖模型的优化。

模型验证过程中，模型含有众多参数，检验模型各种参数的不确定性、灵敏性以及变异度非常重要。不确定性是对某些参数实际数值的认识不足，影响剂量的预测。变异度是某种动物不同个体之间某一特定参数的变异范围。灵敏度是某一特定参数的变化对模型所预测的剂量的影响程度。灵敏度分析包括为了找出关键性参数，测定输入各参数后对系统的影响。上述分析，已经运用于动力学行为以及危险度评价研究。

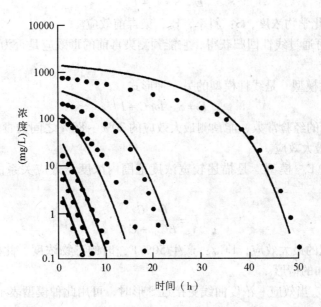

图 3 – 14　静脉染毒 3、10、30、100、300、1000mg/kg 二氧杂环己烷实测血中毒物浓度（散点）与生理模型拟和结果（实线）比较

（摘自 A. W. Hayes. Principles and Methods of Toxicology. 1994）

已做验证的模型可应用于预测化学物质不同染毒途径、不同剂量、不同动物种属的动力学行为，毒作用机制以及危险度评估，尤其在动物毒性实验数据资料外推于人中，具有重要价值。

第五节　毒物动力学 – 毒效动力学结合模型

前面介绍的毒物动力学，都是阐明化学物的接触相与生物转运和生物转化相的动力学过程，而未涉及化学物的效应相，若将毒物动力学与效应相结合，研究化学物按照时间、浓度、效应三相同步进行的动力学行为，这就是所谓的毒物动力学和毒效学结合（pharmacokinetics – pharmacodynamics，PK – PD）模型。

一、毒效动力学模型

毒效动力学是动态地研究毒量（剂量、体内毒量或浓度）与毒效应强度间定量关系并以数学模型表达这种规律的科学。化学物经生物转运和/或经生物转化到达效应部位，和效应部位的受体结合，最终产生毒效应。由于直接测定受体部位的化学物浓度几乎不太可能，可利用该部位浓度与血中浓度的相关性，采用血中毒物浓度和效应建立关系式。研究两者关系的数学模型主要有以下几种：

（一）线性模型　线性模型描述毒效应与浓度之间呈直线关系以及效应的范围。

$$E = S \cdot C + E_0 \tag{3-75}$$

E：效应，C：化学物浓度，S：斜率，E_0：染毒前效应。

此模型的参数可通过线性回归获得，它能预测染毒前的毒效应是否为零，但不能预测毒物的最大效应。

（二）对数线性模型　是线性模型的另一种形式。

$$E = S \cdot logC + I \tag{3-76}$$

I 为无生理意义的经验常数，能预测最大效应的 20% ~ 80% 之间的毒效应，但不能预测毒物零时间效应和最大效应。

（三）最大效应 E_{max} 模型　是描述较宽浓度范围内浓度与效应关系的一种最为常用的模型。

$$E = \frac{E_{max}C}{EC_{50} + C} \tag{3-77}$$

E_{max}：毒物引起的最大效应，EC_{50}：产生 50% E_{max} 时的毒物浓度。此模型适用于毒效应随浓度呈抛物线增加的情形。

（四）E_{max} 模型　当效应 – 浓度曲线更接近 S 形时，可用此种模型表示。

$$E = \frac{E_{max}C^s}{EC_{50}^s + C^s} \tag{3-78}$$

s 为影响曲线斜率的一种陡度常数。当 s = 1，简化为 E_{max} 模型；s < 1，曲线较平坦；s > 1，曲线中部陡，且更趋向 S 形，同时最大效应最大。

二、毒物动力学 – 毒效动力学结合模型

经典的毒物动力学模型由于其抽象性，与解剖结构、生理功能缺乏直观的、清晰的联系，将毒物动力学与毒效动力学结合起来可以克服前者的不足。但是，有些毒物的效应与血液或外室毒物浓度缺乏定量关系，因此，靶部位的毒物与中央室、周边室内毒物的动力学特征相同的假定有其局限和片面性。为此，提出了 PK – PD 同步模型。图 3 – 15 是一个二室模型毒物的 PK – PD 模型示意图。在不同房室模型、以不同方式染毒时，有不同的基本模型来模拟和计算中心室、周边室及效应室的毒物浓度（C_p、C_t、C_e），常用的效应室浓度的函数式如下：

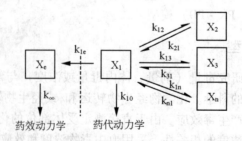

图 3 – 15　二室模型 PK – PD 毒物的模型示意图

1、2、E 分别代表中央室、外周室及效应室（宋振玉等，1994 年）

（一）静脉注射

1. 一室模型

$$C_e = \frac{k_{eo}X_o}{V}\left[\frac{e^{-kt}}{k_{eo}-k} + \frac{e^{-k_{eo}t}}{k-k_{eo}}\right] \tag{3-79}$$

2. 二室模型

$$C_e = \frac{k_{eo}X_O}{V_c}\left[\frac{k_{21}-\alpha}{(\beta-\alpha)(k_{eo-\alpha})}e^{-\alpha t} + \frac{k_{21}-\beta}{(\alpha-\beta)(k_{eo}-\beta)}e^{-\beta t} + \frac{k_{21}-k_{eo}}{(\alpha-k_{eo})(\beta-k_{eo})}e^{-k_{eo}t}\right] \tag{3-80}$$

（二）一级吸收一室模型

$$C_e = \frac{k_{eo}k_a FX_o}{V}\left[\frac{e^{-kt}}{(k_a-k)(k_{eo}-k)} + \frac{e^{-k_a t}}{(k-k_a)(k_{eo}-k_a)} + \frac{e^{-k_{eo}t}}{(k-k_{eo})(k_a-k_{eo})}\right] \tag{3-81}$$

（三）零级过程

1. 一室模型

$$C_e = \frac{k_{eo}k_O}{V}\left[\frac{(e^{kT}-1)\ e^{-kt}}{k\ (k_{eo}-k)} + \frac{(e^{k_{eo}T}-1)\ e^{-k_{eo}t}}{k_{eo}\ (k-k_{eo})}\right] \tag{3-82}$$

2. 二室模型

$$C_e = \frac{k_{eo}k_O}{V}\left[\frac{(k_{21}-\alpha)\ (e^{\alpha t}-1)\ e^{-\alpha t}}{\alpha\ (\beta-\alpha)\ (keo-\alpha)} + \frac{(k_{21}-\beta)\ (e^{\beta t}-1)\ e^{-\beta t}}{\beta\ (\alpha-\beta)\ (k_{eo}-\beta)}\right] \tag{3-83}$$

将 C_e 代入 Hill 方程，得到效应 – 浓度关系式

$$E = \frac{E_{max}C_e^s}{EC_{e50}^s + C_e^s} \tag{3-84}$$

计算机拟和得出 k_{eo}（效应室毒物量消除速率常数）、EC_{50}、S（Hill 系数）以及 E_{max} 等各种毒效学参数。尚可采用其他毒效动力学模型方程进行拟和对比，经统计学处理，选择最佳模型。

值得注意的是，该模型要求各种毒理学指标必须能够量化，但是，并非所有的量化指标均能用该模型。当毒物动力学过程为非线性时，或者效应室浓度与效应之间的关系处于非稳定情况时，如发生毒物耐受、活性代谢物积蓄、双向效应等不宜采用此模型。毒物动力学与毒效应动力学应在同一动物模型上采用同一动物进行研究，即在记录生物效应的同时，采集标本进行化学物浓度测定。

重点和难点：

1. 毒物动力学各动力学参数的基本概念及计算方法。

2. 非线性动力学在毒理学研究中具有的重要地位及作用。

3. 生理模型构建及其在毒性种属间外推、化学物危险度评价、化学物多重接触评价等方面的实际应用。

思考题：

1. 一级消除动力学与非线性动力学有何区别？各自的主要特征是什么？
2. 生理毒物动力学与经典毒物动力学相比，具有哪些优点？

（钟玉绪）

第四章　毒作用的影响因素

由于毒物的化学结构及其所决定的理化性质决定了它的生物活性，不同物种和品系的实验动物的解剖、生理与遗传特征又决定了该化学物质在体内的生物转运和生物转化过程，环境因素也对毒物的生物转运、生物转化及毒作用过程起着很重要的作用，因此，各种毒物对一种实验动物所表达的毒性和毒性效应会有很大差异，一种毒物对不同的实验动物的毒性反应也不同。这些差异，既有量的变化，也有质的不同。正确认识化学毒物毒作用的影响因素对有效控制其毒效应有着重要的理论和实际意义。

第一节　化学物因素

一、化学结构和毒效应

毒物的化学结构决定毒物的理化性质和化学活性，后两者又决定着毒物的生物活性，其关系见图 4-1。

结构-活性关系分析（structure activity relationship analysis）是把已知生物活性的化学物的有关结构参数与其生物活性归纳分析。如果分析时采用的是生物活性的定量资料，而分析结果也用定量数据表示，就称为定量结构与活性关系法（quantitative structure activity relationship，简称 QSAR 法）。所以 QSAR 法就是用数学模型来定

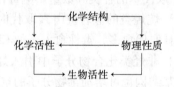

图 4-1　化学结构与生物活性的关系

量地描述化学物的结构与生物活性的关系。该研究已越来越受到人们的重视，研究也愈来愈深入，现已成为毒理学中的一个重要分支或预测毒理学的主要手段，是目前毒理学中很活跃的一个研究领域。

研究化学毒物的化学结构和毒效应之间的关系，找出其规律，有助于从分子水平甚至量子水平阐明化学毒物的作用机制；有助于指导新的化学物质或药物的设计和合成；有助于通过比较预测新化学物质的生物活性，推测其毒性及作用机制；有助于依据此规律探讨中毒急救措施，指导解毒药物的筛选，制定有效的防治措施；有助于预估新化学物质的安全限量标准范围。化学结构对毒性的影响表现在毒作用性质和毒作用大小两方面，有机毒物在这方面有一定规律。

（一）化学结构与毒作用性质　毒物的化学结构决定其在体内可能参与和干扰的生化过程或与体内靶分子选择性的结合，化学结构的改变使其表现的毒作用性质不同。例如：苯具有麻醉作用和抑制造血功能的作用，当苯环中的氢被甲基取代成为甲苯后，其抑制造血功能的作用不明显，而麻醉作用增强，且对皮肤、黏膜有强烈的刺激作用，对肾脏有损害作用。

当苯环中的氢被氨基或硝基取代成为苯胺或硝基苯时，则具有形成高铁血红蛋白的作用，导致高铁血红蛋白血症。又如环氧化物，只有当环氧基团处于分子末端才有致敏作用。有机磷杀虫剂具有抑制胆碱酯酶作用的共性，但由于组成的基团不同，其毒性和某些毒作用常表现一定的特殊性。而有些物质化学结构虽不相同，却表现某些共同的作用，如脂肪族烃类、醇类、醚类，高浓度时均有麻醉作用，此作用常由毒物的整个分子所引起，统称为非电解质作用。因此，在分析化学物的毒作用性质时，应注意分子的整体性、基团的特殊性以及两者间的关系。

（二）化学结构与毒作用大小　毒物的化学结构可能影响毒物的吸收、转运、排泄以及与靶分子的结合能力，从而影响毒作用的大小。一般规律如下：

1. 同系物中碳原子数与毒作用大小　烷、醇、酮等碳氢化合物，随碳原子数增多，毒性增大（甲醇、甲醛、甲烷和乙烷除外）。但当碳原子达到一定数量时（一般为 7 以上个碳原子），却又随着碳原子数增多，毒作用反而减弱。例如从丙烷开始，随着碳原子数增多，麻醉作用增强，但达到 9 个碳原子的壬烷之后，麻醉作用迅速减低。这是由于这类非电解化合物伴随碳原子数增加而脂溶性增大，脂/水分配系数增大；但脂/水分配系数过大（或疏水性过强），则不利于经水相转运，其在机体内易被阻滞于脂肪组织中，反而不易穿透生物膜。

ω-氟羧酸 F（CH$_2$）nCOOH 系列中，分子为偶数碳原子的毒性大，奇数碳原子的毒性小。据分析，能形成代谢产物氟醋酸的化合物毒性大，反之毒性则小。

2. 取代基的种类和数量影响毒作用大小

（1）烷烃类的氢若被卤素取代时，其肝脏毒性一般按被氟、氯、溴、碘取代的顺序而增强，且取代愈多，毒性愈大，如 $CH_4 < CH_3Cl < CH_2Cl_2 < CHCl_3 < CCl_4$。

（2）非烃类化合物分子中引入烃基，使脂溶性增高，易于透过细胞膜，毒性增强。但是，烃基结构也可增加毒物分子的空间位阻，从而使毒性增加或减少。

（3）芳香族化合物中引入羟基，分子极性增强，毒性增加。苯环中的氢被羟基取代变为苯酚后，具弱酸性，易与蛋白质中碱性基团结合，与酶蛋白有较强的亲和力，毒性增大。多羟基的芳香族化合物毒性更高。

（4）毒物分子中若引入羧基（-COOH）或磺酸基（-SO$_3$H），水溶性和电离度增高，脂溶性降低，不易吸收和转运，毒性降低，如苯甲酸毒性低于苯。羧基经脂化后，电离度降低，脂溶性增高，毒性增大。

（5）烃类引入氨基变为胺后，碱性增强，易与核酸、蛋白质的酸性基团起反应，易与酶发生作用，毒性增强。一般毒性规律为：伯胺 > 仲胺 > 叔胺。

3. 分子饱和度影响毒性大小　一般不饱和烃毒性大于饱和烃，且分子中不饱和键增加，毒性增加，如：乙炔 > 乙烯 > 乙烷。

4. 毒物的空间结构影响毒性大小

（1）直链烃 > 支链烃，如正庚烷 > 异庚烷。

（2）环烃 > 链烃，如环己烷 > 正己烷。

（3）取代基位置不同，毒性不同。环烃取代基位置与毒性的关系一般为：对位 > 邻位 > 间位，如对氨基酚 > 邻氨基酚 > 间氨基酚。分子对称者的毒性一般较不对称者毒性大，如

1，2－二氯乙烷（CH_2ClCH_2Cl）毒性大于 1，1－二氯乙烷（CH_3CHCl_2）。

（4）化学物同素异构体存在手性（chirality），即对映体构型的右旋和左旋（通常用 R 和 S 表示，氨基酸和糖类等用 D 和 L 表示），以及其中部分显示出旋光性的偏振平面顺时钟向右偏转或逆时钟向左偏转（用"＋"和"－"表示），可影响其生物转运和转化，因而影响其毒性。一般 L－异构体＞D－异构体。这是由于受体或酶的立体结构只能与一种异构体结合发生生物效应，一般 L－异构体易与酶或受体结合。如 L－吗啡对机体有作用，而 D－吗啡对机体无作用；L－多巴比 D－多巴更易经胃肠道吸收；普萘洛尔的 S 体可选择性地蓄积于某些组织（如心肌）的肾上腺素能神经末梢。但也有例外，如 D－尼古丁毒性比 L－尼古丁的毒性大 2.5 倍。

特布他林（terbutaline）的（＋）对映体经肾排泄为（－）对映体的 1.8 倍；丁呋心啶（bufuralol）作为（＋）体时在 1′位发生羟化，而（－）体时，在 4 或 6 位发生羟化，而葡糖醛酸仅能与 1′位羟化物产生结合反应。

5. 有机磷化合物由于磷原子的几个键所连接的基团不同，形成了一系列有机磷化合物衍生物，其毒性也存在差异。有机磷化合物结构通式为：

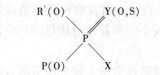

R′和 R 为烷基、烷氧基（RO）、氨甲酰基（$CONH_2$）

Y 为 O 或 S

X 一般为酸性基团

R′和 R 为烷氧基时比为烷基毒性较大；R′和 R 为烷基时，烷基的碳原子数愈多，毒性愈强，如异丙基＞己基＞甲基。Y 为氧时较为硫时毒性大。X 为强酸根时毒性大于弱酸根。X 为苯基时，苯环上的取代基不同，毒性大小依次为：$-NO_2$ ＞ $-CN$ ＞ $-CI$ ＞ $-H$ ＞ $-CH_3$ ＞ $-C_4H_9$ ＞ $-CH_3O$ ＞ $-NH_2$。

二、物理性质与毒效应

毒物的物理性质，如分子量、溶解度、电离度、挥发度、熔点、折射率、键能等与其在外环境中的稳定性、进入机体的机会以及体内代谢转化过程均有影响，与其毒性或毒效应有关。

（一）溶解度

1. 脂/水分配系数（lipid/water partition coefficient） 是指当一种物质在脂（油）相和水相中溶解达到平衡时，其在脂相和水相中溶解度的比值。它涉及毒物的吸收、分布、转运、代谢和排泄。一种毒物的脂/水分配系数较大，表明它易溶于脂而易于被吸收且不易被排泄，在体内停留时间长，毒性较大。

2. 水溶性 毒物在水中的溶解度，特别是在体液中的溶解度愈大，毒性愈强。如 As_2S_3 溶解度较 As_2O_3 小 3 万倍，其毒性也较小。水溶性也可影响毒物作用的部位，易溶于水的刺激性气体如氯气、二氧化硫、氟化氢、氨等，主要刺激呼吸道，而水溶性较低的气体如二氧化氮则可深入至肺泡，引起肺水肿。脂溶性物质易在脂肪蓄积，易造成神经系统的损害。

（二）电离度　即化合物的pKa值。对于弱酸性或弱碱性的有机化合物，只有pH条件合适，使其最大限度的成为非离子型时，才易于吸收和通过生物膜，发挥毒效应。电离度愈低，非离子型比率愈高，越易吸收，毒性愈大；反之，呈离子型的比例越高，虽易溶于水，但难于吸收，且易随尿排出，毒性减小。

（三）挥发度　若毒物在常温下容易挥发，就易于形成较大蒸气压，易于经呼吸道吸收。有些毒物绝对毒性相当，但由于其各自的挥发度不同，所以实际毒性可以相差较大。如苯与苯乙烯的LC_{50}值均为45mg/L，即其绝对毒性相同。但苯很易挥发，而苯乙烯的挥发度仅及苯的1/11，所以苯乙烯形成空气中高浓度就较困难，实际上比苯的危害性为低。将物质的挥发度估计在内的毒性称为相对毒性。用相对毒性指数来表示有机溶剂毒性大小，更能反映化合物经呼吸道吸收的危害程度。如对于易挥发的液态化学物质，经呼吸道进入机体时，应参考慢性吸入中毒危险指数（risk index of chronic inhalation poisoning，I_{ch}）进行危险度评价。I_{ch}是该化学物质在20℃时的蒸气饱和浓度与慢性阈浓度的比值（$I_{ch} = C^{20℃}/Lim_{ch}$）。$I_{ch}$越大，产生慢性中毒的危险性越大。

（四）分散度　粉尘、烟、雾等固态物质，其毒性与分散度有关。分散度是指物质被粉碎的程度，以颗粒粒径大小（μm）的数量或质量的百分比来表示，前者称粒子分散度，粒径较小的颗粒愈多，分散度愈高；后者称质量分散度，粒径较小的颗粒占总质量的百分比愈大，质量分散度愈高。

一般粒子分散度愈高，其在空气中漂浮的时间愈长，沉降速度愈慢，经呼吸道吸入的机会愈多，危害性愈大。而且，分散度越大，比表面积越大，生物活性也越强。

分散度还与颗粒在呼吸道的阻留有关。粒径大于$10\mu m$的颗粒在上呼吸道被阻留，而小于$5\mu m$的颗粒可达呼吸道深部，小于$0.5\mu m$的颗粒易经呼吸道再排出，小于$0.1\mu m$的颗粒因弥散作用易沉积于肺泡壁。

由于颗粒的直径、比重、形状等均会影响其沉积的部位，为了相互比较，目前采用空气动力学直径（aerodynamic equivalent diameter，AED）这个参数来表示。AED是指颗粒粒子a，不论其形状、大小和比重如何，如果它在空气中与一种比重为1的球形粒子b的沉降速度相同时，则b的直径可算作a的AED。粒子投影直径（dp）换算成AED的公式为：

$$AED（\mu m）= dp \sqrt{Q}$$

dp：光镜下投影直径（μm），Q：颗粒比重。

一般认为，球形AED小于$15\mu m$的粒子可进入呼吸道，其中，$10 \sim 15\mu m$的粒子主要沉积于上呼吸道，$5\mu m$以下的粒子可达呼吸道深部和肺泡区。

三、纯度

化学工业品中往往混有溶剂、未参加合成反应的原料、原料中杂质、合成副产品等。商品中往往还含有赋形剂或添加剂。这些杂质有可能影响、甚至改变原化合物的毒性或毒效应。如商品乐果的大鼠经口LD_{50}为247mg/kg，而纯品乐果则为60 mg/kg。小鼠经呼吸道以80ppm浓度吸入六氟化硫（SF_6），24小时无动物死亡，属基本无毒，而其工业品中因含有氟化氢（HF）和硫酰氟（SO_2F_2）毒性明显增加。又如除草剂2,4,5 – 三氯苯乙酸（2,4,5

– trichlorophenoxy acetic acid，2, 4, 5 – T）的致畸作用主要由所含杂质四氯二苯并对二恶英（TCDD）所致。1954 年法国使用的治疗疖肿的成药"Stalinon"中毒事件曾轰动世界，其主要成分为二乙基二碘化锡，但由于其中含有三乙基碘化锡，且后者的口服毒性较前者大 10 倍，从而表现出三乙基碘化锡的中毒症状。因此，如果不注意杂质的作用，就会得出错误结论。为了测定某化学物的毒性，一般应首先考虑纯品，当没有纯品或实验目的是确定工业品或商品的毒性时，可采用相应的产品。

第二节　环境因素

一、气象因素和物理因素

（一）温度　环境温度的改变可引起不同程度的生理、生化和内环境稳定系统的改变，从而改变机体某些生理功能并影响毒物的吸收、代谢等。如在正常生理情况下，高气温使机体皮肤毛细血管扩张、血循环加快、呼吸加速，可经皮肤或经呼吸道吸收的化合物，吸收速度加快。另一方面，高温时多汗，随汗液排出氯化钠等物质增多，胃液分泌减少，胃酸降低，影响毒物经胃肠吸收。此外，排汗增多，尿量减少，易于造成经肾脏随尿排出的化合物或其代谢产物在体内留存时间延长，毒性增强。有人比较了在三种温度（$8 \pm 1^{\circ}\text{C}$、相对湿度 $90 \pm 2\%$；$26 \pm 1^{\circ}\text{C}$、相对湿度 $65 \pm 4\%$；$36 \pm 1^{\circ}\text{C}$、相对湿度 $35 \pm 3\%$）条件下，58 种化合物给大鼠腹注，结果有 55 种化合物在 36°C 高温环境下毒性最大，26°C 时毒性最小。引起代谢增高的毒物如五氯酚、2, 4 – 二硝基酚及 4, 6 – 二硝基邻甲酚等在 8°C 时毒性最小，而引起体温下降的毒物氯丙嗪在 8°C 时毒性最大。

（二）湿度　高气湿，尤其是伴随高气温的环境，汗液蒸发困难，皮肤角质层的水合作用加强，脂/水分配系数较低的毒物也易吸收，同时由于毒物易于黏着皮肤表面，延长接触时间，使吸收量增加，毒性增强。

（三）气压　高气压与低气压环境条件下接触毒物可以引起不同的毒作用。例如，在低气压（如高原）条件下，由于缺氧，氧张力改变，洋地黄（digitoxin）、士的宁（strychnine）的毒性降低，但氨基丙苯（aminopropylbenzene）毒性增强。当气压降低致使吸入空气中氧分压明显降低时，一些代谢兴奋剂如二硝基酚等对大鼠的毒性增高，气压降至 $66.5 \sim 79.84\text{kPa}$（$500 \sim 600\text{mmHg}$）时，CO 毒性增强。高气压条件下（如潜水作业），外耳道压力较大，使鼓膜向内凹陷产生内耳充塞感、耳鸣及头晕等，甚至可压破鼓膜。当超过 7 个大气压时，可表现为氮的麻醉作用，并出现心脏活动增强、血压升高及血流速度加快。高气压下还可引起免疫抑制。高分压氧暴露超过一定压力和时程，还会引起体内氧自由基生成过多，进而造成毒性作用。这就会使得相应药物的毒性增强。

（四）其他物理因素　在生活和劳动过程中，一些物理因素如噪声、射频辐射、微波、X 射线等，不仅本身对正常的生理过程有干扰，而且影响毒物的毒作用，甚至形成物理因素与外源性化学物的联合作用。紫外线照射不足可使机体对六氯苯的抵抗力降低，而最适剂量的紫外线照射，可提高机体对六氯苯的耐受性。噪声能增加耳毒性药物如卡那霉素对耳蜗的损害作用。

二、季节和昼夜节律

生物节律即生物钟是生命进化过程中长期形成的基本特征。季节变化和昼夜变化使机体形成固定的季节节律和昼夜节律。季节和昼夜变化中诸如进食、睡眠、光照、温度等因素的变化使得生物体的许多功能活动随季节和昼夜变化而周期性波动，对毒物的反应有所不同。如观察苯巴比妥对小鼠的睡眠作用，下午2时给药出现的睡眠作用最长，而清晨2时给药出现的睡眠时间最短，仅为前者的40%～60%。巴比妥钠对大鼠的睡眠作用以春季给药睡眠时间最长，秋季最短，仅为春季的40%。大鼠对巴比妥钠反应的季节变化如表4-1所示。

表4-1　大鼠对巴比妥钠反应的季节变化

季节	入睡时间（min）	睡眠时间（min）
春	56.1 ± 11.0	470.0 ± 34.0
夏	93.6 ± 11.3	242.0 ± 14.3
秋	120.0 ± 19.0	190.0 ± 18.7
冬	66.5 ± 8.2	360.0 ± 33.0

（引自：工业毒理学实验方法编写组. 工业毒理学实验方法. 上海科技出版社，1979）

又如：在其他条件相同的情况下，一个LD_{50}的剂量的茶碱，在凌晨4：00时所引起的小鼠死亡率仅为10%，而在16：00时却高达75%。对盐酸普萘洛尔的试验表明，在凌晨3：00时给药，对小鼠的LD_{50}为95.8mg/kg，而在11：00时给药，其LD_{50}为129.4mg/kg。因此，近年来毒理学又出现一个重要分支——时间毒理学，即探讨外源性有害因素与内源性生物节律相互作用及其机制的科学。它是应用时间生物学的基本理论和方法，对毒理学中的一些基本问题，从节律性和动态变化的角度，探讨各种毒性损害的时间特征和作用机制。其研究内容主要包括两个方面：一是阐明机体内在的生物节律对毒物作用或体内过程的影响；二是探讨毒物对机体生物节律的损害作用。

三、接触途径和媒介

（一）接触途径　实验动物接触毒物的途径不同，其首先到达的器官以及吸收、分布、代谢过程不同，中毒效应也不尽相同。经呼吸道吸收的毒物，入血后先经肺循环进入体循环，在体循环中经过肝脏代谢。经口染毒，胃肠道吸收后先经肝脏代谢，再入体循环。经皮肤和呼吸道吸收，还有肝外代谢机制。一般认为，同种动物接触毒物吸收速度和毒性大小的顺序是：静脉注射＞腹腔注射＞肌内注射＞经口＞经皮。吸入接触与静脉注射相近。如小鼠吸入八氟异丁烯2小时，LC_{50}＜2ppm，而腹腔注射1ml，未见小鼠中毒表现。人吸入己烷饱和蒸气1～3分钟即丧失意识，而口服10ml无任何明显表现。但有例外，如农药久效磷小鼠腹腔注射与经口接触毒性基本一致，前者LD_{50}为5.37mg/kg，后者为5.46mg/kg，这是由于久效磷经口吸收快而完全；氨基氰大鼠经口LD_{50}为210 mg/kg，经皮LD_{50}为84 mg/kg，经口毒性反而比经皮毒性为低，这是由于氨基氰在胃内可被胃酸作用迅速转化，吸收后先到肝脏被较快降解之故。接触途径不同，有时也可出现不同的毒作用。例如经口染毒时，在肠道细菌作用下硝酸铋可还原为亚硝酸铋，而引起高铁血红蛋白血症；口服单体硫，由于其可转化为硫化氢而出现硫化氢中毒症状。

（二）溶剂和助溶剂　受试毒物常需先用溶剂溶解或稀释，有时还要用助溶剂。常用的溶剂有水（蒸馏水）、植物油（玉米油、葵花籽油、橄榄油）和羧甲基纤维素钠。有的溶剂或助溶剂可改变毒物的理化性质和生物活性，有的可加速或减缓毒物的吸收、排泄，从而影响其毒性。如 DDT 的油溶液对大鼠的 LD_{50} 为 150mg/kg，而水溶液的 LD_{50} 为 500mg/kg，这是由于油能促进 DDT 的吸收所致。有些溶剂本身的毒性会影响毒物毒性的测定结果。如有人用黄米的乙醇浸出液 0.5ml 给小鼠皮下注射，动物全部死亡，而对照组用 0.5ml 纯乙醇皮下注射，动物也全部死亡，由于溶剂乙醇的用量足以致动物致死，因此，该试验无法说明黄米是否含有毒素，如果不设对照组，就可能将溶剂的毒性误认为黄米含有毒素，从而得出错误的结论。有些常用溶剂对某些毒物的毒性也可能产生影响。如 1,1 - 二氯乙烯（1,1 - dichloroethylene）以 200mg/kg 剂量给大鼠灌胃，如以原液灌胃，大鼠血浆中天冬氨酸转氨酶（aspartate transaminase，AST）为 82±2U，丙氨酸转氨酶（alanine transaminase，ALT）为 21±1U，肝/体比值 3.30±0.1，但以玉米油为溶剂时，AST 可增加至 12 023±4 047U，ALT 也增加为 2 110±554U，肝/体比增大为 3.90±0.4。有些溶剂也可能与受试物发生化学反应，改变受试物的化学结构而影响其毒性。如敌敌畏和二溴磷分别用吐温 - 80 乳化液或丙二醇作溶剂所测得的毒性有明显差别，可能是由于丙二醇的烷基与敌敌畏和二溴磷的甲基发生置换而形成毒性较高的毒物所致。

常用的助溶剂有吐温 - 80（Tween - 80），它属于非离子型表面活性剂，具有亲水性基团和亲脂性基团，可将水溶性化学物质溶于油中，脂溶性化学物质溶于水中。但吐温 - 80 对某些毒物的吸收速度有影响，且有一定毒性。

所以，所选用的溶剂或助溶剂应是无毒的，与受试毒物不起反应，不影响受试毒物的吸收和排泄，受试毒物在溶液中应稳定。

（三）稀释度　毒物由于稀释度不同，其毒性也会受影响。一般在同等剂量条件下，浓溶液较稀溶液吸收快，毒作用较强。如分别将同等剂量的氰化钾等毒物稀释为 1.25%、2.5% 和 5% 水溶液给小鼠灌胃，其死亡率随浓度增加递增（表 4 - 2）。

表 4 - 2　不同稀释度毒物对小鼠死亡率的影响（动物死亡数/每组实验动物数）

毒物名称	灌胃剂量（mg/kg）	毒物浓度（%）		
		1.25	2.5	5.0
氰化钾	15	9/20	15/20	19/20
氟化钠	210	2/20	7/20	13/20
硫氰酸钠	900	2/20	9/20	16/20
戊烯四唑	200	9/20	15/20	18/20
戊巴比妥钠	180	9/20	15/20	18/20

（四）交叉接触　在毒理试验中，尤其是经皮肤接触与经呼吸道接触毒物的过程中，要注意防止毒物的交叉接触吸收问题。进行易挥发毒物经皮涂布接触时，应将涂布的局部皮肤密封起来，以防止其蒸气经呼吸道吸收或实验动物舔食涂布部位引起经消化道吸收。经呼吸道接触时，则应保护皮肤，防止气态毒物可能经皮肤吸收。

第三节　种属和个体因素

一、物种与毒效应

不同物种其解剖、生理、遗传、代谢过程等生命特征均有差别。主要表现在几个方面：①寿命周期不同：狗大致为 10～20 年，兔为 4～9 年，豚鼠为 6～8 年，大鼠为 2～3 年，小鼠为 2 年左右；②性成熟期不同：狗为 8～10 月龄，兔为 5～8 月龄，大鼠为 2～3 月龄，豚鼠为 4～6 月龄，小鼠为 35～55 天；③发情周期不同：狗每年两次，主要为春、秋季，其余四种动物则几乎全年都可发情；④解剖学特征不同：如肝脏狗为 7 叶、兔 5 叶，大鼠为 6 叶，小鼠为 4 叶，豚鼠为 8 叶；大鼠无胆囊，由肝输出胆管直接开口于十二指肠；不同物种胎盘屏障细胞层数不一样，如猪和马有 6 层，大鼠和豚鼠只有 1 层，家兔在妊娠初期有 6 层，到妊娠末期仅有 1 层，而人为 3 层血绒膜胎盘；⑤生理学特征不同：狗具有非常敏感的听觉与嗅觉，大鼠、小鼠无呕吐反应等；⑥遗传学特征不同：如各种动物体细胞染色体数目也不同，狗为 78 条，兔为 44 条，大鼠为 42 条，小鼠为 40 条，豚鼠 64 条。这些差异决定了不同物种生理和生化功能上的差异。

（一）毒物在不同物种体内的吸收、蓄积、分布等生物转运过程存在差异　如狗的心输出量为 0.12L/（kg·min），而大鼠为 0.26 L/（kg·min），毒物在大鼠体内的转运速度较狗快。在不同动物物种体内，毒物与血浆蛋白质结合情况也不同，从而影响毒物的转运和分布，如磺胺嘧啶（sulphadiazine）在血浆中总浓度为 100μg 时，狗的血浆蛋白质结合率占 17%，小鼠为 7%，而人为 33%。毒物在不同物种体内排泄途径和速率也有差异，如静脉注入相同剂量（20mg/kg）甲基乙二醛 - 双 - 胍基腙（methyglyoxal - bis - guanylhydrazone），以母体从经肾随尿排出的速率，小鼠 24 小时排出 51%，狗为 26%，而人静注 4mg/kg 在 24 小时排出 25%，7 天才排出 49%。静注亚甲基二水杨酸（methylene - di - salicylic acid）在 24 小时经胆汁排出，狗为 65%，豚鼠为 4%，大鼠为 54%。

化学物质的致畸作用与胎盘屏障的转运有关，如反应停对 0.5～1.0mg/kg 剂量即对人有致畸作用，对而大鼠、小鼠、兔、猴、狒狒也只有某个品系才有致畸作用。

（二）不同物种的酶谱和酶活力的差异，导致代谢能力和代谢途径不同　如食草动物体内存在硫氰化酶，故其对氰化物的解毒能力较人、狗等杂食动物强。不同物种肝脏细胞色素氧化酶，小鼠每克肝酶活性为 141U，大鼠为 84U，兔仅为 22U。对硫磷氧化脱硫生成对氧磷的肝脏脱硫酶活性各动物依次为：豚鼠＞小鼠＞大鼠＞兔＞狗，而对氧磷的酯解酶活性依次为：小鼠＞大鼠＞豚鼠＞兔＞狗。

不同物种的代谢途径不同，如苯胺在猪、狗体内代谢转化成毒性较强的邻位氨基苯酚，而在兔体内则形成毒性较低的对位氨基苯酚。又如 2 - 乙酰氨基芴（2 - AAF）在大鼠等动物体内可经羟化形成 3 - OH - 2 - AAF，再与硫酸结合形成具有致癌性的硫酸酯，使动物致癌，而在猴、豚鼠体内缺乏硫酸转移酶，则不能形成致癌物，故无致癌性。氯仿在小鼠、大鼠和猴经口给予后分别有 80%、60%、20% 转化成 CO_2 排出，而人则主要经呼吸道排出原形氯仿。

因此，不同物种对毒物的毒性反应并不完全一致。一方面表现在对毒物的敏感性差异。如表 4 - 3 所示，将 52 种化学物质，分别给小鼠、大鼠、豚鼠和家兔口服，结果有 51.9% 的化学物质的物种差异系数（最不敏感动物的 LD_{50} 与最敏感动物的 LD_{50} 的比值）在 3 以下。也有报道，300 种化学物质的毒性反应在动物物种间的差别是 10～100 倍之间。Krasovakij 报道，在 138 个有机与无机化学物质中，人比大鼠敏感的范围大致在（1.8 ± 0.3）～（10.5 ± 5.80）倍之间。人对生物碱的敏感性比动物高 100～450 倍。5 种有机磷化合物对猴、狗等 6 种动物相同部位脑匀浆乙酰胆碱酯酶（AchE）的抑制强度，物种间差异在 64.8～106.3 倍之间。另一方面表现在毒作用性质方面的差异，如苯胺对人、狗、猫、豚鼠均能引起高铁血红蛋白，而对兔则很难引起，对小鼠则完全不能引起高铁血红蛋白。除草剂对草快（百草枯，paraquat）对人可引起肺损伤，而各种实验动物中，仅有猴可发生相似反应。某些有机磷化合物引起的迟发性神经病易发生于鸡、猫、狗、鸭等物种，而鼠类、兔则不敏感。

表 4 - 3　动物对毒物敏感性的差异系数的分布

敏感性差异系数	≤2	2～	3～	4～	5～	6～	9～
毒物数的分布	14	13	12	4	3	4	2
毒物数分布百分比（%）	26.9	25.0	23.1	7.7	5.8	7.7	3.8

二、品系与毒效应

同一物种的不同品系，在遗传特征、免疫应答、生化酶系等方面也存在差异，如 SD（Sqragne - Dawley）、F_{344}（Fischer344）和 LE（Long - Evans）三个品系大鼠肝脏细胞色素 P450 酶活性分别为 1.5 ± 0.16U、1.05 ± 0.07U 和 1.46 ± 0.17U。兔降解苯胺的代谢酶在不同品系的变化范围达 3.5 倍以上。人类不同种族、不同民族、甚至不同国家其遗传特征也存在差别，其代谢酶系的多型性或缺陷造成对某些毒物表现不同的敏感性，如有的人群对氧磷水解酯酶活性低，则对对硫磷、对氧磷、马拉硫磷敏感。日本人及瑞典人红细胞中缺乏或基本没有过氧化氢酶，因此对过氧化氢解毒能力低下。

因此，不同品系就对毒物表现出毒性的差异，如腹注丙烯腈，Stock 系小鼠 LD_{50} 为 15mg/kg，而 NR 系小鼠为 40mg/kg。又如三邻甲苯磷酸酯（TOCP）对 SD、F_{344}、LE 三个品系大鼠脑神经病靶酯酶（neurotoxic esterase，NTE）抑制 50% 所需剂量，F_{344} 系为 209mg/kg，SD 为 458mg/kg，LE 系则为 288 mg/kg。

此外，应指出不同品系动物肿瘤自发率不同，且对致癌物的敏感性也不同，如 7, 12 -

二甲基苯蒽易于在 SD 及 Wistar 系大鼠诱发乳腺癌，而 LE 系则不易诱发。2－乙酰氨基芴对 Wistar 与 F_{344} 系大鼠易于诱发肝脏肿瘤，而对 LE 系大鼠则不易诱发。

三、个体因素与毒效应

同一物种同一品系的不同个体在相同条件下接触同一种毒物均有不同的剂量－反应关系，说明其存在着个体差异。其个体差异的原因极为复杂，主要有如下几方面：

（一）性别　毒物毒性在性别上的差异，主要表现在成年个体，如苯、二硝基酚、对硫磷、艾氏剂等对雌性动物毒性较大，而马拉硫磷对雄性大鼠的毒性则高于雌性，其原因可能主要与性激素有关。雄性激素能促进细胞色素 P450 的活力，因此对一些毒物在雄性体内易于代谢和降解。如雄性大鼠将 DDT 转化成 DDE 的能力高于雌性，雄性大鼠使毒物代谢转化后与葡萄糖醛酸结合的能力也较雌鼠为高。

孕激素能抑制肝微粒体酶的氧化作用和葡萄糖醛酸的结合作用。怀孕可增加小鼠对某些毒物如农药和一些金属毒性的敏感性。

此外，有的毒物的排泄也存在性别差异，如丁基羟基甲苯在雄性大鼠体内主要经尿排出，而在雌性体内主要经粪便排出，可能因其葡萄糖醛酸与硫酸结合反应的速度与性别差异有关。

（二）年龄　发育的不同阶段，某些组织器官和酶系等功能发育并不相同。新生儿和动物中枢神经系统发育还不完全，对神经毒物不敏感。新生儿和动物的膜通透性（包括血脑屏障）较大，因此对甲基汞等脂溶性神经毒物反应较大。大鼠葡萄糖醛酸基转移酶大约在出生后 30 天才能达到成年水平。出生后 8 周龄大鼠体内肝脏微粒体混合功能氧化酶才能达到成年活力水平。因此凡需要在机体内转化后才能充分发挥毒效应的毒物，在新生或幼年动物反映的毒性一般就会比成年动物低；反之，凡在机体内可迅速经酶代谢降解失活的毒物，则对新生或幼年动物毒性就可能较大。如八甲磷需在体内羟化后才具有毒性，以 35mg/kg 给初生大鼠灌胃不引起死亡，但相同剂量给成年大鼠灌胃则 100% 死亡。而对硫磷在体内降解很快，所以对仔鼠毒性大于成年鼠。

动物进入老年，其代谢功能又逐渐衰退，对毒物毒性反应也起变化。老年大鼠的肝、肾中葡萄糖－6－磷酸酶、线粒体细胞色素还原酶、红细胞膜 Na^+，K^+－ATP 酶等也均随年龄增长活性下降。

此外，幼年和成年个体对毒物吸收与排泄能力的差异也影响毒性。如儿童对铅的吸收较成年人多 4~5 倍，对镉则多 20 倍，为此，儿童易发生铅、镉中毒。

（三）健康状况　当一种疾病对于机体所产生的损害和某种毒物作用的部位或方式相同，一旦接触这种毒物，往往会加剧或加速毒作用的出现。如着色性干皮病、共济失调性毛细血管扩张病、Bloom 综合征和先天性全血细胞减少症等一些遗传缺陷或遗传病的杂合子对紫外线、烷化剂或某些化学致癌物作用的敏感性就比常人要高。

患有肝、肾疾病对于毒物的吸收、分布、代谢与排泄会产生不同程度的影响。如患有严重肝炎与肝硬化的病人可见肝细胞 P450 含量下降 50%，患有急性化学性肝坏死的病人血浆内苯巴比妥、安替比林的半衰期延长一倍。肾脏功能下降或衰竭，会影响毒物的排泄，导致毒物储留。

免疫状态对某些毒作用的反应性质和程度有直接影响，过低或过高的免疫反应水平都可能带来不良的后果。

现代科学研究表明，良好的精神心理环境能启动人体一切自我调节的控制系统（如神经系统、内分泌系统和免疫系统）以增强抗病能力，而忧郁、悲伤的情绪则会削弱抗病能力，导致疾病发生。

（四）营养状况　合理的营养对于维持机体健康、正常生理状况十分重要。营养不足或失调将影响毒物对机体的毒性。膳食中若缺乏必需的脂肪酸、磷脂、蛋白质、维生素（如维生素 A、维生素 E、维生素 C、维生素 B_2）及微量元素（如 Zn、Fe、Mg、Se、Ca 等），将影响一系列酶的生物合成或活性以及正常的细胞结构和生理功能，从而改变了毒物在体内的代谢转化及机体对其的防御功能，出现异常的毒性反应。已知膳食中蛋白质不足致使细胞色素 P450 与 NADPH-细胞色素 P450 还原酶活性降低，此时苯并（a）芘、苯胺在体内氧化反应将减弱，六六六、对硫磷毒性将增强。维生素 A 可影响内质网的结构使混合功能氧化酶活性受损。维生素 C 可能参与细胞色素 P450 的功能过程。维生素 B_2 是黄素酶的辅基。磷脂是生物膜的重要组成成分。

另外，机体中某些营养成分有利于拮抗毒物的毒作用。如维生素 C、维生素 E 及微量元素 Se、Zn 等具有抗氧化作用，若缺乏，将会使毒物的氧化损伤增强。

实验动物在营养素缺乏时容易罹患某些疾病，也必将影响毒理学研究结果。故进行毒理学试验时，实验动物的营养素供给要求完全、充足。

（五）生活方式　酗酒、吸烟等生活习惯本身也影响毒物的毒效应，有不良生活习惯的人接触其他毒物时，一般认为可能增加某些毒物作用的敏感性。

（六）个体敏感性差异　毒物在相同条件下作用于动物群体或人群，个体之间的反应有很大差异，可从无作用到出现严重损伤以至死亡。这是由于不同个体对同一种毒物具有不同的敏感性。那些出现异常反应的个体被认为对毒作用有敏感性（susceptibility），又称为高危个体（high risk individual）。个体的敏感性差异除与以上性别、年龄、健康状况等因素有关外，主要与个体间代谢酶的遗传多态性、修复酶的多态性和修复能力差异以及受体的差异或变异有关。

第四节　毒物的联合作用

人类在实际生活和劳动过程中经常同时接触各种各样的毒物，包括食品污染物（如残留农药、食用色素以及其他食品添加剂）、水与空气污染物、劳动环境中的有害化学物质以及药物等等。这些毒物在机体中往往呈现十分复杂的交互作用，或彼此影响代谢动力学过程，或引起毒效应变化，最终可以影响其各自的毒性或综合毒性。毒理学把两种或两种以上的毒物对机体的交互作用称为联合作用（combined effect）。

一、联合作用的类型

常见的联合作用有四种形式：

（一）相加作用（additive effect）　两种或两种以上的毒物作用于机体所产生的毒性总效

应等于各毒物单独效应的总和，这种现象称毒物的相加作用。相加作用多见于结构相似或同系物，或毒作用的靶器官或靶分子相同，作用机制相似的毒物，如大部分刺激性气体的刺激作用一般呈相加作用，具有麻醉作用的化学物质，一般也呈相加作用，有机磷杀虫剂对胆碱酯酶的抑制作用通常是相加的。

（二）协同作用（synergistic effect）　两种或两种以上的毒物作用于机体所产生的毒性总效应大于各毒物单独效应的总和，这种现象称毒物的协同作用，如四氯化碳和乙醇均为肝脏毒物，两者一起给予，所造成的肝脏损害程度远远超出各自单独给予时引起的损害的总和。如果一种物质本身无毒性，但与另一有毒物质同时存在时可使该毒物的毒性增加，这种作用称为增强作用（potentiation），例如异丙醇对肝脏无毒作用，但可明显增强四氯化碳的肝脏毒作用。

协同作用的产生可能与毒物之间影响吸收速率，促使吸收加快，延缓排出，干扰体内降解过程和在体内的代谢动力过程的改变等有关。如马拉硫磷与苯硫磷的联合作用为协同作用，其机制是由于苯硫磷抑制了肝脏降解马拉硫磷的酯酶之故。诱导酶的改变，尤其是MFO系的诱导与抑制更需注意，例如动物在经苯巴比妥给药后肝MFO系被诱导，再给以溴苯，溴苯氧化增强，毒性增大。有的是各化学物在机体内交互作用产生新的物质，使毒性增强，例如亚硝酸盐和某些胺化合物在胃内发生反应生成亚硝胺，毒性增大，且可能为致癌剂。此外致癌化学物与促癌剂之间的关系也可认为是一种协同作用。

（三）拮抗作用（antagonistic effect）　两种或两种以上的毒物作用于机体所产生的毒性总效应小于各毒物单独效应的总和，这种现象称毒物的拮抗作用。根据不同作用机制，拮抗作用可分为功能、化学、配置和受体拮抗作用四种方式。功能拮抗作用（functional antagonism）是指两种物质作用于同一生理功能但产生相反的效应，使其毒作用相互消减，如阿托品对抗有机磷化合物引起的毒蕈碱症状。化学拮抗作用（chemical antagonism）又称灭活作用，是指两种化学物质发生化学反应并形成了一个低毒产物，如二巯丙醇可与砷、汞、铅等金属离子络合，从而减少这些金属离子的毒性作用。配置拮抗作用（dispositional antagonism）是指一种化学物质干扰另一种化学物质的配置过程，即化学物质在体内的吸收、分布、排泄和生物转化的过程，使得化学物质在靶器官的存留浓度或持续时间减少，从而使毒性减低，如使用吐根或活性炭可阻止毒物吸收，服用渗透性利尿药或改变尿液 pH 可促进化学物质排泄。1，2，4－三溴苯和 1，2，4－三氯苯等一些卤代苯类化合物能某些有机磷化合物的代谢酶活性增强，令其毒性减弱。受体拮抗作用（recepter antagonism）是指两种化学物质同时与同一受体结合，产生竞争性结合或一种化学物质拮抗另一种化学物质的效应，从而使毒性减低。如纳洛酮可与吗啡竞争性结合同一受体，从而可治疗吗啡产生的呼吸抑制作用。肟类化合物和有机磷化合物竞争与胆碱酯酶的结合，致使有机磷化合物毒效应减弱。

（四）独立作用（independent effect）　两种或两种以上的毒物作用于机体，由于其各自作用的受体、部位、靶细胞或靶器官等不同，所引发的生物效应表现为毒物各自的毒效应，称为独立作用，例如乙醇与氯乙烯联合给予大鼠，能引起肝细胞脂质过氧化效应，且呈相加作用。但深入研究得知，乙醇是引起肝细胞的线粒体脂质过氧化，而氯乙烯则是引起微粒体脂质过氧化，实为独立效应。

二、联合作用类型的研究方法

迄今为止研究外源化学物联合作用的方法都是以急性试验为前提，至于慢性联合作用类型的研究方法尚待探讨。即使以急性试验为基础的研究方法，也很不完善，学者们还在探讨研究之中。

（一）联合作用系数法 即在求出参加联合作用的各化学物各自的 LD_{50} 值之后，从各化学物的联合作用是相加作用的假设出发，计算出混合化学物的预期 LD_{50} 值。预期 LD_{50} 与实测 LD_{50} 的比值，即为联合作用系数 K。计算预期 LD_{50} 的公式为：

$$\frac{1}{混合物的预期 LD_{50}} = \frac{a}{A 的 LD_{50}} + \frac{b}{B 的 LD_{50}} + \cdots\cdots + \frac{n}{N 的 LD_{50}}$$

式中 A、B……N 代表参加试验的各化学物，a、b……、n 分别为 A、B……、N 在混合物所占的重量百分比（$a + b + \cdots\cdots + n = 1$）。

如果各化学物在一定剂量配比下为相加作用，则实测 LD_{50} 值与预期 LD_{50} 值应相等，此时 $K = 1$。但由于通常重复测定 LD_{50} 时会有 2～3 倍的波动，所以相加作用时 K 值应在 1 左右，允许一定的波动。表 4-4 列出了两种评定联合作用的 K 值范围。

表 4-4　K 值评定联合作用类型表

评价方法	拮抗作用	相加作用	协同作用
Smyth 法	< 0.40	0.4~2.7	> 2.70
Keplinger 法	< 0.57	0.57~1.75	> 1.75

也有些人认为此法不确切，主要认为系数 K 法求预期混合 LD_{50} 值的含义是将各受试化学物（A、B……、N）各自的 LD_{50} 值的若干分之一相加，但 A、B……N 各自 LD_{50} 值的若干分之一是不同质的，不能相加。从动物死亡率与化学物剂量-反应曲线的斜率可见，动物死亡 25%（LD_{25}）所需的剂量不一定就是 $0.5LD_{50}$ 剂量。

（二）等效应线图法 又称 Loewe 法。此法只能评定两个化学物的联合作用。其原理是在试验条件和接触途径相同的情况下，分别求出甲、乙两个受试化学物的 LD_{50} 值及 95% 可信限。用坐标纸绘图，以纵坐标表示甲化学物的剂量范围，以横坐标表示乙化学物的剂量范围。分别将甲与乙化学物的 LD_{50} 剂量及 95% 可信限的上、下限剂量点相应地相连，形成三条直线（LD_{50} 线、95% 可信限上限线及下限线）。此三直线的上、下限直线为界定的等效应线区。然后相同条件下取甲、乙二个化学物等毒性剂量（如各取 $0.5LD_{50}$ 剂量）给动物染毒，求出新的混合 LD_{50}。以混合 LD_{50} 值中甲与乙化学物所含各自的实际剂量分别在相应的坐标图上标出，此两个剂量点均作垂直线，二垂直线延长相交。以此相交点的位置评价联合作用的类型，如果此交点正好处于等效应线区之内，即表示为相加作用；如交点落于 95% 可信限的下限以下，表示毒性增大，即协同作用；如交点落于 95% 可信限的上限以上，表示毒性减弱，即拮抗作用（图 4-2）。

等效应线图法在求混合物 LD_{50} 时，是甲、乙二个化学物取等毒性剂量给动物染毒。此处的"等毒性剂量"往往以各自化学物的 $0.5LD_{50}$ 表示，这就与系数 K 法犯有相同不妥之处。如果均取各化学物的 LD_{25} 剂量染毒，则与该法含义不一致。

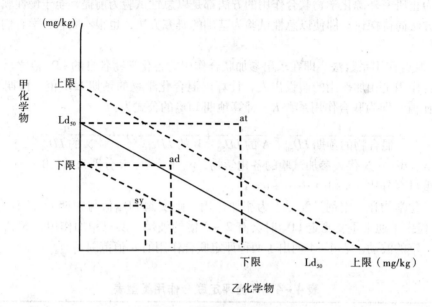

图 4－2　联合作用等效应曲线

ad：相加作用；at：拮抗作用；sy：协同作用

横纵坐标表示乙、甲化学物 LD_{50} 及其 95% 可信限上下限（mg/kg）

由于以上评价联合作用的方法有不少争议，有学者又提出了概率和法，且在此基础上又提出等概率和曲线法。近年来，有害因素联合作用评价使用的方法还有共毒系数法、方差分析法、Logistic 模型评价法、广义三阶多项式回归模型评价法等。联合作用评价方法可以说还不成熟，有待进一步研究。

重点和难点：

1. 毒物化学结构与毒作用的关系。
2. 接触途径和媒介对毒作用的影响。
3. 种属与个体因素对毒作用的影响。
4. 毒物联合作用的类型及其评价方法。

思考题：

1. 在毒理学研究中了解毒物的化学结构有何意义、毒物的化学结构与毒效应关系。
2. 在毒理学试验设计中为何要选择多种动物进行试验？
3. 毒物联合作用的常见类型和可能机制是什么？

（郑金平）

第五章　毒作用的机制

环境有害因素（包括生物、物理和化学因素）对生物体产生的生物学效应多种多样，因而作用机制也不完全相同，但从环境因素和生物体自身考虑，这些作用机制存在某些共性联系，即一般毒作用机制。

外源性化学物的毒作用（toxic effect）是一定数量的化学物自身或其代谢产物在作用部位与组织大分子互相作用产生的有害作用的过程与结果。其特点是在接触化学毒物后，机体表现出各种功能障碍、应激能力下降、维持机体稳态能力降低及对于环境中的其他有害因素敏感性增高等。

毒物的生物学作用有强有弱，以首次接触较小剂量就产生严重毒作用的物质往往为剧毒物质，又称急毒物质，把这种效应称为首剂效应（first dose response）。首剂效应指第一次接触很小剂量的毒物就引起强烈毒效应的现象，如本来是降压药的可乐定，首剂给药按常量应用，常出现血压骤降，产生有害生物学效应。因此，对于这类药物，其用量应从小剂量开始，根据病情和耐受情况逐渐加大到常规治疗剂量。通常把反复接触较大剂量才会出现毒性的物质，称作慢性毒物。

机体通过一定的途径才能接触到化学物，产生毒效应，化学物首先与机体的物理屏障（皮肤、内膜、黏膜、结膜等）相互作用，当克服这些物理屏障后，便被直接吸收进入体内并经过肝脏代谢后发生生物学改变，这种作用称为首过效应。首过效应（first-pass effect）是指未到体循环就在吸收部位或肝脏发生代谢和排泄的现象。虽然化学物在体内经过生物转化等一系列吸收、代谢过程后，有些化学物结果变成对机体无毒，而有些化学物则被活化，甚至不经代谢就被活化，这种外源性化学物变成能够对机体产生毒性反应的终毒物，与体内的靶器官、靶分子相互作用，这时的毒物就会产生毒作用。但是，化学物最终的毒作用后果，还取决于与机体的修复功能相互作用的结果，因为机体还存在一定的抑制、清除、代偿、修复功能，当毒物进入体内的剂量或与靶分子作用的强度超过机体的清除、抑制、代偿、修复功能时，终毒物与靶分子相互作用就会影响靶细胞，导致功能失常、紊乱，甚至结构损伤、破坏，这时毒物的毒作用就产生了有害后果，机体中毒。

第一节　毒物的活化与终毒物的作用

一、毒物活化的机制

毒物的活化包括：外源性化学物经过机体的生物转运和转化过程，一些化学物（如多环芳烃）的结构和性质改变，形成亲电、亲核物，或产生自由基等，因而生物学作用也会随之改变，产生活化作用。

（一）亲电物的形成　亲电物（electrophile）是具有亲电反应的加成物，指含有一个缺电子（带部分或全部正电荷）的分子，如获取电子倾向强烈的卤素、氯化氢（中的 H^+）等与烯加成反应时，先是由亲电的部分（H^+、X^+）进攻电子的烯键，称亲电加成。这使它能通过与亲核物中的富电子原子共享电子对而发生反应。非离子亲电物的形成，是由反应产物如醛、酮、环氧化物、亚硝基化合物等通过插入一个氧原子而产生，该氧原子从其附着的原子中抽取一个电子，使其具有亲电性。化学物的共轭双键通过氧的去电子作用而被极化，使得构成烯键上的一个碳电子缺失（即形成亲电子的），如 α、β - 不饱和醛和酮以及醌和醌亚胺的形成。亲电性毒物的解毒一般是与巯基亲核物谷胱甘肽结合而解毒，这种反应可自发地发生，也可由谷胱甘肽 - S - 转移酶催化。金属离子如 Ag^{2+}、Cd^{2+}、Hg^{2+} 和 CH_3Hg^+ 易于与谷胱甘肽反应来解毒。

（二）自由基的形成　自由基（free radicals）是指最外层电子轨道上独立存在的带有不成对电子的分子、原子或离子。许多外源性化学物在体内产生的毒作用是通过诱发自由基的活化作用而实现的。生物体内的自由基可来源于细胞正常生理过程"电子漏"的电子逃逸，也可来源于化学毒物在体内引发的代谢过程。正常情况下，机体本来会产生微量的自由基参与信号传递、促进细胞增殖等生物学作用，对机体没有损害作用；只有当自由基过度产生或机体的抗氧化防御体系的功能减弱或丧失时，自由基才会产生损害作用。因此，自由基的解毒主要由机体内外源性补充的抗氧化剂构成的抗氧化防御系统来完成，该防御系统包括非酶性和酶性抗氧化剂。

（三）亲核物的形成　亲核物的形成是毒物活化作用较少见的一种机制。化学物本身虽然不具备获取电子倾向，但却有提供电子的能力，如醇、- SH（巯基）反应时能生成过渡态的 RO^- 与烯键作用，就具备了提供电子的能力，这类反应称为亲核加成。如苦杏仁经肠道 β - 糖苷酶催化形成氰化物；丙烯氰环氧化以及与谷胱甘肽结合形成的氰化物；硝普钠经巯基诱导降解后形成氰化物等都属于亲核加成反应，参与亲核反应的化学物就称为亲核物。亲核物一般通过在亲核功能基团上的结合反应来解毒。如羟基化合物通过硫酸化作用、葡萄糖醛酸化作用，而巯基化合物被甲基化或葡萄糖醛酸化，胺类和肼类则与乙酰基结合。排除巯基化合物和肼类的另一个途径是通过含黄素酶的单加氧酶类的氧化作用。

（四）高活性还原剂的形成　除了上述机制外，还存在着一种特殊的产生氧化还原共存，但以还原性为主的活化机制。如，硝酸盐通过肠道细菌还原、亚硝酸酯或硝酸酯与谷胱甘肽反应而形成产生高铁血红蛋白的亚硝酸盐等；细胞外和细胞内的蛋白酶参与有毒多肽的失活作用。

二、化学修饰与终毒物

毒物进入体内，经过代谢减毒（解毒）一般不产生毒性反应或轻微的毒性反应，但是，很多化学物经过生物转化和化学修饰会发生增毒反应，变成终毒物。终毒物（ultimate toxicant）是指与内源靶分子（如受体、酶、DNA、微丝蛋白、脂质等）反应或严重地改变生物学（微）环境、启动结构和（或）功能而表现出毒性的物质。终毒物可为机体所暴露的化学物原型或其代谢物。化学物的增毒作用过程，一般要经历一系列生物化学变化，包括化学物的修饰、启动信号系统、发生炎症反应或免疫防御反应等导致在不同生物学组织结构上，包括组织、细胞、分子等发生异常改变，产生毒性交互作用。

很多毒物与靶分子相互作用会发生修饰。化学结构修饰是基于毒物、药物原有的基本化学结构，仅其中某些官能团发生改变，如氧化、甲基化、磷酸化等作用。发生化学修饰的分子，结构和性质发生相应改变后，生物学作用就会发生改变。毒物经过化学修饰，就可变成毒性很低的物质，而保留其他对生物体有益的活性，利用此原理可以用于新药设计。有些外源性化学物，它们的化学结构发生变化后毒性增强，就会对机体产生毒作用，例如，由乙二醇形成的草酸可引起酸中毒和低血钙，并可因草酸钙沉淀而导致肾小管阻塞。

有时，化学物通过生物转化而获得与特定受体或酶相互作用的高活性结构特征，例如，有机磷农药对硫磷转化为一种高活性的胆碱酯酶抑制剂对氧磷。然而，最为多见的情况是增毒作用使外源性化学物，如氧和氧化氮（NO）转变为亲电子或自由基或亲核物以及氧化还原性反应物。

三、终毒物与靶分子的反应

毒物进入靶组织与生物大分子－蛋白、核酸相互作用而产生毒效应。化学物与细胞结构成分的交互作用或毒性反应强弱，一般与接触途径、毒物的自身性质以及与靶分子作用形式密切相关，如有些毒物会首先作用于皮肤而产生全身毒性反应，像芥子气等。毒性大小还取决于作用目标即靶分子自身的反应性、亲和性，是否具有相互接近的条件和结构，以及该靶分子是否在体内具有重要功能。化学物与靶组织生物大分子相互作用有如下形式：非共价结合、共价结合、去氢反应、电子转移、催化反应。

（一）非共价结合（noncovalent binding） 非共价结合可能是通过非极性交互作用或氢键与离子键的形成，具有代表性的是毒物与膜受体、细胞内受体、离子通道以及某些酶等靶分子的交互作用。有些化合物由于自身极性较弱，与生物大分子包括膜受体、离子通道、膜内受体、某些酶蛋白分子等交互作用时是以氢键或离子键形式相互结合，比如：由于神经性毒剂分子中含有亲电子的 $P\delta^+$，它与乙酰胆碱（acetylcholine，Ach）分子中的正碳原子 $C\delta^+$ 同样具有亲电子性质，但神经性毒剂的亲电子能力比 Ach 强，因为在毒剂分子中，$P-O$ 和 $P-F$ 键上的 O、F 原子相对电负性（吸电子性）比 P 原子大得多（相对电负性 $P=2.1$，$O=3.5$，$F=4.0$，$C\&S=2.5$）。因此，相对电负性大的 O、F 原子吸引电子成为负极，使 P 成为低电子密度的正极，使 P 原子带有较多的正电荷和更强的亲电子能力，产生非共价结合。所以神经性毒剂对乙酰胆碱酯酶（acetylcholinesterase，AchE）有更大的亲和力和抑制力，因而竞争性的抑制了胆碱能神经系统作用，见下面反应式。

（二）共价结合（covalent binding） 化学毒物与细胞大分子的共价结合指化学毒物或其具有活性的代谢产物与机体的一些重要的大分子发生共价结合，从而改变核酸、蛋白质、酶、膜脂质等分子的化学结构与其生物学功能。所谓共价结合，也称不可逆结合（irreversible binding）。共价结合多见于亲电子毒物、非离子、自由基正离子等。由于化合物能与蛋白或核酸反应，因此，相互作用就存在一定的选择性，这种选择性由电荷半径/半径比所决定。一般认为，化合物和蛋白或核酸反应与各自电荷的电负性大小有关。加合物（adducts）指活性化学物与细胞大分子之间通过共价键形成的稳定复合物。共价加合物的形成常见于亲电毒物，如非离子和阳离子亲电物以及自由基阳离子；中性自由基·OH、·NO₂、Cl₃C·等也可以共价结合形式与生物大分子反应。

两个相同元素的自由基之间的化合反应，一般为共价结合，两个自由基中的各自未配对电子之间进行配对反应后，形成一个新化合产物。如两个 H· 在触媒的作用下可化合成 H_2：

$$2H \cdot \longrightarrow H_2$$

（三）去氢反应　去氢反应也称脱氢反应。自由基可迅速从内源化合物去除氢原子，将这些化合物转变为自由基。有些中性自由基也可以通过其具有不配对电子的特点，与内源性化合物结合，夺取氢原子而发生脱氢反应。比如，自由基（R·）将有机分子（A–H）中的 H 转移至自身而成为 R–H，并使 A–H 变为自由基 A·，反应式见：

$$Cl \cdot + CH_4 \longrightarrow HCl + \cdot CH_3$$

由于反应化合物抽走了氢原子，自身也就形成了不配对电子，生成了新的自由基形式的化合物。不仅中性自由基能产生脱氢反应，许多毒物也能发生脱氢反应。巯基化合物（R–SH）脱氢后形成了具有二硫键（R–S–S–R）形式的化合物，如谷胱甘肽（GSH），在与氧化物发生反应时，就可形成氧化型谷胱甘肽（GSSG）。

GSH 有氧化型和还原型两种形式，可以互相转换：

$$2GSH \underset{+2H}{\overset{-2H}{\rightleftharpoons}} GSSG$$

自由基还可以与 DNA 分子中通过脱氢反应生成自由基，引起 DNA 的断裂。从巯基化合物（R–SH）脱氢形成巯自由基（R–S·），这种自由基是其他巯基氧化产物如次磺酸和二硫化物的前身。脂肪酸脱氢产生脂质自由基能启动脂质过氧化作用。核酸的基本单位核苷酸，蛋白质的基本单位氨基酸，它们各自都只能通过一种方式彼此连接成直链状，4 种核苷酸也只能构成 24 种不同的四核苷酸。唯有糖的基本单位单糖，4 种单糖却能组成 35 650 种四糖。单糖水溶液在室温下放置几分钟之后就会产生自由基，通过氧化脱氢反应可产生多种 α–羰醛类产物（表 5–1）。

表 5–1　单糖自动氧化的 α–羰醛类产物

单　糖	产　物
乙醇醛	乙二醛
甘油醛	羟丙酮醛
二羟丙酮醛	羟丙酮醛
二羟丙酮磷酸盐	羟丙酮醛磷酸盐
甘油醛–3–磷酸盐	羟丙酮醛磷酸
D–葡萄糖	D–葡萄糖醛酮

α-碳醛类产物能与 DNA、RNA 和蛋白质发生交联，能抗有丝分裂、抗癌，因对癌细胞和正常细胞都有毒，不宜用于临床。它们与蛋白质发生交联而使酶失活，使细胞膜变形性下降，导致细胞衰老和死亡。糖尿病性白内障和毛细血管病也与单糖的自动脱氢氧化有关。

（四）电子转移 有些外源性化合物影响机体的电子传递功能，在电子传递过程中产生自由基，主要是影响线粒体呼吸链的电子传递。电子传递链在真核细胞存在于线粒体的内膜上。电子传递链是在生物氧化中，底物脱下的氢（$H^+ + e^-$），经过一系列传递体传递，最后与氧结合生成 H_2O 的电子传递系统——呼吸链。呼吸链上电子传递载体的排列有一定顺序和方向，电子传递的方向是从氧化还原电位较低的化合物，流向氧化还原电位较高的化合物。氧是氧化还原电位最高的受体，最后氧被还原成水。

线粒体内膜上的呼吸链有 NADH 呼吸链和 $FADH_2$ 呼吸链。构成电子传递链的有五类电子传递体复合物（图5-1）：①烟酰胺核苷酸（NAD^+）：许多底物脱氢酶以 NAD^+ 为辅酶，接受底物脱下的氢成为还原态的 $NADH^+ + H^+$，是氢（H^+ 和 e^-）传递体；②黄素蛋白：黄素蛋白以 FAD 和 FMN 为辅基，接受 $NADH^+ + H^+$ 或底物（如琥珀酸）上的质子和电子，形成 $FADH_2$ 或 $FMNH_2$，传递质子和电子；③铁硫蛋白或铁硫中心 也称非血红素蛋白，是单电子传递体，氧化态为 Fe^{3+}，还原态为 Fe^{2+}；④辅酶 Q：又称泛醌，是脂溶性化合物。它不仅能接受脱氢酶催化底物脱下的氢，还能接受琥珀酸脱氢酶等的催化作用释放的氢（$H^+ e^-$）。辅酶 Q 是处于电子传递链中心地位的载氢体；⑤细胞色素类是含铁的单电子传递载体。铁原子处于卟啉的中心，构成血红素。它是细胞色素类的辅基。细胞色素类是呼吸链中将电子从辅酶 Q 传递到氧的专一酶类。已知线粒体的电子含有 5 种不同的细胞色素（即 b、c、G1、aa_3）。通过实验证明，它们在电子传递链上电子传递的顺序是 b→G1→c→aa_3，细胞色素 aa_3 以复合物形式存在，称为细胞色素氧化酶，是电子传递链中最末端的载体，所以又称末端氧化酶。

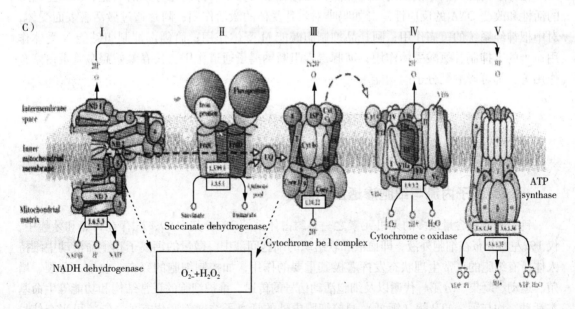

图5-1 细胞线粒体呼吸链的电子传递中会产生自由基

外源性化合物阻断电子传递会影响生物体的功能转化，比如杀虫剂鱼藤酮是一种极毒的植物源物质，能阻断电子由 NADH 向 CoQ 的传递；抗霉素 A 能阻断电子从 Cytb 到 CytG1 的传递；叠氮化物、CO、氰化物、硫化氢能阻断电子由 Cyt－aa$_3$ 到氧的传递。因此，阻断电子传递，也抑制了磷酸化的进行，即不能形成 ATP，发生供能障碍，造成生物体内窒息死亡。此外，有些化合物能将血红蛋白中的二价铁（Fe^{2+}）通过影响电子传递生成三价铁（Fe^{3+}），形成高铁血红蛋白血症，影响携氧功能。亚硝酸盐能氧化血红蛋白，而 N－羟基芳胺、酚类化合物和肼类与氧合血红蛋白共氧化，形成高铁血红蛋白与过氧化氢。

（五）催化反应　有些化合物本身就具有一定的酶活性，比如蓖麻毒素（ricin）就能催化核糖体发生水解断裂，也有一些化合物可与特定靶蛋白发生作用后，使蛋白形成具有酶活性的分子，如醌类化合物接受巯基氧化后的电子，可以促进脂质或核酸发生过氧化反应。蛇毒含有破坏生物大分子的水解酶，可以降解机体正常组织细胞中的蛋白质，因而产生严重的毒性反应；木瓜中也含有木瓜蛋白酶，如处理不当食用而发生的中毒，也是与木瓜酶分解机体的蛋白具有直接关系。另外，神经性毒剂梭曼与乙酰胆碱酯酶结合，生成的梭曼磷酰化乙酰胆碱酯酶可以促进具有重活化酶老化（不能重活化）作用，是梭曼难以防治的重要原因。梭曼磷酸化酶老化的实质是毒剂残基上烷氧基团的去烷基反应，而梭曼磷酰化酶不能被重活化，是由于老化反应太快的原因，由此解释了梭曼磷酰化，乙酰胆碱酯酶老化的分子基础。

四、终毒物引起的靶分子损伤

所有的内源化合物都是毒物潜在的靶分子，然而毒理学上主要指膜脂质、核酸（特别是 DNA）和蛋白质等。毒物对靶分子的影响，包括引起靶分子功能失调和靶分子的破坏两个方面。

靶分子功能失调如模拟内源性配体，活化靶蛋白分子、抑制靶分子的功能、影响蛋白质的活性和改变 DNA 的反应性等。如吗啡对阿片受体的激活作用；阿片通过激活膜表面受体，对中枢神经系统的镇痛作用；阿托品抑制胆碱能 M 受体作用；筒剑毒抑制胆碱能 N 受体作用；士的宁抑制甘氨酸受体作用；河豚毒素阻断钠离子通道作用；长春碱妨碍微管蛋白聚合作用等，都可影响靶分子的功能。

第二节　细胞中毒死亡的主要机制

毒物与靶组织和靶细胞作用的最严重结局是导致细胞死亡，一般常与下列机制有关：

一、钙离子内流与细胞渗透压的改变

钙是人体中含量最多的无机元素之一，约占体重的 2%，其中 99% 贮存在骨骼和牙齿中，仅 1% 左右分布在细胞外液，即血液和软组织的细胞间液中。微量的钙离子在生命活动中维持人体所有细胞的正常生理状态发挥着极其重要的作用，如控制细胞的兴奋、收缩、分裂、增殖、运动、凝集、分泌、代谢以及细胞活动信号的传递，维护细胞的正常结构和功能等生命基本活动，均与钙－ATP 酶（钙泵）调控细胞内外的钙离子浓度差变化有关。Ca^{2+} 可兴奋信号系统，担负着特殊的"兴奋信号传感器"的作用。比如，Ca^{2+} 可将兴奋细胞的电信号即动作电位转变为生物学效应，如神经递质、激素的分泌、肌纤维的收缩舒张等。因此，维持细胞内 Ca^{2+} 在一定的生理范围之内的平衡和稳定性，既是细胞固有的一种能力，也对于生命活动非常必要。正常情况下，细胞内的钙离子一般只在 $10^{-7}mol/L$，细胞内、外钙浓度保持在 $5 \times 10^4 \sim 1 \times 10^5$ 倍数浓度差，人体通过吸收与排泄以及骨钙与血钙释放与"回流"作用，保持钙离子的动态平衡。但是，由于各种原因，如毒物的作用使钙离子代谢紊乱，毒物作用部位的细胞外钙离子内流入细胞，细胞内钙离子含量增加，细胞内、外钙离子浓度差下降，钙跨膜分布梯度降低，就会影响机体细胞的生命活动。尤其是当细胞膜结构损伤破坏时，由于细胞内外渗透压的差别，内流细胞的钙离子大量增加，常会导致出现一系列中毒后果，最终导致细胞裂解死亡。因此，有人将钙离子内流称作"细胞死亡的共同机制"。

二、内外窒息与能量合成障碍

化学因素对机体的毒作用的机制之一是导致机体缺氧，以至于不能有效合成机体生存所必需的能量。这类有害化学因素包括：氯气、光气、双光气、二氧化硫、氨气、一氧化碳、硫化氢、氰氢酸、二氧化碳等气体。这些化合物以不同的途径进入机体并以不同的方式作用于细胞，导致组织细胞缺氧和能量供应障碍，产生严重的毒效应后果。一氧化碳进入体内后主要与红细胞的血红蛋白结合，形成碳氧血红蛋白，以致使红细胞失去携氧能力，从而组织细胞得不到足够的氧气。氰化氢进入机体后，氰离子直接作用于细胞色素氧化酶，使其失去传递电子能力，结果导致细胞不能摄取和利用氧，引起细胞内窒息。甲烷本身对机体无明显的毒害，其造成的组织细胞缺氧，实际是由于吸入空气中氧浓度降低所致的缺氧性的外窒息。硫化氢进入机体后的作用是多方面的。硫化氢与氧化型细胞色素氧化酶中的三价铁结合，抑制细胞呼吸酶的活性，导致组织细胞缺氧。硫化氢可与谷胱甘肽的巯基结合，使谷胱甘肽失活，加重了组织细胞的缺氧。另外，高浓度硫化氢通过对嗅神经、呼吸道黏膜神经及颈动脉窦和主动脉体的化学感受器的强烈刺激，导致呼吸麻痹，甚至猝死。有机溶剂正己烷、二氯甲烷等可引起急性窒息中毒。

三、基因复制与表达受阻

毒物对机体的主要致死性危害之一是影响正常细胞的基因复制和表达受阻，因而发生细胞毒性。影响基因复制和表达取决于细胞自身所具有的作用和功能，因而会产生多种不同的后果。比如，许多抗癌药物杀灭肿瘤细胞，就是利用抗癌药能够抑制基因复制或阻碍基因表达原理研制的，从这个意义上讲，细胞中毒死亡并不一定都是坏事情。当然，有许多情况导致的基因复制和表达障碍是毒性反应的重要机制，如免疫细胞的基因复制和表达受阻会导致细胞数减少，免疫力降低；肺泡Ⅱ型细胞的基因复制和表达受阻，会影响肺泡张力，导致通气功能受损，严重者致死；胰岛 β 细胞的基因复制和表达受阻，会影响胰岛素分泌，出现糖尿病导致细胞损伤、死亡。尤其是影响组织脏器中普遍存在的干细胞的基因复制和表达受阻，会产生更为严重的后果。干细胞是一类增殖较慢，但能自我维持增殖能力的细胞，这些细胞存在于各种组织的特定位置，这些细胞中经过诱导可以产生另外一群具有有限的，而分裂迅速的转移细胞群。机体内的组织由具有不同功能的细胞所组成。有学者认为，癌症是干细胞病，干细胞的增殖分化受功能细胞制约，功能细胞受损后，无法正常制约干细胞，于是干细胞增殖失控而为癌。而干细胞之所以能够转化成为癌细胞，环境化学物或毒物起到了非常重要的作用。

因此，影响基因复制和导致基因表达受阻是导致细胞死亡的重要机制。

四、启动凋亡程序

细胞凋亡是指维持内环境稳定，由基因控制的细胞自主的有序的死亡。凋亡是细胞对环境的生理性病理性刺激信号、环境条件的变化或缓和性损伤产生的应答有序变化的死亡过程。细胞凋亡的过程大致可分为以下几个阶段：接受凋亡信号→凋亡调控分子间的相互作用→蛋白水解酶（caspase：半胱天冬蛋白酶）的活化→进入连续反应过程。各种外界因素是细胞凋亡的启动剂，它们可以通过不同的信号传递系统传递凋亡信号，引起细胞凋亡。

（一）细胞凋亡启动　细胞凋亡的启动是细胞在感受到相应的信号刺激后胞内一系列控制开关的开启或关闭。凋亡的启动可能包括两种途径：①细胞凋亡的膜受体通路：如 Fas 是一种跨膜蛋白，属于肿瘤坏死因子受体超家族成员，它与 FasL 结合可以启动凋亡信号的转导引起细胞凋亡；②细胞色素 C 释放和 caspases 激活的生物化学途径：线粒体是细胞生命活动控制中心，它不仅是细胞呼吸链和氧化磷酸化的中心，而且是细胞凋亡调控中心。细胞色素 C 从线粒体释放是细胞凋亡的关键步骤，释放到细胞质的细胞色素 C 在 dATP 存在的条件下能与凋亡相关因子 1（Apaf - 1）结合，使其形成多聚体，并促使 caspase - 9 与其结合形成凋亡小体。此外，线粒体还释放凋亡诱导因子，如 AIF，参与激活 caspase。促凋亡因子能诱导细胞色素 C 释放和凋亡小体的形成。多数凋亡刺激因子通过线粒体激活细胞凋亡途径。

（二）凋亡的执行　尽管凋亡过程的详细机制尚不完全清楚，但是已经确定 caspase 即半胱天冬蛋白酶在凋亡过程中是起着必不可少的作用，细胞凋亡的过程实际上是 caspase 不可逆有限水解底物的级联放大反应过程。到目前为止，至少已有 14 种 caspase 被发现，caspase 分子间的同源性很高，结构相似，都是半胱氨酸家族蛋白酶，根据功能可把 caspase 基本分为两类：一类参与细胞的加工，如 Pro - IL - 1β 和 Pro - IL - 1δ，形成有活性的 IL - 1β 和 IL - 1δ；第二类参与细胞凋亡，包括 caspase - 2、3、6、7、8、9、10。

凋亡细胞的特征性表现，包括 DNA 裂解为 200bp 左右的片段，染色质浓缩，细胞膜活化，细胞皱缩，最后形成由细胞膜包裹的凋亡小体，然后，这些凋亡小体被其他细胞所吞噬。caspase 引起上述细胞凋亡相关变化的全过程至少包括以下 3 种机制：

1. 凋亡抑制物　正常活细胞因为核酸酶处于无活性状态，而不出现 DNA 断裂，这是由于核酸酶和抑制物结合在一起，如果抑制物被破坏，核酸酶即可激活，引起 DNA 片段化（fragmentation）。现知 caspase 可以裂解这种抑制物而激活核酸酶，因而把这种酶称为 caspase 激活的脱氧核糖核酸酶（caspase - activated deoxyribonuclease，CAD），而把它的抑制物称为 ICAD。因而，在正常情况下，CAD 不显示活性是因为 CAD - ICAD 以一种无活性的复合物形式存在。ICAD 一旦被 caspase 水解，即赋予 CAD 核酸酶活性，DNA 片段化即产生。

2. 破坏细胞结构　caspase 可直接破坏细胞结构，如裂解核纤层。核纤层（lamina）是由核纤层蛋白通过聚合作用而连成头尾相接的多聚体，由此形成核膜的骨架结构，使染色质（chromatin）得以形成并进行正常的排列。在细胞发生凋亡时，核纤层蛋白作为底物被 caspase 在一个近中部的固定部位所裂解，从而使核纤层蛋白崩解，导致细胞染色质的固缩。

3. **调节蛋白丧失功能** caspase可作用于几种与细胞骨架调节有关的酶或蛋白，改变细胞结构。其中包括凝胶原蛋白（gelsin）、聚合黏附激酶（focal adhesion kinase，FAK）、P21活化激酶α（PAKα）等。这些蛋白的裂解导致其活性下降。如caspase可裂解凝胶原蛋白而产生片段，使之不能通过肌动蛋白（actin）纤维来调节细胞骨架。

除此之外，caspase还能灭活或下调与DNA修复有关的酶、mRNA剪切蛋白和DNA交联蛋白。由于DNA的作用，这些蛋白功能被抑制，使细胞的增殖与复制受阻并发生凋亡。

所有这些都表明caspase以一种有条不紊的方式进行"破坏"，它们切断细胞与周围的联系，拆散细胞骨架，阻断细胞DNA复制和修复，干扰mRNA剪切，损伤DNA与核结构，诱导细胞表达可被其他的细胞吞噬的信号，并进一步使之降解为凋亡小体。

各种外界因素是细胞凋亡的启动剂，它们可以通过不同的信号传递系统传递凋亡信号，引起细胞凋亡。

五、心、脑细胞电位紊乱

机体有些细胞，像心肌细胞、神经细胞具有容易兴奋的特点，才能维持生命的基本活动，易兴奋细胞膜的维持和稳定是正常生理功能的基本条件。细胞安静时，存在于细胞膜内外两侧的电位差，称为跨膜静息电位，简称静息膜电位（resting potential，RP）或静息电位。体内所有细胞的静息电位都表现为细胞膜内侧为负电位，外侧为正电位，通常规定膜外电位为零，则膜内大都在 $-10 \sim -100mV$ 之间，因而处于膜的极化状态。哺乳动物神经和肌肉细胞的静息电位值为 $-70 \sim -90mV$。神经细胞和肌细胞在接受刺激产生兴奋时，在受刺激的细胞膜两侧出现一次快速而可逆的动作电位，表明细胞兴奋。当神经或肌细胞在安静情况下受到一次短促的阈刺激或阈上刺激时，膜内原有的 $-70 \sim -90mV$ 的负电位通过去极化而迅速消失，转而变成 $20 \sim 40mV$ 的正电位。当去极化到某一临界值（此临界值比原有静息电位小 $10 \sim 20mV$，称为阈电位）时，膜的 Na^+ 通道大量激活。Na^+ 通道激活是指膜上的通道蛋白质在膜两侧电场强度改变的影响下，蛋白质结构中出现了允许 Na^+ 顺浓度差移动的孔道。由于膜的 Na^+ 通道大量激活，膜对 Na^+ 的通透性迅速增大，Na^+ 的内流使膜进一步去极化，又导致更多的 Na^+ 通道开放，造成 Na^+ 内流的再生性增加。有些化学物质，进入体内可以影响细胞的静息电位和动作电位，从而产生毒性。比如，有些海产品毒素和蛤蚌毒素均可通过阻断易兴奋细胞膜上钠通道而产生麻痹效应。毒物可在不同水平上干扰细胞信号的传递，导致细胞内 Ca^{2+} 对激素及生长因子的正常反应的丧失。

第三节 化学物对细胞、细胞周期的影响

一、毒物引起细胞损伤

（一）**核酸损伤** 许多外源性化学物具有基因毒性，绝大多数是由毒物的活性代谢产物与核酸碱基进行共价结合，导致碱基受损，基因突变、畸变和癌变等，例如，糜烂性毒剂硫芥等可与DNA结合发生烷化作用而引起中毒。细胞DNA在复制、修复、基因重排等正常细胞过程或在生理条件下其分子本身发生水解、氧化、甲基化等化学反应均可引起自发性损

伤；如果损伤未被修复，将导致核苷酸如 C→T 的转换。外源性化学物、离子辐射、紫外线（UV）可导致 DNA 链断裂、嘧啶二聚体及交联等；多种环境理化因素的作用，导致细胞 DNA 发生损伤化学致突变物/致癌物如 N - 亚硝基化合物、多环芳烃等可使 DNA 发生碱基修饰，形成多种类型的加合物；一些嵌入剂还可以非共价结合的形式嵌入到 DNA 分子中，从而改变其结构等。

一般认为，各种环境污染物对人体的危害，发生化学毒性反应，造成 DNA 发生损伤是致癌过程的先导基础，但由于机体内存在一些修复机制，损伤后的 DNA 可被修复，从而减轻毒性反应或避免肿瘤的发生。但如果机体的 DNA 修复能力下降，不能完全修复损伤或发生易位修复，则可能会引发 DNA 突变，进而导致肿瘤的发生。因此，环境和工业毒物的遗传毒理学和生物毒作用常表现为 DNA 单链、双链损伤。

许多外源性化学物具有干扰基因表达调控作用，主要表现在：①影响转录水平上的调控，像放线菌素 D 能嵌入到 DNA 双螺旋链中相邻的鸟嘌呤和胞嘧啶（G - C）碱基对之间，与 DNA 结合成复合体，阻碍 RNA 多聚酶的功能，阻止 RNA 特别是 mRNA 的合成，从而妨碍蛋白质合成而抑制肿瘤细胞生长，属周期非特异性药物，但对 G_1 期作用较强，且可阻止 G_1 向 S 期的转变；②影响 mRNA 加工、成熟水平上的调控；③影响翻译水平上的调控。DNA 损伤和基因结构的异常，可以引起重要相关基因表达或功能上的改变，甚至是发生细胞恶性转化的主要前提。

RNA 干扰（RNA interference，RNAi）是由双链 RNA（double - stranded RNA，dsRNA）引发的转录后基因静默机制。RNAi 是真核生物中普遍存在的抵抗病毒入侵、抑制转座子活动、调控基因表达的监控机制。目前已成功用于基因功能和信号转导系统上下游分子相互关系的研究。随着研究的不断深入，RNAi 的机制正在被逐步阐明，而同时作为功能基因组研究领域中的有力工具，RNAi 也越来越为人们所重视。有些研究提示，外源性小 RNA 可以干扰正常细胞的 RNA 表达。但是，这方面的毒理学研究资料报道不多。

许多外源性化学物可以干扰 RNA 表达，比如，黄曲毒素具有抑制蛋白质的合成作用，黄曲毒素分子中的双呋喃环结构，是产生毒性的重要结构。研究表明，黄曲毒素的细胞毒作用，是干扰信息 RNA 和 DNA 的合成，进而干扰细胞蛋白质的合成，导致动物全身性损害。有研究指出，黄曲毒素 B_1 能与 tRNA 结合形成加合物，黄曲毒素 - tRNA 加成物能抑制 tRNA 与某些氨基酸结合的活性，对蛋白质生物合成中的必需氨基酸，如赖氨酸、亮氨酸、精氨酸和甘氨酸与 tRNA 的结合，均有不同的抑制作用，从而在翻译水平上干扰了蛋白质生物合成，影响细胞代谢。

（二）生物膜损伤　许多毒物可以影响生物膜的功能和引起结构破坏，如氟烷与乙烯叉二氯的活性代谢物可与细胞膜乙醇胺共价结合，从而影响膜功能。生物膜的损伤有多种原因，但最主要是自由基损伤。过多的自由基可以产生膜脂质过氧化损害。膜脂质过氧化后，其不饱和性改变，因而膜流动性随之改变，脆性增加。脂质过氧化（lipid peroxidation）指主要由自由基引起的多不饱和脂肪酸的氧化作用对生物膜具有强烈的破坏作用。

脂质过氧化的后果有多个方面，如：①膜流动性降低，脆性增加；膜上的受体和酶类的功能改变；膜通透性变化，如 Ca^{2+} 内流，钙稳态失调和能量代谢改变等；②脂质过氧化物的分解产物的细胞毒作用，像一些不饱和醛类，如 4 - 羟基 - 2 - 反式 - 壬烯醛等；③对

DNA 的影响，有两个方面：一是脂质过氧化自由基和烷基自由基可引起 DNA 碱基，特别是鸟嘌呤碱基的氧化；另一是脂质过氧化物的分解产物，丙二醛可以共价结合方式导致 DNA 链断裂和交联；④对低密度脂蛋白（LDL）的作用，脂质过氧化产物使 LDL 发生氧化修饰，使 LDL 失去对其受体的高度亲和力。

（三）蛋白质损伤　蛋白质是生命的物质基础，一切生命活动离不开蛋白质，人体内蛋白质含量就占其干重的 45% 左右。蛋白质在生命活动中的重要功能包括：①催化功能；②调节功能；③保护和支持功能；④运输功能；⑤储存和营养功能；⑥收缩和运动功能；⑦防御功能；⑧识别功能；⑨信息传递功能；⑩基因表达调控功能和凝血功能等。毒物与蛋白质作用，产生的毒性，最直接的就是影响与之作用的蛋白质的自身所具有的生理功能。毒物与生物大分子相互作用主要方式有两种，一种是可逆的，一种是不可逆的。如底物与酶的作用是可逆的，共价结合形成的加成物是不可逆的。蛋白质分子中有许多功能基因可与毒物或其活性代谢物共价结合，除了各种氨基酸分子中共同存在的氨基和羟基外，还包括丝氨酸和苏氨酸所特有的羟基、半胱氨酸的巯基等。这些活性基团常常是酶的催化部位或对维持蛋白质构型起重要作用，因而与这些功能基团共价结合最终会抑制这些蛋白质的功能，出现组织细胞中毒与坏死，诱发各种免疫反应和肿瘤的形成，还可出现血红蛋白的自杀毁灭和酶的抑制。另外，有些毒物与组织蛋白中的氨基、巯基、羟基等功能基团结合发生酰化反应，从而影响该蛋白的结构与功能，如光气中毒。

1. 酶结构与功能改变　毒物对酶的影响主要是通过以下几个途径：①破坏酶的蛋白质部分的金属或活动中心：如氰化物通过与细胞色素氧化酶的铁结合而抑制酶的活性；②毒物与基质竞争同一种酶而产生抑制作用：如在三羧酸循环中，由于丙二酸结构与琥珀酸相似，因而可以抑制琥珀酸脱氢酶；③与酶的活性剂作用：如氟化物可与 Mg^{2+} 形成复合物，结果使 Mg^{2+} 失去激活磷酸葡萄糖变为酶的作用；④去除辅酶：如铅中毒时，造成烟酸的消耗增多，结果使辅酶Ⅰ和辅酶Ⅱ均减少，从而抑制了脱氢酶的作用；⑤与基质直接作用：如氟乙酸可直接与柠檬酸相结合形成氟柠檬酸从而影响三羧酸循环的继续进行。

2. 细胞外基质蛋白的改变　很多毒物会引起细胞外基质蛋白质如胶原、细胞黏附分子等发生改变，像有些窒息性毒剂可以破坏胶原蛋白的结构，诱导细胞黏附因子上调表达，造成血管内皮细胞的破坏等。构成细胞外基质的大分子种类繁多，可大致归纳为四大类：胶原、非胶原糖蛋白、氨基聚糖与蛋白聚糖以及弹性蛋白。细胞黏附分子（cell adhesion molecule，CAM）是参与细胞之间及细胞与细胞外基质之间相互作用的分子。可大致分为五类：钙黏素、选择素、免疫球蛋白超家族、整合素及透明质酸黏素。比如，发生炎症反应时，活化的内皮细胞表面首先出现 P 选择素，随后出现 E 选择素。它们对于召集白细胞到达炎症部位具有重要作用。E 选择素存在于活化的血管内皮细胞表面。炎症组织释放的白细胞介素 1（IL-1）及肿瘤坏死因子（TNF）等细胞因子可活化脉管内皮细胞，刺激 E 选择素的合成。L 选择素广泛存在于各种白细胞的表面，参与炎症部位白细胞的出脉管过程。L 选择素分子上的 sLeA 与活化的内皮细胞表面的 P 选择素及 E 选择素之间的识别与结合，可召集血液中快速流动的白细胞在炎症部位的脉管内皮上减速滚动等循环往复的过程，最后穿过血管进入炎症部位。

另外，像透明质酸黏素（hyaladherin），包括可结合透明质酸糖链的一类分子，具有相似的氨基酸序列和空间构象，CD44 族是其中的一个成员。CD44 的功能包括：①与透明质酸、纤粘连蛋白及胶原结合，介导细胞与细胞外基质之间的黏附；②参与细胞对透明质酸的摄取及降解；③参与淋巴细胞归巢；④参与 T 细胞的活化；⑤促进细胞迁移。CD44 在很多肿瘤细胞的表达比相应正常组织为高，并与肿瘤细胞的成瘤性、侵袭性及淋巴结转移性有关。

3. 蛋白质的转运、加工与修饰　外源性化学物进入体内，常会影响到细胞正常的蛋白合成修饰转运，产生细胞毒性。体内的蛋白修饰主要发生在内质网。内质网中含有丰富的氧化型谷胱甘肽（GSSG），蛋白二硫异构酶和分子伴侣系统，为蛋白质的折叠提供了极为有利的环境，帮助蛋白质的糖基化修饰及 N - 连接糖蛋白的形成。此外，滑面内质网具有解毒作用，如由肠道吸收的外源性有毒物质或药物及机体代谢自生的内源性毒物，大多数在肝细胞内的滑面内质网通过氧化、甲基化、结合等方式，使毒性降低，利于排泄。内质网贮存的钙离子，具有调节细胞内蛋白质合成后的折叠与聚集作用，钙离子稳态的改变和未折叠或错误折叠蛋白质在内质网内的蓄积可以引发内质网应激，包括钙离子从内质网腔排空、糖基化抑制、二硫键结合减少、异常蛋白质表达等过程。

二、细胞周期失调

（一）不同细胞的细胞周期差异　细胞周期也称"细胞分裂周期"，是指一个细胞经生长、分裂而增殖成两个所经历的全过程，通常可分为若干阶段，即 G_1 期、S 期、G_2 期和 M 期。细胞在 G_1 期完成必要的生长和物质准备，在 S 期完成其遗传物质——染色体 DNA 的复制，在 G_2 期进行必要的检查及修复以保证 DNA 复制的准确性，然后在 M 期完成遗传物质到子细胞中的均等分配，并使细胞一分为二。科学家发现，真核细胞内有一个调控机构，使细胞周期能有条不紊地依次进行，即细胞周期依赖性蛋白激酶（CDK）和周期蛋白（cyclin）。不同细胞的细胞周期有差异，从生存时间来看，淋巴细胞可划分两个亚群：短寿淋巴细胞（存活 3~4 天）和长寿淋巴细胞（长达数十年之久）。胃黏膜上皮细胞的寿命很短，2~3 天就要更新再生一次；粒细胞的寿命不到 1 天，皮肤细胞 28 天。

（二）细胞周期检测点的作用　细胞周期的准确调控对生物的生存、繁殖、发育和遗传均是十分重要的。正常情况下，细胞对自然环境和其他细胞、组织的信号，做出正确的应答，以保证组织、器官和个体的形成、生长以及创伤愈合等过程能正常进行，因而需要更为精细的细胞周期调控机制。在 G_1 晚期内存在一个关键的限制点，也称"R 点"。通过 R 点的细胞将不可逆地进入 S 期直至完成细胞分裂，否则可因环境或内部的不利变化而继续留在 G_1 期。有上百个突变后会导致细胞周期异常的基因，其中 CDC28 的基因，对细胞周期的启动，即细胞能否通过 R 点起关键作用，因此称作"启动"基因。现已发现了一系列调控基因，这类基因被统称作"CDK"基因，为"周期蛋白依赖性蛋白激酶"。还存在 CDK 的"伴侣"——周期蛋白。周期蛋白与 CDK 蛋白形成复合物，使 CDK 能发挥激酶活性。有活性的激酶把磷酸基团连到特定的蛋白质上（磷酸化），使后者性质发生变化，从而又影响其下游的蛋白，如此实现调节功能。不同的周期蛋白在不同的时期被合成出来，然后又被适时地降解。这样，CDK 的激酶活性就像发动机一样依次启动，驱动细胞周期的运行，细胞不断增殖。高等生物含有多个 CDK，每种 CDK 可与不同的周期蛋白结合，反之亦然。除周期蛋白外，CDK 活性还受到磷酸化、去磷酸化、CDK 抑制蛋白等的调节。

细胞周期与中毒、多种人类疾病相关，其中最重要的莫过于与肿瘤的关系。肿瘤的主要原因是细胞周期失调后导致的细胞无限制增殖。从分子水平看，则是由于基因突变致使细胞周期的促进因子不恰当的活化，抑制因子失活，造成细胞周期调节失控的结果。其中，破坏 R 点的正常控制、由癌蛋白错误信号使细胞周期调控系统不断得到"增殖"的指令，机体无法阻止癌细胞分裂。实际上多数肿瘤化疗药物均是细胞周期的抑制剂，但缺点是它们"良莠不分"，也抑制正常细胞。

（三）细胞周期与毒性反应的敏感性 外界有害因素，包括药物的副作用以及放射线照射后，使细胞周期的时相分布出现明显的改变。比如，X 线照射后癌细胞，S 期细胞减少和 G_2/M 期阻滞，且有剂量依赖。X 线照射后存活后代生长延缓，放射线敏感性增高，呈 S 细胞减少和 G_2 期阻滞；放射线照射人舌鳞癌细胞系 Tca 8113 细胞，细胞周期也会发生改变；X 线照射人舌鳞癌细胞系 Tca 8113，S 期减少，G_2/M 期阻滞，其阻滞程度具有剂量依赖性，G_2/M 期阻滞在 12 h 与 24 h 时与照射剂量呈正相关。

在培养的肿瘤细胞中加入一定反应浓度的灵芝孢子粉，采用流式细胞术测定细胞周期，绝大部分肿瘤细胞被阻止在 G_1 期，占细胞总数的 92.8%，说明灵芝孢子粉具有影响细胞周期时相作用，也说明灵芝孢子粉具有使肿瘤细胞同步化作用。另有报道，采用^3H-胸腺嘧啶（^3H-thymidine，^3H-TdR）处理细胞 28h 后，G_1 期和 S 期细胞达到 98%，细胞基本被阻断在 G_1 期末；去除 TdR，换新鲜培养基培养，在前 4h 内 S 期细胞逐渐增多，G_1 期细胞逐渐减少；4h 时 S 期细胞达到 78.1%；5~12h 时 G_2/M 期细胞的比率逐渐增加，S 期细胞逐渐减少；8h 时 G_2/M 期细胞达到 67.2%；随后 G_1 期细胞逐渐增加，24h 时得到 86.3%的 G_1 期细胞，表明^3H-TdR 具有改变细胞时相和同步化作用。

三、线粒体损伤

线粒体（mitochondrion）是细胞内主要的能量形成所在，细胞的生存状态与线粒体的功能状态密切相关，不论在生理上或病理上线粒体都具有十分重要的意义。

线粒体的外膜的通透性高，可容许多种物质通过，而内膜则构成明显的通透屏障，使一些物质如蔗糖和 NADH 不能通过，而其他物质如 Na^+ 和 Ca^{2+} 等也只有借助于主动运输才能通过。线粒体的基质含有电子致密的无结构颗粒（基质颗粒），与二价阳离子如 Ca^{2+} 及 Mg^{2+} 具有高度亲和力。基质中进行着 β 氧化、氧化脱羧、枸橼酸循环以及尿素循环等过程。在线粒体的外界膜内含有单胺氧化酶以及糖和脂质代谢的各种转移酶；在内界膜上则为呼吸链和氧化磷酸化的酶类。线粒体是对各种损伤最为敏感的细胞器之一，在细胞损伤时最常见的病理改变可概括为线粒体数量、大小和结构的改变。

（一）数量的改变 线粒体的平均寿命约为 10 天。衰亡的线粒体可通过直接分裂以保持数量。中毒时，线粒体增生，属于慢性非特异性细胞损伤的适应性反应或细胞功能升高的表现。线粒体数量减少则见于急性细胞损伤时线粒体崩解或自溶的情况下，持续约 15 分钟。慢性损伤时由于线粒体逐渐增生，故一般不见线粒体减少（甚至反而增多）。此外，线粒体的减少也是细胞未成熟和（或）去分化的表现。

（二）大小改变 细胞损伤时最常见的改变为线粒体肿大，可分为基质型肿胀和嵴型肿胀两种类型，而以前者为常见。基质型肿胀时线粒体变大变圆，基质变浅、嵴变短变少甚至消失。在极度肿胀时，线粒体可转化为小空泡状结构。此型肿胀为细胞水肿的部分改变。光学显微镜下所谓的浊肿细胞中所见的细颗粒即肿大的线粒体，但嵴型肿较少见。嵴型肿胀一般为可复性，但当膜的损伤加重时，可经过混合型而过渡为基质型。线粒体对损伤极为敏感。微生物毒素、各种毒物、射线以及渗透压改变等均可引起线粒体损伤。但轻度肿大有时可能为其功能升高的表现，较明显的肿胀则为细胞受损的表现。但只要损伤不重，肿胀可以恢复。

（三）结构的改变　线粒体嵴是能量代谢的明显指征，但嵴的增多未必均伴有呼吸链酶的增加。嵴的膜和酶平行增多反映细胞的功能负荷加重，为一种适应状态的表现；反之，如嵴的膜和酶的增多不相平行，则是胞质适应功能障碍的表现，此时细胞功能并不升高。在急性细胞损伤时，线粒体的嵴被破坏；慢性亚致死性细胞损伤或营养缺乏时，线粒体的蛋白合成障碍，以致线粒体几乎不再能形成新的嵴。衰亡或受损的线粒体，最终由细胞的自噬过程加以处理并最后被溶酶体酶降解消化。

四、P450 系统的改变

P450 也与外源化学物质的代谢有关，能影响毒物的代谢，相关内容前已述及。此处不再赘述。

第四节　受体－配体与细胞通道功能失调

一、受体－配体相互结合的选择性作用

受体是组织的大分子成分，它与配体相互作用，产生特征性生物学效应。配体，是指这样一些信号物质，除了与受体结合外本身并无其他功能，它不能参加代谢产生有用产物，也不直接诱导任何细胞活性，更无酶的特点，它唯一的功能就是通知细胞在环境中存在一种特殊信号或刺激因素。

受体－配体的相互作用通常有立体特异性，化学结构的微小变化就可急剧减少甚至消除毒物的生物效应。但在毒理学反应中关于受体－配体的立体选择性非常值得重视，因为活性差别不仅可延伸到结构不同的毒物和几何异构体，还决定于是否具有手性结构特点的毒物。受体的主要特征（图 5－2）包括：

1. 受体与配体结合具有特异性，这是保证信号传导正确的关键。配体和受体的结合是一种分子识别过程，它依靠氢键、离子键与范德华力的作用使两者结合，配体和受体分子空间结构的互补性是特异性结合的主要因素。有关特异性的问题，除了可以理解为一种受体仅能与一种配体结合之外，还可以表现为在同一细胞或不同类型的细胞中，同一配体可能有两种或两种以上的不同受体；同一配体与不同类型受体结合会产生不同的细胞反应，例如肾上腺素作用于皮肤黏膜血管上的 α 受体使血管平滑肌收缩，作用于支气管平滑肌等使其舒张。

2. 受体与配体结合具有高度的亲和性，这是结合快速反应的前提。

3. 配体与受体结合具有饱和性，这是竞争性抑制的基础。

4. 受体与配体结合具有可逆性，这是细胞功能与活性调节的条件。受体主要包括：细胞膜受体、胞内受体、核受体。膜表面受体主要有三类：①离子通道型受体（ion－channel－

linked receptor）；②G 蛋白偶联型受体（G - protein - linked receptor）；③酶偶联的受体（enzyme - linked receptor）。第一类存在于可兴奋细胞，后两类存在于大多数细胞。研究表明，许多毒物的有害作用直接与干扰受体 - 配体相互作用的能力有关。最突出的例子是失能性毒剂，如毕兹就是阻断了乙酰胆碱与胆碱能受体的结合而产生失能作用。识别特异的信号物质——配体，识别的表现在于两者结合。配体与受体的结合是一种分子识别过程，它靠氢键、离子键与范德华力的作用，随着两种分子空间结构不同程度增加，相互作用基团之间距离缩短，作用力就会大大增加，因此分子空间结构的互补性是特异结合的主要因素。同一配体可能有两种或两种以上的不同受体，例如乙酰胆碱有烟碱型和毒蕈型两种受体。同一配体与不同类型受体结合会产生不同的细胞反应，如 Ach 可以使骨骼肌兴奋，但对心肌则是抑制的。

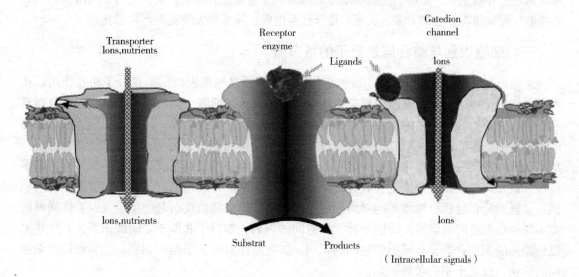

图 5 - 2　细胞膜表面转运、受体、通道类型

二、细胞膜离子通道功能失调

细胞膜上离子通道的功能，除了可以调节细胞内外的渗透压，也是维持细胞膜电位的重要分子。研究表明，细胞膜上离子通道具有的特殊选择性。研究表明，链霉菌的离子通道蛋白质能让钾离子（K^+）通过，却不允许同族元素中体积更小的钠离子（Na^+）通过。根据对离子通道蛋白立体结构研究结果发现，该离子通道有一个"滤嘴"，"滤嘴"边的四个氧原子的位置，恰好跟钾离子在水溶液中的情况一样，氧与水分子的氧距离相同，所以钾离子能够安然通过通道；但钠离子尺寸较小，无法连接上滤嘴边的四个氧原子，因此无法穿过通道。一般的离子通道受"闸门"控制，当离子通道接收到特定的讯号，离子通道蛋白质结构便会发生改变，决定闸门的开与关。离子通道的闸门实质是受电位控制，因此称作电压依赖性离子通道（voltage - dependent channel）。现在研究认为，电位调控型离子通道是一种大型的蛋白质，含有穿透细胞膜的孔，横跨细胞膜的电压变化或细胞膜两边的电场梯度使带正电荷的电压传感开关（voltage - sensing paddle）决定通道的开启或关闭，并决定哪种离子于

何时穿越细胞膜的离子渠道。在肌肉及神经的闸门能够感应细胞膜电位变化，快速精准地开启或关闭通道。有些毒物导致离子渠道的功能发生障碍，引发毒性反应。

离子通道受许多因素调控，如钠通道受体毒素是一类重要的神经毒素，因其作用于钠通道的不同位点而产生不同的毒理作用。这类受体毒素包括：①钠通道阻滞剂，包括河豚毒素（tetrodotoxin，TTX）、麻痹性贝毒（paralytic shell fish poisoning toxins，PSP）等；②钠通道激活剂，包括西加毒素（ciguatoxin，CTX）、短裸甲藻毒素（brevetoxins，BTX）等；③钠通道失活剂，包括海葵毒素（anemonetoxins，ATX）等。钠通道阻滞剂和促进其失活的毒素降低钠通道的通透性，钠通道激动剂和抑制其失活的毒素增加钠通道的通透性。钠通道受体神经毒素一般在中毒后 36h 内发病，患者表现为口周和手足麻木、言语困难、反应迟钝、痉挛抽搐、呼吸系统麻痹、呼吸困难、瘙痒、皮肤和眼睛灼热感、骨骼和关节疼痛、全身无力、共济失调、恶心呕吐、腹痛腹泻、心律失常、头痛、盗汗甚至虚脱、甚至失去知觉，严重者死亡。

三、细胞识别与结合信息分子的蛋白质

细胞识别（cell recognition），指细胞与细胞之间通过细胞表面的信息分子相互作用，从而引起细胞反应的现象。细胞识别是指细胞对同种或异种细胞、同源或异源细胞、以及对自己和异己分子的认识。多细胞生物有机体中有三种识别系统：抗原–抗体的识别、酶与底物的识别、细胞间的识别。第三类包括通过细胞表面受体与胞外信号分子的选择性相互作用，从而导致一系列的生理生化反应的信号传递。无论是哪一种识别系统，都有一个共同的基本特性，就是具有选择性，或是说具有特异性。细胞识别的方式包括：①同种同类细胞间的识别：如胚胎分化过程中神经细胞对周围细胞的识别，输血和植皮引起的反应可以看作同种同类不同来源细胞间的识别；②同种异类细胞间的识别：如精子和卵子之间的识别，T 与 B 淋巴细胞间的识别；③异种异类细胞间的识别：如病原体对宿主细胞的识别；④异种同类细胞间的识别：仅见于实验条件下。

细胞识别的表面的分子主要是蛋白质和糖蛋白，其他分子可以是相关细胞的分泌产物，也可以是这些细胞表面的分子。细胞间识别在动物细胞间普遍地存在，它对生物的生长、发育、代谢、神经传递等都具有重要的作用。每一类细胞间的识别，都具有独特的受体蛋白，识别相应的信号分子并起反应。

这些信号分子的结构变化很大，如小肽、蛋白质、糖蛋白、甾体、脂肪酸衍生物等，都可能是被细胞识别的分子。对某一信号分子来说，具有能识别独特受体的细胞称为靶细胞。比如许多激素是蛋白质，也有的是甾体，可与专一的载体蛋白结合，通过血流带到他处时从载体释放，它们就通过靶细胞的专一甾体激素受体蛋白结合发挥作用。每一甾体激素只识别一个受体蛋白，但是同一受体蛋白在不同的靶细胞中可调控不同的基因，即相同的受体可激活不同的基因，虽然，同一激素和相同的受体蛋白结合，但在机体的不同组织细胞中所发挥的作用却大不相同。另一种与激素识别系统不同的是，信号分子快速被邻近的靶细胞摄取，或者在合成部位就地被附近的酶消化，以致进入血液循环的量一般是微不足道的。如前列腺素分类中，有许多都能和不同的细胞表面受体结合并具有不同的生物效应。

神经细胞和靶细胞形成的化学突触，也是细胞识别的一种方式。通过电脉冲信号沿着神经突起传递，到达突触部位时，神经突起末端释放神经递质，电脉冲转换为化学信号，其化

学传递的本质也是递质和受体的相互作用。神经递质可以是乙酰胆碱、去甲肾上腺素、多巴胺和其他生物胺，也可以是氨基酸，如谷氨酸、天冬氨酸、γ-氨基丁酸和甘氨酸。突触受体蛋白位于细胞膜上，高度疏水并和膜的脂类紧密相连，在骨骼肌、脑、平滑肌中均存在这种受体蛋。它们或是胆碱能的、或是肾上腺素能的、或和氨基酸如谷氨酸有关。精子的头部（顶体）分离出结合蛋白只能与同种卵的质膜结合；卵子质膜中的糖蛋白，它和结合蛋白在黏着中相互作用。哺乳类中则是精子质膜中含有一种物质，可以和卵子透明带中的专一糖蛋白直接结合以达到受精。

　　另一种细胞识别的形式是相同细胞间的相互粘着，识别受体为细胞表面糖蛋白。糖链参与分子识别和细胞识别，包括受体与配体、精子与卵子、凝集素与凝集素受体像 ABO 血型与凝集原、凝集素等，都属于黏附识别。生物体系中一些识别过程，如酶与底物、抗体与抗原的及细胞之间的识别等，被比喻为"钥锁"机制，"一把钥匙开一把锁"，以此解释识别过程的高度专一性以及有时的唯一性，非常恰当。酶与底物、抗体与抗原的及细胞之间的识别过程还存在诱导变构而发生结合的调节能力等。某些化合物存在受体识别、结合的交互作用，最终的毒作用与下列情况等有关：①模拟天然配体的激动剂作用；②占据受体结合部位而阻止天然配体的结合；③结合于不直接参与配体结合的受体上，影响细胞的正常功能，产生毒性。如神经元具有多种类型的受体，但毒物作用于神经元并不一定与所有神经元受体结合，而只是特异的结合在某一种神经元受体上，就足以产生毒性。有机磷农药具有模拟乙酰胆碱作用，当机体大量暴露于这种农药，就会特异性的占据神经元乙酰胆碱受体，与乙酰胆碱酯酶结合，使乙酰胆碱酯酶的活性不能正常发挥，造成乙酰胆碱大量堆积，引起神经毒作用。毒蕈成分、蓖麻毒素、生物毒素的毒作用也有类似作用，这种毒物与细胞作用，存在明显的识别与应答过程。

第五节　毒物与细胞信号传递功能紊乱

　　外源性化学物引起毒性反应的机制之一，是使细胞通讯、化学通讯受阻，细胞信号传递紊乱。细胞通讯（cell communication），指一个细胞发出的信息通过介质传递到另一个细胞产生相应反应的过程。化学通讯（cell chemical communication）是间接的细胞通讯，指细胞分泌一些化学物质（如激素）至细胞外，作为信号分子作用于靶细胞，调节其功能。而信号转导（signal transduction），指外界信号（如物理因素、化学分子）与细胞/细胞表面受体作用，通过影响细胞内信使的水平变化，进而引起细胞应答反应的一系列过程。

一、细胞间通讯的主要类型

　　细胞间通讯主要有三种方式：

　　1. 细胞间隙连接（gap junction）　是细胞间的直接通讯方式。相邻同型细胞对外界信号的具有协同反应性，如可兴奋细胞的电偶联现象。

　　2. 膜表面分子接触通讯　是指细胞通过其表面信号分子（受体）与另一细胞表面的信号分子（配体）选择性地相互作用，最终产生细胞应答的过程。

　　3. 化学通讯　化学信号分子由于作用的距离范围不同，一般分为 4 类：

（1）内分泌（endocrine）：内分泌细胞分泌的激素输送至全身，作用于靶细胞受体。其特点是：①低浓度；②全身性：随血液流经全身，但只能与特定的受体结合；③长时效：激素产生后经过漫长的运送过程才起作用，而且血流中微量的激素就足以维持长久的作用。

（2）旁分泌（paracrine）：通过扩散作用使细胞分泌的信号分子与邻近细胞结合，传递信号。包括：①各类细胞因子；②气体信号分子（如 NO）。

（3）突触信号释放：神经递质（如乙酰胆碱）由突触前膜释放，经突触间隙扩散到突触后膜，作用于特定的靶细胞。

（4）自分泌（autocrine）：自分泌的靶细胞为同类或同一细胞之间信号发放，常见于癌变细胞。

二、细胞信号因素与分子

生物细胞所接受的信号既可以是物理信号（光、热、电流），也可以是化学信号，但是在有机体间和细胞间通讯中最广泛的信号是化学信号。毒物具有启动信号作用。毒物的种类繁多，无论是工业毒物、环境毒物、食品添加剂及污染物，或是农药、药物、毒品或嗜好品、化妆品、溶剂、油化工产品、日常用化学品和军用毒物等被吸收后，首先与受体结合而引发毒作用。比如毒蕈和某些阿托品类物质进入机体首先与受体结合产生毒蕈碱和阿托品样的中毒综合征。

从溶解性来看信号分子又可分为脂溶性和水溶性两类：

1. 脂溶性信号分子　如甾类激素和甲状腺素，可直接穿膜进入靶细胞，与胞内受体结合形成激素 - 受体复合物，调节基因表达。

2. 水溶性信号分子　如神经递质、细胞因子和水溶性激素，不能穿过靶细胞膜，只能与膜受体结合，经信号转换机制，通过胞内信使（如 cAMP）或激活膜受体的激酶活性（如受体酪氨酸激酶），引起细胞的应答反应。所以这类信号分子又称为第一信使（primary messenger），而 cAMP 这样的胞内信号分子被称为第二信使（secondary messenger）。目前公认的第二信使有 cAMP、cGMP、三磷酸肌醇（IP$_3$）和二酰基甘油（DG），Ca^{2+}被称为第三信使是因为其释放有赖于第二信使。第二信使的作用是对胞外信号起转换和放大的作用，信号传导通路的一般模式见图 5 - 3。

信号分子的本质可能是：

1. 生物大分子的结构信号　蛋白质、短肽、氨基酸、核苷酸、脂类和胆固醇衍生物、多糖及糖蛋白、糖脂类、核酸、激素。

2. 物理信号　电场、磁场、光、辐射。

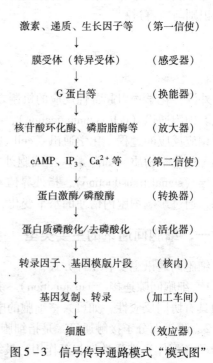

激素、递质、生长因子等	（第一信使）
↓	
膜受体（特异受体）	（感受器）
↓	
G 蛋白等	（换能器）
↓	
核苷酸环化酶、磷脂脂酶等	（放大器）
↓	
cAMP、IP$_3$、Ca^{2+} 等	（第二信使）
↓	
蛋白激酶/磷酸酶	（转换器）
↓	
蛋白质磷酸化/去磷酸化	（活化器）
↓	
转录因子、基因模版片段	（核内）
↓	
基因复制、转录	（加工车间）
↓	
细胞	（效应器）

图 5 - 3　信号传导通路模式"模式图"

3. 化学信号

（1）细胞间信号：内分泌激素、神经递质、神经肽；局部化学介导因子、抗体及淋巴因子。

（2）细胞内信号：cAMP、cGMP、Ca^{2+}、H^+、AA、三磷酸肌醇（IP_3）、二酰甘油（DG）。

（3）气体分子 NO、CO。

细胞信号传递过程也符合受体－配体结合的共同特点，并且比较重要的是：①特异性：只能与特定的受体结合；②高效性：几个分子即可发生明显的生物学效应，这一特性有赖于细胞的信号逐级放大系统；③可被灭活：完成信息传递后可被降解或修饰而失去活性，保证信息传递的完整性和细胞免于疲劳。

从产生和作用方式来看可分为：内分泌激素、神经递质、局部化学介导因子和气体分子等四类。

三、主要细胞信号系统

许多毒物进入机体先与受体结合，改变酶的活性或改变细胞膜的通透性，从而加速或抑制细胞的代谢，最后通过能量的偶联，表现为器官功能的兴奋或抑制。

构成信号转导系统的各种要素必须具有识别进入信号、对信号做出响应并发挥其生物学功能的作用，信号系统具有识别、筛选、变换、集合、放大、传递、发散、调节信号的全套功能。这些功能不是仅靠个别蛋白质就能够完成的，需要有一个体系。细胞内的主要信号转导系统有：①接受细胞外刺激并将它们转换成细胞内信号的成分；②有序地激活一个或者有限几个主要信号转导通路，以执行特定的细胞内的信号；③使细胞能够对信号产生响应，并做出选择性的决定，如基因转录、DNA复制、能量代谢等。这样，细胞才能对在任何特定时刻作用于它的、种类繁多的信号作出协同响应。

（一）受体的接受信号作用　细胞是通过它表面的相应受体接受来自其外界环境的细胞因子和生长因子信号的。膜受体首先识别、特异地与有生物活性的化学信号物质（配体）结合，接受外来信号，启动了整个信号转导过程，从而激活或启动一系列生物化学反应，最后导致该信号物质特定的生物效应。有关受体内容上节已经阐明，此处不再赘述。

（二）蛋白质磷酸化、去磷酸化的相关途径　外源性化学物刺激后常常会引起细胞内某些蛋白激酶活性的变化，从而激发一系列磷酸化、去磷酸化反应的信号传递过程，这包括：

1. 蛋白酪氨酸激酶/磷酸酶　肾小球膜细胞与细胞外基质相互作用过程中产生的 H_2O_2 激活蛋白酪氨酸激酶；上皮生长因子与上皮生长因子受体结合诱导的 H_2O_2 和 O_2^-，H_2O_2 激活蛋白酪氨酸激酶，O_2^- 抑制蛋白酪氨酸磷酸酶。

2. 蛋白激酶C　蛋白激酶C（PKC）的非活化形式几乎存在于除脑组织外的所有组织细胞质中，被激活后，PKC引发一系列蛋白质磷酸化的相关级联信号传导过程。ROS 的某些信号传导过程通过激活蛋白激酶C实现。例如，NO 激活肝细胞蛋白激酶C诱导肝细胞顶侧细胞骨架松弛。

3. 分裂因子激活的蛋白激酶　分裂因子激活的蛋白激酶（MAPK）相关的信号传导途径的核心是下列3种激酶：MAPKKK、MAPKK、MAPK，它们依次磷酸化特异的丝/苏氨酸残基，被激活的 MAPK 磷酸化并激活多种下游底物。可溶性鸟嘌呤环化酶催化 cGMP

形成，后者激活 cGMP 依赖的蛋白激酶（PKG），使三种重要蛋白质磷酸化，最终导致细胞内钙离子浓度降低，NO 对 K^+ 通道的直接效应及 cGMP 介导的钙内流抑制作用机制目前尚不清楚。

cGMP 的活性可由各种磷酸二酯酶（PDE）催化快速转化成 GMP 而终止。其中，PDEV 特异性水解 cGMP。PDE 同工酶又依据 cGMP 的调节分为：cGMP 抑制性 PDE（如 PDEⅠ、Ⅱ）及 cGMP 促进性 PDE（如 PDEⅡ）。PDEⅢ抑制可使胞内 cAMP 浓度升高并进而激活蛋白激酶 A（PKA）。而 cGMP 依赖的 PDEⅡ活化则具有相反效应。因此，NO 亦可能通过 PKA 途径发挥其血管保护作用，但 PKGⅠ扮演的角色可能更重要。

（三）转录因子相关途径　转录因子更是重要的氧化还原调节对象，往往因氧化而丧失与 DNA 结合能力。生物体内 NO 与氧分子、超氧化物（O_2^-）、过渡态金属反应，分别生成 NOx、过氧亚硝酸根（$OONO^-$）、金属 – NO 加合物，并进一步在亲核中心作加成亚硝酸化反应。巯基是生物体内普遍存在且十分活跃的亲核中心，故主要为 S – 亚硝基巯基的形成。NO 也可以激活 G 蛋白、离子通道及影响氧化还原敏感性的蛋白激酶、转录因子等，将化学信号转化成细胞信号，参与信号传递。

（四）Ca^{2+} 相关途径　细胞内游离 Ca^{2+} 浓度的变化与细胞的多种生物学效应密切相关。细胞质内 Ca^{2+} 浓度取决于细胞膜上的 Ca^{2+} 泵、Ca^{2+} 通道活性或开放程度、内质网等细胞器膜上 Ca^{2+} 运转系统的激活程度和细胞质内 Ca^{2+} 结合蛋白活性。ROS 对上述调节因素都表现一定的调控作用。例如，EGF 作用于人角质细胞 HaCaT 细胞，H_2O_2 和 O_2 诱导人和大鼠内皮细胞凋亡的信号传导过程都发生细胞质内 Ca^{2+} 浓度的瞬时升高；H_2O_2 影响肌质网 Ca^{2+} 通道。

（五）环鸟苷酸相关途径　环鸟苷酸（cGMP）是一种重要的第二信使，其产生取决于细胞内鸟苷酸环化酶的活性。许多外源性化学物都可影响该酶活性，激活可溶性鸟苷环化酶（sGC），而超氧阴离子抑制可溶性鸟苷酸环化酶。

（六）G 蛋白途径　白三烯（IT）是参与炎症反应和过敏性疾病的主要脂质介质，当细胞受到刺激被激活后，细胞膜中的磷脂酶 A_2（PLA_2）裂解膜磷脂为花生四烯酸（AA），5 – 脂氧化酶（5 – LO）催化花生四烯酸衍生出 IT。研究表明，IT 受体与 G 蛋白偶联。一般来讲，作用于 G 蛋白偶联受体（GPCR）的兴奋剂活化异源三聚体的 G 蛋白，后者与胞内一系列的反应有关。但是，也存在不依赖于 G 蛋白的 GPCR 的效应子。G 蛋白属于一个庞大的三聚体同源蛋白家族，通过细胞预处理上调或脱敏作用下调配体活化 G 蛋白引起的胞内效应。

四、信号功能失调的后果

从各种信号刺激所导致的细胞行为变化来说，信号的分类以及信号的最终归宿是：①细胞代谢信号：它们使细胞摄入并代谢营养物质，提供细胞生命活动所需要的能量；②细胞分裂信号：它们使与 DNA 复制相关的基因表达，调节细胞周期，使细胞进入分裂和增殖阶段；③细胞分化信号：它们使细胞内的遗传程序有选择地表达，从而使细胞最终不可逆地分化成为有特定功能的成熟细胞；④细胞功能信号：发出信号调节细胞功能，比如，使肌肉细胞收缩或者舒张，使细胞释放神经递质或化学介质等，使细胞能够进行正常的代谢活动，促进细胞骨架的形成等等；⑤细胞死亡信号：这是细胞为了维护生物的整体等的最高利益，让局部范围内一定数量的细胞死亡。细胞内信号系统是一个严密网络，分为物理信号、化学信号和生物学信号等几大类，它们包括光、热、紫外线、X 射线、离子、H_2O_2、生长因子、分化因子、神经递质和激素等等。正是通过这些因素激活各自的信号系统，导致机体产生毒作用。

第六节　化学物诱导的细胞凋亡

一、细胞凋亡的概念

细胞凋亡与细胞坏死不同，细胞凋亡不是一个被动的过程，而是主动过程，它涉及一系列基因的激活、表达以及调控等；它并不是病理条件下自体损伤的一种现象，而是为更好地适应生存环境而主动争取的一种死亡过程。

细胞程序性死亡是个功能性概念，生物体中某些细胞死亡是个体发育中的一个预定的、并受到严格程序控制的正常组成部分。例如蝌蚪变成青蛙，其变态过程中尾部的消失伴随大量细胞死亡，其细胞死亡的共同特征是：即散在的、逐个消失、无炎症反应，而且对整个机体的发育是有利和必须的。

因此，细胞程序性死亡是一个发育学概念，而细胞凋亡则是一个形态学的概念。但是一般认为凋亡和程序性死亡两个概念可以交互使用，具有同等意义。

细胞凋亡的概念：是一种基因控制的细胞自主性的死亡过程，是维持内环境稳定的重要机制之一，实际上细胞程序性死亡是细胞一种生理性、主动性的"自觉自杀行为"，这些细胞死亡是按编排好的"程序"进行的。细胞的程序性死亡是生物发育过程中必要的平衡因素。动物的各种细胞在发育到一定阶段出现正常的自然死亡，称为细胞程序性死亡。

在病理情况下的细胞凋亡过程是有明显的诱导因素诱发的，细胞凋亡的发生均需启动与之相关的基因，决定细胞的生死命运。细胞凋亡是指细胞在一定的生理或病理条件下，遵循自身的程序，自己结束其生命的过程。它是一种区别于细胞死亡，含有凋亡小体等形态学特征的程序性死亡。它是主动的、高度有序的、由基因决定的和一系列酶参与的自动结束细胞生命的过程，凋亡细胞被吞噬细胞所吞噬。其生物学意义在于：①是个体发育模式的需要；②根据需要调节细胞数量；③保持成体器官的正常体积；④更新衰老细胞，保持生命延续的活力。

二、细胞凋亡的表现

凋亡细胞的具体形态学特征改变，包括细胞表面的变化：①微绒毛的丢失、细胞－细胞粘连等；②质膜呈囊状突起，但仍可以保持完整，使细胞内成分不会渗透到细胞外；③细胞皱缩、细胞质成分密集；④细胞器保持完整，而内质网的潴泡却有膨胀；⑤细胞核浓缩、染色体在核膜周围致密地堆积形成新月形小体；⑥核碎裂成膜包裹的凋亡小体。由于细胞内钙－镁依赖的核酸内切酶的活化，使双链 DNA 在核小体间连接区域被切断，形成在琼脂糖凝胶电泳中显示的大约 200bp 的 DNA 片段的"梯形（ladder）"变化，成为细胞凋亡特征性变化。通过电镜可观察到暴露于 H_2O_2 后胸腺细胞发生凋亡的形态学特征。凋亡的胸腺细胞胞质和核染色质浓缩，染色质沿着核膜形成浓稠的境界分明的聚集物，呈现块状或月牙状，细胞器基本完好。细胞质浓缩或裂解成质膜包绕的碎片，凋亡早期的空泡样改变，以及晚期核块状分解等见图 5-4。

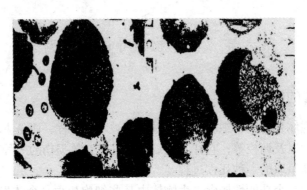

图 5-4　胸腺细胞凋亡的形态特征（电镜照片）

三、细胞凋亡的基因调控

（一）细胞凋亡的基本信号传导通路　细胞凋亡分为 3 个阶段：①死亡信号的传递；②凋亡的调控与执行；③凋亡特征性结构改变。细胞凋亡的研究进展表明，细胞凋亡的基本通路主要是 caspase（天冬氨酸特异半胱氨酸蛋白酶）途径，在细胞凋亡 caspase 的级联反应中，水解相关的活性蛋白，使凋亡细胞呈现典型的形态及生化特征。这一途径又分为细胞外途径即 TNFR（肿瘤坏死因子受体）通路、细胞内途径即线粒体依赖的凋亡通路，以及非专一途径：①在 TNFR 通路中，FasL 与 Fas 结合，死亡区结合蛋白与死亡区结合并发生构象变化，激活 caspase-8、10，再活化下游 caspase-3、6、7，最终引起细胞凋亡；②在线粒体依赖的细胞内通路中，线粒体细胞色素 C 释放入胞质，形成由细胞色素 C、Apaf-1（凋亡酶激活因子）及 caspase-9 构成的凋亡小体，再激活下游 caspase，引发凋亡；③细胞凋亡还可以通过一些非专一通路如 cAMP 依赖性通路、p53 依赖性通路、神经酰胺依赖性通路等来实现凋亡信号的传导，这些通路在上游阶段大都与细胞增殖分化的信号传导通路相同，只是在下游阶段出现分支，分别诱导细胞的凋亡和增殖。可见，细胞凋亡的执行通路及发生过程是十分复杂的。一般认为 caspase-8、9、10 是 caspase 级联信号通路中的启动 caspase（起始子），而 caspase-3、6、7 与执行凋亡有关，称为效应 caspase。

（二）FasL 与 Fas 结合通路　FAS/APO-1（CD95）是一种 I 型跨膜受体蛋白，由胞外结合区、跨膜区及胞内区域构成，属于肿瘤坏死因子受体（TNFR）家族。FAS 通过与其阻断剂和天然配体（FASL）相互结合，引起 FADD，caspase 等一系列复合物、酶的级联活化，最终诱导细胞凋亡。

在 FAS/FAS 配体（FASL）诱导的细胞凋亡过程中，FAS 和 FASL 交联能够引起细胞内 ROS 含量增加和细胞氧化还原状态的改变。当 FAS/FASL 交联引起的胞内 ROS 产生被各种抗氧化剂（如 GSH、NAC、疏基还原剂等）所阻断时，FAS 介导的细胞凋亡也被抑制，如提高外周活化 T 细胞内 GSH 含量，能够降低 T 细胞对 FAS 介导凋亡的敏感性。FAS/FASL 交联后引起胞内产生的 ROS 激活 PTK，然后在 PTK 作用下促发一系列凋亡级联反应。因此，ROS 不仅是 FAS/FASL 交联后的产物，而且在 FAS/FASL 诱导的细胞凋亡中发挥了重要作用。

（三）线粒体对凋亡的影响　细胞内 ATP 水平是决定细胞凋亡与坏死的主要因素。只有细胞内维持一定的 ATP 时，细胞才能保持正常的生存状态。当细胞内 ATP 低于某一水平时，细胞发生凋亡，但仍能产生足够的 ATP 来保证凋亡过程如大分子的酶裂解、核凝集、以及囊泡的形成等能量需要。线粒体既是 H_2O_2、Ca^{2+} 等的来源又是它们作用的靶点。ROS 的产生及脂质过氧化导致 Ca^{2+} 从线粒体释放，过多的细胞内 Ca^{2+} 也会导致 ROS 形成增加，也会使蛋白激酶 C、Ca^{2+}/钙调蛋白依赖的蛋白激酶Ⅱ、磷脂酶、蛋白酶、蛋白磷酸酶、黄嘌呤氧化酶、核酸内切酶以及 NO 合酶的过度活化。Ca^{2+} 的释放引起的线粒体膜电位的崩溃、ATP 衰竭是凋亡的共同原因。在正常情况下，通过电子传递链的传递，电子传向氧化磷酸化，生成 ATP，但在细胞凋亡时，电子传递链可能被阻断，O_2 直接还原，其中部分生成了 ROS，所以氧化磷酸化过程中的 ROS 水平能够决定活化细胞是增生还是凋亡。

在细胞凋亡的早期，线粒体会发生两个主要变化：一方面，线粒体外膜变得对蛋白质具有较高的通透性，以便可溶性的膜间蛋白可以从线粒体释放出来；另一方面，线粒体内膜的跨膜潜能降低。MPT 转运孔位于线粒体内、外膜之间，由一组蛋白复合体构成。许多因素可影响 MPT 转运孔的开关。在早期凋亡细胞内 GSH 下降和 ROS 含量轻度升高。后者进一步引起 NADH 和 NADPH 下降，产生大量超氧阴离子自由基。因此，在凋亡过程中，ROS 既是促发和加速 MPT 转运孔开放的重要效应分子，又是 MPT 转运孔开放的产物。这种正反馈机制使 MPT 转运孔开放具有自我放大效应和"全"或"无"的特点，使线粒体 $\triangle \psi m$ 的下降进入不可逆过程，细胞发生凋亡。

（四）Bcl－2 家族蛋白对凋亡的调控作用　Bcl－2 家族蛋白在凋亡调控过程中也起到了一定的作用。Bcl－2 家族则包括诱导凋亡和抑制凋亡两大亚家族。前者如 Bax、Bcl－xs、Bik、Bak 等，后者除 Bcl－2 外，还有 Bcl－xl、Ced－9 等。

Bcl－2 蛋白为细胞凋亡过程中的一种重要的抑制蛋白，它的高度表达可阻断细胞凋亡的发生。Bax 为 Bcl－2 相关蛋白，可与 Bcl－2 蛋白形成异二聚体并使之失活，加强表达 Bax 形成同二聚体，能加速细胞凋亡。

Bcl－2 抑制细胞凋亡，细胞在各种促凋亡刺激下释放 Cyt－c，可激活凋亡所需的 caspase 蛋白酶。细胞凋亡过程与众多因素有关，包括线粒体及细胞色素 c、转录因子、Bcl－2 家族蛋白、caspase。凋亡的控制与执行阶段至少 4 种成分参与：CED－3/caspase、CED－9/Bci－3s、CED－4/Apaf 和线粒体。

Bcl－2s、Cyt－c 和 caspase－3 之间相互作用，共同参与细胞凋亡的调控和执行，Bcl－2s 对 Cyt－c 的释放具有最明显的调控效应，根据 Bcl－2s 对细胞凋亡的作用，可将其分为相互对立的两大类蛋白：①抗凋亡作用的 Bcl－2、Bcl－x 等；②促凋亡作用的 Bax、Bak、Bcl－xs 等。Bcl－2 是作用于线粒体外膜上的一种蛋白，可阻止 Cyt－c 从细胞线粒体释放，从而抑制细胞凋亡的发生，在细胞凋亡时，胞质内 Cyt－c 的浓度升高，而线粒体内 Cyt－c 浓度相应降低，这种变化发生于 caspase 激活和 DNA 裂解之前。促凋亡蛋白 Bax 和 Bak 通过促进 VDAC 开放而诱导 Cyt-c 从线粒体释放，抗凋亡蛋白 Bcl-x1 则通过与 VDAC 直接结合而关闭 VDAC 来阻止 Cyt-c 释放，caspase 抑制因子并不能阻止几种凋亡刺激因素所诱导的 Cyt-c 释放，这提示 Cyt-c 可能在 caspase 上游调节细胞凋亡。

bcl-2 表达和 Bax 表达在细胞凋亡中具有重要的指示意义。在前列腺上皮细胞及神经组织中，p53 缺失时 bcl-2 表达明显升高而 Bax 表达降低，但在 p53 缺失的这种鼠的肝脏、心脏、肺、骨骼肌组织中并无 bcl-2 表达增加，认为 p53 的缺失并不能引起体内所有组织的 bcl-2 都表达升高。

四、细胞凋亡的测定方法

根据凋亡细胞固有的形态特征，人们已经设计了许多种细胞凋亡的检测方法，包括：

（一）形态学改变　一般以细胞核染色质的形态学改变为指标来评判细胞凋亡的进展情况。结果评判：细胞凋亡过程中细胞核染色质的形态学改变分为三期：Ⅰ期的细胞核呈波纹状（rippled）或呈折缝样（creased），部分染色质出现浓缩状态；Ⅱa 期细胞核的染色质高度凝聚、边缘化；Ⅱb 期的细胞核裂解为碎块，产生凋亡小体。

1. 光学显微镜下的形态学特点　直接观察未染色细胞可见凋亡细胞的体积变小、变形，细胞膜完整但出现发泡现象，细胞凋亡晚期可见凋亡小体；贴壁细胞出现皱缩、变圆、脱落。姬姆萨染色、瑞氏染色等染色后，凋亡细胞的染色质浓缩、边缘化，核膜裂解、染色质分割成块状和凋亡小体等典型的凋亡形态。

2. 荧光标记后的形态学特点　采用 DNA 特异性染料以非嵌入式结合在 DNA 的 A-T 碱基区。紫外光激发时镜下可见明亮的蓝色荧光。

3. 透射电镜下显微形态学改变　电镜下可见凋亡细胞体积变小，细胞质浓缩。凋亡Ⅰ期的细胞核内染色质高度盘绕，出现称之为"气穴现象（cavitations）"的空泡结构；Ⅱa 期细胞核的染色质高度凝聚、边缘化；细胞凋亡的晚期，细胞核裂解为碎块，产生凋亡小体。

（二）凋亡 DNA 片段的检测　细胞凋亡时最主要、也是最有说服力的生化特征，是由于染色质发生浓缩，使染色质 DNA 在核小体单位之间的连接处断裂，形成 50~300kbp 长的 DNA 大片段，采用脉冲电泳技术进行检测；或出现 180~200bp 整数倍的寡核苷酸片段，在凝胶电泳上表现为梯形电泳图谱，即为 DNA ladder。

1. 大分子染色体 DNA 片段的测定　细胞凋亡的早期，染色体断裂成为 50~300kbp 长的 DNA 大片段。所有超过一定分子量大小的双链 DNA 分子在琼脂糖凝胶中的迁移速度相同。细胞凋亡早期产生的 50~300kbp 长的 DNA 大片段不能用普通的琼脂糖凝胶电泳来分离。

2. DNA ladder 的测定　细胞经处理后，采用常规方法分离提纯 DNA，进行琼脂糖凝胶和溴化乙啶染色，在凋亡细胞群中可观察到典型的 DNA ladder 的形成。

3. 细胞内氧化还原状态改变的检测　通过荧光染料（monochlorobimane，MCB）体外检测凋亡细胞细胞质中谷胱甘肽的减少来检测凋亡早期细胞内氧化还原状态的变化。由于 GSH 与氧化还原作用及线粒体功能密切相关，此项检测除了对研究细胞凋亡的起始非常有用外，还可用于心脏病、卒中等疾病治疗的研究。但有些细胞如 HeLa 和 3T3 细胞凋亡时没有明显的 GSH 水平的变化，不能用此法检测。

（三）流式细胞术（flow cytometry assay，FCA） 流式细胞术可进行凋亡的定量分析，主要包括单参数、双参数、多参数分析及检测断裂点的 TUNEL 法等几种方法。通过观察细胞内某种单个成分含量的变化，来区分凋亡细胞。应用两种荧光染料标记细胞的成分称为双参数分析。此外，应用不同谱线的激光光源可以激发两种或多种荧光探针标记的细胞成分，从而可进行多参数分析和定量检测。

1. 形态学检测 在光散射图谱上，流式细胞术的前向散射（PSC）反映细胞大小，侧向散射（SSC）与细胞内粒子性质有关，反映细胞的均质性。细胞凋亡时 PSC 低于正常，而坏死细胞 PSC 高于正常。由于细胞凋亡或坏死均有细胞内碎片增多，故 SSC 均高于正常。此法可检出凋亡细胞的百分率。

2. 检测 DNA 含量的单参数分析 PI 染色法 细胞经低渗缓冲液或乙醇、TritionX-100 处理后通透性增强，胞膜上会出现小的漏洞，由于细胞凋亡后 DNA 断裂，在洗涤和染色过程中小片断 DNA 会从细胞内漏出，使细胞 DNA 含量低于正常的二倍体含量。用碘化丙啶（PI，核酸染料）染色后分析，会在二倍体峰前出现一个亚二倍体峰，即 AP 峰（apoptosis peak），可根据此峰的高低或面积计算凋亡细胞的百分率。

3. 测形态学及细胞完整性的双染色法 由于坏死和凋亡细胞的生化改变不同，利用活细胞、凋亡细胞 Ho^{342} 高染、PI 低染，而坏死细胞 Ho^{342} 低染、PI 高染，可将坏死细胞与凋亡细胞、活细胞区别开。凋亡细胞核染色质浓缩，Ho^{342} 染色强于正常细胞，再结合 PSC、SSC 可将凋亡细胞与活细胞区分开。

4. 磷脂酰丝氨酸外翻分析法 磷脂酰丝氨酸（phosphatidylserine，PS）正常位于细胞膜的内侧，但在细胞凋亡的早期，PS 可从细胞膜的内侧翻转到细胞膜的表面，暴露在细胞外环境中。Annexin-V 是一种分子量为 35~36kD 的 Ca^{2+} 依赖性磷脂结合蛋白，能与 PS 高亲和力特异性结合。将 Annexin-V 进行荧光素标记作为荧光探针，同时，PI 不能透过完整的细胞膜，但 PI 能透过凋亡中晚期的细胞和死细胞膜而使细胞核红染。因此将 Annexin-V 与 PI 匹配使用，就可以将凋亡早晚期的细胞以及死细胞区分开来。利用流式细胞仪或荧光显微镜可检测标记细胞数量，以此判断细胞凋亡的发生程度。

5. 测细胞膜成分变化的磷脂结合蛋白 V 联合 PI 法 利用对 PS 有高度亲和力的 Annexin-V 检测细胞凋亡。同时采用 PI 法加以区分。正常活细胞 Annexin-V、PI 均低染，凋亡细胞 Annexin-V 高染、PI 低染，死亡细胞 Annexin-V、PI 均高染，因而此法较 TUNEL 法更具特异性。细胞凋亡时胞膜上 PS 翻转早于其他变化，因此该方法检测早期凋亡更为灵敏。

（四）TUNEL 法检测凋亡 TUNEL 法的全称是脱氧核糖核苷酸末端转移酶介导的缺口末端标记法（terminal-deo xynucleotidyl transferase mediated nick end labeling，TUNEL）。细胞凋亡中，染色体 DNA 双链断裂或单链断裂而产生大量的黏性 3'-OH 末端，可在脱氧核糖核苷酸末端转移酶（TdT）的作用下，将脱氧核糖核苷酸和荧光素、过氧化物酶、碱性磷酸酶或生物素形成的衍生物标记到 DNA 的 3'-OH 末端，从而可进行凋亡细胞的检测。由于正常的或正在增殖的细胞几乎没有 DNA 的断裂，因而没有 3'-OH 形成，很少能够被染色。TUNEL 实际上是分子生物学与形态学相结合的研究方法，对完整的单个凋亡细胞核或凋亡小体进行原位染色，能准确地反应细胞凋亡典型的生物化学和形态特征。

（五）线粒体膜电位的检测 线粒体在细胞凋亡的过程中起着重要的关键作用，多种细胞凋亡刺激因子均可诱导不同的细胞发生凋亡，而线粒体跨膜电位 DYmt 的下降，这被认为是细胞凋亡级联反应过程中最早发生的事件，它发生在细胞核凋亡特征（染色质浓缩、DNA 断裂）出现之前，一旦线粒体 DYmt 崩溃，则细胞凋亡不可逆转。

（六）凋亡调控基因及凋亡相关因子的检测　Bcl－2 家族分为抑制凋亡的 Bcl－2 亚族和两个促凋亡的 Bax 和 BH3 原凋亡亚族；哺乳类神经元中 ICE（interleukin－1 converting enzyme）基因的过度表达可使细胞凋亡；Fas/FasL 受体配体在某些细胞的表达体现这些细胞自身有凋亡趋势，或有促进邻近细胞凋亡的倾向。近来还发现，肿瘤坏死因子相关性凋亡诱导配体（TNF related apoptosis－inducing ligand，TRAIL）与自身免疫性细胞凋亡有关，而且是独立于抑癌基因 p53 的促细胞凋亡分子。另外，凋亡执行过程中都会发生蛋白质的特异性酶切，半胱氨酸天冬氨酸特异性蛋白酶（cysteinyl aspartate specific protease，caspase）家族就是最重要的凋亡执行者。死亡信号蛋白 TNF－2、FasL、TRAIL 及 Apo－3L 与细胞表面的受体结合形成死亡受体复合体，或者线粒体在一定条件下释放细胞色素 C、凋亡诱导因子、促死亡蛋白 caspase 酶原等死亡促进因子，因此，对这些凋亡相关基因和蛋白进行检测，可帮助判定细胞凋亡或促进邻近细胞凋亡的易感性，并有助于了解凋亡的启动和调控机制。具体包括：①免疫组织化学方法；②细胞悬液及培养细胞的染色和检测；③蛋白印迹（Western blotting）技术；④用 RT－PCR 方法进行 mRNA 的半定量分析；⑤RNA 酶（RNase）保护实验；⑥酶联免疫吸附法（ELISA 法）。

每种凋亡检测方法各具特点，但均有一定的局限性，因此在凋亡检测中应避免使用单一方法，需结合灵敏性、特异性都较高的多种检测手段，检测细胞在凋亡发生过程中的不同事件，可更加准确、客观、全面地反映实验结果。

五、化学物引导的细胞凋亡

近年来，外源性化学物诱导细胞凋亡的文献报道非常多，这里仅举一、两种因素做简要介绍。重金属可以诱导促进凋亡的发生。重金属诱导细胞凋亡还涉及一系列重要基因和蛋白质的参与，包括促进凋亡的 Src 家族酪氨酸激酶、bax、Fas 和 p53 等基因及相关蛋白，抑制凋亡的 Sp1 锌指转录因子、bcl－2 和 myc 等基因及相关蛋白。重金属如镉等对细胞凋亡具有诱导和拮抗双重效应，其中拮抗效应主要是通过与自由钙离子协同作用，而诱导效应则可能是通过调节 caspase－3 活性实现。电离辐射导致细胞损伤主要为细胞主动反应所导致的细胞凋亡，受辐射后肿瘤和正常组织的反应是基于辐射诱导的细胞凋亡效的细胞凋亡，不同种类的重金属以及同类重金属离子的不同价态所诱导的凋亡效应及其分子机制不尽相同。重金属与 DNA 形成加合物而导致 DNA 损伤可能是引发细胞凋亡的重要步骤：多种重金属能通过激活内质网、线粒体钙通道，使 Ca^{2+} 释放进入细胞质而引发凋亡；重金属还能使细胞中 ROS 升高，在直接导致 DNA 损伤的同时，启动与线粒体相关的细胞凋亡信号通路。此外，ROS 还能通过 MAPKs 增强 JNK 介导的 FasL 和 Fas 表达，最终使 caspase－3 和 caspase－7 激活。

第七节　化学物引发的呼吸暴发与自由基损伤

一、呼吸暴发的效应细胞

呼吸暴发（respiratory burst）或氧暴发（oxygen burst）是指吞噬细胞在聚集、活化和吞噬过程中，其富有的 NADPH 氧化酶和 NADH 氧化酶可催化摄取的氧接受电子，快速释放大量自由基包括超氧阴离子（O_2^-）、羟自由基（·OH）、单线态氧（$^1O_2$）和过氧化氢（H_2O_2），用以杀灭微生物及外来异物，同时伴有耗氧量的增加，这一现象称为呼吸暴发或氧暴发。能够产生呼吸暴发的主要有：中性粒细胞、巨噬细胞、网状内皮细胞。

中性粒细胞（PMN）来源于骨髓的造血干细胞，含许多弥散分布的细小的浅红或浅紫色的特有颗粒，颗粒中含有髓过氧化物酶、酸性磷酸酶、吞噬素、溶菌酶等。髓过氧化物酶是中性粒细胞所特有，即使在有强吞噬作用的巨噬细胞中也极少或完全没有这种酶。中性粒细胞被激活后，毛细血管内皮细胞含有大量的 CD18、EIAM、ICAM 等粒细胞黏附受体，活化的粒细胞易与受体结合，在毛细血管床内黏附、聚集，进一步激活分泌弹性蛋白酶和经呼吸暴发产生大量的氧自由基和 ROS。中性粒细胞释放溶酶体酶，可损伤组织，引起炎症。

PMN 发生呼吸暴发，能够释放大量的自由基和活性氧。大量的氧自由基、超氧阴离子、过氧化氢、脂质过氧化物及丙二醛在体内大量积聚，所有这些物质均能与生物膜、酶以及功能蛋白产生脂质过氧化反应，严重损伤细胞，特别是氧自由基及脂质过氧化物可直接损伤全身血管内皮细胞，使内皮下胶原暴露，血小板黏附、聚集，释放大量组织胺、5-羟色胺、血栓素 TXA2 等缩血管物质，并使全身动脉血管内皮细胞大量破坏，使其产生的扩血管物质 PGI2 急骤减少，造成 TXA2/PGI2 严重失衡，使冠状动脉持续性痉挛和收缩，造成组织缺血、坏死。

活化的 PMN、巨噬细胞黏附在血管内皮细胞和组织上皮细胞表面，刺激产生细胞趋化因子，诱导大量 PMN 向肺组织微血管内聚集，释放氧自由基、蛋白溶解酶、花生四烯酸代谢产物等损伤肺血管内皮细胞，还可通过诱导释放炎性介质，激活补体、凝血和纤溶系统等。此外，凝血和纤溶功能紊乱致微栓子形成，通过多种机制引起组织毛细血管损伤，毛细血管通透性增加，组织上皮细胞和血管内皮细胞凋亡等。

当中毒、损伤、缺血再灌注等因素作用下，细胞因子大量释放，并通过扳机样作用触发炎症介质的瀑布样级联反应。异物等进入机体组织细胞，发生炎症，在异物侵入部位吞噬细胞就会聚集、被激活，经富有的 NADPH 氧化酶和 NADH 氧化酶吞噬细胞所摄取绝大多数的 O_2 接受电子而转变为自由基或活性氧，引起"呼吸暴发"。此外，由于再灌注期间等因素使组织重新获得氧供应，激活的中性粒细胞耗氧显著增加，也会产生大量自由基，引起呼吸暴发或氧暴发。

二、呼吸暴发的调控因素

PMN 的呼吸暴发有两条信号通路：①fMLP、LTB4 等刺激与膜上相应受体结合，通过 G 蛋白激活磷脂酶，产生第二信使，作用于 NADPH 氧化酶，将电子传递给 O_2 生成 O_2^-，此为配体受体途径；②胞内 PKC 直接与磷脂酶或 NADPH 氧化酶作用生成 O_2^-，为非受体途径。如，IP3 通过动员细胞内结合钙的释放而增加 Ca^{2+} 浓度。Ca^{2+} 与 DG 协同作用使蛋白激酶 C（PKC）活化，活化的 PKC 直接或通过膜电位改变导致中性粒细胞呼吸暴发；Ca^{2+} 还能通过钙调蛋白（CaM）依赖性蛋白激酶激发中性粒细胞呼吸暴发或者通过活化磷脂酶 A_2，使 AA 系统代谢增强，释放 O_2^- 和溶酶体酶而导致 PMN 呼吸暴发，因此，Ca^{2+} 是 PMN 活化的重要因子。在耗竭细胞内外 Ca^{2+} 的情况下，外界有害因素不能使中性粒细胞发生呼吸暴发。

（一）呼吸暴发的介导因素　严重创伤及脓毒症病人的中性粒细胞 HSP27、HSP60、HSP70 及 HSP90 表达及合成均明显增加，而中性粒细胞凋亡抑制，呼吸暴发功能增加。应用亚砷酸钠诱导中性粒细胞 HSP70 表达，结果表现中性粒细胞释放 O_2^- 能力明显增强，24小时自然凋亡率下降。一些细胞因子刺激中性粒细胞 HSP70 表达并抑制其凋亡，但中性粒细胞凋亡的抑制并不依赖于 HSP70 的作用。但 HSP70 对中性粒细胞凋亡及功能的确切关系不清楚。

（二）引起呼吸暴发的因素　引起呼吸暴发主要与下列因素有关：

1. 当细菌感染时，在其侵袭性酶类和毒素的作用下，局部炎症细胞也自微循环中逸出，在局部积聚。其中的中性粒细胞和组织中的巨噬细胞在吞噬病原微生物时，出现呼吸暴发和脱颗粒现象。呼吸暴发产生大量氧自由基，而脱颗粒作用释放大量溶酶体酶，两者在杀灭和消化微生物时，也对血管内皮细胞产生损害，导致血管内液体外渗。

2. 除中性粒细胞和单核巨噬细胞外，嗜酸性粒细胞也是产生氧自由基的来源。在正常生理状态下，这些细胞产生的氧自由基和机体内存在的氧自由基清除机制保持动态平衡。当受到病原菌及其代谢物、内毒素、TNF、IL－1、血小板激活因子等作用后，进入呼吸暴发状态，产生大量氧自由基。一旦氧自由基产生过度，上述平衡被打破，氧化与抗氧化失衡，即可造成组织损害。

3. 与炎症反应有关的化学介质及细胞因子，如组胺、5－羟色胺、前列腺素、TNF、IL－1，以及激活的补体成分 C_{4a}、C_{3a}、C_{5a} 等都参与反应。

三、呼吸暴发的炎症介质

呼吸暴发常由炎症介质介导并有炎症介质参与才能发生，炎症介质分为促炎介质和抗炎介质两大类，正常生理情况下，机体促炎反应和抗炎反应保持平衡。

在细胞因子等活化下，PMN 伸出伪足黏附在血管内皮表面，进而游走到间质，接触细菌等炎症刺激物后，释放出前列腺素类物质（如血栓素和白三烯等）、氧自由基、蛋白酶（如弹性蛋白酶和胶原酶等）和溶酶体酶类等，引起水肿、内皮细胞损害和器官功能不全。而在脓毒症、组织损伤或免疫反应引起单核吞噬细胞包括单核细胞和巨噬细胞的活化，除释放炎症介质、氧自由基、蛋白酶和前列腺素类物质外，还产生 IL－1、TNF 等细胞因子和生长因子等。IL－1 可引起发热和白细胞产生增多，刺激肝脏产生急性期反应蛋白，刺激肌肉蛋白质分解。

通过炎症介质的网络系统和反馈循环调节，产生炎症放大效应，炎症反应蔓延全身，导致感染、休克和创伤等局部组织和全身组织的炎症反应失控，最终导致多器官损害。炎症反应的介质，不仅都具有杀伤异物的作用，而且也同样具有杀伤自体组织成分的作用。

（一）炎症反应的激活与启动　在感染，休克和创伤时，各种刺激因子包括细菌和非细菌性等多种激动剂，可激活机体各种体液系统如补体、凝血系统和细胞系统如中性粒细胞、内皮细胞、单核巨噬细胞，导致 ROS 增加、蛋白水解酶、黏附分子、细胞因子等介质的诱导性合成、上调表达和释放。白三烯（LT）是一种强效的炎前介质，如半胱氨酰白三烯 CysLTs（LTC4、LTD4、LTE4）通过受体 CysLTR1、CysLTR2 可收缩气道平滑肌、增加微血管通透性、刺激黏液分泌、降低黏膜纤毛清除功能、募集嗜酸性粒细胞到气道等。LTB4 通过其受体 BLTR 刺激中性粒细胞趋化活性，提高中性粒细胞与内皮细胞的相互作用，刺激 PMN 的激活，导致脱颗粒和介质、酶、超氧化物的释放。

（二）促炎反应　白细胞介素是一类重要的细胞因子（interleukin，IL），具有多种生物学效应，可激活和趋化免疫细胞，诱导黏附分子表达，刺激其他介质释放，在机体炎症反应中发挥重要的作用。在促进炎症反应中发挥重要的作用。促炎介质包括：TNF－α、IL－1、IL－6、IL－8、C_{5a}、PAF 等，介导全身炎症反应；抗炎介质包括：IL－4、IL－10、IL－11、可溶性 TNF－α 受体、转化生长因子等，参与代偿性抗炎反应。IL－1、IL－5 和 IL－8 是气道炎症中具有代表性的细胞因子：IL－1 可调控细胞间黏附分子－1（intercellular adhesion molecule－1，ICAM－1）的表达，ICAM－1 为介导 BECs 与免疫细胞浸润黏附的主要黏附分子，IL－1 还可刺激多种其他介质如 TNF－α、IL－6、IL－8 和 PGS 的释放。

许多外源性化学物能引起炎症反应，包括：①多卤代芳烃类：多氯联苯（PCB）、多溴联苯（PBB）、六氯苯（HCB）、四氯二苯呋喃（TCDF）、四氯二苯开对二恶英（TCDD）等；②多环芳烃类：苯并（a）蒽（BA），7，12－二甲基苯并（a）蒽（DMBA）、三甲基胆蒽（3－MCA）、苯并（a）芘〔B（a）P〕等；③农药类：DDT、敌百虫、甲基对硫磷等；④金属：铅、镉、砷、汞、铬、镍、锌、铜、甲基汞、有机锡等；⑤大气污染物：二氧化氮、二氧化硫、臭氧、一氧化碳等；⑥工业污染物：氯乙烯、苯、苯乙烯、联苯胺、三硝基甲苯、石棉等；⑦治疗用药物：环磷酰胺、甲氨蝶呤、6－巯基嘌呤、5－氟尿嘧啶、环孢菌素 A 等。

四、毒物引发的自由基损伤与炎症特殊表现

（一）呼吸暴发引起局部水肿

1．细菌感染和产生炎症反应的重要场所是毛细血管、微小动脉和微静脉，它们介于组织与血流之间，其管壁为一层扁平的内皮细胞。当细菌感染时，在其侵袭性酶类和毒素的作用下，局部微血管在出现一过性收缩后，微血管及其小动脉、小静脉随后即进入持续扩张期。此时，血流量增加，血流缓慢，血液淤滞。由于长时间充（淤）血和静脉回流负荷过大，小静脉和微血管壁的通透性增加，大量富含蛋白质的液体从血管内渗出至组织间隙，造成水肿。

2．在炎症反应局部，除血浆外渗外，炎症细胞也自微循环中逸出，在局部积聚。通过溶酶体酶作用在杀灭和消化微生物时，也对血管内皮细胞产生损害，导致血管内液体外渗。

3．内皮细胞也是产生氧自由基的来源。大量的研究证明，氧自由基不仅使细胞实质损害，而且使血管壁通透性增高。此外，氧自由基还能抑制或损害血管的运动功能，导致微循环的有效灌流量及微血管内流体静脉压改变，致使血管内外液体失衡，发生水肿。

4. 化学介质、细胞因子及补体成分增强血管通透性，引起水肿。还有机体炎症过程中的激肽系统能使微动脉和毛细血管扩张，通透性增加；而纤溶系统则通过纤溶酶激活补体和激肽系统，使血管通透性增强，导致水肿发生。

5. 感染引发的高代谢反应和长期感染导致的营养不良，致使血浆蛋白降低，血浆胶体渗透压下降，也参与了水肿的发生和发展。

（二）呼吸暴发引起肺损害　氧自由基引起的肺部损害取决于肺组织内的氧自由基种类与活性，几乎涉及肺内所有细胞和组织。肺血管内皮细胞是肺部氧自由基的主要来源，并且也是氧自由基作用的主要目标。有人用动物的内皮细胞与 H_2O_2 接触，则内皮细胞周边变形、皱缩，细胞内 ATP 浓度下降，Ca^{2+} 浓度升高，蛋白酶激，细胞及细胞膜的结构和功能都遭到了破坏。有的动物实验发现，肺间质毛细血管内皮细胞有间断囊泡和空泡形成。H_2O_2 浓度和内皮细胞形变的同时细胞内 ATP、Ca^{2+} 的变化呈量效关系。氧自由基对间质的损害是通过氧化透明质酸、胶原，改变间质的稳定性及流动性，并且间质 α_1 - 抗蛋白酶中的蛋氨酸自由基氧化失活，使 α_1 - 抗蛋白酶中和弹性蛋白酶，蛋白酶抑制剂减少，甚至激活蛋白酶，导致蛋白酶 - 抗蛋白酶系统平衡破坏。提高蛋白质对蛋白水解酶的敏感性，加重肺损伤，增大间质的通透性。肺泡上皮细胞的损害是：Ⅰ型细胞内有不连续的空泡形成；Ⅱ型细胞和成纤维细胞增生，间质纤维化，肺内氧交换率及肺顺应性降低，表面活性物质减少，肺功能进一步降低。

氧自由基能促使血栓素 TXB2 的释放，TXB2 具有缩血管作用，升高血压。氧自由基还可减弱内皮细胞对 5 - HT 的灭活，增加血管紧张素 Ⅱ 的活化及减少内皮松弛因子的形成。氧自由基与细胞膜反应可产生花生四烯酸代谢产物刺激脂质过氧化反应并影响全身。另有实验证实 IgG 介导的免疫复合物损伤是氧自由基依赖性的。

（三）呼吸暴发引起心、脑损害　自由基反应是脑缺血损伤的重要机制，目前认为心肌和大脑缺血再灌注也可通过黄嘌呤氧化酶系统和线粒体单价泄漏等途径产生较多的氧自由基，引发脂质过氧化反应。大量自由基可破坏脂类和细胞膜，使多价不饱和脂肪酸过氧化，导致神经细胞膜的流动性降低，通透性升高，线粒体肿胀，释放溶酶体酶，脂质过氧化产生的醛基、羟基自由基使神经细胞变性、坏死；自由基可使蛋白质分子交联，肽链断裂，使神经细胞丧失功能；此外自由基也可作用于神经细胞外基质，产生广泛脑组织损伤。

（四）呼吸暴发引发的自由基与炎症　中性粒细胞等细胞受到刺激被活化后，出现呼吸暴发，产生 $O^{2\cdot}$，H_2O_2 和 NO，使蛋白质和酶分子聚合、交联、肽链断裂，蛋白质变性，酶的活性丧失受体，离子通道功能障碍。自由基可使酶的巯基氧化，氨基酸残基氧化。氧自由基能攻击生物膜磷脂中的多聚不饱和脂肪酸，引发脂质过氧化，造成生物膜损伤，如线粒体膨胀、溶解，多聚核糖体的解聚、脱落以及溶酶体酶外漏等。脂质过氧化反应产物 MDA 毒性更强，进一步降低细胞的功能。

第八节　修复与修复失败

组织、细胞尤其是 DNA 受到环境有害因素的损伤作用后，机体会启动一系列损伤修复机制。目前，国际上把修复机制概括为图 5 - 5。

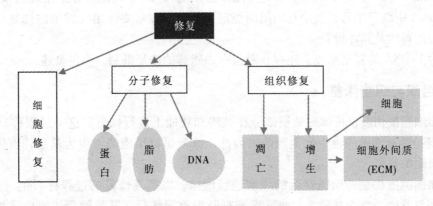

图 5 - 5 主要修复机制

一、分子修复

DNA 修复作用，对于保证基因的正确复制与表达发挥着极其重要的作用。造成 DNA 损伤的因素及损伤类型有多种。之所以不是所有损伤都能导致突变，其原因就在于组织和细胞自身存在 DNA 修复系统。如果正常的 DNA 修复系统发生遗传改变致使功能缺陷或丧失，就无法保证细胞 DNA 损伤的正常修复，由此可能引发基因突变。当受到遗传毒物攻击后，机体的 DNA 修复机制包括在大多数情况下，这些损伤可导致碱基错配而发生点突变。其中最常见的自发性化学修饰是 CpG 岛中 5 - 甲基胞嘧啶（5 - mC）的脱氨反应。5 - mC 脱氨后生成胸腺嘧啶，因而导致 G：T 错配。如果未被修复，将导致 C→T 转换。除自发性损伤外，细胞 DNA 还可受多种环境理化因素的作用而发生损伤。化学毒物，尤其是毒物中的具有致突变/致癌性质的化学物质如 N - 亚硝基化合物、多环芳烃等，可使 DNA 发生碱基修饰，形成多种类型的加成物；一些嵌入剂还可以非共价结合的形式嵌入到 DNA 分子中，从而改变其结构等，影响基因的复制与正确表达。造成 DNA 损伤的毒物及损伤类型有多种，但并非所有的毒物损伤都能导致突变，其原因就在于细胞的 DNA 修复系统能够清除和修复这些损伤。有人认为基因突变是 DNA 损伤的积累结果，可能主要原因之一在修复系统的不断破坏的结果，使基因组不稳定性增加，最终导致细胞的恶性转化。另外，特定基因序列中损伤 DNA 的慢修复也可能对转化相关基因的突变起到间接作用。DNA 损伤修复的过程非常复杂，是与细胞周期的调节、DNA 复制和转录等生命过程紧密相关的。已知哺乳动物细胞中 DNA 损伤修复的途径有多条，根据其修复的对象或机制不同可将其分为直接修复、核苷酸切除修复（NER）及错配修复（MMR）等。目前已克隆出 70 余个直接与 DNA 修复相关的基因，它们分别参与上述一个或多个修复途径。其中，与细胞转化及癌变关系较为密切的基因包括 O^6 - 甲基鸟嘌呤 - DNA 甲基转移酶（MGMT）基因、MMR 基因及 NER 基因等。p53 基因在细胞周期调控、细胞增殖调控及与细胞周期相关的 DNA 修复方面，也发挥关键作用，该基因突变失活或功能突变可使细胞过程的完整性受损，特别是导致细胞的恶性转化。另外，从大肠杆菌、酵母到人体细胞都存在着一个高度保守、特异性修复 DNA 碱基错配的酶体系，称作 MMR 系统。迄今已在人体细胞中分离出 *hMSH*2、*hMSH*3、*hMSH*6、*Duc* - 1、*hPMS*1、 *hPMS*2、*hMLH*1 等 7 种人 MMR 基因，它们在识别和修复 DNA 复制过程中出现的错配碱基，维持细胞 DNA 中微卫星乃至整个基因组的稳定性方面发挥重要作用（详细的修复机制见第七章——遗传毒性及其评价）。

机体除了 DNA 的修复系统，还存在对蛋白、脂肪的修复机制，不再赘述。

二、组织与细胞修复

组织和细胞损伤后，机体对缺损部分在结构和功能上进行恢复，这一过程称修复（repair）。修复是通过细胞的再生来实现的，因此，修复是以细胞的再生为基础，再生的结果常是损伤组织的修复。

组织和细胞损伤后，周围存活的细胞进行增殖，以实现修复的过程称再生（regeneration）。如四氯化碳、霉变甘蔗、黄曲毒素等对肝细胞损伤后，肝脏就会快速启动细胞修复机制，细胞从静止期步入活动期，增殖分裂加快补充损失，或被同类细胞增生代替、或被其他组织取代。但像这种快速损伤后的修复过程，跟不上损伤速度，光镜下就能观测到病理损伤。病理性再生有完全性和不完全性再生之分：组织受损很轻，死亡细胞由同类细胞再生补充，完全恢复了原有的结构和功能称完全性再生；如果组织受损严重，缺损过大，或再生能力弱的细胞死亡，则常由新生的结缔组织（肉芽组织）再生、修补，不能恢复原有的结构和功能，最后形成瘢痕，称不完全性再生。损伤细胞能否完全再生除了取决于该细胞的再生能力外，还依赖于局部损伤的程度和范围。因外力作用引起的组织缺损或断离，通过细胞再生进行修复的创伤愈合，也是一种修复机制。

此外，对于损伤的组织细胞，机体还会采取主动清除的形式，借以达到修复作用。这种主动清除形式就是细胞凋亡。

三、修复过度与异常

大范围细胞坏死后，因在数量上难以用同类细胞代替，也就难以实现功能的恢复，出现修复过度或异常，也有人称之为修复失败，出现组织坏死、组织纤维化与硬化、致癌、体细胞遗传改变等严重后果。当组织损伤较多，不可能用同类细胞再生修复时，即由肉芽组织（granulation tissue）取代。肉芽组织主要由纤维母细胞和新生的毛细血管组成。肉芽组织在伤口愈合中有 3 个重要作用：①抗感染、保护创面；②机化血凝块和坏死组织；③填补缺损、增加张力强度等作用。但后果可能是发生组织纤维化或硬化，有时修复过度，还会导致细胞癌变、以至于遗传改变等。

有多种因素影响创伤愈合速度与效果。创伤愈合过程的长短和愈合的好坏，除与损伤范围、性质和组织再生能力强弱有关外，也与机体全身与局部因素有关：①全身因素、如年龄、营养状况、药物影响、疾病及一些免疫缺陷病等均可影响愈合过程；②局部因素。局部血液供应、感染和异物、神经支配等，都会导致修复过度或修复失败，引发严重的后果。

毒物诱导机体自身细胞的异常免疫损伤是修复过度的一种特殊表现。正常免疫反应是指机体的免疫功能正常，能对非己的抗原产生细胞免疫和体液免疫，以排斥异物，发挥免疫保护作用。例如，机体通过正常免疫反应，抑制肿瘤的发生或转移等，是机体非常重要的修复功能。而异常免疫反应是机体的免疫功能失调，因某些原因而不能识别自我对自身造成免疫损伤，如自身免疫性疾病等。外源性化学物进入机体，经过体内的 I 相或 II 相生物转化反应会发生化学修饰，外源性化学物像蛋白毒素自身或经过化学修饰，或经过外源性化学物修饰后的机体自身成分，如蛋白成分，特别是一些具有特殊活性作用的酶类等，会产生免疫原性，诱发机体出现免疫应答。有些毒物只具有反应原性而没有免疫原性属于半抗原，如青霉素、磺胺类药物等。半抗原和大分子蛋白质结合以后，经过化学修饰，就获得了免疫原性而变成完全抗原，也就可以刺激免疫系统产生抗体和效应细胞。例如，有人吃鱼、虾等食物后，出现腹痛、腹泻、呕吐，或是皮肤瘙痒；有的人吸入花粉或尘土后，会发生鼻炎或哮喘；有的人接触生漆就发生皮疹；这也是因为室内尘土和真菌，人和动物的皮屑、螨、纤维等的混合物，生漆等是重要的变应原之一。当变应原再次进入机体时，就会与吸附在细胞表面的相应抗体结合，产生免疫反应，免疫系统会把人体内的致敏细胞当成是"外来者"而加以杀灭，并出现各种变态反应影响到人体健康，包括外源性化学物诱导的自身免疫性疾病。

重点和难点：

重点：毒作用的引起细胞死亡的主要机制。难点：不同有害因素毒作用的特殊性和普遍性的具体应用。

思考题：

1. 外源性化学物产生毒作用的条件有哪些？
2. 请举例说明本章概括的一般毒作用机制之外还有哪些中毒机制。
3. 细胞中毒死亡与诱导凋亡的细胞自身变化的本质区别？
4. 环境有害因素诱导的基因突变中基因修复的意义何在？

（海春旭）

第六章　外源性化学物质的基础毒性

外源性化学物质的基础毒性是相对特殊毒性而言的，特殊毒性通常是指致突变作用、致癌作用、致畸作用和生殖毒性。而外源性化学物质的基础毒性（basic toxicity）则是指实验动物单次、多次或长期染毒所产生的总体毒性综合效应，又称一般毒性（general toxicity），主要包括急性毒性、亚慢性毒性和慢性毒性、蓄积毒性和局部毒性。基础毒性的研究方法以体内实验为主，近年来也发展了一些体外实验作为补充。研究外源性化学物质的基础毒性是毒理学工作的一项重要内容：一方面基础毒性研究是外源性化学物质安全性评价和危险度评定的重要组成部分，并为制订卫生标准和进行卫生决策提供依据；另一方面，基础毒性研究也为毒作用机制和靶器官毒性研究提供线索。

本章主要介绍急性毒性、亚慢性毒性和慢性毒性、蓄积毒性和局部毒性的概念、实验研究方法以及毒性评价。

第一节　急性毒性及其评价

对于任何一种未知毒性的外源性化学物质，急性毒性试验都是对其进行毒性评价的第一步。1927 年 Trevan 引入了半数致死剂量（LD_{50}）的概念来评价急性毒性。此后，该指标得到广泛的应用，并成为评价急性毒性的重要指标。化学物的急性毒性资料对于安全性评价及化学物管理方面非常重要。本章主要就急性毒性的试验方法和评价方法作一介绍。

一、急性毒性的概念

急性毒性（acute toxicity）是指实验动物一次接触或 24 小时内多次接触某一化学物质所引起的毒效应，甚至死亡。

对于上述定义中的"一次接触"在染毒途径和接触方式不同时，其含义有所不同。经口和经注射染毒时"一次接触"是指瞬间完成；经呼吸道与皮肤染毒时，指在一个规定的时间内使实验动物连续接触化学物质的过程。所以"一次"含有时间因素。而"多次"的概念是指当外源性化学物质毒性很低时，即使一次给予实验动物最大染毒容量还观察不到毒性作用，同时该容量还未达到规定的限制剂量时，便需要在 24 小时内多次染毒，从而达到规定的限制剂量。

二、急性毒性试验方法

（一）经典的急性致死性毒性试验

1. 试验目的与常用参数　急性毒性试验（acute toxicity tests）的目的是评价化学物质对机体的急性毒性的大小、毒效应的特征和剂量 - 反应（效应）关系，并根据 LD_{50} 值进行急性毒性分级，是外源性化学物质安全性评价和危险度评定的重要资料。此外，急性毒性试验还为进一步的试验如亚慢性、慢性毒性研究及其他毒理试验接触剂量的设计和观察指标的选择提供依据，并为毒作用机制研究提供线索。

参数在急性毒性和其他一般毒性研究中是指比较和衡量不同外源性化学物质毒性的尺度。急性毒性常用的参数是 LD_{50}（或半数致死浓度：LC_{50}）和急性毒作用带（Z_{ac}）。急性毒性试验的主要内容之一就是求 LD_{50}（或 LC_{50}），它是急性毒性评价中很重要的一个参数，也是比较不同化学物质毒性的重要参数。但是由于 LD_{50} 是一个统计值，它本身具有一定的波动性，同一化学物质在不同实验室用同一种方法测定的 LD_{50} 值可能相差 2~3 倍，或者更多。此外，LD_{50} 仅是表示实验动物一半死亡、一半存活的一个剂量界点值，不能很好的反映急性中毒的特征。因此仅用 LD_{50} 反映急性毒性有一定的局限性，因此在实际工作中还常用 Z_{ac}（$Z_{ac} = LD_{50}/Lim_{ac}$）来进行急性毒性评价。$Z_{ac}$ 值的大小可反映急性阈剂量（Lim_{ac}）距 LD_{50} 之间距离的宽窄，即表示引起实验动物的死亡剂量与最低毒作用剂量之间的宽窄。Z_{ac} 值越大，表明化学物质引起急性死亡的危险性越小，反之危险性越大。但是，由于测定 Lim_{ac} 时所用的观察指标不同，所求出的 Lim_{ac} 值必然不同，因而 Z_{ac} 也具有一定的波动性。

急性毒性的另一个重要参数是剂量－反应曲线（即对数剂量－死亡率的概率单位曲线）的斜率。从图 6-1 可以看出，A 和 B 两种外源性化学物质的 LD_{50} 值（转换成概率单位为 5）相同，但 B 化学物质的剂量－反应曲线的斜率比 A 大，当 B 化学物质染毒剂量稍增加时，其死亡率明显上升，而 A 化学物质的斜率小，染毒剂量增加时其死亡率增加缓慢，所以尽管二者 LD_{50} 值相同，但 B 化学物质的实际危险性比 A 大。

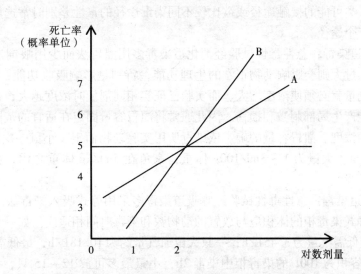

图 6-1 A、B 两种化学物质剂量－反应关系曲线

此外，反映急性毒性的参数还有绝对致死剂量或浓度（LD_{100} 或 LC_{100}），最小致死剂量或浓度（LD_{01} 或 LC_{01}），以及最大耐受剂量或浓度（MTD，LD_0 或 MTC，LC_0）。

2. 试验设计原则 关于急性毒性试验程序目前国内已有一些法令性规定，如食品、农药、化妆品及药物毒理学安全性评价标准等。本节主要介绍急性毒性试验程序的基本原则。

毒理学最早应用于评价急性毒性的指标就是死亡，因为死亡这一指标易于观察，不需特殊的仪器，而且是各种毒物共有的、最严重的毒性效应。所以长期以来，急性致死毒性是比较、衡量毒性大小公认的方法，也是划分毒性等级的基本依据。划分毒性等级常用的致死剂量是 LD_{50}，故急性致死毒性试验的主要任务之一就是求 LD_{50}。

（1）实验动物的选择：原则上应选择那些在代谢功能上与人接近的、对毒物感受性与人比较一致的动物。常用哺乳类动物，但在环境毒物的急性毒性研究也可以选择某些昆虫（如蜜蜂）或水生生物（如鱼类）等。一般要求选用两个不同种属的哺乳类动物，其中一种为啮齿类动物（rodent species），另一种为非啮齿类动物（nonrodent species）。啮齿类多选用大鼠和小鼠，皮肤毒性试验也可用豚鼠或家兔，非啮齿类可选用狗或猴。在实际工作中，测定 LD_{50} 多用大鼠或小鼠，又以大鼠为多，这是因为它们已为人们驯化，且已培育出多种纯化品系，生殖周期短，易繁殖，产仔多且价格便宜。急性毒性实验动物年龄不宜过大或过小，通常选择刚成年动物，大鼠体重 180 ~ 240g、小鼠 18 ~ 25g、家兔 2 ~ 2.5kg、豚鼠 200 ~ 250g、狗 10 ~ 15kg。急性毒性实验对性别的要求一般是雌雄各半，如果在实验时发现雌、雄动物对受试物敏感性有明显差异时，应分别单独求雌雄动物各自的 LD_{50}。每组实验动物的数量因所选择求 LD_{50} 的方法不同而有所不同，但必须满足试验结束统计处理要求的例数。经口染毒时，要求实验动物实验前禁食，以避免胃内残留食物对外源性化学物质的毒性产生干扰。大鼠和小鼠主要在夜间进食，所以要求隔夜禁食 8 ~ 12 小时，大动物可在染毒前不喂食。染毒后应继续禁食 3 ~ 4 小时。

（2）染毒途径的选择：根据化学物质的理化性质和用途，以及人类实际接触的途径而定。如未明确人类可能的接触途径或欲比较不同染毒途径的毒性差别时常选用经消化道、经呼吸道和经皮三个途径。

1）经消化道染毒：急性毒性试验经消化道染毒多用灌胃法而少用喂饲法。灌胃容量不宜过大或过小，过大则会影响动物正常的生理功能，特别是影响吸收功能；灌胃容量过小，则要保证较大剂量就必须使浓度增大，而实验已证实相同剂量时浓度越大，毒性越大，而且浓度太大还可能产生局部刺激和损伤。因此通常将灌胃容量固定在适宜的范围内，而将受试物配制成不同的浓度。灌胃容量的确定依染毒所用实验动物而定，小鼠一次灌胃体积为 0.1 ~ 0.4ml/10g 体重，大鼠为 1 ~ 3ml/100g 体重，家兔在 5ml/kg 体重之内，狗不超过 50ml/10kg 体重。

2）经呼吸道染毒：急性毒性试验经呼吸道染毒多采用静式吸入染毒法。为保障染毒期间气体交换，静式染毒柜的体积应与放置的动物数和染毒时间相适应。如一只小鼠通气量约为 1.45L/h，最低需气量为 3.45L/h；一只大鼠通气量约为 10.18L/h，最低需气量为 30.5L/h，因此在一个容积为 100L 的染毒柜中染毒 2h，小鼠最多可放 12 ~ 15 只，大鼠最多可放 2 只。静式吸入染毒时染毒柜中化学物质的浓度多用计算方法折算，对于易挥发液体化学物质浓度的计算公式为：

$$C = \frac{a \times d}{L} \times 10^6 \qquad 6-1$$

C：设计化学物质浓度（mg/m³），a：依设计应加入化学物质的体积（ml），d：受试化学物质的比重（g/ml），L：染毒柜体积（L）。

3）经皮染毒：液态、气态和粉尘状的外源性化学物质均有可能经皮吸收。研究经皮染毒的一般毒性试验常用的实验动物有大鼠、豚鼠和家兔。由于不同部位皮肤角质层厚度不同，因而不同部位的皮肤对化学物质的渗透率不同，一般统一使用动物的背部皮肤。染毒前先要将染毒部位的被毛脱去。不论用何种方法脱毛，均不能损伤皮肤的角质层。为防止表皮在脱毛过程中受损，脱毛后不应立即进行试验，而是要间隔 24 小时后再染毒。经皮染毒最简单的定性试验方法是浸尾法，较准确的是对去毛背部皮肤定量染毒。

（3）染毒剂量与分组：在进行剂量设计之前，首先要了解受试化学物质的结构式、分子量、常温常压下的状态、熔点、沸点、比重、挥发度、水溶性和脂溶性等理化性质，生产批号及纯度，杂质成分和含量等。然后根据该受试物有关的测试规范要求和所选择的求 LD_{50} 不同的计算方法设计剂量和分组。LD_{50} 常用的计算方法有寇氏法、霍恩法、Bliss 法、序贯法、回归法、加权回归法等。各种计算方法均有一定的适用范围，可根据具体情况加以选择。在正式试验前一般需先进行预试验，求出大致的致死范围，以提高正式试验的效率。

在预试验之前，应先查阅有关文献资料，找出与受试化学物质结构与理化性质近似的化学物质的毒性资料，并以文献资料中相同的动物种系和相同接触途径所得的 LD_{50} 值作为受试化学物质的预期毒性中值。设定以此预期值作为待测化学物质的中间剂量，并在该剂量的上、下各设 1～2 个剂量组作为预试验剂量。如果没有相同染毒途径或没有相同种属动物的毒性资料，也可参考其他染毒途径或相近种属动物的毒性资料。有一些化学物质是新合成的，没有任何资料可供查阅，也可以 1mg/kg 为最低剂量组，因为 lg1 = 0，以 4 倍为剂量组距（lg4 = 0.6），所以其他剂量组对数值为 0.6、1.2、1.8、2.4，真实值为 1mg/kg 、4mg/kg、16mg/kg、64mg/kg 和 256mg/kg。若预试验表明待测化学物质的致死剂量范围较窄，组距可缩小。当经预试验表明待测化学物质毒性很大或很小时，最低剂量组可以下调或上调，再依以上原则进行再次预试验。

对于毒性很小的化学物质，如食品、日用化学品进行毒性鉴定时，可直接做最大耐受量试验（limit test）。可依据各类化学物质的急性毒性分级标准，以最大耐受量作为试验剂量，如 WHO 规定经口途径为 5g/kg 体重，经皮为 2g/kg 体重，经呼吸道为 5mg/L 等。如果实验动物给以最大耐受剂量仍然未出现死亡或任何中毒症状，就不需要做进一步的毒性试验。如果最大耐受剂量试验出现中毒或死亡，则必须继续寻找该化学物质的致死范围，通过正式试验求出外源性化学物质的 LD_{50} 值和验证其剂量 – 反应关系。

通过以上方法求出化学物质的大致致死剂量范围后，即可设计正式试验的剂量和分组。一般来说，根据实验设计所选用的 LD_{50} 计算方法来确定剂量分组和每组的动物数。

（4）毒性观察：求 LD_{50} 值目前要求计算实验动物接触化学物质后 14 天之内的总死亡数。因为有些化学物质如有机磷中毒症状出现的早，反应强烈，其死亡也出现的早。但有一些化学物质中毒症状发展缓慢，甚至出现症状缓解，以后逐渐发生死亡的情况。如羰基镍染毒早期先出现上呼吸道症状，当日即可缓解，2～3 天后甚至更晚才出现严重的肺水肿、呼吸困难而死亡。另外对同一化学物质的同一剂量，不同个体的反应快慢也有差异，如过氧化二碳酸二环己酯小鼠腹腔注射后，在同一剂量组中最早死亡的时间是给药后 7 小时，最迟死亡时间可达 150 小时。基于以上原因，规定急性毒性试验的观察期限为 14 天。对于一些速杀性化学物质如有机磷类农药，因其 14 天的总死亡数与其 24 小时的总死亡数没有差别，也可仅计算 24 小时的死亡数求 LD_{50}，但须在试验结果中加以注明。

单用 LD_{50} 表示急性毒性存在很多不足，难以对其毒作用特征加以描述。为补充 LD_{50} 的不足，在试验中还应仔细观察中毒症状，了解动物体重变化及病理改变等。

1）中毒症状：观察实验动物的中毒症状，对于获得受试化学物质急性毒性特征，了解化学物质的靶器官以及发现中毒机制的线索均有十分重要的意义。在试验过程中，应详细观察和记录动物出现的中毒症状，发生的时间，症状发展的过程，死亡前的特征以及死亡的时间等。

实验动物染毒后，往往先出现短暂的兴奋，之后转入抑制，渐渐发生死亡。如含有氰基的氢氰酸和丙烯氰对大鼠和小鼠染毒后，都很快出现兴奋。染毒丙烯氰的动物首先出现活动增多、骚动、窜跑、跳跃，之后呼吸困难，耳与尾呈青紫色；而染毒氢氰酸的动物呈一过性兴奋，呼吸加快、加深，耳与尾则为桃红色。可见同为氰化物，其中毒机制不同：丙烯氰本身对呼吸中枢有直接麻醉作用，从而导致呼吸困难、缺氧而出现发绀；氢氰酸的 CN^- 则与细胞色素氧化酶的 Fe^{3+} 结合，使其失去传递电子的能力，导致呼吸链中断，组织不能摄取和利用氧，引起细胞内窒息，静脉血含氧量高而使表皮呈现鲜红色。但也有一些化学物质染毒后动物直接进入抑制状态，直至死亡。如 N－苯甲酰基－N－（3，4－二氯苯基）－2－氨基－丙酸乙酯，给大鼠或小鼠灌胃染毒致死剂量后，动物很快表现为闭目静卧、四肢无力、站立不稳、步态蹒跚、呼吸减慢，最后口鼻青紫而死亡。

2）体重：体重变化可以反映染毒后动物的整体变化，观察期内需多次测量动物体重。有人主张间隔 3～5 天测一次体重，也有人主张应隔日测量。通过对存活动物尤其是低于 LD_{50} 剂量组存活动物体重变化的观察可以了解受试物引起毒效应的持续时间。

3）病理检查：对中毒死亡的实验动物应及时解剖做大体尸检，观察各器官有无充血、出血、水肿或其他改变，必要时对肉眼观察有变化的脏器进行组织病理学检查。试验结束时对存活动物也应进行病理学检查。

（5）急性毒性试验求 LD_{50} 的几种方法

1）霍恩（Horn）法：此法又称平均移动内插法（moving average interpolation）。该法限定使用 4 个剂量组，且各剂量组剂量呈等比排列，每组动物数相等，为 4 只或 5 只，根据动物死亡情况查表求 LD_{50} 值及其 95% 可信限。此法简便，使用动物数少，但求得的 95% 可信限范围大，不够精确。

霍恩法根据公比不同设计不同的剂量系列。一个系列以 $\sqrt[3]{10}$ 为公比，即组距为 2.15 倍。每组动物数 4 只或 5 只，分别设计三个剂量系列：系列一为 0.464×10^t，1.00×10^t，2.15×10^t 及 4.64×10^t；系列二为 1.00×10^t，2.15×10^t，4.64×10^t 及 10.0×10^t；系列三为 2.15×10^t，4.64×10^t，10.0×10^t 及 21.5×10^t（$t = 0 \pm 1$，± 2，± 3……）。另一系列以 $\sqrt{10}$ 为公比，即组距为 3.16 倍。每组也是 4 只或 5 只动物，分别设计二个剂量系列，系列一为 0.316×10^t，1.00×10^t，3.16×10^t 及 10.0×10^t；系列二为 1.00×10^t，3.16×10^t，10.0×10^t 及 31.6×10^t（$t = 0$，± 1，± 2，± 3……）。根据各剂量组动物死亡情况，查表求得 LD_{50} 值及其 95% 可信限。

2）改进寇氏法：寇氏法要求：①各剂量组剂量呈等比级数排列，设 6～8 组；②各组动物数相同；③最大剂量组死亡率为 100%，最低剂量组死亡率为 0%。而改进寇氏法适用范围更宽，除要求各剂量组剂量呈等比级数排列和各组动物数相等外，最大剂量组死亡率为

80% ~ 100%，最低剂量组死亡率为0% ~ 20%即可。计算公式为：

$$m = X_K - i\,(\Sigma P - 0.5) \qquad\qquad 6-2$$

$$\delta_m = i\sqrt{\Sigma \frac{pq}{n}} \qquad\qquad 6-3$$

m：$\lg LD_{50}$，i：相邻两剂量组对数剂量差值，即组距，X_K：最大剂量组对数剂量，ΣP：各剂量组死亡率总和。

δ_m：$\lg LD_{50}$的标准差，p：死亡率，q：存活率，即 q = 1 - p，n：每组动物数。

3）Bliss 法：又称最大似然性法（maximum likelihood method），被认为是最精确的LD_{50}计算方法。我国《新药临床前毒理学研究指导原则》及《新药（西药）毒理技术要求规范》均推荐此法。Bliss 法试验设计要求不是太严格，但该法计算复杂，现多利用计算机软件进行运算。

3. 急性致死性毒性试验的局限性　经典的急性毒性试验和LD_{50}这一参数虽然已应用多年，但随着科学的进步，人们也逐渐认识到其本身存在一定的局限性：

（1）消耗的动物量大，一次实验需要60 ~ 100只动物，因此受到广泛的伦理学批评。

（2）LD_{50}获得的信息有限，死亡仅仅是评价急性毒性的许多观察终点之一。化学物单次大剂量急性中毒，动物多死于中枢神经系统和心血管功能障碍，并不能很好地显示出各自的毒性特征。另外，由于死亡迅速，各种器质性变化尚未发展，不能显示出靶器官的病变。

（3）LD_{50}值易受多种因素的影响，测得的LD_{50}实际上仅是近似值，不同实验室对同一化学物品测得的LD_{50}可能存在很大的差别。

（4）在安全性评价中仅靠观察动物的死亡情况及简单的症状是不够的，更需要生理学、血液学以及其他生化检验所提供的详细的毒性资料。为此，已发展出一些急性毒性试验的替代试验。

（二）急性非致死毒性试验　急性非致死毒性试验常用的评价指标是急性阈剂量（Lim_{ac}），Lim_{ac}是指实验总体中的一组受试动物中个别动物出现毒性效应的最低剂量，而在该剂量以下的任何剂量均不应再出现毒性效应。所出现的毒性效应可以是所观察的效应中的任一种或多种。Lim_{ac}值越低，表明该受试物的急性毒性越大，发生急性中毒的危险性越大。

观察效应的选择是急性非致死毒性试验的关键。如果在急性致死毒性试验中已经初步确定靶器官，则应当观察与该器官损伤有关的特异指标。此外，还可以对体重、行为及耐受性等全身性生理状态的改变进行观察，这类指标称之为整体性指标。一般急性非致死性毒性试验中的观察指标不宜过多，但也不宜过少，以免漏掉重要的毒性效应。

剂量设计一般是以LD_0为最高剂量组，向下以10倍组距设3 ~ 4个剂量组进行预试验。经预试验后，设3 ~ 4个按等比级数设计的剂量组，每组10只动物，雌雄各半进行正式试验。

（三）急性毒性替代试验　近些年来，OECD（经济合作与发展组织）等组织的专家对替代试验进行了专门的研究，并已提出多种替代试验的方法，下面主要介绍其中的几种。

1. 固定剂量法（fixed dose procedure）　该方法由英国毒理学会1984年提出，OECD于1992年正式采用，2001年更新。利用一系列固定的剂量（5、50和500mg/kg，最高限量

2 000mg/kg）或预先选定的剂量染毒，观察染毒动物的死亡情况和毒性反应，并依此对化学物的毒性进行分级。例如，如果以一系列固定剂量染毒，首先以 50mg/kg 的剂量给 10 只实验动物（雌雄各半）染毒。如果存活率低于 100%，再选择一组动物以 5mg/kg 染毒；如果存活率仍低于 100%，将该受试物归于"高毒"类，反之归为"有毒"类。如果以 50mg/kg 的剂量染毒，动物存活率为 100%，但有中毒表现，则不需要进一步试验，将其归为"有害"类。如果以 50mg/kg 的剂量染毒后，动物存活率为 100%，且没有中毒表现，则继续以 500mg/kg 的剂量给另外一组动物染毒；如果存活率仍为 100%，而且没有中毒表现，则以 2 000mg/kg 的剂量染毒；如果仍然 100% 存活，将受试物归于"无严重急性中毒的危险性"类。

OECD 组织了对固定剂量法的国际验证，用固定剂量法和经典急性毒性实验对 30 个化合物急性毒性分级进行比较，结果两种方法毒性分级一致性达 80.2%，但固定剂量法比经典急性毒性实验少用约 10 只大鼠。

2. 急性毒性分级法（acute toxic class method） OECD 于 1996 年采用急性毒性分级法，2001 年更新。此法是以死亡为观察终点的分阶段试验法，每阶段 3 只动物，根据动物的死亡情况，平均经 2~4 个阶段即可对急性毒性作出判断。急性毒性分级法常用啮齿类动物，首选大鼠，选择 3 个固定剂量 25mg/kg 体重、200mg/kg 体重和 2000mg/kg 体重中的 1 个开始试验，根据动物死亡的数量决定下一步是直接进行毒性分级还是以相同剂量的另一种性别试验，抑或以较高或较低的剂量进行试验。

3. 上、下移动法（up/down method） 亦称阶梯法。OECD 于 1998 年采用，2001 年更新。根据初步的资料先选一个剂量对一只动物染毒，如果动物死亡，则以下一个较小剂量对下一只动物染毒；如果动物存活则以较大的上一个剂量染毒，依此类推。实验需要选择一个比较合适的剂量范围，使大部分动物的染毒剂量在 LD_{50} 的上下。如果剂量范围过大，则需要更多的动物进行试验。此法节省实验动物，一般 12~14 只动物即可，但只适合于快速发生中毒反应及死亡的化学物的毒性试验。

除以上介绍的几种替代试验外，其他的还有探针剂量法、金字塔法、限量试验以及急性系统毒性试验等。

三、急性毒性评价

各国都参照相应的急性毒性分级（acute toxicity classification）标准来评价外源性化学物质的急性毒性。现行的各种急性毒性分级标准均是以 LD_{50} 值为基础划分的，而各国际组织及不同的国家都制定了各自的分级标准，至今尚未统一。世界卫生组织（WHO）的毒性分级标准见表 6-1。欧洲共同体的急性经口毒性分级标准为：高毒（very toxic，$LD_{50} < 25$mg/kg）、有毒（toxic，LD_{50} 为 25~200mg/kg）、有害（harmful，LD_{50} 为 200~250mg/kg）、不分级（unclassified，$LD_{50} > 2$ 000mg/kg）等 4 个等级。我国除参考国际上的几种标准外，还制定了一些国家标准。在 1995 年提出的农药急性毒性分级标准，见表 6-2。1978 年还对工业毒物提出一个五级急性毒性分级标准，见表 6-3。在依照上述标准进行分级时，应注意动物种属及染毒途径应与标准中规定的一致。

表6-1　外来化合物急性毒性分级（WHO）

毒性分级	大鼠一次经口 LD_{50}（mg/kg）	6只大鼠吸入4小时，死亡2~4只的浓度（ppm）	兔经皮 LD_{50}（mg/kg）	对人可能致死的估计量	
				g/kg	总量（g/60kg）
剧　　毒	<1	<10	<5	<0.05	0.1
高　　毒	1~	10~	5~	0.05~	3
中 等 毒	50~	100~	44~	0.5~	30
低　　毒	500~	1000~	350~	5~	250
实际无毒	5 000~	10 000~	2 180~	>15	>1 000

表6-2　农药的急性毒性分级

级　　别	经口 LD_{50}（mg/kg）	经皮 LD_{50}（mg/kg）4小时	吸入 LC_{50}（mg/m³）2小时
剧　　毒	<5	<20	<20
高　　毒	5~50	20~200	20~200
中　　毒	50~500	200~2000	200~2000
低　　毒	>500	>2000	>2000

（引自农药登记毒理学试验方法 GB15670-1995）

表6-3　工业毒物急性毒性分级标准

毒性分级	小鼠一次经口 LD_{50}（mg/kg）	小鼠吸入2小时 LC_{50}（ppm）	兔经皮 LD_{50}（mg/kg）
剧　　毒	<10	<50	<10
高　　毒	11~100	51~500	11~50
中等毒	101~1 000	501~5 000	51~500
低　　毒	1 001~10 000	5 001~50 000	501~5 000
微　　毒	>10 000	>50 000	>5 000

2003年WHO《全球化学品统一分类和标签制度》（GHS）对多种毒性进行分级，包括急性毒性、皮肤腐蚀/刺激、严重眼损伤/眼刺激、呼吸或皮肤敏化作用，生殖细胞致突变性、致癌性、生殖毒性、特定靶器官系统毒性（单次接触和重复接触）、危害水生环境。GHS的化学品急性毒性分类标准基于经口、皮肤途径的 LD_{50} 或吸入途径的 LC_{50} 值，将化学品或混合物的急性毒性划分为5类。药品、食品添加剂、化妆品和食品中杀虫剂残留物等不在全球统一分类和标签制度的覆盖范围内。GHS体系现已制定完成，国际化工协会联合会（简称ICCA）的目标是于2008年在世界各国全面实施GHS制度。

第二节 蓄积毒性及其评价

一、基本概念

外源性化学物质进入机体后，可经代谢转化以代谢产物或以原形排出体外。但是当化学物质反复多次给予动物染毒，而且当化学物质进入机体的速度或总量超过代谢转化的速度与排除的速度或总量时，化学物质或其代谢产物就可能在机体内逐渐增加并贮积于某些部位。这种现象称为化学物质的蓄积作用（accumulation）。

外源性化学物质在体内的蓄积作用是化学物质发生慢性中毒的物质基础。因此，研究化学物质的蓄积作用是评价化学物质能否引起慢性中毒的依据之一，也是制定卫生标准时选择安全系数的依据之一。

现今认为蓄积作用有两种含义：一是当在多次、反复接触某一外源性化学物质一定时间后，若能用化学方法测得机体内或某些组织脏器中存在该化学物质或其代谢产物，就称之为物质蓄积（material accumulation）；二是有一些化学物质或其代谢产物虽然不能被测出，但在长期接触的情况下机体出现慢性中毒的现象，这种情况称之为功能蓄积（funtional accumulation）。功能蓄积可能是机体多次接触外源性化学物质引起损害效应累积的结果，也可能是外源性化学物质和其代谢产物的量极微，用目前的分析方法尚不能检出，这时功能蓄积可认为是一种特殊的物质蓄积。

二、常用的蓄积毒性的研究方法及评价

蓄积毒性的检测有两类方法，一类是理化方法，一类是生物学方法。理化方法就是利用化学分析或同位素技术测定毒物进入机体后，在体内含量变化的过程。该法可以确定毒物的半衰期，所以可以检测物质蓄积。生物学方法是将多次染毒与一次染毒所产生的效应进行比较，故不能区分是物质蓄积还是功能蓄积。生物学方法又分蓄积系数法和残留率测定法。在实际工作中常用蓄积系数法，本节重点加以介绍。

蓄积系数法是一种以生物效应为指标，用蓄积系数评价蓄积作用的方法。这种方法的基本原理是在一定期限内，以低于致死剂量的受试物每日给予实验动物，直至出现某种预期的毒性效应为止。计算达到此种效应的累积剂量，求此累积剂量与一次染毒该化学物质产生相同效应的剂量的比值，此比值即蓄积系数 K，即：

$$K = \frac{ED_{50}\ (n)}{ED_{50}\ (1)}$$

6 - 4

蓄积试验常用小鼠或大鼠，多以死亡为效应指标，则 K 值计算公式：

$$K = \frac{LD_{50}\ (n)}{LD_{50}\ (1)}$$

6 - 5

式中 $LD_{50}\ (n)$ 表示多次染毒，实验动物死亡一半时，受试物染毒剂量的总和。式中 $LD_{50}\ (1)$ 表示给实验动物一次染毒的 LD_{50}。

K 值越小，表示受试物的蓄积性越大。按 K 值的大小将蓄积性分为 4 级，见表 6 - 4。

表 6-4 蓄积系数分级标准

蓄积系数（K）	蓄积毒性分级
<1	高度蓄积
1~	明显蓄积
3~	中等蓄积
5~	轻度蓄积

蓄积系数法对评价外源性化学物质的蓄积作用有一定使用价值，但是运用蓄积系数评价外源性化学物质潜在的慢性毒性仍应慎重，因为有些外源性化学物质的慢性毒性效应无法用 K 值表示，例如有的化学物质反复接触后产生免疫毒性，但其 K 值不一定很小。有机磷化合物往往 K 值很大，按评价标准多属于轻度蓄积，但是它的中枢神经系统的慢性危害与非胆碱能的毒作用却表现出慢性毒性效应。

蓄积系数法由于实验方案的不同又分以下几种：

（一）固定剂量法　实验动物多选用大鼠或小鼠，染毒途径以灌胃和腹腔注射为主。首先选一种计算方法一次染毒求其 LD_{50}，此即 LD_{50}（1）。然后再以相同条件取 40 只或 40 只以上动物，雌雄各半，分为两组，一组为染毒组，一组为对照组。染毒组在 $1/20 \sim 1/5$ LD_{50} 之间选定一个剂量，每天固定剂量、定时并以相同途径给予受试物，每日观察并记录每组动物死亡数。若试验组累计一半动物发生死亡即可中止试验。此时，计算累计总接触剂量，即 LD_{50}（n），计算 K 值，依照表 6-4 进行评价。若接触累积剂量已达到或超过 5 LD_{50}，而染毒组动物死亡数仍未达到半数，此时 K>5，也可中止试验。因此，固定剂量法试验周期为 $25 \sim 100$ 天。

（二）定期递增剂量法　试验方案基本同固定剂量法，只是染毒方法是以 4 天为一期，按一定比例增加染毒剂量。一般以 0.1 LD_{50} 为起始剂量，按此剂量染毒 4 天后，从第 5 天开始每四天为一期递增 1.5 倍，即 0.1 LD_{50}×4d，0.15 LD_{50}×4d，0.22 LD_{50}×4d，依此类推。其染毒剂量见表 6-5。试验期间，当实验动物累计死亡一半时随时可中止试验，计算 K 值并进行评价。如果到 28 天，死亡动物仍未达半数，这时总剂量已达 12.8 LD_{50}，K>12.8，可认为基本无蓄积性，也可停止试验。一般来说，在第 21 天累计总剂量已达 5.26 LD_{50}，即 K>5.26，为轻度蓄积，也可结束试验。

表 6-5 定期递增剂量法染毒剂量表

染毒天数	1~4d	5~8d	9~12d	13~16d	17~20d	21~24d	25~28d
每日染毒剂量（LD_{50}）	0.10	0.15	0.22	0.34	0.50	0.75	1.12
4 天染毒总剂量（LD_{50}）	0.40	0.60	0.90	1.36	2.00	3.00	4.48
累计染毒总剂量（LD_{50}）	0.40	1.00	1.90	3.26	5.26	8.26	12.74

定期递增剂量法与固定剂量法相比，具有试验周期短的优点。但人类在实际接触外源性化学物质时接触量尽管有所波动，可很少是递增的，因此这种染毒方法与实际情况有所不符。

（三）20 天法　20 天法是 1984 年我国对农药及食品安全性的毒理学评价有关规定的制定过程中，鉴于上述两种方法的利弊而提出的，现为我国《农药登记毒理学试验方法》（GB15670 – 1995）中关于蓄积毒性试验的方法之一。此法通常采用经口灌胃染毒方式，将动物随机分为 5 组，分别为阴性对照组、1/20 LD_{50}、1/10 LD_{50}、1/5LD_{50}、和 1/2 LD_{50}4 个剂量组，每组 10 只动物，雌雄各半。每日染毒 1 次，连续染毒 20 天，故称 20 天法。试验结束时，根据下列标准进行评价：①各剂量组均无死亡，即为蓄积性不明显；②仅 1/2 LD_{50} 剂量组有死亡，其他组均无死亡，则为弱蓄积性；③如 1/20 LD_{50} 剂量组无死亡，其他各组间死亡数有剂量反应关系时，则为中等蓄积性；④如 1/20 LD_{50} 剂量组有死亡，且有剂量反应关系时，则为强蓄积性（表 6 – 6）。

表 6 – 6　20 天法结果评价表

阴性对照	1/20 LD_{50}	1/10 LD_{50}	1/5LD_{50}	1/2 LD_{50}	蓄积性评价
–	–	–	–	–	蓄积性不明显
–	–	–	–	+	弱蓄积性
–	–	+	++	+++	中等蓄积性
–	+	++	+++	++++	强蓄积性

"–"表示无死亡，"+"表示有死亡

第三节　亚慢性和慢性毒性及其评价

急性毒性研究的是一次大剂量染毒所引起的毒性效应，这种接触外源性化学物质的方式实际并不常见。人类在生产和生活过程中往往是反复接触较低水平的外源性化学物质而引起慢性中毒。所以除了对具有急性毒性的化学物质要进一步了解其长期毒性（亚急性、亚慢性和慢性毒性）外，对一些即使急性毒性很低，但长期存在于人类生产和生活环境中，在机体内具有一定的蓄积能力并可产生不良健康效应的化学物质也应进一步研究其长期毒性。

基础毒性研究中，根据染毒时间的不同，可以分为急性毒性试验、亚慢性毒性和慢性毒性试验，或者在染毒时间介于一次染毒和亚慢性染毒之间加一个亚急性毒性试验。急性毒性试验和慢性毒性试验分别代表了一次染毒和长期反复染毒这两种暴露特征的毒性试验方法。由于慢性毒性试验染毒时间长，需要消耗大量的人力和物力，亚急性和亚慢性毒性试验可以作为慢性毒性试验的预备试验和筛选试验，以提高慢性毒性试验的效率或决定是否需要进行进一步的慢性毒性试验。目前亚慢性毒性试验已成为比较常用的重复染毒毒性试验方法，而慢性毒性试验常倾向于和致癌试验合并进行。亚急性和亚慢性毒性染毒期限并无很严格的区分，且二者的实验设计和实验方法基本相同，故本节对亚急性毒性试验不做单独介绍。

一、基本概念及实验目的

亚慢性毒性（subchronic toxicity）是指人或实验动物连续接触较长时间、较大剂量的外源性化学物质所出现的中毒效应。接触时间通常介于单次染毒和10%动物寿命的范围。所谓"较长时间"是相对于急性、慢性毒性而言。并没有统一的、严格的时间界限，通常为1~6个月。所谓较大剂量是相对于慢性毒性低剂量染毒而言，一般小于急性毒性 LD_{50}，大于慢性染毒剂量。

慢性毒性（chronic toxicity）是指人或实验动物长期（甚至终生）反复接触低剂量的外源性化学物质所出现的毒性效应。所谓"长期"，一般是指2年。对大鼠相当于终生染毒，对兔相当于生命期的36%，对狗为20%，对猴为13%。

亚慢性毒性试验的目的：①研究受试物亚慢性毒性剂量－反应关系，确定其观察到有害作用的最低剂量（LOAEL）和最大无作用剂量（NOAEL），为提出该化学物质安全限量标准提供依据，同时也为慢性毒性试验和致癌试验的剂量设计提供依据；②了解受试物亚慢性毒性的性质、特点和靶器官，并为慢性毒性试验观察指标的选择提供依据。

慢性毒性试验的目的：①确定慢性毒性的参数，如 LOAEL 和 NOAEL；②阐明外源性化学物质毒作用的性质、靶器官和中毒机制；③为制定该化学物质的人类接触的安全限量标准及进行危险度评定提供毒理学依据。

二、亚慢和慢性毒性实验设计与毒性评价

（一）亚慢性毒性试验设计

1. 实验动物　应考虑对外源性化学物质的代谢过程、生理反应和生化特性基本上与人接近，而且在急性毒性试验中证明是对受试物敏感的物种和品系。一般要求选择两个动物种属，即啮齿类如大鼠、小鼠和非啮齿类如狗，以全面了解外源性化学物质的毒性特征。亚慢性毒性试验要求雌雄各半，但在一些特殊研究中也可以使用一种性别的动物，如研究性腺毒性或生殖毒性。一般选择刚断乳的健康动物（啮齿类动物不小于6周龄），小鼠15g左右，大鼠100g左右。各实验组及对照组动物数应相等或相近，同组动物体重相差不超过平均体重的10%，组间平均体重不超过平均体重的5%。小动物每组不应少于20只，大动物每组不少于6~8只。如试验要求在试验中期处死部分动物进行病理学检查，则每组动物数要相应增加。

2. 染毒途径和染毒期限　应尽量采用人群实际接触的途径和方式，并与预期进行慢性毒性试验的接触途径一致。一般以经口、经呼吸道和经皮染毒三种途径为多。经呼吸道染毒时间通常为每日6小时，工业毒物可以缩短至1小时或延长，环境污染物可延长至8小时。经皮染毒一般每天6小时，而且每周应对染毒部位脱毛一次。不论经哪一种途径染毒，必须每日定时染毒，且保证实验动物饮食合理及饲养环境清洁、温湿度适宜。

对于不同寿命的实验动物，染毒期限的长短也不同。一般对大、小鼠而言，染毒期限不超过3个月。

3. 剂量分组和剂量设计　为得到明确的剂量－反应关系，一般设3个剂量组和一个阴

性对照组，必要时加一个溶剂对照组。理想的剂量设计应是高剂量组引起较为明显的中毒症状或是某项观察指标发生明显的改变，但不会引起动物死亡，即使有死亡，也应小于动物数的 10%；中剂量组应为观察到较轻微中毒症状，相当于有害作用的最低剂量（LOAEL）；低剂量组无中毒反应或只观察到极轻微的反应，相当于亚慢性的阈剂量或最大无作用剂量（NOAEL）水平。

实际工作中，最高剂量的确定可以参考两个数值。一种是以急性阈剂量为该受试物的最高剂量；一种是以该受试物的 $1/20 \sim 1/5$ LD$_{50}$ 为最高剂量组。剂量组距以 $3 \sim 5$ 倍为宜，最低不小于 2 倍。

4. 观察指标　亚慢性毒性试验的观察指标较为广泛，具有筛选性质。一般来说，可以分为两类，即一般性指标和特异性指标。

（1）一般性指标：主要是指非特异性指标，能综合反映外源性化学物质对机体的毒性反应，仔细分析这些指标有助于发现外源性化学物质的毒性特征。

1）动物体重：实验动物在生长发育期体重的增长情况是综合反映动物健康状况的最基本的灵敏指标之一。一般大鼠应每周测一次体重，狗可 $7 \sim 10$ 天称重一次，并根据体重的增长调整给药量。表示体重变化的指标有多种，可以用体重直接统计，也可用接触组与对照组同期体重的绝对增长量或体重增长百分率（以染毒开始时的体重为 100%）加以统计学比较。如果各试验组动物体重增长变化与对照组相比有显著差异，且各试验组呈剂量-反应关系，就可以肯定是一种综合毒效应。试验动物体重增加的抑制或减轻是受多种因素的影响，如食欲、食物的消化和吸收、代谢和能量消耗的变化等，应结合其他指标进行综合分析。

2）食物利用率：食物利用率是指动物每食入 100g 饲料所增加的体重克数。试验期间必须注意观察并记录动物每日的饮食情况，在此基础上计算食物利用率。比较染毒组与对照组食物利用率，有助于了解受试化学物质的毒性效应。如果受试化学物质干扰了食物的吸收或代谢，则食物利用率降低，动物体重随之降低或增长减缓。此外，如果受试物不适口，影响动物的食欲，此时食物利用率不改变，动物体重也会降低。因此测定食物利用率有助于鉴别动物体重降低或增长减慢是由于受试物不适口，还是真正的毒作用。

例如给大鼠喂饲被溴甲烷熏蒸过的饲料 2 个月，染毒组与对照组食物利用率分别是 25.2 和 25.6，平均体重增加分别为 156.6g 和 180.9g，说明大鼠体重降低是由于溴甲烷影响了大鼠的食欲，而对食物的吸收和利用没有影响。

3）中毒症状：试验期间每日观察动物有无中毒症状（包括食欲、活动、被毛、分泌物、呼吸等），中毒症状出现的时间，先后次序等。观察并记录这些资料有助于判断外源性化学物质损害机体的部位和程度。

4）血液学和生化检查：重点对血、尿等体液进行实验室检查，以发现受试物所致的器官功能紊乱。血液学检查包括红细胞计数、血红蛋白含量、白细胞计数及分类、血小板计数、凝血时间等。血液生化检查主要是反映肝、肾功能的常规检查，如血清天冬氨酸氨基转移酶（AST）、丙氨酸氨基转移酶（ALT）、碱性磷酸酶（ALP）、尿素氮、肌酐、总蛋白、白蛋白、总胆固醇等。尿液检查包括外观、pH、蛋白、糖、潜血及沉淀物镜检等。

亚慢性毒性试验一般在试验结束时进行实验室检查，必要时可在染毒期间测定一次，但须控制动物的采血量及频度。一般不影响动物生理功能的最大采血量为其总血量的 10%，而总血量约为 50ml/kg，故 0.3kg 的大鼠约有 15ml 血液，一次取血量不应超过 1.5ml。

5）脏器系数：脏器系数又称脏/体比，指某个脏器的湿重与单位体重的比值，单位体重一般以 100g 体重计。如肝/体比，即全肝湿重/体重×100。在试验结束时处死动物，立即取其心、肝、脾、肺、脑、肾、肾上腺、睾丸、卵巢等实质性脏器称重，并与体重相比，求得脏器系数。这个指标的意义在于实验动物随年龄的增长，体重增长在不同年龄期各脏器与体重之间重量比值均有一定的规律，如果染毒组与对照组比较出现显著性差异，说明可能是受试化学物质对某个脏器有损害作用。如发生充血、水肿、增生或肿瘤等，脏器系数则增大；若发生坏死、萎缩等改变，脏器系数则降低。此项指标简单、经济，且往往可为寻找化学毒作用的靶器官提供线索。

在测定脏器系数时，要注意摘取脏器后剔净周围的结缔组织，洗净血污并用滤纸吸干表面水分，及时称取重量。应避免放置时间过长致脏器表面风干、失水，使比值偏低。另外，在比较脏器系数时，还应注意动物体重的变化。如果受试物在试验期间明显抑制实验动物体重增长，虽然受试物对某个脏器无毒性作用，也会出现比值增大。这种情况下应比较染毒组与对照组动物脏器的绝对湿重。

6）病理学检查：亚慢性毒性试验应重视病理学检查。对各器官、组织进行肉眼和显微镜检查是为了从形态学角度取得毒效应的证据。所有实验动物，包括试验中死亡的动物均应进行完整的系统解剖和病理学检查。除常规的病理组织学检查外，必要时还可做组织化学或电镜检查。需检查的脏器一般包括脑、心、肝、脾、肺、肾、肾上腺、睾丸、卵巢等，尤其是临床中毒症状涉及受累的器官或系统更须加以关注。

在对病理组织学检查结果进行分析时，还应结合其他功能指标综合加以评价。

（2）特异性指标：特异性指标往往是反映外源性化学物质对机体毒作用本质的指标，这些指标的测定有助于取得中毒机制的线索。此类指标意义重大，但在中毒机制不明确的情况下往往难以选择。一般从分析受试物的化学结构（如特殊基团）或分析受试物急性或亚急性毒性作用的特征时发现线索。

（二）慢性毒性试验设计

1. 实验动物　与亚慢性试验相同。啮齿类首选大鼠，非啮齿类动物选择狗或猴。每组动物数无统一要求，以统计处理数据可靠为依据。一般大鼠 40~60 只，狗 8~10 只，雌雄各半。若需分批处死或需观察后作用时，每组动物数还须相应增多。慢性毒性试验要使实验动物寿命的大部分时间染毒，所以应选择年龄小的动物。一般啮齿类选初断乳（小于 6 周龄）的大、小鼠，小鼠 10~15g，大鼠 50~70g，狗 4~6 个月。

2. 染毒途径和染毒期限　染毒途径与亚慢性相同。染毒期限应以受试物的具体要求和实验动物的物种而定。工业毒物要求 6 个月或更长，环境毒物或食品添加剂则要求至少 1 年。若与致癌试验结合进行，染毒期限最好接近或等于动物的寿命。经口染毒每日一次，每周 5~6 天；经呼吸道染毒，工业毒物每天染毒 4~6 小时，环境毒物每日大于 8 小时。

慢性毒性试验染毒期限长，所以染毒期间一定要保证合理的饮食及适宜的温、湿度，以防止非试验因素引起的死亡。

3. 剂量设计与剂量分组　一般设三个染毒组和一个溶剂对照组，必要时加一个空白对照组。高剂量组动物应有轻微可见的毒性反应或使某项指标出现明确而轻微的改变，最低剂量应是阈剂量或无作用剂量，各剂量组间能体现剂量－反应关系。染毒剂量的选择可参考三类数值，如表6－7所示。

表6－7 慢性毒性试验剂量设计参考值

参考剂量名称	亚慢性阈剂量	LD_{50}	MTD
高剂量	1/5 ~ 1/2	1/10	1/2
中剂量	1/50 ~ 1/10	1/100	1/4
低剂量	1/100	1/1 000	1/8

各剂量组距应大一些，以5~10倍为宜，至少不低于2倍，以利于求出剂量－反应关系和排除个体敏感性差异。

4. 观察指标 基本同亚慢性试验。优先选用亚慢性试验选出的敏感指标或特异性指标。另外，病理学检查应是重点检查项目。

试验结束时，将高剂量组和对照组动物继续留养1~2个月，对已显现变化的指标追踪观察，有助于发现受试物有无后作用及损害作用是否可逆。

（三）亚慢性、慢性毒作用评价

1. 亚慢性毒性评价 评价指标有亚慢性最大无作用剂量（NOAEL）和观察到损害作用的最低剂量（LOAEL）。这里所指NOAEL和LOAEL均是指最敏感指标而言的。最敏感指标是指在较低或最低的染毒剂量组中与对照组相比有显著差异的指标。如果试验是分阶段观察，则敏感指标指最早出现改变的指标。在进行亚慢性毒性评价时，先确定敏感指标，再根据敏感指标确定NOAEL和LOAEL。

2. 慢性毒性评价 评价指标有慢性毒性NOAEL和LOAEL。根据工业毒理、环境毒理和食品毒理的不同习惯，有的以LOAEL为依据，有的以NOAEL为依据来制定卫生标准。NOAEL和LOAEL越小，说明慢性中毒的危险性越大，

对易挥发的液态化合物，还应参考慢性吸入中毒可能指数（risk index of chronic inhalation poisoning，I_{ch}）进行危险性评价。$I_{ch} = C^{20℃}/Lim_{ch}$（$C^{20℃}$表示20℃时饱和蒸气浓度）。$I_{ch}$越大，表示产生慢性吸入中毒的危险性越大。

第四节 局部毒作用

一、皮肤刺激试验

皮肤刺激试验（skin primary irritation test）包括单次和多次皮肤刺激试验，完整皮肤和破损皮肤刺激试验等。观察终点为皮肤刺激和皮肤腐蚀。皮肤刺激（dermal irritation）是指其皮肤接触化学物后产生的局部可逆性的炎症变化。皮肤腐蚀（dermal corrosion）是指其皮肤接触化学物后产生的局部不可逆性组织损伤。原发性刺激症状出现于初次接触的接触部

位，与变态反应有所不同。

皮肤刺激试验常用的实验动物是皮肤相对比较敏感家兔和豚鼠，常用的方法是皮肤斑贴试验（Draize 试验）。选用成年、健康、皮肤无损伤的动物，至少 4 只，试验前 24 小时将动物背部脊柱两侧毛剪掉，每处去毛范围各约 3cm×3cm，不能损伤表皮。24 小时后取受试物 0.5ml（或 0.5g）直接涂在皮肤上，然后用纱布及玻璃纸覆盖，再用无刺激性胶布和绷带加以固定，敷用时间为 4 小时，根据人的实际使用的染毒类型，可延长至 24 小时。试验结束后，用温水或无刺激性溶剂洗去残留受试物。去除受试物后 1 小时、24 小时、48 小时观察涂抹部位皮肤反应红斑和水肿情况，按其严重程度进行评分，将不同时间的观察结果综合起来，得出原发反应刺激指数。观察时间的确定应以足以观察到可逆或不可逆刺激作用为准，一般不超过 14 天。在许多研究中，人为将动物皮肤某部位擦伤，比较受试物对完整皮肤及受损皮肤造成的刺激反应的情况，分析两者是否存在一定的关联。

不是所有的化学物都适合做皮肤刺激试验，以下情况可以不做皮肤刺激试验：①可能有腐蚀性的物质（pH≤2 或 pH>11.5）；②急性经皮毒性试验显示有很强系统毒性的物质；③在急性经皮毒性试验中染毒剂量达到 2 000mg/kg 时仍未产生皮肤刺激体征的物质。

二、皮肤致敏反应试验

皮肤致敏是皮肤对一种对化学物质产生免疫原性的反应，人体这类反应特点为瘙痒、水肿、红斑、丘疹、小水疱、大水疱或兼而有之，其他物种动物的反应可有所不同，可能仅见红斑和水肿。

皮肤致敏反应（skin sensitization test）试验的动物常选择豚鼠。其基本方法都是通过皮肤重复染毒（涂皮或皮下注射）建立免疫系统反应模式，以较低或中等浓度受试物每天或每周 4~5 天涂皮或皮下注射，一般需 14 天，此阶段称诱导阶段。间隔 10~14 天后，用激发剂量（通常低于诱导时的剂量）受试物处理未染过毒的皮肤部位，此阶段为激发阶段。然后观察 24、48 和 72 小时后有无皮肤反应及反应的严重程度并评分，比较诱导及激发后的水肿、红斑出现的情况，判断受试物是否能产生皮肤变态反应。

皮肤变态反应试验可以在涂皮后开放或包裹封闭两种状态下进行，液体受试物可使用较小的量涂皮或皮下注射，粉末或半固体受试物的检测应用合适的溶剂（或赋形剂）采用封闭式染毒。通常须用阳性对照，如已知的抗原物质 2，4 - 二硝基氯代苯（DNCB）或对苯二胺等。

三、眼刺激试验

眼刺激性，指眼球表面染毒受试物后所产生的可逆性炎性变化。一般对皮肤产生刺激的强酸及强碱物质可不用做此试验，而对于 pH 接近中性的大部分化学物质，应单独进行眼刺激试验。

眼刺激试验（eye primary irritation test）一般使用 4 只家兔，每只兔的一只眼睛滴入 0.1ml 受试物、另一只眼睛滴入等量的生理盐水作对照。滴入后可不冲洗，也可在滴入后不同时间（如 4 秒及 30 秒）冲洗，观察眼睛结膜、角膜和虹膜的变化。于染毒后 24、48、72 小时，4 天和 7 天时以肉眼或手提式裂隙灯检查眼的反应。结膜反应包括充血、球结膜水肿和分泌物，角膜反应包括混浊度和范围，虹膜反应包括充血、肿胀和角膜周围充血等反应，按规定的分级标准进行评分。

四、光变态反应

化学物引起的光变态反应（photosensitisation）通常是Ⅳ型迟发型超敏反应，需要经诱导及激发两个阶段。在局部或全身接触后，暴露于太阳光可导致类似过敏的反应。局部反应称为光接触皮炎（photocontact dermatitis）。全身反应称为全身性光致敏反应（systemic photoallergy），表现为急性荨麻疹、持续性湿疹或迟发型疱疹，经常波及日光未照射部位的皮肤。产生这些作用的化学物质都具有环状结构，能吸收太阳光及人工光源的紫外光（波长≤320nm）。常见的光变态化学物有：氨基苯甲酸、氯丙嗪、异丙嗪、对氨基苯磺酰胺、三叠氮化合物等。在光作用下，化学物的活性中间产物与细胞内或血浆内蛋白结合产生抗原物质从而刺激抗体形成。急性荨麻疹的发生一般认为是抗体中介的，而迟发性红斑和湿疹可能是与细胞介导的免疫反应有关。

光变态反应，常选用家兔和豚鼠作实验动物。一般情况下，受试物经口或静脉注射染毒10～14天。间隔14～21天，给予受试物激发且暴露于适宜波长的光，用已知的光过敏原作阳性对照。观察及评分标准类似于皮肤原发性刺激反应。

五、光刺激反应

光刺激反应（potoirritation）可因全身或局部接触某些化学物后，经光照引起，通常由紫外线A引起，偶尔也与紫外线B有关。急性光毒性可出现红斑、水疱，慢性光毒性可导致色素沉着和受损部位增厚。许多化学物质都会产生光刺激反应，它们的共同特点是结构中都含有多个苯环结构。在合适波长紫外光（<320nm）存在下，化学物质转变为活性中间产物产生直接的局部（皮肤）细胞毒性反应，表现为迟发性红斑及色素沉着，继而脱皮。一般选豚鼠或家兔作实验动物，在动物背部去毛部位涂敷受试物，用光线照射部位和未照射部位的反应差别来评价光毒性的有无。

六、局部毒作用的替代试验

近20多年来，局部毒性作用的替代试验（主要是在化妆品局部毒性作用领域中）的研究主要涉及眼刺激性/腐蚀性实验、经皮吸收试验、皮肤光毒性和光敏感试验、皮肤刺激性/腐蚀性试验和皮肤变态反应试验。目前通过正式验证的替代方法有：①皮肤腐蚀性：大鼠皮肤经皮电阻（TER）试验和人重组皮肤模型 EpiSkin™、Epiderm™ 和 Corrositex™ 试验；②皮肤变态反应：局部淋巴结检测（LLNA）；③皮肤光毒性：3T3 中性红摄取光毒试验（3T3NRU2PT），猪皮经皮吸收试验、诱变和光诱变性试验等。

重点和难点：

1. 经典的急性致死性毒性试验的实验设计原则。
2. 亚慢性和慢性毒性试验的剂量设计。

思考题：

1. 为什么通常选择 LD_{50} 作为毒性的评价指标？
2. 亚慢性和慢性毒性试验观察指标的设计原则？

（仇玉兰）

第七章　遗传毒性及其评价

　　一切生物本身都具有遗传和变异的特性。遗传使物种保持相对稳定；变异则使物种的进化成为可能；如果没有遗传现象，世界上的各个物种就不可能一代一代地连续下去；同样，若没有变异现象的存在，地球上的生命只能永远停留在最原始的类型，也不可能构成形形色色的生物界，更不可能有人类进化的历史。但目前人们尚不能在短时间内判断环境因素所致的某种变异对人类或其他生物是有利还是有害，也无法控制环境因素所致的遗传物质的改变只向有利的方向发展，而且在多数情况下对大多数生物个体而言，短期内过高频率的遗传物质改变往往是有害的。

　　荷兰植物生理学家和遗传学家雨果·德佛里斯（Hugo de Vries，1848～1935 年）1901年在其发表的突变学说《Die Mutations theorie》中，首次提出突变（Mutation）这一术语和生物的进化是因突变产生的理论。1927 年，遗传学家缪勒（Muller）发现离子辐射可以造成果蝇的"基因"突变，并且确定了这些突变发生在染色体上，可以遗传给后代。因此，通常将缪勒的发现作为突变研究起始的标志。1942 年，Auerbach 和 Robson 首次发现芥子气可以对果蝇产生诱变作用。此后环境理化因素以及药物对人体可能导致的遗传物质危害的研究便快速开展起来。1969 年，国际环境诱变剂学会（Environmental Mutagen Society，EMS）成立，20 世纪 70 年代发现致癌性和致突变性之间存在很好的相关性和 Ames 建立的沙门菌体外回复突变试验，极大地推动了突变形成机制和应用的研究，并迅速形成一个新的分支学科——遗传毒理学，成为毒理学中发展最快的领域之一。所谓遗传毒理学（genetic toxicology）是研究环境因素对机体遗传物质和遗传过程的作用，阐明遗传毒性对机体健康的后果及其作用机制，为防止环境因素对遗传物质的损伤，增加生物的遗传负荷，保护生态平衡和人体的健康提供科学依据的一门毒理学分支学科。

　　现代医学研究证明，人类疾病都直接或间接地与基因有关。疾病的发生可能是基因结构的改变，如点突变、基因的缺失、扩增、多态性等，还包括染色体移位、大片断 DNA 的丢失或扩增、基因融合、基因插入等；也可能是表遗传改变引起基因表达水平的改变，如表突变导致基因表达过量或表达量不足。人类的大多数疾病是环境因素与机体基因组相互作用的结果，只不过环境因素与遗传因素在不同疾病发生中的相对重要性不同。因此，研究化学物质或其他环境因子对机体细胞遗传物质的损伤，探讨其与基因的交互作用，阐明诱发遗传毒性的机制及其后果，对评定化学物质或其他环境因子的安全性或危险度，揭示疾病的发生机制和提出防治措施等都具有重要的意义。

第一节　遗传毒性的类型

　　广义的遗传毒性（genetic toxicity 或 genotoxicity）是指由遗传毒物引起生物细胞基因组分子结构特异改变或使遗传信息发生变化的有害效应，或简单概括为损伤 DNA 和改变 DNA

的能力。因此，通过 DNA 损伤产生突变以及基因组复制（replication of genome）过程误差率增高、改变基因表达模式的损伤皆为遗传毒性的表现。据此遗传毒性可分为 DNA 损伤、基因突变、染色体结构改变和染色体数目改变四类。狭义的遗传毒性仅指 DNA 损伤。致突变性（mutagenicity）是指对 DNA 或染色体结构（或数目）的损伤并能传递给子细胞的作用。显然遗传毒性比致突变性覆盖了更广的终点谱，如非程序 DNA 合成、姐妹染色单体交换及 DNA 链断裂属遗传毒性而非致突变性，因为它们本身不是从细胞到细胞或代与代之间的可传递事件；此外，非整倍性和多倍性这类遗传毒效应不是由于损伤 DNA 所致，而是对染色体移动蛋白和由改变基因表达模式的损伤造成细胞形态转化所致。区别基因突变和染色体畸变与非整倍体和多倍体的诱变是有意义的，因为其作用的靶部位不同。区别遗传毒性与致突变性也是有意义的，因为证明一个物质是致突变物比证明一个物质是遗传毒物更有意义。

一、DNA 损伤

DNA 损伤（DNA damage）是指在遗传毒物作用下，DNA 结构和功能发生改变，阻碍了 DNA 的复制与转录或复制与转录产物发生改变。具体指 DNA 分子一级结构的任何异常改变，包括脱氧核糖、磷酸和碱基的损伤；DNA 分子二级结构、三级结构及其构象的异常改变。目前的研究主要集中于对碱基的损伤和 DNA 序列改变，这是因为碱基的损伤最为常见，而且对生物个体而言后果也最严重，因为碱基顺序决定了 DNA 编码的正确性。DNA 损伤的类型从发生机制上可分为碱基类似物的取代、碱基烷化和共价结合、嵌入、DNA 链断裂、DNA 修饰、DNA 交联等。另外，从损伤来源可分为 DNA 自发性损伤和外源性 DNA 损伤。从 DNA 分子的损伤改变可分为碱基变化、脱氧核糖变化、DNA 和交联等类型（图 7-1）。

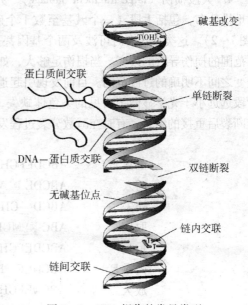

图 7-1 DNA 损伤的常见类型

二、基因突变

基因突变是指基因在结构上发生了碱基对组成和排列序列的改变。根据不同的方法可将基因突变分为不同的类型。

（一）根据基因结构的改变

1. 碱基对替换（base-pair substitution） 指 DNA 分子中一个或几个碱基对被另一个或几个碱基对替换。碱基对替代可分为两类：一类叫做转换（transition），即嘌呤到嘌呤或嘧啶到嘧啶的变化；另一类叫颠换（transversion），即嘌呤到嘧啶或嘧啶到嘌呤的变化。如果只有一个碱基对被替换称为单点突变；如果两个或两个以上的碱基对被替换突变称为多点突变。

2. 移码突变或移码框突变（frameshift mutation） 指基因内插入、缺失一个或多个碱基，或扁平的碱基染料分子嵌合所引起的突变。移码突变不但改变了产物的氨基酸组成，而且可能使蛋白质合成过早的终止。如果移码突变发生在必需碱基上，则发生此类突变的细胞或早期发育阶段的生物体常常是致死的。如果插入或缺失 3 个碱基，若阅读框架不变，其产物常常有活性或有部分活性。

3. 三核苷酸重复（也称或三联体重复或三核苷酸扩展，triplet repeats） 即一特定的三联核苷酸被扩增（如 CTG/CTG/CTG/CTG），重复数目超过正常数目。目前已知有几种遗传病有三联体重复，如强直性肌营养不良症、亨廷顿（Huntington）病、脆性 X 综合征等。如 CCG 三联体核苷酸，在正常 FMR−1 基因中重复 6～54 次，而在有脆性 X 综合征的人体中扩展到 50～1 500 拷贝。这种三核苷酸重复数目的遗传改变除人体外尚未在其他生物中发现。

4. 大段损伤（large fragment damage） 亦称 DNA 重排，指 DNA 序列上有较长的一段序列的重排分布，包括大段（一个碱基至数千个碱基）的插入、缺失、取代、复制、放大和倒位（图 7−2）。这类损伤有时可波及两个基因甚至数个基因。按严格的定义基因突变应是一个基因范围的损伤导致的改变。当损伤足够大，如超过 104 碱基对以上，就介于基因突变与染色体畸变之间不明确的过渡范围。目前发现引起遗传后的 DNA 重排中，以缺失最常见。因缺失的片段远远小于光学显微镜所见的染色体缺失，故又称小缺失（small deletion）。它往往是 DNA 链断裂后重接的结果，有时在减数分裂过程发生错误联会和不等交换也可造成小缺失。

正常	ABCDEFGHIJ
插入	ABCDE KLMFGHIJ
缺失	ABCD _GHIJ
取代	ABC KLMGHIJ
重复	ABCDEFGHIJ ABCDEFGHIJ
内重复	ABCDEF DEFGHIJ
放大	ABCDEFGHIJ ABCDEFGHIJ ABCDEFGHIJ
倒位	ABC GFEDHIJ

图 7−2　DNA 重排示意图

（二）根据对遗传信息的改变分类

1. 同义突变（synonymous mutation） 是指没有改变基因产物氨基酸的序列，显然这与密码子的兼并性相关。

2. 错义突变（missense mutation） 是指碱基序列的改变引起了产物氨基酸序列的改变。有些错义突变严重影响到蛋白质的活性甚至完全活性，从而影响了表型（图 7−3）。如果该基因是必需基因，则该突变为致死突变（lethal mutation）。也有不少错义突变的产物仍然有部分活性，使表型介于完全的突变型和野生型之间的某种中间类型，这样的突变又称为渗漏突变（leaky mutation）。有一些错义突变不影响或基本不影响蛋白质的活性，不表现出明显的性状变化，这种突变常被称为中性突变（neutral mutation）。中性突变与同义突变常被统称为无声突变或沉默突变（silent mutation）。

3. 无义突变（nonsense mutation） 是指某个碱基的改变使代表某个氨基酸的密码子变为蛋白质合成的终止密码子，导致多肽链在成熟之前终止合成的一类突变。无义突变使肽链过早终止，因此也称为链终止突变（chain terminal mutation），其蛋白质产物一般是没有活性的。但是由点突变中的碱基替代突变产生的无义突变，如果发生在靠近3′末端处，它所产生的多肽链常有一定的活性。如果终止密码子因突变而为氨基酸编码，结果产生过长的肽链的现象，称为延长突变（elongation mutation）。

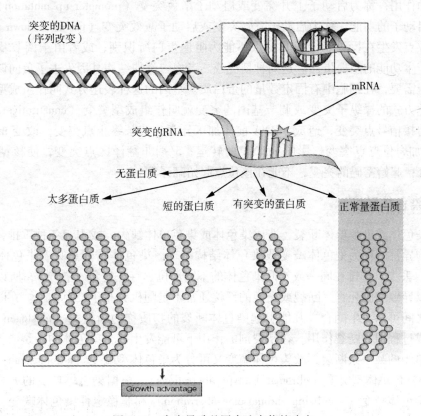

图 7-3 突变导致基因表达产物的改变

（三）根据突变效应方向分类

1. 正向突变（forward mutation） 是指改变了野生型性状的突变。

2. 回复突变（back mutation 或 reverse mutation） 指突变体所失去的野生型性状可以通过第二次突变恢复，这种第二次突变就叫作回复突变。真正的原位回复突变很少（即恢复到野生型的 DNA 序列），而大多数是第二点的突变。即原来的突变位点依然存在，而它的表型效应被基因组第二位点的突变所抑制，因而又称为抑制突变（suppressor mutation）。抑制突变可以发生在正向突变的基因之中，称为基因内抑制突变（intragenic suppressor mutation）；也可以发生在其他基因之中，称为基因间抑制突变（intergenic suppressor mutation）。根据野生表型恢复作用的性质还可分为直接抑制突变（direct suppressor mutation）和间接抑制突变（indirect suppressor mutation）。直接抑制突变是指通过恢复或部分恢复突变体原突变基因（即野生型基因）蛋白质产物的功能而使表型恢复到野生型状态。所有基因内抑制突变的作用都是直接的，一些改变翻译性质的基因间抑制突变的作用也是直接的。间接抑制突变不恢复正向突变基因的蛋白质的功能，而是通过其他蛋白质的性状或表达水平而补偿原来突变造成的缺陷，从而使野生表型得以恢复。

（四）其他 基因突变通常发生在编码区，但也可发生在基因调控的 DNA 序列等部位当中。如存在于启动子区域的点突变可改变转录水平。这类突变中，有的能增强启动子对于转录的发动作用，称为启动子上升突变或启动子增效突变（promoter up mutation）；有的突变则降低启动子的功能，称为启动子下降突变或启动子减效突变（promotor down mutation）。如果突变位点发生在操纵子上，其位点不能为阻遏蛋白所识别；或者由于调节基因发生突变，不能产生功能的阻遏蛋白。这两种情况或二者之一都使结构基因失去了负向调控，产生了不依赖于需要，在细胞中有固定数量的蛋白质。基因的这种表达方式叫作组成型表达；产生这种表达方式的操纵子突变或调节基因的突变就叫作组成型突变（constitutive mutation）。另外还有剪接信号点突变，造成 mRNA 前体加工异常；转录终止点突变，改变 mRNA 的结构；polyA 加合位点点突变，影响 mRNA 的转运；5′端非翻译区点突变，使核糖体不能与 mRNA 结合；起始密码的突变，不能在该位点起始翻译等。

三、染色体畸变

由于染色体或染色单体断裂，造成染色体或染色单体缺失，或引起各种重排，从而出现染色体结构异常的称为染色体畸变或染色体结构畸变。染色体畸变意味着染色体物质（即遗传信息）丢失、重排在同一或不同染色体的不同部位、存在过量（扩增），所以很多染色体畸变可以导致细胞死亡。断裂或交换的部位通常不是随机分布于染色体上。在断裂点，分离的断片之间可以发生融合。凡能引起染色体断裂的物质称为断裂剂（clastogen），这种作用的发生或过程即为断裂作用。在断裂剂的作用下可能发生整个染色体的断裂或复制染色体两条染色单体的某一条断裂，故染色体畸变又可分为染色体型畸变（chromosome – type aberrations）和染色单体型突变（chromatid – type aberrations）。根据染色体畸变的方式，又可分为稳定性染色体畸变（stabilizing chromosome aberration）和非稳定性染色体畸变（non – stabilizing chromosome aberration）。前者指带有裂隙、缺失、对称性互换、臂间倒位等畸变的染色体，由于仍具有与正常染色体一样的着丝点，能进行有丝分裂，因而细胞的复制不受影响，故畸变继续留在体内。后者指带有双着丝点、环、无着丝点断片等畸变染色体，在细胞分裂过程中，很容易丢失而导致细胞死亡。

断裂作用的关键是诱发 DNA 断裂。大多数化学断裂剂像紫外线一样，只能诱发 DNA 单链断裂，故称拟紫外线断裂剂。DNA 单链断裂需经 S 期进行复制，才能在中期相细胞出现染色单体型畸变。一种保守观点认为拟紫外线断裂剂主要在 S 期和 S 期前很短时间内发生作用；并认为有时表面上看是在 G_2 期发生的作用，实质上是受试物质使细胞周期被延长而误认为是对 G_2 期的作用。不管怎样，拟紫外线断裂剂的作用结果必须经过 S 期之后才显现出来，所以又称为 S 期依赖断裂剂（S – dependent clastogen）。少数化学断裂剂像电离辐射那样可诱发 DNA 双链断裂，故称为拟放射断裂剂。所以，如在 S 期已发生复制之后或 G_2 期发生作用都可在中期相呈现染色单体型畸变；而在 G_0 和 G_1 期作用，则经 S 期复制，就会在中期相呈染色体型畸变。由于拟放射性断裂剂能在细胞周期任一时期发生作用，并在随即到来的中期相观察到不需经过 S 期的染色体结构改变，故又 S 期不依赖断裂剂（S – independent clastogen）。

染色体畸变除由于 DNA 链断裂所致外，也可由于 DNA 合成的抑制、拓扑异构酶的抑制、细胞毒性和核苷类似物等错误掺入、替代的碱基或核糖核苷酸还原酶抑制剂等引起 DNA 合成抑制、链终止、错误配对、缺口等导致。

四、染色体数目异常

染色体数目异常或染色体数目畸变，也称基因组突变（genome mutation），主要指染色体的数目发生了改变。染色体数目异常是以动物正常染色体数目 2n 为基准进行命名的。染色体分离异常可以出现整倍体改变和非整倍体改变。整倍体改变可有单倍体、三倍体和四倍体（monoploid，triploid，tetraploid）。超过二倍体的整倍性改变也统称为多倍体（polyploid）。非整倍性改变为二倍体丢失或增多一个或多个染色体。当染色体数目在细胞群体中的众数接近二倍体时称为近二倍体（2n，near diploid），众数比二倍体稍少则称亚二倍体（2n–，hypodiloid），众数比二倍体稍多则称超二倍体（2n＋，hyperdiploid）。在人类常见的非整倍体改变为单体（monosome，某号染色体丢失了一个）、三体（trisome，某号染色体多了一个）和四体（tetrasome，某号染色体为四个）。如果某号染色体一对均缺，就叫缺体（nullisome）。无论是整倍性或非整倍性染色体数目异常的细胞或个体部分都称为异倍体（heteroploid）。

第二节　遗传毒性的形成机制

虽然，某些诱变物可诱发基因突变、染色体畸变、非整倍体和多倍体所有这些效应，但大多数诱变物表现一定程度的特异性。区别基因突变和染色体畸变与非整倍体和多倍体的诱变是有意义的，因为其作用的靶部位不同。基因突变和染色体畸变的靶主要是 DNA，而非整倍体和多倍体的靶主要是纺锤体。

一、DNA 损伤

从导致 DNA 损伤的原因来说，有机体内源性因素引起的 DNA 自发性损伤和外源性环境因素所致的 DNA 损伤两类。

（一）自发性损伤　主要有：①DNA 合成时的碱基错配；②DNA 碱基化学性的自发改变，包括碱基自发地发生一过性键合的重排，即互变异构移位以形成碱基的结构性异构体；含有环外氨基基团的碱基（胞嘧啶、腺嘌呤、鸟嘌呤；还有 5 – 甲基胞嘧啶）都可自发地发生去氨基作用，从而使所累及的碱基分别转变为尿嘧啶、次黄嘌呤、黄嘌呤和胸嘧啶，在 DNA 的半保留合成中这些错误编码性损伤将导致基因组中的碱基对的改变；以及碱基的去嘌呤和去嘧啶作用；③来源于细胞内代谢产生的活性氧类（reactive oxygen species，ROS）引起 DNA 的氧化性损伤，自由基对糖残基的攻击可引起 DNA 的碎裂、碱基丢失和有末端糖残基片段的链断裂；对碱基残基的攻击可产生多种类型的损伤，如·OH可攻击胸嘧啶C−5或C−6双键，较次要的也可把甲基中氢抽出。6−羟胸嘧啶自由基中间产物可与O_2反应生成胸嘧啶乙二醇（thymine glycol），乙二醇胸嘧啶核苷的存在将阻断DNA的复制。·OH加合至鸟嘌呤可生成8−羟鸟嘌呤，它在DNA复制时可形成误配。

（二）环境因素所致的DNA损伤　这是毒理学研究的重点，此处主要讨论这类损伤的机制。

1. DNA加合物和交联分子的形成　许多化学诱变剂或其活化物分子是亲电子剂（electrophilic reagent），化学性质活泼，极易与蛋白质或核酸等大分子物质中亲核基团（如−SH、−OH、−N＝等）发生共价结合，形成加合物（adduct）或交联分子（cross−linkage molecular）。每个核酸的碱基都含有多个亲核位点，尽管在生理条件下DNA是以双链配对互补的形式形成多级的螺旋结构，并且与组蛋白结合使这些部位得以隐蔽不易损伤，但是仍有相当数量的基因处于暴露状态。例如，核小体之间的连接段DNA，处于转录状态或复制状态的DNA，都是容易被诱变剂损伤的靶部位。致癌物黄曲毒素B和苯并（a）芘就是经生物活化成环氧化物，然后与DNA发生共价结合形成巨大的加合物分子，从而诱发突变并最终产生致癌作用的。又如一些烷化剂可提供甲基或乙基等烷基与DNA共价结合（称烷化作用，alkylation），使DNA甲基化或乙基化而诱发突变。

DNA分子上一条链的碱基与互补链上的相应碱基形成共价连接，称为DNA−DNA交联（DNA−DNA cross−linkage）。这种交联使DNA在复制中不能解链，使螺旋局部形成，造成DNA复制和转录完全停止，细胞死亡。可使DNA−DNA交联的化学物质很多，如亚硝酸、丝裂霉素C、氮和硫的芥子气以及各种铂的衍生物，如顺−二胺二氯化铂。

诱变剂与DNA发生共价结合所攻击的碱基和位置有些是专一的，有些则专一性程度较低。如乙酰氨基芴（AAF）仅特异地作用于鸟嘌呤的C−8位，而烷化剂则在中性环境中几乎能与核苷酸链上的全部氧和氮原子（除连接在戊糖上的氮原子以外）产生烷化作用。但已知烷化硫酸酯则几乎仅与氮反应，并多数攻击鸟嘌呤的N−7位；而烷基−N−亚硝基化合物则几乎完全与氧反应，并多数攻击鸟嘌呤的O−6位。

易于被烷化的碱基位置有鸟嘌呤的N−3、N−7和O−6；腺嘌呤的N−1，N−3和N−7；胞嘧啶的N−3和O−2；胸腺嘧啶的N−3、O−2和O−4。DNA链上磷酸酯键上的氧也可受到烷化。鸟嘌呤的O−6位被烷化常引起碱基错配，由原来的G∶C转换为A∶T，并常诱发肿瘤。鸟嘌呤的N−7位或其他碱基的环上的氮被烷化后，一般不致引起错配，但有时发生碱基脱落，即碱基缺失（base deletion），结果是移码突变。但偶而可以在碱基缺失的互补链的相应位置随机接上任一碱基，于是可能导致转换或颠换，有的烷化剂可同时提供两个或三个烷基，称为双功能或三功能烷化剂，即多功能烷化剂。它们常使DNA链内、链间或DNA与蛋白质之间发生交联。发生交联后DNA链不易修复或发生易错修复，因而高度致基因突变也经常发生染色体或染色单体断裂，并易发生致死性突变。交联也可继发于碱基脱落之后。

紫外线和电离辐射可使两个相邻的嘧啶相互交联形成嘧啶二聚体（T＝T，C＝T，C＝C）。

2. 碱基类似物在DNA复制时的参入　除了四种标准的碱基G、A、T、C之外，有些碱基类似物（base analogue）也能在DNA复制时掺入并与互补链上的碱基生成氢键而配对，从而抵抗DNA聚合酶的$3'→5'$外切酶活性的校对作用。如果仅是单纯的替代并不引起突变，因为在下一轮 DNA 复制时又可以产生正常的 DNA 分子。然而这些碱基类似物掺入后常常发生醇式或烯醇式的互变异构（tautomerism），在复制子代 DNA 时引起配对性质的改变，于是就造成了碱基替代突变，所有碱基类似物引起的替代都是转换而不是颠换。

3. DNA 分子上碱基的化学修饰　一些化学物质能以不同的方式修饰 DNA 碱基，然后改变其配对性质而引起突变。

（1）亚硝基引起的氧化脱氨反应：凡是含有 NH_2 基的碱基（A、G、C）都可以被亚硝酸作用产生氧化脱氨（deamination）反应，使氨基变为酮基，然后改变配对性质，造成碱基转换突变，与碱基类似物的突变机制相似，差别只在于碱基类似物是在 DNA 复制时由外界掺入，而亚硝基是氧化 DNA 链上已有的碱基。在亚硝基作用下，胞嘧啶可以变为尿嘧啶,；腺嘌呤可以变为次黄嘌呤（hypoxanthine），鸟嘌呤可以变为黄嘌呤（xanthine），它仍旧与 C 配对，因此不引起突变。

（2）NH_2OH 的致突变作用：NH_2OH 的作用机制很复杂，在不同的 pH 和不同的 NH_2OH 浓度时有不同的产物。在 pH 6.0，浓度 0.1 ~ 1.0 mol/L 时，NH_2OH 与胞嘧啶起反应，生成的产物能与腺嘌呤配对，从而导致 $G:C \rightarrow A:T$ 转换。

（3）烷化剂的致突变作用：常用的烷化剂有硫酸二甲酯，甲基磺酸乙酯（EMS），乙基磺酸乙酯。如前所述，烷基化位点主要在鸟嘌呤的 N-7 位上和腺嘌呤的 N-3 位上，在腺嘌呤的 N-7 位有时也可以烷基化。由于鸟嘌呤上 N-7 的烷基化，使之成为带一个正电荷的季胺基团，这个季胺基团产生两个效应：一是促进第一位氨基上氢的解离，使 G 不再与 C 配对而与 T 配对，从而造成 $G:C \rightarrow A:T$ 转换；二是 N-7 成为季胺基团后，减弱了 N-9 位上的 N-糖苷键，产生去嘌呤作用（depurination），从而可能在无碱基的位置上可以插入任何一个碱基。

（4）嵌合剂的致突变作用：吖啶橙（acridine），原黄素（proflavine），吖黄素（acriflavine）等吖啶类染料分子能以静电吸附形式嵌入 DNA 单链的碱基之间或 DNA 双螺旋结构的相邻核苷酸之间，称为嵌合剂（intercalating agent）。它们均含有吖啶稠环。这种三环分子的大小与 DNA 的碱基对大小差不多，因其长度为 6.8×10^2 nm，恰好是 DNA 单链相邻碱基距离的 2 倍，可以嵌合到 DNA 的碱基对之间。如果嵌入到新合成的互补链上，就会使之失去一个碱基；如果嵌入到模板链的两碱基之间，就会使互补链插入一个多余的碱基。这些改变均引起移码突变。

（5）转座成分的致突变作用：生物体内含有许多转座成分，它们一般长数百个至数千 bp，可以通过一种复杂的方式复制，一个复制拷贝保留在原来的插入部位，将另一个复制拷贝插入到基因组的另外一个位点。复制插入到第二个部位的过程称为转座（transposition）。哺乳类动物的 DNA 病毒和反转录病毒等，都可整合到 DNA 中，导致基因失活或结构的改变，引起突变。这些较大的 DNA 片段的插入，不仅仅会引起移码突变，还会导致插入处基因的中断、失活、结构改变等，甚至还会带入某些有害基因，增加基因突变的频率。

（6）DNA 的氧化性损伤：除细胞内的氧自由基等可引起的 DNA 氧化性损伤（oxidative damage of DNA）外，环境因素如辐射（尤其是电离辐射和 320 ~ 380nm 的近紫外线辐射）、热、药物和氧化还原循环化合物也可形成活性氧类引起 DNA 的氧化性损伤。这些自由基可从有机大分子残基中抽出电子（$RH_2 + \cdot OH \cdot RH + H_2O$），这样就可启动链式反应导致距离初始化学事件发生部位有相当距离的部位发生损伤。羟自由基和超氧阴离子能直接与 DNA 分子反应，导致 DNA 链断裂、碱基修饰和 DNA 蛋白交联等氧化性 DNA 损伤。在生物体以水为介质的环境中，大剂量的辐射可直接使 DNA 断裂。较小剂量的辐射对 DNA 的损害主要表现为 DNA 主链断裂，碱基降解和氢键破坏。氢键破坏可能是主链断裂或碱基降解所造成的次级反应。

OH·和 H·还能从核酸的戊糖部分提取氢，因而在 DNA 的脱氧核糖部分形成自由基。如该反应发生在 4′ 位碳原子处，会使 DNA 主链断裂，并产生醛类如丙二醛；还可能发生碱基缺失，造成遗传信息的改变。

由于线粒体内存在大量的铁离子，以及线粒体相对有限的 DNA 损伤修复能力，线粒体 DNA（mtDNA）比核 DNA 对 H_2O_2 诱导的氧化应激更为敏感，且可通过前反馈放大 ROS 生成的级联效应。

在各种 DNA 氧化损伤中，以鸟嘌呤 8 位碳原子氧化后形成 8 - 羟基 - 脱氧鸟嘌呤（7，8 - dihydro - 8 - dloxyguanine，8 - OH - dG）最为常见，它可导致 DNA 链空间构象的改变，在 DNA 合成时引起 G：C →T：A 颠换，而且氧化损伤的部位易发生碱基脱落和 DNA 链断裂。因此，测定 8 - OH - dG 水平可作为内源性及外源性因素对 DNA 氧化损伤作用的生物标志。

（7）DNA 的构象改变：不仅 DNA 的化学变化与突变有关，其物理变化，即构象改变也与突变有关。例如，乙酰氨基芴（AAF）和 N - 2 - 氨基芴（AF）都作用于鸟嘌呤的 C - 8 位形成加合物。但结果有异，AAF 主要导致移码，而 AF 主要引起颠换。在形成加合物时 AAF 插入 DNA 中，使鸟嘌呤凸出，于是发生 DNA 双螺旋局部变性，而 AF 则保持在双螺旋之外，不引起变性。又如，AAF 对 GGCGCC 序列中的某一鸟嘌呤作用形成加成物，则在产生移码突变的同时还出现该热点局部由 B - DNA（左旋 DNA 的一种）变为 Z - DNAz（右旋 DNA）构象改变。

二、DNA 修复与突变

DNA 修复是指从 DNA 链上除去被修饰的碱基、核苷酸或基团，在错误碱基或基团除去后，通过各种修复机制重新插入。细胞有一系列 DNA 修复机制，如直接逆转、碱基切除修复、核苷酸切除修复等主要修复系统，还有链断裂的修复和错配修复等修复系统。它们构成对 DNA 损伤危害性的防卫机制。各种类型的 DNA 修复系统在细菌至人类细胞都存在，而且其机制在很大程度上也是类同的。DNA 损伤修复按其机制可分为损伤修复机制（repair mechanisms）和损伤耐受机制（tolerance mechanisms），前者能清除前致突变损伤，恢复完整的、核苷酸序列正常的 DNA 分子；而后者不清除 DNA 损伤，但可允许细胞存活。目前比较公认的致突变机制是 DNA 损伤 - 修复 - 突变模式，即任何 DNA 损伤，只要修复无误，突变就不会发生，如果修复错误或未经修复，损伤就固定下来，于是发生突变。

（一）损伤的逆转——O^6 - 烷基鸟嘌呤 - DNA 烷基转移酶修复系统　O^6 - 甲基鸟嘌呤可由烷化剂和内源性细胞分解代谢中生成的活性产物引起。O^6 - 甲基鸟嘌呤可与 C 和 T 配对而引起碱基置换突变。O^6 - 烷基鸟嘌呤 - DNA 烷基转移酶（O^6 - alkylguanine - DNA alkyl transferase，AGT）[也称甲基鸟嘌呤转移酶（MGMT）]，AGT 可快速而无误地将有害的烷基从 DNA 鸟嘌呤残基上除去，并将它转移至酶蛋白本身的半胱氨酸残基上。AGT 的作用机制与 DNA 修复糖基化酶很相似，烷基化的核苷酸从 DNA 螺旋弹出而置于修复酶活性部位。这种碱基弹出在整个核苷酸旋转时可以发生，但需要向 DNA 插入一氨基酸残基以置换碱基。AGT 除了修复甲基基团外，较长的烷基基团如乙基、正－丙基、正－丁基、2－氯乙基、2－羟乙基、异－丙基、异－丁基等也可修复。人的 AGT 可修复相对较大的 2－氯乙基加成物，从而可有效地保护氯乙基化物质对细胞的伤害。人的 AGT 还可修复吡啶氧丁基加成物，O^6－[4－氧－4－（3－吡啶基）丁基] 鸟嘌呤。AGT 对 O^6－烷基鸟嘌呤和 O^4－甲基胸嘧啶的相对修复速度在不同物种中有很大差异。大肠杆菌 Ogt 可有效地修复 O^4－甲基胸嘧啶，而人的 AGT 则修复得很差。烷化剂与 DNA 作用而生成的很小量加成物 O^4－甲基胸嘧啶也可由 AGT 修复。AGT 编码基因 MGMT 在人定位于染色体 10q26，在小鼠位于染色体 7 的端粒附近。

（二）碱基切除修复 碱基切除修复（base excision repair，BER）首先使损伤改变了的碱基自 DNA 中释出，它由 DNA N－糖基化酶启动。主要的 DNA 糖基化酶有：①尿嘧啶－DNA 糖基化酶（UNG/UDG）；UNG 的主要功能为从胞嘧啶去氨基作用形成的 U/G 错配中切除尿嘧啶；②错配特异 DNA 糖基化酶：包括 G/T（U）－错配 DNA 糖基化酶（TDG），它可切除前后序列为 CpG 和其他前后序列中的 G/T 错配中的胸嘧啶，与 O^6－甲基鸟嘌呤、胞嘧啶和胸嘧啶配对的胸嘧啶，以及 A/G（7，8－二氢－8－氧代鸟嘌呤 8－oxoG）－错配 DNA 糖基化酶；③针对烷化碱基的 DNA 糖基化酶：有 3－甲基鸟嘌呤－DNA 糖基化酶、5－甲基胞嘧啶－DNA 糖基化酶；④识别氧化碱基的 DNA 糖基化酶：有胸嘧啶乙二醇－DNA 糖基化酶、尿素－DNA 糖基化酶、羟甲基尿嘧啶－DNA 糖基化酶、5－甲酰基尿嘧啶－DNA 糖基化酶、Fpg 家族（Fpg 蛋白也称为 MutM 和 Fapy－DNA 糖基化酶）和 oxoG 系统。该酶可水解靶碱基和脱氧核糖间的 N－糖苷键而释出游离碱基，并因而留下一无嘌呤/无嘧啶（apurinic/apyrimidinic，AP）部位。然后 AP 部位可由两条变通通路作进一步处理：

1. BER 的常规通路 在 AP 部位经一 5′－AP 内切核酸酶（APE1）和一脱氧核糖磷酸二酯酶（dRpase）作用形成一单个核苷酸缺口，后者在真核细胞再由 DNA 聚合酶和连接酶Ⅲ或连接酶Ⅰ予以充填。人细胞中 APE1 能识别因自发性水解及由 DNA 糖基化酶所生成的无碱基部位的 5′侧并裂解之，将无碱基的脱氧核糖残基从双螺旋中弹出。当与 DNA 结合时，APE1 蛋白与 BER 通路中的下一个酶 POLβ 相互作用，把聚合酶募集至损伤部位。

2. BER 的变通通路 另一条 BER 变通通路称为长补片 BER（long patch BER）。这条通路切除含有 AP 部位的短片而代之以几个正常核苷酸。

细胞对氧化性损伤的碱基的主要防御系统为 BER，NER 作为它的后援。

（三）核苷酸切除修复 核苷酸切除修复（nucleotide excision repair，NER）对很多种引起螺旋变形的 DNA 损伤如紫外线和苯并芘、黄曲霉素和顺铂等化学性加合物起修复作用。NER 的核心事件是在损伤的两侧切开损伤链，在真核细胞释出 24～32bp 长的寡核苷酸。NER 可区分为两种模式，即修复全体基因组的全基因组 NER（global genome NER，GG－NER）和修复位于转录 DNA 链上引起转录阻断损伤的转录偶联性 NER（transcription－coupled NER，TC－NER）。

1. 全基因组核苷酸切除修复

（1）损伤的识别：第一步 DNA 结构变形的识别；第二步损伤链和化学性改变被定位。变形识别因子可能有 XPC－hHR23B、XPA、RPA、TFIIH 因子和 UV－DDB 等。

（2）核苷酸切除修复核酸酶：参与 NER 的核酸酶有 2 个，XPG 和 XPF。XPF 与 ERCC1 蛋白形成一紧密复合物，这些复合体具有结构特异性核酸酶活性，在单链和双链体 DNA 交界边缘起裂解作用，切口的位置，根据加合物的性质，在损伤 3′侧第 2－9 磷酸二酯键和 5′侧第 16～25 磷酸二酯键，而切开产物的模式长度为 26～27 核苷酸。

（3）TFIIH：TFIIH 为一 9 亚单位蛋白复合体，其作用是对初期链打开负责，进一步的链打开还需其他蛋白参与。通过局部链打开将损伤部位予以界定，提供一个结构特异性 NER 核酸酶作用所必需的单链和双链体 DNA 的过渡区。

2. 转录偶联性核苷酸切除修复　对于活跃的基因 DNA 转录链损伤的修复要比非转录链快 5～10 倍。除 XPC 其他参与 GG－NER 的因子都参与其中。在模板的一个损伤处停顿下来的 RNA 聚合酶 Ⅱ 进程作为一变通的损伤识别信号，其余的 NER 因子随后被吸引上去。这个募集作用需有其他蛋白的参与，包括 CSA 和 CSB 蛋白，它们的作用看来是将 RNA 聚合酶 Ⅱ 停顿与修复偶联起来，还可能起聚合酶移位作用。TFIIH 是两种亚通路都需要的，这就提示这个因子在细胞内完成以下两个独立功能，即由它的链分离解旋酶在 DNA 损伤周围造成一打开区段和在 mRNA 转录启动时在促进子附近打开 DNA。TC－NER 在氧化性碱基损伤的修复中也有重要意义。近年发现乳房和卵巢肿瘤敏感基因 BRCA1 编码蛋白也为 TC－NER 所必需。已经证明在 BRCA1 缺乏的小鼠胚胎干细胞对 DNA 氧化损伤的 TC－NER 有缺陷，这种细胞对电离辐射和过氧化氢敏感。说明 BRCA1 蛋白参与氧化损伤的 TC－NER。

3. DNA 修复合成　复制因子 C（RF－C）与 DNA 引物的 3′端结合而有利增殖细胞核抗原（PCNA）的装载。PCNA 形成一同质三聚体性环状夹而沿着双螺旋 DNA 进行追踪。这个复合体作为聚合酶 δ 和 ε 的锚定平台。聚合酶与辅因子结合形成全酶可有效地复制单链 DNA。PCNA 可能在 DNA 修复间起中介者的作用。因它可与 CDK 抑制物、p21waf－1 相互作用，而后者因 DNA 损伤而发生 p53 依存性上调。此种相互作用抑制了 DNA 的复制但并不影响 DNA 修复，这与 DNA 复制停顿的诱导以使修复得以完成并预防突变形成有关。NER 的最后步骤为新合成的补片的 5′末端与原有序列连接。这个步骤可能由 DNA 连接酶I来完成。

（四）链断裂的修复

1. 单链断裂的修复　单链断裂由 BER 后阶段起作用的同一些酶进行处理和连接。有时还要有一些附加步骤，如由外切核酸酶切除"擦破"的末端和由 DNA 激酶使 5′末端磷酸化等。

2. 双链断裂的修复　真核细胞具有以下一些机制介导其修复：

（1）单链退火（single－strand annealing，SSA）：SSA 通路依赖在断裂两侧有直接重复序列的存在。其第一步是由特异性外切酶在两末端引起 5′→3′的降解作用，从而使同源区得以暴露而形成接合分子（joint molecule）。在除去非同源末端和进行 DNA 合成后，双链断裂修复最后由末端的连接而完成。修复后的 DNA 将只保留两重复序列中的一个，并发生两重复序列间的序列的缺失。

（2）DNA 非同源性末端连接（NHEJ）：NHEJ 是高等真核细胞中双链断裂修复的主导机制。据现有研究，哺乳细胞中双链断裂修复的 NHEJ 通路大致如下：在体内 DNA 双链断裂被 Ku 直接识别，并以很高亲和性与 DNA 末端结合。随后将 DNA－依存性蛋白激酶（DNA－PKcs）募集至这种部位上去，并装配成一活性 DNA－PK 复合体。一旦结合了，Ku

或 DNA－PK 复合体还可保护末端免遭降解。Ku/DNA－PKcs 还可将两个 DNA 末端牵合在一起而促进两相对末端的联会。这是因为 DNA－PK 复合体除含有一个与 DNA 末端结合的部位外，还有一个与末端内侧双链 DNA 结合的部位，这样就使两个相对的 DNA 末端发生联会。一旦联会完成了，DNA－PK 可使结合至相对末端的 Ku 和 DNA－PKcs 发生反式磷酸化。这就导致 DNA－PKcs 的解离并激活 Ku 解旋酶活性，后者使 DNA 解旋而发生微同源序列（microhomology）的配对。已经证明 NHEJ 并不是简单地将相互互补的 5′或 3′突出末端直接连接，连接作用发生的部位在微同源序列的短直接重复序列，因此 NHEJ 的修复产物常有短缺失。Ku 的弱解旋酶活性可能对 DNA 末端双链的解离起作用，从而可使微同源物得以对排。但微同源序列至缺口的 1～6 个核苷酸所含有的一些遗传信息将丢失。未被修复的 DNA 瓣片将被结构特异性核酸酶切去，然后 DNA 被连接从而完成修复过程。

（3）重组修复（recombinational repair，RR）：第一步是由外切核酸酶活性转换成侧翼为 3′单链的裂隙。3′末端随后之一侵入一未受损伤的同源双螺旋而替换成一 D 环。随着修复合成的进行 D 环逐渐扩大，直至 3′末端可与互补的单链序列退火为止。由于修复合成和 DNA 支链的替代移入（branch migration）导致形成两个 Holliday 连结体（Holliday junction）。从另一个 3′末端进行的修复合成完成裂隙修复过程。两个 3′末端也可同时侵入未受损伤的同源双螺旋。通过切开内链或外链使这些中间结构分解可致两种可能的交换型产物（crossover product）和两种非交换型产物。双链断裂的重组修复若以姐妹染色单体为模板可完全忠实地恢复原有序列。若在同源染色体间进行重组可引起杂合性等位基因的同质化，这是引起肿瘤抑制基因失活的杂合性丢失（loss of heterozygosity，LOH）的发生机制之一。

（五）跨损伤的 DNA 合成 　细胞还可耐受在其基因组中有未被除去的损伤存在。如人 XP－A 成纤维细胞不能切除其 DNA 中的由 UV 诱发生成的嘧啶二聚体，而在 $0.3J/m^2$ 紫外线辐射后在基因组中可生成 10 000 个嘧啶二聚体，但 50% 的 XP－A 细胞仍可存活并分裂形成集落。正常的细胞甚至可耐受更大些的 UV 损伤。这是由于有特异的酶可跨越 DNA 损伤并把复制叉通过损伤部位而延伸。在碰到损伤时，复制性 DNA 聚合酶将从 DNA 上解离而在新合成的链中留下一个空隙（gap）。这个空隙可由一重组机制或一"拷贝选择"型 DNA 合成来充填。由于这个机制都利用来自未发生损伤的姊妹双螺旋的信息来充填该空隙，因此多数是无误的。但损伤了的 DNA 的复制还可由跨过模版链上损伤的 DNA 合成来进行。在这种情况下，一种特殊的复制复合体通过插入一随机核苷酸而跨越损伤，从而为在损伤以远继续 DNA 的合成提供条件。这个过程通常是诱变性的。这个过程的原型见于大肠杆菌的 SOS 反应中。由 UmuC 和 UmuD′形成的复合体对跨越损伤的 DNA 合成和对大多数损伤诱导的突变形成负责，它与 DNA 聚合酶Ⅲ全酶（PolⅢ）相互作用促进损伤的跨越。在不同生物物种中都已发现 UmuC 的同源蛋白，从而构成一蛋白家族，其中包括大肠杆菌 DinB、酿酒酵母 Rev1 和 Rev30 和人的 hRad30 蛋白。它们是一类具有跨损伤特异性的 DNA 聚合酶（如大肠杆菌中的 UmuC，现称为 DNA 聚合酶Ⅴ）。其作用只是为了在复制性聚合酶再度接手前通过插入核苷酸而跨越损伤。其结果可以是无误的或诱变性的。在真核细胞，来自酿酒酵母（S. cerevisiae）的研究发现属于 RAD6 上位基因群的基因在无误的和易误的损伤跨越中起重要作用。REV1、REV3 和 REV7 基因参与诱变性损伤跨越通路而 RAD5 和 RAD30 对于无误性损伤跨越通路则是所必需的。其中不少有关基因的编码产物都有 DNA 聚合酶特性。包括人在内的高等真核细胞中都找到了它们的同源基因。

（六）错配修复（mismatch repair，MMR） 至少有三个途径可引起 DNA 中的核苷酸错配：①DNA 及其前体的物理或化学性损伤，如 5 - 甲基胞嘧啶的去氨基作用；②DNA 复制时核苷酸的错误掺入而引起碱基对的错配以及核苷酸的缺失或插入；③两个不同的亲本 DNA 序列配对时发生的遗传重组可产生含有错配核苷酸的 DNA 异源双链（heteroduplex）。错配修复研究最深入的是大肠杆菌中 DNA 腺嘌呤甲基化（DAM）指导的修复途径。

1. 原核细胞的错配修复 大肠杆菌的错配修复需 10 个因子参与，它们可为两组，其中有的只参与错配修复，有的则也参与其他 DNA 代谢途径。属于前一组的有三个多肽：MutS、MutH 和 MutL；后一组有：DNA 解旋酶 MutU（UvrD）、细菌单链 DNA 结合蛋白 ssb、3′-5′外切酶 ExoⅠ、RecJ、5′-3′外切酶 ExoVⅡ、DNA 聚合酶Ⅲ和 DNA 连接酶。修复过程由下述步骤组成：①MutS 同质二聚体与错配结合；②MutS 同质二聚体将 MutL（也以二聚体形式）和 MutH 募集至修复复合体，DNA 以 ATP 依存性方式双向穿过修复复合体并生成 α 环，其环状结构与希腊字母 α 或 Ω 相似；③架在碱基上的三个多肽中 MutL 就地激活 MutH 的内切酶活性，它随后在最近的半甲基化的 GATC 基序处，裂解未甲基化的新生链 DNA；④MutL 协助 DNA 解旋酶装载至该部位，优先将 DNA 双链体向错配解旋；⑤外切酶降解含有错配的被移了位的单链 DNA；⑥单链结合蛋白（ssb）稳定所形成的单链缺口，后者由聚合酶Ⅲ全酶进行充填；⑦切口再由连接酶连接；⑧半甲基化的 GATC 部位由 DAM 甲基酶进行修饰，底物不再对 MutHLS 系统敏感。但仍有些问题尚有待阐明，如虽 UvrD 解旋酶优先以3′-5′方向解旋 DNA，但由半甲基化的 GATC 部位指导的错配修复自错配的上游（5′）或下游（3′）开始的效率是相似的，其分子基础不明；MutL 在构造上与 DNA 回旋酶（gyrase）和Ⅱ类 DNA 拓扑异构酶同源，并与 Hsp90 相似，有保守的 ATP 结合部位和微弱的 ATP 酶活性。它的功能仅仅是"媒人"（matchmaker）还是起到一种"分子伴侣"（molecular chaperone）的作用也不清楚。此外，修复补片区是从半甲基化 GATC 部位开始至越过错配部位不远处为止，如何确定在何处停顿也不清楚。

2. 真核细胞的错配修复 错配修复蛋白，在酿酒酵母已鉴定了 6 个 MutS 同源物，称为 MSH1 ~ MSH6〔MSH 为 MutS homologs（MutS 同源物）的缩写〕和 4 个 MutL 同源物，称为 MLH1、MLH2、MLH3（MLH 为 MutL homologs 的缩写）和 PMS1〔PMS 为 post - meiotic segregation（减数分裂后分离）的缩写〕。在人类细胞也已鉴定了 5 个 MutS 同源物，hMSH2 ~ hMSH6〔hMSH6 曾称为 GTBP（GT mismatch binding protein）或 p160〕和 3 个 MutL 同源物，hMLH1、hPMS1（与酵母的 MLH3 相当）和 hPMS2（与酵母的 PMS1 相当）。但只有 hMSH2、3、6 和 hMLH1、hPMS1 和 hPMS2 参与错配修复。参与错配修复过程的其他蛋白有：外切核酸酶（外切核酸酶 1，FEN1）、DNA 聚合酶 δ/ε、DNA 复制因子 RPA（replication protein A）和 RF - C（replication factor C）和增殖细胞核抗原（PCNA）。但真核细胞 MMR 与大肠杆菌中的有两个重要区别，即真核细胞错配修复的链鉴别和错配修复蛋白。有关修复过程和机制尚待阐明。

归纳起来，哺乳动物 DNA 修复有以下特点：①DNA 修复有组织和种属特异性，如人体的修复能力约比小鼠大 10 倍；②DNA 修复在涉及转录的基因中增加，如染色体环；③DNA 加合物有不同的修复效率，如大的加合物 > 小的加合物；④DNA 修复的效应与细胞应激和凋亡关系密切，如低周期的应激细胞系有更高的错误率。核苷酸切除修复和碱基切除修复是化学损伤的主要修复机制，其中碱基切除修复（BER）主要针对由内源性因子引起的一些常见的修复，核苷酸切除修复（NER）则主要针对由环境诱变剂引起的螺旋变形性损伤的修复，DNA 损伤类型与修复方式归纳见表 7-1。

表 7-1　DNA 损伤类型与修复方式

DNA 损伤类型	DNA 损伤剂的类别	修复方式
DNA 碱基损伤	活性氧、辐射、化学物	碱基切除修复
DNA 碱基的改变	紫外线、化学物	核苷酸切除修复
DNA-DNA 交联	紫外线、化学物	核苷酸切除修复同源重组
DNA 链断裂	活性氧、辐射、化学物	单链断裂的修复，双链断裂的修复（同源重组和 DNA 非同源性末端连接）
复制相关的 DNA 链断裂	活性氧、紫外线、辐射	安装复制（installed replication）
DNA 中的序列错误	DNA 合成错误	错配修复

三、整倍体和非整倍体的形成

染色体数目异常（numerical chromosome abnormalities）的直接原因是由于染色体行动异常或复制异常。引起非整倍性的原因是：

1. 不分离（non-disjunction）　有两种情况，一种是同源染色体在第一次减数分裂中联会复合中不分离（可能因联会复合体受损）；另一种是姊妹染色单体在有丝分裂中或第二次减数分裂中因着丝粒受损未纵裂而不分离。结果纺锤体一极接受两个同源染色体或两条姊妹染色单体，而另一极则无，细胞分裂后即形成非整倍性。

2. 染色体丢失（chromosome loss）　由于纺锤体形成的不完全障碍或着丝粒受损，可在细胞分裂由中期向后期发展的过程中使个别染色体行动滞后（lagging），于是没有进入任一子细胞的核中，就会使一个子细胞的核丢失一个染色体。如染色体丢失发生在配子发生时，便可形成 n 和 n-1 两种配子，后者与正常配子结合，即产生单体型（2n-1）合子。如丢失发生于受精卵的早期卵裂时，则可形成单倍体和两倍体两个细胞系组成的嵌合体（mosaic）。

3. 除以上两种情况外，还可能由于联会复合体形成障碍和第一次减数分裂时着丝粒早熟分离而产生非整倍性。如未联会（non-conjunction），即同源染色体不能形成配对状态；着丝粒分裂缺陷（姊妹染色单体在第一次减数分裂中错误分离）或染色体的额外复制（在减数分裂期间的某一时刻复制错误，以致产生一个额外的染色体拷贝）。

近年来研究发现，不分离现象并不直接导致非整倍体（染色体）细胞，而是由四倍体进一步分裂形成的，即非整倍体是由多次而不是一次分裂错误造成。非整倍体可由自发和化学物在生殖细胞或体细胞分裂时诱发形成。

引起整倍性的原因是核内复制（endoreduplication），即在有丝分裂中，染色体及其着丝粒虽已完成正常复制，但纺锤体形成受到完全的障碍，于是全部姊妹染色单体不能分开，细胞也不能进行分裂，因而在间期中形成一个有四倍体的细胞核。这个细胞在下次有丝分裂时又恢复正常的复制和分开，于是在中期细胞便可见每四条染色单体整齐排列的现象。如生殖细胞在有丝分裂期间出现核内复制，则在随后的减数分裂中出现二倍体配子，当与正常单倍体配子结合，就可形成三倍体的受精卵。如果核内再复制发生于受精卵早期卵裂，则可形成具有四倍体和二倍体两个细胞系的嵌合体。

以上诱发非整倍体和整倍体改变的直接原因均不易追究到 DNA 受损，过去全部将之归究为纺锤体结构或功能受损，故将诱发染色体分离异常的物质称为纺锤体毒（spindle poison）或有丝分裂毒（mitotic poison），也偶称之为干扰剂（turbagen）。并且将无论纺锤体是部分或完全突变抑制，都称为有丝分裂效应（mitotic effect）。完全抑制时细胞分裂完全抑制，细胞停滞于分裂中期。秋水仙碱是典型的引起细胞分裂完全抑制的物质，因此这种效应又称为秋水仙碱效应（colchicine effect）或 c - 有丝分裂。对仅能使细胞群体的有丝分裂减少的物质则称之为抗有丝分裂剂（antimitotic compound）。现在认识到诱发染色体分离异常的原始受损靶不一定局限在纺锤体，同时又对于诱发非整倍体特别关注，故将诱发非整倍体分离物质称为非整倍体诱变剂（aneuploid inducing agent 或 aneuploidogen 或 aneugen）。

目前认为非整倍体诱变剂可能的分子作用靶有：①涉及染色单体附着和分离的染色体凝聚、交换、动粒、染色单体胶蛋白；②必须含 DNA 结构的部分如着丝粒、端粒；③涉及细胞周期调控的因子或蛋白（周期蛋白，依赖周期蛋白的激酶，p53）和促后期复合体（anaphase promoting complex，APC）；④纺锤体装置，如微管、微管结合（或相关）蛋白（MAP）、中心粒；⑤间接涉及细胞周期的钙调蛋白、细胞或核膜等。但对化学物诱发非整倍体和整倍体改变的机制除对纺锤体的毒作用有一定了解外尚不完全清楚，近年来较多关注染色体的不稳定性与非整倍体的关系，认为有丝分裂关卡功能丧失、中心体异常扩增、动粒微管附着和与染色体移动到极功能的缺陷等将导致染色体的不稳定性，由于上述错误或障碍将引起细胞分裂过程中染色体不均匀分离。这里介绍目前对纺锤体毒作用的一些认识。

1. 与微管蛋白二聚体结合　微管蛋白二聚体是构成纺锤纤维的材料，一旦该蛋白的某一特定位置被结合，将妨碍微管的正确组装，很易发生细胞分裂完全抑制。如秋水仙碱和鬼臼素（podophyllotoxin）都能与该蛋白的特定位点结合，长春花碱和长春新碱也有这种作用，但结合的位置不同，鱼藤酮可抑制秋水仙碱与该蛋白结合，但其本身也抑制微管组装。

2. 与微管上的巯基结合　微管蛋白带有巯基，能与某些化学物、药物和金属结合。铅、锌、汞和砷等都有这种作用。这种结合具有明显的化学结构特异性，如苯基汞易与着丝粒微管（即染色体纤维）结合，而甲基汞则易与极间微管（即连接两中心粒的连续纤维）结合。结合后可有多种后果，但细胞分裂多数不至于完全抑制。

3. 破坏已组装好的微管　细胞中，微管经常和游离的二聚体处于聚合和解聚的平衡状态。微管结合蛋白（MAP）则可使二聚体聚合，维持微管的结构及功能的发挥。灰黄霉素、秋水仙碱、乙酰甲基秋水仙碱、长春花碱都能与 MAP 结合，虽结合点和作用方式不同，但均可导致组装好的微管解聚。据认为这些物质的共同作用特点是使得组装微管极为必要的 β 微管蛋白与组装微管的其他成分之间的关键性反应受影响。有些物质，如毛地黄皂苷能通过非特异的蛋白质变性作用而破坏微管。异丙基－N－氨基甲酸苯酯和其他氨基甲酸酯对细胞分裂和 DNA 合成有复杂的作用，似乎并不破坏微管，却能使之失去定向能力。

4．妨碍中心粒移动　秋水仙碱能妨碍有丝分裂早期两对中心粒的分离和移向两极。但机制不明。

5．其他作用　N_2O 也可产生与秋水仙碱作用相同的后果，其作用方式未明。

第三节　遗传毒性的后果

突变的本质是 DNA 的改变。突变从发生的效应来讲，同义突变既无益处，也无害处。而非同义突变可分为三类：一类对产物的功能无影响；第二类是带来好处的（如改善基因功能或基因 - 基因相互作用），第三类是带来有害效应的，其中大多数非同义突变是有害的或致命的。从进化的观点而言，新种的出现、生物的进化都与突变有密切关系，但人们尚不能控制突变只向有利的方向发展，而且在多数情况下对大多数生物个体而言，短期内过高频率的突变往往是有害的。诱变剂对人类健康的影响是多方面的，主要取决于靶细胞的类型。当体细胞发生突变时，只影响接触诱变剂的个体，不影响下一代。当生殖细胞发生突变时，则影响后代（图 7 - 4）。

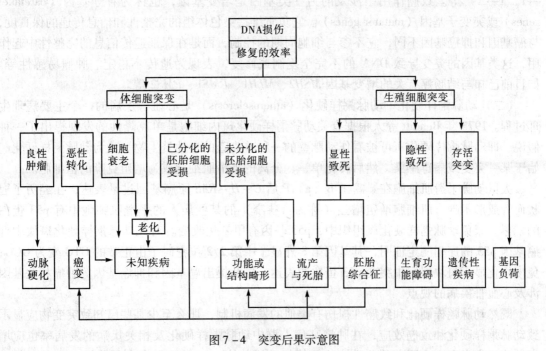

图 7 - 4　突变后果示意图

一、体细胞突变的后果

（一）肿瘤　从本质上说，肿瘤是一种遗传物质改变导致的疾病。大多数环境因素的致癌作用都是通过影响遗传基因起作用的，肿瘤是细胞中多种基因突变累积的结果。这些基因突变主要发生在三类细胞基因，即癌基因（oncogene）、抑癌基因（tumor suppressor gene）

和增变基因（mutator gene），其中绝大多数肿瘤的基因变异都是体细胞突变，只有很少是由于遗传了亲代突变基因而发生肿瘤的。由致癌物诱致的遗传学改变包括基因突变、基因扩增、染色体重排和非整倍性，现已在不同肿瘤中发现上述突变性改变的明确例子，这为致癌作用的体细胞突变理论提供了关键的支持。目前认为致癌物通过诱致基变或染色体畸变，导致某一关键靶基因的可遗传改变对肿瘤的形成是必需的。从多阶段致癌模型来看，引发作用通常被看作是一次突变事件，这个结论得到大鼠乳腺癌、小鼠皮肤乳头状瘤以及小鼠肝癌中 ras 原癌基因突变等结果的支持，尽管引发作用的机制对不同组织或相同组织的不同引发剂可能不同。近期有报道认为抑癌基因体细胞杂合性丢失也可能是肿瘤发展中的引发事件，在大多数散发性、遗传性肿瘤中，抑癌基因的突变率比原癌基因的突变率高，在散发性肿瘤中，所有染色体的 50% 可能经历 LOH，*RB*1、*WT*1 和 *TP*53 基因座的 LOH 是着色性干皮病、Willms 肿瘤、Fraumeni 综合征等发生中的关键事件。促进阶段是否也涉及遗传毒性改变尚不清楚，但在进展阶段也要发生一种或多种遗传改变。已发现大多数人体细胞致癌物在各种遗传毒理学试验中呈阳性结果，并阐明了许多化学物如何代谢为亲电子剂，获得了多环芳烃、芳香胺、N-硝基化合物和黄曲毒素 B_1 等共价结合为 DNA 加成物的证据，并证实了各种 DNA 加成物的密码错配特征，如吸烟（G→T，G→C）、黄曲毒素 B_1（G→T）、氯乙烯（A→T，T→A）等。致癌作用中涉及的另一类基因是增变基因，也称为看守基因（caretaker genes）或突变子基因（mutator genes）。它负责维持染色体组的完整性和信息传递的保真度，与癌基因和抑癌基因不同，它不参与细胞周期的控制，而是在保证遗传信息的完整性中起作用，这类基因的突变导致 DNA 的不完全复制或修复，表现为遗传不稳定、肿瘤易感性等。如目前已知与结肠癌有关的增变基因 *MSH*2、*MLH*1、*PMS*1、*PMS*2 等。

（二）动脉粥样硬化　动脉粥样硬化（atherosclerosis）是心血管疾病的一个主要病理生理过程。1973 年 Benditt 等人根据有关动脉粥样硬化斑内细胞是单克隆性的发现提出了一种假说，即动脉粥样硬化斑可被看作动脉壁的一种单克隆的良性赘生物。认为动脉粥样硬化起始于某一突变或病毒感染，然后转化单一、分离的平滑肌细胞成为增殖克隆的祖细胞。

大鼠动脉平滑肌细胞在暴露于 B（a）P 后 *C-H-RAS* 原癌基因过量表达；在经历了冠状血管成形术伴有肌细胞增殖增强（称为再狭窄）的某些病人的平滑肌细胞中有 p53 蛋白的积累。家兔动脉粥样硬化斑组织中，p53 基因有甲基化改变。对人动脉粥样硬化斑块中抑癌基因 p53 的序列测定证明，其基因第 8 外显子中第 272 位密码子由正常的 GTG 变为 GCG；免疫组化显示斑块组织中突变 p53 蛋白的表达。据此提出癌基因和抑癌基因等肿瘤相关基因涉及心血管疾病的观点。

既然动脉粥样硬化和致癌性损伤有类似的发病机制，那么至少某些已知致突变物应显示致动脉粥样硬化和致癌效应，在肿瘤高危人群中动脉粥样硬化及相关疾病的发病率也应增高。流行病学研究表明，某些致癌物包括氯乙烯单体（VCM）和含多环芳烃（PAH）的工业燃烧排放物都有致动脉粥样硬化效应。暴露于砷和二噁英人群的肿瘤以及动脉粥样硬化相关疾病的死亡率明显增加。暴露于电离辐射可能与过早和局部严重的斑块形成有关。上述资料表明，致动脉粥样硬化作用与致突变作用和致癌作用有关。

研究显示，动脉粥样硬化组织中存在 DNA 改变，并认为这在该病的致病过程中起基础作用。如从平滑肌细胞提取的 DNA 样品，当转染 3T3 细胞时具有转化能力，转化细胞能在裸小鼠中诱发肿瘤。现已从微卫星序列中获得动脉粥样硬化损伤中特异分子改变的重要证据。由短的、高度重复性 DNA 序列组成的微卫星有复制错误的倾向，特别是移码突变。近年来的研究发现，有心血管粥样硬化损伤的病人中，其微卫星序列的突变率增加。分子和细胞遗传学研究表明，来自动脉粥样硬化斑的平滑肌细胞，在体外培养中发现染色体畸变率增高，特别是非整倍性。人体动脉粥样硬化斑细胞原代培养显示，有染色体改变的细胞呈单克隆扩增，这些染色体改变中以 Y 染色体丢失和 7 号染色体三体性最常见。7 号染色体上一条额外突变染色体的存在，可能与血小板衍生生长因子（PDGF）A 链基因的过量表达呈相关性，该基因的过量表达还将导致平滑肌细胞的增殖活性。而且，在老年受试者的主动脉内皮细胞以及动脉粥样硬化病人都发现非整倍体发生率增高。令人感兴趣的是，这些非整倍体细胞与内皮下细胞相同，LDL、胆固醇吸收都增加。

综上所述，Benditt 等人关于动脉粥样硬化斑可被看作是动脉壁的单克隆良性肿瘤的假设，目前已得到间接证据的支持。但还需要做更多的研究。

（三）衰老　衰老又称老化。衰老机制复杂，涉及面广。目前有遗传基因说、体细胞突变说、差错积累说等多种学说，尚未形成共识。

衰老的体细胞突变理论，最初是根据动物的晚期辐射损伤的观察提出的，衰老的变化类似于一般的组织萎缩症和肿瘤，而这两种病变是由于体细胞基因组中的突变累积以及功能丧失增加所致。由于已知放射线可诱发突变，因而提出衰老可能是长期暴露于低剂量、天然本底水平放射线和其他可能引起 DNA 损伤的环境物质所致。支持体细胞突变和衰老两者之间因果关系的一个主要论据是 DNA 作为主要信息生物分子的作用和突变的不可逆性，即序列信息的改变。目前认为体细胞的突变累积主要由于内外环境的各种因素引起。与年龄有关的内源性 DNA 损伤的一个主要来源可能是氧化磷酸化和其他生物或生理过程中产生的副产物——氧自由基；而外源性的主要因素可能是紫外线、电离辐射、食品中的各种化学物等。内外环境因素引起的 DNA 损伤通过 DNA 复制、修复和重组，最终产生突变。而突变的累积可能导致细胞死亡、细胞转化和细胞衰老，从而构成生物体衰老各种表现的基础（图 7-5）。

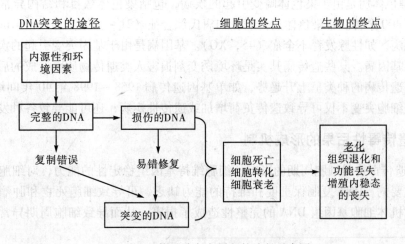

图 7-5　可能导致突变累积的途径示意图

二、生殖细胞突变的后果

诱变物引起生殖细胞的突变可以是致死的，也可以是非致死的。有的会在世代传递、选择过程中在人群中固定下来，增加人类遗传负荷。生殖细胞染色体数目或结构畸变与新生儿出生缺陷的关系，自 1959 年法国医生 Lejeune 及其同事首先肯定唐氏综合征与 21 三体有关以来，已积累了大量的资料，并已证实两者之间的因果关系。在新生儿中约有 1% 患有染色体显性突变的疾病（如家族性息肉、多发性神经纤维瘤等），0.25% 患者有常染色体隐性突变的疾病（如着色性干皮病、苯丙酮尿症等），0.5% 患有性连锁的疾病（如假肥大性肌营养障碍、血友病等）。另外，约有 0.4% 的婴儿患有与易位及非整倍体等染色体异常有关的疾病。基因突变在人类其他与遗传异常有关的多病因疾病中也起作用。3% ~6% 的新生儿患先天畸形；如果包括那些通常要在晚些时候才发生的多病因疾病，如心脏病、高血压和糖尿病等，受影响的人群比例可达 60% 以上。

基因突变对遗传负荷的影响，即对后代增加危险性的程度，常分为三类：第一类为显性致死突变，引起受精卵或胚胎发生变化，受精卵或胚胎在胎儿成熟前死亡，显性致死突变引起的胎儿或受精卵的死亡或不孕，对基因库不会有影响；第二类为显性存活突变，这类突变不会引起胚胎死亡，可在子一代表现出来，也就是通常所说的显性遗传，如多趾（指）病、先天性成骨不全、遗传性舞蹈病等，均按显性遗传方式传递，一般连续几代，每代都出现患者，亲代中一方患病率为 1/2，男女双方患病几率相等，这类突变可传给后代，能影响基因库，第三类为隐性突变，也就是通常说的隐性遗传，即在杂合子不能表现出来，必须在纯合子时才能出现疾病，这类遗传病数量很多，有白化病、半乳糖血症、全色盲、先天性聋哑等。如其隐性基因病患者（aa），同正常人（AA）婚配，子女全部是正常表型，但 AA 与 Aa 各占一半，大大增加人群中致病基因的携带者，影响人类素质，增加遗传负荷，影响人类基因库。

遗传病（genetic disease；inherited disease）是指个体生殖细胞或受精卵的遗传物质发生突变所引起的疾病。遗传病一般可分为染色体病（chromosomal disease）和基因病（genic disease）。染色体病是由于染色体畸变引起的疾病，包括染色体数目和结构异常而产生的疾病，现约有 400 余种。常染色体遗传病，如唐氏综合征（21 – 三体）（Down syndrome）和性染色体遗传病，如性腺发育不全症（45，XO）。基因病是由于基因突变引起的疾病，包括单基因病和多基因病。某些遗传病其实是环境诱变剂损害人类遗传物质而造成的后果。特别值得关注的是遗传病的种类呈上升趋势，如单基因遗传病 1958 ~1998 年 40 年间增加了 8 000 余种。生殖细胞突变不仅可导致遗传负荷增加或遗传性疾病，还可能导致各种发育毒性。

三、遗传毒性后果的形成机制

（一）遗传毒物对细胞周期的影响　细胞维持基因组稳定性的能力，对细胞生存和增殖都是至关重要的。DNA 复制保真度和维持的能力缺乏，可导致细胞死亡和肿瘤。遗传毒性物质由于对机体细胞基因组 DNA 的完整性造成了损害，从而导致细胞周期异常，影响细胞增殖。

1. 细胞周期监控机制的破坏　在正常环境下，细胞周期无干扰的进行着。然而，当发生损伤时，绝大多数正常细胞有停滞增殖在 G_1、S 和 G_2 期的能力，直到损伤修复后继续增殖。作为选择的是，细胞也可在有或无生长停滞情况下经历细胞凋亡，或进入不可逆的 G_0 样状态。细胞对于断裂 DNA 的反应非常敏感，甚至单一的双链 DNA 断裂都可以引起人成纤维细胞的细胞周期停滞。监测早期细胞周期事件的顺利完成和细胞的完整性，并在细胞周期进展过程中对 DNA 损伤和其他事件产生延迟反应的细胞监控系统称为细胞关卡（checkpoints）。许多遗传毒物可启动细胞周期关卡反应，并对细胞周期施加不同的作用。细胞在 G_1 早期暴露于遗传毒物可停滞在 G_1 中期，而在 G_1 晚期或 S 期暴露于遗传毒物将滞后 DNA 合成的启动。如此相似的是，G_2 早期至中期暴露于 DNA 损伤剂可使细胞延迟在 G_2 中期，而 G_2 晚期或 M 早期暴露则可延迟有丝分裂。因此，细胞关卡似乎在整个细胞周期的所有时相都发挥作用，关卡功能通常涉及某一特殊的 cyclin/CDK 复合体的激活或失活。

2. 细胞周期驱动机制的破坏细胞周期关卡功能的减弱，导致突变基因的积累（遗传不稳定性的积累）和正常细胞的进化，只有当这些累积的突变基因，破坏了细胞周期驱动机制，细胞才能进入失控性生长如癌变。人们常常将细胞周期驱动机制比作一辆"汽车"或"引擎"（engine），驱使其运行的因素（positive agents）好像"油门"（gas），制动其运行的因素（negative agents）犹如"刹车"（brake），持续地踏住油门或刹车失灵，终将失控，这正是致突变因素导致基因突变、关卡基因突变、突变基因积累、驱动机制失控的必然结果。

环境中的大多数遗传毒性物质具有共价修饰 DNA 分子的能力。这类物质中如顺铂、氮芥子气。在机体暴露后，显示出对所致的 DNA 损伤产生强烈的细胞周期关卡反应。也有一些物质如甲基磺酸甲酯和 N－甲基－N′－硝基－N－亚硝基胍（MNNG）可将甲基或乙基运送到 DNA 碱基。据报道，暴露于甲基化化合物可引起细胞周期关卡延迟，尤其那些有某一方面 DNA 修复能力缺陷的细胞。

多环芳烃（PAHs）是一个对 DNA 有严重损伤修饰作用的化合物家族。暴露于 B（a）P 和其他 PAHs 致癌物产生大量的 DNA 加合物和脱嘌呤位点，进而使 DNA 链断裂，引起 DNA 合成抑制和诱导 S 相细胞周期的阻滞。在 DNA 复制过程中，暴露于 B（a）P 后产生的 BPDEI－DNA 加合物的持续和其他未修复损伤，可能导致碱基置换突变和染色体畸变的发生。重要的是应注意到还存在许多其他类型的环境化合物，已知可修饰 DNA 并成为潜在致癌物。如黄曲毒素、芳香胺和杂环胺，易形成 DNA 加合物。虽然我们对这些和其他一些重要的环境致突变毒素对细胞周期关卡功能的影响还知之甚少，但已证实它们具有引起关键的细胞周期调控基因突变的能力，如黄曲毒素引起 p53 基因突变，因此可严重损害关卡功能。

已经证实肿瘤的进展涉及遗传不稳定性。细胞周期关卡信号途径的减弱或消失会导致 DNA 面对基因组应激时其稳定性剧烈下降和细胞生存力降低、肿瘤易感性增高。这些效应在有关咖啡因诱导的 DNA 损伤后关卡功能过量负荷的研究中尤为清楚。同样，来自 AT 患者细胞的 G_1、S、和 G_2 期关卡功能几乎完全消失，而 p53 突变细胞中的 G_1 期关卡功能的丧失（伴有 G_2 期关卡功能的减弱和基因组不稳定性的增加）。这些都支持细胞周期关卡反应功能允许受损伤细胞有时间修复损伤或选择凋亡、或永久性地进入 G_0 样状态的观点。

（二）遗传毒物与细胞凋亡　DNA 损伤作用可经由 p53 诱发细胞凋亡早已知晓，但近年来已经证明紫外线和烷化剂都可激活包括 TNF 和 Fas 等在内的细胞表面受体、并有细胞应激信号通路的激活和第二信使神经酰胺细胞水平的升高。一些遗传毒物还可引起细胞内活性氧离子（ROS）的生成而发生细胞的氧化应激，从而也可能参与遗传毒物诱发细胞凋亡的发生过程。线粒体膜通透性改变和损害本身可触发细胞凋亡，线粒体还参与几乎所有不同原因诱发的细胞凋亡进程，而 ROS 可引起细胞 mtDNA 的广泛粉碎作用。因此，遗传毒物诱发细胞凋亡的信号转导通路是多通路复合的结果。

（三）细胞信号转导与遗传毒物作用机制　以往认为遗传毒物的作用主要通过它对细胞 DNA 的攻击而最终诱发细胞突变。然而，越来越多的研究结果证明细胞信号转导也是许多遗传毒物作用的切入部位。现不仅已知 DNA 损伤本身就是激活有关细胞信号转导通路的信号，而且也已知突变并不是全部起源于直接的 DNA 损伤。体细胞超突变就是通过细胞表面免疫球蛋白构成的受体而驱动基因突变的一个最明确的例子。即使在 DNA 受攻击过的细胞（包括细菌）中，突变还可发生在未直接受攻击的碱基部位（非定标性突变，non-targeted mutation）。已经证明它的发生依赖于由细胞信号转导通路介导的基因表达改变。可见，细胞信号转导通路与遗传毒物作用的关系非常密切。

第四节　遗传毒性的常用试验方法

遗传毒效应的生物检测的方法已经超过 200 种。根据遗传毒效应检测方法所涉及的终点，可以把它们划分为三大类：第一类检测基因突变；第二类检测染色体畸变，包括染色体结构和/或数目的异常改变；第三类测定 DNA 的损伤如 DNA 损伤修复的激发、DNA 加合物的形成、姐妹染色单体交换、体细胞重组以及 DNA 链断裂等。

一、基因突变检测方法

基因突变的检测主要方法有二类：一类是根据正向突变改变了野生型基因，使得有关基因失活而表现出可检测表型变异的方法；另一类是根据回复突变使原突变子中失活基因功能恢复，从而表现野生型表型检测方法。

（一）微生物试验　由于微生物分析具有突变检测速度快、费用低、突变检出相对容易等方面的优势，在遗传毒性物质的初筛中占有很重要的地位。

1. 鼠伤寒沙门菌/组氨酸回复突变试验　由 Ames 于 1975 年建立的鼠伤寒沙门菌/组氨酸回复突变试验，利用若干不同基因型的组氨酸缺陷型菌株，每个菌株具有其独特的回复突变"靶点"顺序，可以由不同类型的碱基置换和移码诱变剂诱发回复突变。该菌株在无外源性组氨酸供给的情况下不能生长繁殖，但当发生回复突变时则可在无外源性组氨酸供给的情况下生长繁殖。Ames 菌株中除了组氨酸缺陷基因被引为检测诱发突变发生的靶标外，还含有一些提高细菌对致突变剂敏感性的基因及质粒。常规使用的基本菌株已经历多次改进，它们的来源和特性见表 7-2。

表 7 - 2 Ames 试验菌株的基因型和检测类型

菌 株	基因型	质 粒	主要的靶	突变类型	检测类型
TA1535	hisG46rfa f gal chlD bio ΔuvrB	无	CC	GC→TA	碱基置换
			GG	GC→AT	（部分移码）
TA100	hisG46rfa f gal chlD bioΔuvrB	pKM101（mucAB Apr）	CC	GC→TA	碱基置换
			GG	GC→AT	
TA1538	hisD3052rfa f gal chlD bioΔuvrB	无	CGCGCGCG	TA→GC	移码突变
			GCGCGCGC	ΔGC 或 ΔCG	
TA98	hisD3052rfa f gal chlD bioΔuvrB	pKM101（mucAB Apr）	CGCGCGCG	TA→GC	移码突变
			GCGCGCGC	ΔGC 或 ΔCG	
TA1537	hisC3076rfa f gal chlD bioΔuvrB	无	CCCC	ΔG 或 ΔC	移码突变
			GGGG		
TA97	hisD6610 hisO1242rfa f gal chlD bioΔuvrB	pKM101（mucAB Apr）	CCCCCC	ΔG 或 ΔC	移码突变
			GGGGGG		
TA102	hisG428 raf	pKM101（mucAB Apr）和pAQ1（hisG428 Tcr）	TAA	GC→TA, GC→AT	移码突变
			ATT	AT→TA,AT→CG,AT→GC	碱基置换

所有菌株均来源于 S. typhimurium LT2

附加突变的特性：raf - 改变细菌荚膜脂多糖屏障，使致突变物有更大的通透性；ΔuvrB - 切除修复系统缺失，也包括硝基还原酶（chl）、半乳糖发发酵（gal）和生物素（bio）基因缺陷，增加对很多致突变物的敏感性；mucAB - 增强对某些其活性依赖于 SOS 系统的致突变物的敏感性；Apr - 容许通过氨苄青霉素抗性选择 pKM101 的存在；hisO1242 - 影响组氨酸基因的调控增强 TA97 中 hisD6610 的回复性；HisD（G）8476 - 排除 TA102 中染色体 hisG 基因，使组氨酸营养缺陷型细菌 pAQ1 上 hisG428 的回复性可被测试；Tcr - 容许通过四环素抗性选择 TA102 中 pAQ1 的存在

除了上述常规菌株，目前还不断的发展出新衍生菌株，它们具有更高的敏感性和特异性的特点，如 YG7104、YG7108，均从 TA1535 衍生而来，由于缺失编码 O^6 - 甲基鸟嘌呤 DNA 甲基化转移酶的基因而缺乏对烷化剂损伤的修复作用，专用于对烷化剂引起的 DNA 损伤检测。被称为 Ames Ⅱ 试验采用一套 6 个菌株（TA7001 ~ TA7006），可鉴定 6 种碱基对置换突变，每一菌株携带一专一的组氨酸生物合成操纵子的错义突变。这些菌株的自发回变率相当低（约 10 个回复突变子/皿），对各种致突变物的敏感性相当于 TA100、TA102 和 TA104 菌株。试验在 96 或 384 微孔玻板上进行，在培养基中加入 pH 指示剂。当回复突变的菌株生长时，培养基 pH 改变，pH 指示剂由红变黄，通过分光光度计测定。该试验在不需序列分

析情况下即可鉴定突变谱。

由于一些外源化学物需经体内代谢活化才具有诱变活性或经代谢而解毒，为了模拟哺乳动物对外源物质的体内代谢活化过程，提高测试的准确性，通常在 Ames 试验、其他原核生物测试和哺乳动物离体测试系统中添加哺乳动物肝微粒体酶制剂（S9）作为外源物质代谢活化系统。一般采用具有广谱诱导作用的 Aroclor1254（PCBs）诱导大鼠肝微粒体酶产生，尽管制备的 S9 与人类的情形有所差异，但是制备物中含有活体情况下的大多数酶，适合于检测大多数遗传毒物。为了克服 S9 制备上的困难和不稳定性，目前已将 N - 乙酰转移酶、硝基还原酶、细胞色素 P450 等代谢基因导入细菌或酵母致突变实验菌株，使测试菌株的相关代谢酶超表达，提高了它们对诱变剂的敏感性，如 YG1024，YG1029 由于引入了乙酰转移酶基因，对硝基芳烃和芳香胺的敏感性比来源菌株高 100 倍以上，在检测复杂混合物中的诱变剂时十分有价值。

2. 大肠杆菌 WP2 回复突变试验　WP2 是大肠杆菌的色氨酸缺陷型菌株，其对基因突变的检测原理与 Ames 试验类似，主要是检测受试物将 WP2 回复突变为野生型的能力。常用的 WP2 系列菌株具有不同的 DNA 损伤修复特性，如 WP2 的损伤修复特性正常，WP2uvrA、WP67 等为切除修复缺陷。由于该类测试菌的原始突变是碱基替换，所能够检测的诱变剂也是碱基替换类型。尽管 Ames 测试菌 TA100 和 TA98 出现后，WP2 在遗传毒性测试方面的使用已经大为减少，但有研究指出 WP2 pKM101 所能检测的诱变剂能够覆盖大量的 TA102 特异诱变剂，WP2 uvrA/pKM101 在诱变性检测上具有与 TA102 的一致敏感性，同时对丙烯酸酯类衍生物和氯乙酸酯类衍生物的遗传毒性检测具有特异性，所以在细菌的遗传毒性成套测试中，尤其在检测作用于 AT 碱基对的诱变剂时，仍倾向于采用 Ames 试验和 WP2 试验共用的策略。

3. 酵母菌正向/回复突变分析　酵母菌具有完整的真核生物细胞周期，通过培养条件的控制，酿酒酵母（S. cerevisiae）还可以存在稳定的单倍体或二倍体状态。利用酵母可以检测正向突变、回复突变、有丝分裂重组和非整倍体 4 种类型。

酵母的 ADE1、ADE2 菌株在含少量腺嘌呤的培养基中生长为白色菌落，但当 ADE1 或 ADE2 基因发生突变，产生的突变子 ade1 或 ade2 出现嘌呤生物合成的阻滞，造成细胞内红色色素积累，形成红色菌落。因此可利用这一原理检测正向突变。发生突变的红色菌落亦可用于回复突变分析。该系统的优点是在选择突变克隆时，无需施加选择压力。还可通过观察突变菌落色度的差异判断是否具有突变固定的延迟。酵母的 S7a 也为正向突变分析菌株，能够检出多环和杂环化合物的遗传毒性，其敏感性高于其他酵母菌测试株但低于细菌，适合于检测具有较强杀菌作用的物质的遗传毒性。利用酵母菌检测回复突变的原理类似于沙门菌和大肠杆菌。常用菌株如 XV185 - 14C，具有含褐石无义突变的 ade2 - 1、arg4 - 17 和 lys1 - 1 基因；在 arg4 和 lys1 位点发生回复突变后出现 Ade - /Arg + 或 Ade - /Lys + 红色菌落即出现 ade2 - 1 的表型。在无义密码子上的回复突变导致白色菌落产生（Ade +）。酵母菌试验的局限性是很多具有遗传毒性的分子不能透过酵母菌的细胞膜，因而不能到达 DNA 靶分子。为此，Staleva 等在二倍体酿酒酵母测试株 D7 中引入了 ts1 突变基因，构建了 D7ts1 菌株，该菌株对化学物质的通透性大为提高，使其对一些诱变剂的敏感性提高 4 ~ 6 倍。

（二）哺乳动物细胞突变试验　常用的体外哺乳动物细胞基因突变测试系统，一般利用中国仓鼠或人类淋巴细胞次黄嘌呤-鸟嘌呤磷酸核糖转移酶（HGPRT）和胸腺嘧啶核苷激酶（TK）基因突变分析（表7-3），HGPRT 为 X 连锁的功能性单倍体基因，所以在二倍体中若发生突变即可检出。在 CHO 和 V79 细胞中 HGPRT 位点若出现大的缺失，可能导致其相邻的与细胞存活相关的基因缺失而出现致死效应，所以该系统一般仅可检出点突变和一些微小缺失；此外该系统常因低 pH、高渗透压等实验因素而导致实验结果的偏差。TK 基因位于常染色体上，故用于检测的细胞株应该构建为 $TK^{+/-}$ 杂合子。小鼠淋巴瘤细胞株 L5178Y 就是这类杂合子。在正常的 $TK^{+/-}$ 杂合子中，包括 TK 基因在内的大的缺失并不一定导致细胞死亡，其同源染色体上等位基因能提供相应的功能。

表7-3　研究基因突变常用的体外哺乳动物细胞株

细胞株	用作突变子选择的基因或性状
小鼠淋巴瘤细胞 L5178Y	TK，HGPRT，OR
CHO	HGPRT，OR
V79	HGPRT，OR
人类细胞	HGPRT

试验利用 TK、HGPRT 在生化代谢中的作用，即在含次黄嘌呤、甲氨蝶呤核胸腺嘧啶核苷（HAT）的选择培养基上，正常生物合成途径被阻断，细胞若出现 HGPRT 或 TK 基因突变，便不能存活的原理，将野生型细胞用受试物处理，随后由选择培养基培养，选择性杀死野生型细胞并留下突变细胞，后者在随后的培养中形成克隆。由此可计算突变率并进一步分析诱发突变的特性。上述测试手段能检出碱基置换和移码诱变剂。乌本苷（Ou）位点的基因突变试验，通过细胞是否出现乌本苷抗性（OuR）突变来检出移码诱变剂。由于乌本苷抗性的表达需要完整蛋白质存在，而移码突变剂常导致转录过早中断，当基因产物全部或部分丧失时，移码突变效应为致死效应。该系统不适宜于常规诱变检测。

近年来发展起来的转基因细胞试验系统，将代谢酶基因转入哺乳动物细胞，如 MCL 细胞系表达 5 种主要类型的 cyp450 酶，可用于测试基因突变、微核等遗传毒性终点；GP-TAS52 哺乳动物致突变系统，包括了细菌的 GPT 基因，可用于测试基因突变。

（三）昆虫突变试验　在 20 世纪 80 年代较常用的黑腹果蝇（D. melanogaster）性连锁隐性致死（SLRL）试验，主要用于雄性生殖细胞遗传损伤分析。700～750 个化学物质的诱变效应是通过这种方法检出的。其优点在于特异性较高，几乎接近 100%，但其敏感性较低仅 27%～79%。因而，尽管在 SLRL 分析中哺乳动物遗传毒性检出率较低，但对评价所检出的阳性物质（SLRL≥5 倍对照值）价值较高。由于 SLRL 分析操作上的局限性，20 世纪 80 年代末果蝇的体细胞分析开始代替 SLRL 用于遗传毒物的分析。已建立的体细胞分析包括体细胞重组、基因突变及染色体缺失的检测。体细胞试验的花费仅为 SLRL 的 5%～10%。常见的测试系统如多重和散乱翅毛（mutiple wing hair and flare，mwh/flr）系统、白眼 w/w+ 系统、象牙眼 wi（white-ivory）系统、不稳定的 zeste-white（柠檬白）相互作用系统和 DNA

修复系统等。

（四）哺乳动物突变试验 整体动物突变试验的敏感性一般不及体外试验，而且较为昂贵，但整体动物实验能够体现整体动物对受试物的吸收、分布、代谢、受试物及其代谢物的排泄状况，反映机体的 DNA 修复和药物动力学特征，因此更能体现受试物在整体动物中的真实效应。一般分为体细胞突变试验和生殖细胞突变试验。在一些成套测试中，也经常使用体细胞突变试验，但生殖细胞突变试验一般主要用于遗传危险度的评定中。

1. 生殖细胞突变试验 早在 1951 年，Russell WL 等就建立了小鼠生殖细胞隐性可见突变的检测方法，即小鼠特异位点测试（mouse specific locus test，SLT）。迄今仍是整体动物生殖细胞诱变试验中最敏感的方法。小鼠 SLT 的测试品系含有 7 对纯合的隐性标记基因，它们均控制小鼠的毛色和外耳的大小。经受试物处理过的野生型品系与测试品系杂交，如果没有突变发生则后代出现野生型表型，如果在相应于测试品系的 7 个隐性位点上任何部位发生突变，则后代出现突变表型。小鼠生化特异位点测试也是一个比较常用的生殖细胞突变检测法，该方法通过电泳分析受试小鼠后代的蛋白质而了解生殖细胞的突变，所研究的许多基因位点与人类有同源性，对于遗传危险度的评定具有重要意义。表 7-4 总结了常用的检测小鼠生殖细胞突变的测试法。

表 7-4 常用的哺乳动物生殖细胞突变检测方法

生物分析	技 术
小鼠特异位点试验	分析受处理小鼠 F1 代的可见隐性突变。利用包括 7 个以上隐性位点的多标记小鼠测试品系检测可见的常染色体隐性突变
小鼠白内障突变分析	用裂隙灯对受处理小鼠 F1 代 3 周龄小鼠眼睛进行生物显微测试观察可见的显性突变。对小鼠无特殊品系要求。这一手段在大鼠可以直接计算诱发突变
小鼠骨骼突变分析	检测影响小鼠骨骼系统的可见显性突变。需要对骨发育缺陷进行认真的分析
小鼠遗传易位试验	对受处理雄性 F1 代进行育性分析并以细胞遗传学分析证实
小鼠隐性致死试验	受处理小鼠 F2 代回交，分析胚胎死亡率
小鼠生化特异位点试验	分析受处理小鼠 F1 代的蛋白电泳图谱以了解生殖细胞突变
小鼠酶活性分析	分析受处理小鼠 F1 代特异性酶活改变

近年来发展了扩展的简单串联重复（the expanded simple tandem repeat，ESTR）突变试验。已知有扩展的简单串联重复的 DNA 区域通常比基因组的其他部位更易 DNA 序列改变，无论是生殖细胞或者是体细胞。体细胞扩展的简单串联重复突变产生于不均一的有丝分裂重组和 DNA 的复制错误，这种遗传的不稳定性可以导致基因功能的损害和疾病，特别是体细胞的不稳定性可能引起癌危险度增加和肿瘤发生的状态。因此串联重复序列代表了致突变和致癌作用的靶部位。该试验既可用于哺乳动物生殖细胞突变的测试，也可用于体细胞突变的

测试，如在给予受试物后可观察亲代雄性生殖细胞或子一代是否发生扩展的简单串联重复突变。

2. 体细胞突变试验　整体动物体细胞突变试验最常用的方法之一是小鼠体细胞皮毛斑点突变（mouse coat spot test）。该实验的靶细胞为胚胎黑色素细胞，体细胞的相关突变引起胚胎皮毛颜色的变化。由于胎盘对于化学物质分布的限制作用以及只能在孕鼠中进行，限制了该方法的实用性。尽管如此，从了解整体哺乳动物的单个基因突变而言，小鼠皮毛斑点测试具有一定的价值。1995 年，Morrison 等尝试了以 LacZ + 转基因小鼠（Muta Mouse）的胚胎肝脏细胞突变分析作为小鼠皮毛斑点突变分析的代替手段，但由于不能像皮毛斑点突变分析那样分析放大的突变子克隆，使得对诱变剂的检测结果不甚理想。

（三）转基因动物突变试验　转基因动物是将外源 DNA 序列转入动物基因组并通过生殖细胞传递下去的产物。常见的转基因动物品系如 Big Blue 是以大肠杆菌的 lacI 作为诱变的靶基因，Muta Mouse 则以大肠杆菌 lacZ 作为靶基因。动物在暴露受试物之后，Lac 基因可以很容易地从动物细胞中重新获得并包装到 λ 噬菌体中，进而感染大肠杆菌，裂解后根据噬菌斑的表型及数目可以发现突变子并计算突变频率。转基因动物可在整体状态下检测基因突变，比较不同组织（包括生殖腺）的突变率，确定靶器官，对诱发的遗传改变作精确分析等。不同基因的转基因小鼠和 Knockout 小鼠的应用也为阐明致突变和致癌的分子机制提供了可能。

二、染色体畸变测试方法

（一）染色体结构畸变的检测

1. 哺乳动物体外细胞遗传学分析　原则上所有体外培养的哺乳动物细胞均可检测，但通常选择具有稳定的易于分辨的核型、较短的繁殖周期、较少且较大染色体的细胞。因而，最常用的是中国仓鼠卵巢细胞株 CHO 和中国仓鼠肺成纤维细胞株 CHL。人体外周血淋巴细胞也是常用的细胞之一。由于中期染色体结构分析是一项耗费时间的工作，同时需要分析人员具有娴熟的分析技能，因而一些研究机构倾向用体外微核分析代替离体染色体畸变分析，以扩大检测的范围并提高测试的准确性。

微核（micronucleus）是染色体片段或者整条染色体在细胞分裂过程中未按正常程序进入细胞核而滞留在细胞质中的染色质小体。微核通常作为染色体结构损伤以及染色体分离异常的标志。体外微核分析可以在人类外周血淋巴细胞和现有的哺乳动物细胞株如 CHL、CHO、V79 和 L5178Y 中进行，这类方法通常在细胞染毒的培养后期添加适量的质裂阻断剂——细胞松弛素 B，微核的观察记数应在双核细胞中进行以保证细胞在染毒后经历了一个完整的分裂周期。

2. 哺乳动物细胞遗传学分析　整体动物染色体畸变试验，在给动物暴露受试物后，收集那些分裂旺盛、易于获得和制备的细胞进行细胞遗传学分析。例如大鼠、小鼠或中国仓鼠的骨髓细胞以及精原细胞、精母细胞、卵母细胞等。通过人类精子与仓鼠卵融合，也可以分析人类精子原核中的染色体畸变。

通常认为显性致死效应绝大多数是染色体结构或数目变化的结果，因而啮齿类显性致死测试可以作为染色体畸变的间接证据，当然，显性致死测试中的终点包括染色体结构和数目畸变两种类型。所谓显性致死（dominant lethal）指发育中的精子或卵子细胞发生遗传学损伤，此种损伤不影响受精，但导致受精卵或发育中的胚胎死亡。显性致死试验以胚胎死亡为观察终点，用于检测受试物对动物性细胞的染色体损伤作用。由于卵子对诱变物的敏感性相对较低，而且受试物可能作用于母体动物，产生不利于胚胎发育的种种干扰因素，影响实验结果的准确性。因此，一般采用仅对雄性动物染毒，然后与未处理的雌性动物交配，观察胚胎死亡情况。但也有报道指出，有些化学物，如 adriamycin（阿霉素）、platinol、bleomycin（博来霉素）、hycanthone（海恩酮）等在雄性显性致死实验中呈阴性，但在雌性生殖细胞可诱发显性致死。表 7－5 列出了大、小鼠精子分化阶段与染毒后交配周次的关系。根据在不同周次交配的雌鼠发生胚胎显性致死可判断受试物遗传毒作用于精子的发育阶段。

表 7－5　小鼠、大鼠精子分化阶段与交配周次的关系

给予受试物时精子所处的分化阶段	交配周次	
	小　鼠	大　鼠
输精管及睾丸中的精子	第 1 周	第 1～2 周
精细胞（后期）	第 2 周	第 3 周
精细胞（前期）	第 3 周	第 4～5 周
精母细胞（第二次减数分裂）	第 4 周	
精母细胞（第一次减数分裂）	第 5 周	第 6～8 周
精原细胞	第 6 周	第 9 周

　　小鼠遗传易位分析是检测可遗传的染色体畸变的方法之一，其对受处理雄性的 F1 代进行育性分析并以细胞遗传学分析证实遗传易位的存在。

　　微核测试是更为方便和可靠的染色体畸变分析的选择手段。这类测试通常在啮齿类骨髓嗜多染红细胞（polychromatic erythrocyte）或外周血细胞中进行。啮齿类早期精细胞微核分析可以分析减数分裂过程中的染色体损伤，染毒与取样之间的间隔时段应与拟分析的受暴露靶细胞发育为早期精细胞所需的时间相当。此外，目前已建立了啮齿类皮肤、脾脏、肾脏、胃和肝脏细胞微核分析方法（图 7－6）。

　　鉴于微核可以由染色体诱裂剂导致的染色体无着丝粒片段所构成，也可以由非整倍体诱发剂所导致的落后染色体形成，所以，鉴别微核起源是了解遗传毒性物质作用方式的重要环节。理论上讲，具有着丝粒的微核是由落后染色体所形成，通常可以利用 C－分带技术、着丝粒探针的荧光原位杂交技术（FISH）、着丝点蛋白的 CREST 抗体免疫技术等鉴别微核是否含有着丝粒 DNA 或着丝点蛋白。

　　PinkelD 于 1986 年率先利用荧光原位杂交技术（FISH）进行细胞遗传学分析，该手段大为提高了染色体结构畸变分析的能力和精确度。在染色体畸变形成机制的研究和复杂染色体畸变检测中具有重要意义。利用一系列诸如由 DNA 重复顺序、寡核苷酸片段构成的探针以及从染色体文库中构建的涂染探针（painting probe），可以识别中期和间期细胞中的特异

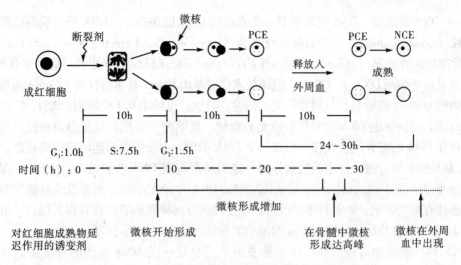

图 7-6　小鼠骨髓多染红细胞微核的形成

染色体区域。在染色体精细结构分析中最为有效的探针是涂染探针，其通常是由流式细胞仪分选构建的染色体文库中的染色体或对已分带的中期染色体做不同程度的微切割，再经 PCR 技术扩增而直接获得的染色体特异性甚至区域性探针。利用不同荧光物质标记的涂染探针进行多色 FISH，对人类中期染色体易位的分析速度比常规手段高 50 倍，这种方法在分析间期细胞甚至精子中的染色体结构异常方面也独具优势。

（二）染色体数目改变的检测　由环境因素诱发的染色体整倍性改变往往表现为多倍体，非整倍性改变则产生非整倍体。多倍体是植物进化的动力，但在动物中，其对进化的作用很小，相反，除了少数昆虫、鱼类和两栖类外，多倍体动物有机体通常只能生存一代，人类胚胎有 1%~2% 的完全或部分多倍体。目前认为诱发多倍体不是一种重要的遗传损伤，通常是在药物剂量高于治疗剂量时，才可能诱发多倍体，所以环境中类似化学物质对人类没有显著的危害效应，多倍体的检测在遗传毒理学中实际意义很小。

非整倍体检测系统包括微生物、果蝇、哺乳动物细胞、哺乳动物和植物系统。鉴于非整倍体的发生可以与中心粒成熟、复制与分离，着丝粒复制分离，纺锤体结构与功能，微管蛋白组装与解聚，细胞膜及某些膜受体的功能，细胞信号传递系统，拓扑异构酶Ⅱ的功能抑制等相关，所以非整倍体的检测系统不仅涉及如纺锤体形态、微管蛋白多聚等指标，也涉及其他相关的细胞靶标。比较成熟的方法主要集中于染色体计数、检测微核是否含有着丝粒或着丝点蛋白、通过染色体——纺锤体的分化染色分析异常纺锤体等。到目前为止，国际上还没有一个检测非整倍体的法规性指南，但许多国际组织机构如经济合作与发展组织（OECD）、国际协调会议（ICH）、加拿大健康防护分部和欧共体（EEC）等都从不同的角度出台了一些特定的指南。

三、DNA 损伤的测试方法

DNA 损伤的检测，可通过 DNA 链断裂和体细胞重组等试验检测能直接产生基因突变和细胞死亡的遗传和细胞毒效应，也可通过 DNA 加合物、UDS 和 SCE 的测试间接反映 DNA 损伤。

（一）DNA链断裂　DNA链断裂是一类直接的DNA损伤指标。DNA链断裂的检测通常使用碱洗脱（alkaline elution）、单细胞凝胶电泳（single – cell gel electrophoresis，SCGE或Comet）和脉冲场凝胶电泳（pulsed – field gel electrophoresis，PFEG）等技术，适用于任何细胞。碱洗脱技术用于检测DNA单链断裂，但该技术已逐渐由Comet技术所代替。Comet可用于检测单个细胞的DNA单链断裂，较前者简便、快速、灵敏，可检出0.1个断裂/109D，广泛应用于受试物对哺乳动物细胞DNA的损伤和修复的检测。其原理主要是在核蛋白被抽提后的细胞核中如果存在DNA断裂，就会在核外形成一个DNA晕轮，由于断裂引起的超螺旋松散，在电泳时DNA断片向阳极伸展，形成彗星状拖尾。拖尾越严重则DNA断裂越多；PFEG多用于检测DNA双链断裂，该手段的横断场电泳条件对测试DNA片段大小的分辨率以及对诱发链断裂因素的敏感性有重要影响。随着技术的改进，该手段的分辨率和敏感性均有很大提高，分辨率已达到$0.2 \sim 6$Mb，能检出诱发断裂效应的最小辐射量可低至2戈瑞（Gy）。

（二）体细胞重组效应分析　体细胞重组效应也是一类DNA损伤的直接指标，体细胞重组过程是由有丝分裂过程中交互型有丝分裂交换和非交互型的有丝分裂基因转变所组成。最理想的重组事件分析方法是在酵母（S. cerevisiae）D7菌株中同时检测有丝分裂交换和有丝分裂基因转换。体细胞重组过程使杂合的体细胞产生纯合子，导致在体细胞处于杂合状态（+/－）的隐性基因在子代得以表达，隐性性状的出现证实体细胞重组事件的发生。在细菌、真菌、果蝇、哺乳动物细胞和小鼠中均可以进行体细胞重组效应分析。

（三）DNA加合物的检测　DNA加合物的检测方法主要有免疫法和^{32}P后标记法（32P – postlabeling）。免疫法在分离和识别DNA加合物的基础上，利用多克隆或单克隆抗体识别DNA加合物，该手段较敏感，可检测$1/10^7$核苷酸加合物，并可在体外培养细胞如淋巴细胞中进行。^{32}P后标记法可以在未知加合物构型的情况下检出加合物，其敏感性高，可检出$1/10^{10}$核苷酸加合物。该手段将DNA提纯并消化，随即用磷酸酶P1选择性地使核苷酸3′端去磷酸化，带有加合物的核苷酸不发生该反应并可被γ^{32}P ATP标记，将样本进行薄层层析和放射自显影，可将加合物定量并分离。由于其灵敏度高，是目前广泛用于比较不同暴露和不同组织加合物谱的重要手段。

加合物位点特异性诱变（adduct site – specific mutagenesis）研究，在研究DNA加合物与突变之间的关系、DNA加合物类型与所引起的基因突变谱、不同的烷化碱基引起突变的效率等问题上可提供大量信息。该研究通常合成一段含有已知位置和结构的加合物寡核苷酸，将其构建于可自我复制的单链或双链载体上，继而把该重组载体转入宿主完成其生物学过程，对其后代进行离体分析了解所发生突变的本质。现已进行的大量研究从不同角度探讨了DNA加合物与其诱发突变、突变谱之间的联系。然而，在加合物特异位点诱变研究中，也表现出了很多复杂问题，如特异的加合物诱发突变的性质和效率形形色色不统一，其受载体性质、细胞类型、DNA顺序框架、甚至溶质条件等因素的影响。

（四）DNA修复的检测　根据DNA修复的启动可判断是否有DNA损伤发生。最常用的DNA修复检测手段是非程序性DNA合成（unscheduled DNA synthesis，UDS）。这类测试可以在啮齿类原代肝细胞中进行，也可在活体啮齿类肝细胞中进行，但以原代肝细胞培养物作靶细胞为首选。当DNA受到损伤时，受损DNA可以通过切除修复机制而复原，这个过程中可发生相应的DNA合成，相对于正常的DNA合成，这个过程被称之为非程序性DNA合成。

评价 UDS 反应主要以靶细胞 DNA 非程序合成过程中掺入 ^3H-TdR 后，放射自显影出现在细胞核内银粒数为依据。某些不掺入新核苷酸的 DNA 损伤修复类型，用 UDS 就无法测出相关损伤。

在不同的采样点时间检测 DNA 损伤程度的改变也是检测 DNA 损伤修复的间接手段之一，如利用 Comet 和碱洗脱法不仅发现过氧化氢对 DNA 的单链损伤作用，在随后的不断取样中，发现损伤减少，提示这些损伤可以很快修复。

SOS 反应通常指 DNA 受到多方面的损伤时的一种求救式的损伤修复，是一种容易产生错误的损伤修复。在细菌，SOS 反应表现在一系列基因如 LexA、RecA、uvrABC、umuDC 等基因的表达，修复活性、诱导活性增加，原噬菌体诱导终止等各个方面。从大肠杆菌 E. coli4436 构建的一系列含 sfiA：lacZ 融合基因的菌株可以用于 SOS 反应的检测，当 DNA 受损后，sfiA：lacZ 融合基因表达，产生大量 β-半乳糖苷酶，使含有 X-gel 的培养基呈现蓝色。该手段称为 SOS 显色试验（SOS chromotest）。

（五）姐妹染色单体交换（sister chromatid exchange，SCE）分析　SCE 是一个染色体的两个姐妹染色单体的同源片段间发生交换。通常在细胞培养时添加或活体动物植入琼脂包埋的 BrdU 后二个细胞周期，进行靶细胞制片，以紫外光照射和 Giemsa 进行染色单体差别染色可以在显微镜下观察到 SCE（图 7-7）。尽管目前对 SCE 形成机制、基因突变与 SCE 间的直接关系还未得以证实，但许多诱变剂都可以在哺乳动物培养细胞和哺乳动物活体诱发 SCE 的证据提示 SCE 分析可以作为一种 DNA 损伤的间接标志，SCE 的发生频率与 DNA 断裂和修复之间可能存在一定关系。

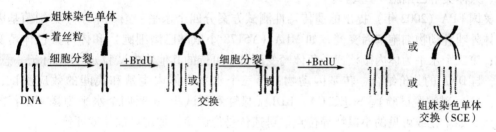

图 7-7　姐妹染色单体区别染色原理

第五节　遗传毒性的评价

一、遗传毒性试验组合的原则

由于没有单独一个遗传毒性试验方法可检测所有的遗传毒性终点，因此，遗传毒性的评价大多均采用组合试验的方法。一个试验组合的基本要求是：①能对 DNA 损伤和损伤固定的危害性作出鉴定；②根据不同的测试对象和目的选择试验组合。试验组合的一般原则是：试验组中的指示生物应包括几个进化阶段，至少应包括原核细胞和真核细胞两个系统；试验组应能检出一个以上的遗传学终点；试验组应包括体内试验和体外试验，体外试验应包括加与不加代谢活化系统。现行各国制订的遗传毒性试验方案从选择的试验项目来看比较近似，如表7-6所示新药遗传毒性试验，但具体方案有所不同。

表7-6 一些国家新药遗传毒性试验的项目

试验项目	日本	欧共体	加拿大	中国
微生物回复突变试验	+	+	+	+
哺乳动物培养细胞染色体畸变试验	+	+	+	+
啮齿动物微核试验	+	+	+	+
体外真核细胞基因突变试验	+	-	±	

（+）必须做　　（±）视情况而定　　（-）未要求

日本的评价方案中，微生物回复突变试验既可采用沙门菌也可采用大肠杆菌致突变试验，而欧共体和中国都只规定了沙门菌致突变试验；欧共体和中国还提出了备选试验（哺乳动物细胞或酵母菌基因突变试验），而日本和加拿大则无。

ICH（1997年）提出标准组合试验，即细菌基因突变试验（采用Ames试验或大肠杆菌回复突变试验），哺乳动物细胞（CHO、CHL或V79）体外染色体损伤试验或小鼠淋巴瘤细胞tk试验和啮齿动物造血细胞体内染色体损伤试验（染色体畸变或微核试验）。其中供选择或已接受的哺乳动物细胞基因突变试验为CHO试验、V79/（HPRT）试验、CHO AS52/GPT试验、人体类淋巴细胞TK试验。

美国EPA（2002年）提出的遗传毒性测试方案分四个水平：第一个水平为细菌基因突变、体外哺乳动物细胞基因突变，如MLA（Y5178小鼠淋巴瘤细胞）和体外染色体畸变的测试；第二个水平为体内微核或染色体畸变测试，可选的其他体内试验如^{32}P后标记、慧星、UDS、与DNA的共价结合、转基因动物；第三个水平为体内生殖和代间的效应测试，如UDS、AE（碱洗脱试验）、SCE、CA、RDL（显性致死试验）；第四个水平为暴露亲代的子代效应，如生化或可见的小鼠特异位点、可遗传易位试验，加定量危险度评价。

我国农药测试准则提出鼠伤寒沙门菌回复突变试验（Ames试验）、小鼠骨髓多染红细胞微核试验、哺乳动物骨髓细胞染色体畸变试验和小鼠睾丸精母细胞染色体畸变试验四项试验的组合方案。日本的试验准则包括：基因突变（细菌回复突变试验）、染色体畸变（体外哺乳动物细胞遗传学试验）以及原发性DNA损伤（细菌DNA修复试验、重组试验）。欧洲要求在申请生产许可证之前以下两项试验中为阴性即可：①细菌突变试验（沙门菌和/或大肠杆菌）；②体外培养细胞染色体畸变试验或体内染色体畸变试验（微核或中期分裂相分析）。

我国在《食品安全性毒理学评价程序》中对遗传毒理学试验的要求是：根据受试物的化学结构、理化性质以及对遗传物质作用终点的不同，并兼顾体外和体内试验以及体细胞和生殖细胞的原则，在Ames试验、小鼠骨髓微核试验或骨髓细胞染色体畸变试验、小鼠精子畸形试验和睾丸染色体畸变试验中选择四项，如其中一项试验为阳性，还应在其他备选试验（V79细胞HGPRT基因突变试验，显性致死试验，果蝇伴性隐性致死试验，UDS试验）中再选择两项试验进行。

对化学物是否具有遗传毒性或致突变性，通常在检出任一遗传学终点的生物学试验中呈现阳性反应的物质，即可确定其具有遗传毒性或致突变性。而要确定某化学物为非遗传毒物或致突变物，则需在检测要求试验组合的遗传学终点的一系列试验中，经充分的试验均为阴性。如要确定其对人的遗传毒性或致突变性，还需做流行病学调查相互印证。1987 年由欧洲、加拿大和美国从事毒理学、流行病学和化学物质分类工作的专家组成的工作组，按化学物对人及哺乳动物是否具有致突变性的证据，提出了致突变物的分类标准。表 7-7 为该分类标准与欧共体和美国环境保护局的分类标准的比较。

表 7-7　致突变物的分类标准

专家工作组	欧共体	美国环境保护局
1. 对生殖细胞有致突变证据的化学物质	1 类：已知人类致突变物	－
2. 对哺乳动物生殖细胞有致突变证据的化学物质	2 类：可能为人类致突变物	证据充分
3. 对哺乳动物细胞有致突变性证据，但缺少与生殖细胞作用证据的化学物质	3 类：具潜在致突变效应而应予以关注的化学物	证据有提示性
4. 致突变性分类证据不足的化学物质		证据有限
5. 阴性证据		－

二、遗传毒性评价中应注意的问题

（一）明确评价的目的　遗传毒性试验可用作鉴定体细胞诱变剂、生殖细胞诱变剂、DNA损伤剂和潜在的致癌物。因此，目的不同，其选择的方法和组合就不同（表 7-8、7-9）。

表 7-8　三个短期试验对检测在人体遗传病或肿瘤中所见遗传损伤的能力

突变事件的类型	例　子	哺乳动物细胞基因突变(tk)试验	染色体畸变试验	Ames 试验
点突变	Ras 基因激活	是	否	是
寡核苷酸插入,缺失	抑癌基因丢失,杂合性降低	是	否	是
位点丢失	抑癌基因丢失,杂合性降低	是	否	否
多位点突变	毗连基因综合征	是	?	否
小染色体缺失	抑癌基因丢失,毗连基因综合征,很多遗传试验	是	?	否
大染色体缺失	Ph 染色体,部分三体性平衡易位综合征	是	是	否
非整倍性	Down、Turner、Kinefelter综合征	可能	是	否

表 7 -8　几个遗传毒性试验在致癌物筛检中灵敏性及特异性的比较

试　验	灵敏性（%）		特异性（%）	
	GeneTox	NTP	GeneTox	NTP
Ames 试验	175/223（78）	20/44（45）	29/47（62）	25/29（86）
		66/119（54）		51/73（70）
小鼠淋巴瘤细胞基因突变试验	45/54（87）	31/44（70）	0/5（0）	13/29（45）
CHO 细胞 HGPRT 位点基因突变试验	40/41（98）		1/1（100）	—
V79 细胞基因突变试验	84/104（81）	—	3/3（100）	—
果蝇伴性隐性致死突变试验	77/106（73）	4/18（22）	9/16（60）	9/9（100）
体外染色体畸变试验	40/54（74）	24/44（55）	2/6（33）	20/29（69）
体内染色体畸变试验	8/9（89）	9/15（60）	—	11/12（92）
体外 SCE 试验	100/101（99）	31/44（70）	0/10（0）	13/29（45）
体内 SCE 试验	21/21（100）	10/15（67）	—	5/12（42）
肝细胞 UDS 试验	19/22（86）	6/30（20）	—	13/14（93）

（引自 Brusick D. Genetic Toxicology in Hayes AW. Principles and Methods of Toxicology, 3rd ed, Raven Press, 1994, 553）

（二）遗传毒性试验的设计　遗传毒性试验应根据受试物的结构特点、理化性质、已有的研究信息选择合理的试验方法，设计适宜的试验方案。遗传毒性测试或评价要回答的一个关键问题是受试物是否是一致突变物。证明一个物质是致突变物比证明一个物质是遗传毒物更有意义。DNA 加合物分析、DNA 链断裂、非程序 DNA 合成、姐妹染色单体交换等这些试验是检测遗传毒性而非致突变性，其目的是测试受试物是否有能力到达 DNA 或染色体部位并与其相互作用，因而在体内试验阳性比在体外试验阳性更有意义。

1. 在体外试验中细菌及细胞对外源化学物的代谢能力有限，为了检测直接及间接遗传毒物，一般应分别在加及不加代谢活化系统的条件下进行试验。在试验中加入的代谢活化系统一般是 S9 混合液。S9 即经多氯联苯诱导的大鼠肝匀浆，经 9 000g 离心得到的上清液。在 S9 中再加入一些辅助因子，如辅酶Ⅱ（NADP）、葡萄糖 - 6 - 磷酸，K^+/Mg^{2+} 及缓冲液等组成 S9 混合液（S9mix），构成 NADPH 再生系统。

2. 在遗传毒理学试验的设计中一般要有阳性对照及阴性对照（包括空白对照和溶剂对照）。在体外试验时，阳性对照应在加或不加代谢活化系统的条件下进行；在体内试验中，除了可遗传易位试验、显性致死试验及小鼠点试验与它们近期的历史性对照可接受外，其他的试验都应同时有阳性对照组。

3. 对于遗传毒理学试验结果的判定，应综合分析试验组的效应比阴性对照组是否明显增加、是否具有剂量 - 反应关系、对于弱的或可疑的效应结果是否具有可重复性等。另外，还应对试验的条件进行分析。如对于体外试验阳性结果的判断还应考虑：阳性结果是否为体外特有的活性代谢物引起；效应是否由于在体内并不存在的某些因素引起，如过高或过低的

pH、渗透压，严重的沉淀等；对于细胞的试验，阳性是否仅在细胞生存率很低的情况下发生等。对于体外试验的阴性结果则应特别注意提供的代谢活化系统对于受试物的活化是否适合和充足。体内试验中致突变作用的发生直接与受试物到达靶组织的剂量有关，在判定体内试验的阴性结果时，特别是当体外试验已显示有遗传毒性时，应考虑受试物是否未能到达靶部位，毒代动力学资料、靶组织的其他毒性反应情况等可提供这方面的有用信息。

重点和难点：

1. 遗传毒性和致突变性的概念、遗传毒性的可能后果、遗传毒性的评价方法。
2. 遗传毒性的形成机制、遗传毒性测试方法的原理。

思考题：

1. 试述遗传毒性和致突变性的概念、遗传毒性与其他毒性的区别。
2. 试述人体接触遗传毒物的可能后果及其遗传毒性研究在疾病研究中的意义。
3. 如何正确评价外源性化学物及其他因素的遗传毒性？
4. 如何根据遗传毒性形成过程或机制设计或发展新的遗传毒性试验？

（张天宝）

第八章 发育毒性及其评价

生殖和发育既是生物体的基本特征之一，又是密切相关的生物学过程，两者相辅相成，共同参与生物体的进化与繁衍。生殖是对亲代动物而言，从配子生成、受精到胎体分娩是一生殖过程。而发育主要是对子代而言，从受精卵到性成熟的青春期甚至一直到衰老都属于发育过程。外源性化学物对生物体发育过程的毒作用主要表现为不利的妊娠结局，如孕体死亡、畸形、生长迟缓和功能缺陷等。人类对发育毒性的研究具有悠久的历史，从早期的"畸形婴儿星体事件反映"学说，再发展到近代的实验畸胎学，直至现代的发育毒理学，逐步确立了一套系统的发育毒理学的基本原理，阐明了发育毒性发生的分子机制和细胞病理过程，并开始认识和把握各种影响发育毒性的直接或间接的因素，建立了较为完整的发育毒性评价和危险度评定的方法。近年来，随着模式生物和组学技术的兴起，必将为发育毒理学的研究提供新的技术手段和发展契机。

第一节 概 述

一、发育毒理学的定义

发育毒理学（developmental toxicology）是研究发育中的生物体从受精卵、妊娠以及出生后直到性成熟期间，由于暴露于外源性理化因素而产生的各种发育异常及其机制，为理化因素的危险度或安全性评价和预防措施提供依据的一门学科。发育毒理学是在实验畸胎学和化学致畸作用研究基础上发展起来的一门毒理学的分支学科。从毒理学角度而言，发育毒性作为生殖毒性研究的内容，直到 20 世纪 80 年代末才从生殖毒理学中分化出来。因此，发育毒理学是一门年轻的综合性的边缘学科。它涉及的学科基础有发育生物学、发育遗传学、胚体学、细胞生物学、行为科学、实验畸胎学、临床畸胎学、畸胎流行病学、发育药理学、遗传毒理学和毒代动力学等。

生殖毒理学则是研究由于暴露于外源性因素而对生殖系统产生的有害效应的一门科学。因此，广义地说，生殖毒理学可以包括发育毒理学，生殖毒性包括生殖器官、相关的内分泌系统和妊娠结局的改变三方面。目前，比较一致的看法是：生殖毒理学研究对生殖系统主要是受精能力或生殖过程的毒作用，包括配子发生、成熟、释放及生殖内分泌、性周期和性行为、排卵和受精等。发育毒理学则主要研究从受精卵到性成熟这一发育期间对发育体的毒作用，也可包括对生殖细胞的毒性，如雄性或雌性生殖细胞介导的发育毒性。狭义的发育毒性概念则主要指孕期暴露对发育体的毒作用。生殖毒性的表现主要包括对性成熟、配子生成和转移、性周期、性行为、受精的有害作用，广义的生殖毒性还包括对妊娠、分娩、哺乳等的有害作用。发育毒性的表现主要包括形态异常、生长发育改变、发育生物体死亡、行为功能缺陷或异常。

二、发育毒理学的发展简史

发育毒理学虽然是一门较年轻的学科，但是人类对结构性出生缺陷的研究，作为描述性学科在文字记载之前即已经出现，如公元前 6500 年土耳其的联体婴儿石刻，5000 年前埃及壁画所描述的唇腭裂和软骨发育不全等。巴比伦人、希腊人和罗马人都相信畸形婴儿是星体事件的反映，并被认为是未来的一种预兆。实际上。拉丁语中的畸胎 monstrum 就是来自 monstrare（显示）或 monere（警告），表示畸形婴儿具有预言未来的感知能力。

亚里士多德认为发育异常与宫内创伤或压力有关；而所谓的杂种理论则认为，人和动物的杂种繁殖是先天畸形的原因，其杂交产物往往是各种神怪。到了 17 世纪，出生缺陷则被看成是上帝对畸形儿的父母和社会的惩罚。

作为发育毒理学前身的近代实验畸形学，则肇始于 19 世纪初 Saint Hilaire 的工作。Saint Hilaire 通过改变环境条件如物理创伤和毒物暴露产生畸形的鸡胚。19 世纪末，Dareste 通过毒性刺激、物理创伤或热休克处理受精后不同时间的鸡胚，可以产生不同的畸形。他发现对于产生的畸形种类而言，致畸处理的时期比致畸处理的方式更为重要。此外，Dareste 还对神经管畸形、独眼、心脏畸形、内脏异位、联体双胎进行了很精彩的描述。

20 世纪初，发现很多环境因素如温度、微生物毒素和药物等可干扰鸟类、爬行动物、鱼类和两栖动物的发育。然而，尽管已经积累了丰富的非哺乳动物畸胎学的实验资料，但是人们认为哺乳动物胚体能抵抗致畸诱导，它们或者完全死亡或者受母体保护而免受不良环境因素的影响。1935 年 Hale 在维生素 A 缺乏膳食喂养的母猪子代中诱发了无眼、唇腭裂等畸形。1940 年初，Warkany 等进行了一系列的实验研究，证实母体膳食缺乏和其他环境因子能影响大鼠宫内发育。1941 年 Gregg 报道第一例环境物质诱导畸形的流行病学调查，将澳大利亚风疹感染流行与眼、心、耳畸形和心理障碍等疾病的增加联系起来。

尽管发现了包括人类在内的哺乳动物胚体对营养缺乏和宫内感染等环境因子敏感，但这些发现当时影响并不大。直到 1961 年确定了妊娠妇女摄取反应停与严重的畸形儿的出生的联系后，情况才发生了变化。反应停事件是人类历史上最为严重的药害事件，它一方面促使人们改变"哺乳动物胚体具有抵抗致畸作用"的旧观念和认识，另一方面直接促成了新药管理的立法和 FDA 三段生殖毒性试验指南的颁布。然而，人们对发育毒性的关注仍然集中在化学物的致畸效应上，直到 20 世纪 80 年代后期，美国 EPA 提出可疑发育毒物的危险性评价指南，从而首次提出了发育毒性和发育毒理学的概念。

三、发育毒性的危害

在普通人群中，正常妊娠的比率很低。据 Schardein 估计，不利的妊娠结局（包括植入后妊娠丢失）占 31%；重大出生缺陷在出生时占 2%～3%，但生后 1 年，更多的患儿被诊断出来，使该比例上升到 6%～7%；小的出生缺陷占 14%；低出生体重占 7%。一岁前婴儿死亡率为 1.4%；神经功能异常占 16%～17%。因此，只有不到半数的受孕能产生完全正常、健康的婴儿。导致这些不利后果的原因大多还不清楚。据估计，15%～25% 的人类出生缺陷可归因于遗传，4% 归因于母体状况，3% 归因于母体感染，1%～2% 归因于畸形，<

1%归因于化学药物或其他环境因素，还有65%归因于未知的病因。在这65%未知原因的异常妊娠中，有很多可能与接触环境化学物有关。

第二节　发育毒理学的基本原理

一、基本概念

（一）发育毒理学与畸胎学、畸形学　畸胎学（teratology）是一门研究人类异常发育和先天畸形的学科，特别是研究环境中致畸因子作用的学科。狭义地讲，就是研究致畸因子本身的性质、作用及其对胎体造成畸形发育的各种有关知识的科学。畸形学（dysmorphology）是研究遗传和环境对人体异常发育和各种类型形态功能异常，特别是畸形发生、发展的科学，而畸胎学的重点是环境致畸作用。

（二）先天畸形、先天变形和出生缺陷　先天畸形（congenital malformation）是指孕体出生后，整个身体或某一部分的外形或内脏具有解剖上形态结构的异常。通常不包括显微镜下细微结构的异常和生化代谢性缺陷；也不包括单纯性的功能异常（如精神或智力缺陷）和分娩过程中各种因素造成的缺陷。先天畸形是器官发生（organogenesis）的缺陷，而发育不良或组织发生障碍（dyshistogenesis）是组织发生的缺陷。

先天变形（congenital deformation）是指器官发生和表型发生的过程中，由于内部因素和外部压力作用致使生长和发育的结构发生变形而影响到功能，如下颌、膈肌、指掌屈肌等的改变，这些均属"区域性"变形，而非器官畸形。

出生缺陷（birth defect）是指任何解剖学和功能上的异常，包括的范围比先天畸形广，既包括形态的异常（大体的和细微的），也包括功能、代谢和行为的异常，但不包括结构和功能上的变异。

（三）胚体毒性、胎体毒性和发育毒性　胚体毒性（embryotoxicity）通常是指外源性环境因素对胚体的选择性毒作用，表现为妊娠着床前早期阶段或着床后阶段胚体的丢失。

胎体毒性（fetotoxicity）指出生前引发的在胎体中观察到的任何毒性表现（包括死亡、体重降低、骨化迟缓、功能缺陷），既可能与母体的毒效应有关，也可能无关，虽然是在宫内引发的，但表现在出生前或出生后发育期间。

胚体－胎体（embryo－fetus）这一术语用于出生前发育阶段而引发损伤时间是未知的情况，也可用孕体（conceptus）表示。孕体是指从受精卵到出生前的胎体，包括胚外膜。

发育毒性（developmental toxicity）是指由出生前引发并在子代的生存期内出现的任何对发育有害的生理、形态或功能的异常表现。

（四）畸形、异常和变异　畸形（malformation）是指出生前引起的严重的解剖学上的缺陷，畸形的孕体既可能存活，也可能死亡，但对发育、生长、形态、生理功能、生育力和/或寿命都将产生有害影响。异常（abnormality）是指结构、外观、功能或行为的异常变化，与畸形不同，异常不影响出生后发育。变异（variation）或畸变（aberration）则是指小的或次要的结构改变，常表现为同一种属的子代与亲代之间或子代的个体之间，偶尔出现的不完全相同的现象，例如肋骨或椎骨数目多于或少于正常，甚至某些内脏易位也属于变异。一般认为变异不影响正常生理功能，更不危及生命。

（五）行为畸胎学与功能发育毒理学　行为畸胎学（behavioral teratology）是指生物体在出生前暴露于外源性因素而对出生后行为产生不良影响的一门学科。

功能发育毒理学（functional developmental toxicity）是指研究出生前和/或出生后（直到青春期）发育关键期间由于接触某物质后该生物体或器官功能改变或延迟的原因、机制和表现的一门学科。

（六）致畸物和发育毒物　致畸物（teratogen）是指在出生前的发育期间暴露能诱发胎体永久性的结构或功能异常的物质。如果诱发的畸形是在无明显母体毒性剂量下出现的，那么该物质就是一种真正的或选择性致畸物。发育毒物（developmental toxicant）是指在出生前未诱发母体毒性或出生后发育期间暴露能造成发育生物体发育毒性的物质。

二、Wilson 发育毒理学基本原理

Wilson 于 1959 年首次提出了发育毒理学的 6 项基本原理，并在其 1973 年出版的专著《Environment and Birth Defects》中进行了系统地阐述。虽然在其后的几十年内，发育毒理学取得了长足的进步，但这些基本原理经受了时间的检验，仍然是发育毒理学的基础。

（一）对致畸的易感性取决于孕体的基因型及其与有害环境因子相互作用的方式　致畸作用存在明显的物种差异，这种差异是因代谢变化、胎盘种类、胚体发育的速度和方式引起的。每种致畸物各有其易感物种和品系，易感性取决于机体的基因型。外源性化学物生物转化成活性中间产物的速度和途径与遗传有关，而畸形仅发生在那些形成活化代谢物的物种中。例如反应停 4 000mg/（kg·d）对大鼠和小鼠无致畸作用，而对人 0.5～1.0mg/kg 就有极强的致畸作用，这是由于人、猴和兔能将其代谢产生活性中间产物，而其他物种不能产生活性代谢产物。一种化学物在不同物种中的致畸作用，可能是不一致的，所以在筛选致畸物时，强调采用包括非啮齿类在内的两种动物进行试验，以减少因实验动物不敏感而出现的假阴性。

（二）对致畸的易感性随着对有害因素暴露的发育时期的不同而变化　研究证明器官形成期是发生形态结构畸形的关键期，即致畸敏感期。在器官形成期的细胞分化阶段，要发生多种复杂易变的生物学事件，各种组织开始快速的细胞分裂，同时胚体的代谢能力有限；此阶段接触发育毒物，最易发生结构畸形，而一旦胚体的基本结构业已形成，就很难再改变其结构。人的器官形成期发生于妊娠的第 3～8 周。反应停致畸事件就在怀孕后的 20～35 天内，在无一般毒性的"安全剂量"〔1mg/（kg·d）〕下发生的，有的母亲甚至在这阶段内只服过一次药。此外，大多数器官都有其特殊的致畸敏感期，即"靶窗"。形态畸形和功能缺陷的敏感期也各不相同。因此，致畸实验的染毒时间，必须安排在器官形成期，才有可能观察到畸形。由于各物种妊娠期长短不同，敏感期的长短也不同，致畸试验的染毒时间需随动物种属而异（图 8-1）。

反之，在细胞分化之前接触发育毒物，则要么导致胚体死亡，要么从损伤中完全恢复。胎体发育期是功能成熟的阶段，此期接触发育毒物，其主要表现为生长迟缓、发育阻滞、生理功能紊乱和神经行为异常。然而，若毒作用导致局部供血中断，也同样可引起结构的退变即畸形。

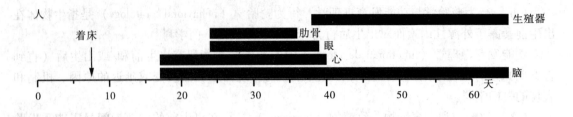

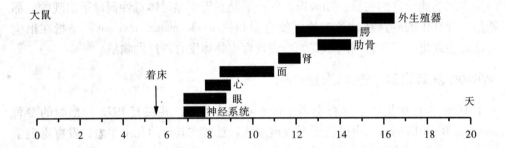

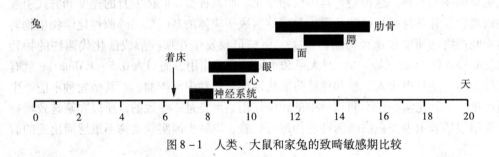

图 8 - 1　人类、大鼠和家兔的致畸敏感期比较

（三）致畸物以特异的方式（作用机制）作用于发育的细胞和组织，启动一系列的异常发育事件（细胞病理机制）　脊椎动物的发育是一个循序渐进、受到精细调节的过程，从细胞水平的生长增殖到组织、器官系统水平的形态形成无不是有条不紊的依次完成。每个过程或水平的异常改变，均可永久性的改变发育过程。一般而言，发育毒物对发育中的胚体的最初效应往往是发生于分子水平，并构成该毒物影响发育的分子机制。其后的事件则包括细胞、组织及机体水平上的发育偏差，并构成发育异常的细胞病理机制。

由于脊椎动物发育的复杂性，一种发育毒物可能通过多种机制在同一时间、对同一个生物体发挥作用，虽然有可能是某种机制发挥主要作用。同样，发育毒物还可通过同种或不同的机制在不同的器官引发发育异常，导致多种畸形。

（四）有害影响能否接近发育中的组织取决于有害影响本身的性质　有害影响能否接近发育中的组织，一方面与其能否经胎盘转移有关，另一方面与孕体对毒物的暴露模式有关。过去，人们认为母胎血流之间的多层细胞和细胞间质对胚体具有保护作用，并称之为胎盘屏障。目前的研究则表明，这种保护顶多是一般性的，而胎盘膜事实上是一种超滤器。此外，还有多种化学物可利用胎盘对氨基酸和葡萄糖的特殊转运机制，经母体转移进入孕体。影响外源性化学物穿过胎盘的因素繁多，包括分子大小、荷电量、脂溶性、离子化程度、形成复合体、胎盘代谢和浓度梯度等。因此，胎盘仅能降低水溶性分子、大分子或电负性大的分子的转运；而 X 射线、超声和射频辐射等可不经胎盘，直接从体外作用于孕体。化学物的发育毒性不仅取决于胚体的总暴露量，更取决于暴露速率。因为暴露速率过低，对细胞不能造成显著的影响，同时胚体也有足够的时间去修复损伤。

（五）异常发育的四种表型——死亡、畸形、生长迟缓和功能缺陷　孕体死亡是指受精卵未发育即死亡，或胚泡未着床即死亡，或着床后生长发育到一定阶段死亡。早期死亡被吸收或自子宫排出（即自然流产），晚期死亡成为死胎。能引起胚体死亡和畸形的毒物多数能引起生长迟缓。一般认为胎体的生长发育指标比正常对照的均值低 2 个标准差时，可定为生长迟缓。胎鼠胸骨及枕骨骨化迟缓及低出生体重等是生长迟缓的较敏感指标。生长迟缓造成的局部发育不全可视为畸形，如脑小畸形和眼小畸形等。功能缺陷则包括器官系统、生化、免疫等功能的变化。功能缺陷往往要在出生后经过相当时间才能诊断，如听力或视力异常、行为发育迟缓等。结构异常是指胎体形态结构的异常，即畸形。胚体死亡、畸形及生长迟缓之间的关系相当复杂，并且可随受试化学物的种类、染毒时间及剂量不同而发生改变。

（六）随着剂量的增加，异常发育表型的频率和程度也随之增加，从无毒作用到全部致死　不同化学物的发育毒性表型的剂量－反应关系各不相同，反映了不同化学物发育毒作用机制的特点。常见的剂量－反应关系有下列三种模式：

1. 剂量－反应关系（A 型）　某些发育毒物在不引起胚体死亡的剂量水平下，可导致整窝胚体发生畸形。剂量增大并超出整窝胚体畸形的剂量时，可出现胚体死亡，但常伴有严重的母体毒性。发生畸形的胚体常有生长迟缓，并且生长迟缓的剂量－反应关系曲线常平行于致畸曲线，并稍向后移。这类剂量－反应模式比较少见，表明该化学物有高度致畸性。具有 A 型剂量－反应关系谱的化学物作用于胚体分化过程的某些特殊事件，如反应停、糖皮质激素等。

2. 较为常见的剂量－反应关系涉及胚体死亡、存活胚体的畸形和生长迟缓（B 型）产生这型剂量－反应关系的化学物在胚体毒性剂量范围内，可导致同窝中同时存在胚体吸收、畸形、生长迟缓和正常胚体；低剂量可优先引起胚体吸收或畸形。剂量增加，胚体死亡占优势，直至整窝全部吸收。具有 B 型反应谱的化学物都具有细胞毒性，包括烷化剂、抗癌药及很多致突变物。这些化学物通过干扰增殖细胞的复制、转录、翻译或细胞分裂而导致发育毒性。在器官形成期一次给以细胞毒性化学物，可以导致生长迟缓、畸形及胚体死亡三种结果，在某些窝别胚体可能全部死亡，还有些窝别可能仅出现胚体的生长迟缓，而其他窝别的胚体可能具有畸形、生长迟缓及吸收三种表现。反应不同的原因是该化学物在母体内的代谢动力学、胚体在子宫内的位置、胚体发育年龄等方面的差异等。

3. 剂量－反应关系谱是只有胚体死亡和生长迟缓，没有畸形（C 型）　胚体致死的剂量－反应曲线比较陡峭，胚体死亡效应有明显的阈值。存活胚体的生长迟缓通常位于胚体死亡曲线之前。具有此种反应谱的化学物常为非特异性的胚体毒物，但不是致畸物，例如氯霉素和甲砜霉素，可抑制线粒体蛋白质合成，导致线粒体功能障碍，进而对胚体产生非特异性的影响（图 8-2）。

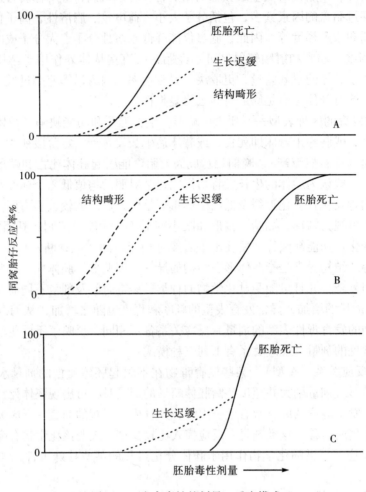

图 8-2 发育毒性的剂量-反应模式

三、发育毒性的间接影响因素

大多数发育毒物均通过对胚体的直接毒作用而影响其发育过程，但某些外源性化学物则通过对母体或对胎盘的毒作用而间接地影响胚体，并进而引起各种发育毒性的表现。

（一）母体毒性 母体毒性是指受试物对妊娠母体的有害效应，母体毒性可能特异（直接）的或非特异（间接）的影响发育过程，导致发育毒性。影响发育的母体因素包括：①遗传；②疾病；③营养；④应激。如乙酰唑胺能抑制小鼠母体的碳酸酐酶活性，导致畸形发生；苯妥英影响实验动物母体叶酸的代谢，可能是苯妥英致畸的原因之一；子宫血流量降低是羟基脲致畸的机制之一。很多理化因素都能诱导金属硫蛋白（metallothionein，MT）的合成，如金属、酒精、乌拉坦、内毒素、烷化剂、体温过高及电离辐射等所引起的发育毒性都是继发于 MT 诱导的孕体锌缺乏。

一般认为胚体死亡、生长迟缓是母体中毒剂量水平下引起的发育毒性表现，但先天畸形是否继发于母体毒性目前还有争论，1984 年 Khera 提出各种化学物质的母体毒性和致畸作用之间有三种关系：①母体毒性不伴有致畸作用；②母体毒性伴有包括腭裂在内的多种畸形；③母体毒性伴有特征性的畸形谱。判断第二类化学物质的致畸性比较困难。腭裂是小鼠在妊娠期禁食和禁水诱发的主要畸形。但也是多种致畸物如糖皮质类固醇在不引起母体毒性的剂量水平下诱发的特异性畸形。为了区分腭裂是由于化学物质对胚体的致畸作用还是继发于母体毒性的非特异毒作用，就需要进行配对饲养实验，以排除母体营养状况的影响。第三类化学物质引起的特征性畸形包括露脑、开眼、融合肋，缺肋、多肋及胸骨节融合。这些缺陷的严重性和发生率与母体毒性直接相关，无母体毒性的剂量水平则无或罕见畸形。Khera认为这些缺陷是由于母体毒性所致，并不反映化学物质的致畸性。但大多数学者认为母体毒性可能引起肋骨和胸骨的微小变异，但不会引起露脑及开眼等重要畸形。

（二）胎盘毒性（placental toxicity）与发育毒性　某些化学物可对胎盘造成损伤，改变胎盘血流量，降低胎盘对营养物质的转运，特异地干扰胎盘的内分泌和代谢功能，间接地引起发育毒性。如 5 - 羟色胺引起的小鼠动、静脉狭窄，胎盘血流量减少，胎盘转运功能障碍，死胎和先天畸形。甲基汞可改变人胎盘滋养层微绒毛对氨基酸的摄取，导致功能障碍（即先天性水俣病），患儿出现严重的神经迟钝、共济失调、步行困难、语言和下咽障碍以及癫痫大发作。Slikker 和 Miller 曾列举 46 种已知的对卵黄囊或尿囊具有毒性的物质，其中包括金属如镉、砷、汞、香烟、酒精、可卡因、内毒素和水杨酸钠等。

（三）其他因素　化学物的理化性质与致畸作用有关。若外来化学物或其代谢产物的分子量小、极性低、高脂溶性、未与母体血浆蛋白结合，则易穿透胚盘屏障，到达胚体体内。染毒途径也影响致畸试验结果，大鼠受孕第 7 ~ 14 天经口给予 EDTA，引起 70% 的胎鼠畸形，但以同样剂量皮下注射，对母体毒性增加，却未见明显的胎鼠畸形。反应停对大鼠灌胃不引起胎鼠畸形，而经饲料染毒几乎全部胚体致死。

第三节　发育毒性的作用机制

毒作用机制（mechanisms）是发育毒物如何影响正常的生理过程，从而导致发育毒性的详细描述，包括生化、遗传、分子、细胞以及器官系统等不同层次或水平的信息。而毒作用模式（mode of action）则是指毒物诱发发育毒性中的关键步骤，是对整个发育毒性产生过程更全面的描述。

由于发育过程的复杂性，常无法描述发育毒性发生过程中的每一个分子或细胞事件；但是，在化学物对胚体发育的诸多效应中，可能仅有几个关键性事件才与发育毒性紧密相关。为了解发育毒性的发生过程，必须在不同的研究水平探讨毒作用的发生机制，从最初的分子及亚细胞事件（分子机制）的确定，到细胞、组织水平上关键过程（病理发生，pathogenesis）的阐述，直到完整个体反应的定性和定量。

一、异常发育的分子机制

在个体发生过程中，经历了胚体细胞增殖、凋亡、分化、识别、迁移和功能表达，以及组织和器官的形成等，这些变化具有复杂和精密的规律，具有精细的时间顺序和空间关系，特异性或非特异性地影响这些发育事件都可能引起畸形或其他发育毒性。多种化学物可在人和/或动物中产生畸形，考虑到化学物性质的多样性，毫无疑问许多不同的分子机制参与致畸作用和发育毒性。

（一）干扰有丝分裂　胚体发育过程中，细胞增殖速率高，但协调有序。因此，干扰有丝分裂，即改变细胞增殖速率是化学物诱发发育异常的一种常见方式。此外，同一组织器官中的各类细胞的分裂速率不同，导致某些细胞对化学物暴露尤为敏感。一般而言，延迟或阻断细胞周期的各种理化因素均可干扰有丝分裂，而暴露毒物后引起的代偿性分裂速率增加也同样与致畸作用有关。影响细胞分裂的途径包括：①DNA 合成的降低；②干扰细胞质的形成或分离；③影响纺锤体的形成和维持。如 5 - 氟尿嘧啶抑制 S 期 DNA 合成，诱发结构畸形，秋水仙碱通过干扰纺锤体而导致非整倍体的形成，最终引起发育毒性。还有一些化学物，如四氯化碳和亚硝胺类，其中间代谢物也可与核酸反应，但较不稳定，并不能达到胚体。因此，这些毒物是致癌物，但不是致畸物。

（二）能量供应的改变　胚体发育过程中，生物合成、增殖活动旺盛，有氧代谢和氧化磷酸化也在妊娠过程中不断增加；因此，改变胚体的能量供应可引起发育异常。如核黄素缺乏可导致软骨发育不全，苯巴比妥通过抑制线粒体呼吸，可引起骨骼畸形、枕骨及胸骨骨化延迟。此外，缺氧和引起缺氧的化学物产生畸形，可能是阻断需氧过程，也可能是引起渗透压不平衡，这些改变可诱导水肿和血肿，进而引起机械变形和组织缺血。

（三）代谢酶的抑制　某些酶因为参与体内的合成或氧化代谢，尤其是 DNA 和 RNA 的合成，可影响细胞的生长与增殖，抑制其活性对胚体发育过程有较大的影响。如甲氨蝶呤为二氢叶酸还原酶的竞争性抑制剂，宫内接触甲氨蝶呤可引起颅面部畸形、肢体变形和胎体生长迟缓。麦维诺林是 3 - 羟基 - 3 - 甲基戊二酰辅酶 A（HMG - COA）的竞争性抑制剂，而 HMG - COA 参与甲羟戊酸途径，是类异戊二烯和胆固醇合成的前体。麦维诺林是一种降血脂药，可引起类异戊二烯的耗竭，从而干扰 P21ras 蛋白的修饰反应，最终导致神经管缺陷、肋骨和椎骨畸形。

（四）氧化应激反应　某些致畸物如苯妥英经生物活化在亲体和胚体的组织引起脂质过氧化，蛋白质氧化和蛋白质降解，这些生物化学的变化可能是化学致畸的主要原因。

（五）干扰核酸代谢　DNA 与 RNA 的合成及正常功能的发挥对胚体细胞的增殖异常重要，因此干扰核酸的代谢可引起发育毒性。如羟基脲可抑制核糖核苷酸还原酶，从而抑制 DNA 的复制，并诱发大鼠肢体、腭、下颌及尾的畸形和胚体死亡；研究表明同时给予羟基脲和 dCMP 可部分抑制羟基脲的致畸作用，说明羟基脲的发育毒性确实与 dCMP 的合成代谢障碍有关。

（六）基因表达改变　发育过程中的基因表达具有特异性、协同性；因此，改变基因和蛋白质的表达可导致严重的发育后果。维甲酸是维生素 A 发挥生物学活性的主要代谢产物，在控制基因的协同表达方面也具有重要作用。分子生物学研究表明，维甲酸通过 RAR 和 RXR 两种核内受体发挥生物学效应；RAR 和 RXR 基因敲除小鼠的研究发现维甲酸的所有发育毒性表现均通过转录因子 RAR - RXR 异二聚体介导。RXR 与维甲酸诱导的肢体畸形有关，而 RAR 则与身体后轴骨骼的缩短、颅面部及神经管缺陷等有关。Hox 基因是 RAR - RXR 异二聚体所调控的下游基因之一，本身也是一种调节基因表达的转录因子，控制中枢神经系统、骨骼及身体前后轴的发育模式。研究发现，接触维甲酸之后，Hox 基因的表达模式改变，引起细胞或组织形态发生的异常。

（七）基因突变与染色体畸变　电离辐射、烷化剂等诱变剂处理，DNA 复制的错误，DNA 修复酶及多聚酶的功能障碍等均可诱发突变。突变与发育毒性的关系，不仅涉及到突变所针对的基因（通常为癌基因、抑癌基因等与细胞存活无关的基因），而且与突变发生的时间和对象密切相关。孕体的体细胞在受精卵阶段起至器官形成期为止，在外源性化学物诱发突变的影响下，可导致着床前死亡、流产、死胎、新生儿死亡或畸形，活胎也可能出现发育迟缓。而生殖细胞的基因突变除可引起遗传易感性的改变和遗传性疾病以外，还可引起致死性突变，造成配子死亡、死胎及自发性流产。如二甲基亚硝胺、甲基亚硝基脲、甲基磺酸乙酯等三种烷化剂的致畸性与在鸟嘌呤 O-6 位形成加合物的数量呈正相关性，而后者则反映此类烷化剂致突变性。

据估计，生殖细胞染色体畸变占人类发育缺陷原因 3% 左右。这一数字可能比实际要低得多，因为常染色体数目的异常常常使胚体死亡，难以被发现或未做检查。现在，大量的研究已证实，自发流产的胚体中至少有 50% 存在染色体畸变（主要是染色体不分离）。电离辐射以及能引起染色体畸变的某些化学毒物也均都有致畸性。

（八）细胞凋亡　细胞凋亡，又叫程序性细胞死亡（programmed cell death，PCD），指胚体在遗传基因的控制下的特定类型的细胞死亡。PCD 在胚体发育过程中可发挥多种作用，如为胚体提供合适的形态、除去残留的结构等。中枢神经系统的细胞在发育过程中，约有半数需通过 PCD 清除，以构建神经连接网络。由于 PCD 对正常的形态发生必不可少，因此，改变 PCD 的发生模式是致畸过程的一种重要机制；因为机体的畸形高发区，也常常是 PCD 的发生区域。如二恶英可通过改变 PCD 的正常模式，而诱发畸形。小鼠胚体上颚架的中央上皮细胞通常于妊娠第 14~16 天停止分裂，对表皮生长因子的反应性也随之降低；之后，中央上皮细胞与基底细胞脱离，绝大部分细胞通过细胞凋亡途径死亡。相反，在妊娠第 10 天接触二恶英的上颚架持续表达表皮生长因子受体，不发生上皮细胞的凋亡。

二、异常发育的细胞学机制

发育毒物可通过很多环节影响细胞学过程，然而，从理解病理过程的角度看，发育毒物的细胞学效应常表现为以下几种：①细胞死亡；②细胞间相互作用改变；③生物合成减少；④细胞迁徙过程障碍；⑤细胞增殖速率降低。此外，毒作用病理发生机制的研究不仅有助于阐明异常发育发生过程中的关键事件，而且还可提供正常发育过程的有关信息。

（一）细胞死亡　早期胚体细胞保留较大的分化多能性，因此，发生细胞死亡后所存留的细胞可恢复因细胞死亡带来的细胞丢失，并对后期发育影响甚少。然而，当细胞死亡数量超出胚体的恢复能力时，则导致胚体死亡或畸形。细胞死亡的病理学后果，既取决于受损细胞的特性和所处的位置，又取决于细胞死亡的程度与范围。有很多化学物通过诱发受损的组织、器官的细胞死亡率增加，而引起发育异常。

不同的组织对细胞死亡的敏感性也各不相同，如前脑神经上皮细胞对高热引起的细胞死亡异常敏感，而心脏和卵黄囊则对细胞死亡具有耐受性。环磷酰胺等化学物定向作用于增殖的细胞，首先导致细胞周期的改变，进而引起细胞凋亡。反之，维甲酸等发育毒物通过增加某些组织区已有的细胞程序性死亡，而引起发育异常。研究表明，接触维甲酸引起正常细胞死亡区域的死亡率增加，过多的细胞死亡则导致脊柱裂、指（趾）缺陷、颅面畸形。

（二）细胞增殖　同细胞死亡一样，细胞增殖速率下降可减少组织细胞的数量，并影响后期的生长与分化。细胞增殖率下降既可能源于细胞周期进程的趋缓，也可能源于生长因子的缺乏、诱导因子的不足或细胞对外部因子反应性的降低。

研究表明，丙戊酸、环磷酰胺等可通过干扰 DNA 合成而改变细胞周期的进程。小鼠体内研究发现，丙戊酸引起的细胞周期阻滞可能涉及神经上皮核糖核苷酸还原酶的改变，并与丙戊酸引起的神经管缺陷有关。

（三）细胞信号通路的改变　细胞信号通路是胚体模式形成及分化的基础，也是决定发育毒物细胞病理机制的重要环节。信号通路通过分泌时空特异性分布的细胞产物来控制形态发生过程。其下游生物学事件通常为转录水平的改变，并导致靶细胞基因表达的变化。无论是改变信号分子的分泌，还是改变信号分子的转导，均可引起形态发生过程的实质性改变。信号转导的改变通常包括受体、转录因子、下游信号分子等的表达和间隙连接的分布这两个方面。

发育毒物可通过诱发分化诱导子的缺乏，通过诱发影响到细胞分化、细胞增殖、死亡的靶细胞的缺失，通过信号分子生物合成的障碍，或通过干扰信号向靶细胞的传递，而改变形态发生过程中的细胞信号通路。实际上，在多种环境化学物导致的出生缺陷的细胞病理机制都牵涉到细胞信号通路的改变。细胞毒药物可改变多条信号通路，而某些受体介导的致畸原，如维甲酸，则仅改变特定的信号通路。维甲酸可改变小鼠胚体的 AER – EGF – 4 – ZPA 信号通路，进而诱发肢体缺陷。藜芦生物碱是一种可引起绵羊独眼畸形的植物毒素，可抑制组织对 Shh – Ptc – Smo 信号通路的反应。

（四）影响细胞迁徙与分化　在胚体发育早期，神经冠从神经褶背侧的神经上皮发育而来。在囊胚分层及上皮 – 间质转化的过程中，神经冠细胞脱离神经上皮，并开始迁徙；其后经过广泛的迁徙，神经冠细胞逐步分化为面部结缔组织、外周神经组织成分及黑素细胞等。

由于神经冠细胞的迁徙分化对多种组织器官的发育必不可少，若发育毒物干扰这一迁徙分化过程（如抑制细胞骨架的形成），势必会造成胚体发育的广泛性受损。例如，维甲酸通常要参与后脑神经冠细胞命运的确定过程，然而，在较高的浓度下，维甲酸可改变神经冠细胞的特性，导致迁徙模式的变化和靶组织的结构畸形。

第四节　发育毒性的评价

评价化学毒物对后代的安全性，可以通过进行环境流行病学调查，动物发育毒性试验和体内外替代试验而获得。化学毒物结构与活性资料也对安全性评价有一定帮助。

一、发育毒性的流行病学调查

发育毒性的流行病学调查主要研究父体与母体、孕体特定的暴露与妊娠结局之间统计学关联。德国麻疹所致的先天性心脏病、反应停所致的短肢畸形等，其发育毒性相对较强，导致的结果也较为罕见，一旦出现，往往容易确定病因。一般而言，出生缺陷越少见、人群的暴露越稀少、因果关联的联系越紧密，就越容易将特定的暴露与异常生殖结局相联系。更为常见的是，需要病例对照研究或队列研究来寻找因果联系（如乙醇和丙戊酸）。这类流行病学研究均需要对暴露和暴露结局十分肯定，毒效应明确和足够的样本含量，才能得到可靠的结论。而发育流行病学家常常遇到的情况则相反，暴露率低（如丙戊酸不到1‰），相对危险度低，收集不到所需的样本数（如检测丙戊酸所导致的畸形率上升需100万例分娩）等。发育流行病学家面临的另一个挑战是妊娠失败率较高，31%的妊娠失败发生于着床前后，另有15%是临床可见的流产。而特定暴露所导致的妊娠失败往往被忽略。最后，母亲的年龄和产次、饮食因素、疾病、用药情况和社会特征等混杂因素在研究变量的设计中也需要考虑，因为这些因素对暴露和妊娠结局都有影响。

虽然流行病学研究存在着上述诸多难题，病例报告研究和出生缺陷监测登记仍然为确认人类发育毒物提供了大量的证据。如己烯雌酚和锂的病例报告很快就被出生缺陷登记所证实，而甲基汞和乙内酰脲对人类的发育毒性得到随后的流行病学研究的支持。酒精、多氯联苯、卡马西平和可卡因等4种化学物发育毒性的第一手资料均来自流行病学分析。流行病学研究不仅有助于寻找出生缺陷的原因，而且有助于了解出生缺陷的发展趋势，并引起公众对出生缺陷的注意。

二、动物发育毒性试验

动物毒性试验的优点在于容易控制接触条件，可选择合适的动物数量、年龄、状态以及检测指标（终点）。对新的化学物或产品，不可能进行流行病学研究，首先要靠动物实验来预测它们的生殖发育毒性。但是，动物实验结果外推到人存在不肯定性。

为评价化学物的发育毒性，各个国家和国际机构均根据各种化学物的理化特性、暴露模式和暴露人群分布，发布了不同的试验指南。在药物方面，目前通常采用ICH三阶段实验的设计，并根据用药对象，确定合适的发育毒性试验方案。对于环境化学物，可参考美国EPA制定的OPPTS测试指南和OECD的发育毒性试验（致畸试验）指南。此外，食品添加剂、农药等环境化学物，还要求进行多代繁殖毒性试验。

据估计，目前已有4 100多种化学物质进行了致畸性测试，大约66%无致畸性，7%在一个以上的物种中有致畸性，18%在大多数受试物种中有致畸性，9%致畸试验结果不明确，只有35～40种化合物或因素有证据表明能改变人类胚体发育。虽然动物实验的敏感性较高，但总体而言，动物试验结果与人体发育毒性反应有较好的一致性，Jelovsek等经统计分析后发现：在各类动物模型中，与人类反应最接近是大鼠（98%），其次是小鼠（91%），再次为仓鼠（85%）、猴（82%）和兔（77%）。各种模型的预测灵敏度为62%～75%，阳性预测值75%～100%，阴性预测值为61%～94%。此外，64%的人类发育毒物在多种属试验中至少显示1个阳性结果，所有潜在的人类发育毒物至少在1个物种中显示阳性。对165种尚未发现人类发育毒性证据的化学物，其中有29%在多物种测试中均为阴性，51%在1种以上的物种试验中呈阴性。

三、发育毒性的预筛试验

（一）体外预筛试验　体外发育毒性试验方法操作简单，可严格控制试验条件，试验结果与整体动物致畸试验有较好的相关性（有母体毒性者除外）。因此可利用体外试验方法作发育毒物的初筛，预测对整体动物的发育毒性，发现毒作用的靶器官，或阐明发育毒性的作用方式和机制。体外试验系统使得快速筛选发育毒物成为可能，但体外模型缺乏发育过程的复杂性，试验结果外推到人类的发育毒性风险比整体动物试验大。此外，体外系统大多有待标准化和认证研究。目前常见的体外预筛试验见表 8 – 1。

表 8 – 1　发育毒性体外预筛试验方法

体外试验	简单描述和观察终点
小鼠卵巢瘤试验	将标记的小鼠卵巢肿瘤细胞置于刀豆球蛋白 A 包被的培养皿中培养 20 分钟。观察终点为细胞贴壁抑制
人胚上颚间质细胞试验	人胚上颚间质细胞系贴壁培养 3 天，计数细胞数的变化
微团培养试验	从孕 9 ~ 10 天大鼠胚体分离中脑和肢芽细胞微团培养 5 天，评价受试物对细胞增殖和分化的 IC_{50}
小鼠胚体干细胞 (embryonic stem cell, EST) 试验	小鼠 ES 细胞 96 孔板培养 7 天，评价细胞分化和毒性；ES 细胞与 3T3 细胞 96 孔板培养 3 天和 5 天后，测定存活力；ES 细胞在悬滴中生长 3 天形成胚体，之后再封口培养 10 天，检查分化为心肌细胞的情况
FETAX 试验	爪蟾囊胚中期胚体暴露 96 小时后，评价存活、生长及形态学
果蝇试验	在蝇卵排出至成虫破卵整个阶段观察幼虫生长和成虫结构缺陷
啮齿类全胚培养试验	将着床后期的啮齿类胚体体外培养 2 天，评价生长与发育情况

（二）发育毒性的体内预筛试验（C. K 试验）　1982 年由 Chernoff 和 Kavlock 改进的发育毒性体内预筛试验，比体外试验更为研究者所接受。该试验的基本原理为：大多数出生前的损害作用将在出生后表现为存活力下降和（或）生长迟缓。因此，妊娠动物在器官形成期以接近母亲毒性的剂量水平染毒，待自然分娩后，观察出生后 3 天内的新生仔外观畸形、胚体致死、生长迟缓等发育毒性表现。而不进行传统常规试验中内脏和骨骼的检查，就可达到筛选的目的。美国 EPA 在《可疑发育毒物危险度评价指南》（1985 年）中指出，在该试验中造成胎仔死亡的毒物应优先考虑进行深入的发育毒性试验，影响胎仔生长的毒物次之，该试验结果阴性而且试验设计合理者，原则上不做进一步的测试。

四、发育毒物的危险性评定

由于致畸作用的机制尚未完全阐明，所以致畸物危险性评价的方法至今也没有统一。以下介绍 3 种常用的评估或标识化学物致畸性的方法，供实际工作中参考。

（一）致畸指数

致畸指数 = 母体 LD_{50} /胎体最低致畸剂量

致畸指数可用于判定致畸作用带的宽窄和致畸性的强弱。致畸指数小于 10 者一般不致畸，10 ~ 100 者为致畸，大于 100 者为强致畸。

（二）化学物致畸能力分类　国际生命科学研究所（international life sciences institute, ILSI）1989 年根据动物试验中发育毒效应的类型、严重性和发生率将化学物分为四类，并规定各类型的不同的安全系数范围（表8-2），用以评定待测物发育毒性的危险性。

（三）美国FDA关于妊娠期用药危险性的分类 根据药物对人类孕体造成危险的证据，美国FDA对于药物在妊娠期的使用采用字母A、B、C、D和X来进行等级评定，分类管理。要求医生按规定开处方，使妊娠妇女按照规定使用这些药品。

A类：表示在妊娠人群中设置较合适对照组的研究中未证实有危险。

X类：表示不适合于妊娠期使用的药物，即在动物或人体的研究中，或进入市场后的报告已证实：对胎体的危险可超出患者可能的受益。

C类：是默认值，表示危险不能够被排除。表示缺乏人的研究，而动物研究缺乏或是阳性，但是药物对患者的好处可能证明潜在的危险是值得的。

B类和D类：分别代表不良生殖风险相对较小、较大。

A、B、C类：仅在明显地需要时，或证明可能受益与对胎体可能的危险比较是可取的，在怀孕期间可以使用。D类：如果在怀孕期间使用，应通知病人对胎体可能的危害。X类：在怀孕或可能怀孕的妇女中禁止使用。

表8-2 化学致畸物的分类

基准	A类	B类	C类	D类
1. 最小母体中毒剂量与最小致畸剂量之比值	远大于1	大于1或两剂量间有很大重叠	小于1	母体中毒时无致畸
2. 畸胎率	高，与剂量有关	高，与剂量有关	低，但与剂量有关	-
3. 较低剂量的致畸种类	有特定的器官系统	一般为多发性，也可能有某些特点	无特异性，广泛多发	-
4. 靶细胞	特定细胞	特定细胞	泛化，非特定细胞	不详
5. 安全系数范围	~400	~300	~250	~100

第五节 发育毒理学研究展望

整体动物试验可提供最可靠的发育毒性风险评价资料，但由于在很多情况下缺乏毒作用机制信息，只能依据缺省假设进行发育毒性风险评价。因此，建立基于机制的发育毒性评价模型是发育毒理学未来的发展方向和首要任务。2000年美国国家研究委员会发育毒理学研讨会报告认为：正常发育机制在后生动物（尤其是发育生物学广泛使用的模式动物如果蝇、线虫、斑马鱼、蛙、鸡和小鼠）中具有较高的进化保守性。研究表明约有17种保守性胞内信号途径（表8-3）在不同的发育阶段和发育部位被重复使用。这种信号途径的进化保守性为利用模式动物开展发育毒理学研究提供坚实的基础。模式动物具有遗传学和胚体学基础资料丰富、世代更新快、胚体透明等特点，因此不仅非常适合于发育毒理学研究，而且易于进行遗传操纵以提高某一发育途径的敏感性或者插入某些人体基因（如药物代谢酶基因）以便解决种属间外推问题。

对果蝇 Sonic Hedgehog（Shh）信号途径的研究过程则表明：遗传学、胚体学和毒理学研究可相得益彰，共同阐明先天性和后天性出生缺陷的发生机制。该途径最先发现于果蝇，也存在于脊椎动物，对中枢神经系统、四肢和面部等器官的发育都很重要。Shh 信号转导过程为：加入胆固醇使 Shh 发生蛋白裂解后激活，活化的 Shh 结合细胞膜上的 Shh 受体 Patched（Ptc，一个 12 跨膜蛋白），并解除 Ptc 对 Smoothened（Smo，信号转导子）阻遏作用，最终导致转录因子活化和靶基因的转录。Shh 基因突变可导致人和小鼠的前脑整体肿大，而独眼胺和蒜藜芦碱等植物生物碱可结合 Ptc，也引起动物前脑整体肿大。此外，因 Shh 激活需要与胆固醇共价结合，故胆固醇合成抑制剂也可诱发前脑整体肿大。由此可见，阐明正常发育过程中信号途径生化和功能有助于解释前脑整体肿大的发生机制；反之，用发育毒物作为药理学探针，进一步证明了 Shh 途径在脑发育中的作用。

表 8-3　动物发育的细胞内信号途径

发育期	信号途径	
器官形成期以前 发育后期的生长和组织更新	1. Wingless - Int 途径	4. 受体酪氨酸激酶途径
	2. 转化生长因子 β 途径	5. Notch - Delta 途径
	3. Hedgehog 途径	6. 细胞因子（STAT）途径
器官形成期和细胞分化 发育后期的生长和组织更新	7. 白介素 1 - toll NF - κB 途径	9. 细胞凋亡途径
	8. 核内激素受体途径	10. 受体磷酸酪氨酸磷酸酶途径
幼虫和成体生理学	11. 受体鸟苷酸环化酶途径	15. 钙粘连蛋白途径
	12. NO 受体途径	16. 间隙连接途径
	13. G 蛋白偶联受体途径	17. 配体门阳离子通道途径
	14. 整合素途径	

随着对人类基因多态性和出生缺陷易感性的进一步了解，剂量外推敏感动物模型的使用，更多发育毒性生物标志的发现，生物信息学的飞速发展；我们有理由相信：发育毒理学研究的前景一定十分乐观。

重点和难点：
1. Wilson 发育毒理学基本原理及相关的基本概念。
2. 外源性化学物诱发发育异常的分子机制和细胞病理机制。
3. 发育毒性评价的基本原理与方法。

思考题：
1. 外源性化学物的母体毒性与发育毒性的相互关系是什么？
2. 流行病学调查、动物实验以及发育毒性的体外预筛试验各有何优缺点？

（吴纯启　廖明阳）

第九章　化学致癌作用及其评价

癌症是严重威胁人类健康和生命的疾病。一般认为人类癌症有 80% ~ 90% 由环境因素引起，其中 80% 以上为化学因素所致。化学致癌物种类繁多，可根据其致癌作用机制或致癌性证据的多少等进行分类。根据化学致癌物的作用机制，化学致癌物可分为遗传毒性和非遗传毒性两大类。国际癌症研究所根据对人类和对实验动物致癌性资料，以及其他有关的资料进行综合评价将环境致癌因素分为 4 类：人的致癌物；对人很可能的致癌物或对人可能的致癌物；对人的致癌性尚不能确定和可能对人类不致癌。化学致癌的机制到目前为止尚未完全阐明，从不同的研究角度形成了多种化学致癌的学说。大的方面可分为遗传机制学说和遗传外机制学说。化学致癌的遗传机制学说认为化学致癌物进入细胞后作用于遗传物质通过引起细胞基因的改变而发挥致癌作用。遗传外机制学派认为癌症的发生是由于非基因改变机制引起的。现代研究证明癌变是一个多基因参与的多阶段过程。化学致癌至少包括引发、促长和进展三个阶段。致癌过程的三个阶段都有癌基因和抑癌基因参与，是多种基因协同作用的结果。哺乳动物致癌试验是鉴定化学致癌物的标准体内试验，基于致突变作用和致癌的关系，致突变试验可用于致癌物的筛选。细胞恶性转化试验、哺乳动物短期致癌试验也用于致癌物的评价。

本章主要介绍化学致癌物的分类、化学致癌作用的机制和评价。

第一节　化学致癌物及其分类

一、化学致癌及致癌物

癌症是严重威胁人类健康和生命的疾病。在很多国家中，癌症死亡率占死因顺位的第二位，甚至第一位。癌症的病因很复杂，有遗传因素和环境因素等。近 30 多年来的肿瘤流行病学研究成果，确立了人类肿瘤发生中起主导作用的是环境因素的观点，一般认为人类癌症有 80% ~ 90% 由环境因素引起。环境致癌因素包括物理因素（电离辐射等）、生物因素（致瘤病毒等）和化学因素。化学因素是人类肿瘤的主要病因，在环境因素引起的肿瘤中，其中 80% 以上为化学因素所致。

人类对暴露于环境化合物可以致癌的认识已经有数百年的历史。18 世纪末期，不少医生就已注意到职业和生活接触化学物质可引起多种癌症，如 1775 年英国 Pott 报告扫烟囱工人中阴囊癌发生较多，并提出其原因可能是煤烟尘；1895 年德国 Rehn 报告苯胺染料厂工人发生职业性膀胱癌，怀疑是化学物质引起癌症。1915 年日本病理学家 Yamagiwa 和 Ichikawa 用煤焦油反复涂抹兔耳，成功地诱发了皮肤癌，这是实验性化学致癌研究的开端。20 世纪 30 年代初从煤焦油中分离出多种多环芳烃类化合物，并证明有些对实验动物有致癌性。1930 年生产出第一个致癌性多环芳烃 - 二苯并蒽〔dibenz - (a, h) anthracene〕，并证实其可诱发小鼠皮肤癌。1932 年强致癌物苯并芘的分离和合成获得成功。1935 年，Sasaki 和 Yoshida 证实了偶氮类染料，对乙氨基偶氮苯喂饲可诱发大鼠肝肿瘤，之后 1936 年 Kinosita 证实了饮食中的 4 - 乙氨基偶氮苯可引起肝癌。1945 年英国 Case 对染料工业膀胱癌流行病学调查，证实了 β - 萘胺及联苯胺的致癌性。近几十年来，对化学致癌的研究更加广泛和深入，鉴定、评价了数千种化学物质的致癌性。

化学物质引起正常细胞发生恶性转化并发展成肿瘤的作用称为化学致癌作用（chemical carcinogenesis）。这里的致癌既包括真正意义上的癌（上皮的恶性变），也包括肉瘤（间质的恶性变）及良性肿瘤。迄今发现的可诱发良性肿瘤的化学物均有引起恶性肿瘤的可能。具有化学致癌作用的化学物质称为化学致癌物（chemical carcinogen）。

二、化学致癌物的分类

化学致癌物种类繁多，可根据其致癌作用机制或致癌性证据的多少等进行分类。

（一）按致癌作用机制分类　根据化学致癌物的作用机制，化学致癌物可分为遗传毒性和非遗传毒性致癌物两大类。

1. 遗传毒性致癌物（genotoxic carcinogens）　遗传毒性致癌物进入细胞后作用于遗传物质（主要是 DNA），通过引起细胞基因的改变而发挥致癌作用。

（1）直接致癌物（direct carcinogen）：这类化学物质进入机体后，不需体内代谢活化，其原型就可与遗传物质（主要是 DNA）作用而诱导细胞癌变。这类化学致癌物为亲电子剂，可与细胞大分子的亲核中心发生共价结合。烷基和芳香基环氧化物、内酯、硫酸酯、亚硝酰胺及亚硝基脲等属于此类致癌物。

（2）间接致癌物（indirect carcinogen）：大多数有机致癌物本身不具有与细胞大分子的亲核中心发生共价结合的能力，进入机体后需经过代谢活化生成亲电子的活性代谢物，而作用于细胞大分子发挥致癌作用。此类致癌物称为间接致癌物。间接致癌物的原型称为前致癌物（precarcinogen），代谢活化后形成的高活性的亲电子物质，称为终致癌物（ultimate carcinogen）。有些化学物在体内经过代谢先转变为化学性质活泼但寿命短暂的中间形式，称为近致癌物（proximate carcinogen），近致癌物进一步代谢活化成终致癌物。属于间接致癌物的有多环芳烃类化合物、芳香胺类、亚硝胺类、偶氮化合物、硝基杂环类、黄曲霉素 B_1 等。某些化学致癌物的终致癌物可能有不止一种代谢产物。

（3）无机致癌物：有些无机元素由于其放射性而致癌，如氡、铀、钋、镭等。有些可能是亲电子剂，但有些是通过选择性改变 DNA 复制保真性，导致 DNA 的改变，如金属镍、铬。

2. 非遗传毒性致癌物（non - genotoxic carcinogens）　这类物质不直接作用于遗传物质，主要有以下几类：

（1）促长剂（promoter）：促长剂本身不能诱发肿瘤，只有作用于引发细胞才表现其致癌活性。由巴豆油提取的 12 - 邻十四烷酰大戟二萜醇 - 13 - 乙酸酯（TPA）是肿瘤促长剂中活性最高的。已知的促长剂还有苯巴比妥、灭蚁灵、DDT、氯丹、丁基羟甲苯、四氯二苯并对二恶英（TCDD）、雌激素、胆酸等。

（2）激素调控剂：激素对于维护"内环境"十分重要。异常的内源激素、生物体的稳态机制被扰乱或激素产生过多均可改变内分泌系统平衡及细胞正常分化，常起促长剂作用。雌、雄激素和类固醇都可增加患癌风险性。已知雌二醇和己烯雌酚可诱发动物和人肿瘤发生；己烯雌酚还具有经胎盘的致癌作用。与化学致癌物同时或稍后接触睾酮或合成雄激素均可诱发雄性前列腺癌或其他性器官肿瘤。抑制甲状腺激素合成或分泌的物质可使体内促甲状腺素水平升高导致宿主甲状腺瘤，如长期大剂量使用抗甲状腺物质如硫脲、某些磺胺类药物可诱发肿瘤。

（3）细胞毒剂：具有细胞毒性的化学物，可通过引起细胞死亡，导致细胞增殖活跃而引发肿瘤。如氮川三乙酸可致大鼠和小鼠肾癌及膀胱癌等。

（4）过氧化物酶体增殖剂：有一类化合物可引起肝脏过氧化物酶体增殖，称之为过氧化物酶体增殖剂（peroxisome proliferator）。这类化合物主要有降血脂药物安妥明，增塑剂二（2-乙基己基）邻苯二甲酸酯、二（2-乙基己基）己二酯，某些卤代烃化合物如三氯乙烯、全氟乙烯及分支链烷烃2，2，4-三甲基戊烷等。过氧化物酶体增殖与肝细胞癌发生的关系受到关注。有关过氧化物酶体增殖剂致癌的机制尚未完全阐明，目前理论有：①引起氧化物酶体增多，导致细胞内氧自由基过量生成，造成DNA氧化损伤，而启动致癌过程；②通过短期"暴发"的DNA修复合成增强，导致细胞增殖；③通过激活受体介导的促有丝分裂作用。

（5）免疫抑制剂：如咪唑硫嘌呤、巯嘌呤和环孢素A可诱发人或动物的白血病或淋巴瘤等。

（6）固态物质：一些惰性物质及金属薄片可在啮齿类动物体内的种植部位引发肉瘤，物理特性及表面积很大程度上决定了植入物的致癌能力。暴露于石棉纤维会引起恶性间皮瘤或呼吸系肿瘤，而其主要取决于石棉的晶体结构而非其组分。

（7）助癌物：助癌物（cocarcinogen）指其单独接触无致癌性，但在接触致癌物之前或同时接触可增加肿瘤发生的一类化合物。如芘在苯并（a）芘致皮肤肿瘤起助癌作用，香烟烟雾中的儿茶酚和其他酚类化合物可能兼具促长剂和助癌物的作用。助癌作用的机制可涉及增强致癌物的吸收，增强间接致癌物的代谢活化或抑制致癌物的代谢解毒，耗竭内源性结合反应底物（如谷胱甘肽等），抑制DNA修复，促进细胞增殖等。

（二）按致癌作用证据分类　国际癌症研究所（international agency for research on cancer，IARC）从20世纪70年代初起就组织专家组对已发表的环境因素致癌的动物实验和流行病学研究资料进行收集和评价，出版了对人致癌危险性评价的论文集。到2007年9月，共评价了900多种化合物、混合物和接触环境。根据对人类和对实验动物致癌性资料，以及其他有关的资料进行综合评价将环境致癌因素分为四类。

1. 1类（group 1）　为人的致癌物（carcinogenic to human），指对人的致癌性有足够（sufficient）的证据。当某种因子（混合物）对人的致癌性证据尚不足够（less than sufficient），但在实验动物的致癌证据足够（sufficient）和在暴露人体有有关该因子（混合物）通过致癌相关机制发挥作用的强有力证据（strong evidence）时，也可归为此类。如砷及其化合物、黄曲毒素、苯、雌激素、氯乙烯、镉及其化合物、镍化合物、铍及其化合物、酒精饮料、槟榔与烟草同嚼、腌鱼（中国式）等。

2. 2类（group 2）　包括以下两种情况：①对人的致癌性证据几乎足够（almost sufficient）；②没有人的资料，但有实验动物的致癌性证据。根据流行病学、动物致癌及其他有关资料分为2A和2B两类。

（1）2A类（group 2A）：为对人很可能的致癌物（possibly carcinogenic to human），指对人的致癌性的流行病学证据有限（limited evidence），在实验动物的致癌证据足够（sufficient）。

某些情况下，将对人的致癌性证据不充分（inadequate evidence）、在实验动物的致癌证据足够（sufficient）、有在人体同样发挥作用的致癌机制的强有力证据（strong evidence）的因子（混合物）归于此类。另外，仅具有有限（limited evidence）的对人致癌性证据的化合物、混合物和接触环境也可以归为此类。如苯并［a］芘、多氯联苯、氧化苯乙烯等。

（2）2B 类：为对人可能的致癌物（probably carcinogenic to human），指对人的致癌性有有限的证据（limited evidence），动物致癌性证据不足够（less than sufficient）。或对人的致癌性证据不充分（inadequate evidence），在实验动物的致癌证据足够（sufficient）。在某些情况下，将对人的致癌性证据不充分（inadequate evidence）而实验动物的致癌证据有限（limited evidence），但具有其他相关资料的支持证据（supporting evidence）的化合物、混合物和接触环境也归为此类。如四氯二苯并对二恶英（TCDD）、苯乙烯、乌拉坦等。

3. 3 类（group 3）　为对人的致癌性尚不能确定（unclassifiable as to carcinogenicity to human），常指对人的致癌性证据不充分（inadequate evidence），动物致癌性资料也不充分或有限（inadequate or limited）的化合物、混合物和接触环境。另外，对于对人的致癌性证据不充分（inadequate evidence），动物致癌性资料足够（sufficient），但有强有力证据（strong evidence）表明动物致癌机制在人体不适用的化合物、混合物和接触环境也可归为此类。如丙烯醛、丙烯酸、偶氮苯、氯消毒饮用水等。

4. 4 类　为可能对人类不致癌（Probably not Carcinogenic to Human），指证据提示在人类和动物不具致癌性（lack of carcinogenecity）的化合物、混合物和接触环境。有时，将对人致癌性证据不充分（inadequate evidence），动物不具致癌性（lack of carcinogenecity），并被大量其他相关资料一致和强有力支持的因子或混合物归为此类。如己内酰胺。

对人的致癌性证据足够（Sufficient evidence of carcinogenicity）是指在致癌化合物、混合物和接触环境和人癌症发生之间有因果关系。也就是说，在偶然性、偏倚、混杂因素被有效排除的研究中得到了暴露和癌发生的阳性关联。对人的致癌性证据有限（limited evidence）是指暴露和癌发生具有阳性的关联，且因果关系的解释也认为是可信的，但偶然性、偏倚、混杂因素未能令人信服地排除。对人的致癌性证据不充分（inadequate evidence）是指采用的研究的质量、一致性或统计学信度不足以作出暴露和癌有无关联的判断或没有可用的对人致癌性的资料。证据提示不具致癌性（lack of carcinogenecity）是指有几个足够的研究涵盖了已知的人类全部暴露水平范围，结果为在所有暴露水平与所研究的各种癌症均无关联。证据提示不具致癌性的结论不可避免地仅限于采用研究所观察的肿瘤部位、暴露条件和水平及观察的期限。另外，也不能完全排除在观察暴露水平下具有非常小的危险性的可能。

在实验动物致癌性证据足够（Sufficient evidence of carcinogenicity）指确立了受试物与肿瘤发生率（恶性或恶性和良性肿瘤合计）增加的因果关系：①在两种或两种以上动物；②在不同时间或不同实验室或在不同实验方案下用一个物种进行两次或多次独立的试验。作为例外，在一个物种一次试验中，恶性肿瘤发生率、部位、肿瘤类型或发癌时间方面显示了不同寻常的变化时，也可认为致癌性证据足够。致癌性证据有限（limited evidence）指资料提示有致癌作用，但对于作出明确的评价还有限：①致癌性证据限于单一试验；②在设计、实施或结果解释的恰当性方面存在不可解决的疑问；③因子或化合物仅引起良性肿瘤、不确定致癌性的潜在损伤发生增加，或在该种系动物中此肿瘤的自发率较高。致癌性证据不足指资料由于重要的定性或定量上的限制，不足以证明致癌作用的存在与否，或没有实验动物致癌性的资料。证据提示不具致癌性（lack of carcinogenecity）是指在至少两种种系的足够研究中证明在所进行试验的范围内因子或化合物无致癌性。证据提示无致癌性的结论必然仅限于所研究的种系、肿瘤部位和暴露剂量水平。

与致癌性评价有关的其他证据包括癌前损伤、肿瘤病理学、遗传和相关效应、结构-效应关系、代谢和药代动力学、理化参数和类似的生物学因子。对致癌作用机制根据有关资料给予评价，并评价特定的机制对人体是否也是如此。

IARC 对化学物质、混合物和接触环境致癌性评价的数量逐年增多，在截止 2007 年 9 月报告的对 900 多种化合物、混合物和接触环境的评价结果中，1 类 102 种，2A 类 68 种，2B 类 245 种，3 类 516 种，4 类仅 1 种（己内酰胺）。

美国 EPA 在 1986 年提出的致癌物危险性评价方法中将致癌物分为六类，即 A：人的致癌物，B1：人的可能致癌物，B2：或许为人的致癌物，C：可疑的人类致癌物，D：证据不足尚不能进行分类，E：人类非致癌物。这一分类方法与 IARC 的分类方法基本相同，主要的依据是人群流行病学和长期动物致癌试验的资料，并未全面考虑与致癌作用有关的其他物理、化学和生物学资料，也未考虑肿瘤产生的条件，如接触途径、接触时间、接触剂量等等。由于考虑到这些缺陷，在 1996 年，美国 EPA 又建议将致癌物分为三类，即已知/可能（know/likely）、不能确定（cannot be determined）和不可能（no likely），致癌物以此取代原来的分类法。该方法是在全面分析有关资料，包括动物肿瘤发生资料、与作用方式有关的资料（如遗传毒性、细胞增殖/死亡、生理、生化学变化）、构效关系、毒代动力学、毒性反应和病理改变、流行病学和临床资料、理化性质等的基础上，作出对人类致癌可能性的结论，并对有关生物学证据的优缺点，为何得出最后结论进行简短说明，对于肿瘤发生的条件进行讨论，还要提出化学物引起肿瘤发生的作用方式等。

第二节 化学致癌物的作用机制

化学致癌的机制到目前为止尚未完全阐明，从不同的研究角度形成了多种化学致癌的学说。大的方面可分为遗传机制学说（genetic theory）和遗传外机制学说（epigenetic theory）。不同的化学致癌学说只是侧重点不同，互有交叉，可能在致癌作用的不同阶段起作用。

一、致癌物的代谢活化与灭活

致癌物通过不同途径进入人体后，有些可直接与靶分子起作用，但大多数有机致癌物本身并不致癌，但是在生物转化过程中形成的中间代谢产物则具有致癌活性。这主要是由于这些化学物在生物转化过程中形成了具有亲电子基团的产物，这些产物可以与细胞内的 DNA、RNA、蛋白质和脂质发生反应，从而发挥致癌作用。各种有活性的致癌物再经历不同的代谢过程成为致癌性减弱、极性增高的产物排出体外。不同类型代谢酶的差异，是影响致癌物致癌作用的物种差异和组织器官特异性的重要因素。致癌物的代谢主要包括发生在内质网内的 I 相反应，如细胞色素 P450 混合功能氧化酶和还原酶以及混合功能胺氧化酶催化的反应；以及主要在细胞液中发生的生物合成和结合反应。几种常见致癌物的代谢如下：

(一) 多环芳烃 (polycyclic aromatic hydrocarbons, PAH) 多环芳烃类致癌物有数十种, 其中最受注意是苯并 (a) 芘。苯并 (a) 芘 (benzo (a) pyrene, BaP) 在体内经 P450 单加氧酶催化发生芳香环上的环氧化, 形成多种环氧苯并 (a) 芘, 其中 7, 8 - 环氧苯并 (a) 芘在环氧化物水解酶的作用下水解形成近致癌物 7, 8 - 二氢二醇 - BaP, 再经 P450 催化发生环氧化反应, 形成亲电子剂终致癌物 7, 8 - 二氢二醇 - 9, 10 - 环氧 BaP。苯并 (a) 芘环氧化物在谷光苷肽 - S - 转移酶的催化下, 生成 GSH - S 结合物, 极性增加, 易排出体外。苯并 (a) 芘吸收后一部分可在肝脏经羧基化酶转化作用, 生成单羧基及多羧基化合物, 从而失去致癌性, 并与葡萄糖醛酸结合, 从尿中排出。

(二) 黄曲毒素 B_1 (aflatoxin AFB_1) 黄曲毒素是一类结构类似的化合物, 分为 B 系和 G 系两大类, 都是二氢呋喃氧杂萘的衍生物。天然食品中以黄曲毒素 B_1 (AFB_1) 较为多见, AFB_1 的致癌活化代谢是环氧化, 形成具有致癌活性的 AFB_1 - 2, 3 环氧化物 (图 9 - 1)。AFB_1

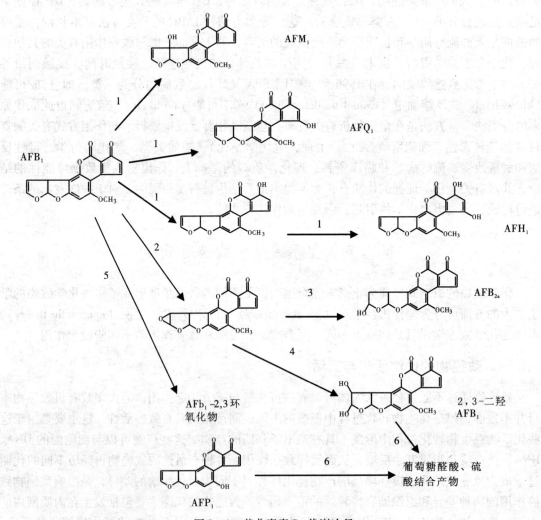

图 9 - 1 黄曲毒素 B_1 代谢途径

1. 羟化反应 (氧化); 2. 环氧化反应 (氧化); 3. 还原反应; 4. 水解反应; 5. 脱甲基反应 (氧化); 6. 结合反应

－2，3 环氧化物可以与 DNA、RNA 和蛋白质等生物大分子结合，从而发挥其致癌和致突变效应。AFB_1 可以经过脱甲基作用，形成 AFP_1，AFP_1 进一步与硫酸或者葡萄糖醛酸结合，经过尿液排出体外；同时还可以通过羟化作用，形成具有一定毒性的 AFM_1 以及其他一些羟化产物。

（三）N－亚硝胺（nitrosamines）　亚硝胺是间接致癌物，需要在体内代谢活化。亚硝胺对组织和器官的细胞没有直接的致突变作用，但与氨氮相连的 α－碳原子上的氢在受到肝微粒体 P450 的作用后，被氧化形成羟基，该化合物不稳定，进一步分解和异构化，生成具有高度致癌活性的烷基偶氮羟基化合物。

二、化学致癌物与体内大分子结合

化合物的某种形式与大分子间的共价结合是化学致癌的关键阶段，化学致癌物与大分子加合物持续存在对化学致癌过程是非常重要的。如前所述，直接致癌物的原型和间接致癌物在生物转化过程中形成的具有亲电子基团的产物，可以与细胞内的 DNA、RNA、蛋白质和脂质发生反应，从而发挥致癌作用。DNA 中亲核性最强的位点是鸟嘌呤 N－7 位点，许多致癌物在此位点形成共价加合物。还有一类化学物可提供甲基或乙基等烷基，而与 DNA 发生共价结合，这类化学物称为烷化剂（alkylating agent）。常见的提供甲基形成的加合物是 7－甲基鸟嘌呤（如甲基磺酸甲酯）；乙基化多发生在磷酸后部。

三、DNA 损伤修复与致癌性

DNA 修复的保真性在维护细胞和机体动态平衡中具有重要意义。DNA 受损后，机体利用其修复系统对损伤进行修复，如果 DNA 损伤能被正确无误地修复，损害就不会发生。DNA 损伤修复机制关系到生物体清除大部分因环境因素诱导而产生的 DNA 损伤。但 DNA 损伤修复机制具有饱和性，超出机体基本修复能力的额外修复的增加，会大大增强遗传损伤，另外，对于某些损伤机体也不能有效修复。那些不能被修复或在修复中出现了错误的损伤会固定下来，并传递到后代的细胞或个体，引起突变和癌变。DNA 损伤的后果，如致癌物作用引起癌基因活化，抑癌基因失活等在很大程度上受机体对 DNA 损伤修复的方式与能力影响。

不同生物 DNA 损伤修复功能的类型及能力有所不同，如有研究表明人类的修复能力比小鼠强 10 倍左右。DNA 损伤修复过程涉及许多酶的参与。同代谢酶的多态性一样，DNA 损伤修复酶也有多态性，即其基因型或表型存在着个体差异。DNA 损伤修复酶的多态性在一定程度上影响着个体对致癌因素的易感性。在毒物代谢酶多态性研究的基础上，进一步开展 DNA 损伤修复酶多态性的研究，对于易感人群的筛检，保护易感人群的健康具有重要的意义。

四、细胞凋亡与致癌作用

目前研究认为细胞恶性转化和细胞增殖与/或细胞死亡调控功能失调有关，细胞凋亡与肿瘤的发生、发展及治疗均有重要关系。肿瘤细胞凋亡受抑制，肿瘤细胞将表现出一种生长优势。某些癌基因和抑癌基因，如 Bcl－2、c－myc 和 p53 等的主要功能和调节细胞凋亡有关。

在多种肿瘤细胞中有 Bcl－2 基因的异常高表达，具有抑制凋亡的作用。Bcl－2 可以阻止多种化学药物或射线引起的凋亡。它可以加速 DNA 修复速率，抑制药物引起的核苷酸池改变，并改变细胞周期动力学。Bcl-2 失调，可阻止细胞凋亡，可引起肿瘤耐药性。c-myc 是细胞增殖调控的早期反应基因，具有双向性。在不同条件下，既能引起细胞增殖，又可引起生长停滞，还可诱导细胞凋亡。正常情况下，c-myc 适量表达，可使细胞处于正常增殖及凋亡状态，维持细胞内环境平衡。某些刺激因子或信号（如某些生长因子、癌基因等）的作用，可抑制 c-myc 引起凋亡的作用，使 c-myc 的增殖功能增强，驱使细胞进入活跃分裂状态。野生型 p53 对凋亡有促进作用。在细胞生长过程中，p53 监视 G_1 期细胞的 DNA 状态，如果 DNA 受损，p53 蛋白水平增高，复制停止，对受损的 DNA 进行修复，如受损的 DNA 无法修复，则 p53 蛋白持续增高，并引起细胞凋亡，以阻止具有癌变倾向的基因突变细胞的增殖。而突变型 p53 则丧失了启动凋亡的能力，具有抑制凋亡发生的作用，细胞内受损或错配的 DNA 不能修复或清除，导致体内突变细胞增多。在应用放射线或化学药物治疗肿瘤的过程中，p53 可以很快激发凋亡过程。

细胞凋亡不仅与肿瘤的发生有关，而且可为肿瘤的治疗提供新的途径。细胞凋亡机制可使表型近于正常的癌细胞被清除。化疗或放疗治疗肿瘤的机制之一是使肿瘤细胞凋亡增加，多种抗肿瘤药物是通过触发细胞凋亡而发挥作用的。对细胞凋亡机制的深入研究将有助于肿瘤的治疗。

五、多阶段致癌过程

1935 年 Sasaki 和 Yoshida 通过慢性喂饲邻-氨基偶氮甲苯（o-amidoazotoluene）在大鼠诱发出了肝癌，并发现肝癌是由肝细胞持续的进行性增生而逐渐形成，首次提出了癌变是多阶段过程的观点。20 世纪 40 年代，经过 Rous、Mottram 和 Bemblum 等分别进行的利用致癌性多环芳烃和巴豆油诱发小鼠皮肤乳头瘤的研究，提出了诱发小鼠皮肤肿瘤要经历引发（initiation）和促长（promotion）两个阶段。之后研究证实在肝、膀胱、肺、胃肠道、乳腺等肿瘤的发生和发展中同样存在引发和促长的阶段。50 年代初 Foulds 又提出了进展（progression）的概念，用以描述良性肿瘤向恶性转变的过程。现在认为，化学致癌是一个多阶段的过程，至少包括引发、促长和进展三个阶段。

（一）引发阶段　引发阶段是化学致癌过程的第一阶段，普遍认为引发是化学致癌物本身或其活性代谢物作用于 DNA，诱发体细胞突变的过程，可能涉及原癌基因的活化及肿瘤抑制基因的失活。具有引发作用的化学物称为引发剂（initiator），引发剂大多数是致突变物，没有可检测的阈剂量，引发剂作用的靶主要是原癌基因和肿瘤抑制基因。引发细胞（initiated cell）在引发剂的作用下发生了不可逆的遗传性改变，但其表型可能正常，不具有自主生长性，因此不是肿瘤细胞。

（二）促长阶段　促长阶段指引发细胞增殖成为癌前病变或良性肿瘤的过程。具有促长作用的化学物称为促长剂（promoter）。在促长阶段引发细胞在促长剂的作用下，以相对于周围正常细胞的选择优势进行克隆扩增或其细胞凋亡相对减少，形成良性肿瘤。促长阶段历时较长，早期有可逆性，晚期为不可逆的，因此在促长阶段（特别是在早期）持续给以促长剂是必需的。促长阶段的另一个特点是对生理因素调节的敏感性，衰老、饮食和激素可影响促长作用，许多影响因素本身就是促长剂。促长剂本身不能诱发肿瘤，只有作用于引发细胞才表现其致癌活性；通常是非致突变物，不与 DNA 发生反应；促长剂通常具有阈剂量。

促长作用的机制比较复杂，不同类型的促长剂可能通过不同的机制发挥作用，可能的机制有干扰细胞信号转导途径；通过改变细胞周期控制，促进引发细胞的增殖或抑制细胞凋亡、抑制细胞间通讯及免疫抑制等。肿瘤的促长阶段虽不涉及基因组突变性或结构性改变，但促长剂可以通过改变基因表达起作用，许多促长剂可能是通过特异性受体介导，干扰某一信号转导途径而对基因表达发挥作用。巴豆油的活性成分12－邻十四烷酰大戟二萜醇－13－乙酸酯（TPA）是一种天然形成的脂环族化合物，常用于小鼠皮肤癌的促长剂，糖精是膀胱癌的促长剂，四氯二苯并对二恶英（TCDD）是大鼠肝癌的促长剂，同时也是肺和皮肤肿瘤的有效促长剂，雄性激素和雌性激素则是它们作用靶器官及肝脏肿瘤的促长剂。针对促长阶段开展肿瘤的预防具有重要的意义，因为在肿瘤形成中，这一阶段历时较长，且早期是可逆的。

（三）进展阶段 进展阶段指从癌前病变或良性肿瘤转变成恶性肿瘤的过程。在进展阶段肿瘤获得恶性化的特征，如生长加快、侵袭、转移、抗药性等。进展阶段关键的分子特性是染色体的不稳定性，主要表现为染色体发生断裂、断片易位及非整倍体等染色体变化。进展过程比引发和促长过程要复杂得多，对其机制还了解得很少。

使细胞由促长阶段进入进展阶段的化学物称为进展剂（progressor）。进展剂可能具有引起染色体畸变的特性但不一定具有引发作用，但有时会使与核型不稳定性有关的染色体断裂增加。进展剂的例子有：砷酸盐、石棉纤维、苯、过氧化苯甲酰、羟基脲、1，4－双［2－（3，5－二氯吡啶氧）］－苯［1，4－Bis［2－（3，5－dichloropyridyloxy）］－benzene］、2，5，2′，5′－四氯二酚等。

引发、促长及进展都可自发发生（内源性因素作用）。有些化学致癌物可同时具有引发、促长及进展的作用，称为完全致癌物（complete carcinogen）。在动物实验中已经证实黄曲毒素是一种完全致癌物。

表9－1 致癌过程中引发、促长及进展阶段的形态学和生物学特征

引 发	促 长	进 展
在存活细胞不可逆	在基因表达和细胞水平上有可逆性	不可逆
经引发的"干细胞"在形态学上不能鉴定	促长细胞群的维持需要持续给予促长剂	核型不稳定性导致细胞基因组结构的形态学明显改变
对外源化学物及其他化学因子敏感	对衰老、饮食和激素因子敏感	在进展阶段早期，已改变的细胞的生长对环境因子敏感
引发细胞可自发（内源性）发生	内源性促长剂可引起"自发性"促长作用	在进展阶段可观察到良性或恶性肿瘤
"固定"需经细胞分裂	剂量－反应有可测定阈值和最大效应	进展剂促使已促长的细胞进入此期
剂量－反应没有易于可测定的阈值	促长剂的相对强度通过其引起引发细胞群扩大的效能确定	
引发剂的相对强度要靠在一定的促长期后癌前病变的定量确定		

（引自：Klaassen CD. Casarett and Doull's Toxicology, 6th ed, McGraw－Hill, pp267, 2002）

六、癌基因与肿瘤抑制基因

细胞的增殖分化都是在基因的调控下进行，如果调控的基因发生异常则可导致细胞增殖分化紊乱，细胞持续增殖，不能及时分化和凋亡，形成肿瘤。虽然诸如涉及 DNA 修复、致癌物代谢和免疫系统异常的许多其他基因会对癌症的遗传易感性产生影响，但与细胞恶性转化有关的基因主要是癌基因（oncogene）和肿瘤抑制基因（tumor suppressor gene）两大类。

癌基因是一类能引起细胞恶性转化及癌变的基因。癌基因通常是以原癌基因（pro - on-cogene）的形式普遍存在于正常动物细胞的基因组内，原癌基因在进化过程中高度保守，具有正常的生物学功能，对细胞增殖、分化和信息传递的调控起重要作用。只有当其受到物理、化学或生物等致癌因素作用而激活变为活化的癌基因后才显示其致癌活性。原癌基因是一种显性基因，当其两个等位基因之一发生突变，即可被激活。

肿瘤抑制基因也称抑癌基因或抗癌基因，其作用方式与癌基因相反，它们在正常细胞中起着抑制细胞增殖和促进分化的作用，在环境致癌因素作用下，肿瘤抑制基因失活而引起细胞的恶性转化。在化学致癌过程中癌基因和肿瘤抑制基因往往起协同作用。抑癌基因属隐性基因，必须一对等位基因丢失或突变后失活，才能对细胞的恶性转化起作用。1984 年 Bal-main 等首次报道在化学致癌物诱发的小鼠皮肤良性乳头状瘤中有 c - Ha - ras 基因的活化；之后的一系列研究发现多种致癌物可使不同的癌基因活化和肿瘤抑制基因失活。

癌基因最早是在研究致癌的逆转录病毒中发现的。逆转录病毒为 RNA 病毒，它本身不含癌基因，其中的病毒癌基因是在长期生物进化过程中，逆转录病毒从宿主细胞中摄取细胞癌基因（原癌基因）经过加工后成为肿瘤病毒，所以细胞癌基因与病毒癌基因具有同源性。早在 1901 年 Rous 证明，用鸡肉瘤无细胞滤液可致癌，随后从鸡肉瘤中分离到第一个可致瘤的逆转录病毒—Rous 肉瘤病毒（RSV）。到 20 世纪 70 年代，从 RSV 中鉴定出第一个病毒癌基因—v - src。Michael 等于 1972 年提出逆转录病毒的 Src 基因是细胞基因库的一部分，并在 1981 年提出所有脊椎动物细胞中都有 v - src 的近缘基因，称为细胞癌基因或原癌基因。随后发现这类 RNA 病毒至少含有一个癌基因，它们与宿主细胞相关基因具有高度的同源性，RNA 肿瘤病毒是通过激活细胞的原癌基因而起致瘤作用。据估计，原癌基因占人类基因组的 0.1% ~1%，迄今为止，已分离和鉴定出 100 多种。

原癌基因主要在细胞生长、信号传导及核转录中发挥重要的作用。在正常细胞中原癌基因通常并不表达，仅在胚胎期或组织再生、修复过程中有限表达。原癌基因在环境致癌因素的作用下可被激活为癌基因，出现异常表达，引发肿瘤。目前认为原癌基因的活化方式主要有基因突变、染色体异位与重排、基因扩增等，另外 DNA 低甲基化，DNA 片段、碱基缺失，启动子插入等也可能和癌基因的活化有关。例如 Ras 基因家族均可编码 P21 蛋白，P21 蛋白与鸟嘌呤核苷酸（GTP、GDP）有较高的亲和力，并具有 GTP 酶活性，参与细胞内的信号传导。当 P21 蛋白与 GDP 结合时，它没有信号传递活性，当与 GTP 结合时具有传导细胞生长信号，启动细胞分裂的活性。在正常情况下，P21 蛋白只是短暂停留在与 GTP 结合的状态，GTP 迅速水解为 GDP，其本身又返回无活性状态。Ras 基因如发生突变，引起蛋白肽链中氨基酸的改变，GTP 不能水解成 GDP 而使细胞长期处于激活状态，引起过度增殖而形成肿瘤。Ras 基因的点突变常见于 12、59 和 61 密码子。在许多肿瘤中都可见到 Ras 基因的激活。表 9-2 列举了化学致癌物诱发的 Ras 基因点突变。

表 9-2 化学致癌物在引发和促长阶段通过点突变激活 Ras 癌基因举例

种属/组织	致癌物	原癌基因	突变种类	突变位点
大鼠/结肠	氧化偶氮甲烷	K-Ras	G→A	12
小鼠/肝脏	二甲基亚硝胺	Ha-Ras	C→A A→G	61
小鼠/肺脏	氨基甲酸乙酯	Ki-Ras	A→G A→T	61
大鼠/乳腺	N-甲基-N-亚硝基脲	H-Ras	G→A	12
仓鼠/胰腺	N-亚硝基-双(2-氧化丙基)胺〔N-nitroso-bis-(2-oxopropyl)-amine〕	K-Ras	G→A	12
小鼠/皮肤	DMBA/TPA	Ha-Ras	A→T	61

　　细胞原癌基因是细胞增殖调控的正信号，肿瘤抑制基因则构成细胞增殖调控的负信号。肿瘤抑制基因是通过体细胞杂交研究发现的。早在 20 世纪 70 年代初，英国的 Harris 就发现把癌细胞和正常细胞杂交，得到的融合细胞会失去恶性表型，说明正常细胞中存在某种抑制肿瘤的因子。1986 年 Stranbrige 用微细胞介导技术把 11 号染色体导入宫颈癌 Hela 细胞中，得到的含 11 号染色体的 Hela 细胞，在裸鼠体内不形成肿瘤，说明 11 号染色体可能有 Hela 细胞的肿瘤抑制基因存在。1971 年 Knudson 对儿童视网膜母细胞瘤的家族性，提出了是由于生殖细胞发生了两次突变的肿瘤发生假说。1983 年 Benedict 发现在这类病人有 13 号染色体 Rb 基因两个等位基因的突变失活。大量的研究已显示在人类基因组内含有多种肿瘤抑制基因，它们存在于不同的染色体上。目前已分离及鉴定了 30 多种的肿瘤抑制基因。环境致癌物可通过诱发染色体缺失、丢失或基因突变等方式引起肿瘤抑制基因两个等位基因的失活，而促进肿瘤的发生。

　　现代研究证明癌变是一个多基因参与的多阶段过程。致癌过程的三个阶段都有癌基因和抑癌基因参与，是多种基因协同作用的结果。

七、致癌作用的非遗传机制

　　有些具有致癌作用的外源化学物并不具有和 DNA 作用引起突变或基因改变的能力，前面讲到的促长剂就是这样，免疫抑制剂、石棉、激素、苯巴比妥等也可通过非遗传的途径发挥致癌作用。这些非遗传毒性致癌物促进细胞的分裂增殖的机制多种多样，有些机制还不完全清楚。具有细胞毒性的致癌剂，可通过引起细胞变性坏死，细胞释放出的物质具有刺激细胞分裂增殖的作用。激素的失调可导致肿瘤的发生，可能与其通过细胞内相应的受体刺激细胞分裂有关。免疫抑制剂则可降低机体对癌前细胞的监视和清除能力。

近年来随着对肿瘤认识的深入，人们发现 DNA 序列以外的调控机制异常在肿瘤的发生、发展过程中有重要的作用，这种调控机制被称为表遗传学（epigenetics）。表遗传学是研究 DNA 序列没有变化，但是表达改变可遗传，主要包含 DNA 甲基化、基因组印记、染色质组蛋白修饰、隔离蛋白以及非编码 RNA 调控等方式。已有研究表明基因启动子区 CpG 岛甲基化模式的异常与许多肿瘤的发生有着密切的关系。全基因组低甲基化，维持甲基化模式酶的调节失控和正常非甲基化 CpG 岛的高甲基化是人类肿瘤中普遍存在的现象。肿瘤抑制基因可通过过量的甲基化而失去活性。

八、干细胞与肿瘤

近年来随着对肿瘤研究的不断进展，发现肿瘤中极少数细胞具有干细胞特征，并且提出肿瘤生长正是这些肿瘤干细胞分化增殖的结果。现已从血液肿瘤、乳腺癌及神经系统肿瘤中分离出肿瘤干细胞。肿瘤干细胞很可能由成体干细胞积累突变转化而来，或通过表遗传学改变获得了致癌性而形成。也有学者提出某些分化细胞也可能在癌变之前重新获得自我更新能力，突变为肿瘤干细胞。

第三节　化学致癌物的评定

一、短期试验

（一）致突变试验用于致癌物筛选　如第七章所述，致突变试验可用于致癌作用的预测。预测致癌性的理想的致突变试验应能灵敏地预测出受试物的致癌性，也能特异地预测出受试物的非致癌性，即要有高的灵敏性、特异性。灵敏性（sensitivity）指受试致癌物中，在致突变试验中呈致突变性阳性的比例；特异性（specificity）则指受试非致癌物中，在致突变试验中呈阴性的比例。显然致突变试验在预测致癌性中的灵敏性、特异性的高低不仅与试验本身的特点有关，而且也受所选用的受试物种类的影响，选用不同种类的化学物会得出不同的结果（表 7-7）。

（二）细胞恶性转化试验（cell malignant transformation assay）　本试验以细胞恶性转化为观察终点，在细胞生物学水平上研究肿瘤的发生与发展。细胞转化指培养细胞在有害因素作用下发生一系列与肿瘤形成有关的细胞形态学及生物学特性的改变。如对于成纤维细胞体外转化的主要表型改变有：细胞形态学改变，某些生化表型改变，生长杂乱、速度加快、永生化，染色体核型异常，在半固体琼脂培养基中形成集落等。进一步将转化细胞接种于免疫抑制动物（如裸鼠）体内，若具有致瘤能力，说明转化细胞发生恶性转化。在敏感宿主中的成瘤性是确定转化细胞恶性变性质的可靠指标。体外细胞转化试验常用的细胞系（株）有金黄地鼠胚胎细胞（GHE）、叙利亚地鼠胚胎细胞（SHE）、中国地鼠肺细胞（CHL，V79）、BALB/C-3T3 细胞等。使用直接取自动物体原代细胞培养系统及用含有非整倍体的细胞系是新的趋向，人类癌症约 70% 来自于上皮细胞，发展上皮细胞特别是在人体上皮细胞的转化试验具有实际的意义。

（三）哺乳动物短期致癌试验　在哺乳动物致癌试验中，会发现受试化合物对某些特定组织的致瘤作用比对其他组织更为明显，据此建立了比常规动物致癌试验时间更短，更敏感的哺乳动物短期致癌试验，又称为有限体内试验。在这些试验中仅观察特定靶器官的肿瘤发生情况，试验期限一般在数周到数月。常用的短期致癌试验有：小鼠皮肤肿瘤诱发试验，小鼠肺肿瘤诱发试验，大鼠肝转化灶诱发试验及雌性大鼠乳腺癌诱发试验等。此四个试验不是成组试验，应根据受试物的特点选择使用。哺乳动物短期致癌试验得到阳性结果时，其意义与长期动物致癌试验相似。但由于其仅观察特定器官，试验期较短，若得到阴性结果，并不能排除受试物的致癌性。

（四）转基因动物致癌检测模型 啮齿类动物长期致癌试验是评价化学物致癌性的标准体内试验。但动物致癌试验需时长（约2年），耗费人力、物力大，需用的染毒剂量大。随着致癌作用靶基因的明确和转基因动物技术的发展，用特定基因改造动物模型进行试验，使对外来化合物的致癌性检测更为快速和敏感。目前已建立的检测模型或研究模型有：

1. 过量表达癌基因的转基因动物模型 如TG，AC小鼠，HK-fos转基因小鼠，Ras-H2转基因小鼠，携带激活的H-Ras原癌基因小鼠等。这些转基因动物对化学致癌剂的敏感性提高了许多倍。如带有激活Pim-1肿瘤基因的转基因动物，对乙基硝基脲的致癌作用，较相应的非转基因动物，其敏感性提高了25倍。

2. 基因删除动物致癌检测模型 用同源重组的方法，将一段DNA整合到抗肿瘤基因，使该抗肿瘤基因不能表达具有正常功能的蛋白质，用这种方法培养的动物称基因删除动物。在这方面研究得最多的是肿瘤抑制基因p53。基因删除动物p53（+/-）和正常动物p53（+/+）一样，发育和生长均无异常，但用致癌剂（如二硝基二甲胺）处理后，p53（+/-）基因删除动物的平均寿命为29周，而p53（+/+）的平均寿命为42周，其肿瘤的发生与分布也有很大的差异。在多数情况下，由于特定的癌基因的表达是针对特定组织的，因此只可针对性地用于分析特定组织的肿瘤发生情况，应用这类模型作为短期致癌试验，用途还有限。

二、动物诱癌试验

哺乳动物致癌试验是鉴定化学致癌物的标准体内试验。哺乳动物致癌试验用来确定受试物对试验动物的致癌性、剂量-反应关系及诱发肿瘤的靶器官等。以哺乳动物标准体内致癌试验来评价化学物的致癌性花费大、时间长。新的化学品不断涌现，其中许多需要进行致癌性的评价。要对每一个新的化学品都进行动物致癌试验，从人力、物力、财力上都是不可能的。另外，由于致癌试验所用的动物种系有限，试验用动物数量也有限，对于一些弱的致癌物有可能不被检出。

需要进行致癌试验的一般原则是：①人体可能长期暴露于该化学物；②该化学物或其代谢物的化学结构与已知致癌物相似；③反复染毒毒性试验提示该化学物可能产生癌前病变等。

ICH提出的需进行致癌性试验的新药包括：①持续用药6个月以上的药品；②过去的数据显示此类别的药品可能致癌；③药品的作用机制推测可能有致癌性者；④重复剂量毒性的试验结果显示有肿瘤生成现象的药品；⑤药品的成分或其代谢产物长期停留在组织中，产生局部的组织作用或病理生理反应；⑥基因毒性试验结果显示有致突变性等。但是若受试药物或制剂只针对有限的特定疾病或病患进行治疗，并且治疗效果确切、稳定时，可视在药物获准上市后的需要进行致癌试验。

（一）试验动物 致癌试验的动物选择要考虑对诱发肿瘤的易感性、自发肿瘤率及代谢方式等与人的类似性等。啮齿类动物对多数致癌物易感性较高，寿命相对较短，费用也较低，在致癌试验中使用最广泛。常用的是大鼠和小鼠，也可用仓鼠。为避免动物种属敏感性的差异影响评价的结果，一般主张用两种物种进行试验。在动物致癌试验中，动物品系的选择也非常重要。美国国立癌症研究所（National Cancer Institute，NCI）推荐用Fischer344大鼠和B6C3F1小鼠。一般选用刚离乳的动物，雌雄各半。动物数应满足统计学分析的要求。各组动物需求数与实验动物肿瘤自发率及受试物诱发动物肿瘤发生率有关。一般每组雌雄至少各50只动物，希望在出现第一个肿瘤时，每组存活动物数不少于25只。

（二）剂量设置　动物致癌试验一般设3~5个受试物剂量组和阴性（溶剂或赋形剂）对照组，必要时设阳性对照组。为在有限数量的动物能检出致癌物，高剂量组应尽可能大，原则上，可引起轻微的毒性反应，但不影响其正常生长、发育和寿命。美国NCI推荐以最大耐受剂量（MTD）为高剂量。最大耐受剂量是由90天毒性试验来确定的，此剂量应使动物体重减轻不超过对照组的10%，并且不引起死亡及导致因非肿瘤的毒性反应缩短寿命。中及低剂量组按等比级数下推，如分别为上一个剂量水平的1/2或1/3。低剂量组应不产生任何毒效应，且接近人类的实际接触水平。

（三）染毒方式　经口染毒，可把受试物掺入饲料或饮水中连续给予动物，非营养性受试物加入饲料中的量不能大于饲料量的5%；营养成分受试物应尽可能采用高剂量，应保证实验动物的营养平衡。若受试物有异味影响动物自由摄入，可采用灌胃法。

（四）试验期限　应包括动物正常寿命的大部分时间，一般小鼠和仓鼠为18个月以上，大鼠24个月以上。个别生命期较长和自发性肿瘤率较低的动物可适当延长。试验期中，当最低剂量组或对照组存活的动物数仅为开始时的25%时，可及时中止试验；但因明显的受试物毒作用造成高剂量组动物过早死亡，则应继续进行试验；如因管理不善所造成的动物死亡大于10%及小鼠在试验期为18个月或大鼠为24个月时，各组存活率均小于50%也应终止进行。

（五）观察指标

1．一般观察　每天观察实验动物的一般状况和毒性反应，对死亡动物要及时剖检。试验最初三个月每周称体重一次，以后每4周称体重一次。掺入饲料或饮水中染毒时，应记录食物消耗量或饮水量。

2．肿瘤发生情况　对每一肉眼可见及可触及的肿瘤，均应记录其出现时间、部位、大小、外形、发展状况和动物死亡时间。

3．病理检查　试验过程中死亡或濒死而提前处死动物，及试验结束后的全部处死动物均应进行系统尸检和组织病理学检查，确定肿瘤的性质和靶器官。对已出现肿瘤或可疑肿瘤的器官和肉眼检查有明显病变的器官，应注意观察癌前病变。

（六）结果分析　主要分析指标有肿瘤发生率、肿瘤潜伏期及肿瘤多发性等。

1．肿瘤发生率　是整个试验结束后，患瘤动物总数在有效动物总数中所占的百分率。即：肿瘤发生率（%）＝（实验结束时患肿瘤动物总数/有效动物总数）×100%

有效动物总数指最早发现肿瘤时存活动物总数。

2．肿瘤潜伏期　即从摄入受试物起到发现肿瘤的时间，可将各组第一个动物出现肿瘤的时间作为该组的潜伏期。但内脏肿瘤不易觉察，通常将肿瘤引起动物死亡的时间定为发生肿瘤的时间。

3. 肿瘤多发性是指一个动物出现多个器官的肿瘤或一个器官出现多个肿瘤。

应对试验结果进行仔细的统计学分析，并结合是否具有剂量－反应关系对致癌性作出判断。世界卫生组织（WHO，1969年）下列4条判断标准，阳性结果的判断需满足下列反应的一种或数种：

①阴性对照组动物出现的一种或数种肿瘤，试验组动物均有发生，且肿瘤发生率高于对照组；②试验组动物发生阴性对照组没有的肿瘤类型；③试验组动物肿瘤发生早于阴性对照组；④试验组每个动物的平均肿瘤数超过阴性对照组。

动物长期致癌试验是鉴定评价动物致癌物的标准试验，可人为控制实验条件，在相对较短的时间内，得到化学物诱发肿瘤作用的特性及剂量－反应关系。多数情况下，动物试验的结果可较好地反映化学物对人体的作用，对于人类致癌物，在进行了足够的动物试验后，都至少在一种动物模型中出现了阳性结果。尽管还不能说所有能在实验动物引起肿瘤的化学物都是人类致癌物，但在人类无确切的证据之前，假定动物试验中有足够证据的致癌物对人类也有致癌危险性是有道理的。一般来说，那些接触途径与人类最相近的动物试验资料最有价值。当然，如前所述，在将动物试验结果外推到人时会有很大的不确定性。

三、流行病学调查

对于化学物对人类的致癌性最可靠的证据是设计严密的流行病学资料。为更好地阐明环境因素与肿瘤发生间的关系，应加强肿瘤流行病学的研究。但流行病学资料也有局限性，资料往往是回顾性的，接触剂量估计都很粗，人类往往同时接触多种化学物质，还有生活习惯如吸烟、饮酒的影响，彼此干扰、混淆。在人类肿瘤的病因学研究中，流行病学调查得到"阴性"结果有时并不能确定某种物质是否具有弱的致癌作用。

第四节　化学致癌过程的阻断

从理论上来说，在致癌过程中的任何一个阶段上给予阻断，都可以避免或减少肿瘤的发生和发展。

一、避免或减少致癌物的接触

化学致癌研究所取得的最重要成就之一就是已明确鉴定出一批人类致癌物或致癌因素。对一些已知的致癌因素，如职业致癌因素、环境污染采取相应措施，避免或减少与其接触，可达到减少肿瘤发生的目的。对于职业致癌因素，首先，要提高生产过程中的机械化、密闭化和自动化程度，减少人体的接触机会；其次，要做好环境保护和监测，防止致癌物污染环境。对于环境和食品致癌因素，首先，要进行环境和食品污染的治理，其次，尽可能地避免接触污染较重的外界空气环境和食品。

二、改变不良生活方式

个人生活习惯中的致癌因素主要是吸烟、酗酒和不良饮食习惯，在引起癌症的各种化学因素中占了将近70%。

　　吸烟与肺癌的关系已得到了确认，吸烟还与口腔癌、食管癌、咽喉癌、膀胱癌等有关，基于流行病学研究，Doll 和 Peto（1981）估计，在美国每年有 85%～90% 的肺癌患者是由于吸烟而直接造成的，如果加上可能由于吸烟导致的其他肿瘤如膀胱癌、胃肠道肿瘤、上呼吸道肿瘤等，肿瘤死亡率有 30% 和吸烟有关。停止吸烟就有可能减少或避免肺癌的发生，英美等国的研究均发现吸烟者戒烟后肺癌的发病率可逐渐下降。

　　估计人类男性 30%～40%，女性有 60% 的癌症与不良的饮食习惯有关。大量的研究资料证实碳水化合物和脂类在肿瘤发生过程中是有效的促长剂。高脂饲料增强对大鼠乳腺癌的诱发。对于人，高脂膳食不仅仅增高乳腺癌的发生率，也增高结肠癌的发生率。有人指出，乳腺癌发病率的升高是由于膳食成分导致的雌激素和垂体激素，尤其是泌乳素水平升高的结果。结肠癌的发生则可能与脂肪摄入增加可促进胆酸分泌至肠道，从而影响肠道微生物菌群组成并刺激次级胆酸产生。高脂肪摄入还可能与前列腺癌、膀胱癌、卵巢癌等的发生有关。大量的流行病学资料表明营养过剩导致的超重可以间接增加人类子宫内膜癌、乳腺癌、肾癌等肿瘤的发病率。在动物实验中发现营养过剩具有致癌作用；限食可减少各种肿瘤，尤以内分泌敏感肿瘤的发生减少为多，并可延长寿命。Albans 发现高能量食品的摄入能增加患乳腺、直肠、子宫内膜、膀胱、肾、卵巢、前列腺和甲状腺癌的危险。已证实氯化钠有促癌作用，喜食高盐食品的人群胃癌发病率明显增高。

　　过量的饮酒可以导致人类数种肿瘤发病率的升高。乙醇可被直接分解为乙醛，而乙醛是一种可诱导机体突变的物质。有研究表明在大鼠肝脏发生引发作用后，长期给予乙醇，可增强其致癌作用。在其他器官，当乙醇和其他一些致癌物同时摄入时，可表现出起助癌剂的作用。在人体过量饮酒，同时伴随过量吸烟，则口腔和咽部的肿瘤发病率显著增高。这些支持了乙醇在人体促癌的观点。

　　许多已知的具有致癌性的污染物都普遍存在于人类膳食中。发霉的食物如花生、花生油、玉米等含有黄曲毒素。在动物实验中已经证实食品污染物黄曲毒素（AFB）是一种完全致癌物，是已知最强烈的致肝癌剂之一，可使多种动物诱发实验性肝癌。流行病学调查结果显示亚非国家及我国人群膳食中黄曲毒素污染程度与居民原发性肝癌的发生率呈正相关。黄曲毒素预防以防霉为主，粮食污染黄曲毒素后，可采用适当的方法去毒，如挑出霉粒、研磨加工、加水反复搓洗、加碱破坏和吸附去毒等。

　　烹饪过程中可产生多环芳烃和杂环胺等化学致癌物。食品中多环芳烃的主要来源是食品成分在高温烹调加工时发生热解或热聚反应所形成，另外，烟熏制品中苯并（a）芘含量也很高。烘烤油炸时，油脂如多次反复加热，可促使脂肪氧化分解产生苯并（a）芘，如炸油条的油。食品中的杂环胺类化合物主要产生于高温烹调加工过程，尤其是蛋白质含量丰富的鱼、肉类食品在高温烹调过程中更易产生。烹调时加热温度愈高、时间愈长、水分含量愈少，产生的杂环胺愈多，故烧、烤、煎、炸等直接与火接触或与灼热的金属表面接触的烹调方法由于可使水分很快丧失且温度较高，产生杂环胺的数量远远大于炖、焖、煨、煮及微波炉烹调等温度较低、水分较多的烹调方法。改变不良的烹调方式和饮食习惯，少吃烧烤煎炸食物是预防的最好办法。

　　另外咀嚼槟榔可能导致口腔癌，高龄初次生育与乳腺癌发病危险性升高有关。

三、肿瘤的化学预防

所谓肿瘤的化学预防（chemoprevention）即应用天然或人工合成的化合物去阻断、逆转或预防侵袭性肿瘤的发生。肿瘤的演变时间是比较漫长的，一个正常的细胞要演化成癌细胞需要几年甚至十几年的时间。抓住这个契机采取化学预防的手段，可对非正常细胞进行早期干预，阻断它的发展。化学干预预防癌症已成为肿瘤预防的热点领域。

到目前为止，已发现可能具有肿瘤预防作用的物质达到数百种，这些化合物主要是食物来源的天然化合物、人工合成药物如雌激素受体调节剂、非甾体类抗炎药物、维甲酸类化合物等。其作用机制可在肿瘤发生过程的任一环节，如：①降低致癌物的吸收；②防止致癌物的生成；③促进致癌活性物质的灭活；④阻止致癌物作用于靶点；⑤促进损伤的修复；⑥阻止癌变的发展等。

许多营养和膳食因素被证实可以在抑制肿瘤发生中起作用。例如动物实验结果显示，维生素 A 具有抑制恶性肿瘤的作用，在喂饲亚硝胺、黄曲毒素等致癌物的同时大量补充维生素 A，动物肿瘤发生率降低。这与维生素 A 控制上皮组织分化，维持上皮组织细胞正常形态的作用有关。维生素 C 和 E 可防止亚硝胺在体内产生，可减少肝脏、上消化道和呼吸道的致癌危险。维生素 C 和 E 还是抗氧化剂可以抑制机体游离自由基的形成，保护细胞的正常分化，阻止上皮细胞过度增生角化，减少细胞癌变。维生素 B_2 可抑制黄曲毒素的活性，减少肝癌的发生。β-胡萝卜素、硒等可以通过细胞色素 P450 系统抑制化学致癌物的代谢活化，锌和钼能阻断亚硝胺类致癌物在机体内合成。

动物实验证实，麦麸、米糠和果胶等富含食物纤维的饲料可降低某些结肠致癌物的致癌性。增加膳食中纤维，如蔬菜、水果及全成分谷物等的摄入，可降低患结肠癌和乳腺癌的风险，甚至也能降低口腔癌、咽喉癌、食管癌、胃癌、前列腺癌、子宫内膜癌及卵巢癌的患病危险。其机制可能是所含的食物纤维素增加粪便量和使排便通畅而减少致癌物吸收；通过影响肠蠕动清除肠道中过多的外源性胆固醇；螯合肠道内的胆汁酸，减少次级胆汁酸的生成，减少其可能的致癌危险等。

重点和难点：

1. 化学致癌的多阶段学说和化学致癌作用评价方法。
2. 致癌作用的机制。

思考题：

1. 简述化学致癌的多阶段学说。
2. 简述哺乳动物致癌试验试验设计的基本点。
3. 解释名词：直接致癌物、间接致癌物、助癌物

（郝卫东）

第十章　毒理病理基础

毒理病理学（toxicological pathology）是由毒理学和病理学相互渗透和相互发展形成的一门分支学科。毒理病理学的任务是研究毒物导致机体损伤和疾病的病理学，内容包括毒物引起的各靶器官系统的基本病变和病理机制。实验动物病理学检查是毒理学研究工作的一个重要组成部分，它从形态学角度提供化学毒物对机体的毒作用部位、方式、损害性质及程度的证据。就毒理学研究而言，病理学检查实际上从试验之初就开始了，它参与对实验动物的选择、试验过程对照组和染毒组动物的观察、试验中期和结束时动物的处死解剖和组织病理学观察、死亡动物的原因分析等，在整个试验过程中扮演着重要的角色。

病理学研究疾病的病因、发病机制、形态结构、功能和代谢等方面的改变，揭示疾病的发生、发展规律，从而阐明疾病本质的医学学科。毒理病理学的任务是研究毒物导致机体损伤和疾病的病理学，内容包括毒物引起的各靶器官系统的基本病变和病理机制，具体而言，毒理病理学的工作内容包括：①确定化学物进入机体后对各器官系统和组织细胞毒性损伤的性质、范围和程度，提供损害的形态学特征、发生发展过程以及病变程度与毒物剂量的关系；②阐明毒性损伤的发病机制；③提供进行安全性评价，危险度评估，制定卫生标准、法规及防治措施的依据。

毒理病理学的特点：①形态改变具体可靠；②毒作用明确；③是致癌性研究的主要手段；④在最终毒物安全性评价时，病理指标是不可缺少和关键的。

第一节　毒物所致靶器官损伤的基本病变

无论是何种原因引起的细胞损伤或死亡，病理学家必须依靠肉眼可见的形态学改变进行检测和判断，找出原因并对形态学改变进行解释。毒物所致靶器官损伤的基本病变包括以下几个方面：

一、细胞损伤

包括可逆的和不可逆的细胞损伤。可逆的细胞损伤包括细胞水肿、脂肪变性、玻璃样变性、淀粉样变性、黏液样变性，病理性色素沉着如含铁血黄素、脂褐素及黑色素等的沉积和病理性钙化等；不可逆的细胞损伤包括细胞坏死和凋亡。

二、局部血液循环障碍

包括充血、出血、血栓形成、栓塞和梗死等。

三、炎症

炎症为具有血管系统的活体组织对损伤因子所发生的防御反应。炎症的局部病理变化包括变质、渗出和增生。毒物可引起机体细胞和组织各种的损伤性变化，与此同时机体的局部和全身也发生一系列复杂的反应，以局限和消灭损伤因子，清除和吸收坏死组织和细胞，并通过实质和间质细胞的再生修复损伤，这种机体的损伤和对损伤的复杂反应构成炎症。

四、肿瘤

肿瘤是机体在各种致瘤因素作用下，局部组织的细胞基因调控失常，导致克隆性异常增生而形成的新生物。按病理形态学的异型性，并结合其生物学行为等多项指标，将肿瘤分为良性肿瘤、恶性肿瘤和交界性肿瘤。

第二节 毒理病理学的研究方法

经常采用动物实验和组织细胞培养相结合的方法进行毒理病理学研究工作。

一、动物实验

运用动物实验的方法，可以在适宜动物身上复制出某些人类疾病的模型，并通过疾病复制过程研究疾病的病因学、发病学、病理改变及疾病的转归。该法的优点是可以弥补人体病理学研究的受限和不足，但应注意动物和人体之间毕竟存在物种差异，动物实验的结果仅可作为研究人体疾病的参考。

二、组织细胞培养

将某种组织或细胞用适宜的培养基在体外培养，可以研究在各种有害因素作用下细胞、组织病变的发生和发展。这种研究方法的优点是周期短、见效快、节省开支，而且体外因素单纯，容易控制，可以避免体内复杂因素的干扰。缺点是体外环境与复杂的体内环境有很大的不同，故不能将体外研究结果与体内过程等同看待。

三、尸体解剖

简称尸检，是病理学基本研究方法之一，是指机体死亡以后对尸体进行系统的剖解，并按尸检程序广泛多处取材，最后作出诊断，一般不受时间上的限制。其目的在于：①确定诊断，查明死因；②及时发现和确诊某些传染病、地方病和新发疾病，为防疫部门采取防治措施提供依据；③积累各种疾病的病理材料，作为深入研究和防治的基础；④收集各种疾病的病理标本，供病理学教学使用。

四、活体组织检查

简称活检，即用钳取、穿刺、局部切取或治疗性手术摘除器官、组织等手段，在活体病变处获取小块病变组织进行病理诊断的方法，是以快速诊断和指导治疗为目的。活体虽然取材新鲜，但受到取材的准确性和可行性的限制。

第三节　毒理病理学的观察方法和新技术的应用

对形态学变化的观察起初在大体活检或尸检水平，伴随显微镜及之后电子显微镜的发展，观察进入细胞和亚细胞水平，当前更多现代技术则用于检测分子和基因水平的改变，其研究成果对于常规毒性病理学研究方法起到补充和完善的作用。毒理病理学常用的观察方法和新技术包括以下几种：

一、大体观察

主要通过肉眼对大体标本的病变性状（外形、大小、重量、色泽、质地、表面及切面形态、病变特征等）进行细致地观察和检测。

二、组织和细胞学观察

将病变组织制成切片或将脱落细胞制成涂片，经不同的方法染色后用显微镜观察。组织切片最常用苏木素－伊红（HE）染色，是研究和诊断疾病的最常用的基本方法。

三、超微结构观察

由于电子显微镜（电镜）较光学显微镜的分辨率高千倍以上，因此可用电镜观察亚细胞结构（如细胞器、细胞骨架等）或大分子水平的变化来了解组织和细胞的超微结构病变，加深对疾病基本病变、病因和发病机制的了解。

四、组织化学和细胞化学观察

一般称为特殊染色，此方法的目的是通过应用某些能与组织细胞化学成分特异性结合的显色试剂，显示病变组织细胞的化学成分（如蛋白质、酶类、核酸、糖类、脂类等）的改变。如 HE 染色无法区分糖原和细小的脂滴。采用冰冻切片，苏丹Ⅲ染色可将脂滴染成橘红色，从而与糖原分开。

五、免疫组织化学和免疫荧光术观察

免疫组织化学和免疫荧光原理是利用抗原与抗体的特异性结合反应来检测组织中未知抗原或抗体，检测细胞内多肽、蛋白质等大分子物质的分布。这种方法的特异性强，敏感度高，发展迅速，应用广泛。

六、荧光细胞化学术

组织中的某些成分可与荧光素结合或有自发荧光，在荧光显微镜下激发出不同颜色的荧光。

七、立体计量术

立体计量术或称形态计量，是研究组织和细胞内各种有形成分的数量、体积、表面积等绝对和相对数值的方法。研究物体内某种结构的立体数值的科学称体视学。如正常人肺泡的

数量和表面积、肾小体的数量和体积比、胰岛的数量及各类细胞的数值及比例、腺垂体各种内分泌细胞的数量比等。

八、图像分析技术

病理形态学观察基本上是定性的，缺乏精确而客观的定量标准和方法。图像分析技术的出现弥补了这个缺点。随着电子计算机技术的发展，形态定量技术已从二维空间向三维空间发展。在毒理病理学方面图像分析应用于形态参数的测定，如直径、周长、面积、体积、形态因子等的测定。

九、同位素示踪术

同位素示踪术是应用放射性核素的射线作用，研究细胞对物质的吸收、转移、合成和排泄等代谢过程。将放射性核素或其化合物注入动物体内或加入组织培养液中，细胞摄取该物质后，取被检材料制成切片或分离细胞涂片，应用放射自显影术检测该放射性物质在细胞内的原位分布及其代谢途径。

十、原位分子杂交技术

原位分子杂交是应用特定标记的已知核酸探针与组织或细胞中待测的核酸按碱基配对的原则进行特异性结合，形成杂交体，杂交后的信号可以在光镜或电镜下进行观察。

十一、流式细胞术

流式细胞术是20世纪80年代后期发展起来的一种对细胞的物理或化学性质，如大小、内部结构、DNA、RNA、蛋白质、抗原等进行快速测量并可分类收集的高技术手段，它综合了激光技术、计算机技术、半导体技术、流体技术、细胞化学等各门学科理论和技术性能。流式细胞术可以快速定量细胞内DNA，用于测定肿瘤细胞的DNA倍体类型和肿瘤组织中$S + G_2/M$期的细胞占所有细胞的比例（生长分数）。目前国内外采用流式细胞术研究体内淋巴细胞的数量和比例，特异免疫球蛋白的含量及相关抗体，组织内凋亡细胞的检测等。

十二、激光技术

激光技术如激光扫描计数和聚焦扫描显微镜已成功地在毒理学研究领域，包括遗传学、生殖学、老年学、病理学和靶器官毒性研究中。激光扫描计数用于大鼠血细胞免疫遗传学表型，肿瘤增殖，凋亡和细胞周期的分析。聚焦扫描显微镜用于研究潜在肝脏损害机制、大鼠肺纤维化的形成和探索眼毒性机制等。

十三、生物芯片技术

生物芯片是20世纪80年代末在生命科学领域中迅速发展起来的一项高新技术，它主要是指通过微加工技术和微电子技术在固格体芯片表面构建的微型生物化学分析系统，以实现对细胞、蛋白质、DNA以及其他生物组分的准确、快速、大信息量的检测。常用的生物芯片包括基因芯片、蛋白质芯片、细胞芯片和组织芯片等。生物芯片的主要特点是高通量、微型化和自动化。芯片上集成的成千上万的密集排列的分子微阵列，能够在短时间内分析大量的生物分子，使人们快速准确地获取样品中的生物信息。

第四节　病理学检查方法在毒理学中的应用

实验动物病理学检查是毒理学研究工作的一个重要组成部分，它从形态学角提供化学毒物对机体的毒作用部位、方式、损害性质及程度的证据。就毒理学研究而言，病理学检查实际上从试验之初就开始了，它参与对实验动物的选择、试验过程对照组和染毒组动物的观察、试验中期和结束时动物的处死解剖和组织病理学观察、死亡动物的原因分析等，在整个试验过程中扮演着重要的角色。

一、实验动物的处死

毒理学研究工作除了对死亡动物或濒死动物进行必要的病理解剖观察外，根据不同的试验要求常常要对存活的动物定期处死，或在不同时期分批处死，以动态观察其病理变化。

实验动物的正确处死非常重要，处死不当易产生伪差，影响对化学物质毒作用的准确判断。处死动物的方法很多，应根据动物的种属和实验的要求选择。原则上一方面应注意所选择的处死方法对形态和功能观察指标不会产生明显影响。根据实验要求选择合适的方法，尽量减少因麻醉或处死方式不当对研究指标造成干扰，如研究肝脏代谢酶时尽量避免选用具有肝酶诱导作用的麻醉剂（巴比妥类等）。另一方面应尽量减少动物脏器因处死方法所造成的病理损害，尽量减少人为假象，以免影响实验结果。要求做到动物迅速死亡，减少动物挣扎所产生的组织形态变化或细胞内物质的消耗，以尽可能地保持组织细胞原有的形态结构。动物处死前应根据实验要求做好是否禁食、禁水等准备工作。值得提出的是：因为各种处死方法各有利弊，都会不同程度地对病理形态产生影响，故须综合利弊，权衡选择。常用动物处死方法有：

1. 机械暴力法　又称击打法或断髓法，是使动物颈椎脱位、脊髓快速断裂的办法。该法简单，适用于小动物，但无法取血，而且内脏损伤严重，尤其是脑组织。

2. 断头法　以断头器迅速离断头部、放血致死。该法处死快速，动物挣扎较少，适合一些避免应激、要求迅速处死动物的实验，在大鼠、小鼠较常用，但血液有体液的掺入且取血量受到一定限制，此外血液易污染呼吸道和肺部，影响对肺部的观察。

3. 麻醉后急性放血法　以麻醉剂麻醉动物后，从股动脉或腹主动脉放血致死。该法因动物不挣扎、脏器损害少而备受推崇，但内脏器官较为苍白贫血。

4. 空气栓塞法　从静脉中注入足量空气形成空气栓子、循环障碍致死。该法简单、快速，干净利落，适用于兔、狗、猴等大动物，但无法取血，且全身器官淤血严重，尤其是脑、心可发生人为改变，不宜用于研究脑、心。

5. 吸入麻醉处死法　又称窒息处死法，是以吸入乙醚、氯仿等麻醉剂致死的方法。该法简单、干净，适用于小动物，但对呼吸道和神经系统可产生人为影响。

6. 其他　如化学药物处死法以氯化钾、甲醛、士的宁等静脉注射致死，适用于大动物；电击处死法也适用于大动物，但动物挣扎较剧烈。

总之，各种方法均有其优缺点，应根据实验要求而定。

二、实验动物的剖检和取材

对实验动物进行大体解剖、观察各脏器的病变特点，是病理形态学中重要的一环。死亡动物的剖检，对分析动物死亡原因极为重要。动物死亡或处死后，应尽快进行解剖和取材。

（一）解剖　动物解剖要求迅速、细致，注意对大体解剖的正确操作，逐个系统和器官仔细观察，检查脏器组织的形状、体积大小、色泽、位置、硬度、外覆被膜、分泌物、出血、肿物和切面等变化，并做完整、详细的记录。一般程序是先描述一般状态，后描述局部病变，重点是病理改变，必要时正常形态结构结果也应记录。一般记载剖检记录可用印好的表格。优点是可以逐项记录、避免遗漏、节省时间，缺点是记载内容受表格限制，因此最好采用表格记录和重点描述相结合。

不同种属的实验动物存在解剖学差异，即一些内脏位置、形状、色泽、分叶数目等有一定差别，所以，解剖前应熟悉正常动物的解剖学特点。解剖顺序一般是先腹腔后胸腔，然后脑和神经、脊髓等。但可视实验目的而变动。如对动物进行全身检查和取材可参照图 10－1 的程序。解剖过程注意尽量减少器械对组织、器官尤其是神经组织的钳夹、牵拉和压迫，以减少人为损伤。

动物固定在解剖板上，解剖颈部（颌下腺、腮腺、局部淋巴结等）
↓
取一侧乳腺及腹部皮肤
↓
开腹并扩展切口
（胰、脾、生殖器官、肾、肾上腺、直肠、胃、
十二指肠、空肠、回肠、肠系膜淋巴结、肝脏等）
↓
开胸
（舌、喉、气管、甲状腺、甲状旁腺、食管、心、肺、胸腺）
↓
剥离左后肢（肌肉、坐骨神经、股骨）
↓
头皮、耳
↓
开颅（颅神经、脑组织、垂体）
↓
暴露脊髓（取出脊髓）

图 10－1　实验动物病理解剖标准操作程序

（中华预防医学会环境病理组制定，1989 年）

化学毒物引起器官组织损伤和病理学改变，往往也能在脏器重量上反映出来。脏器系数是内脏器官重量（g）与体重（g、100g、kg）的比值，可大致反映组织肿大或萎缩的情况，因此脏器称重的绝对重量和相对重量（脏器系数）是病理形态学检验重要而敏感的常规指标之一，适用于实质器官。脏器系数的异常，虽不能反映病变的性质，但可为病理组织学诊断提供旁证。实践证明，大多数药物毒性的病理形态学观察结果反映出脏器系数指标和病理形态学变化之间具有某些相关性。当某些器官因毒作用发生萎缩或发育不良时，其脏器系数也相应减小；反之，当脏器重量增加时，则脏器本身可能有病理性充血、增生、肥大等病理性改变。同时脏器系数本身可能表现出毒物的剂量-反应关系。

（二）组织取材和固定　取材就是选择大体检查时有代表性或异常改变的一部分脏器组织标本置于适宜的固定液中固定或低温保存，以做进一步检验。实际工作中，应根据实验目的和可能受累的脏器，有的放矢地进行取材、送检。一般来说，小鼠主要脏器可全部保留，大动物则留取一部分脏器标本。

取材时注意事项为：①动物处死后立即解剖检查，及时取材，以免组织自溶、干燥、皱缩和变形；②取材顺序按解剖步骤，或依实验目的而有所侧重，检查脏器后立即取材；③各动物取材部位应统一，以便各组之间具有可比性，若肉眼可见病变，取材则应包括病变部位以及病变与正常组织交界处的组织；④取材组织块的切面应包括重要结构或全层，空腔脏器如胃肠应将内容物冲洗干净；⑤切取组织块大小可根据实验目的而定；⑥取材时刀、剪要锋利，勿挤压组织块变形，应选取未被器械钳夹、压迫的部位进行固定。

将留取的组织标本进行固定可以使组织细胞中各种成分得到保存，并进一步制备各类组织切片进行形态学观察。固定组织标本所用的固定液种类和方法很多，各有优缺点。应根据实验目的、组织标本的特点来选择。常用的固定液有10%中性甲醛（福尔马林，formalin）、Bouin固定液、Camoy固定液、Gendre固定液、Helly固定液、Zenker固定液以及氯化汞、乙醇、冰醋酸等，电镜检查常用的固定液是锇酸和戊二醛。将固定过的组织标本，通过各种方法制片后，可进行一般病理组织学（光镜）、组织化学（特殊染色、酶组织化学、免疫组织化学等）、亚微结构（电镜）观察，并可通过定量分析技术进行定量研究。

三、实验动物组织病理学变化的诊断与评价

对实验动物进行组织病理学检查之前，需要注意几个方面的问题：

（1）要了解和熟悉实验动物的正常组织形态，了解动物与人的形态学差异。动物的组织形态与种属有关，需了解不同种属动物的组织结构特点，才能准确地作出评价，如小鼠肝脏分四叶，有胆囊，而大鼠肝脏为六叶，无胆囊。还需注意动物年龄对观察结果的影响，因为动物的解剖生理特征随年龄增加而有明显的变化，例如年老动物（大鼠、小鼠）常可见肝细胞核增生及核内包涵体。还需了解动物与人的组织病理学差异才能为结果的推断和比较病理学的研究提供帮助。

（2）要注意鉴别动物的自发性疾病和由于饲养条件不良等非实验因素引起的病理改变。动物容易患上传染性和非传染性疾病，如支气管炎、间质性肺炎等肺部感染，肝、肾、脑等脏器潜在感染，往往严重干扰检验结果。一些非传染性的自发疾患如肾盂积水、睾丸自发性萎缩、子宫腔积液及自发肿瘤都严重影响对结果的判断。此外，有时可见动物受到寄生虫感

染影响肝脏，如囊尾蚴虫病、肝鞭虫、肝球虫感染。

（3）由于组织制片过程程序较多，每个环节都存在影响结果的人为因素，因此切片过程必须规范。

（4）研究人员必须了解新鲜动物标本和死亡动物标本之间组织形态学的变化。

在进行毒理病理学阅片时，需将所观察到的形态变化详尽地描述和比较。首先区分属正常形态还是病理性改变，是人为假象还是病理变化，然后与对照组对比，并将所作出的病理诊断进行鉴别分析，排除与毒理学试验无关的病变，明确毒作用的特点、靶器官及剂量－反应关系，指出可能的毒作用机制，在综合分析的基础上作出明确的结论。对化学毒物所致器官组织病理学发生的变化进行诊断和评价结论时，常常根据以下几方面来作出判断和甄别：

（1）病变出现的规律性：观察各染毒剂量组和对照组的动物中出现病变的脏器、部位、病变性质及特点有无差别，并作出判断。如果对照组出现与染毒组相同的病变，则该种病变多属非实验因素所致；若病变仅在染毒组出现并呈规律性变化，则多由实验因素引起。例如四氯化碳亚急性或慢性经口染毒引起大鼠肝小叶中央区肝细胞变性坏死及纤维化。

（2）相同病变出现的频度：观察同种病变在各染毒剂量组之间出现的频度有无差别，如果病变出现的频度与染毒剂量呈现一定关系，那么病变多由实验因素所致，例如乙醇急性中毒引起大鼠肝小叶周边区细胞脂肪变性，每个剂量组出现脂变的动物数随染毒剂量递增而增加。

（3）病理损害的程度：观察各组动物病变程度与染毒剂量之间是否存在剂量－反应关系。病变的程度一般涵盖病变性质的严重性和损害范围的大小这两方面的情况。如果随剂量增加，不同剂量染毒组动物的病变程度加重，则可能由实验因素引起者居多。当一个脏器中同时出现几种病变时，可依据各种病变的损害范围所占比例的差别，来分析病变与毒作用的关系。

（4）病变出现的时间：根据病理改变的发生发展规律，对所观察到的病变与毒作用所致病理改变应有的时间性是否一致作出逻辑性判断。一般来说，急性试验不应出现慢性病理学改变，如化学毒物染毒一次后动物几小时内死亡，其肝脏出现上皮样细胞结节或纤维化等慢性病变，说明与毒作用无关，因为这些慢性病损需毒物作用一段时间至少数天才能形成。慢性毒性试验引起的病变应以慢性病损为主，可伴有如中性粒细胞浸润等急性的病理变化。

（5）病变特点与毒作用部位：观察器官系统病理损害发生的部位、分布与范围、病变的性质与程度等特点，结合化学毒物的理化性质、染毒途径、脏器生理生化特点来分析毒作用可能的靶器官和靶部位，以了解可能的毒作用机制。

有可能的话，应结合其他功能检验结果及参考文献的试验结果，综合考虑，才能准确地对靶器官病理损害作出诊断，为评价化学毒物的毒性提供重要的基础。

四、病理学检查中的质量控制

病理学检查是毒理学评价的重要组成部分，病理学检查是否符合良好实验室操作规范，是否按照标准操作规程（standard operating procedures，SOP）操作，将直接影响试验结果的准确性，是试验成败的关键。保证病理学检查的质量，必须按照以下要求实施：

（一）建立规范化管理的病理实验室　包括具有完备的实验设施，先进的仪器设备，科学完善的 SOP，高素质人员以及成套的实验资料。

（二）病理部门的工作流程　病理部门的工作流程大体分为解剖、取材、制片、镜检、诊断及书面报告六个步骤，往往诊断被认为最重要，实际上这六个步骤都会影响病理学诊断质量，决不能忽视其中任何一个步骤。上述过程必须有诊断和病理技术带头人，还要有足够的技术人员，既要分工明确，又要密切合作，才能保证顺利进行。

（三）正确镜检的必要条件　病理检查者要掌握组织学及解剖学知识，具有相当的镜检经验、仔细的观察能力以及病理学知识和关于实验动物自发性病变判别的丰富经验，并有综合的判断力及对毒性试验中病理学检查的意义的理解；同时还应掌握动物体重、临床症状和临床检查的正确数据，准确的解剖记录，取材正确，制片标准。

重点和难点：

1. 毒理病理学的定义和内容。
2. 病理学检查在毒理学中的应用。

思考题：

1. 毒理病理学的定义及其工作内容和特点。
2. 对化学毒物所致器官组织病理学变化进行诊断和评价时，常根据哪些方面进行判断和甄别？

（赵　敏　杨杏芬）

第十一章 毒理学研究的实验设计与统计分析

第一节 毒理学中常用的实验设计

毒理学实验有两个主要的目的：一是了解某个受试物（处理因素）作用于生物体后是否产生有害作用；二是了解其有害作用或效应有多大。如果有几种不同的效应在同一实验中同时被评价，实验应安排能区别各自效应差别的实验设计方法。

一、毒理学中常用的实验设计方法

（一）完全随机分组设计　完全随机设计（the completely random design）是毒理实验中最为常用的一种实验设计方法，它是一种单因素有 k 个水平（k≥2）组的实验设计。即实验设计可设置一个对照和多个剂量组的实验方案。方法为将 N 个受试对象随机分配到各个处理组中（n_i）进行实验并观察其实验的效应。该设计的优点是实施简单易行，结果统计分析简单，即使各处理组例数不等，也不影响实验结果的统计分析。缺点是要求实验单位有较好的同质性，如果同质性不好，则需要观察较多的样本量。

完全随机设计分组前应注意的问题：

（1）实验的样本例数 N 和分组数 k 应在随机分组前确定。

（2）各组样本例数可相等或不等，但相等时的检验效率高于各组样本例数不等时的效率。

（3）注意随机化后各组间的均衡性，较好的均衡性可减少组间变异，缩小抽样误差，提高检验效率。

例1：比较甲、乙、丙三种食品添加剂对小鼠体重增重的影响，将 15 个小鼠随机等分为甲、乙、丙三组，分别给予不同添加剂，对实验单位进行随机化分组方法如下：

解：（1）按某一标志（如动物体重大小）给实验单位编号（编号为 1, 2.... N），见表 11 - 1。

（2）在随机数字表中，从第 31 行第 21 列随机数字处开始依次往右取 2 位数字组成的随机数，给每个编号的动物一个随机号，共取 15 个两位数的随机数。

（3）将 N 个随机数从小到大排列后得序号 R，并规定序号 R = 1 ~ 5 者为甲组，R = 6 ~ 10 者为乙组，R = 11 ~ 15 者为丙组，见表 11 - 1。

表 11 - 1 例 1 的完全随机化分组结果

编 号	1	2	3	4	5	6	7	8	9	10	11	12	13	14	15
随机数	56	27	09	24	86	61	85	53	83	45	19	90	70	99	00
序号(R)	8	5	2	4	13	9	12	7	11	6	3	14	10	15	1
处理组别	B	A	A	A	C	B	C	B	C	B	A	C	B	C	A

采用随机数字表分组的注意事项：

（1）采用随机表的随机数的位数不应小于 N 的位数。

（2）如果出现重号就舍弃。

（3）如果设计上需要各组例数不相等，可以利用 R 调整各组例数。如在例 1 中要求甲组 8 例、乙组 4 例、丙组 3 例，可规定 R = 1 ~ 8 者为甲组，R = 9 ~ 12 者为乙组，R = 13 ~ 15 者为丙组。

（二）随机区组设计　随机化完全区组设计（the randomized complete - block design），简称随机区组设计，又称配伍组设计，是配对设计的扩展。它将几个条件相同的实验单位划分在同一个区组（block）或配伍组，然后再按随机的原则，将同一配伍组的实验单位随机分配到各处理组。该设计方法的优点是每个区组内的 k 个实验单位有较好的同质性，比完全随机设计更容易察觉处理间的差别。缺点是要求区组内实验单位数与处理数相同，实验结果中若有缺失值（missing value），统计分析将损失部分信息。

随机区组设计应注意的事项：

（1）研究的因素应安排为处理因素，为了排除对实验效应的影响的因素设为区组因素；一般将那些对实验结果有明显影响的非处理因素（如窝、性别、体重等）作为区组因素，区组内的差异越小越好。

（2）区组内的实验单位数要等于处理因素的组数。

（3）实验的样本例数 N 要事前确定，同时确定区组数（每个处理的重复数）。

例 2：为了解三种受试物对小鼠某指标的影响。用源于 4 个窝别小鼠作为实验对象，每窝选择 3 只体重相近的小鼠，进行随机区组设计方法如下：

解：将 4 个窝别看成 4 个区组，对每个区组内 3 只小鼠按体重轻重编号。读取三个两位数的随机数，如 28，65，62，将随机数字排顺序号 R = 1，3，2，同时规定三种药物的顺序号（如甲 = 1、乙 = 2、丙 = 3），则第 1 个区组内的分配结果是甲、丙、乙。同理，再读三个两位数的随机数，如 79，21，05，R = 3，2，1，则第 2 个区组内的分配结果为丙、乙、甲。再分别取 3 个两位数的随机数，如 31，05，74 和 66，30，46，得到另外两个区组的分配结果。

表 11 -2　三种处理的区组随机化分配结果

区组编号	实验单位编号		
	1	2	3
1	甲	丙	乙
2	丙	乙	甲
3	乙	甲	丙
4	丙	甲	甲

（三）拉丁方设计　用 r 个拉丁字母排列成 r 行 r 列的方阵，使每行、每列中每个字母都只出现一次，这样的方阵称 r 阶拉丁方或 r×r 拉丁方。这种利用拉丁方安排实验的设计称为拉丁方设计（the Latin - square design）。拉丁方设计的优点是可以大大减少实验次数，尤其适合于动物和实验室实验。缺点是要求处理数必须等于拉丁方的行（列）数，一般的实验不容易满足此条件，而且数据缺失会增加统计分析难度。

拉丁方设计应注意的事项：除样本分配需要在区组内随机化外，处理因素的各水平与拉丁字母关系的确定也要随机化。必须明确三因素间无交互作用，当同一受试者为一个区组时，应当确认在前一作用消失后，方可进行后一处理；为了提高结论的可靠性，有时可用两个拉丁方进行重复实验。

		列		
		Ⅰ	Ⅱ	Ⅲ
	1	A	B	C
行	2	B	C	A
	3	C	A	B

例 3：比较 A（对照）与某药物 B（低剂量）、C（中剂量）、D（高剂量）给大鼠给药后的作用，如认为不同窝和动物年龄两因素可能对实验结果产生影响，可通过拉丁方表的行和列的分类控制实验中影响实验结果的两个因素。

解：选 4×4 基本拉丁方安排本实验。可安排"行因素"为动物的窝编号分组（窝为 1，2，3，4），"列因素"为年龄分组（年龄组为出生 6~8 星期、8~10 星期、10~12 星期、12~14 星期），拉丁方表的 ABCD 四个字母表示处理因素的 4 个水平组，每个实验单位被分配 4 个处理 A（对照）与某药物 B（低剂量）、C（中剂量）、D（高剂量）中的一种。拉丁方设计的特点是每种处理在各行和列中只出现 1 次，结果如表 11 -3。

表 11 - 3 4 × 4 基本拉丁方安排本实验

窝编号	年龄			
	6~8 星期	8~10 星期	10~12 星期	12~14 星期
1	A	B	C	D
2	B	C	D	A
3	C	D	A	B
4	D	A	B	C

（四）析因设计　析因实验设计（factorial experiment design）又称完全交叉分组的实验设计，属于多因素、多水平的设计。它不仅可以检验每一因素各水平之间的效应差异，而且可以检验各因素之间的交互作用。交互作用是指一个因素不同水平间的效应差受另一因素的影响，包括协同交互作用和拮抗交互作用。析因实验主要用于分析因素的交互作用，当因素及水平数过多时，所需的实验单位数、处理组数和实验次数大幅度增加，故因素较少时采用析因实验。含有较多因素和水平的实验一般采用正交实验设计。

2 × 2 析因实验设计是指 A 因素的两个水平 A1、A2 与 B 因素的两个水平 B1、B2 完全交叉分组的实验，是最简单的析因实验设计。每种组合下的实验数据 n 要求有相等次数的重复，若无重复数，则无法计算误差项。所以一般析因设计实验安排有 A × B × n 个实验单位数。

例 4：研究甲药物三个剂量（0、3、9 单位）和乙药的两个剂量（2、6 单位）对大鼠某指标的作用和两药的交互作用。用 60 只大鼠作为实验对象，设计方法如下：

解：（1）处理组数的确定：本研究为两因素的实验研究，根据研究目的，2 因素各水平组合数为 2 × 3 = 6 个处理组，各处理组的剂量组合为：

处理组①：甲药剂量 0 单位 + 乙药 2 单位　　处理组②：甲药剂量 0 单位 + 乙药 6 单位
处理组③：甲药剂量 3 单位 + 乙药 2 单位　　处理组④：甲药剂量 3 单位 + 乙药 6 单位
处理组⑤：甲药剂量 9 单位 + 乙药 2 单位　　处理组⑥：甲药剂量 9 单位 + 乙药 6 单位

（2）采用完全随机分组方法将 60 只大鼠随机分为 6 组（随机化分组方法同前），每组 10 例给予不同处理。统计分析采用两因素的方差分析。

二、毒理实验中的偏倚和控制

偏倚（bias）是在研究中从设计到实验实施和结果分析的各环节存在一些人为的、有系统倾向的非随机误差，它不是由于抽样造成的，而是某种偏性使得实验结果偏离它的真实值。这种误差常常是系统误差。偏倚的大小取决于研究的方法和具体的实验条件。毒理实验常见的偏倚主要来源于三大类：

1. 选择性偏倚　是由于实验设计阶段研究者对研究对象的选择而引起结果的偏倚。如动物选择的同质性不好和分组不当（如没有采用随机化分组方法分配实验对象；或只采用简单随机分组方法，在受试例数较少时，某些特征在组间不一定均衡）引起的偏倚。

2. 观察性偏倚　指实验执行过程中由于各种原因影响引起结果的偏倚。观察性的偏倚可来源于：①实验方法，如实验没有制定或执行标准操作规范；②实验人员对检测方法、仪器、实验条件、试剂掌握标准不统一，或实验人员对结果的判断水平不统一、操作不一致；③实验人员的失误如记录的质量不合格，如记录错误、资料的遗漏（未做记录，丢失等）。

3. 混杂性偏倚 是指研究的结果同时受到处理因素和非处理因素的影响，而非处理因素产生的效应干扰了处理因素产生的效应。如果影响实验结果的非处理因素在各比较组不均衡，在统计分析阶段又未采取校正，可造成结果分析的偏倚。这种偏倚主要发生在资料的统计分析阶段。

因此，必须认识实验过程的偏倚，从实验设计起直到整个研究过程均要加以控制。正确的实验设计可控制选择性的偏倚，事前人为控制和采取相应的措施可避免和减少观察性的偏倚。对于混杂性偏倚，可将重要的混杂因素在设计阶段进行分层随机设计分组，可使混杂因素在组间分布均衡，或在统计分析阶段将混杂因素作为分层因素或采用有协变量分析方法，以消除混杂因素的影响。只有有效的控制或消除偏倚，才可减少结果的假阳性或假阴性。

第二节 毒理学试验中常用的统计描述方法

一、毒理学试验中资料的类型

毒理试验中对实验对象（动物）进行干预后测定的结果称为实验反应，结果一般有以下类型：

（一）连续性数据 测定结果表现为有数字大小和单位的数据，统计上称计量资料，如生理、生化指标、体重值、器官重量等，其分布为连续性正态分布。

（二）定性数据 测定结果表现为按某属性划分的定性类别，统计上称为分类数据。如某结果反应为"阳性或阴性""死亡、未死亡""有畸形、无畸形"等，其分布多为二项分布或泊松（Poisson）分布。

（三）等级数据 测定结果按变化程度大小划分得到的分类，如病理损害的严重程度：无、轻度、中度、重度等。

表 11 - 4 毒理学试验中常见数据的类型分类

数据的类型和分布	常见测定指标
连续正态分布	体重，食物消耗量，器官重量（绝对和相对重量），血液学指标（部分），临床化学指标（部分），小鼠耳肿胀试验测量，胎儿顶－臀长度，受孕率，存活率
连续非正态分布	血液学指标（部分），临床化学指标（部分），尿分析
尺度（等级）	神经行为体征，PDI 计分，组织病理学数据
计数	吸收胎，着床位点，死产数，血液学（网织红细胞、豪－周小体、WBC 分类）
分类	临床体征，神经行为体征，眼计分，GP 致敏计分，小鼠耳肿胀试验致敏计分，胎体畸形，性别比，剂量/死亡率数据，组织病理学数据

二、毒理学试验中的统计描述指标

（一）资料的整理与探察 应事先对数据进行整理和探察，了解数据频数分布是否符合某一理论分布，为进一步采用适当的概括统计量和假设检验提供依据。

1. 计量数据 可通过数据频数分布的直方图、点图或通过正态性检验了解数据分布的正态性，同时可通过箱式图揭示数据的偏离程度、离群值等。如数据满足正态性，可选择描述正态性数据概括统计量和参数假设检验。如数据不满足正态，选择描述非正态性数据概括统计量和非参数假设检验。

2. 分类或等级数据 根据发生率的大小或查文献了解数据的分布（二项分布或泊松分布），或用相应的理论分布对数据进行拟合，选用相应的概括统计量和假设检验。

（二）数据的描述统计量

表 11-5 数据类型与描述统计量

连续数据	描述统计量	离散型变量	描述统计量	说　明
正态或近似正态分布	均数与标准差	二项分布	发生率（p）	两分类反应事件(x)如阳性、阴性,发生率(p)不是太小
	总体均数（μ）的95%可信区间		总体率（π）的95%可信区间	
偏态分布	中位数与四分位间距	泊松分布	均数和标准差总体均数（λ）的95%可信区间	单位面积或体积的事件发生数（x）
			等级构成比例	分类为有序

（三）数据转换 数据转换的目的：①使数据分布正态化或接近正态；②使比较组数据方差齐性，便于使用参数检验。许多统计检验方法要求数据为正态分布和方差齐性（参数统计检验方法），如数据满足参数检验方法，检验效率高于非参数检验。许多数据可通过变量转换的方法满足参数检验的条件。常用转换方法如表 11-6、11-7。

表 11-6 不同类型数据转换为正态分布建议的转换方法

数据类型	推测的分布	建议转换的方法
二分类的率或比例	二项分布	$\sqrt{x}$的反正弦（角度转换）
计数数据	泊松分布	$\sqrt{x}$或$\sqrt{x+1/2}$（如存在 0 值）
计量数据	负偏态	x^2, x^3, antilog × （以数值升高为序）
计量数据	正偏态	$\sqrt{x}$, log（x）, $1/x^2$（以数值升高为序）

表 11 - 7　毒理学试验中常用数据的正态化转换方法

数据类型和举例	转换方法
器官重（x）/体重（y）	$x' = x/y$ 或 $x + c$（C 为常数）
线性化数据，特别是率	$x' = 1/x$
显性致死和突变率数据	$x' = \arcsin e\sqrt{x}$
pH	$x' = \log x$
反应百分率	$x' = probability\,(x)$
动物体重计算体表面积	$x' = \sqrt{x}$

第三节　毒理学试验中常用的统计检验方法

一、假设检验应注意的问题

毒理试验中最常见的是给予实验单位不同受试物后进行组间比较，通过是否拒绝统计假设检验说明受试物的作用。做假设检验前，应考虑以下问题：

1. 资料的性质　不同资料性质（计量、计数或等级）的组间比较应采用不同的统计检验。

2. 统计检验的选择　统计检验有参数检验和非参数检验，满足参数检验的数据统计效率高于非参数检验方法。但采用参数检验方法时，常需要检验数据是否满足参数检验的要求如正态性和方差齐性等，否则采用非参数检验方法更合适。

3. 比较组的设计方法　常见的设计类型有两组或多组的完全随机分组、配对（区组）设计、析因设计、拉丁方设计，不同设计方法和比较组，应选择对应的统计检验方法。以能正确得到处理组效应的统计结果。

4. 比较指标是否受协变量的影响　计量数据组间比较，如比较不同组动物的体重与年龄有关，为校正年龄影响，可采用协方差分析；如计数资料组间比较受协变量的影响，可采用 Logistic 回归分析方法，校正协变量对比较组结果的影响。

5. 比较组观察值或实验单位是否相互独立　许多统计检验方法要求比较的观察值或实验单位相互独立，如二项分布的率检验、t 检验和方差分析等。但毒理学有的实验中观察单位并不独立，如生殖和发育研究中同窝小鼠的反应数据，用传统的统计检验方法不合适，容易增加结果的假阳性。此时应采用随机效应模型的统计方法。

6. 检验假设选择单侧检验或双侧检验，应事先根据专业知识作出选择。

二、常用统计检验方法的选择

分别参见图 11 – 1、11 – 2 和表 11 – 8。

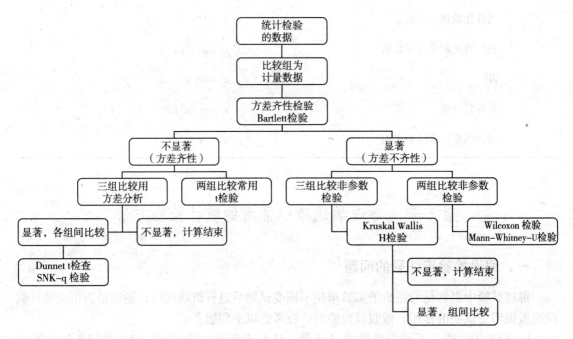

图 11 – 1　比较组为计量数据常用的统计检验方法

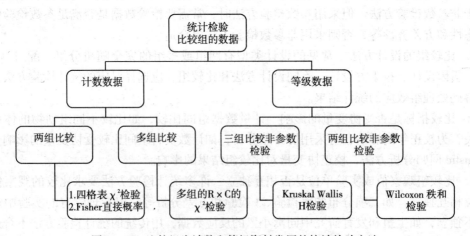

图 11 – 2　比较组为计数和等级资料常用的统计检验方法

表 11-8 常用统计检验方法的选择

反应数据类型	组间比较（完全随机分组设计）	统计检验方法
为"发生"或"未发生"	两组率（构成）的比较	1. 四格表 χ^2 检验或校正 χ^2 检验
		2. Fisher 直接概率检验
	三组及以上率（构成）比较	多组的 R×C 的 χ^2 检验
	与剂量组有关的发生率趋势比较	Cochran–Amitage 趋势 χ^2 检验
为有序或不同等级分类	组间比较（完全随机分组设计）	
（数据不为正态分布或经方差齐性检验拒绝 H_0）	两组的比较	Mann Whitney U 检验
	三组及以上比较	Kruskal Wallis H 检验及两两比较（单侧）
	与剂量组有关的趋势比较	Jonckheere–Terpstra 趋势检验
为连续性计量数据	组间比较（单因素完全随机分组设计）	（假设各组经方差齐性检验不拒绝 H_0）
（数据为正态分布）	两组的比较	t 检验
	三组及以上比较	方差分析（ANOVA）
组间的多重比较	各实验组与对照比较	Dunnett 多组秩和检验
	全组两两比较	Tukey 多组秩和检验
		Duncan 多组秩和检验
		Scheffe 多组均数比较

第四节 常用毒理学试验的统计分析方法

一、急性毒性试验

急性毒性试验主要统计分析的效应指标有半数致死剂量（LD_{50}）及其 95% 的可信区间。LD_{50} 的估计在实验设计时常采用单因素的完全随机分组设计方法，将某物质的几个逐渐增加的剂量水平（x）分到各个实验组，每剂量组动物数（n）至少用 10 个。实验结束得到各组的染毒动物数（n_i，i = 1，2…k 个剂量组）和动物死亡数（r_j，j = 1，2…n 个动物数），计算各剂量组的死亡率（p_i）= r_j/n_i。

LD_{50} 的估计方法有直线回归法、霍恩法、寇氏法等，随着计算机和统计软件的普及，直线回归法的使用较多，此处介绍该方法。

（一）直线化的方法 由于各剂量水平（x）与对应死亡率（p）的关系为"S"形曲线，目前半数致死量估计的常用方法是将"S"曲线关系直线化，主要直线化的方法有：

1. 对数转化法 将各剂量组（x）数据做对数转换后（x'）作为变量，死亡率（p）为

y 变量，建立二者的直线回归方程估计 LD_{50} 和相应的 95% 可信区间。

直线回归方程：即 $p_j = a + bx_i'$，$x_i' = \log x_i$

当 p = 0.5 时代入方程，估计的 x′ 值的反对数值为 LD_{50}。

2. 概率单位法　对死亡率（p）做概率单位转换或 Logit 转换，转换后的值为 y′。变量与各剂量数据为 x 变量，建立二者直线回归方程估计 LD_{50} 和 95% 的可信区间。

即 probit（p）= a + bx，当 p = 0.5 时代入方程，估计的 x 为 LD_{50}。

（二）直线回归法的优点和应注意的问题

1. 直线回归法的优点　该法估计的 LD_{50} 结果是利用回归分析的原理，可提供估计的多个信息，如可对转换的数据拟合的线性方程做拟合优度，评价线性估计回归方程的效度；可计算回归系数（b）、回归系数（b）的 t 值，了解 x 与 y 的剂量反应关系；同时可计算不同概率（从 0.1 到 0.9）估计 LD_{10}、LD_{50}、LD_{90} 和相应的 95% 可信区间。目前许多统计软件包都提供该法的计算，是目前国外比较常用的方法。

2. 使用中应注意的问题

（1）采用直线回归法估计要求 x 与 y 变量为直线关系，应对转换后数据直线关系做拟合优度的 χ^2 检验，如 p > α，接受对称的"S"形曲线假设，认为符合直线回归的要求，可用该法做估计 LD_{50}。

（2）在用回归方法估计回归方程后，应对方程中的回归系数（b）做统计检验，以说明剂量（x）与死亡率（p）存在剂量反应关系是否由于抽样误差造成，如回归系数的检验的 p < α，认为二者有剂量反应关系。

（3）回归方法对数据的要求比较高，要求剂量（x）与死亡率（y）反应关系为对称的"S"形曲线，即要求最小剂量死亡率为 0，最大剂量组的死亡率为 100%，即剂量组数不能太少。

（三）LD_{50} 及其 95% 可信区间的估计

1. 概率单位法

例5：某受试物不同剂量致动物死亡情况（表 11-9），建立剂量与死亡率的直线回归方程，估计 LD_{50} 和相应 95% 的可信区间。

表 11-9　某受试物不同剂量致动物死亡情况

剂量组	实验动物数	死亡动物数
800.00	10	0
932.00	10	1
1086.00	10	2
1265.00	10	5
1473.00	10	7
1717.00	10	9
2000.00	10	10

采用 SPSS. 11.0 统计软件计算结果：

（1）PROBIT ANALYSIS

Parameter Estimates ［PROBIT（p）］= Intercept + BX：

	Regression Coeff.	Standard Error	Coeff. /S. E.
	.00365	.00073	5.01899
	Intercept	Standard Error	Intercept/S. E.
	−4.79781	.94976	−5.05160

Pearson Goodness – of – Fit Chi Square = .776 DF = 5 P = .979

（2）PROBIT ANALYSIS

Confidence Limits for Effective Dose

95% Prob	Effective Dose	Confidence Lower	Limits Upper	95% Prob	Effective Dose	Confidence Lower	Limits Upper
0.01	676.84	269.18	868.86	0.55	1348.35	1239.78	1482.96
0.02	751.50	388.61	925.60	0.60	1383.32	1275.68	1529.58
0.03	798.86	463.97	962.03	0.65	1419.47	1310.96	1579.59
0.04	834.49	520.38	989.70	0.70	1457.55	1346.45	1633.99
0.05	863.48	566.06	1012.42	0.75	1498.66	1383.17	1694.27
0.06	888.15	604.77	1031.93	0.80	1544.43	1422.53	1762.93
0.07	909.78	638.56	1049.18	0.85	1597.78	1466.86	1844.50
0.08	929.14	668.68	1064.77	0.90	1664.91	1520.92	1948.86
0.09	946.76	695.96	1079.06	0.91	1681.12	1533.76	1974.28
0.1	962.97	720.95	1092.33	0.92	1698.74	1547.62	2001.98
0.15	1030.10	823.02	1148.68	0.93	1718.10	1562.78	2032.53
0.2	1083.45	902.01	1195.59	0.94	1739.73	1579.60	2066.75
0.25	1129.22	967.72	1237.89	0.95	1764.40	1598.68	2105.89
0.3	1170.33	1024.64	1277.97	0.96	1793.39	1620.96	2152.01
0.35	1208.42	1075.24	1317.26	0.97	1829.02	1648.17	2208.89
0.4	1244.56	1121.07	1356.72	0.98	1876.39	1684.08	2284.75
0.45	1279.53	1163.22	1397.10	0.99	1951.04	1740.21	2404.80
0.5	1313.94	1202.54	1438.99				

2. 概率单位法估计结果的解释

（1）由 SPSS 计算结果（1）显示：回归系数 = 0.00365，回归系数标准误 = 0.00073，t = 5.018，p < 0.01。说明回归系数有统计意义。其直线方程为：

probit（p） = -4.79781 + 0.00365x

经拟合优度的 χ^2 检验 = 0.776，p = 0.979，p > α = 0.15，接受对称的"S"形曲线假设，认为符合直线回归的要求，可用该法作估计 LD_{50}。

（2）由 SPSS 计算结果（2）显示剂量的可信区间：软件结果提供从 0.1 ~ 0.99 的概率单位所对应的剂量估计及其 95% 的可信区间。当概率 = 0.5，对应的剂量（半数致死量）为 1314mg/kg，其 95% 的可信区间为 1203 ~ 1439 mg/kg。同时可得到 LD_{10} 和 LD_{90} 的剂量值分别为 962.97 mg/kg 和 1664.90 mg/kg。

二、亚慢性和慢性毒性试验

慢性毒性实验多为评估不同剂量组（对照组、低剂量组、中剂量组、高剂量组）实验对象接受某种物质后的各种生理、生化指标、组织、病理器官等指标的变化。通常是对各组每个终点指标进行不同剂量组的单因素分析。

（一）计量指标的比较

例6：不同剂量组雌性小鼠 13 周毒性实验的肝脏重量（表 11 - 10），比较各剂量组肝脏重量差别有无意义？

表 11 - 10 不同剂量组毒性实验的肝脏重量

对照组	低剂量组	中剂量组	高剂量组
1.08	1.09	1.16	1.33
1.15	1.12	1.26	1.37
…	…	…	…
…	…	…	…
…	…	…	…
1.20	1.08	1.30	1.26

1. 统计方法 对上表的数据资料，一般计算以下内容：

（1）对不同剂量组的肝脏重量计算 $\bar{x}$，s 做统计描述。

（2）采用参数法单因素多组独立样本方差分析（one - way ANOVA）对均数做比较，以了解各剂量组的检测结果差别有无统计意义；

（3）同时采用 Levene Test 了解组间的方差，如方差齐性检验无统计意义，要了解各剂量组与对照组有无差别，可采用 Dunnett t 检验；要了解多组均数间两两组的差别，用 Student - Newman - Keuls 或 Duncan 检验。

2. 采用 SPSS.11.0 统计软件计算结果如表 11 - 11、11 - 12、11 - 13、11 - 14、11 - 15。

表 11-11　不同剂量组雌性小鼠 13 周毒性实验
肝脏重量的统计描述

比较组	N	Mean	Std. Deviation	Std. Error	95% Confidence Interval for Mean	
					Lower Bound	Upper Bound
对照组	10	1.0830	.05716	.01808	1.0421	1.1239
低剂量组	10	1.0980	.07700	.02435	1.0429	1.1531
中剂量组	10	1.1540	.04949	.01565	1.1186	1.1894
高剂量组	10	1.2730	.06219	.01967	1.2285	1.3175
合计	40	1.1520	.09646	.01525	1.1212	1.1828

表 11-12　方差齐性检验（Test of Homogeneity of Variances）

Levene Statistic	df1	df2	Sig.
.690	3	36	.564

表 11-13　肝脏重量的方差分析（ANOVA）

	Sum of Squares	df	Mean Square	F	Sig.
Between Groups	.223	3	.074	19.185	.000
Within Groups	.140	36	.004		
Total	.363	39			

表 11-14　试验组与对照组的比较 [Multiple Comparisons
Dunnett't（2-sided）]

剂量组（I）	剂量组（J）	Mean Difference	Std. Error	Sig.	95% Confidence Interval	
					Lower Bound	Upper Bound
2.00	1.00	.0150	.02785	.908	-.0533	.0833
3.00	1.00	.0710	.02785	.040	.0027	.1393
4.00	1.00	.1900	.02785	.000	.1217	.2583

The mean difference is significant at the .05 level

a Dunnett't-tests treat one group as a control, and compare all other groups against it

表11-15　各组均数的两两比较检验结果

检验方法	比较组	N	Subset for alpha = .05		
			1	2	3
Student – Newman – Keuls	对照组	10	1.0830		
	低剂量组	10	1.0980	1.0980	
	中剂量组	10		1.1540	
	高剂量组	10			1.2730
	Sig.		.593	.052	1.000
Duncan	对照组	10	1.0830		
	低剂量组	10	1.0980	1.0980	
	中剂量组	10		1.1540	
	高剂量组	10			1.2730
	Sig.		.593	.052	1.000

3. 结果分析

（1）表11-12显示各剂量组肝脏重量的例数（N）、样本均数、标准差及各组总体均数95%的可信区间估计结果。

（2）表11-13为多组间的方差齐性检验，检验统计量为Levene Test，结果显示 W = 0.690，p = 0.564，p > α = 0.1，表示认为各组方差满足齐性假设。

（3）表11-14为单因素多组间方差分析结果，检验统计量 F = 19.185，p = 0.000，p < α = 0.05，提示处理因素对肝脏重量结果有作用。

（4）表11-15为各剂量组与对照组的 Dunnett't – tests，结果显示在 α = 0.05 水准上，中剂量组和高剂量组与对照组的差别均有统计意义，低剂量组与对照组差别无统计意义。

（5）表11-16列出了 Student – Newman – Keuls 和 Duncan 检验对各剂量组两两比较的检验结果，两方法均显示各剂量组与对照组在 α = 0.05 水准差别有统计意义，但中、低剂量两个组差别无统计意义，同时高剂量组与中、低剂量两个组差别均有统计意义。提示本研究的剂量与反应有剂量反应的相关趋势。

（二）定性二分类和多分类计数资料的比较　在毒性实验中有许多二分类（阳性、阴性）和多分类（有序或无序）的计数资料，如病理结果、毒性表现和肿瘤发生结果。计数资料常用的描述统计指标为阳性率和构成比，两组和多组间率和构成的比较常用 2×2 或 R×C 表的 χ^2 检验。

1. 两组独立样本率的比较　2×2 表的 χ^2 检验应注意的问题是：①在 N > 40，理论数（T）1 < T < 5 时，应用校正 χ^2 检验对组间样本率做检验；②在理论数 < 1 时或 n < 40，采用 Fisher 直接概率法，了解组间差别的意义。

例7：了解某物质不同剂量对小鼠死亡率的影响，采用完全随机分组方法获得两组小鼠死亡情况，结果如表11-16。

表 11 – 16 某物质对两组小鼠的死亡率

比较组	死亡数	生存数	合计	死亡率（%）
甲剂量	18	22	40	45.0
乙剂量	30	9	39	76.9

采用 SPSS. 11.0 统计软件计算结果如下：

Chi – Square Tests

	Value	df	Asymp. Sig. (2 – sided)	Exact Sig. (2 – sided)	Exact Sig. (1 – sided)
Pearson Chi – Square	4.219	1	.040		
Continuity Correction	3.301	1	.069		
Likelihood Ratio	4.281	1	.039		
Fisher's Exact Test				.058	.034
N of Valid Cases	79				

a：Computed only for a 2 × 2 table

b：0 cells（0%）have expected count less than 5. The minimum expected count is 13.33

结果分析：Chi – Square Tests 表的注解 b 提示没有理论数小于 5，因此本例两个率比较结果可参考 Pearson Chi – Square 值（$\chi^2 = 4.219$）和 Likelihood Ratio（$\chi^2 = 4.281$），两个统计量均提示差别有统计意义，$p < 0.05$。根据表 11 – 16 两组样本率信息，提示乙剂量死亡率高于甲剂量。

2. 多组独立样本率的比较 多组样本率比较应注意的问题是：在 χ^2 检验有统计意义时，为避免增大犯 I 型错误的概率，多组率两两比较的检验水准（α）要采用下式估计，如 $p \leqslant \alpha'$，认为比较组差别有统计意义。

$$\alpha' = \frac{\alpha}{2（k - 1）} \quad （k 为比较组的个数）$$

例 8：了解某物质对三组小鼠死亡率的差别，结果如表 11 – 17。

表 11 – 17 某物质对三组小鼠死亡率的比较

比较组	死亡数	生存数	合计	死亡率（%）
对照组	5	25	30	16.7
甲剂量组	10	20	30	33.3
乙剂量组	15	15	30	50.0

采用 SPSS. 11. 0 统计软件计算结果:

Chi – Square Tests

	Value	df	Asymp. Sig. (2 – sided)
Pearson Chi – Square	7. 500	2	. 024
Likelihood Ratio	7. 759	2	. 021
N of Valid Cases	90		

a: 0 cells (. 0%) have expected count less than 5

表 11 – 18　各实验组与对照组死亡率比较

比较组	死亡数	生存数	合计	χ^2	p
对照组	5	25	30	2. 22	0. 136
甲剂量组	10	20	30		
对照组	5	25	30	7. 5	0. 006
乙剂量组	15	15	30		

结果分析: Pearson Chi – Square 和 Likelihood Ratio 检验提示不同组死亡率差别有统计意义, $p < 0.05$。进一步检验各剂量组与对照组比较, 表 11 – 18 显示, 在 $\alpha' = 0.05/2\ (3-1) = 0.0125$ 的水准上, 只有乙剂量组与对照组死亡率差别有统计意义。

3. 定性多反应数据 (等级资料)　毒性实验所得的病理解剖等定性数据, 一般根据病变程度记录为阴性、轻度、中度、重度, 或根据严重程度给予不同的计分, 如 0、1、2、3、4 的等级, 统计上称为等级数据。等级数据组间比较如采用两组或多组的 χ^2 检验, 有时结论容易增加 Ⅱ 型错误的概率, 因此对于反应结果为等级数据, 采用秩和检验要优于 χ^2 检验。

方法: 将各组等级数据给予数字量化, 如阴性 = 1、轻度 = 2、中度 = 3 或重度 = 4, 做两组 (Mann – Whitney U 检验) 或多组的秩和检验 (Kruskal Wallis Test), 如多组检验统计量有统计意义, 再进一步做与对照组比较。如了解组间剂量与反应的关系, 可采用趋势检验 (Jonckheere – Terpstra Test) 探讨二者的相关性。

例 9: 比较四个剂量组 (每组 10 只小鼠) 给药后的毒性, 实验结果为阴性、轻度、中度或重度的等级数据, 等级数据量化和各组结果的例数整理如表 11 – 19。

表 11 –19 四个剂量组反复给药后的毒性实验结果

比较组	阴性 = 1 分	轻度 = 2 分	中度 = 3 分	重度 = 4 分	合计数	总分
对照组	7	2	1	0	10	14
低剂量组	6	3	1	0	10	15
中剂量组	8	2	0	0	10	12
高剂量组	2	3	3	0	10	25

总分 = 各组的各等级分×例数之和

采用 SPSS. 11.0 统计软件用三种检验方法计算结果如表 11 –20、11 –21。

表 11 –20 三种检验方法的检验结果

检验统计量	Kruskal Wallis Test	Chi Square Tests	Jonckheere – Terpstra Test
Chi – Square	11.070	13.809	2.146
df	3	9	
Asymp. Sig	0.011	0.129	0.032

表 11 –21 各剂量组平均秩和两两比较结果

比较组	N	Mean Rank	差值比较的统计意义
对照组	10	17.70	
低剂量组	10	19.35	NS
中剂量组	10	15.30	NS
高剂量组	10	29.65	*
合计	40		

NS: 表示与对照组比较无统计意义, *: 与对照组比较 $P < 0.05$

结果分析:

(1) 四个剂量组给药后的毒性实验结果: 用秩和检验 (Kruskal Wallis Test) 显示统计量 $\chi^2 = 11.07$, $p = 0.011$, $p < 0.05$, 表示四个组间反应得分差别有统计意义, 经与对照组比较只有高剂量组出现统计意义。高剂量组与对照组毒性反应得分的比值为 1.8 (25/14) 倍。

(2) 剂量与反应的趋势检验 (Jonckheere – Terpstra Test) 显示有统计意义 ($p = 0.032$), 说明毒性反应的程度与剂量的增加有关。

(3) 本例同时对表 11 –19 资料计算 R×C 的 Pearson Chi Square 检验, 其 $p =$

0.129，P > 0.05，说明四个组间的毒性反应构成分布差别无意义。χ^2 检验计算过程中不考虑各反应程度的信息，只考虑各组的构成是否一致，因此统计检验结果有时会不同。如果要反映各组在程度不同，选择采用有生物学意义与统计学意义一致的方法检验效率更高。

三、生殖和发育毒性试验

（一）生殖和发育毒性试验数据的特点

1. 观察终点　生殖和发育毒性试验的观察终点被分为两部分：一是母体的，母体的终点效应指标包括体重和体重增加量、交配率、受孕率、平均着床率等；二是反映胎鼠的指标，如胎鼠的畸形数、胎鼠的存活情况、胎鼠体重和身长等。

2. 统计分析单位　生殖毒性试验的观察单位有母体和胎鼠。如研究单位是母体，母体的终点效应指标如体重和体重增加量数据是相互独立的，统计分析单位是一母体终点效应指标；分析处理对不同组间子代影响时，统计分析单位是同一母体下子代的窝（litter），而不是各母体下的胎鼠个体，因为相同窝内子代反应的相似性（窝内的相关性）是高于不同窝子代的反应，该现象称为窝效应（litter effect）。如用各组子代胎鼠作为统计分析单位将增加犯 I 型错误的概率。

（二）观察指标为计量数据的统计方法

1. 实验单位的观察结果是独立的　统计分析单位为母体的数据，采用传统的统计方法，如数据为正态或近似正态，组间可用 t 检验和方差分析，否则用非参数检验方法。

2. 实验单位的观察结果是不独立的

方法 1：用胎鼠的数据计算以窝的平均值（$y_{ij} = \dfrac{\sum y_{ijk}}{n_{ij}}$）为统计分析单位，再对不同剂量组间观察结果作比较，采用方差分析和组间两两比较的方法。

方法 2：以胎鼠的数据为统计分析单位，采用多水平模型或线性混合效应模型（liner mixed – effects model）对不同组别作比较，该方法可处理实验单位有相关性（积聚性数据）数据。目前多水平模型统计软件 Mlwin 和 SAS 统计软件均可比较实验单位有相关性数据。该法的统计效率优于方法 1。

（三）观察指标为二分类数据的统计方法　观察终点为二分类数据可以发生在母体，如怀孕成功和失败；也可以表现在胎儿水平，如发生畸形或未发生。如果研究单位是母体，二分类结果是独立的，如果研究单位是胎儿，每个胎体是否发生畸形，胎体的结果是不独立（有窝效应或称为有聚集性）的。二者的分析方法不同。

1. 实验单位的观察结果是独立的　在传统的生殖毒性实验中，如果 n1 表示某个剂量组的动物数，y1 表示在 n1 中出现的阳性反应数，数据可以总结为表 11 – 22。

表 11 –22　实验单位的观察结果是独立

剂量组	D1	D2	D3
某组动物数	n1	n2	n3
阳性反应数	r1	r2	r3
比例	r1/n1	r2/n2	r3/n3

统计上采用 χ^2 检验比较组间的差别。两组的比较可用校正 χ^2 检验，当各组例数小于40时采用确切概率法。几个剂量组趋势检验用 Cochran – Armitage Trend Test 的 χ^2 检验，同时也可用 Logistic 回归方法分析反应比例数据。Logistic 回归既可以用于多组的比较，也可以对趋势进行检验。同时也可以了解其他因素（胎儿体重等）的作用。

2. 实验单位的观察结果是有相关性的二项反应数据　胎儿的反应数据由于具有窝效应是不独立的。统计上可用三种方法进行分析。

（1）基于窝比例的观察单位：当胎儿结果为二分类数据，最方便的分析方法是计算各组各窝发生某反应的比例，即 $pij = yij/nij$，即以窝比例的为统计分析单位，再将比例做转换，如 arcsin 角度转化。然后用方差分析（ANOVA）或非参数检验方法的 Wilcoxon 两组秩检验或 Kruskal Wallis 的多组秩和检验作组间的比较。

（2）以胎体为观察单位：聚集性数据二项比例的两样本检验，是近年根据实际工作需要而新发展统计检验方法。对于有聚集性的两分类数据，在二项分布的率检验公式上增加组内相关系数进行校正的检验方法。

（3）似然比（likelihood）和类似似然比法（quasi – likelihood）检验方法：Williams 提出对于发育毒性资料分析可采用 Beta – binomial 模型。模型假定在相同窝胎儿发生的反应是服从二项分布的，假定母体窝的变化服从 β 分布，窝的分布是服从超离散（over dispersion）分布。对于二项分布资料 logistic 回归可以应用 β 二项分布对于组间剂量组进行差别比较和趋势检验。目前多水平模型软件 Mlwin 和 SAS 统计软件中的 PROC GLM 和 PROC GENMOD命令可作此分析比较不同剂量组效应的统计意义。

四、致突变性试验

致突变试验方法较多，统计方法各异，此处只介绍显性致死突变试验结果的统计分析。

在显性致死突变实验中，观察数据（胚胎死亡）有以下特点：数据的方差 > 均数，发生数（X）分布的离散程度有趋向性的聚集程度，称为聚集指数 k。据文献报道，显性致死突变实验的数据服从负二项分布。对于服从负二项分布的样本数据比较，具体的做法是将比较组数据（x）按下式做转换，再对转换的数据（y）做两个或多个样本数据的 t 检验或方差分析。

负二项分布数据的转换：$y_i = In\ (x_i + 0.5k_c)$

$$k_c = \frac{\bar{x}_1^2\ (s_1^2 - \bar{x}_1)\ + \bar{x}_2^2\ (s_2^2 - \bar{x}_2)}{(s_1^2 - \bar{x}_1)^2 +\ (s_2^2 - \bar{x}_2)}$$

例 10：在显性致死突变实验中，通常给雄鼠染毒，然后与未染毒的雌鼠交配，通过观察胚胎在着床前和着床后的早期死亡情况了解对生殖细胞的染色体有无损伤作用。表 11 - 23 为该试验的部分结果。试比较实验和对照的胚胎死亡数差别有无统计意义。

表 11 - 23 两组雌鼠的胚胎死亡数 （x） 及其转换值 （y）

实验组			对照组		
雌鼠编号 (1)	胚胎死亡数 （Xi）(2)	转换值 （Yi）(3)	雌鼠编号 (4)	胚胎死亡数 （Xi）(5)	转换值 （Yi）(6)
1	0	0.1570	1	0	0.1570
2	0	0.1570	2	2	1.1537
3	1	0.7747	3	1	0.7747
4	0	0.1570	4	0	0.1570
5	0	0.1570	5	0	0.1570
6	1	0.7747	6	0	0.1570
7	3	1.4279	7	0	0.1570
8	0	0.1570	8	1	0.7747
9	1	0.7747	9	0	0.1570
10	1	0.7747	10	0	0.1570
合计	7	5.3117		4	3.8021

采用 SPSS. 11.0 统计软件计算结果：

Group Statistics

比较组	N	Mean	Std. Deviation	Std. Error Mean
1.00	10	.5312	.43987	.13910
2.00	10	.3802	.37391	.11824

Independent Samples Test

Levene's Test for Equality of Variances						t - test for Equality
F	Sig.	t	df	Sig.	95%	Confidence Interval of
.549	.468	0.827	18	0.419	- .23259	.53451

结果分析：对实验组和对照组的胚胎死亡数 × 分别计算均数和方差为 $\bar{x}_1 = 0.07$，$s_1^2 = 0.90$，$\bar{x}_2 = 0.40$，$s_2^2 = 0.66$，代入公式计算出 $k = 2.34$ 和各组的转换值 y。最后用两组转换值（y）做 t 检验，本例 $t = 0.827$，$p = 0.419$，还不能认为两组差别有统计学意义。

五、致癌试验

致癌试验观察结果的终点数据主要为肿瘤"发生或未发生"、病理指标"阴性或阳性"和实验对象"死亡或生存、死亡的时间（t）"等。

致癌试验统计分析的目的主要有：比较对照组与实验组肿瘤发生率的差别；比较对照组与实验组动物的存活情况；比较对照组与实验组肿瘤病理指标的差别。因此，比较几组的肿瘤发生率和生存率、生存时间是评价化学物致癌试验的主要分析指标。

美国 FDA（2001 年）提出了关于致癌实验的统计分析方法，见表 11 – 24。

表 11 – 24　致癌实验的统计方法

数据类型	比较组和目的	统计方法
二分类数据	两组率的比较	χ^2 检验和确切直接概率法
	多组率的比较	$R \times C$ 的 χ^2 检验
	剂量反应关系	趋势性 χ^2 检验 （Cochran – Armitage Trend Test）
有死亡时间和死亡数据	组间死亡率比较（有多个协变量）	Logistic 回归模型
	各组 t 时刻的生存率（生存曲线）	寿命表法估计生存率
	两组或多组生存率的比较	log – rank test
	组间死亡率比较（有多个协变量）	Cox 比例风险模型

例 11：某小鼠致癌试验部分结果如下：该设计的数据特点是处理组（x）为有序的剂量分组，研究目的是了解处理因素是否随着剂量的增加，反应肿瘤发生率也随之增加。因此采用计数资料的趋势检验（Cochran – Armitage Trend Test）。

表 11 – 25　四组不同剂量的致癌实验结果

剂量组	无肿瘤	有肿瘤	合计数	肿瘤发生率（%）
1.00	48	2	50	4.00
2.00	46	4	50	8.00
3.00	44	6	50	12.0
4.00	43	7	50	14.0
合计	181	19	200	9.50

Cochran – Armitage Trend Test 结果采用 SAS 统计软件计算：

Statistics for Table of r by c   Cochran – Armitage Trend Test

Statistic（Z）1. 8334

One – sided Pr > Z 0. 0334

Two – sided Pr > | Z | 0. 0667

Sample Size = 200

结果分析：在本例中，一般组间比较的 R×C 的 χ^2 检验（$\chi^2 = 3.41$，$p = 0.3321$）不能提供该处理对小鼠有致癌作用，而 Cochran – Armitage Trend Test 的单侧检验显示 $p = 0.0334$，$p < 0.05$，提示处理（剂量）与肿瘤发生率有剂量反应关系，即随着剂量的增加，肿瘤的发生率随之增加。

重点和难点：

1. 常用实验设计方法及其适用条件；毒理试验常见的偏倚；统计描述指标和统计检验方法的选择。

2. 实验设计方法，常用统计检验方法的选择。

思考题：

1. 毒理试验中常见的偏倚主要来源有哪些，应如何控制或避免？

2. 试述毒理学试验中常见数据的类型，如何正确选择统计描述指标？

3. 在对毒性资料进行统计分析时如何正确选择统计检验方法？

（孟　虹）

第二篇　脏器毒理学

第十二章　神经系统毒性及其评价

神经系统是机体起主导作用的功能调节系统。体内各器官、系统的功能和各种生理过程在神经系统的直接或间接调节控制下，互相联系、相互影响、密切配合，使之成为一个完整统一的有机体，实现和维持正常的生命活动。同时，机体生活在经常变化的环境中，环境的变化必然随时影响着体内的各种功能，这也需要神经系统对体内各种功能不断进行迅速而完善的调整，使机体适应体内外环境的变化。神经系统对外界环境中的有害因素极为敏感，是外源性化学物质的主要靶器官之一。

神经系统毒理学或神经毒理学（neurotoxicology）是 20 世纪 70 年代后兴起并迅速发展的毒理学分支，是研究外源性化学物质对神经系统产生功能性或器质性损害、损害类型和特点以及作用机制的一门学科。

第一节　神经系统的结构和功能

神经系统由中枢神经系统（central nervous system，CNS）和周围神经系统（peripheral nervous system，PNS）构成。中枢神经系统包括脑和脊髓，周围神经系统包括 12 对脑神经和 31 对脊神经。中枢神经系统控制机体的思维、意识、情绪、运动、神经内分泌以及免疫系统。外周神经分布于全身，把脑和脊髓与全身其他器官联系起来，使中枢神经系统既能感受内外环境的变化（通过传入神经传输感觉信息）。又能调节体内各种功能（通过传出神经传达调节指令），以保证机体的完整统一及其对环境的适应。

一、神经系统中的细胞

神经系统的基本结构和功能单位是神经细胞，即神经元（neuron）。神经元受到刺激后能产生兴奋，并且能把兴奋传导到其他的神经元，这种能够传导的兴奋称为神经冲动。神经系统中，兴奋以神经冲动的形式进行传导。神经元是高度分化的细胞，有着独特的外形，通常由细胞体（胞体或核周体）和从细胞体延伸的长的突起（轴突）和短的突起（树突）组成。神经元的细胞体主要集中在脑和脊髓，功能相同的神经元细胞体汇集在一起，调节机体的某一项相应的生理活动，这部分结构称为神经中枢。周围神经系统中，亦有一些功能相同的神经元细胞体汇集在一起，这部分结构称为神经节。

中枢神经系统中除神经元外，还有一类细胞，即神经胶质细胞（neuroglia），或简称胶质细胞。神经胶质细胞构成脑细胞的大部分（90%）。胶质细胞包括星形胶质细胞、少突胶质细胞和小胶质细胞。其中少突神经胶质细胞类似周围神经系统中的施万（Schwann）细胞能产生髓磷脂，可形成中枢神经系统中轴突的髓鞘。小胶质细胞是中枢神经系统中次要的非神经元细胞，功能上和形态上均类似小的巨噬细胞。第三类胶质细胞是星形细胞，星形胶质细胞具有许多突起，伸展充填在神经细胞的胞体及其突起之间，起支持和分隔神经细胞的作用，并参与了血脑屏障的形成。由于星形胶质细胞能产生和分泌某些神经递质以及表达某些神经递质受体，可对一些神经活性物质产生反应。另外，星形胶质细胞能对外源性化合物进行生物转化，并可帮助调节神经元周围的离子微环境。外源性化学物质或外伤损伤中枢神经系统后，损伤区域星形胶质细胞通过增生可形成胶质"瘢痕"。这种增殖多伴随着胶质纤维酸性蛋白（glial fibrillary acidic protein, GFAP）的表达增加。因此组织中 GFAP 升高是中枢神经系统对损伤作出反应的一个标志性信号。

二、神经递质

神经细胞通过轴突与其他神经细胞的树突或腺体、肌肉的感受器相连接。当动作电位引起兴奋时，神经末梢会释放化学神经递质。常见的神经递质包括乙酰胆碱、去甲肾上腺素、多巴胺、5－羟色胺、谷氨酸、γ－氨基丁酸、甘氨酸、天冬氨酸和肽类等。这些神经递质分子量较小，作用迅速。它们在突触前末端合成，储存在突触小泡内，神经兴奋时释放，与突触后膜上相应的受体结合，产生效应。

三、血－脑和血－神经屏障

（一）血－脑屏障（blood－brain barrier, BBB）　血－脑屏障由脑毛细血管壁内皮细胞与连续覆盖其外的星形胶质细胞突起构成。脑中毛细血管内皮细胞之间的连接形式不同于全身其他部位，除了少数特殊区域外，如垂体、松果体、正中隆起、脉络丛等，几乎都属于紧密连接形式。这种紧密连接形式是发挥屏障作用的重要结构基础。血－脑屏障可有效防止许多外源性化学物质如白喉毒素、葡萄球菌素与破伤风毒素进入大脑。一般与血浆蛋白结合的化合物或已离解的极性化合物，均不易透过血－脑屏障，很难进入脑组织。但未经解离的脂溶性的或有特定载体的外源性或内源性化学物质，都有可能透过血－脑屏障进入脑组织。

血－脑屏障存在明显的年龄差异，尚未发育成熟的动物，血－脑屏障未充分建立，一些有毒的外源性化学物质可透过血－脑屏障造成脑的损害，如婴幼儿对铅较成人易感。

（二）血－神经屏障（blood nerve barrier, BNB）　外周神经的血－神经屏障由神经内膜的毛细血管内皮细胞和覆盖其上的神经束膜构成。神经内膜的毛细血管内皮细胞间，存在着紧密连接，可阻挡血中成分进入神经；神经束膜多层细胞突起相互重叠交锁成紧密连接，两面覆以基膜，可防止由神经外膜血管通透而来的成分进入神经。但血－神经屏障的作用不如血脑屏障，因此背根神经节一般较中枢神经系统中的神经细胞，对外源性化学物质更为敏感，如多柔比星（阿霉素）可作用于背根神经节，而对大脑无影响。

第二节 外源性化学物质的神经毒效应及其特点

一、神经毒物及其分类

神经毒性（neurotoxicity）是指外源性化学物质引起神经系统功能或结构损害的能力。能选择性地损害神经系统的外源性化学物质称为神经毒物。神经毒物种类繁多，有多种分类方式。

按照来源可分为：工业化学物、环境污染物、食品污染物、日用品、农药、药物、天然毒素、军用毒剂及嗜好品等。

按照其作用的靶器官、用途等可分为：

（一）损害中枢神经系统的神经毒物

1. 环境中毒物

（1）直接影响脑组织细胞代谢、酶或神经递质的神经毒物

1）窒息性气体：硫化氢、氰化氢、丙酮氰醇、丙烯腈等。

2）溶剂：汽油、苯、甲苯、二硫化碳、四氯化碳、三氯乙烯、苯乙烯、甲醇、乙醇、氯乙醇、乙酸乙酯、乙酸丁酯、二氯乙烷、四氯乙烷、氯甲烷等。

3）金属及其化合物：如铅、汞、四乙基铅、锰、有机汞、有机锡等。

4）类金属及其化合物：砷及其化合物、磷化氢、甲硫醇等。

5）农药：有机氯类、有机磷类、氨基甲酸酯类、拟除虫菊酯类、溴甲烷、氟乙酰胺、四甲基二砜四胺（毒鼠强）等杀鼠剂等。

（2）导致脑组织缺氧的神经毒物

1）低氧性缺氧：如一氧化碳、苯的氨基硝基化合物与亚硝酸盐等。

2）组织中毒性缺氧：如硫化氢、氰化物、丙烯腈等。

2. 天然毒素

（1）动物毒：蛇毒如眼镜蛇毒素和银环蛇毒素、蜘蛛毒、蝎毒素等。

（2）植物毒：托品类生物碱、毒扁豆碱、四氢大麻酚、鱼藤酮、乌头碱、毒蕈碱等。

（3）真菌毒素：3-硝基丙酸等。

3. 药物 苯丙胺、戊四氮、士的宁、溴化物、巴比妥类、水合氯醛、安眠酮等。

（二）损害周围神经系统的神经毒物

1. 原发损害周围神经轴索的神经毒物

（1）金属及类金属化合物：铂、铊、三氧化二砷等。

（2）溶剂：正己烷、甲基正丁基甲酮、汽油、三氯乙烯、二硫化碳等。

（3）有机磷化合物：三邻甲苯磷酸酯（TOCP）、甲胺磷、敌百虫、敌敌畏、丙胺氟磷、对硫磷、乐果、氧化乐果等。

（4）窒息性气体：一氧化碳等。

（5）其他化合物：长春新碱、丙烯酰胺、环氧乙烷、二甲基氨基丙腈等。

2. 原发损害周围神经髓鞘的神经毒物 六氯酚、碲、铅、溶血卵磷脂、胺碘酮等。

3．阻滞神经肌接头传导的神经毒物　有机磷如辛硫磷和氧化乐果、肉毒杆菌毒素、河豚毒素、石房蛤毒素、乌头碱、木黎芦毒素、α－蝎毒素、β－蝎毒素等。

二、外源性化学物质神经毒效应的特点

神经系统的结构和功能与其他器官系统相比存在明显差别，故外源性化学物质的神经毒效应具有以下特点：

1．机体各器官系统中，神经系统的功能最复杂，反应最迅速，不仅能接受外界刺激迅速对其作出相应反应，而且还能调节其他器官系统的活动。外源性化学物质作用于神经系统后，临床上较早出现功能改变，表现为各种症状和体征，如大脑功能紊乱，可发生精神活动和行为异常；传导功能障碍，可发生感觉过敏或迟钝，甚至麻痹。

2．脑细胞对氧和能量供应失调异常敏感　神经元存在特异的结构和代谢状态，中枢神经系统具有较高的新陈代谢率。正常成人脑占体重的2.5%，而脑的供血量占全身供血量的15%，耗氧量占全身耗氧量的20%。每100g脑组织每分钟需供血量50ml，氧耗3.5ml，消耗葡萄糖5.5mg。因此中枢神经系统不仅受外源性化学物质的直接损害，对低氧、低血流量、低血糖等间接损害也异常敏感。

3．出生后神经元再生能力差　一般认为成人的神经细胞不再进行有丝分裂，中枢神经细胞受损后，死亡的神经细胞不能通过存活细胞的分裂来取代，损伤部位通常通过星形胶质细胞增殖来填补，因此功能的损失可能是永久性的，也可能是进行性的。周围神经末梢对某些外源性化学物质反应较灵敏，受损后可以修复，但受损后的修复过程需由细胞体通过轴浆运输必需物质到受损部位，需要较长时间，修复十分缓慢。近年来的体外实验和动物研究表明，在适当的实验条件下，中枢神经细胞也能够再生。

4．神经毒效应常表现为有阈值或呈现非线性的剂量反应关系　由于有些神经细胞最初是过量存在的，对损伤具有一定的缓冲作用，少量的神经细胞损伤不会影响神经系统的功能和行为活动。只有神经细胞损伤的数量达到一定程度时，才表现出神经毒效应。有些外源性化学物质，特别是各种药物，不同剂量引起的神经系统反应亦不同，如三环类抗抑郁药在低剂量下具有良好的治疗作用，但在高剂量下则可产生严重的抗胆碱能效应，表现为抑制。某些抗生素，正常剂量可产生抗菌作用，剂量过大将造成失聪和平衡功能丧失。

三、影响外源性化学物质神经毒效应的因素

外源性化学物质的神经毒效应受许多因素的影响。

（一）外源性化学物质的结构和理化性质对神经毒效应有明显影响　如中枢神经系统中谷氨酸具有兴奋作用，但经谷氨酸脱羧酶催化脱羧后生成的γ－氨基丁酸则是中枢抑制性递质。阿托品和东莨菪碱属叔胺盐，可以进入中枢神经系统产生中枢症状，其相应的季胺盐甲基硝酸阿托品和溴化甲基东莨菪碱则不易透过血脑屏障进入中枢神经系统，不能产生中枢抗胆碱作用。多巴胺和5－羟色胺是正常脑组织中存在的神经递质，其类似物6－羟多巴胺和5，6－羟色胺作用恰和多巴胺和5－羟色胺相反。前者使中枢肾上腺素能末梢受损，致使脑内多巴胺含量下降，出现震颤麻痹症；后者使脑桥和间脑缝际核的5－羟色胺能纤维变性，动物表现为兴奋不安。

（二）神经组织的不同部位对外源性化学物质的敏感性不同 如锰损害基底节，二硫化碳损害尾核，DDT 损害小脑，链霉素损害前庭神经核，6-羟多巴胺损害中枢肾上腺素能神经元。不同神经细胞对缺氧的敏感性也有差异，大脑细胞对缺氧敏感性大小依次为：神经元 > 少突胶质细胞 > 星形胶质细胞 > 小胶质细胞 > 血管内皮细胞。小脑依次为：浦肯野细胞 > 颗粒细胞 > 高尔基细胞。神经元中，胞体对外源性化学物质的敏感性往往大于轴、树突。但有机磷酸酯导致的迟发性神经毒性，则主要损伤周围神经。

（三）外源性化学物质的神经毒效应存在种属差异 一般来说，人类的神经系统对外源性化学物质较敏感，猴、狗、猫次之，兔、大鼠、小鼠又次之，对两栖类鱼类、贝类神经系统不发达的动物较不敏感。这种差别可能源于其神经系统解剖、生理和生化背景的差异，如人的神经系统最发达，其重量占体重的 2.5% 左右，猩猩和猴的神经系统较发达，智力较接近人，脑重占体重的 1%，大鼠、小鼠次之，鱼、贝类则不发达。

不同种属动物对外源性化学物质生物转化速度的不同，也表现为毒效应敏感性的种属差异。这是由于不同动物体内对外源性化学物质进行生物转化的最主要酶——混合功能氧化酶的活性不同，导致了不同种属动物对同一外源性化学物质代谢快慢的差别。混合功能氧化酶的活性由高到低依次为：小鼠、大鼠、兔、狗、人。如小鼠代谢环己巴比妥、安替比林的速度比人分别快 19 和 55 倍。在人体也能观察到类似的现象，如异烟肼可引起多发性神经炎，白种人发病率明显高于黄种人。经研究发现异烟肼的乙酰化代谢分快型和慢型，白种人中慢型占优势，异烟肼易在体内蓄积；黄种人中以快型为多见，异烟肼在体内代谢较快，较少影响周围神经。

一些外源性化学物质种属差异还表现为神经毒效应性质的差别，例如吗啡对人、猴、狗、兔、大鼠表现为中枢抑制作用；而对小鼠、猫、鹅、马则表现为中枢兴奋作用。阿朴吗啡（apomorphine）引起猫、狗顽固性呕吐，对兔、马、大鼠和小鼠则引起惊恐不安、活动增加和强制性啮齿动作。

（四）神经系统的发育程度明显影响外源性化学物质的毒效应 胎儿、婴幼儿的神经系统对外源性化学物质的敏感性较成人高，这与血-脑屏障和血-神经屏障完整性有关，如在婴幼儿时期暴露于铅，可损害大脑皮层第 4 层和第 5 层神经细胞，以及内囊、胼胝体、视交叉和丘脑感觉区的神经细胞，易发生中毒性铅性脑病；而在成人期暴露于铅，由于血脑屏障发育完全，则主要损害前角细胞和施万细胞，引起周围神经系统的感觉和运动障碍。神经系统的发育成熟比其他系统晚，发育过程中的大脑对外源性化学物质特别敏感，外源性化学物质作用于不同的发育时期，可产生不同的损害，如在妊娠第四周末的神经管形成期，外源性化学物质作用于神经管上皮，神经管可发生闭合缺陷，使胎儿发生畸形，如发生在尾端，则成为脊柱裂；如发生首端，则成为无脑儿。如在神经细胞迅速分化与增殖时期接触到具有神经毒效应的外源性化学物质，则对神经细胞的产生、移动或分化等产生不利影响，如妊娠两周末的大鼠给予甲基重氮甲烷，可出现小脑畸形；给予乙基亚硝基尿素，则大脑皮层可变薄，神经细胞减少，且在形态及代谢方面也发生改变。婴儿出生后神经系统继续发育一段时间，主要为树突分支、突触发育与髓鞘形成。在此期间接触外源性化学物质，可发生异常树突分支，有的可影响髓鞘形成。

第三节 神经系统损伤的类型及临床表现

一、外源性化学物质对神经系统损伤的类型

外源性化学物质引起的神经系统损伤包括功能性紊乱、神经行为的改变和神经组织结构的损伤。

（一）功能影响 在神经系统中，具有相同功能的神经元可以发挥和维持同样的作用。成熟的神经元是充分分化了的细胞，一般不能再进行有丝分裂。当少量神经元受到不可逆转的损害，导致神经细胞死亡时，神经系统有丰富的储备结构，对神经系统功能影响甚小。然而，当具有同一功能的神经核团受损时，则必然会产生功能性的改变包括感觉和运动功能障碍。

1. 感觉功能 感觉可分为外部感觉和内部感觉。外部感觉即通常所说的视觉、听觉、嗅觉、味觉和皮肤觉，其中以听觉和视觉最为重要，机体大部分信息都是通过视觉和听觉获得的。内部感觉是指接受机体内部刺激，反映身体位置、运动及内脏不同状况的感觉。属于这类感觉的有运动感觉、平衡感觉、内脏感觉等。环境中的许多化学物如铅、甲醇、甲基汞等可使中枢神经系统相应的皮质区神经萎缩，此时神经通路虽完好无损，但由于某些特殊功能区域遭受破坏，可导致相应感觉功能的损害，如甲醇引起的失明等。

2. 运动功能 大脑皮质对躯体运动的控制和调节是通过锥体系和锥体外系两条路线来完成的。锥体系主要与肢体随意运动有关，特别是维护和调整体态，进行习惯性和节律性动作有关。只有在锥体外系对肢体保持稳定并提供适宜肌张力的条件下，锥体系才能进行随意的精细活动，两者在功能上互相协调，互相依赖，共同完成人体的各种随意活动。外界环境中许多化学物质可引起机体运动功能的损害，如铅可致运动型或混合型外周神经损害，表现为肌无力，重者可出现四肢伸肌麻痹、"腕下垂"。慢性锰中毒可主要损害脑纹状体系中的黑质神经元，抑制黑质中的多巴胺合成，临床上表现出锥体外系受损的一系列症状，肌张力增高和震颤麻痹综合征。一氧化碳可损伤小脑，产生运动平衡失调等。

（二）神经行为的改变 人和动物的神经行为是神经系统功能活动的宏观表现，是机体对各种环境刺激的综合协调的应答反应，包括感觉和运动的神经反射及信息整合等行为表现。环境中包括有机溶剂、重金属、农药等化学物质均可引起机体感觉和运动综合功能障碍。

信息整合过程，包括脑的各种精神活动，如思维、分析和判断、学习和记忆、注意力和智力等。外源性化学物质可导致这些功能发生改变。如一氧化碳引起缺氧性脑病或铅引起中毒性脑病，损害大脑皮质、边缘系统及海马回，出现一系列精神活动障碍；过量饮酒引起中枢神经系统兴奋和抑制平衡失调，可产生认知、思维、判断、记忆等紊乱。

情绪和情感是中枢神经系统另一类的综合功能，是人对客观事物与人需要之间关系的一种行为反应。外源性化学物质对机体的情绪有不利影响，如重金属汞可引起易兴奋、发怒；高浓度二硫化碳可产生难以控制的激怒、谵妄性躁狂、幻觉妄想以及自杀倾向等。长期接触低浓度有机溶剂如甲苯、二甲苯、乙醇等，也可引起情绪发生不同程度的变化。

（三）结构损伤 外源性化学物质可造成神经组织结构多部位的损伤。

1. 神经元损伤 大部分具有神经系统毒效应的外源性化学物质可引起中毒性神经元病，中毒表现多为弥漫性脑病，伴发功能障碍，症状的不同反映了脑部损伤部位的不同。

2. 轴突病变 外源性化学物质可作用于轴突，导致轴突变性。轴突变性可发生于中枢神经系统和周围神经系统中。周围神经系统中轴突变性时，神经胶质细胞和巨噬细胞可形成支持轴突再生的环境，故周围神经系统轴突可完全恢复或部分恢复；中枢神经系统损伤时，受损的髓鞘释放抑制因子，星形胶质细胞形成瘢痕，干扰其再生，故中枢神经系统的轴突损害多是不可逆的。中毒性轴突病一般以周围神经元远端的轴突变性为重，故常称为远端轴突病。多数外源性化学物质引起的中毒性周围神经损害属于中枢－周围性远端型轴突病，即轴突变性主要分布于传出纤维的远端和背根神经节中枢支的远端（脊髓后索及脊髓小脑束的上行纤维）。

3. 髓鞘损伤 髓鞘是神经元突起的电绝缘物质，缺乏髓鞘可使神经传导速度减慢，邻近突起间的冲动异常。外源性化学物质可引起髓鞘层分离，成为髓鞘水肿及选择性脱失髓鞘，即脱髓鞘。脱髓鞘所引起的功能变化取决于脱髓鞘的范围。弥漫性的髓鞘病可产生全部神经系统缺陷，若局限于周围神经系统则产生周围神经病症状。

除此以外，神经胶质细胞包括星形胶质细胞、少突胶质细胞、小胶质细胞，神经纤维的髓鞘，神经－肌肉接头处，中枢神经系统的血－脑屏障和周围神经系统的血－神经屏障均可受到外源性化学物质的损伤。

二、外源性化学物质引起神经系统损伤的临床表现

（一）中毒性神经官能症 中毒性神经官能症是由外源性化学物质引起的以脑功能失调和精神障碍为主的疾病。外源性化学物质作用于机体首先引起大脑皮质兴奋抑制功能失调和自主神经功能紊乱。临床上出现不同程度的神经兴奋和神经抑制的症状，但这种变化是可逆的。常见类型有神经衰弱综合征、易兴奋症及自主神经功能紊乱等。由于个体神经类型不同，对外源性化学物质的反应也不同，临床表现可有差异，体检和实验室检查往往没有明确的阳性结果，在诊断上缺乏特异性。症状以疲乏为主，头痛、头晕、无力、肌肉关节酸痛、失眠、记忆力减退等是很多慢性中毒的早期症状和轻度中毒的表现。

（二）中毒性脑病 临床上可表现为急性中毒性脑病和慢性中毒性脑病。

急性中毒性脑病多在接触较高浓度的外源性化学物质后发生，常于急性中毒时迅速出现。以缺氧为主的急性中毒性脑病多无潜伏期，如甲烷、二氧化碳、一氧化碳、亚硝酸盐、氰化物、二硝基苯酚等中毒。但许多外源性化学物质如四乙基铅、有机汞、有机锡、甲醇、溴甲烷、碘甲烷等发生急性中毒时，往往经历数小时或数天，甚至 2~3 周的潜伏期后，才出现急性中毒性脑病的临床表现。

早期症状常见头痛、头晕、恶心、呕吐、乏力、嗜睡或失眠等。有些患者可出现畏光、球结膜充血等表现。随病情发展，患者多呈现不同程度的意识障碍、抽搐或精神障碍。

急性中毒性脑病一般缺乏特殊的定位体征，病变多为弥漫性脑损害并累及两侧锥体束。锥体外神经系统易在一些引起缺氧性脑病的急性中毒（如一氧化碳、丙烯腈等急性中毒）时受损，并因发生苍白球和中脑黑质病变而出现肌张力增高、震颤、运动迟缓等帕金森综合征（Parkinsonism）的表现。急性 3－硝基丙酸中毒因导致不可逆的豆状核损害，还可引起终生

不愈的迟发性肌张力不全（delayed dystonia）。有机汞中毒时则可发生枕叶皮质或脊髓侧索的局限性损害，婴儿型水俣病（慢性甲基汞中毒）可主要表现为脑性瘫痪。急性有机汞、碘甲烷或丙烯酰胺中毒损及小脑时，可出现小脑性共济失调。因中毒性脑水肿致颅内压增高时，患者可出现剧烈头痛、频繁呕吐、躁动不安，或精神萎靡、意识障碍加重，或反复出现抽搐、双侧瞳孔缩小、血压上升、脉搏呼吸变慢，眼结膜水肿或眼球张力增高，但仅部分患者出现视盘水肿。当小脑幕切迹疝形成时，海马回和钩回向下移位压迫脑干，患者出现深昏迷，眼球固定，双侧瞳孔不等大或病灶侧瞳孔散大，光反应消失，呼吸不规则，多呈去皮质强直状；当发生枕骨大孔疝时，小脑扁桃体疝入颈椎管内，可导致双侧瞳孔散大及呼吸突然停止。自主神经功能紊乱严重的急性中毒性脑病者，自主神经中枢功能紊乱可导致中枢性高热、呕吐咖啡样物质、瞳孔改变、大汗、尿便失禁，甚至呼吸或循环中枢抑制。

慢性中毒性脑病是因长期接触较高浓度的外源性化学物质导致的脑器质性损害，起病隐袭，进展缓慢。早期出现类神经症的临床表现。病情加重后，可出现精神症状和智能障碍。记忆力、计算力、理解力、判断力及抽象概括能力皆可明显受损，锰、二硫化碳等引起的严重慢性中毒性脑病时，可出现类似帕金森病的锥体外系神经系统体征。慢性中毒性脑病恢复不全者，因智能障碍可表现为器质性痴呆状态。

（三）中毒性脊髓病　脊髓与脑相比，对外源性化学物质的敏感性相对较低。因此单纯的中毒性脊髓病比较少见，可发生于中度急性或亚急性有机汞中毒及某些急性有机磷如三邻甲苯磷酸酯（TOCP）、甲胺磷、敌百虫等急性中毒后发生的迟发性神经毒性。损及脊髓侧索者，可在周围神经损害恢复期出现下肢肌张力增高、膝腱反射亢进、病理反射阳性或出现髌、踝阵挛等体征。

轻度急性中毒性脊髓病的临床表现，主要有双侧下肢锥体束征，不伴有下肢运动功能及膀胱功能障碍。重度中毒性脊髓病则出现轻度痉挛性截瘫，并可有尿滞留或尿失禁，但无上述中毒性脑病或明显的类神经症的表现。

（四）中毒性周围神经病　中毒性周围神经病（或称中毒性神经病）是指外源性化学物质损害周围神经而发生的疾病，大都表现为感觉－运动型多发性神经病（sensory－motor－polyneuropathy）。由于受损周围神经纤维的直径、分布、病变部位、病理类型、病程时间和再生情况不同，所引起的中毒性周围神经病的发病、临床类型和预后可有不同。

急性中毒性神经病（如急性铊中毒）可于接触毒物1～2天内出现症状，并于数日内迅速加重。但砷、TOCP及有机磷农药一般经过10～15天的潜伏期后发生迟发性周围神经病。少数有机磷化合物中毒患者的迟发性神经病潜伏期可长达数月。慢性中毒性神经病起病隐袭，下肢感觉、运动障碍及自主神经症状往往出现在先，且较严重。

除部分脑神经外，周围神经大都是兼有感觉、运动、自主神经纤维的混合神经。这三类神经纤维虽可受到选择性的损害，但更为常见的是三者同时受累。

（五）中毒性神经－肌接头病/通道病　有些外源性化学物质可作用于神经－肌肉接头处，引起神经－肌接头传导障碍，导致肌肉失去收缩能力，临床表现为突触的运动功能障碍，出现弛缓性肌肉麻痹，腱反射减弱，而感觉障碍不明显。如β－蛇毒素导致神经－肌接头突触前膜乙酰胆碱释放减少；α－蛇毒素、抗乙酰胆碱酯酶神经毒物使突触后膜的烟碱样乙酰胆碱受体发生障碍；蝎、蚁毒素，β－蛇毒素阻滞神经－肌接头钾离子通道；河豚毒素、石房蛤毒素、乌头碱、木黎芦毒素、α－蝎毒素、β－蝎毒素阻滞钠离子通道。

急性有机磷中毒引起的"中间期肌无力综合征"，常累及屈颈肌和肢体近端肌肉、脑神经支配的肌肉和呼吸肌。常规神经肌电图常正常，但重频刺激周围神经和单肌纤维肌电图则可显示神经－肌接头突触后的传导阻滞，有高度的自限性。

第四节 神经毒作用机制

一、直接损伤神经元

外源性化学物质引起神经元或一些特定的神经元直接损伤，严重时可致死。神经元的死亡和丢失是不可逆的，并能导致神经元所有的突起、髓鞘等发生变性。神经元病变可表现为弥漫性脑病，伴脑功能障碍；或由于特异的神经元丢失，引起某些特定功能失调。

如前所述，与其他器官不同，大脑组织尤其是海马和大脑皮质的代谢率非常高，对缺血、缺氧异常敏感，神经细胞在缺氧几分钟后就会发生死亡。神经组织缺氧主要包括缺氧性、缺血性和细胞毒性三种类型。缺氧性组织缺氧是指脑组织血供正常，氧气供给不足。引起缺氧性损伤的物质主要有石油蒸馏物及衍生物（汽油、甲烷）及一氧化碳等，石油蒸馏物及衍生物主要使呼吸道氧分压降低，一氧化碳则影响血红蛋白携氧能力。一些能引起心血管功能衰竭的物质（如洋地黄毒苷、儿茶酚胺、卤代烃类物质等）由于阻滞了大脑的血液可引起缺血性缺氧。细胞毒性缺氧则由一些干扰细胞内呼吸链的外源性化学物质引起，如氰化物、叠氮化合物以及硫化氢。缺氧除了损伤神经元外，对神经胶质细胞也有影响，如长时间暴露于缺氧环境会影响少突胶质细胞形成髓磷脂的功能。神经元缺氧后遗症的表现与兴奋性毒作用相似，可能是由于缺氧情况下谷氨酸盐释放增加所致。

有些外源性化学物质可直接损害神经元胞体，如甲基汞首先引起核糖体的灶性脱落，然后引起尼氏体分解和消失，随后细胞核和细胞质发生改变，最后整个神经细胞包括轴突均受破坏。多柔比星（阿霉素）通过插入 DNA，导致双螺旋结构断裂，抑制蛋白质合成。阿霉素不能通过血脑屏障，只作用于背根神经节和自主神经节处的神经元。而甲基汞可以通过血脑屏障，因此既可影响背根神经节，也可危害中枢神经系统的神经元。有机锡类化学物进入神经系统后，蓄积在细胞体高尔基体结构中，导致细胞发生肿胀和坏死。

羟基多巴胺为多巴的同系物，类似于多巴，在单胺氧化酶作用下，可产生自由基"活性氧"而引起神经细胞毒性，特别是对交感性神经。真菌代谢产物 3－硝基丙酸，剂量达到 30mg/kg 时，可原发性的损害尾核、壳核、海马、丘脑，病变特征为神经元水肿和坏死，伴斑点状出血；低剂量的 3－硝基丙酸，则仅选择性的引起尾核中间神经元损害。三甲基锡可引起机体弥漫性神经元病等。甲基汞中毒，在成人可表现为视觉皮质和小脑皮质损害，在儿童则为神经元广泛丢失。

二、干扰突触传递

突触是神经元传递信息的中央结构，它是神经元与神经元之间、神经元与非神经元细胞之间的一种特化的细胞连接，在突触或运动终板处由化学介导实现细胞与细胞间的通讯。突触包括前膜和后膜。前膜含有神经递质的前体、合成酶、储存囊泡、摄取释放神经递质因子等，后膜含有特别的受体、有关的效应机制以及灭活和降解酶等。突触传递包括神经递质的合成、囊泡中储存、释放到突触间隙以及重吸收或灭活等。外源性化学物质对其中任何一步都可能产生影响。

（一）促进神经传导　　通过血脑屏障进入大脑的外源性化学物质可以通过多种途径调节神经传导速度。

1. 促进神经递质的释放　　一些外源性化学物质可通过直接促进神经递质的释放引起信号转导增强。如脱氧麻黄碱、安非他明、麻黄素以及其他安非他明的衍生物，可促进儿茶酚胺神经递质的释放。甲基汞也能增加儿茶酚胺神经递质的释放。一些无脊椎动物产生的毒素也可以影响神经递质的释放，如黑寡妇蜘蛛毒液可以引起乙酰胆碱大量释放，而造成痉挛性麻痹。乙醇在直接损伤中枢神经细胞的同时，也可以影响儿茶酚胺的释放、吸收和代谢，并激活 γ - 氨基丁酸受体。利血平可进入某些单胺类神经元，干扰其储存过程，引起神经递质的过量释放。

2. 影响神经递质的清除和灭活　　有机磷酸酯、神经毒性气体（梭曼及沙林）以及氨基甲酸酯等外源性化学物质可以抑制乙酰胆碱酯酶活性，使突触间隙乙酰胆碱堆积，从而呈现乙酰胆碱能神经亢进的神经毒性症状。另由 African mambas（Dendroaspis）蛇毒中分离出的毒素 F7 等，亦可抑制乙酰胆碱酯酶，使神经 - 肌肉接头处的乙酰胆碱不能水解，肌肉持续兴奋。一种称为蝎胺（scorpamine）的蝎毒也可以引起相同的效应，这种物质的毒性主要作用在运动神经和节后自主神经。可卡因及其同系物可以通过抑制摄取单胺类神经递质的酶，减少其重吸收，增加了突触间多巴胺及其他一些胺类神经递质的水平，而呈现毒性。慢性酗酒可以降低单胺氧化酶（mono amine oxidase，MAO）活性，继而引起血中和大脑多巴胺水平增高而产生震颤性谵妄和生理性酒精依赖等症状。

3. 许多外源性化学物质也可以直接影响神经递质　　如咖啡、可乐、巧克力中的甲基黄嘌呤、咖啡因以及可可等可以直接作用于中枢神经系统的嘌呤类受体导致神经功能亢进。若在胚胎发育阶段接触这类物质会严重影响胎儿中枢神经系统的发育和功能，表现为低体重新生儿或儿童时期的神经行为异常如注意力缺陷/多动症（attention deficit/hyperactivity disorder，ADHD）。

（二）抑制神经递质　　一些外源性化学物质可竞争性抑制内源性神经递质与受体的结合，或通过破坏递质的储存和释放而发挥抑制神经递质作用。如肉毒杆菌毒素作用于神经末梢囊泡附近，阻滞乙酰胆碱释放，导致神经 - 肌肉接头传导阻滞，引起肌肉麻痹。破伤风痉挛毒素通过阻断抑制性氨基酸，即 γ - 氨基丁酸和氨基乙酸的释放，而造成痉挛性麻痹。利血平进入某些单胺类神经元（如以 5 - 羟色胺或儿茶酚胺作为递质的神经元）并破坏其储存机制，引起神经递质的过量释放，最终导致递质耗竭。一些蛇毒可与乙酰胆碱酯酶受体非共价结合，形成乙酰胆碱酯酶受体 - 神经毒素复合物，引起神经 - 肌肉接头信息传递障碍，导致肌肉麻痹。另外一种受体抑制剂——马钱子碱，可选择性地阻滞脊髓中的甘氨酸受体，大剂量时也可以对大脑中甘氨酸受体产生影响。

（三）兴奋性氨基酸毒性　　兴奋性氨基酸（excitatory amino acid，EAA）是广泛存在于哺乳类动物中枢神经系统的正常兴奋性神经递质，通过相应的受体参与体内各种信号传递和神经元兴奋性的调节，在中枢神经系统中发挥多种作用。EAA 包括谷氨酸、天冬氨酸、N－甲基－D－天冬氨酸、亮氨酸等。其中谷氨酸是中枢神经系统内含量最高的一种氨基酸。当机体处于缺血、缺氧、创伤、中毒等状态下，可使中枢神经系统内的兴奋性氨基酸异常升高，达到产生神经毒效应的浓度。谷氨酸与突触结合引起膜的去极化，导致兴奋性神经毒性。

中枢神经系统中有两种类型的谷氨酸受体：离子型谷氨酸受体，包括红藻氨酸（kainate）受体、N－甲基－D－天冬氨酸（N－methyl－D－aspartate，NMDA）受体和 α－氨基－3－羟基5－甲基4异噁唑丙酸（alpha－amino－3－hydroxy－5－methyl－4－isoxazole－propionic acid，AMPA）受体；另一种是代谢型谷氨酸受体。兴奋性神经毒性主要受 NMDA 受体的调节，NM-DA 受体是钙离子通道复合体的一部分，调节通道的活性。内源性谷氨酸的释放或突触重吸收过程发生障碍时，谷氨酸过度刺激 NMDA 受体，引起大量钙离子进入神经。此时如果细胞通过自身调节，使细胞内钙离子浓度降低，重新恢复平衡状态，则细胞可以完全修复；如不能修复离子失衡，胞质内钙离子超负荷继发线粒体内钙离子蓄积，导致氧化磷酸化解偶联，影响能量合成。同时，胞质内钙离子的升高可以影响一系列的钙离子依赖型信号蛋白，其中包括蛋白激酶和一氧化氮合成酶（nitrogen monoxide synthetase，NOS），NOS 激活使神经元内 NO 水平升高，NO 与过氧化自由基相互作用形成硝酸盐，硝酸盐作用于酪氨酸激酶蛋白，改变信号转导功能，此时 ATP 进一步耗竭，线粒体上的通透孔改变造成细胞色素 C 释放。细胞色素 C 启动级联反应，引起细胞骨架蛋白的水解并启动细胞凋亡。这种毒作用主要损害树突和神经元胞体，一般很少作用于轴突。烹调中加入过多的调味品谷氨酸钠可引起"过量谷氨酸盐综合征（中国餐馆综合征）"，患者可出现脸部、颈部和胸部烧灼感。

由日本海藻中分离出来的一种治疗蛔虫病的环谷氨酸盐类药物红藻氨酸盐是一种强兴奋毒素，比谷氨酸盐的毒性大百倍。与谷氨酸盐一样，选择性的损害树突和神经元胞体。接触后，患者可出现胃肠系统功能紊乱、严重头痛和短时间记忆丧失，部分患者可出现慢性记忆丧失及运动神经萎缩。

关岛及其邻近地区土著群体中发生的一些复杂神经病变可能与食用苏铁科棕榈树有关。苏铁类植物中分离出的 β－甲氨基－L－丙氨酸（β－methylamino－L－alanine，BMAA）可引起猕猴皮质运动神经元功能障碍、帕金森病症状、大脑皮质以及脊髓运动神经元变性。离体试验中，其毒性与谷氨酸盐的毒性类似。另外一种神经兴奋性毒物软骨藻酸（domoic acid，DA）存在于蓝蚌，DA 中毒后 48 小时内会出现一系列的神经系统症状，包括震颤、焦虑、记忆损伤、昏迷。对死亡病例进行尸解时发现均有前额区域、海马、扁桃体、丘脑、大脑皮质等部位的病理损伤。研究发现 DA 经皮染毒大鼠 1 小时后引起动物活动减退，继而发生反复搔头、颤动和阵挛发作等症状，严重的出现持续性癫痫。DA 经口染毒猕猴，表现为流涎、恶心、呕吐、咂嘴、咀嚼等症状。超微结构检查显示 DA 结合在谷氨酸受体所在的树突细胞突触后膜上，引起谷氨酸过量释放，并抑制谷氨酸被轴突或星形胶质细胞重吸收。

三、破坏离子通道

一些外源性化学物质可选择性的阻滞离子通道引起神经传导障碍。

（一）阻断钠离子通道　研究显示，钠通道上具有与六类神经毒物结合的部位：部位 1：

可识别河豚毒素、石房蛤毒素；部位2：可与脂溶性毒素结合，如无尾两栖类毒素、无定形藜芦碱、乌头碱、木藜芦毒素；部位3：α-蝎毒素、海白头翁毒素结合部位；部位4：β-蝎毒素。神经毒物与之结合后，可通过干扰钠离子通道的活性或影响 $Na^+ - K^+ - ATP$ 酶活性引起神经传导异常。如河豚毒素通过阻止钠通道电位的升高破坏动作电位；而植物碱木藜芦毒素和蟾毒素则增加静息期钠离子的渗透性；贝类毒素使神经膜上钠通道阻滞；DDT 与拟除虫菊酯类杀虫剂的化学结构差别极大，但它们对神经系统的作用却相同，都是延长哺乳动物神经元上钠离子通道的开放时间，导致神经传导增强；卤代烃类化学物也有类似的作用，低剂量的 DDT 造成实验动物出现过度兴奋的症状，DDT 还可以像酒精、铜、铅等神经毒性物质一样，能抑制 $Na^+ - K^+ - ATP$ 酶的活性。

（二）阻断钾离子通道　钾通道在神经复极化过程中起重要作用，它是一种膜蛋白，具有六个跨膜螺旋体。许多蝎、蛇、蚁毒素为钾通道阻滞剂，如蛇毒 DTX 毒素的 55~56 糵结合于钾通道的近膜外入口处，阻滞钾通道的开放。

（三）对钙通道的影响　钙通道对神经递质和激素的释放、动作电位生成和兴奋收缩等均很重要，也是神经毒物作用的靶点。钙通道分为4型，即 T、L、N、P 型，不同的外源性化学物质可作用于不同型的钙通道，产生不同的毒效应。

四、轴索变性

轴索变性是指轴索作为毒性原发部位而产生的中毒性神经障碍，是中毒性周围神经病中最常见的病理类型。原发病变为轴索的变性而髓鞘相对完整，神经元无明显异常。

轴索的长短不一，短者仅几微米，长者可达1米以上。轴索内含有轴质，轴质内有细胞骨架、线粒体、滑面内质网以及一些小泡等。轴索内无尼氏体和高尔基体，不能进行蛋白质合成，轴索成分的更新和神经递质合成所需要的蛋白质在神经元胞体内合成后，经顺向轴浆运输到轴索及其末梢。轴索终末内的代谢产物和由轴索终末摄取的物质如蛋白质、小分子物质，或由邻近组织细胞产生的神经营养因子等可通过逆向轴浆运输达到胞体，以维持和促进神经元正常生理活动。因此阻碍轴浆运输的外源性化学物质均可引起轴索变性。

（一）轴索能量代谢障碍　有效的轴浆运输需借助于轴浆内线粒体形成的高能磷酸键所提供的能量，因此一些能够干扰轴索能量代谢酶的外源性化学物质可使轴浆运输发生障碍，导致远端轴索变性。如甲基正丁基甲酮、2，5-己二酮、二硫化碳、丙烯酰胺可影响磷酸果糖激酶及甘油磷酸脱氢酶的活性导致轴索损伤。

（二）影响轴浆运输的转运系统　轴索内充满了由神经元胞质中延续而来的纵向走行的细胞骨架，细胞骨架主要由 α-微管蛋白、β-微管蛋白构成的直径约25nm的微管和由高、中、低分子量神经丝蛋白形成的直径约 10 nm 的神经丝组成，它们和其他一些成分构成了轴浆运输的通道。这些细胞骨架的结构成分也是一些神经毒物的作用靶点。例如抗肿瘤药长春新碱与微管结合并抑制纺锤丝功能用于治疗白血病或淋巴瘤，但由于也与轴突的微管结合抑制轴突转运，故可引起感觉运动性神经病。紫杉醇可与聚合状态的微管结合并使之稳定，临床上肿瘤病人在接受大剂量紫杉醇治疗时，可引起感觉运动型轴索病和自主神经病。

轴浆中的神经丝也是许多外源性化学物质的作用靶点。暴露于丙烯酰胺、二硫化碳、正己烷等神经毒物早期可导致神经元和轴突内神经丝局部聚集。聚集可能位于细胞体或位于轴突的近端、中间或远端区域。在有髓鞘的轴突中神经丝的聚集通常发生于郎飞（Ranvier）结旁，并且导致轴突肿胀。

一些研究表明许多引起轴突神经丝损伤的外源性化学物质通过与神经丝蛋白共价结合发挥作用；或是通过对神经丝蛋白的修饰，使细胞骨架变得不稳定，最终丧失转运功能。如研究发现，六碳类化合物的共同代谢产物2，5－己二酮可与蛋白质赖氨酸的 ω－氨基部分反应生成吡咯加合物，后者氧化成亲电性中间产物，可与蛋白质亲核部分发生共价交联。二硫化碳可与蛋白质的氨基结合，转化生成二硫代氨基甲酸盐，而后分解生成异硫氰酸盐、异氰酸盐两个亲电性的加合物的衍生物，与蛋白质亲核部分发生反应，引起神经丝共价交联；丙烯酰胺、氯丙烯等可使轴索内神经丝有关的蛋白激酶磷酸化，导致轴索内神经丝发生共价交联，引起轴浆运输障碍，导致轴索变性。

过去认为轴索变性是由于神经元受损，引起轴索自最远端开始并向近端发展的变性，形成所谓"逆向死亡（dying back）"现象。但后来研究发现，轴索严重受损时，神经元并无明显病理改变，变性亦非由最远端开始，而是呈灶性分布。神经毒物引起的轴索损伤就像"化学切断"，使轴索远端支配的神经功能丧失，导致周围神经病变。长轴索存在的外源性化学物损害的靶部位多于短轴索，长轴索更易患中毒性轴索病。

五、髓鞘损害

髓鞘是神经元突起的电绝缘物质，有髓神经纤维的轴膜兴奋呈跳跃式，故传导速度极快。轻度和局灶性髓鞘病变可引起神经传导速度下降，使邻近突起间的冲动异常，严重的脱髓鞘可导致传导阻断。

外源性化学物质可引起髓鞘层分离，称为髓鞘水肿。髓鞘水肿可为局灶性，亦可为广泛性。髓鞘组织含水量增加，但髓鞘本身并未丢失和断裂，早期变化是可逆的，通常在几小时或几天内恢复；严重的髓鞘水肿可发展为脱髓鞘作用，使轴索丧失髓鞘。髓鞘水肿可由髓鞘碱性蛋白 mRNA 转录水平的改变引起。

一些外源性化学物质可通过损伤髓鞘细胞（少突神经胶质细胞和施万细胞）导致原发性脱髓鞘，出现髓鞘内容物丢失和髓鞘断裂。如铅可能干扰了 Ca^{2+} 的转运，从而影响了施万细胞的正常功能；降胆固醇药物三对丙烯基苯酚可通过影响髓鞘中髓磷脂而影响髓鞘，因髓鞘含有约 70% 的髓磷脂；白喉毒素、碲也被认为是通过损伤施万细胞引发脱髓鞘的毒物。

对髓鞘的直接作用也可以引起原发性脱髓鞘，一般认为由于破坏了膜的结构所致。这类神经毒物包括：三乙基锡、溶血卵磷脂、异烟肼、氰酸盐、六氯酚和铅。

外源性化学物质特异性的作用于神经纤维的髓鞘，引起髓鞘水肿甚至脱髓鞘，如果髓鞘的损伤较轻，在周围神经系统中，机体可以自身修复髓鞘，并恢复神经功能。但修复后的髓鞘郎飞结的间距较正常的要短，因此留下了永久性的损伤标志。中枢神经系统只发生有限的修复。

六、水肿

有些外源性化学物质可引起血压升高或血浆渗透压降低而导致中枢神经系统和周围神经系统血管通透性改变，导致细胞外液增多，发生细胞外水肿。许多外源性化学物质也可引起细胞水肿。

（一）细胞外水肿　铅可损伤内皮细胞，引起大脑血浆外渗，尤其是大脑的白质。乳鼠由于血管系统发育尚未成熟，对铅更为敏感。铅对神经内膜也有类似的效应，导致神经内膜液压升高和脱髓鞘。有机铅四乙基铅，更易透过屏障，因此在这方面毒性更大。

汞化合物可损伤内皮细胞并增加其通透性。有机砷可引起大脑水肿与灶性出血。慢性酒精中毒也与神经内膜水肿有关。

在六氯酚中毒时，髓鞘水肿也可导致神经内膜水肿。这种水肿还可由于机械性损伤伴随沃勒（Wallerian）变性引起。

（二）细胞水肿　外源性化学物质可导致神经元各部分均发生水肿，例如，6-氨基尼克酰胺影响核周质，氰化物和一氧化碳影响轴突，G毒毛旋花苷和甲基亚砜影响前神经末梢。

6-氨基尼克酰胺也可引起星形胶质细胞与少突胶质细胞水肿。G毒毛旋花苷可影响星形胶质细胞。接触铅也导致起施万细胞水肿，如上述，也可引起细胞外水肿。

三乙基锡和异烟肼也能引起中枢神经系统髓鞘水肿，六氯酚可引起大脑白质与外周神经髓鞘水肿。

第五节　神经毒性评价及神经行为测试

与传统的方法相比，现代神经毒性研究方法赋予我们更多的研究手段，使人们可以在器官、组织、细胞和分子水平采用不同的方法进行更为精细的研究。在具体评价某个外源性化学物质的神经毒性时，由于神经系统的复杂性，单一的指标不可能全面评价神经毒性，因而将不同指标组合起来进行成套实验是神经毒性评价的主要研究方向。

一、神经毒性的研究方法

（一）神经系统功能测试　在神经系统功能的评价时通常采用功能观察组合试验（functional observation battery，FOB）。这些试验在整体动物中进行，试验动物通常是大鼠或小鼠，可以和其他试验同时进行。采用适当的染毒途径和剂量进行染毒。染毒和观察时间，根据毒物的性质和研究目的，从几天到数月不等。

观察试验动物有无下列异常：①异常的体位、活动水平和步态；②异常行为，如强迫性噬咬、自残、转圈和后退等；③惊厥、震颤、红色眼泪、流涎、腹泻、发声等；④感觉和运动功能等方面的改变。FOB的结果常常为神经毒性机制的研究提供线索，如果某种毒物仅影响特定的神经元，其引起的症状是可以预测的。例如有机磷农药可以引起典型的胆碱能兴奋作用如瞳孔缩小、流涎、出汗等，因此推测这些症状是由于乙酰胆碱浓度升高引起，进一步的研究证实是由于有机磷农药抑制了胆碱酯酶的活性所致。杀菌剂三唑酮可以使机体活动量增加，引起类似安非他明和可卡因中毒导致的特征性行为改变，这种改变是由于神经突触多巴胺浓度升高所致，因此推测三唑酮可能也有类似的作用，最近的研究已证明三唑酮有抑制多巴胺重新收而使突触多巴胺浓度升高的作用。

（二）神经学检查　神经学检查常可以说明外源性化学物质的作用部位。大部分检查可在人类或动物中进行。但精神状态与许多感觉功能，在人类更容易测定。如采用恰当的方法也可适用于动物检查。

1. 脑神经检查　Ⅰ~Ⅻ对脑神经各具有不同的功能，因而对它们的检查应针对其功能。如听神经与视神经的检查，应分别评价其对声音和光刺激反应。

2. 运动功能检查　包括肌肉检查，如萎缩、无力和自发性收缩，说明是下运动神经元，即前角细胞、运动根和外周神经功能障碍的表现。痉挛是脑的上运动神经元及其沿脊髓下行的轴突功能失调的表现。静止性震颤常与基底神经节或小脑损伤有关。随意运动时意向性震颤为小脑病变的表现。

3. 反射性检查　包括深部膝反射，如果反应消失和减弱主要反映肌梭内感受器、背根神经节、前角细胞及其轴突、神经肌肉接头处与肌肉部位的损伤。如当上运动神经元功能失调时，则表现为反射亢进。巴宾斯基（Babinski）反射是最重要的皮肤表面反射，反应异常表明皮质脊髓功能失调。

4. 步态异常检查　步态异常检查有助于确定毒作用部位。例如下运动神经元病变可引起跨步步态；剪刀步或僵直性步态反映上位神经元受损；小脑功能失调表现为共济失调或蹒跚样步态。

神经元病变和髓鞘病变时，神经学体征一般出现较早，轴突病变体征出现较晚。轴突病变常同时累及感觉和运动神经纤维。而神经元病变主要影响感觉纤维，髓鞘病变则主要影响运动纤维。

（三）神经电生理检查　神经系统活动最基本的表现形式是电变化，神经电生理检查是检测神经毒性的敏感指标之一，在实验和人群的临床研究中应用广泛，检查方法也较多。目前这些方法主要应用于评价感觉和运动神经的传导速度、神经肌肉功能、中枢感觉的投射以及脑电的改变等。常用的指标有：

1. 外周神经的传导速度和幅度，这两项指标对评价外周神经纤维以及髓鞘的损伤非常敏感。例如六氯酚能降低感觉神经传导速度，但不影响动作电位的幅度；巯氧吡啶锌可降低动作电位的波幅但不影响传导速度。检测可在急性或慢性染毒后整体动物或神经的暴露部位进行。肌肉微电极可测试单根神经功能，如果发现同一神经节的相邻神经得到反应潜伏期变异增大，则提示运动神经的终末分支受损。

2. 脑电图（electroencephalogram，EEG），以观察大脑皮质细胞在静息时的电活动变化。

3. 脑诱发电位（brain evoked potential，BEP），在周围神经系统感觉器官受刺激的前提下，应用计算机叠加技术，检测特定部位大脑皮质产生的电位变化。

4. 膜片钳技术，是评价单个细胞上的单个离子通道及其受体的电活动的电生理技术，多用来研究毒物对神经细胞膜离子通道以及信号转导过程的影响作用。

（四）神经病理学方法　神经病理学检查对确定毒性损伤的准确定位及判定其神经病变可逆程度至关重要，是确认神经毒性最经典的方法。一般首先进行肉眼观察，然后在光学显微镜下观察基本病变，确定病变部位，如需要可进一步进行免疫组织化学和电镜检查。通过免疫组织化学方法可确定神经元、神经胶质细胞以及血管内皮细胞的损伤，电镜可对亚细胞结构的改变进行观察。

（五）生化检查　神经系统几乎完全依赖葡萄糖代谢提供能量，葡萄糖代谢过程中的酶常常是外源性化学物质作用的靶点，因此通过检测其活性改变可反映外源性化学物质的神经毒性。在神经冲动传导过程中，参与离子转运的酶类活性同样也会受到一些外源性化学物质的干扰。许多外源性化学物质可损伤蛋白质的合成，因此各种亚细胞结构和髓鞘成分，也可作为生化检查的对象。通过放射性核素或荧光物质标记示踪物质沿轴突转运也是一种常用的方法。其他的生化参数有神经系统特殊位点的神经递质的含量水平，以及通过促进剂或阻断剂观察神经递质受体的结合情况等。

（六）迟发性神经毒性　鸡作为某些有机磷中毒后引起迟发性神经毒性的模型已被用于筛选和鉴定有机磷农药和其他农药的迟发性神经毒性。试验动物选用遗传背景明确、健康、步态正常的母鸡。每剂量组母鸡数量应保证在观察结束时存活至少有 6 只。一般设三个不同剂量的试验组。高剂量组一般采用 LD_{50}。观察期结束时可引起试验动物胆碱酯酶活性下降，以及部分动物死亡。并设阳性对照组（TOCP）和溶剂对照组。给药前所有试验鸡均肌注阿托品做保护处理。急性试验观察期一般为 21 天。如未见异常反应或有可疑反应时，须再次给药，继续观察 21 天。亚慢性试验连续给药 13 周并观察，停药后再观察 1 周。给药后每天观察记录试验鸡的外观体征、行为活动，特别是鸡的站立和运动姿势及运动失调程度。必要时可强迫母鸡活动，如爬楼梯等，以便观察迟发性神经毒性的最小反应。一般迟发性神经毒性反应在第 7~10 天出现。

二、神经行为学方法

机体的神经行为功能受中枢神经系统支配调控，是神经系统功能的综合体现。神经行为毒理学（neurobehavioral toxicology）是研究环境中化学物质和物理因素对实验动物和人的行为影响的一门学科。主要运用心理学、行为科学和神经生理学方法，研究这些作用于神经系统的有害因素在低剂量时对精神活动及神经生理功能方面的影响。

近年来，随着科学技术的发展及环境保护意识的加强，环境中有害因素引起严重神经系统损害的发病率已大为降低，但长期接触较低水平有害因素所致的亚临床改变日益增多。如长期低浓度接触一些有机溶剂、重金属和有机磷化合物，在未表现出明显的症状、体征和组织学改变，常表现出神经及心理行为的功能性改变。若未能及时发现和处理，受损害的机体可演变为器质性的损害。有些中毒，在出现明显的临床体征和症状之前，多表现为主观的、模糊的和非特异的精神方面的主诉。因此早期发现和检测中枢神经系统轻度功能改变的敏感指标尤其重要。

行为毒理学的研究主要是对环境中存在的，并可通过各种途径与机体接触或进入机体的、可能具有神经毒性或可能具有潜在神经毒性的物质，进行行为毒性评价。研究方法一般分为动物实验和对人体的直接观察。

（一）动物行为测试　一般选择生理学与动物学分类上与人类较接近，容易获得又经济的动物，目前最通用的动物是大鼠和小鼠。

行为是动物各系统功能相互配合的一种综合表现，包括感觉、运动、学习、记忆、情绪和性功能等多方面。根据不同的行为类型，行为毒理学方法可以大致分为以下几类：

1. 一般行为检查　包括动物的外观、姿势、运动情况、对光和声等刺激的反应、生理状况等的观察。

2．学习能力的测试　目前对啮齿类动物学习能力的测试方法种类很多，根据试验原理，大致可以分为：①适应性测试：指动物学会对一些重复的、无任何意义的外界刺激不做出反应；②经典条件反射试验：指给动物一个中性刺激，同时伴随一个能引起特定反应的刺激，经过一段时间后，单独给予中性刺激即可引起特定反应；③操作性条件反射试验：指动物为了生存，积极适应环境条件，或者避开不利的环境所形成的学习行为。

3．感觉功能的测试　如：①嗅觉定向试验；②视觉定位试验；③辨别学习；④听觉惊吓反应；⑤悬崖回避试验；⑥味觉定向试验。

4．活动量的测试　如短时间（几分钟）、长时间（几小时）、昼夜自主活动量。

5．神经运动能力测试　主要用来评价一些特异性反射的发育如平面翻正反射、负趋地性、运动协调能力等。

此外，许多资料显示，有些外源性化学物质能影响动物的生长发育，尤其是在妊娠期间接触，可引起后代发育迟缓，学习、记忆能力减退，运动能力下降等。通过给受孕动物暴露低剂量的有害因素，采用一些行为致畸学方法测试神经运动能力、感觉功能的改变，以观察其对子代行为功能发育及成熟过程的影响。

（二）人行为功能的观察　对人体的观察，多采用成套的心理学测验方法，对接触某一低剂量有害因素的人群进行调查与观察，以阐明接触者在上述行为功能方面的改变，以判定有害因素对机体的影响。其研究方法主要有：

1．WHO 神经行为核心测试　WHO 于 1986 年提出了"神经行为核心测试组合（neurobehavioral core best battery，NCTB）"，由 7 个分测验组成，主要反映短时记忆力、反应速度、注意力、运动协调能力和情感状态等方面的行为功能。

2．神经行为评价系统（neurobehavioral evaluation system，NES）　是 1986 年 Letz 和 Baker 提出一组利用计算机进行测试的测试组合，随后推出了第二代和第三代。NES 第三代包括视感知、记忆和学习、心理运动、智力、情感状态 5 个方面 19 项行为功能测试。

3．经典的韦氏记忆量表（WMS）和/或临床记忆量表　一般用于测定记忆损伤。

三、体外神经毒理学方法

目前随着体外生物学的快度发展以及在实验动物研究和应用的减少（reduction）、替代（replacement）与优化（refinement）（简称3R）原则指导下，体外实验方法也已广泛应用于外源性化学物质的神经毒性评价。

常用的体外实验包括：组织器官的培养，常用组织为海马薄片和膈神经；原代细胞培养，包括神经元、神经干细胞、星形胶质细胞和血管内皮细胞；转化细胞培养，常用神经母细胞瘤及星形胶质细胞瘤细胞株等；无细胞系统，包括脑匀浆、突触小体和线粒体等。上述各类培养系统均有各自的优缺点，因此在评价外源性化学物质的神经毒性时，也需要采用配套组合。同时在体外培养体系中也常需要加入微粒体酶代谢系统以模拟体内的代谢环境。

重点和难点：

1．外源性化学物质神经毒效应的特点。
2．影响外源性化学物质神经毒效应的因素。

3. 外源性化学物质对神经系统损伤的类型及临床表现。

4. 外源性化学物质神经毒性的作用机制。

5. 外源性化学物质神经毒性的评价。

6. 外源性化学物质神经毒性的作用机制。

7. 外源性化学物质神经毒性的评价。

思考题：

1. 神经毒理学和神经毒物的概念是什么？

2. 外源性化学物质神经毒效应的特点和主要影响因素有哪些？

3. 外源性化学物质通过哪些可能机制导致了神经系统的损伤？

4. 对外源性化学物质的神经毒性进行研究和评价的常用方法有哪些？

（赵秀兰）

第十三章 免疫毒性及其评价

第一节 概 述

免疫系统在抵御微生物等外源性有害因素侵袭、维持机体内环境稳定方面起着十分重要的作用，同时它也是免疫毒物的敏感靶标（target）。免疫毒物包括一些外源性化学物生物毒素以及物理因素如辐射和微波等，它们可从不同环节、以不同方式干扰机体的正常免疫功能，引起诸如免疫抑制、超敏反应和自身免疫反应等多种免疫毒性。免疫毒理学（immuno-toxicology）就是研究这些免疫毒物对机体免疫系统的有害作用及其机制的毒理学分支学科，它是一门"年轻"的学科，创立虽还不到 30 年，但日益受到重视，发展十分迅速。

一、免疫毒理学的主要研究内容

（一）阐明免疫毒性及其机制 从整体、系统、器官、细胞和分子水平研究外源性化学物质对实验动物和人体的免疫毒性，探讨和阐明产生免疫毒性的可能机制。此外还参与对防治免疫毒性的药物等的研究。

（二）进行免疫毒性的危险度评价 在前述免疫毒性研究的基础上，进一步研究外源性化学物质对实验动物及人群免疫毒性的特点和剂量反应规律，探讨适用于人群危险度评价的免疫毒性试验的观察终点，建立合理的外推模型，分析各种免疫毒性的人群易感性及不同免疫损害作用的可接受危险度水平等。

（三）完善和发展免疫毒性评价方法 改进和完善现有的免疫毒性检测和评价方法并力求规范化；运用各种先进技术发展新的试验方法和试验组合以提高其灵敏可靠性和预测价值。免疫毒性检测和评价方法的发展与免疫毒理学的发展相辅相成、相互促进。

二、免疫系统的组成和功能

免疫系统由免疫器官、免疫细胞和免疫分子组成。免疫器官分为中枢免疫器官和周围免疫器官，中枢免疫器官——骨髓和胸腺促进及维持免疫细胞如 B 淋巴细胞和 T 淋巴细胞以及髓样细胞（多形核细胞、巨噬细胞）的发育。淋巴细胞在外周免疫器官如脾脏、淋巴结和黏膜相关淋巴组织（mucosa - associated lymphoid tissue，MALT）进一步发育成熟，并在那里（尤其是黏膜相关淋巴组织）产生免疫效应，完成各种免疫功能。机体免疫细胞及其他非免疫细胞可以产生多种具有免疫应答或免疫调节功能的细胞因子（cytokines），如各种白细胞介素（interleukin，IL）、干扰素（interferon，IFN）、肿瘤坏死因子（tumor necrosis fac-tor，TNF）和集落刺激因子等，它们构成一个庞大复杂的细胞因子网络，发挥局部及全身效应，又相互影响、相互制约，并将整个免疫系统有机联系在一起。

机体免疫可分为固有免疫（innate immunity）和获得性免疫（acquired immunity）两大

类。固有免疫为非特异性、非记忆性免疫，主要由机体内外的物理和生化屏障以及巨噬细胞、NK 细胞和一些免疫分子参与。获得性免疫是特异性、有记忆性免疫，主要由 B 细胞及其产生的抗体、T 细胞和一些细胞因子参与，它主要保护宿主在未来免受同样病原体等有害因素的侵袭。获得性免疫又可分为细胞免疫（cell mediated immunity，CMI）和体液免疫（humoral immunity）两类。细胞免疫主要由 T 淋巴细胞参与，T 细胞又可依据其表面标志和功能特点分为不同的亚群，如辅助性 T 细胞（T – helper cells，Th）和抑制性 T 细胞（T – suppressor cells，Ts）等。体液免疫主要由 B 细胞及其在免疫应答过程中产生的特异性抗体参与，这些抗体根据其结构和功能特点可分为五类，即 IgG、IgM、IgA、IgD 和 IgE，IgG 和 IgA 还各有亚型。巨噬细胞和 NK 细胞在固有免疫和获得性免疫中均发挥重要功能。

三、免疫毒性的主要特点

（一）**免疫系统易感性**　由于免疫系统组成结构复杂、免疫细胞增殖更新迅速，使其对外源性化学物质的毒作用较其他系统更为敏感，机体常常首先表现出淋巴细胞构成改变、亚群改变、宿主抵抗力下降、特异性免疫应答功能改变等免疫毒性。如长期给小鼠染毒低剂量的甲基汞、四乙基铅或砷酸钠，在未出现其他系统毒性时就可表现出免疫功能改变。骨髓和胸腺是外源性化学物质的最敏感靶器官，动物实验和人群调查结果均显示，多种免疫抑制剂可致外周血和骨髓淋巴细胞减少及胸腺重量变化，这是反映骨髓抑制的灵敏指标。

（二）**毒性反应复杂性**　主要表现为三个方面：一是免疫毒性的对象各异，有些外源性化学物质可选择性损伤免疫系统的某个组分或某一环节，如皮质类固醇主要损伤辅助 T 细胞，环孢霉素则对各类 T 细胞均有损伤作用；二是免疫毒性的性质多变，同一外源性化学物质在不同的染毒方式下（染毒剂量、途径及检测时间等）对机体免疫可产生免疫抑制或免疫增强两种效应，如在抗原致敏前后给实验动物腹腔注射镉，对动物抗体生成细胞（plaque forming cell，PFC）分别产生促进及抑制效应；三是免疫毒性的剂量 – 反应关系复杂，超敏反应则更加难以明确界定剂量 – 反应关系，如多种药物或外源性化学物质等在很小剂量即可引起后果严重的超敏反应。

第二节　外源性化学物质对免疫系统的有害作用及其机制

免疫系统具有免疫防御、免疫监视和免疫自稳三大功能，在中枢神经系统和内分泌系统的调节下，通过各种免疫细胞和免疫分子的协同作用，识别和清除入侵的病原体、体内始发肿瘤细胞及自身衰老细胞，产生适度的免疫应答。正常情况下免疫系统各种功能相对平衡以维持机体内环境稳定（homeostasis），任何对免疫系统组织结构或生理功能的干扰破坏，都会造成正常免疫功能失衡，甚至引发各种免疫性疾病。免疫毒性化学物可直接损伤免疫系统，如损伤免疫细胞，影响免疫分子的合成、释放和生物活性；还可通过损伤非免疫器官或干扰神经 – 内分泌 – 免疫系统网络的正常平衡等间接影响免疫系统功能。二者均可造成正常免疫功能失衡，引起各种免疫性损伤。免疫损伤可分两类：一类是机体免疫应答亢进造成的超敏反应（hypersensitivity）或产生针对自身抗原的自身免疫（autoimmunity）；另一类是机体正常免疫应答遭受破坏导致的免疫抑制（immunosuppression），造成机体对各种病原体和肿瘤的易感性增加（图 13 -1）。

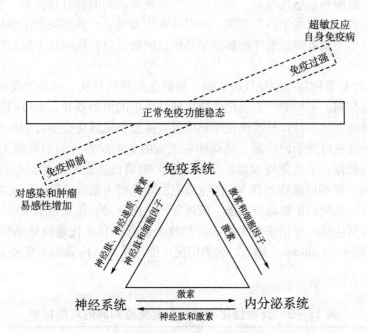

图 13 -1　正常免疫调节影响因素及免疫失衡的可能后果

一、免疫抑制

动物试验研究显示，许多天然或人工合成的外源性化学物质均可抑制机体的正常免疫功能，临床也观察到抗肿瘤药物、抗移植排斥药物和肾上腺皮质激素等对用药者免疫功能的抑制。

（一）引起免疫抑制的外源性化学物质　可引起免疫抑制的外源性化学物质种类繁多，目前研究较充分、结论较肯定的有上百种，美国国立环境卫生科学研究所（National Institute of Environmental Health Sciences，NIEHS）公布的有近 50 种，常见的免疫抑制物见表 13 -1。

表 13 -1　常见的免疫抑制物

来　源	种　类
药物	抗肿瘤药、抗移植排斥药、麻醉药、抗艾滋病药
工业化学物	有机溶剂、多卤代芳烃、多氯联苯、多环芳烃、乙二醇醚类
环境污染物	重金属及其化合物、空气污染物、紫外线、粉尘（二氧化硅、石棉等）、农药、真菌毒素等
嗜好品	乙醇、烟草（香烟）、大麻、鸦片、可卡因

（二）外源性化学物质所致免疫抑制的表现 外源性化学物质所致免疫抑制毒性主要表现为两大类：一是机体抗感染能力下降导致对各种感染的易感性增加；二是机体清除肿瘤细胞的能力下降导致肿瘤易感性增加。如长期使用免疫抑制剂的器官移植者、慢性炎症和自身免疫病患者特别容易反复发生各种细菌、病毒或寄生虫感染，其感染程度多较正常人严重且难以治愈。此外该类患者继发恶性肿瘤特别是淋巴肉瘤和白血病的几率也较普通人群高几倍到几十倍。

（三）外源性化学物质抑制免疫的机制 影响免疫系统结构、成分及免疫功能的各个环节均可引起免疫抑制。不同的外源性化学物质抑制免疫的机制各异，但可归结为二大类：一类是对免疫系统的直接毒性，外源性化学物质可直接损伤机体免疫器官和免疫细胞，干扰免疫分子生成或干扰免疫分子的功能，从而抑制正常的免疫应答，例如抑制 T 细胞和 B 细胞在胸腺和骨髓的发育，干扰免疫细胞的增殖分化，阻碍抗原提呈细胞提呈抗原，损害 T 细胞和 B 细胞功能，影响巨噬细胞和 NK 细胞功能及降低宿主抵抗力等；另一类是通过干扰神经－内分泌－免疫系统的正常调节功能、破坏神经－内分泌－免疫系统网络的综合平衡，产生一系列免疫抑制症状。近年来认为诸如慢性疲劳综合征和多化学物敏感综合征（multiple－chemical sensitivity syndrome，MCS）这类情况可能与神经－内分泌－免疫系统网络失衡密切相关（表 13－2）。

表 13－2 外源性化学物质引起免疫抑制的可能机制

作用类型和机制	举 例
直接作用：	
功能变化	抗体介导应答改变；细胞介导应答改变；组胺等介质的释放改变；宿主抵抗力改变
	一种或多种细胞不能发挥以下功能：产生抗体、释放细胞因子、处理/提呈抗原、细胞增殖/分化、受体介导的信号转导
结构变化	表面受体或配体改变；受体或配体的表达改变；淋巴器官组织病理学变化
组分改变	脾淋巴细胞 CD3$^+$、CD4$^+$、CD8$^+$、B220$^+$ 和/或 Ig$^+$ 改变；胸腺淋巴细胞 CD4$^+$、CD8$^+$、CD4$^+$/CD8$^+$ 和/或 CD4$^-$/CD8$^-$ 改变；血液细胞学参数变化；外周循环中免疫球蛋白的改变；骨髓祖细胞集落（CFU）特征改变
间接作用：	
代谢活化	转化为毒性代谢产物
继发于其他靶器官的毒性	肝损伤诱导的急性期反应蛋白
激素水平改变	肾上腺释放皮质激素增加；改变神经内分泌调节；改变中枢神经系统的自律性输出（autonomic output）；改变性腺释放的甾体激素

近年来随着分子生物学、分子免疫学和分子遗传学的发展，对于免疫抑制毒性的分子机制有更多的认识和了解。例如核转录因子 Kappa B（nuclear factor Kappa B，NFκB）可进入

细胞核诱导多种细胞因子（IL-1、IL-2、IL-3、IL-6、IL-8、TNF-α、IFN-γ、GM-CSF 等）的基因转录，在正常淋巴细胞活化中发挥十分重要的调节作用。细胞质还存在一种抑制蛋白 IκB，可与 NFκB 结合形成 IκB-NFκB 复合物抑制 NFκB 活性。研究发现糖皮质激素在细胞质与其受体结合成复合物，进入细胞核，促进 IκB 的 mRNA 表达而抑制 NFκB 的表达，使 IκB 与 NFκB 结合增加，减少游离型 NFκB 含量，从而抑制 NFκB 活性，产生免疫抑制效应。又如去磷酸化型活化 T 细胞核因子（nuclear factor of activated-T-cell, NF-AT）可以进入细胞核诱导 IL-2 基因转录，促 T 细胞活化。抗移植排斥药物环孢霉素 A（CsA）则作用于 T 细胞，通过抑制钙调神经磷酸酶（calcineurin, CaN）抑制细胞质的 NF-AT 去磷酸化。已知 cAMP 是激活淋巴细胞的早期信号之一，大麻素（大麻中的一种成分）可抑制淋巴细胞膜的腺苷酸环化酶而降低细胞内 cAMP 水平。至于多环芳烃（PAHs）可以通过不同途径升高淋巴细胞内 Ca^{2+} 浓度，导致胞内钙平衡紊乱，细胞生长失控、凋亡或死亡，由此产生免疫抑制毒性。

二、超敏反应

超敏反应也称变态反应（allergy），是机体受到某些抗原刺激时出现的异常适应性免疫应答，可致生理功能紊乱或组织细胞损伤。Cell 和 Coombs 根据超敏反应的发生机制及临床特点将其分为Ⅰ、Ⅱ、Ⅲ和Ⅳ型（表 13-3）。

表 13-3　外源性化学物质引起超敏反应的类型和特点

反应类型	参与细胞或分子	反应机制	临床表现
Ⅰ型（速发型）	IgE、肥大细胞、嗜碱性粒细胞	致敏细胞释放血管活性物质等，使毛细血管扩张、通透性改变，导致腺体分泌增加、平滑肌收缩	哮喘、鼻炎、特应性皮炎、胃肠变态反应、荨麻疹、过敏性休克等
Ⅱ型（细胞毒型）	IgG 或 IgM、补体、MΦ、K 细胞	IgG 或 IgM 与靶细胞结合，活化补体，MΦ 吞噬、K 细胞 ADCC 杀伤作用	溶血性贫血、粒细胞减少、血小板减少性紫癜、输血反应等
Ⅲ型（免疫复合物型）	IgG、IgM 或 IgA、补体、中性粒细胞、嗜碱性粒细胞	抗原抗体复合物在组织中沉积引起细胞浸润、释放水解酶等	慢性肾小球肾炎等自身免疫性疾病、超敏性肺炎等
Ⅳ性（迟发型）	TD 亚群细胞	致敏 TD 释放淋巴因子吸引 MΦ 并发挥作用	接触性皮炎、湿疹、移植排斥反应等

（一）可诱发超敏反应的外源性化学物质　除病原体和动物的蛋白质成分是最常见的变应原外，已发现多种外源性化学物质也可诱发超敏反应，体质敏感者一旦接触这些物质，就有可能发生超敏反应（表 13-4）。

表 13-4　常见的致敏因子

来　源	种　　类
药物	青霉素类、磺胺类、新霉素、哌嗪、螺旋霉素、盐酸安普罗胺、抗生素粉尘、抗组胺药、奎尼丁、麻醉药、血浆代用品
食品	蓖麻子、生咖啡豆、木瓜蛋白酶、胰腺提取物、谷物和面粉、食品添加剂、真菌
化妆品	美容护肤品、香水、染发剂、脱毛剂、指甲油、除臭剂
工业化学物	乙（撑）二胺、邻苯二甲酸酐、偏苯三酸酐、二异氰酸酯类（TMI、HDI、MDI、TDI）、金属盐类、有机磷、染料（次苯基二胺等）、重金属（镍、汞、铬酸盐等）、抗氧化剂、增塑剂、鞣革制剂（甲醛等）
植物	毒常青藤、橡树、漆树、豚草、花粉等
混合物有机体	棉尘、木尘、动物产品

（二）外源性化学物质所致超敏反应的表现　变态反应性疾病中有相当部分是由于在生产和生活中接触致敏性外源性化学物质所致，临床表现各异，病情轻重不一，严重时甚至可危及生命。最常见的是接触性皮炎和过敏性哮喘，药物过敏也不可忽视。

1. 接触性皮炎　是皮肤受到致敏因子刺激后再次接触相同抗原时发生的皮肤病理损伤，属于Ⅳ型超敏反应，表现为红肿、皮疹、水疱等，严重时可引起局部组织坏死、溃疡和剥脱性皮炎。接触性皮炎约占整个职业性皮炎的 2/3，可由多种外源性化学物质如油漆、染料、农药、化妆品、药物、金属及二硝基氯苯、二硝基氟苯等引起。

光敏性皮炎是一类特殊的过敏性皮肤损害。某些外源性化学物质、药物及其代谢产物具有光敏性（photosensitivity），单独存在于皮肤时并不产生明显的皮肤损害，但在一定波长光线特别是紫外线照射下可以增加皮肤对光毒性的敏感性，或通过光化学反应成为半抗原，引发光敏性接触性皮炎（Ⅳ型变态反应）。常见的光敏性物质有芹菜、芥菜等食物，磺胺类、四环素、萘啶酸、氯丙嗪等药物和血卟啉、荧光染料、煤焦油等多种物质。临床所用的光动力疗法正是应用某些药物的选择性光毒性特点治疗某些皮肤病、眼科疾病或肿瘤。

2. 过敏性哮喘　多由吸入花粉、尘螨、真菌、动物毛屑等变应原或发生呼吸道感染而引起，属于Ⅰ型超敏反应。此外也可由在生产作业环境中吸入某些外源性化学物质所引起，称之为职业性哮喘（occupational asthma，OA），它是一类以肥大细胞反应和嗜酸性粒细胞浸润为主的慢性呼吸道炎症。引起过敏性哮喘的外源性化学物质有异氰酸酯类如甲苯二异氰酸酯、多胺类和铂盐等。

3. 药物过敏反应　药物也是引起超敏反应的重要因素，占整个药物不良反应的 20%～30%。青霉素、链霉素、普鲁卡因等引起的过敏性休克属Ⅰ型超敏反应。应注意同一药物因用药方式等的不同可引起不同类型的超敏反应，同一个体可同时出现多种类型的超敏反应。以青霉素为例，除可致荨麻疹、哮喘、过敏性休克等Ⅰ型超敏反应外，反复大量静脉注射时可引起溶血性贫血（Ⅱ型超敏反应）；局部注射可致 Arthus 反应（Ⅲ型超敏反应）；反复局部皮肤用药可致接触性皮炎（Ⅳ型超敏反应）。磺胺类也可引起过敏性休克、固定性红斑其至剥脱性皮炎等多种超敏反应。

（三）外源性化学物质所致超敏反应的机制　除生物来源的变应原如动物毛屑、植物花粉、尘螨、微生物、蛋白质外，多数致敏化学物属于小分子半抗原，进入机体后需与体内某些蛋白质大分子如血浆蛋白、皮肤角蛋白等结合，成为具有免疫原性的半抗原 - 蛋白质结合物，使机体致敏。当机体再次接触相同外源性化学物质时，就可能引发上述各种超敏反应。超敏反应机制和临床表现概述于表 13 - 3，但这些外源性化学物质是如何引发四类超敏反应？能否根据其化学结构等有效预测外源性化学物质的致敏性？这方面的研究还远远不够。此外在各种超敏反应中，既有免疫反应也有非免疫反应因素参与，其中最主要是非免疫性炎症反应。例如吸入偏苯三酸酐（TMA）、邻苯二甲酸酐等酸酐类致敏物质的烟雾可直接损伤呼吸道上皮，导致受损上皮细胞释放细胞因子，产生非免疫性炎症反应。此外还可刺激受损部位黏膜下的迷走神经末梢，促使支气管平滑肌反射性收缩，加重超敏反应。

三、自身免疫

自身免疫（autoimmunity）是机体免疫系统对自身成分产生免疫应答的现象，在某些情况下，机体自身免疫异常可造成正常组织细胞的免疫性损伤，产生全身性或器官特异性的自身免疫病（autoimmune disease）。

（一）可致自身免疫病的外源性化学物质　多种外源性化学物质可引起自身免疫病，其中以药物所致自身免疫病的临床报告较多，很多能够诱发Ⅱ型、Ⅲ型和Ⅳ型超敏反应的药物或外源性化学物质也可引起自身免疫病。与其他原因引起的自身免疫病不同的是，外源性化学物或药物引起的自身免疫病在脱离接触或停用药物后常可逐渐恢复（表 13 - 5）。

（二）自身免疫病的表现　目前已知至少有 20 多种自身免疫病，可分为器官特异性和全身性二大类。前者组织损伤及临床表现常局限于某一特定的器官，如胰岛素依赖型糖尿病（IDDM）和桥本甲状腺炎，后者病变可波及多个脏器，如系统性红斑狼疮（systemic lupus erythematosus，SLE）患者的皮肤、肾脏和中枢神经等均可发生病变。其他还有自身免疫性血小板减少性紫癜、自身免疫性溶血性贫血、自身免疫性中性粒细胞减少症和类风湿性关节炎（RA）等，各有其临床特点。

表 13 - 5　引起人群自身免疫性疾病的常见外源性化学物质

自身免疫性疾病	外源性化学物质
系统性红斑狼疮/免疫复合物型肾小球肾炎	肼苯哒嗪、青霉胺、氯丙嗪、抗惊厥药、异烟肼、普鲁卡因酰胺、重金属、有机溶剂
溶血性贫血	甲基多巴、青霉素、甲灭酸、苯妥英、干扰素 - α、磺胺药
血小板减少症	乙酰唑胺、氯噻嗪、利福平、奎尼丁、氨基水杨酸、
硬皮病类	氯乙烯、石英、L - 色氨酸
天疱疮	青霉胺、吡啶硫胺素
甲状腺炎	多氯联苯、多溴联苯、碘、锂、IL - 2

（三）外源性化学物质引发自身免疫病的机制 自身免疫病本质上也由机体免疫功能异常增加所致，其病理表现与Ⅱ、Ⅲ型超敏反应十分相似且以Ⅱ型超敏反应引起的组织损伤最为常见，但发生机制有所不同，即引发自身免疫病的抗原是自身抗原。根据免疫学理论，机体组织细胞在发育成熟过程中表达各种自身抗原，但在生理条件下免疫系统对这些自身抗原并不产生免疫应答，这是因为在胚胎发育期不成熟的 T 细胞和 B 细胞接触这些抗原后形成了对自身抗原的免疫耐受（self-tolerance）。当某些致病因素如感染、药物或外源性化学物质等暴露自身隐蔽抗原或改变修饰原有自身抗原结构形成新抗原时，就会破坏这种免疫耐受，被机体免疫系统错误地当作异体成分，激活自身反应性 T 细胞和/或生成自身抗体的 B 细胞克隆，引发针对这些自身抗原的获得性免疫应答，最终造成组织损伤和自身免疫病。然而迄今为止对于外源性化学物质如何诱导机体自身抗体生成的详尽机制还了解不多。

临床观察及动物实验结果均证实，某些药物和外源性化学物质及其代谢产物可暴露自身隐蔽抗原、改变自身抗原结构或形成新的自身抗原，从而引发自身免疫病，如青霉素和头孢菌素等药物引起的溶血性贫血就是药物与红细胞膜上成分结合，刺激机体产生抗红细胞表面抗原的自身抗体而引起。甲基多巴可改变红细胞膜上 Rh 系统的 e 抗原，使机体产生抗红细胞抗原，长期使用时 10%~15% 的患者抗球蛋白试验阳性，1% 的患者出现溶血性贫血。肼苯哒嗪、异烟肼等药物可与细胞核内组蛋白或 DNA 结合，改变其抗原性，诱导自身抗体生成，久用可致红斑狼疮样病变。某些吸烟者可发生肺出血肾小球肾炎综合征，其病因是香烟中的有害成分损伤肺泡毛细血管内皮细胞，使血液中的抗基底膜胶原抗体与内皮下的基底膜结合并产生自身免疫性损伤所致。

近年来有研究显示，参与外源性化学物质代谢的重要酶系统如细胞色素 P450、UDP 糖基转移酶（UGT）和谷胱甘肽-S-转移酶（GST）等在自身免疫病的发生中起一定作用，在某些病人血清中也可发现这些代谢酶的自身抗体，说明这些代谢酶可能是外源性化学物质引起自身免疫性疾病的潜在靶标。如人们观察到双肼苯哒嗪在肝细胞经细胞色素 P450（*CYP*1A2）代谢，代谢产物又可与 *CYP*1A2 特异性结合形成新抗原，触发自身免疫反应，尚不清楚这是否是机体为减轻外源性化学物质代谢产物的毒性所产生的适应性反应。

此外，遗传和性别等因素也影响自身免疫病的发生。例如对于相同的受试物如汞和汞化合物，不同品系甚至不同个体小鼠发生自身免疫性肾小球肾炎的发生率相差甚远。临床观察显示，药物引起的系统性红斑狼疮样综合征以女性多见。人群调查显示，D-青霉胺引起的类风湿关节炎和白细胞减少症患者多为 HLA-DR4 型。

第三节 外源性化学物质免疫毒性的检测

一、免疫毒性检测方法

（一）免疫病理学检查 观察试验动物免疫器官的大体形态、大小/重量和脏器系数（脏器重/体重），然后对胸腺、脾脏、淋巴结和骨髓取材，常规染色后进行组织病理学检查。主要观察其组织结构和细胞类型变化。还可用荧光标记单克隆抗体和流式细胞术观察淋巴细胞表面标记、检查淋巴细胞表型和区分淋巴细胞亚群，方法有直接或间接免疫荧光法、双色或多色荧光染色法等。淋巴细胞表面标记分析与免疫功能试验相结合，可提高对外源性化学物质免疫毒性的检测能力。

（二）免疫功能评价 包括对固有免疫应答和获得性免疫应答的评价。固有性免疫应答主要评价 NK 细胞活性和巨噬细胞功能；获得性免疫应答主要评价体液免疫功能和细胞免疫功能，宿主抵抗力试验则是对宿主固有免疫和获得性免疫功能的整体综合评价。

1. NK 细胞活性测定 主要是观察 NK 细胞对敏感靶细胞（如小鼠 YAC-1 或人 K562 细胞株）的溶细胞作用。常用方法有：① 放射性核素释放法：将接触和未接触外源性化学物质的小鼠脾淋巴细胞分别与放射性核素 ^{51}Cr 标记的靶细胞共育一段时间，NK 细胞溶解靶细胞，使靶细胞内的 ^{51}Cr 释放至培养液，离心分离上清液并用 γ 计数仪测定 ^{51}Cr 放射性强度，可反映 NK 细胞的活性；② 乳酸脱氢酶（LDH）释放法：原理是 NK 细胞溶解靶细胞，使细胞内的 LDH 释放到培养液，测定 LDH 活性可反映 NK 细胞功能。该法避免使用放射性核素，简便快捷，准确可靠，实用性好。

2. 巨噬细胞功能检测 经典方法是放射性核素铬标记的鸡红细胞（^{51}Cr-cRBCs）吞噬法，外源性化学物质可经体内或培养皿内染毒。从小鼠腹腔收集巨噬细胞，在 24 孔板贴壁生长，加 ^{51}Cr-cRBCs 共育后，弃去上清液中的 ^{51}Cr-cRBCs，再加氯化铵短暂培养，去除黏附在巨噬细胞表面但未被吞噬的 ^{51}Cr-cRBCs，洗去上清，最后用 NaOH 溶解巨噬细胞，测定溶解液中的放射性强度。也可不用放射性核素标记，在显微镜下直接观察计数吞噬的鸡红细胞，计算吞噬百分比和吞噬指数。另一种方法是以荧光微球代替鸡红细胞，用流式细胞仪直接检测巨噬细胞的荧光强度和荧光阳性细胞数以反映其吞噬功能。其他检测巨噬细胞功能的方法还有：

（1）炭粒廓清试验：给小鼠定量静脉注射印度墨汁（炭粒悬液），间隔一定时间反复抽取静脉血，测定血中炭粒的浓度，根据血中炭粒廓清速度判断巨噬细胞的功能。正常小鼠肝脏枯否细胞约吞噬清除 90% 的炭粒，脾巨噬细胞约吞噬清除 10% 的炭粒。

（2）巨噬细胞溶酶体酶活性测定：通过测定巨噬细胞溶酶体所含的某些酶如酸性磷酸酶、非特异性酯酶和溶菌酶活性来判断巨噬细胞功能。

（3）巨噬细胞促凝血活性测定：巨噬细胞被 LPS、肿瘤相关抗原等活化时可产生一种与膜结合的促凝血因子，通过比较活化和未活化的巨噬细胞对正常兔血浆凝血时间的改变差异性可判断巨噬细胞功能。

（4）巨噬细胞"呼吸暴发"功能测定：巨噬细胞活化或吞噬时产生"呼吸暴发"效应，表现为有氧代谢明显增强、耗氧量短时激增和形成活性氧（ROS）如 O_2^- 和 -OH 等，此可用化学发光或荧光标记等技术进行检测以反映巨噬细胞的功能。

3. 体液免疫功能评价 一般用特异性抗原免疫动物，刺激脾 B 细胞活化并分泌抗体，然后观察抗体生成量或抗体形成细胞数。前者可用 ELISA、免疫电泳法、血凝法等直接测定血清抗体效价，后者常用动物脾空斑形成细胞（plaque forming cell，PFC）试验。PFC 是检测体液免疫功能的灵敏方法，若 PFC 数目减少并有剂量-反应关系，说明待测化学物可抑制体液免疫功能。对 T 细胞依赖性抗原（TD-Ag）而言，PFC 减少可能是 B 细胞、T 细胞或巨噬细胞受损，抗原处理和提呈、细胞因子生成/细胞增殖和分化等环节受影响；对 T-细胞非依赖抗原（TI-Ag）则不受 T 细胞功能的影响。

4. 细胞免疫功能评价 常用 T 淋巴细胞表面标记、细胞毒性 T 细胞（CTL）杀伤试验、淋巴细胞增殖试验和迟发型超敏反应（DHR）评价，必要时还可用皮肤移植排斥反应等。

（1）淋巴细胞增殖试验：可用不同有丝分裂原刺激体外培养的淋巴细胞，观察淋巴细胞的增殖。植物血凝素（phytohemagglutinin，PHA）和刀豆素 A（concanavalin A，Con A）主要刺激 T 细胞，细菌脂多糖（lipopolysaccharide，LPS）主要刺激小鼠 B 细胞。观察淋巴细胞增殖可用放射性核素法和比色法。放射性核素法采用 $^3H - TdR$ 掺入，液闪仪定量。比色法根据活细胞能代谢染料四甲基偶氮唑盐（MTT）产生紫色甲臜（formazan）的原理比色定量，与对照孔比较判断淋巴细胞增殖活性。MTT 类似物 XTT 的反应产物为水溶性，另一类似物 MTS 的反应产物较稳定，因此后二者也用于淋巴细胞增殖试验。

（2）细胞毒 T 细胞（CTL）活性检测：主要评价 CTL 识别和溶解经抗原处理的靶细胞的能力。CTL 是 $CD8^+T$ 细胞，经抗原刺激后可特异性杀伤带相同抗原的靶细胞如肿瘤细胞和病毒感染细胞，是抗病毒等细胞内感染和抗肿瘤的主要细胞。该试验经典方法为 ^{51}Cr 释放法，将小鼠脾细胞与用丝裂霉素 C 预处理的 P815 细胞（一种对 CTL 敏感的肿瘤细胞株）共育 5 天，诱导 CTL 增殖并识别 P815 细胞上的 MHC Ⅰ型抗原，再将 CTL 与用 ^{51}Cr 标记过的 P815 靶细胞共育 4 小时，测定释放到培养上清液中的放射性强度（代表 CTL 溶解的 P815 细胞数量），与对照组比较可反映 CTL 细胞活性。^{51}Cr 释放法的主要缺点是 ^{51}Cr 半衰期较短，放射性较强。人们也发展了一些非放射性核素替代方法如 LDH 测定法等。

（3）迟发型超敏反应（delayecl - type hypersensitivity，DTH）试验：是一种简便可行的体内检测细胞免疫功能的方法。先用二硝基氟苯（DNFB）等小分子半抗原或结核菌素、牛血清白蛋白（BSA）等抗原局部皮肤致敏（涂抹或皮内注射），再用相同抗原做皮肤试验，观察 24～48 小时后局部皮肤有无红肿、硬结等迟发型超敏反应表现。

（4）细胞因子检测：细胞因子在免疫应答和免疫功能调节方面起重要作用，免疫毒性化学物常引起细胞因子含量变化，因此细胞因子检测是研究外源性化学物质免疫毒性和毒性机制的灵敏指标。目前检测细胞因子的方法主要有免疫学、分子生物学、生物学和流式细胞仪检测等方法，各有其特点。免疫学测定法如酶联免疫吸附试验（ELISA）、放射免疫试验（radioimmunoassay，RIA）等，简便快速但不能检测其功能。分子生物学方法直接检测细胞因子基因转录的 mRNA，特异性高，早期即可发现异常变化。生物学检测利用各个细胞因子的生物学活性（如 IL - 2 的促淋巴细胞增殖活性）直接测定，方法灵敏但较繁复，仅能检测功能性分子。流式细胞仪检测法利用荧光标记单克隆抗体技术检测抗细胞因子抗体标记的待检测细胞的数量、比例和荧光强度，灵敏、快速、准确、特异性高，还可同时检测多个细胞因子甚至其他相关分子（如 CD4、CD8），某些新型流式细胞仪已实现四色荧光同时检测分析。流式细胞仪检测法的缺点是需专门仪器且样本无法保存。

5. 宿主抵抗力试验（host resistance assay） 主要检测外源性化学物质对不同病原体和同种移植肿瘤细胞的处置能力。宿主抵抗力降低表示有免疫功能损害。一般而言，B 细胞功能受损可使机体对细菌易感性升高；T 细胞功能受损可使机体对病毒、寄生虫和肿瘤的易感性升高。常用于小鼠的宿主抵抗力试验有细菌感染模型、病毒感染模型、寄生虫感染模型和同种移植肿瘤攻击模型等（表 13 - 6）。

表 13 −6　宿主抵抗力模型

病原体	宿主抵抗力
细菌：李斯特单核细胞菌、肺炎链球菌	巨噬细胞、T 细胞、NK 细胞补体、PMN、巨噬细胞、B 细胞
寄生虫：约氏（yoelii）疟原虫旋毛虫	T 细胞
病毒：　流感病毒 A2	细胞毒 T 细胞、抗体、补体
肿瘤：　B16F10 黑色素瘤	NK 细胞、巨噬细胞

（三）超敏反应和自身免疫检测　通过动物试验或人体试验准确预测药物或外源性化学物质诱发超敏反应的潜在可能性，对于经皮或呼吸道应用的药物显得尤为重要。目前已发展了一些评价最常见的 I 型和Ⅳ型超敏反应的试验方法，但还很不完善。

1. I 型超敏反应　一般可用被动皮肤过敏试验（passive cutaneous anaphylaxis，PCA）、主动皮肤过敏试验（active cutaneous anaphylaxis，ACA）和主动全身过敏试验（active systemic anaphylaxis，ASA）进行评价。试验动物多用豚鼠，有时也可用小鼠。经呼吸道给予（吸入、滴入或注入）或皮内注射受试化学物使动物致敏，再用相同化学物攻击，观察待测化学物引起的全身性超敏反应，如呼吸困难、排尿、脱粪、全身痉挛、耳唇青紫等，记录体征出现和消失时间、强度及动物恢复或死亡时间等。与 ACA 不同，PCA 是将已致敏动物的血清（含大量 IgE 抗体）注射到正常动物皮内被动致敏，再用相同抗原皮内注射激发，静脉注射伊文思蓝染料，根据皮内注射局部血管通透性增加造成的蓝斑大小或染料含量判定结果。对人可用点刺试验（prick – puncture test）或 ACA，前者引入抗原少，更加安全。在试验同时检测血清中的特异性 IgE（小鼠、人）或 IgG（豚鼠）抗体以及细胞因子有助于诊断。试验结果阳性提示受试物可能有致敏性，但阴性结果并不能排除其致敏性。

2. Ⅳ型超敏反应　检测Ⅳ型超敏反应性接触性皮炎主要有局部封闭敷贴试验（Buehler test，BT）和豚鼠最大反应试验（guinea pig maximization test，GPMT）。BT 法先在豚鼠皮肤涂抹受试物染毒 3 次，第 28 天时再涂抹同样受试物激发；GPMT 则采用完全福氏佐剂（Freund complete adjuvant，FCA）皮内注射方法检测受试物的致敏性，第 21 天时皮肤敷贴受试物激发。这两种方法均以受激发部位皮肤的红斑和水肿作检测指标进行评分判断，结果虽与人皮肤致敏试验有较好的相关性，但有一定的主观性。近年来主张采用鼠局部淋巴结试验（murine local lymph node assay，LLNA）替代，LLNA 基于致敏化学物在致敏诱导期可促使接触部位淋巴结淋巴细胞增殖的原理，连续 3 天在小鼠双耳背部涂以适量受试物，第 6 天尾静脉注射 [^{3}H] 标记的胸苷，5 小时后处死动物，制备耳旁淋巴结细胞悬液，测定放射活性并计算刺激指数（stimulation index，SI），较对照组高 3 倍以上者为阳性。该法简便、客观、可定量，结果特异、稳定，与传统的豚鼠皮肤致敏试验有良好的相关性，已为 OECD 和 EPA 采纳。目前正在探索非放射性同位素方法用于 LLNA。

目前尚无预测药物Ⅱ型和Ⅲ型超敏反应的标准试验方法，主要在动物试验中注意观察，一旦发现有自身免疫病表现如贫血和血管炎等，需进行相应的检测如细胞凝集试验、血清或组织中的抗体或免疫复合物检测等，结合免疫病理学改变综合评价。

3. 自身免疫病 目前也无预测药物及化学物诱发自身免疫反应的标准方法。可用移植物抗宿主疾病（GVHD）模型和小鼠腘窝淋巴结（PLN）试验。检测血清自身抗体有助于诊断。

当今生物医学发展迅猛，各种新理论、新发现、新方法和新技术层出不穷并广泛应用于免疫毒理学领域，如分子生物学和免疫学技术、转基因技术、流式细胞术（flow cytometry，FC）和免疫毒性生物标志检测等，它们已经、正在也必将极大地推动免疫毒理学的发展。

二、免疫毒性检测方案

由于免疫系统组成的复杂性和免疫细胞及免疫分子的功能多样性，加上免疫毒性化学物种类繁多、结构各异、毒性机制复杂，目前尚无一种免疫毒理学试验方法能够充分满足对外源性化学物质免疫毒性的检测需要。为全面准确地检测外源性化学物质的潜在免疫毒性和研究其免疫毒性机制，不同国家或组织分别设计了多个检测免疫毒性的体内/体外试验组合方案，如美国国家毒理学规划委员会（National Toxicology Program，NTP）的小鼠免疫毒性检测方案、美国食品药品管理局（FDA）的药品评价和研究中心（CDER）的免疫毒理学评价方案和世界卫生组织（WHO）推荐的人群免疫检测方案等。各方案检测对象和检测目的不同，试验组合项目各有侧重。尽管在免疫毒性检测项目中传统的毒理学终点如器官重量、免疫细胞构成及细胞亚类的数目仍然占有重要地位，但最敏感的指标还是激发各类免疫细胞对外源刺激产生应答功能方面的试验。

（一）NTP 方案 主要用于免疫抑制检测。采用分级检测形式，一级试验主要用于筛查和鉴定潜在的免疫毒性化学物；二级试验则用于进一步证实其免疫毒性或进行机制研究（表 13-7）。

表 13-7 美国 NTP 推荐的小鼠免疫毒性检测方案（1988 年）

试验分级	检测项目	检测内容
一级	免疫病理	血液学：白细胞总数及分类
		脏器重量：体重、脾、胸腺、肾、肝
		组织细胞学：脾、胸腺、淋巴结
	体液免疫	对 T 细胞依赖性抗原（sRBC）的 IgM 抗体生成细胞数
		对有丝分裂原 LPS 的反应
	细胞免疫	对有丝分裂原 Con A 的反应及混合淋巴细胞反应
	非特异性免疫	NK 细胞活性
二级	免疫病理	脾脏 T、B 细胞数
	体液免疫	对 T 细胞依赖抗原的（sRBC）IgG 抗体生成细胞数
	细胞免疫	细胞毒 T 细胞（CTL）溶细胞作用和迟发型变态反应（DTH）
	非特异性免疫	巨噬细胞功能
	宿主抵抗力	对不同肿瘤和感染因子的抗性

（二）FDA/CDER方案　根据新药研究的特点而制定，主要特点有：

1．采取依照研究目的和进展循序渐进的策略，分阶段确定是否需要进行相应的免疫毒性检测或研究项目，具有较大的灵活性，可在确保研究质量的前提下减少或避免一些不必要的试验项目，加快新药研究速度。

2．研究项目上除检测免疫抑制、超敏反应和自身免疫外，还要求检测药物的免疫原性（immunogenicity）和不良免疫刺激性（adverse immunostimulation）。药物的免疫原性指药物及其代谢产物无需与其他蛋白质大分子偶联就能诱导机体产生特异性免疫应答的能力。药物的免疫原性越大（如蛋白质和多肽类药物），越有可能引起超敏反应或自身免疫病。此外一些具有免疫原性的药物可引起抗药免疫反应（antidrug immune response），影响药物在体内的药效学或药动学过程。例如某些糖尿病患者体内可产生抗胰岛素抗体，降低外源性胰岛素的疗效。药物的不良免疫刺激指药物对免疫系统某些成分产生的抗原非特异性的不当或难以控制的刺激，可能与药物具有一定的免疫佐剂作用或引起慢性炎症等有关。

3．FDA/CDER方案要求注意区分免疫毒性是药物本身的药理作用还是不良反应并区别对待，这是药物与其他外源性化学物质免疫毒性评价中的不同之处（图13-2）。

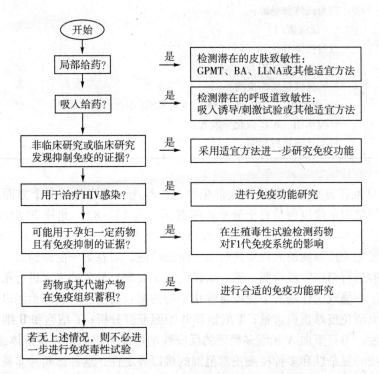

图13-2　FDA/CDER新药免疫毒性评价规范中的试验流程图（2002年）

由于经皮或经呼吸道给药时的药源性超敏反应较多，因此对采用上述两种给药途径的药物均应进行致敏性试验。在免疫抑制毒性检测方面，若在常规的非临床毒理学研究中发现下列潜在性免疫毒性表现，应怀疑有免疫抑制作用并进一步研究：① 骨髓抑制如白细胞减少、淋巴细胞减少、全血细胞减少等；② 免疫器官重量或组织学改变如胸腺、脾、淋巴结或骨髓细胞过少；③ 血清球蛋白降低；④ 感染或肿瘤发生率增加。

表 13 - 8　WHO 推荐的人群免疫毒性检测方案

1. 全血细胞计数及分类
2. 抗体介导免疫（检测一项或多项）：
   对蛋白抗原的初次抗体反应
   血清中免疫球蛋白水平（IgM、IgA、IgG、IgE）
   对蛋白抗原的二次抗体反应（白喉、破伤风或脊髓灰质炎）
   对回忆抗原的增殖反应
3. 用流式细胞仪分析淋巴细胞表型：
   分析淋巴细胞表面标记 CD3、CD4、CD8、CD20
4. 细胞免疫：
   试剂盒检测皮肤迟发型过敏反应
   对蛋白抗原（KLH）的初次 DTH 反应
   对血型抗原的天然免疫（如抗 A、抗 B）
5. 自身抗体和炎症：
   C - 反应蛋白
   自身抗体效价
   对过敏原产生的 IgE 水平
6. 非特异性免疫的检测：
   NK 细胞数（CD56 或 CD60）或对 K562 细胞的溶解活性
   吞噬作用（NBT 或化学发光）
7. 临床化学指标检测

（二）WHO 推荐方案　主要用于人群免疫毒性检测，内容包括七个方面，对于外源性化学物质的人体健康危险度评价有十分重要的意义（表 13 - 8）。此外 20 世纪 80 年代美国国家研究委员会（National Research Council，NRC）也提出过一个人群免疫毒性检测的三阶段方案：所有接触免疫毒物的人均需进行第一阶段检测，对在第一阶段检测中发现异常的人及部分接触人群进行第二阶段检测，第二阶段检测中发现有异常的人再进行第三阶段检测。

对于暴露于环境或工作场所中免疫毒性化学物的患者需要进行临床检测以协助诊断，项目包括：检测血清免疫球蛋白含量；T 细胞和 B 细胞亚群分析；T 细胞和 B 细胞对某些特定刺激物如血凝素、刀豆蛋白 A 和脂多糖等的反应性增殖能力；血清自身抗体或抗核抗体等。然而因免疫系统的复杂性和多种检测正常范围的难以界定性，这种诊断并非易事，首先要排除感染等引起的免疫功能紊乱，其次要考虑各种药源性免疫功能失调，还要注意年龄、性别等因素造成某些免疫检测指标的波动或变化，应设立适当的对照，避免因某一次测定结果异常而匆忙定论。

重点和难点：

1. 外源性化学物质引起超敏反应的类型、表现、机制及常见致敏因子。
2. 免疫功能评价的主要方法和内容。
3. 外源性化学物质引起免疫抑制和自身免疫的可能机制。

思考题：

1. 免疫毒理学的概念及主要研究内容是什么？
2. 外源性化学物质免疫毒性的主要类型及其特点有哪些？
3. 外源性化学物质抑制免疫的机制及后果是什么？
4. 常见的超敏反应类型及致病机制是什么？
5. 为什么外源性化学物质可诱发自身免疫病？
6. 比较 NTP、FDA/CDER 和 WHO 检测方案的各自特点。

（姚　朗）

第十四章 生殖毒性及其评价

生殖是确保物种延续性的生物学过程，借此亲代的遗传物质传送至下一代。性腺的生殖功能不仅关系到物种的延续，而且生殖系统的完整性还决定着种属的生存。有性生殖是一个复杂的生物学过程，其中种质细胞（包括生精细胞和卵子形成细胞）染色体上的基因既传递遗传信息，也调节着细胞分化和器官形成。同机体的其他代谢和增殖功能旺盛的器官一样，生殖器官也是外源性化学物的一个主要作用对象，无论是精子（或卵子）发生过程，还是其内分泌调节作用均易受到外源性化学物的攻击，导致生精细胞或成卵细胞的细胞凋亡、细胞周期紊乱，进而引起生殖细胞生成过程的功能障碍或失调。对外源性化学物生殖毒作用的评价方法则包括动物试验、体外试验、工作场所或环境的流行病学调查以及生殖毒性危害的危险度评定等三个主要方面。

第一节 概　　述

一、生殖毒理学的定义

生殖毒理学（reproductive toxicology）是生殖医学与毒理学结合而形成的一门重要交叉学科，主要研究环境因素对生殖系统损害作用的原因、机制和后果。这些损害作用包括对雌、雄亲代的性功能及生育力的损伤以及对子代的发育毒性，其中对生殖能力的损伤主要是指雌、雄生殖的器官及其有关的内分泌系统的改变，包括：①青春期的开始；②配子的产生及转送；③生殖周期；④性行为；⑤生育力；⑥分娩；⑦早老性生殖衰老；⑧其他依赖于生殖系统功能完整性的功能改变。

二、生殖毒性的危害

据估计，我们日常生活中使用的化学物有 5～6 万种，每年还有 1 000 多种新的化学物投入市场。这些化学物在给人类带来生活的便利和生产力提高的同时，对人类和动物的生殖功能也带来多种有害效应。如男性的精子数量和质量的下降、性欲的降低、睾丸的异常和癌变，女性排卵周期的紊乱、流产或难产率的增高、宫颈癌和卵巢癌发生率的增加、经胎盘致癌作用，其最终结果则是亲代的不孕或不育以及子代的出生缺陷。如 1992 年 Carlsen 等报道在 1938～1990 年间，人类精液量由平均 3.4ml 降至 2.75ml，精子密度由平均 $113 \times 10^6/ml$ 降至 $66 \times 10^6/ml$，并发现男性睾丸癌、隐睾和尿道下裂等泌尿生殖器异常发生率也逐年增加。

三、环境内分泌干扰物

20 世纪 90 年代以来，毒理学家日渐关注环境内分泌干扰物（environmental endocrine disruptors，EEDs）对人类及野生动物生殖发育的毒效应。EEDs 是指环境污染物及工业消费品所含的、可模拟天然激素生理、生化作用，干扰或抑制生物体内分泌、神经和免疫系统的化学物。就生物学效应而言，EEDs 主要包括雌激素和抗雌激素、雄激素和抗雄激素、孕激素和抗孕激素、甲状腺素和抗甲状腺素以及芳烃受体类化合物。其中，对人类和哺乳动物造成严重危险的主要是存在于环境中的 12 种持久性有机污染物。大量研究表明，鸟和鱼类的甲状腺功能异常，鸟、鱼、贝类和哺乳动物的生育率下降，以及鱼、腹足类动物和鸟的雄性征丧失及雌性化，均可能与接触 EEDs 有关。此外，EEDs 还可能与女性乳腺疾病和男性前列腺疾病、尿道下裂及睾丸异位等异常有关。

第二节 一般生殖生物学

两性的生殖器官，包括主性器官和附性器官。主性器官在男性是指睾丸，在女性为卵巢。男性生殖功能包括：生成精子、内分泌功能、性活动。睾丸主要具有生精和分泌激素的功能。女性生殖功能包括：卵巢的生卵功能和内分泌功能以及妊娠、分娩和哺乳等，其建立和完善主要在性成熟期。生殖功能以性腺功能为中心，下丘脑、垂体、性腺在三个不同水平上相互联系，相互影响共同构成了下丘脑－垂体－性腺轴。

一、睾丸的功能

哺乳动物睾丸中各亚群细胞均受到局部调节因子的调控，这些调节因子包括肽类生长因子、神经肽、类固醇等，共同构成复杂的调节网络，并成为化学物作用的靶点。睾丸的旁分泌或局部调节异常重要，但因睾丸内部构建的特性及多种相互作用，使得雄性生殖系统不仅结构复杂，而且难以从生理学或毒理学角度进行研究。

（一）精子发生 精子发生是指精子形成的整个过程，目前对该过程的分期及时间顺序已有了一定的了解。在精子发生过程中，生精上皮发挥着重要作用。精子发生从青春期开始，一直持续至更年期。雄性的原始种质细胞称之为精原细胞，与生精小管基底膜相邻。精原细胞有两类：A 类可通过有丝分裂而增殖，B 类可发育为初级精母细胞，并最终转变为精子。初级精母细胞经减数分裂之后转变为次级精母细胞，并进一步转化为单倍体的精细胞。精细胞通过一系列复杂的形态转变后（精子形成）变为精子，其中胞核凝集并转变为精子头，两个中心体则转变为精子的鞭毛，高尔基体转变为顶体，线粒体则浓缩为鞭毛四周的鞘。

同一代生殖细胞在生精小管内同时形成，然后同步通过生精过程。在曲细精管的一定区域，两代分化程度相同的细胞群相继出现的时间间隔称之为生精周期。不同代的生精细胞则组成固定的细胞群体组合，由于精子形成期精密有序的时间步骤，某一期的精细胞总是与一定分化期的精原细胞和精母细胞相关联（即细胞关联）。对细胞群体的连续观察发现：在曲细精管的任一区域，细胞关联以一定的顺序先后出现。这些细胞群体以规律性的间隔重复出现，代表一个生精周期的多个分期。

哺乳动物各种属间的精子发生时间（从精原细胞发育至成熟精子的时间）和生精周期时间有较大的差异，人类及常用实验动物的生精周期见表 14－1。整个精子发生过程一般均包含 4~5 个生精周期，故各种动物的精子发生期也存在较大的差异。

表 14 - 1　人类及常用实验动物精子发生和生精周期之间的差异

种属	精子产生量 10^6 个／（d·g）睾丸	生精周期 分期数	生精周期 天数	精子发生 天数	副睾过渡 天数
大鼠	17	14	13	51.6	11
小鼠	54	12	8.6	34.5	7～10
犬	20	8	13.6	54.4	10
家兔	25	8	10.9	51.8	9～10
人类	4	6	16	64	12

1. 支持细胞（sertoli cell）　支持细胞在精子发生过程中起重要作用。在胚胎早期，支持细胞分泌抗米勒管激素（AMH），但确切的生理作用还不清楚。青春期后，支持细胞开始分泌抑素，有助于调节垂体分泌 FSH。支持细胞为种质细胞提供结构支持、营养素以及旁分泌因子。支持细胞还可分泌大量的激素和蛋白质，包括组织纤维蛋白溶酶原激活物、雄激素结合蛋白（ABP）、抑素、AMH、转铁蛋白和其他蛋白酶。ABP 类似于血浆性类固醇 - 结合球蛋白，在啮齿动物，ABP 可充当睾酮和双氢睾酮（DHT）的载体。由于 FSH 的刺激作用，支持细胞可合成 E_2 和雌酮。正常精子发生需要支持细胞，许多影响精子发生的化学物是通过对支持细胞的影响而间接发挥作用，而不是直接作用于生殖细胞。

体内有许多解剖学上的特殊屏障，生殖系统中重要的屏障有胎盘屏障和血 - 睾屏障。血 - 睾屏障实际上是支持细胞之间的细胞连接，位于间质毛细血管腔和生精小管腔之间，将生精上皮分隔为含有精原细胞及早期精母细胞的基底室和含有发育较完全的生精细胞的近腔室，两腔室之间是许多解剖上相关的特殊结构。血 - 睾屏障维持着两腔室一定的离子梯度，可影响或阻止化学物、药物、营养素、激素等在血液和生精小管内液之间的自由交换。上皮细胞间的紧密连接在未成熟的哺乳动物睾丸中还没有形成，因此这就为外源性化学物质渗入生精小管提供了更多的机会。

2. 间质细胞　间质细胞（leydig cell）的主要功能是合成和分泌睾酮。这些细胞与睾丸血管及淋巴腔密切相关。睾丸精索动脉呈扭曲形，其血流与精索静脉蔓状纵向平行但方向相反，这种解剖结构可促进热源、雄激素及化学物的逆流交换。黄体激素（LH）刺激睾丸合成类固醇，雄激素对于精子发生、附睾精子成熟、附属性器官的生长和分泌活性、躯体男性化、男性性行为以及不同的代谢过程均十分重要。

（二）睾丸后过程　睾丸的终产物是未成熟的精子，睾丸后过程包括将成熟中的精子运送到贮存部位等待射精，向精液分泌各种化学物等步骤。

输出小管：生精小管所产生的精子先排入睾丸网，再由输出小管排放到睾丸头内。睾丸网内液体的化学组成独特，其总蛋白浓度低于血浆，并含有抑素、ABP、转铁蛋白肌醇、氨基酸和各种酶，其中抑素和 ABP 是睾丸网特异性产物和反映生精上皮功能完整性的标志物。

副睾：副睾是与睾丸连接弯曲的长管，人类的副睾长约 5cm。副睾分为头、体和尾三个部分。精子在通过副睾头和副睾体时逐渐成熟，到达副睾尾时才具备运动能力并在此贮存。

附属性腺：哺乳动物的附属性腺包括精囊腺、前列腺、尿道球腺和尿道腺等，绝大多数均有精囊腺和前列腺。精浆是将精液从雄性输送到雌性生殖道的工具，是雄性附属性腺的分泌产物。正常精浆呈等渗、中性，以果糖和山梨糖为能源。附属性腺的发育依赖于雄激素，因而是间质细胞或雄激素功能的指标。附属性腺的重量是反映睾酮血液水平的间接指标，酸性磷酸酶和柠檬酸是前列腺分泌功能的标志，果糖是精囊分泌功能的标志。

勃起与射精：勃起和射精过程受中枢神经系统的控制，并受自主神经系统的调节。副交感的刺激导致阴茎微小动脉扩张，并引发勃起。射精是一种由排精和射精两个阶段组成的脊柱反射。有关化学物对勃起和射精的影响目前研究较少，如某些药物可通过自主神经系统而影响性交，并导致阳痿。

二、卵巢的功能

哺乳动物雌性的排卵周期包含多个相关的事件，如卵泡发生、排卵、生殖道的受精准备及着床等，其中排卵是整个排卵周期中的中心事件。

排卵是多种反馈体系，包括下丘脑区、垂体前叶及卵巢之间的相互作用的结果。下丘脑先释放促性腺激素释放激素 GnRH，并通过这一过程调节垂体前叶产生并分泌 LH 和卵泡刺激素（FSH）；垂体前叶释放的 LH 及 FSH 转运至卵巢后启动并维持卵泡的生长。

在正反馈的起始期，下丘脑 - 垂体前叶轴指令卵巢开始卵泡生长；在紧接着的第二阶段，成熟的卵泡通过产生并分泌雌二醇及孕酮准备排卵；最后，卵巢分泌的雌二醇及孕酮再诱发 GnRH 的释放及 LH 及 FSH 的释放，这些激素的释放最终再引起成熟卵泡的排卵。

排卵需要形成黄体及三类细胞的生长、成熟及分化。这三类细胞即卵母细胞、颗粒细胞及卵泡膜细胞均易受毒物作用的影响；同样，卵母细胞的发育和成熟所涉及的三个主要过程，即①卵泡生长过程中的卵原细胞和颗粒细胞的有丝分裂；②由卵原细胞形成卵母细胞的减数分裂；③颗粒细胞和泡膜细胞的分化等也易受毒物的攻击。

（一）排卵周期　实验动物、非人灵长类及人类的排卵周期有较大的差异。动物的排卵周期可大致分为两大类：即自发排卵的动物和交配诱发排卵的动物。自发排卵者包括大鼠、仓鼠、小鼠、豚鼠、恒河猴及人，排卵周期为 3~33 天不等，其中大鼠、小鼠及仓鼠只能在交配后才产生功能黄体，阴道刺激则导致假孕，其他自发排卵动物则始终形成活性黄体，保持分泌孕酮功能 10~15 天。诱发排卵的动物有兔、猫、白鼬及田鼠，机械性及交配刺激此类动物 1~2 小时内可出现促性腺激素（主要为 LH）脉冲峰，并引发卵巢内已成熟卵泡的排卵。同时，交配引起的 FSH 脉冲峰还可导致卵泡分泌雌二醇，以保持黄体的功能。

（二）卵子发生　雌性种质细胞及卵泡在其出生前的胚胎期即已形成。人体胚胎发育的第三周，卵黄囊即可检出原始种质细胞，这些细胞经有丝分裂后迁移至生殖嵴，在未分化的性腺增殖，之后再分化为卵原细胞或前精原细胞。人胚胎大约有 1 700 个细胞迁移至性腺，至妊娠第二个月时即增殖至 600 万，至妊娠第五个月达到峰值（700 万）。自妊娠第三个月开始，卵原细胞进入减数分裂期，至第五个月末全部卵原细胞均已进入早前期Ⅰ。自此时起，卵泡闭锁导致卵细胞数的逐渐下降，至出生时降至低于 100 万。此后，在女性的整个生育期内通过闭锁与排卵，卵细胞数仍持续降低。卵母细胞的减数分裂包括前期、中期、后期及末期四个阶段；首次减数分裂的前期发生于胎儿期或新生儿期，至出生后 8 周内，卵母细胞开始进入终变期，并持续至青春期开始。

（三）卵泡发生　卵泡的发生开始于募集原始卵泡到生长卵泡库，终止于排卵或卵泡闭锁。前期卵母细胞由颗粒细胞所包围，并开始产生卵泡。起初的卵泡发育期并不需要促性腺激素；后期的卵泡发育需要促性腺激素的持续刺激。在青春期前，单层卵泡中的初级卵母细胞持续保持为非生长性卵泡。在每个动情周期中，当促性腺激素的分泌发生变化，非生长性有腔卵泡开始加快生长，转变为排卵前卵泡或格拉夫卵泡。卵泡的生长可大致分为三个阶段：①卵母细胞变大；②颗粒细胞由扁平形变为圆形；③形成透明带。

排卵前促性腺激素的释放包括 LH 的增加，后者可刺激卵泡膜细胞中的孕酮转化为雄烷二酮，之后再在颗粒细胞中转化为雌二醇。生长卵泡分泌的雌二醇与 FSH 一起，可影响颗粒细胞的分化。颗粒细胞的分化包括 FSH 受体、LH 受体含量的增加，芳香化酶活性的增加，胆固醇侧链的断裂，前列腺素合成酶活性的增加。只有产生雌二醇的卵泡才能发育为排卵卵泡。

FSH 及 LH 水平上升后，排卵前卵泡中初级卵母细胞继续通过 I 期减数分裂形成次级卵母细胞，并停留于 II 期减数分裂的中期。第一极体含初级卵母细胞的半数染色体，从卵泡中排出；当接近排卵时，卵泡进一步血管化，并在卵室表面肿大，变成肉眼可见的水疱样突起。次级卵母细胞在中期 II 排卵，并停止发育直至受精。受精后完成减数分裂 II，排出第二极体，形成雌性原核。雌雄原核的结合即恢复生物体的二倍体状态。

（四）卵巢后过程　雌性附属性腺的作用是将排出的卵与雄性射出的精子带到一起。生殖道体液的化学组成、黏性，附属性腺器官的上皮形态等均受卵巢激素的调控。

输卵管：输卵管壶腹部是卵子化学趋向性的基础。输卵管趋向性受自主神经系统控制，故此易受自主神经系统的药理调节剂的影响，从而改变其功能。

子宫：子宫内膜在接受孕体的过程中，其形态变化反映卵巢的周期性。子宫肌层的主要作用是收缩；灵长类在月经周期末，除深层之外的全部子宫内膜均脱落。在卵泡雌激素的影响下，子宫内膜快速增厚，子宫腺体的长度增加但不再有分泌功能，这种变化过程称为增生性变化。排卵后，子宫内膜轻度水肿，在黄体雌激素和孕酮的支配下活性分泌腺紧密缠绕和折叠，这种变化过程称为分泌性变化。若卵细胞未受精，子宫内膜脱落，开始新一轮的月经周期。

子宫颈：子宫颈的黏膜并无周期性的脱皮，但宫颈黏液有周期性的改变。雌激素使宫颈黏液更稀、更富碱性，也促进精子的存活和转运。孕酮使宫颈黏液更稠、更黏、更富于细胞。排卵时，宫颈黏液最稀，干燥后在载玻片呈树状的苔藓形。子宫颈功能异常可能与细胞分化改变有关，可通过脱落细胞的组织学检查来诊断。口服避孕药等人工合成类固醇可影响宫颈黏液的模式。

阴道：雌激素促进阴道上皮的生长和增殖，多层细胞发生角质化，很易在阴道涂片中见到。阴道角质化曾经是雌激素作用的一项指标。孕酮刺激使黏液层变厚、上皮增生、白细胞浸润。大鼠阴道涂片易见周期性变化，人类与其他动物则没那么明显。阴道液的成分分析、阴道脱落细胞检查可反映卵巢功能。

三、受精、分娩与授乳

受精是精与卵的结合，在鸟类及哺乳动物一般发生于雌性生殖道内。受精不仅恢复了染色体的二倍性，而且也决定了杂合子的遗传性别，并诱发受精卵的卵裂。人类分娩过程中催产素和雌激素起着刺激子宫收缩的作用；并且随着产程的临近，其作用强度及协调性也逐渐增加。孕酮则起着拮抗雌激素和催产素的作用，孕酮水平下降可引起子宫的收缩。此外，局部产生的前列腺素也可直接地或间接地参与分娩的启动过程。

乳腺的发育及分泌活性受多种激素的调控，催乳素是负责乳腺增长的主要激素。雌激素通过促进垂体前叶产生及分泌催乳素而间接影响乳腺。促性腺激素通过刺激卵巢雌激素的分泌参与乳腺的发育。泌乳的最初刺激为吸吮乳头，不间断的泌乳需要持续的吸吮刺激及相关的垂体快速释放催乳素。

第三节　生殖毒作用的靶标与环节

一、对下丘脑－垂体－性腺轴调控的毒性

下丘脑和垂体单元在睾丸和卵巢功能的调控中发挥综合性调节作用，化学物可直接作用于下丘脑或垂体，进而影响性腺或副性腺的功能。

（一）下丘脑　中枢神经系统对 GnRH 分泌的控制依赖于神经递质和神经肽，如儿茶酚胺可通过 α 肾上腺素能受体刺激 GnRH 释放，α 受体抑制剂苯氧苄胺可阻止 GnRH 诱导的 LH 分泌。内源性阿片样物质是 GnRH 释放的强抑制剂，外源性吗啡和非麻醉性镇痛剂可抑制 GnRH 依赖性的 LH 分泌，滥用麻醉剂者可引起低促性腺激素性性腺功能不全症，常表现阳痿症状。Δ-9-四氢大麻酚（THC）可引起月经周期紊乱并抑制排卵。补充 GnRH 可降低 THC 对生殖功能的有害作用，因此推测 THC 很可能作用在下丘脑水平。

（二）垂体　毒物既可以直接作用于促性腺物质而改变促性腺激素的合成和分泌，也可间接改变垂体细胞对 GnRH 或生殖腺类固醇的反应性。两种作用都可导致血清中 FSH 和 LH 水平的改变。

许多外源性化学物由于其抗雄激素或雌激素性质而破坏生殖功能。西咪替丁等药物均以抗雄激素物质的作用方式与内源性雄激素竞争雄激素受体，刺激促性腺激素的非正常释放，进而导致生殖腺功能异常如男子乳房发育症、阳痿和精子减少。滴滴涕、开蓬、多氯联苯（PCBs）等环境化学物具有雌激素的活性，均可竞争雌激素受体。7，12-二甲基苯并［a］芘具有抗雌激素活性，体外结合试验证实其可与雌激素受体结合，而且这种结合可被雌激素的拮抗剂三苯氧胺所取代，因而属于特异性结合。

二、对睾丸的毒性

睾丸中各种细胞群体对不同的毒物其敏感性也各不相同；生精细胞对化学物的攻击最为敏感，支持细胞对化学抑制的敏感性居中，间质细胞对环境毒物的耐受性最强。过去曾采用细胞特异性的睾丸毒物评价睾丸网的肌苷分布，肌苷与生精上皮细胞相关，尿肌苷水平升高是一种非侵害性体内睾丸毒性标志物。

（一）支持细胞　支持细胞在生精过程中发挥极其重要的作用，常成为毒物作用的靶细胞。睾丸中的支持细胞数量有限，所以这种损伤往往是不可逆的。一旦支持细胞功能受损，受其支撑才得以生存的生精细胞也随即发生继发性的影响。目前已知的对支持细胞产生部分

或完全损伤的毒物包括邻苯二甲酸酯、二硝基苯、羟基磷酸、2,5-己二酮等。支持细胞损伤最初的形态学表现均为空泡化，超微结构分析可见滑面内质网潴泡的肿胀；之后则表现为生精细胞的退变、紊乱和脱落，以及多核精细胞的聚集。而支持细胞本身则由于对细胞凋亡具有较高的耐受性，受损后仍保持形态完整，内衬于空洞或部分萎缩的生精小管内壁。

（二）生精细胞　白消胺、环磷酰胺和乙二醇等细胞毒性化学物，则特异性的损伤增殖能力旺盛的生精细胞。虽然三种生精细胞（精原细胞、精母细胞和精细胞）对毒物的敏感性各不相同，但其毒性表现均以受损细胞快速凋亡、被支持细胞所吞噬、曲细精管缺失单代生精细胞为共同特征。此外，此类毒物的毒作用还具有生精分期的特异性（即仅损伤处于特定生精分期的生精细胞），任一种细胞的丢失势必导致处于后续生精分期的各种细胞的"成熟性耗竭"。因此，毒物作用后对雄性生育力的影响也随靶细胞所处生精分期而异；如靶细胞为大鼠精原细胞时，则暴露 8~10 周后雄性生育力才受到影响。

（三）影响睾丸血流和体液平衡　睾丸的血流和体液平衡是睾丸毒物另一个潜在的作用环节。曲细精管自身无脉管系统，所有的氧气和营养素均需经过间质区、管周类肌细胞和支持细胞才能到达生精细胞。因此，曲细精管常处于临界缺氧的状态，并对 5-羟色胺或组胺等血管活性物质极为敏感。此外，大鼠睾丸毛细血管上的内皮细胞对镉盐也特别敏感，暴露镉盐后常出现广泛性间质水肿和血流停滞。由毛细血管渗出所产生的间质液和支持细胞分泌的曲细精管液在睾丸发挥重要作用，也易受毒物的影响，并导致小管腔的肿胀、收缩和间质的水肿。

（四）间质细胞　间质细胞的主要功能是产生类固醇，故干扰类固醇生成途径的化学物均可导致性激素功能的紊乱。而干扰雄激素或促性腺激素的受体结合、改变血液促性腺激素水平、改变雄激素的代谢和清除等也同样可以影响性激素的内平衡。此外，间质细胞还可能是毒物作用的直接靶标，如乙烷二甲烷磺酸盐就是一种特异性的间质细胞毒物。大量不同的化学物/药物可引起动物，尤其是啮齿类动物的间质细胞增生或形成肿瘤。一般而言，间质细胞受损并不发生特异性的病理改变，但各种因素所引起的睾酮水平下降具有独特的病理表现，即处于生精周期第Ⅶ、Ⅷ分期的精母细胞和圆形精细胞的渐进性退变和耗竭，精囊和前列腺变小。

（五）精子排放（Spermiation）　精子排放是指精细胞经过胞核和胞质的转化重组，并从睾丸转运至附睾形成成熟精子的全过程。重组过程主要包括精细胞的三个区域转变为精子的三个功能区，即胞核浓缩变成精子头，线粒体和中心粒分别浓缩或变形为鞘和鞭毛，高尔基体转变为顶体。精子的三个功能区均可成为生殖毒物攻击的靶标：精子胞核 DNA 含有特异性的组蛋白鱼精蛋白，DNA 修复功能缺失，易受氧化乙烯等诱变剂的攻击；α-氯乙醇可抑制精子中的糖酵解代谢，导致 ATP 的合成减少，进而影响精子鞭毛的运动；吸烟等环境暴露可增加精子内活性氧的产生，并造成氧化性损伤，最终影响精子的获能和顶体反应过程。

三、对雄性副性腺的毒性

附睾在精子成熟过程中发挥重要作用，也是雄性生殖毒性的一种靶器官。吸入暴露氯代甲烷不仅可导致睾丸损伤，还可通过产生白三烯而影响附睾上皮，进而导致附睾形成肉芽肿，阻断精子的穿过。高剂量 α - 氯乙醇可损伤附睾头的上皮，导致曲细精管液在输出小管腔重吸收的抑制，最终引起输出小管肿胀和附睾囊肿。

虽然多种毒物可导致精囊、前列腺的大小、重量和分泌活性的降低，但这些效应都是通过干扰雄激素的产生或功能而实现的；到目前为止，尚未发现任何化学物仅通过影响前列腺或精囊就降低了雄性的生育力。

四、对卵巢、子宫和阴道的毒性

排卵前卵泡主要由三种细胞组成，即卵母细胞、颗粒细胞和卵泡膜细胞，每一种细胞都对卵泡的发育有独特的作用，都可成为毒物的作用靶。①颗粒细胞由胚胎发育阶段的卵巢基质产生并围绕卵母细胞，给卵母细胞正常发育提供所需的激素和营养环境。在 FSH 影响下，颗粒细胞可产生雌激素，后者通过自分泌和旁分泌机制，支持卵母细胞分裂并促进颗粒细胞本身进一步分化。②卵泡膜细胞具有 17α - 羟化酶，可将孕酮转化为雄烯二酮；颗粒细胞虽然缺乏 17α - 羟化酶，但可利用芳香化酶将由卵泡膜细胞产生的雄烯二酮转化为雌二醇。颗粒细胞与卵泡膜细胞之间的相互依赖性可产生足够量的雌激素，以维持卵泡的存活。无论是抑制卵泡膜细胞合成雄烷二酮、还是抑制颗粒细胞雌二醇的合成及显效均可诱发卵泡闭锁。③在排卵后的短期受精窗口期，染色体浓缩、DNA 修复或 RNA 和蛋白质合成能力有限，使得窗口期卵母细胞的成熟和受精过程极易受到外源性化学物的侵害，造成纺锤体的结构和功能异常、DNA 损伤和染色体畸形以及细胞周期紊乱等。

毒物对卵巢的毒作用方式主要有三种：①促性腺激素分泌不足、卵泡发育障碍或胆固醇合成障碍等均可导致卵巢的萎缩，并继发性地引起子宫和阴道的萎缩。机体应激、吸食可卡因等毒品、接触环磷酰胺、多环芳烃和无机汞等化学物等均可引起卵巢中卵母细胞、卵泡和黄体的减少或缺失。其特征性病理表现为卵巢髓质中的间质腺细胞由大而多角形变为小而纺锤形。②某些化学物是雌激素和孕酮的拮抗剂或激动剂（如他莫昔芬、甲氧基醋酸孕酮等），在较高剂量下可抑制促性腺激素的分泌，并引起卵巢萎缩；但子宫和阴道对激素刺激反应强烈，表现为增生和肥大。③血清促性腺激素水平升高或卵巢胆固醇激素的负反馈调节失灵均可引起排卵周期异常，并导致卵巢、子宫和阴道的增生或肥大。外源性的 LH、FSH、催乳素或孕马血清促性腺激素处理，利血平通过耗竭多巴胺引起的催乳素分泌过多等均可引起此类反应。

五、对性行为与性欲的影响

性行为与性接纳能力之间的关系涉及复杂的神经内分泌机制，包括大脑、垂体和类固醇激素。化学物可通过中枢或外周神经系统影响雌雄两性的性行为，如三环类抗胆碱能型抗抑郁药可引起男性阳痿，苯二氮䓬类药物通过抑制外周自主神经传递而降低性欲、影响射精；某些抗雄激素化合物与女性性欲减退有关，开蓬和甲氧氯可引起雌性大鼠雄性化，并表现雄性的性行为特征。

第四节 生殖毒作用的分子和细胞机制

一、外源性化学物在生殖器官的生物转化

（一）睾丸 某些睾丸毒物可不经代谢活化而直接发挥毒作用，另一些睾丸毒物则需要经过代谢转化。睾丸的 CYP450 和环氧化物水解酶活性要低于肝脏，其生物转化反应主要发生于间质细胞，所含的酶系包括 CYP450、NADPH – CYP450 还原酶、乙醇脱氢酶、GSH 转移酶、环氧化物水化酶和水解酶等。支持细胞对化学毒物的生物转化能力可能更低，生精细胞对化学物质生物转化的能力尚不十分了解，但已知含有 GSH 转移酶。如正己烷是一种环境毒物，可引起睾丸萎缩。正己烷经微粒体氧化作用产生 2，5 – 己烷二酮，后者通过改变睾丸小管产生性腺毒性。

（二）卵巢 卵巢也具有生物转化某些外源性化学物的代谢能力。卵巢类固醇合成过程对于各种能干扰类固醇合成酶抑制剂都较为敏感，关于化学物或药物是否干扰卵巢代谢的知识还很少，但已知多种化疗药物能抑制卵巢功能，如泼尼松、白消胺、长春新碱、长春碱、甲氨蝶呤、阿糖胞苷、6 – 巯基嘌呤、L – 门冬酰胺酶、氮芥、5 – 氟尿嘧啶、环磷酰胺、盐酸阿霉素、苯丁酸氮芥等。

二、生殖毒作用的分子机制

（一）受体机制 生殖毒物的分子作用机制是指其通过分子之间的相互作用而干扰某一基本的生殖过程。很多生殖毒物可能以类似内源性性激素的方式，通过细胞膜上或细胞核内受体而引发毒作用。要确证毒物是通过受体发挥其毒作用，就必须在分子水平上鉴定靶受体，确定毒物与受体分子之间的相互作用，以及这种相互作用的短期和长期作用的后果。

例如，滴滴涕、开蓬等雌激素样化学物，与雌激素受体结合后可刺激多个器官系统的雌激素样反应，并干扰正常激素的功能和胚胎发育过程。雄性生殖功能的主要调节剂为睾酮，雌激素样化学物处理可影响雄性促性腺激素的分泌，改变雄性生殖道的结构和功能。因此，人工合成和环境雌激素是潜在的雄性生殖毒物。

（二）影响类固醇合成 肾上腺皮质、卵巢和睾丸等内分泌器官均能合成类固醇。孕烯醇酮是肾上腺皮质、卵巢和睾丸所产生类固醇激素（如雌激素、孕酮和雄激素）的共同前体。哺乳动物性腺中的特化细胞可合成类固醇：卵巢中的颗粒细胞在 FSH 刺激下可分泌雌激素，卵泡膜细胞和黄体可分泌孕酮，睾丸中的间质细胞在 LH 刺激下可分泌睾酮、二氢睾酮等雄激素。生殖腺类固醇分泌的调节步骤包括：底物胆固醇的可利用性，LH 对胆固醇转化为孕酮过程中 20，22 – 羟化酶/碳链裂解酶的诱导，以及 FSH 对卵泡膜细胞将雄激素转化为雌激素过程中颗粒细胞芳化酶活性的诱导。

某些药物、激素和化学物可通过干扰或抑制特定的酶而影响类固醇的合成。此外，抗 LH 肽可影响间质细胞合成类固醇，黄体激素释放激素类似物则同时干扰卵巢和睾丸的功能。肝、肾含有可影响类固醇的生物半衰期的酶系，因此干扰排泄过程的外源性化学物也可

能改变内分泌系统，如有机磷或有机氯杀虫剂可诱导肝类固醇羟化酶。表14－2列举了目前已知的类固醇生成途径中特异性酶的抑制剂。

表14－2 类固醇合成酶的抑制剂

酶	抑制剂	酶	抑制剂
20α－羟化酶	氨基苯乙哌啶酮磷酸盐	11β－羟化酶	炔羟雄烯异恶唑
3β－羟基－Δ－S－类固醇侧链断裂脱氢酶	3－甲基联苯胺		甲吡丙酮
	氰基酮		SKF－12185
	雌激素	21－羟化酶	炔羟雄烯异恶唑
	炔羟雄烯异恶唑	17α－羟化酶	炔羟雄烯异恶唑
芳香化酶	4－乙酸基－雄甾烯－3,17－二酮	SU－9055	
	4－羟乙基－雄甾烯－3,17－二酮	SU－8000	
	1,4,6－雄甾三烯－3,17－二酮	17,20－羟化酶	炔羟雄烯异恶唑

（三）基因突变与DNA修复 啮齿动物试验结果表明：雄性在交配前暴露于某些化学物可以影响妊娠后果。在显性致死试验中，雄性动物暴露毒物后可导致生精细胞突变，并引起子代的着床前丢失。乙基亚硝基脲、环磷酰胺诱变剂处理可诱发亲代小鼠精原细胞的显性基因突变，导致子代的白内障、骨骼变异等出生缺陷。此外，雄性动物暴露某些毒物可引起雄性生殖细胞的遗传毒性，并使其子代对肿瘤的易感性增高。对卵母细胞的亚致死性损伤可能导致受精障碍或基因组的可遗传改变，不同动物对这类效应的易感性略有差别。卵母细胞的辐照常常使孕体不能正常发育，既可能导致显性致死突变，也可能导致特异基因位点突变，并在子代产生可检测到的非致死突变。

不同物种的生精细胞对于环境毒物造成的DNA损伤具有不同程度的修复能力。在减数分裂前的生精细胞内存在DNA修复系统，但精细胞和精子则无，因此亲电子剂易诱发精细胞的突变。此外，毒物可诱导哺乳动物卵母细胞的程序外DNA合成增加，提示雌性配子也具有DNA切除修复功能。与成熟的精子不同，成熟的卵子保持了一定的DNA修复能力，但在减数分裂成熟期这种能力有所下降。

（四）氧化性损伤 GSH是胞内主要的游离巯基，在保护细胞免受氧化应激损伤中起重要作用。GSH在卵巢中的含量相对较高，卵母细胞中的GSH对于精卵融合后不久激发精子染色质分散具有重要意义。用GSH氧化剂二酰胺体外处理卵母细胞，可导致精子染色质分散的受抑及减数分裂纺锤体过早溶解，提示生殖毒物可通过氧化应激反应干扰雌雄配子的受精过程。

三、生殖毒作用的细胞机制

（一）诱发细胞凋亡 在哺乳类的生殖周期中，睾丸及卵巢的细胞数均通过细胞增殖与凋亡的平衡来调节。生精细胞的克隆性增殖速度很快，数代之内即可达到较大的细胞群体数；若没有严格的调控机制，势必很快超出支持细胞的维持能力，而细胞凋亡则是限制生精上皮中生精细胞数目的主要方式。睾丸生精细胞自发凋亡主要以有丝分裂前期的精原细胞和精母细胞为主，很少累及精子细胞和精子，在调控生精细胞数量、质量和维持内环境稳态方面具有重要意义。就睾丸生精细胞凋亡的途径而言，一般认为与 FasL 途径有关；支持细胞通过在细胞表面表达 FasL 而介导带 Fas 的生精细胞发生凋亡。此外，有证据表明在多种睾丸损伤中，细胞凋亡是毒性发生的主要原因。去除激素，睾丸局部热暴露，接触己二酮、硝基苯和棉酚等睾丸毒物均可诱导实验动物生精细胞发生凋亡，并且呈明显的剂量和时间依赖性、生精周期分期的特异性。

同雄性一样，雌性卵巢也同样发生生理性和病理性的细胞凋亡。在雌性正常生殖周期中，出生前卵原细胞的损耗（约占 2/3），出生后卵泡的闭锁，排卵后黄体的破裂退化，衰老前的停经等都是通过细胞凋亡的途径而实现的。另外，二恶英、多环芳烃、乙烯环己烯等工业污染物和柔红霉素等化疗药均可通过诱导卵母细胞凋亡而引发卵巢毒性。至于卵母细胞凋亡的发生机制，则可能与传感 DNA 损伤信号的 P53 蛋白、凋亡调控蛋白 Bcl – 2 家族、凋亡执行者 caspase 酶等有关。

（二）干扰细胞连接 支持细胞之间的细胞连接以及支持细胞与雄性种质细胞（germ cell）间的细胞连接对维持血 – 睾屏障的功能和调节雄性种质细胞的分化具有重要的意义。镉、顺铂、棉酚等毒物可增加血 – 睾屏障的通透性，使得大分子物质进入小管腔，进而影响后者的正常功能。二硝基苯、己二酮等通过干扰细胞骨架中间丝上的波形蛋白，导致支持细胞与种质细胞细胞连接的功能障碍，并引起种质细胞从支持细胞脱落，在较高的剂量下可引起睾丸萎缩。

第五节 生殖毒性的检测与评价

一、雄（男）性生殖毒性的检测与评价

（一）雄（男）性生殖毒性的检测的基本考虑 毒物对雄性生殖系统相关的内分泌和生化反应的干扰作用，很少在单次暴露后发生，因此检测雄性生殖毒性需要持续重复暴露。大多数雄性生殖检测项目都具损伤性，因而仅限于动物而通常不能用于人。用于人的非损伤性方法包括精子计数、血中促性腺激素水平测定以及生育史研究等。睾丸活检可选择性地用于评价精子生成情况（如不孕/不育）。

评估雄性生殖系统的不同参数，不仅敏感性不相同，而且各有其优点和局限性。睾丸重是一项快速的定量指标，但没有精子计数敏感，且容易受到睾丸水肿的影响。生育率虽然是评价生殖功能的综合指标，但不大敏感。采用连续交配实验评估精子的细胞生物学状态，对于显性致死突变和雄性生殖毒性评价比较实用。睾丸组织学虽属于半定量的主观指标，但可

提供有关靶细胞形态学的信息。生精小管的组织学检查可了解细胞的完整性，并提供有关生精过程的信息。在检测生精上皮更为微小的变化时，需采用适当的组织固定和包埋方法。间质细胞和支持细胞的形态学改变难以检测，通过测定雄激素或促性腺激素水平有助于判断间质细胞功能，测定 ABP 水平可评估支持细胞功能。

要使睾丸组织学检查更有意义，就必须采用生精小管分期法确定毒性所影响的生精阶段。对检测的病理改变，必须确定损伤的特性，如支持细胞的空泡或胞质肿胀等。生殖细胞的变性坏死可根据正常的核固缩标准和嗜酸性粒细胞增多来确定，而睾丸组织的形态计量学评价则包括生精小管直径、精母细胞或圆形精细胞的数目。

因此，评估某化学物质是否对精子发生产生有害作用主要有两个方法：①睾丸形态学评估（即病理学）；②精子发生的功能评估。进行这些评估要检测精子发生/睾丸形态学是否异常，各分期生殖细胞是否有变性以及正常的精子释放是否受到损害。

（二）精液分析和精子计数/活力

1. 精液分析　精液分析可作为评估睾丸和睾丸后器官功能的指标。可采用人工鞘从许多实验动物和家养动物中收集精液，电射精技术和化学诱导射精也被用来收集精液标本，尤其是在畜牧业中。

为了保证有关睾丸功能结论的有效性，必须进行多次射精的定量和定性分析。由于精液的形成受到附属性腺、睾丸和附睾的共同影响，因此只有用一次射精的精子总数估计精子生成量才是可靠的。为计算每次射精的精子总数，需要测量射精体积、精子浓度和精液特征。

精子活力的半自动化测量方法分为直接法和间接法。间接法可通过测量整个精子悬液的特征参数估计精子平均游动速度，光谱测定法或比浊法记录光密度的改变。直接测量法包括一些照像术，如定时曝光照像术、多次曝光照像术和电影摄像术。计算机辅助精子分析（computer – aided sperm analysis, CASA）可用于精子形态、生理、活力和鞭毛的分析。

2. 精子计数/活力　多种因素可影响单次射精的精子数，如年龄、睾丸大小、射精频率、性激发的程度和季节。尽管两次射精之间的射精频率或间隔可改变每次射精的精子总数，但射精频率并不影响每日精子生成量。然而，由于附睾贮备精子，所以如果要使射出精液中的精子数量能准确反映精子生成量，那么多次射精则是必要的。如果每周只收集 1~2 次射精，那么在精子生成的总量中可能有 50% 的精子检测不到。应当在一段时间内，每天（或隔天）收集射精。

对于实验动物（如啮齿类动物），可导出其附睾中精子，用生理盐水稀释并在血细胞计数器中计数，也可以评估精子活力。可以用湿法制备或经适宜制备的涂片染色法评估精子形态。

（三）附属性器官　附睾以及附属性器官也可用于评估雄性的生殖状态。虽然附睾对雄性生殖道有重要的生理作用，但作为评估性腺毒物的参数意义不大，有意义的是测量贮藏在附睾尾的精子数量、精子活力和形态。附睾精子涂片，可用于镜下观察精子活力和形态异常。附属性器官，通常是前列腺（如啮齿类动物的腹叶）和精囊，可快速定量雄激素依赖性的生殖过程。附属性腺中的果糖和柠檬酸等化学指标也已被用于评估雄性性激素功能。

（四）雄激素及其受体

1. 雄激素/雄激素受体　雄激素受体（androgen receptor, AR）属于类固醇/核受体超家族成员。睾酮和双氢睾酮的 AR 也被用于评估不同性腺毒物的作用。锌、汞、铜、镉等二价金属离子，DDT 也是潜在的 AR 拮抗剂，而且能影响雄性生殖。羟基氟他胺在抑制雄激素诱导的转录活性上与 DDT 效力相同。

具有活性的雄激素可促进生殖和合成代谢的功能，两者都受到雄激素与 AR 相互作用的调节。这种活性雄激素是 C-19 类固醇，在 C-3 位有一个酮基功能团，17β 位有一个羟基基团。雄激素靶细胞（如前列腺、精囊）含有类固醇修饰酶，其能够激活、灭活和改变雄激素受体特异性。例如，类固醇 5α-双氢睾酮，它是活性更高的雄激素配体。并多因素能影响雄激素的作用。

2. 其他分泌性生物学标志物　睾丸标志酶如透明质酸酶、乳酸脱氢酶同工酶-X、山梨醇脱氢酶、α-甘油磷酸脱氢酶、葡萄糖-6-磷酸脱氢酶、苹果酸脱氢酶、3-磷酸甘油醛脱氢酶和异柠檬酸脱氢酶，可作为判断性腺细胞分化是否正常的指标。

支持细胞的许多分泌物（如转铁蛋白、血浆铜蓝蛋白、组织纤溶酶原激活剂、硫酸糖蛋白）对于评估雄性生殖功能具有某些潜在的价值。ABP 作为检测性腺损伤的潜在指标可能是最受关注的。支持细胞和转铁蛋白可能受到类似调节剂（如 FSH）的影响。间质细胞培养也可考虑作为评估性腺内分泌功能的潜在指标。和支持细胞一样，间质细胞也能分泌多种蛋白、肽类和其他物质。

二、雌（女）性生殖毒性检测与评价

（一）雌（女）性生殖毒性检测的基本考虑　对雌性哺乳动物生殖过程中的评估要比雄性复杂得多。雌性生殖过程包括卵子发生、排卵、性接纳能力的发育、性交、配子和合子转移、受精和孕体的植入。这些过程或事件都可能受到化学物和药物的干扰。

对雌性生殖道干扰作用毒理学的主体与评价致畸性和生殖细胞基因突变的实验方法相互重叠不足为奇。事实上，反映雌性生殖功能障碍的某些生殖检测终点，包括一些围生期参数，常与发育毒性检测终点相重叠。

大体病理学和组织病理学对生殖很重要，因此应该进行评估，包括光镜和电镜（透射和扫描）。评估雌性生殖系统也有许多有用的实验。这些实验可以有很多观察终点和不同的解剖学位点，包括生物化学、激素和形态学的参数。

（二）卵巢功能的检测

1. 卵子发生/卵泡形成　直接评估受试化合物对卵子发生和/或卵泡形成影响的方法包括对卵母细胞的组织学检查和/或卵泡数的测定。化学物对卵子发生地影响也可通过检测生育率进行间接评估。其他的有关动物卵巢毒性的间接检查包括：阴道开口年龄、生殖退化开始的时间和总的生育能力。

形态学检查能够定量评估原始生殖细胞数、干细胞迁移、卵原细胞增殖和尿生殖脊发育。体外实验技术可用于评估原始生殖细胞增殖、迁移、卵巢分化和卵泡形成。连续的卵母细胞计数可以监测实验动物卵母细胞和/或卵泡破坏情况。

根据实验动物 3H-胸核苷的摄入、卵巢对促性腺激素的反应和卵泡动力学，可分析卵泡的生长情况，鉴定对卵泡生长的直接和间接作用，也可鉴定药物和化学物对卵子的毒作用。

血清雌激素水平或对靶器官的雌激素效应是评估卵泡正常功能的指标。组织和器官的反应包括未成熟大鼠阴道开口时间、子宫重量、子宫内膜形态学变化和/或血清 FSH 和 LH 水平。颗粒细胞培养技术为评估化学物抑制细胞增殖和/或雌激素合成的能力提供了直接筛选模型。

核和胞质中的雌激素/孕酮在毒理学研究中有重要用途。由于某些化学物（如 DDT 等有机氯农药）可竞争性结合雌二醇及孕酮受体，并可能改变这些受体的分子构象。

2. 排卵/受精/植入 不同哺乳动物物种间排卵是有差异的。某些动物在交配时排卵（如兔子），而其他物种（如人和类人猿）排卵是一个激素依赖性的周期性过程。许多类固醇和非类固醇样物质可干扰排卵的神经内分泌过程。在啮齿类动物的动情周期，其排卵一般间隔 4~5 天。动情期间排卵可采用阴道上皮角化法快速检测。大鼠动情周期分为四个阶段（动情前期、动情期、动情后期和间情期），可通过阴道细胞学检查确认。

化学物和药物都可影响受精和植入过程。取自不同哺乳类动物（包括人）的精子和卵子，也可在体外完成受精过程。妊娠是对生育能力最好的评估，用大鼠进行交配实验是判断总的生殖毒性的基本方法。

（三）雌激素及其受体 大鼠、小鼠和人的雌激素受体（estrogen receptor，ER）有 ERα 和 ERβ 两个亚型，在 C 末端配体结合区和 N 末端反式激活区不同。雌激素可影响多个靶器官的生长、分化和功能。这些器官包括哺乳动物的腺体、子宫、阴道、卵巢和一些雄性生殖系统器官（如睾丸、前列腺等）。雌激素可影响骨生成和中枢神经系统，还可能在心血管系统的内稳态中起作用。ERβ 对雌性和雄性都是一种重要的性激素受体。有研究提示，雄性 ERβ 可能的生理配体是 5α-雄甾烯-3β，17β-二醇，雌激素可能参与精子发生的调节。

雌激素（和孕酮）的生物学活性通过定位于特异性靶细胞核中的高亲和力受体发挥作用，雌激素（和孕酮）受体属于核蛋白超大家族的成员。类固醇激素受体（即雌激素）的激活可调节特异性基因的转录活性，从而调节类固醇激素经典的或基因组的作用。

三、生殖毒性的综合评价

（一）流行病学调查 人群观察结果可以直接说明毒物对人类生殖过程的影响，但仅限于人类已广泛使用的化学物，以探索某种毒物是否具有生殖毒性。化学物对女性生殖功能影响的常用指标包括月经情况、性激素测定、阴道脱落细胞检查和生殖情况的调查等。对男性生殖功能影响的观察指标有精液分析、性激素测定、睾丸活检、性功能问卷调查以及配偶的生育史与子代发育情况的调查等。然而，职业暴露水平很难精确评估，环境污染水平甚至难以证实，并常常是多种化学物的联合暴露，因此单一化学物的生殖毒作用很难评估，因果关系更难以建立。流行病学研究的设计包括回顾性和前瞻性的资料收集，所考虑的统计学问题包括把握度、样本量和显著性水平等。

（二）生殖毒性试验 生殖毒性的评定需要特别的策略和方法，单一的方法不能对化学物的生殖毒性做出全面的评估。目前，整体动物试验仍为主要的评价方法。常用的有两类：一是一代或多代繁殖试验和致畸试验，二是 Ⅰ、Ⅱ、Ⅲ 段生殖毒性试验。具体的试验设计和操作步骤请参见第二十八章。此外，为评价受试物对雄性动物性欲及射精功能的影响，判断其影响生精周期的阶段，可开展连续交配试验（reproductive assessment by continuous breeding，RACB）。

（三）生殖毒性的风险评价　美国 EPA 于 1996 年公布《生殖毒性风险评估指南》，详细描述了环境暴露所致生殖效应资料评价和参考值的制定过程。生殖毒性风险评估也同样包括危害特征分析、定量剂量反应分析、暴露评定和危险度特征分析四个步骤，同时强调生殖毒作用模式、药代动力学资料、基准剂量建模、基因组学、蛋白质组学等新技术的使用等在生殖毒性风险评估的应用。

重点和难点：

1. 哺乳动物的精子（或卵子）的发生过程及其内分泌调节作用。
2. 生殖毒作用的细胞学和分子机制。
3. 雄（雌）性生殖毒作用的评价的基本考虑和检测指标等。

思考题：

1. 简述外源性化学物生殖毒作用的分子机制。
2. 雄（雌）性生殖功能检测的主要指标主要包括哪几个方面？
3. 睾丸毒性的靶细胞可能有哪几种？简述各种细胞受损的病理特征。
4. 简述外源性化学物对卵巢毒作用的三种主要方式。

（廖明阳　吴纯启）

第十五章　其他脏器毒性及其评价

第一节　肝脏毒理学

肝脏毒理学（toxicology of the liver）是利用毒理学基本方法和技术，研究外源性化学物对肝脏的损害作用及其作用机制的学科，是靶器官毒理学的一个重要研究领域。许多化学物质在一定剂量水平下可对肝脏造成损害作用。凡是能够造成肝脏损害的化学物，统称为肝毒物（hepatotoxicant）。为与病毒引起的肝损伤相区别，化学物引起的各种肝损伤统称为化学性肝损伤。毒理学研究的主要是化学性肝损伤。

外源性化合物通过各种途径进入机体后，均可通过血循环到达肝脏，尤其是经消化道吸收的毒物，在进入体循环之前首先在肝脏进行代谢。因此，肝脏作为化学毒物重要的生物转化器官，极易受到化学毒物的损害。

一、肝脏的结构与功能

（一）肝脏结构　肝脏是人体最大的实质性器官。由肝实质性细胞即肝细胞（约占60%）和非实质性细胞（约占40%）构成的，其中非实质性细胞包括内皮细胞、枯否细胞、储脂细胞（亦称 Ito 细胞）、大颗淋巴细胞、胆管上皮细胞和成纤维细胞等。

肝脏的基本结构单位有两种划分方法：一种是经典的划分方法，认为是肝小叶是肝的最小结构单位。肝小叶由肝细胞索、肝窦和毛细胆管组成，呈六角形，小叶之间为门管区（包括门静脉、肝动脉、小胆管、淋巴管和结缔组织）。另一种观点认为肝脏的最小功能单位是肝腺泡。肝腺泡单位是以相邻门管区三联分支终末支为中轴，两侧以中央静脉为界。以输入血管为中心，在肝腺泡区内可根据与门静脉的距离，分为Ⅰ、Ⅱ、Ⅲ带。其中Ⅰ带距门静脉最近，肝细胞能优先获得富含氧气和营养成分的新鲜血液供应，细胞代谢活跃，再生能力强。Ⅱ带位于Ⅰ和Ⅲ带之间。Ⅲ带肝细胞获得的血液供应是继Ⅰ和Ⅱ带之后，血液成分发生了改变，肝细胞对某些有害物质的毒作用比较敏感，易发生病理损伤，再生能力较差。但后来的研究发现肝腺泡内的肝实质细胞的功能性并不依存于供血梯度，而是与在不同区带上代谢酶的分布存在差异有关。例如，呼吸酶活性在Ⅰ带特别高，而细胞色素 P450 依赖酶系在Ⅲ带含量特别丰富。正是肝腺泡内不同区带酶的分布和代谢活性存在差异，所以某些化学毒物引起的肝损伤具有区域特异性。

（二）肝脏功能　肝脏是体内的一个重要的代谢和排泄器官，具有多种生理生化功能。概括说来主要是重要生理活性物质的合成和贮存、分泌胆汁和外源化学物的生物转化。

肝脏可以利用由胃肠道吸收的许多营养物质合成一些重要的生理活性物质，如血浆蛋白、脂蛋白和糖原等。其中有些可通过血液循环分布到全身组织细胞，有些也可在肝脏内贮存。还有一些营养素，当吸收量较多，机体一时不能完全消耗，也可贮存在肝脏，如铁、铜以及维生素 A、D 等。进入机体的外源化学物质有些也可在肝脏内贮存，如某些有害重金属。

分泌胆汁是肝脏的另一重要功能。胆汁中含有胆盐，有助于脂肪消化吸收。有些外源性化学物质经肝细胞摄入后，在肝脏代谢也可进入胆小管随同胆汁排出体外。

对外源性化学物质进行生物转化也是肝脏的一个重要的生理功能。外源性化学物进入肝脏后，在肝脏代谢酶的催化下发生一系列代谢反应，包括第一相反应（氧化、还原和水解反应）和第二相反应（结合反应）。一般情况下外源化学物质经代谢转化后，形成一些毒性较低的代谢物，同时水溶性增强，易于由体内排泄。但有些外源性化学物质的代谢产物毒性反而增强，例如有机磷杀虫剂对硫磷（parathion），中间代谢产物为对氧磷，毒性反而增强；甚至有些外源化学物质经代谢转化后，其代谢产物产生致癌、致突变和致畸作用。

（三）肝脏易感性　肝脏作为机体内最大的实质性器官，通常也是化学性损伤的靶器官。首先，绝大部分外源性化学物质通过消化道进入机体，被吸收后由肝门静脉输送至肝脏。因此，肝脏是经消化道吸收的化学物的第一个灌注器官。此外，肝脏中外源性化合物的代谢酶主要是细胞色素 P450 - 依赖型单加氧酶系统的浓度较高，外源性化学物代谢产生的活性代谢产物能对肝脏造成损害。通常损伤的区域在小叶中心的部位，而这些地方正是肝脏内细胞色素 P450 浓集区域的一部分。

二、肝脏损伤的类型及其机制

无论是急性或慢性的肝脏损伤，其损伤类型均取决于毒物的性质、接触的程度及途径。有些损伤类型是肝脏所特有的，例如胆汁淤积；还有其他的非特异性损伤类型诸如坏死和癌变等。

1. 脂肪变性　凡肝脏中脂质含量超过肝重量的 5%，或在肝脏组织切片中有大量的脂肪滴出现，称为脂肪变性或脂肪变，发生脂肪变性的肝脏称为脂肪肝（fatty liver）。脂肪肝是肝脏发生代谢障碍后最常见的一种病理改变。有些外源性化学物可以引起脂肪代谢障碍，使大量的甘油三酯在肝脏中沉积。

外源性化学物引起肝脂肪变性的机制主要与其干扰脂肪代谢，使甘油三酯在体内合成增加或去路减少有关。具体的机制有：

（1）脂肪酸氧化减少：有些肝毒物（如四氯化碳和乙醇等）可损伤线粒体膜，使线粒体肿胀，导致脂肪酸 β - 氧化降低，未氧化的脂肪酸酯化为甘油三酯，并以脂质小滴的形式堆积于细胞质中。

（2）运脂蛋白合成减少：如四环素、甲氨蝶呤等能抑制甘油三酯与蛋白结合形成运脂蛋白运出肝脏的过程，从而使甘油三酯从肝细胞中的排出减少，导致脂肪变性。

（3）甘油三酯合成增加：如异丙嗪和巴比妥类药物可导致甘油三酯合成增加，从而导致脂肪肝。

（4）肝外游离脂肪酸入肝过多：肝外脂肪组织中甘油三酯在酯酶作用下，分解成游离脂肪酸入血，进入肝脏。

2. 肝细胞坏死　细胞坏死（necrosis）是导致细胞死亡的一种被动过程。肝细胞坏死的早期病理改变包括胞质水肿、内质网膨胀、多核糖体分解和甘油三酯蓄积等。晚期则表现为线粒体的进行性肿胀、伴有嵴的缩短和减少，胞体肿胀，细胞器和核的消失，质膜破裂等。多种外源性化学物能够引起肝坏死，但不同的化学物引起肝坏死的区域不同。多数引起肝小叶中央区坏死，如四氯化碳、氟烷等卤代烃。少数肝毒物引起周边区坏死，如甲基丙烯酸。个别肝毒物，如恩盖酮，能引起中间区坏死。虽然肝细胞坏死是一种严重的细胞毒性损伤，但由于肝细胞再生能力很强，其损伤并不具有致命性。

外源性化学物引起肝细胞坏死的可能机制是：

（1）肝细胞膜或细胞器膜脂质过氧化：如四氯化碳等化学毒物在细胞色素 P450 系统作用下，产生活性中间产物三氯甲烷自由基等。后者可使细胞质膜或亚细胞结构膜脂质发生过氧化作用，引起膜通透性增高，最终导致细胞死亡。也有人认为微粒体膜脂质过氧化导致钙泵抑制，肝细胞钙稳态失调，引起细胞死亡。

（2）外源化学物本身或其活性代谢产物与生物大分子发生共价结合，使其功能丧失，导致细胞死亡。如四氯化碳代谢产生的三氯甲烷自由基可与蛋白质以及不饱和脂质发生结合，导致后者功能丧失。

（3）影响肝细胞呼吸链中酶蛋白的合成：由于肝线粒体 DNA（mtDNA）编码电子传递链所需的酶蛋白，一些化学毒物如碱基类似物可插入 mtDNA 链中，使其错误编码呼吸链中酶蛋白，或终止其酶蛋白的合成，导致呼吸链中酶蛋白的合成发生障碍，肝细胞内呼吸停止，细胞死亡。

3. 胆汁淤积（cholestasis） 是指胆汁流受抑制或者中断，通常是肝脏对化学毒物的一种急性反应，其出现频率较肝细胞脂肪变性以及坏死要低，通常伴有轻微的胆道炎症和肝细胞坏死。胆汁淤积常常表现为胆汁形成减少，胆汁分泌或排泄受阻；胆汁中的正常成分特别是胆盐和胆红素在血清中含量增加。胆汁淤积常常出现超微结构的改变，如胆小管的肿胀、胆管与胆小管内胆栓的形成等。当胆汁淤积损害肝实质时，可伴有肝细胞肿胀和坏死。

外源性化学物引起胆汁淤积的可能机制是：

（1）损伤胆管细胞膜的功能：如慢性给予雌激素，可使胆固醇乙酰辅酶 A 转乙酰活性升高，导致细胞质膜胆固醇酯堆积，影响肝窦状隙膜的流动性和 Na^+/K^+ – ATP 酶活性，使胆汁流动降低，肝小管分泌减少。

（2）胆管壁上皮细胞通透性降低：如氯丙嗪的代谢产物可损害胆小管上皮细胞，使胆汁流降低，从而发生胆汁淤积。

（3）化学物在胆管内沉淀，形成胆栓，阻塞胆管，使胆汁排泄障碍，造成胆汁淤积。

4. 肝纤维化和硬化 慢性或反复肝损害可导致纤维组织增生。肝纤维化时，胶原蛋白大量形成并沉积，引起肝结构的紊乱，最后导致肝硬化。肝硬化（cirrhosis）是慢性进行性肝损伤的最后阶段，肝脏正常结构多已破坏，常常具有致命性和不可逆性。肝硬化常常是肝细胞急性坏死和脂肪变性发展的后果。能够引起肝纤维化和硬化的化学物质有多种，如工业毒物氯仿、DDT、氯乙烯、四氯化碳、三硝基甲苯等；药物甲氨蝶呤、异烟肼、维生素 A、砷制剂、苯妥因等；以及一些可通过食物进入人体的化学物如黄曲霉毒素、多氯联苯、乙醇等。

肝纤维化和硬化形成的可能机制是：

（1）肝细胞坏死后被分解和吸收，同时成纤维细胞活化和增生，合成胶原增多，胶原沉积形成纤维化。

（2）肝细胞受损后，激活贮脂细胞，细胞内脂滴减少甚至消失，内质网增多增大，胞内微丝增多，并产生原纤维，在细胞膜下出现平滑肌丝，贮脂细胞变成肌成纤维细胞，最后成为成纤维细胞，胶原合成增多。在乙醇和四氯化碳中毒所致的肝硬化的实验动物肝内，贮脂细胞 DNA 复制和增殖能力增强，细胞数量增多，肝内纤维增生。

5. 肝癌变　许多外源化学物能够导致肝脏肿瘤。外源性化学物诱发的肿瘤类型包括肝细胞癌和胆管癌以及较为罕见且恶性度极高的肝血管肉瘤。能诱发肝细胞癌的外源性化学物有黄曲霉毒素、四氯化碳、二甲基亚硝胺和某些偶氮颜料等。二氧化钍以及由胶体二氧化钍制成的造影剂等可诱发胆管癌。而能够诱发肝血管肉瘤的化学毒物有氯乙烯、无机砷、二甲基亚硝胺以及二氧化钍和由胶体二氧化钍制成的造影剂等。外源性化学物引起肝脏肿瘤的机制目前还不完全清楚。例如氯乙烯是确定的人类致癌物，它可导致肝血管肉瘤。近代研究表明，氯乙烯是一种遗传毒性致癌剂。目前认为在细胞色素 P450 同工酶 2E1（CYP2E1）作用下，氯乙烯被代谢活化为活性环氧化中间代谢物——氧化氯乙烯和氯乙醛，它们可直接与体内大分子物质 DNA、RNA 和蛋白质共价结合，并可形成 DNA 加合物。DNA 加合物可引起 DNA 碱基配对错误，诱发基因突变，导致细胞恶性转化，进而引发肿瘤。

三、典型肝毒物

（一）四氯化碳（CCl_4）　相比其他肝毒物，CCl_4 是研究最为广泛的一种毒物。它是一个经典的经细胞色素 P450 活化形成高活性自由基的化学毒物。在体内 CCl_4 经代谢转化成三氯甲基（$CCl_3 \cdot$），然后进一步形成过氧化三氯甲基（$CCl_3O_2 \cdot$）。这样的自由基具有高度反应性，而且通常作用半径小。由 CCl_4 诱发的肝细胞坏死在肝脏小叶中央区最为严重，就是由于该区能激活 CCl_4 的细胞色素 P450 同工酶的浓度最高。

典型的自由基能参与多种反应（图 15 - 1），例如能与大分子如脂质、蛋白质、核苷酸共价结合以及引起生物膜的脂质过氧化。目前认为 $CCl_3 \cdot$ 能形成相对比较稳定的产物，更易与大分子共价结合，而更为活泼的 $CCl_3O_2 \cdot$ 是脂质过氧化反应的最佳启动因子，它是由 $CCl_3 \cdot$ 和氧气发生反应生成的。

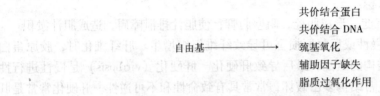

图 15 - 1　自由基主要毒性作用

脂质过氧化（图 15 - 2）是一系列事件的起始反应，它开始于不饱和脂肪酸的氧化形成脂质氢过氧化物，然后分解出多种终产物，主要是醛类，它能继续在末梢组织中产生毒性作用。因此，细胞损伤不仅是因为膜的破裂，诸如内质网、线粒体和溶酶体膜破裂而引起的，还由于活性醛类的产生，它能移行到其他组织中发挥作用。现在认为多种组织损伤包括炎症在内可能都涉及脂质过氧化。

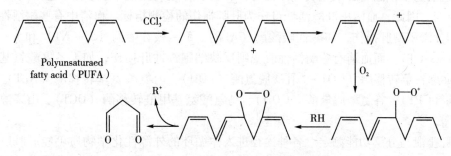

图 15 - 2　脂质过氧化反应和膜损害图解

（二）乙醇　与乙醇相关性肝病非常复杂，而且已经证实乙醇能与多种靶分子作用。乙醇能以多种方式干扰肝脏中脂类代谢，并能诱发肝脏炎症和坏死。乙醇通过枯否细胞增加过氧化物的形成，因此乙醇诱导型肝病与氧化应激有关。同时，乙醇可诱导型 CYP 同工酶 - CYP2E1，而 CYP2E1 参与的活性氧类反应也是在肝脏中发生的，因此肝脏易成为氧化损伤的靶器官。此外，乙醇在乙醇脱氢酶作用下的代谢产物——乙醛还会对极低密度脂蛋白（VLDLP）的分泌产生影响。

（三）溴苯　溴苯是一种有毒的工业溶剂，其代谢产物活性环氧化物能引起肝中心小叶坏死。溴苯经 P450 酶氧化产生 2，3 环氧化溴苯和 3，4 环氧化溴苯。2，3 环氧化溴苯的毒性相对较小，容易与细胞中的水反应生成无毒的 2 - 溴苯酚；较为稳定的 3，4 环氧化溴苯则与蛋白质分子发生共价结合。3，4 环氧化溴苯的解毒途径也有多条：重排成 4 - 溴苯酚、经环氧化物水解酶作用形成 3，4 - 二氢二醇或者与谷胱甘肽结合，当产生的 3，4 环氧化物过多而不能及时解毒时，就可导致肝细胞损伤。

（四）对乙酰氨基酚　对乙酰氨基酚广泛用做镇痛剂，当摄入治疗剂量时通常是安全的，但摄入过量可能会产生急性的小叶中心肝细胞坏死，甚至致命。尽管对乙酰氨基酚主要通过葡萄糖醛酸和硫酸盐结合物的形式排泄，但是仍然会有一小部分经过 P450 代谢形成活性亲电子的中间产物醌亚胺。这种活性中间体通常能与还原型谷胱甘肽结合而灭活并从体内排泄，但高剂量的对乙酰氨基酚会逐渐耗竭肝脏内还原型谷胱甘肽，导致其活性代谢产物与肝脏中大分子广泛的共价结合，继而发生肝坏死。

四、肝损伤的检测与评价

评价肝毒物的方法有两大类：一类是体内试验即整体动物实验，一类是体外实验。体内试验是对实验动物染毒后，进行血清酶学分析、肝排泄与分泌功能测定、肝化学组成成分分析以及组织病理学检查等。体外试验是采用某种实验技术从动物体分离出肝、肝细胞或肝细胞的亚细胞器结构，使其在体外与受试物接触一段时间后进行检测。

（一）体内试验及其评价　肝毒性试验在选择实验动物时要考虑所选动物对肝毒物的敏感性。常用的实验动物为大鼠和小鼠，其次是仓鼠、豚鼠、兔和狗。动物染毒途径一般选择与人类接触受试物相同的途径，常用经口染毒和腹腔注射染毒。常用的检测项目包括以下几类：

1. 血清酶学检测　肝细胞发生损伤时，肝酶会释放到血液中去，那么血液中肝酶活性会发生改变。因此，血清中肝酶活性可作为肝脏损伤的检测指标。血清中有些酶活性增高能够反映胆汁淤积型肝损伤，如碱性磷酸酶（ALP）、5′-核苷酸酶（5′-NT）和 γ-谷氨酰转肽酶（γ-GT）。而血清有些酶活性改变则反映细胞毒性肝损伤，如天冬氨酸氨基转移酶（AST）亦称谷草转移酶（GOT）、乳酸脱氢酶（LDH）、丙氨酸氨基转移酶（ALT）亦称谷丙转移酶（GPT）、谷氨酸脱氢酶（GDH）、鸟氨酸氨基甲酰转移酶（OCT）、山梨醇脱氢酶（SDH）等。

2. 肝排泄与分泌功能测定　各种途径进入体循环的外源性化学物质可经肝脏以原型或在肝细胞内代谢后排出，如果肝脏受损，化学毒物从血液中消失的时间就会延长。最常用于检测肝损伤的方法有血清磺溴酞钠（BSP）排泄试验和靛青绿（ICG）试验。肝功能衰竭时 BSP 和 ICG 从血中消失时间延长，可以通过测定血浆 BSP 和 ICG 的清除率来评价肝功能受损程度。

3. 肝化学组成成分改变的检测　检测肝化学组成成分的改变，一方面可以对肝损伤的程度进行定量评价，另一方面也有利于阐明化学毒物产生肝损伤的机制。常用于评价肝损伤的肝化学组成成分有：①甘油三酯（triglyceride，TG）：当外源性化学物使肝细胞内 TG 的合成速率增加或释放到体循环的速率减低时，TG 就会在肝细胞中异常蓄积。肝 TG 含量的测定已成为评价肝脂肪变性的常规指标。②葡萄糖-6-磷酸酶（glucose-6-phosphatase，G-6-P）：G-6-P 是肝脏特有的酶，其活性与肝细胞内质网的完整性有关。但有些肝毒物如 CCl_4 可使内质网膜脂质发生过氧化，导致 G-6-P 活性明显降低。③羟脯氨酸：羟脯氨酸仅在胶原中有较高的含量，而且肝羟脯氨酸含量与肝纤维化程度呈明显的剂量效应关系，因此肝羟脯氨酸含量是评价肝组织纤维化的一个重要标志。④丙二醛（MDA）含量：MDA 是脂质过氧化产物，因此可通过测定肝组织中 MDA 的含量来评价化学毒物对肝细胞膜和细胞器膜脂质过氧化损伤的程度。⑤DNA 加合物的测定：有些肝毒物经过代谢形成一些亲电子产物，能够和生物大分子如 DNA、RNA、蛋白质、脂质发生共价结合，诱发肝细胞损伤，甚至使肝细胞恶变，导致肝肿瘤。通过对加合物特别是一些特异性加合物的定量测定，对于评价肝损伤和阐明中毒机制均具有重要意义。目前用于检测 DNA 加合物的方法主要有 ^{32}P-后标记法、免疫学方法、荧光测定法和碱洗脱法等。

4. 肝组织病理学检查　肝脏的组织病理学检查是肝损伤不可或缺的一项重要的检测项目。检测方法主要有大体解剖和组织病理学检查。试验结束时处死动物，首先进行大体解剖，肉眼观察肝脏颜色、大小以及质地。通过大体解剖，可以初步了解肝脏有无水肿、萎缩以及脂肪肝、肝硬化等。随后将肝组织通过常规制片在显微镜下观察，可以发现肝细胞有无坏死、脂肪变性、癌变以及纤维化等改变。通过电镜还可进一步对亚细胞结构的形态进行观察。

（二）体外试验及其评价　肝损伤的体外试验主要用于肝毒性的筛选和毒作用机制研究。体外试验包括离体灌流肝试验、肝切片孵育试验、肝细胞毒性试验、原代肝细胞培养试验和肝匀浆试验等。

第二节 肾脏毒理学

肾脏毒理学（toxicology of the kidney）是靶器官毒理学的另一重要研究领域，是利用毒理学的基本方法和技术，研究外源性化学物对肾的损害作用特点及其机制的学科。

一、肾脏系统的结构与功能

（一）**肾脏系统结构** 肾脏分为皮质、髓质和肾乳头三部分。肾皮质位于肾脏的最外层，包含肾小球、近曲小管、远曲小管和肾小管周围的毛细血管。肾髓质位于肾脏的中层，包含亨氏袢、直小管和集合管。肾乳头主要含有集合管系统的末端结构和直部。肾单位是肾脏的基本功能单位，是尿液生成和排泄的基本单位。每个肾单位由肾小球、肾小管和血管网组成的。每个肾脏有 100 万～200 万个肾单位。此外，肾脏尚有丰富的血管、淋巴管和神经分布。

肾脏的血液供应十分丰富。其中肾皮质的血流量最大，它接受了肾脏大约 90% 的血流量，因此，血源性有毒物质会首先到达皮质区，损伤肾皮质。肾髓质虽然只接受肾脏 6% 左右的血流量，但肾小管和血管复合体之间的反流结构使得髓质可能暴露于肾小管和间质内高浓度的毒物中。肾乳头部位是在肾脏解剖上最小的单位，只接受仅 1% 的肾脏血流量，但小管液在肾乳头高度浓缩，使得肾小管腔内毒物随着尿液的生成在肾乳头内高度浓缩。肾小管内高浓度的毒物可以扩散进入肾乳头小管上皮细胞和/或间质细胞，引起细胞损伤。

（二）**肾脏系统的功能** 肾脏的主要功能是形成尿液并经尿排出体内内源性和外源性物质代谢产生的废物。此外，肾脏对调节细胞外液体容量和电解质平衡起着很大作用，有利于维持内环境的稳定。肾脏还分泌一些激素或类激素作用的物质，如肾素、血管紧张素和前列腺素等。

（三）**肾脏对毒物的易感性** 肾脏的解剖和生理特性决定了它对毒物的易感性。影响肾脏对有毒物质易感性的因素主要有：①肾脏的血流丰富。肾脏的重量不到体重的 1%，却接受 25% 的心脏静息搏出量，1/3 的血浆经肾滤过，大量的化学毒物可随血流到达肾脏，尤其是皮质区。②化学毒物重吸收后在肾小管被浓缩，使某些在血浆中无毒的化学物质在肾小管中达到有毒的浓度水平，或使一些相对难溶的化学物质在肾小管的管腔内沉积而引起阻塞，进而导致急性肾衰竭。③肾脏的一些区域含有大量外源性化学物的代谢酶，尤其是在近端小管直部的细胞色素 P450 活性较高，这些区域对化学损害非常敏感。例如某些低分子的脂肪族氯代烃可在肾细胞内转化成活性较高的代谢物，后者与细胞膜大分子共价结合，造成膜结构的损害。

二、肾脏损伤的部位与损伤类型

外源性化学物对肾脏的毒性作用部位常常具有选择性。如免疫复合物往往作用于肾小球，抗生素常作用于肾近曲小管，氟作用于亨利袢和集合管，解热镇痛药作用于髓质和肾乳头。这种选择性的原因尚不清楚，可能与不同部位的血流量、毒物的理化性质以及与靶部位的亲和力有关。

（一）肾小球损伤 肾小球是肾脏最先接触毒物的部位，但很少有毒物会引起肾小球结构的损伤。肾小球的损伤主要是小球膜上的一些成分与毒物间相互作用，改变了肾小球基底膜的带电状态，影响了内皮细胞膜上离子通道的大小和数量，使肾小球的通透性增加，一些分子量较大的蛋白质甚至血细胞均可漏出，造成蛋白尿和血尿。

（二）肾近曲小管损伤 近曲小管是肾性毒物诱导肾脏损伤最常见的部位，主要与毒物在近曲小管内选择性蓄积有关。近曲小管与远曲小管相比，上皮细胞不够紧密，毒物更容易渗入到上皮细胞并在近曲小管内选择性蓄积。更为重要的是有机离子、金属、谷胱甘肽结合物和相对低分子量的蛋白、多肽都集中在近曲小管内，并在此处发生转运和蓄积。毒物在肾脏的转运和蓄积是毒物引起肾毒性的必要条件。此外，细胞色素 P450 和胱氨酸结合 β - 溶酶主要存在于肾近曲小管，因此需要这两个酶活化的毒物就会对肾近曲小管产生毒性作用。如氯仿需要细胞色素 P450 活化，卤烷 S - 结合物需要胱氨酸结合 β - 溶酶的活化。

（三）髓袢、远曲小管和集合管损伤 毒物对这些部位的作用表现为浓缩能力受损或酸化作用丧失。两性霉素 B、甲氧氟烷和顺铂能造成髓袢和集合管浓缩功能的损伤。

三、肾脏的毒性作用机制

（一）细胞死亡 肾细胞损伤最终导致细胞死亡，可以是坏死，也可以是凋亡，一般肾性毒作用都是由细胞坏死而引起的细胞死亡。

（二）活性中间代谢产物 毒物可通过不同机制引起细胞损伤，有的能直接与细胞大分子相结合而导致毒性作用，有的本身并无毒性，只有生物转化成活性中间代谢产物才有毒性。活性中间代谢产物和靶细胞大分子共价结合，影响大分子的正常生物活性，从而导致细胞损伤。毒物也可以通过增加活性氧类诱导氧化应激，通过氧化靶蛋白的巯基使细胞酶失活。

（三）细胞容量和离子内稳态 细胞容量和离子内稳态有密切联系，对于肾小管上皮的重吸收也非常重要。毒物一般是通过与细胞膜作用，增加离子通透性及抑制能量产生而影响细胞容量和离子内稳态。

（四）细胞骨架和细胞极性 有些外源性化学物可引起刷状缘丧失、浆膜变性和细胞极性改变等早期膜完整性的改变，这可能与毒物诱发的细胞骨架改变有关。近曲小管有明显的极性，在毒物的作用下，由于能量代谢紊乱会导致骨架的重排，近曲小管的极性受到破坏。

（五）钙的内稳态 作为第二信使的钙离子在细胞功能中起着重要的作用。钙离子在肾细胞内的分布非常复杂，最重要的细胞钙调节库是胞质中的游离钙离子。钙离子由肾近曲小管重吸收，进入细胞以维持胞质内钙离子水平，细胞内游离钙水平的升高能活化一些钙离子依赖性酶如磷脂酶和蛋白酶，造成细胞骨架和一些与收缩有关成分的功能损伤。

四、肾毒性化合物

（一）金属 许多重金属是潜在的肾毒物，在相对低的剂量时就可能导致糖尿、氨基酸尿症和多尿症等中毒症状。随着剂量的增加，肾脏坏死，出现无尿，血尿素氮增加，甚至导致机体死亡。

1. 镉 人体对镉的吸收主要来源于食物或者工业生产中的镉粉尘。日本妇女出现一种疾病叫痛痛病，是由于食用了含镉量非常高的土壤生产的稻米而引发的。该病表现为贫血、近端小管的损害、严重的骨质和矿物质的丢失。镉在尿液中主要以与金属硫蛋白（MT）结合形成的复合物（CdMT）的形式排泄。MT 是在肝脏合成的一种低分子量蛋白质，含有大量的巯基，可以结合一定量的镉。镉与金属硫蛋白的结合能使一些脏器如睾丸免于镉的损伤。但是这些复合物却会增强肾毒性，这是因为相比于自由金属离子，这些复合物更容易被肾脏吸收。一旦进入细胞，镉就会释放出来，游离的镉离子能够对肾脏产生损害作用，引起慢性肾损伤。

2. **无机汞**　汞是通过作用于近端小管的细胞膜发挥其肾毒性的。低浓度汞和细胞膜的巯基结合抑制钠的重吸收。无机汞引起的急性肾毒性，一般在接触后 24～48 小时内发生，可引起近曲小管坏死和急性肾功能衰竭，随后肾小球滤过率也相应降低。

3. **铀**　在血浆中的铀大约有 50% 是以结合重碳酸盐的形式如铀酰离子（UO_2^{2+}）存在并经肾小球滤过。由于在近端小管被酸化，重碳酸盐复合物解离，接下来重碳酸盐离子被重吸收，释放的 UO_2^{2+} 附着在近端小管细胞的细胞膜上。对细胞功能的损害表现为尿糖、尿氨基酸和尿蛋白浓度的增加。

（二）**氨基糖苷类**　一些抗生素对人类有肾毒性，氨基糖苷类尤为显著，特别是在高剂量或者用药时间长时更为明显。这些抗生素包括链霉素、新霉素、卡那霉素和庆大霉素。氨基糖苷类是极化的阴离子，由肾小球滤过并且以原型排入尿液中。在近端小管，它以结合阴离子膜磷脂的形式被重吸收，随后被细胞内溶酶体吞噬。一旦达到阈浓度，溶酶体破裂，释放水解酶导致组织坏死。

（三）**氯仿**　氯仿是一种常见的工业有机溶剂，对人类和动物都具有肝毒性和肾毒性。肾毒性有物种依赖性和性别依赖性。如果将氯仿给予小鼠，雄性小鼠出现原发性肾坏死而雌性小鼠则出现肝坏死。氯仿在肾脏通过细胞色素酶 P450 依赖性反应代谢生成碳酰氯，其中间代谢产物是一种不稳定的羟基化物——三氯噻嗪。碳酰氯可以与细胞蛋白结合导致细胞坏死引发氯仿的肾毒性。

（四）**四氟乙烯**　四氟乙烯首先代谢生成胱氨酸 – S – 结合物，然后通过半胱氨酸 β – 裂解酶代谢生成氨、丙酮酸和活化巯基等活性产物，其中活化巯基可以和细胞大分子共价结合。这种胱氨酸 – S – 结合物与肾细胞蛋白的结合与肾毒性密切相关。造成的损害形态学上以肾近曲小管坏死为特征，主要表现为糖尿、蛋白尿和尿酶增加。

五、肾损伤的检测与评价

在对肾脏毒性的研究中，通过肾脏的功能学和形态学检查观察和评价肾脏的损害情况。

（一）**肾脏功能学检查**

1. **尿化验分析**　包括尿蛋白、尿氨基酸、尿糖、尿 pH、尿酶以及尿沉渣细胞镜检。

（1）尿蛋白检查：正常人或实验动物尿中也含有少量蛋白，尿蛋白升高反映肾小球滤过增多、肾小管坏死或肾小管重吸收减少。持续而明显的蛋白尿是肾损害的重要标志，也是肾脏毒性损害的敏感指标。从其蛋白质的分子量组成上可以大致判断肾损伤的部位或性质。如果尿中出现高分子量蛋白质或大量蛋白质，说明肾小球损伤或结构不完整；如果尿中出现低分子量蛋白质，提示近曲小管有损伤。

（2）尿氨基酸检查：正常情况下，肾小球滤液中的98%氨基酸在肾小管被重新吸收。尿氨基酸阳性，说明肾小管重吸收功能障碍，提示肾小管有损伤。

（3）尿 pH 测定：肾脏通过肾小管分泌氢离子导致尿液 pH 值发生改变，可通过测定尿pH 来评估肾小管对尿的酸化能力。当远曲小管功能障碍时，酸化能力下降。

（4）尿酶检查：正常情况下，尿酶活性较低，常规方法难以检出。当尿酶活性增加且证实尿酶来源于肾实质时，才对评价肾脏损害有实际意义。一般认为，酶尿的出现早于尿常规化验及血清尿素氮和肌酐清除率等指标的改变，并有剂量－反应关系。

（5）尿糖检测：当未发生高血糖而出现葡萄糖尿时，提示有肾小管重吸收功能障碍。

（6）尿沉渣细胞镜检：尿中出现红细胞且确认红细胞来自肾脏，才可以作为肾小球损伤的指征。

2. 尿浓缩功能试验　尿浓缩能力的改变是肾脏病变的敏感指标之一。机体在限制饮水时，远曲小管和集合管对水分的重吸收增多，表现为尿量减少，比重增加。当远曲小管和集合管重吸收出现障碍时，可导致尿浓缩功能丧失。浓缩功能试验的简单做法是将动物禁水一定时间（12~24h），测定尿量和尿比重或渗透压可得出对浓缩功能的评价。

3. 血液分析　包括血清肌酐、血清尿素氮等的测定。血肌酐为肌酸的代谢产物，当肾功能发生明显障碍时，血肌酐水平升高。尿素氮是蛋白质的正常代谢产物，当肾脏滤过作用降低时，血清尿素氮含量增加，提示肾小球有损伤。

4. 肾脏清除功能试验　肾脏清除功能试验比尿浓缩功能试验、血尿素氮和血浆肌酐试验更具有定量意义，能够反映肾脏的损害程度，是整体肾功能试验中较敏感的有效方法。常用的方法有肾小球滤过率（glomerular filtration rate，GFR）测定（包括菊糖清除率、肌酐清除率和内生肌酐清除率等）。GFR 不仅是评价肾小球功能的一个重要指标，还能够反映肾脏的浓缩功能。

GFR 的测定可通过经肾小球自由滤过后既不被重吸收、肾小管也不分泌的化学物（如菊糖）进入机体一定时间后，单位时间内从尿中的排泄量和血浆中浓度的比值得到。例如，静脉注射一定量的菊糖，在体内达到平衡后，准确收集不同时间的尿样和血样。

$$CL = U_a \times V/P_a$$

其中 CL：单位时间菊糖清除率；U_a：每毫升尿液中菊糖的含量，V：单位时间内生成的尿量，P_a：每毫升血浆菊糖的含量。若单位时间内尿液的生成量 V 为 1ml/min，尿液中菊糖的浓度 U_a 为 125mg/dl，血浆菊糖的含量 P_a 为 1mg/dl，其血浆清除率 CL 的计算如下：

$$CL =（1ml/min）\times（125mg/dl）/（1mg/dl）=125ml/min$$

所以，GFR 为 125ml/min。

（二）形态学和酶组织学检查　肾脏重量及其脏器系数的改变常提示肾脏损伤；组织学检查能揭示肾损伤的部位、范围及形态学特征；电镜检查可用以确定细胞超微结构的改变。

酶组织化学检查可敏感地反映不同化学物质对肾脏各个部位的损伤，是研究肾脏毒性作用及其机制的重要方法。肾损伤时，刷状缘、线粒体、内质网标志酶活性的改变较其他酶的改变更为明显。敏感的标志酶包括刷状缘的 ATP 酶（ATPase）和 5′－核苷酸酶、线粒体的琥珀酸脱氢酶和内质网的非特异性酯酶等。

第三节　血液毒理学

血液毒理学是研究药物、非治疗性化合物及其他因素在体内对血液和造血组织的毒性作用的学科。其毒性作用主要表现在对骨髓造血功能和外周血的影响。

一、造血器官和血液的组成和功能

（一）造血器官的组成和功能　造血器官是指生成血细胞的器官，包括骨髓、胸腺、淋巴结、肝脏以及脾脏。人体处于不同的时期，其造血器官有所不同。1~2个月的胎儿，其造血细胞来源于卵黄囊，故卵黄囊为其造血器官。2~5个月的胎儿，肝脏、脾脏、淋巴结开始造血，产生红细胞、白细胞、血小板，取代了卵黄囊的造血作用。胎儿从第5个月开始出现骨髓造血，胎儿后期出现胸腺造血。婴儿出生后主要是骨髓造血，它能制造红细胞、白细胞、血小板等各种血细胞；脾脏、淋巴结及淋巴组织也造血，但只产生少量的单核细胞、淋巴细胞。成人的造血器官为骨髓。

骨髓是人体最大的造血器官，由神经、血管、网状纤维和基质组成。在骨髓的血窦之间充满实质细胞，即造血细胞。巨核细胞紧贴在窦壁外，窦壁为一层很薄的内皮细胞胞质，巨核细胞能将其周边的胞质突起深入至血窦内皮细胞的间隙，自巨核细胞分离后所形成的血小板可直接进入血液。位于血窦附近的红系造血岛中有成群的幼红细胞，中心有1~2个巨噬细胞。粒系造血岛离血窦则较远，各期幼粒细胞成群存在，中心也有1个巨噬细胞。成熟的粒细胞通过运动移向血窦穿过窦壁进入血液。骨髓内还有淋巴小结，由成熟的淋巴细胞、网状细胞、浆细胞等所组成。在骨髓造血部位和血液循环之间存在着骨髓血液屏障。屏障是双向的，起着控制血细胞进出骨髓的作用。成熟的血细胞越过屏障进入血液循环，血循环中的造血祖细胞也通过该屏障进入造血部位。

营养物质及其刺激因子通过骨髓微循环进入骨髓，才能使造血细胞得以分化和成熟。所以造血干细胞和造血微环境是维持正常造血功能的两个基本要素。

1. 造血干细胞（hemopoietic stem cell，HSC）　是指一类具有自我更新与增殖分化能力的细胞，既能产生出与自身完全相同的子细胞，同时还能分化为祖细胞。在特定条件下，可以分化成不同的功能细胞，形成多种组织和器官。根据干细胞的功能可分为以下几类：全能干细胞（totipotent stem cell，TSC）、多潜能干细胞（pluripotency stem cell，PSC）、多能干细胞、双向干细胞和祖细胞。各系血细胞是由骨髓干细胞池中的干、祖细胞发育而成的。

2. 骨髓造血微环境　多向造血干细胞分化成为祖细胞、幼稚细胞和成熟细胞，是由于其所处的微环境所决定的。骨髓造血微环境（hemopoietic microenvironment，HIM）包括微循环和基质。骨髓造血活动和HIM有密切关系。供应骨髓的滋养动脉不断分支，流入窦状隙，最后经静脉回流。骨髓基质主要是指血窦内皮细胞、网状细胞、成纤维细胞和神经纤维等。研究证实HIM对造血的调节主要是基质细胞的作用。

近年来的研究表明，基质细胞也是由干细胞分化而来的，此种干细胞称为骨髓间充质干细胞（mesenchymal stem cells，MSCs），也可称为骨髓基质干细胞。

MSCs具有多向分化的潜能，可以分化为成骨细胞、软骨细胞、脂肪细胞和成肌细胞等。

对分化方向已定的细胞，在一定诱导条件下可进行转分化，即具有可塑性。人们利用其具有可塑性的特点，在控制实验条件的情况下可将其分化成肌细胞、成骨细胞、脂肪细胞、神经细胞、肝细胞、心肌细胞和肺细胞等，具有广泛的应用价值。

骨髓 MSCs 的另一个重要作用是能够支持造血。体外培养骨髓 MSCs 呈现形态均一的梭状细胞，过去称为成纤维细胞形成集落单位（colony – forming unit – fibroblast，CFU – F）。骨髓 MSCs 可分化成各种造血基质细胞，基质细胞能分泌细胞因子和产生细胞外基质。骨髓 MSCs、基质细胞及细胞因子和细胞外基质共同构成骨髓造血微环境，是造血干细胞生长、分化和自我更新的重要场所，故骨髓 MSCs 和基质细胞在造血调控方面具有重要作用。多种正、负调控因子通常结合在细胞外基质和基质细胞的膜蛋白上，与造血干细胞局部共存，发挥高效的造血调控作用，如白介素 – 3 刺激所有髓系细胞，粒 – 巨噬系集落刺激因子在体外可刺激粒细胞、红系、巨核细胞祖细胞、巨噬细胞祖细胞、单核 – 巨噬细胞、淋巴细胞和内皮细胞的增殖。

（二）外周血的组成和功能　外周血主要包括红细胞、白细胞和血小板。白细胞包括粒细胞、淋巴细胞和单核细胞，其中粒细胞又分为中性粒细胞、嗜酸粒细胞和嗜碱粒细胞。红细胞的功能主要是通过血红蛋白将氧运送到机体全身各组织中去，并将二氧化碳带回肺组织。各种原因引起的血红蛋白或红细胞的急性损伤均可导致氧气的运送障碍，并继发缺氧。白细胞是血液有形成分中最复杂的体系，主要在血管外发挥其防御功能。这种功能通常涉及两种机制：吞噬作用和由免疫系统产生抗体的作用。血小板是最小的血细胞成分，在血涂片上呈圆盘形碎片。血小板的功能主要是保持血液的动态平衡和保持血管的开放状态。当各种原因导致血小板数目减少时，最常见的表现是毛细血管渗漏，表现为淤斑。实验室检查提示出血时间延长和血块收缩不良。

二、血液系统对毒物的易感性

血液和骨髓是由不同类型的细胞群体组成且在体内分布广泛的器官系统。外源性化学物进入机体后，由血液向全身各系统转运，因此血液中各种成分与化学物接触的机会较多，容易受到损伤。此外，外周血的各种细胞是由骨髓中的造血干细胞分化而来，不同分化阶段的细胞对外源性化学物质等因素具有高度的敏感性，使得血液系统比其他组织和器官更容易成为靶器官。外源性化学物通过各种途径进入体内可选择性地对个别的血液细胞系、血液细胞分化中的某些阶段和全部造血细胞产生毒作用，导致幼稚细胞的破坏、血液有形成分的破坏、成熟细胞的功能受到抑制以及细胞生长调节障碍等。

三、化学物质对血液系统的毒性作用

（一）对干细胞的毒性　与白血病发病有关的靶细胞是多能干细胞。Fialkow 等利用葡萄糖 – 6 – 磷酸脱氢酶作为标志，证实了多种人类的血液性疾病是单克隆的，发生于多能干细胞水平。

中毒性白血病是由骨髓细胞发生改变引起的造血组织的增生失调，药物和毒物主要引起急性粒细胞性白血病（AML）、骨髓增生不良综合征（MDS）以及慢性淋巴细胞性白血病（CLL）、慢性粒细胞性白血病（CML）和急性淋巴细胞性白血病。

有人用小鼠研究急性吸入和慢性吸入苯后多向骨髓多能干细胞，即体外培养为脾细胞集落形成单位（colony forming unit－spleen，CFU－S）的变化，结果证明急性染毒小鼠CFU－S无变化，而慢性染毒小鼠2个月后CFU－S明显下降，并与外周血白细胞、血红蛋白和血小板的减少趋势一致。认为干细胞是苯的靶细胞，苯对干细胞的毒性作用是造血细胞减少的重要因素。

（二）对微环境的影响　再生障碍性贫血，急、慢性髓性白血病和骨髓增生异常综合征等患者造血异常的原因除造血干、祖细胞的功能缺陷外，还与其骨髓造血微环境中基质细胞的数量或功能异常有关。有人对小鼠吸入苯中毒后骨髓HIM的动态变化进行了研究，结果发现染毒1个月后小鼠骨髓血窦构成改变，蜂窦型消失，少窦型及无管型逐渐增多；血窦数减少，脂肪化明显；并发现白细胞减少与血窦减少及脂肪增多呈显著相关性。可见苯对干细胞和微环境都有影响，微环境的改变比CFU－S值的减少更早一些。由此认为苯可能首先作用在微环境，然后发生干细胞增殖障碍和分化抑制。

（三）对红细胞的毒性　红细胞的作用主要是将肺中氧运输到全身各组织并将组织中二氧化碳转运到肺，排出体外。外来化合物可以影响红细胞的生成、功能和寿命，其毒性表现包括抑制骨髓红细胞的生成、红细胞的破坏、血红蛋白的改变以及血红蛋白生物合成障碍等，通常可以导致贫血的发生。

红细胞胞质的主要成分血红蛋白是由2条α－珠蛋白链和2条β－珠蛋白链组成的。外源性化学物质通过影响血红蛋白链的合成改变血红蛋白的组成。α－珠蛋白链和β－珠蛋白链生长的不平衡导致先天性海洋性贫血综合征的发生。血红蛋白的合成需要铁结合在卟啉环中，故铁缺乏通常导致缺铁性贫血的发生，而卟啉环环合成的缺陷可引起高铁红细胞性贫血。

（四）对粒细胞的毒性　外源性化合物可降低粒细胞的数目及生理功能。临床上，血液中粒细胞数目小于500个/μl即被称为粒细胞缺乏症。该病几乎均由药物引起。外周血循环中粒细胞数的减少是骨髓生成抑制和/或外周血粒细胞破坏过多所致。肿瘤化疗后常可见到粒细胞减少，可能是干细胞直接受损、DNA合成障碍、DNA被结合或解聚、有丝分裂受抑或蛋白质合成受干扰所致。除大多数抗癌剂以外，氯霉素、利福平等药物以及苯、乙醇等工业毒物都可诱发此种粒细胞减少症。

（五）血小板数目减少　苯、铅、砷和碘化钾等化学物及抗肿瘤药物可导致血小板减少症，致病机制主要是骨髓巨核细胞的生成减少和破坏的增加，骨髓涂片可见巨核细胞数目明显减少，细胞变小。除了先天性血小板减少性紫癜或特发性紫癜以外，血小板减少症往往伴有其他血细胞的减少，很少单纯出现。主要特征是血小板数目减少、出血时间延长及毛细血管脆性试验阳性、皮肤淤点和黏膜和内脏出血等。

（六）再生障碍性贫血　再生障碍性贫血是一种罕见而严重的血液病，其特点是外周各类血细胞减少，骨髓增生不良，发生机制尚不十分清楚。很多化学物可引起再生障碍性贫血，如苯、三硝基甲苯、有机砷、抗肿瘤药（如氮芥等烷化剂和抗代谢药等）、抗生素、抗甲状腺药和抗风湿药等。机制研究以对苯的研究较多。苯的代谢物可与DNA或蛋白形成不可逆的共价结合，从而干扰造血细胞的增殖与分化。

四、血液系统损伤的检测与评价

对于骨髓造血功能和血细胞功能完整性等毒性效应测定可用于评价化学物质、新药和其他人体接触物质的危险性。

（一）外周血测定　主要测定血中一些指标的剂量 – 反应关系，如红细胞参数（RBC、Hb、PCV、MCV、MCHC）、淋巴细胞（WBC、绝对分类计数）、血小板计数、筛选凝集试验以及外周血形态学试验等。

（二）骨髓测定　除骨髓细胞计数、分类和形态学检查外还有一些特殊的实验方法。

1. 外源性脾结节测定法　脾结节测定方法是多向造血干细胞（体外培养为 CFU – S）损伤效应的定量研究方法。脾结节由造血干细胞增殖和分化而来，一个脾结节含有一个造血干细胞及其增殖和分化的幼稚细胞和成熟血细胞。受体小鼠的脾结节与移植的骨髓或脾脏细胞数成正比关系。

具体的实验方法是：①受体小鼠的准备。一般采用 8 ~ 8.5Gy X 线照射一次，每组小鼠 10 ~ 12 只。②供体小鼠准备。一般每组 3 只小鼠，用颈椎脱臼法处死后将小鼠股骨剥离；用细胞培养液冲出其中的全部骨髓细胞，混匀，进行细胞计数。③每只受体小鼠经尾静脉注射注入 0.2 ml 适当浓度的细胞悬液，使每只小鼠的脾脏在注射后第 9 天生成 10 个左右的结节，以便于计数分析。④固定和计数。注射骨髓细胞后的小鼠在正常条件下饲养到第 9 天处死，取脾脏，用苦味酸 – 甲醛固定。1 天后于解剖显微镜下计数脾脏上生成的脾结节数。每根正常小鼠的股骨中含有（15 ~ 20）× 10^6 个骨髓有核细胞，每 3 × 10^4 个骨髓有核细胞可以在受体小鼠的脾脏上生成 8 ~ 10 个脾结节，所以每根股骨的骨髓有核细胞可生成 3 000 ~ 5 000 个脾结节。

2. 体外骨髓祖细胞形成集落能力测定　通过检查骨髓的抑制情况来显示毒物对造血干细胞和造血微环境的毒性效应，包括对爆式红细胞系集落形成单位（burst – forming unit – erythroid，BFU – E）、红细胞系集落形成单位（colony – forming unit – erythroid，CFU – E）和粒细胞系集落形成单位（colony – forming unitgranulocyte – granulocyte mone cyte，CFU – GM）的测定以及长期功能测定，可为阐明毒物的毒作用机制并为安全性管理和危险度评价提供依据。

第四节　呼吸系统毒理学

呼吸系统毒理学是研究外源性化学物质对呼吸系统的损害作用及其作用机制的毒理学分支学科，对呼吸系统毒理学的研究，有助于对中毒的诊断、治疗、预防以及中毒机制的探讨。

一、呼吸系统的结构与功能

呼吸系统是机体与环境之间的主要接触部位，其结构非常复杂，吸入的气体经鼻、咽、气管和主支气管入肺。主支气管再细分为多级支气管，最后分成终末细支气管和呼吸性细支气管，终止于肺泡管和肺泡。正如表 15 – 1 所示，随着从鼻上皮细胞到肺泡的结构和功能的变化，呼吸系统中的细胞类型也有许多种。肺脏最重要的功能就是气体交换，它为组织提供氧气并带走二氧化碳。肺泡是肺气体交换的功能单位。肺泡的表面积大并能交换相当量的气体，因此肺脏是机体内环境与空气中毒物之间最为主要的接触面。

表 15 - 1　呼吸系统的细胞类型

部　　位	细胞类型
鼻	复层鳞状上皮、复层呼吸上皮和嗅觉上皮
气管、支气管区	纤毛上皮细胞、黏液细胞、基底细胞、平滑肌细胞、成纤维细胞、神经内分泌细胞和免疫细胞
细支气管	细支气管末端和肺泡管的克拉拉（Clara）细胞
肺泡区	Ⅰ型、Ⅱ型肺泡上皮细胞和肺泡巨噬细胞

二、呼吸系统对毒物的易感性

（一）鼻腔　鼻腔的上皮细胞是呼吸性毒物的第一接触点，由于其含有外源性化学物代谢所需的酶，所以对活性中间代谢物引起的毒性效应敏感。

（二）肺脏　一方面肺泡的表面积很大，使其与经呼吸道吸收的毒物有一个很大的接触表面。另一方面经其他途径吸收的毒物也可随血液到达肺脏。此外，肺组织中氧的浓度很高，肺脏又能使一些毒物代谢成为活性代谢产物。

三、毒物对呼吸系统毒性作用的类型

尽管有多种因素能够导致肺脏损伤，但是细胞损伤和修复的模式相对固定，绝大多数只引起下述的一种或几种病理改变。

（一）刺激性病变　最为明显和常见的化学效应是由水溶性气体诸如氨气或氯气所引起的刺激性病变。轻者为鼻、咽喉的刺激症状，出现支气管痉挛、呛咳、黏膜充血和水肿；重者会导致气道狭窄，严重或长时间的刺激经常会引发肺水肿和继发感染。

（二）细胞坏死　机体经呼吸道吸入毒物后，尤其是吸入量大或吸入的毒物毒性强时，可引起器官组织的坏死。其机制在于毒物本身或其代谢产物可与呼吸系统的大分子物质发生共价结合，导致细胞死亡。

（三）纤维变性　肺纤维化的特点是肺泡间质的胶原纤维数目增多，其作用机制目前还不清楚。纤维变性是职业病公认的早期病变之一。对于吸入 SiO_2 所致的矽肺，有人认为首先是巨噬细胞摄取 SiO_2 颗粒，溶酶体掺入其中，随后溶酶体膜破裂，释放溶酶体酶类进入巨噬细胞胞浆内，因此巨噬细胞被它自身的酶所消化。巨噬细胞溶解后，游离的 SiO_2 被释放出来并且被新的巨噬细胞所摄取，继续上述过程。还有人认为，受损的巨噬细胞释放的化学物质引发了肺脏胶原形成，致使纤维化加重，损害肺脏的呼吸功能。

（四）肺气肿　肺气肿是指终末细支气管管腔的异常增大，并伴有管腔壁的破坏性改变而无明显纤维化的一种病理状态。肺气肿的特征是肺部空间扩大而气体交换面积却减少。组织的减少和空气蓄积能力的降低导致了肺部扩张，使其不能有效地进行气体交换。吸烟是引起肺气肿的主要原因，其他毒物也能引发肺气肿。

（五）过敏反应　许多因子，包括微生物、孢子、粉尘以及化学毒物都能引起过敏反应，导致气道狭窄引发过敏性哮喘。例如由生长于潮湿干草上的一种霉菌孢子所引起的农民肺，因蘑菇孢子所致的采蘑菇工人的蘑菇肺等。

（六）癌变　肺脏损伤最为严重的反应是癌变。多种外源性化学物能够引起肺癌的发生。其中80%以上的肺癌是由吸烟引起的。香烟中含有许多已知的致癌物质以及肺刺激性毒物。此外，许多多环芳香烃类，例如苯并芘，可以在肺部经 P450 代谢成活化代谢产物，引起肺组织癌变。石棉也是确定致癌物，能引起肺癌和恶性间皮细胞瘤。

四、肺损伤的发生机制

肺毒物对肺的损伤是通过对肺内各种细胞的损害和细胞损害所导致的细胞因子产生的影响而造成的，外源化合物对肺的损伤一般通过三个方面的机制来完成。

（一）外源化合物通过任何途径进入肺，在肺内各种代谢酶的作用下活化为具有高活性的代谢产物，通过这些代谢产物对肺产生毒性作用。

（二）肺外吸收的外源化合物在肝脏代谢活化后产生的活性代谢产物经血液循环到达肺脏，从而引起肺的损伤。

（三）过度的氧化负荷导致肺损伤。外源化合物在肺内进行氧化－还原作用时，将产生大量的活性氧类物质，诱发肺细胞膜的脂质过氧化作用，导致肺的损伤。

五、常见的对呼吸系统损害的毒物

人类认识由环境因子引起的肺部疾病已有几百年的历史了，它主要与采石业、采矿业和纺织业等职业相关。现如今这个问题变得更为复杂和广泛，因为环境中不断有新的化学毒物进入，包括汽油添加剂、排放的颗粒物质、农药、塑料制品、溶剂、防臭剂和化妆用的喷雾剂以及合成材料等。表15－2列出了一些重要的工业用肺毒性化学物质、暴露源以及相关损伤。

表 15 –2　一些重要的工业用肺毒性剂和相关损伤

毒　物	来　源	损　伤
铝粉尘	陶瓷、涂料、烟火、电工工具	纤维变性
氨	肥料制造、爆炸、氨水	刺激性病变
砷	农药加工、玻璃、颜料、合金	肺癌、支气管炎
石棉	采矿、建筑、造船	石棉沉着病、肺癌
铍	矿石提取、制陶、合金	纤维病变、肺癌
氧化镉	焊接、冶炼、电子设备加工、合金、颜料	肺气肿
氯	纸浆和造纸业、塑料、含氯的化学试剂	刺激性病变

续　表

毒　物	来　源	损　伤
铬	Cr 化合物的制造、涂料、颜料	肺癌
煤尘	采煤业	纤维变性
氟化氢	化学试剂的制造、塑料、照像胶片、溶剂	刺激性病变、水肿
氧化铁	焊接业、钢铁加工、采矿、铸造业	纤维病变
镍	镍的提取和冶炼、电镀	鼻癌、肺癌、水肿
氮氧化物	焊接业、炸药加工业、	肺气肿
臭氧	焊接业、漂白、脱臭	肺水肿
光气	农药制造、塑料	水肿
二氧化硅	采矿、采石业、畜牧业	纤维变性（矽肺）
二氧化硫	漂白、冷藏、熏蒸消毒、煤燃烧	刺激性病变
滑石粉处理的橡胶	工业、化妆品	纤维变性
四氯乙烯	干洗、金属去油	水肿

六、呼吸系统损伤的检测与评价

呼吸系统损伤的检测方法主要有整体动物试验和离体试验两大类。

（一）整体试验　呼吸毒理学常用的实验动物时大鼠、小鼠、豚鼠和仓鼠。染毒途径有静式吸入染毒和动式吸入染毒两种方式。观察指标主要有呼吸功能检测和形态学检测两大类，其中呼吸功能检测指标包括呼吸频率、肺通气阻力和肺的顺应性检测以及血气分析等，形态学检测主要包括大体解剖和组织病理学检查，不仅要对肺组织进行详细的观察，还应对鼻、喉、主气道也进行详细的观察。

（二）离体试验　主要有肺灌流、肺切片以及离体细胞培养等。目前已经可以分离多种肺原代细胞，如肺泡巨噬细胞、Ⅰ型肺泡上皮细胞、Ⅱ型肺泡上皮细胞和 Clara 细胞等。

第五节　心血管毒理学

心血管毒理学是研究外源性化学物质对心血管系统的损害作用及其作用机制的毒理学分支学科。心血管系统由心肌和血管系统两部分组成。心血管系统供给机体的组织和细胞适当的营养物质和氧气，并带走组织和细胞中的代谢产物。此外，心血管系统还对机体保持适宜的内稳态起重要作用。心血管毒物可直接作用于心肌或通过神经系统或血管间接地作用于心肌，对机体产生严重的影响。

一、心脏和血管生理

心脏主要由心肌细胞组成，每个细胞的大小约为 $15 \times 80 \mu m$，是心脏收缩的初始收缩单位。心肌细胞的收缩是通过兴奋－收缩偶联过程产生的。这些细胞由其末梢的结合进行互相联系，此处电阻较低，因而电刺激能迅速地从一个细胞传至另一个细胞。这些特征是心脏不同部位进行程序性收缩所必需的。

心肌收缩涉及氧化代谢的能量释放、三磷酸腺苷和磷酸肌酐的能量储存和收缩蛋白对能量的利用，故影响心肌收缩的机制可能与能量的利用和细胞内钙离子的移动有关。

血管系统由动脉、小动脉、毛细血管、静脉和小静脉组成。各类血管因其所处的部位不同具有不同的功能特点，动脉将心脏输出的血液运送到全身各器官，静脉则将血液从全身器官带回心脏。

二、毒物对心血管的毒性作用及其作用机制

（一）毒物对心脏的毒性作用及其作用机制

1. 毒物对离子内环境稳定的干扰，导致心脏节律的改变　心肌动作电位和兴奋－收缩偶联依赖于离子通道的活性和离子动态平衡的调节，任何影响离子转运和动态平衡的毒物都可导致心脏毒性作用，扰乱心脏节律。

外源性化学物可通过抑制 $Na^+ - K^+ - ATP$ 酶，增加细胞内静止状态 Na^+ 浓度，再通过 Na^+/Ca^{2+} 交换增加 Ca^{2+} 浓度，细胞内 Ca^{2+} 浓度增加就可能阻止心脏收缩，导致心律失常。另外，外源性化学物还可以通过对 Na^+ 通道、K^+ 通道和 Ca^{2+} 通道的阻滞，使通道活性降低，扰乱心脏节律。

2. 冠状动脉血流量的改变，导致心肌细胞死亡

（1）冠状血管收缩或闭塞：许多肾上腺 β－受体促效剂，特别是异丙肾上腺素和血管扩张性降压药如肼苯哒嗪和氯甲苯噻嗪能引起心肌坏死。前一类化学物质具有直接的肾上腺能作用，使心肌收缩力和收缩率增加，提高心肌耗氧量。而血管扩张性降压药可激活肾上腺 α－受体，呈现肾上腺能作用，在冠脉系统上拟交感神经的直接作用下导致血管痉挛。

（2）缺血再灌注损伤：心肌缺血可导致心肌细胞酸中毒、氧化磷酸化抑制和 ATP 耗竭，引起一系列的可逆或永久性的心肌损伤，主要是心肌细胞死亡。

3. 氧化应激　在心肌缺血和再灌注时产生多种活性氧，造成机体氧化－抗氧化过程失衡，诱发脂质过氧化反应，导致心肌细胞氧化损伤。

4. 细胞器功能紊乱　毒物还可通过肌纤维膜的损伤，改变膜完整性；使肌质网功能发生障碍，Ca^{2+} 超负荷以及线粒体损伤等导致心肌细胞的死亡。

5. 细胞凋亡与坏死　心肌梗死的早期，可通过细胞凋亡的方式产生缺血性损伤、毒物诱导的损伤和心肌细胞死亡；坏死会在损伤一段时间后发生。有些多肽和细胞因子体外可直接激活细胞的凋亡信号和促使心肌细胞死亡。

（二）毒物对血管的毒性作用及其作用机制　血管毒性损伤顺序一般是从血管内腔到血

管壁内层，内皮细胞是第一层细胞屏障，最易受到损伤。血管毒物可引起内皮细胞中层平滑肌细胞和（或）外膜或纤维细胞的损伤。毒性作用主要包括毛细血管通透性增加、动脉粥样硬化、血管痉挛、血栓形成、血管肿瘤等。血管毒性的作用机制主要有：①膜结构和功能的改变引起血管反应性的改变；②氧化－还原作用导致基因调节机制紊乱、抗氧化机制损伤和离子稳态丧失，产生血管毒性；③血管特异性毒物的生物活化；④血管细胞毒物选择性积累。

三、常见心血管毒物

心血管毒物现主要分成三类：药物；天然物质；工业化学物和其他物质。

表 15－3　心血管毒物分类

分　类	举　例
药物	乙醇、抗心律失常药和强心剂、血管扩张剂如儿茶酚胺、抗肿瘤药物如环磷酸胺、抗菌及抗病毒药、中枢作用药物加抗抑郁药、免疫抑制剂、局部麻醉剂
天然物质	激素类物质、动植物毒素
工业化学物和其他物质	重金属、有机溶剂、卤代烃类

四、心血管毒性检测与评价

可利用体内试验（整体动物或特殊病理状态的动物）和体外试验（如离体心脏）进行心脏毒性的测定。体内试验可进行血压、心率及心电图描记等功能学检查；剖检后测定器官重量，进行形态学检查以及心肌和血液的生物化学检查等。体外试验包括离体心脏灌流、体外培养心肌细胞、胚胎心肌原代细胞和血管平滑肌细胞等。离体心脏灌流是研究化学物质对心脏收缩强度，心率和冠状动脉血流速率影响的常用模型，以检查毒物对心肌的作用。另外，体外培养心肌细胞、胚胎心肌原代细胞和血管平滑肌细胞等试验可用于检测心血管毒性效应。

重点和难点：

1. 肝脏和肾脏对毒物的易感性。
2. 外源性化学物质对肝脏造成损伤的可能机制。
3. 肾脏损伤的检测方法与评价。
4. 造血系统对毒物的易感性。
5. 造血干细胞和造血微环境的概念与作用。
6. 毒物对呼吸系统毒性作用的类型。

7. 毒物对心脏的毒性作用及作用机制。

思考题：

1. 如何理解肝脏对毒物的易感性？
2. 外源性化学物质对肾脏造成损伤的可能机制是什么？
3. 何谓造血干细胞和造血微环境？毒物损伤造血系统时微环境的损伤后果是什么？
4. 毒物对呼吸系统毒性作用的类型和机制有哪些？

（杨　昆　仇玉兰）

第三篇 应用毒理学

第十六章 环境毒理学

第一节 概 述

一、环境毒理学的基本概念

环境毒理学（environmental toxicology）是利用毒理学方法研究环境污染物对人体健康的影响及其作用机制的学科，是环境医学的一个组成部分，也是毒理学的一个分支。

环境是人类生存的基本条件，人类的生活和健康与环境有着密切的关系。环境科学的最终目标是保护和改造环境，使之有利于人类的生存。怎样才能有效地控制当前的环境，使之朝着有利于人类的方向发展，则必须借助环境毒理学的研究，首先揭示人类在生产与生活过程中，进入人类环境的污染物与即将进入环境的各种物质对人类健康的影响，以便及早认识和消除环境中的有害物质。因此，环境毒理学是环境科学的前沿领域，也是环境医学评价环境因素对人体健康危害的基础。

二、环境毒理学的研究对象、主要任务和内容

环境毒理学的研究对象是环境污染物（environmental pollutant）。主要是人类的生产和生活活动产生的化学性污染物。

环境毒理学的主要任务有三方面：①研究环境污染物及其在环境中的降解和转化产物对机体造成的损害和作用机制；②探索环境污染物对人体健康损害的早期指标，即用最灵敏的检测手段，找出环境污染物作用于机体后早期出现的生物学变化指标，以便早期预报环境污染物对人群的危害，以利于及时采取防治措施；③定量评定环境污染物对机体的影响，确定其剂量－效应或剂量－反应关系，为制订环境卫生标准提供依据。

环境毒理学的主要研究内容有：①研究环境污染物及其在环境中的降解和转化产物对机体作用的一般规律，包括毒物在体内的吸收、分布、代谢和排泄等生物转运、转化过程，剂量－反应关系，毒物化学结构和毒性以及影响毒作用的各种有关因素；②环境污染物毒性评定方法，即环境毒理学研究方法，包括一般毒性试验（急性、亚急性和慢性试验）、繁殖试验、蓄积试验、致突变试验、致畸试验和致癌试验等；③各种重要的环境污染物对机体的危害及作用机制。

三、环境毒理学的发展趋向

随着细胞生物学、分子生物学及生物化学等基础学科的发展和实验技术的进步，以及人类对环境污染物认识的不断深入，环境毒理学的发展方向是：①高剂量的动物模型将逐渐向细胞或组织培养的模型发展，使环境毒理学可以更科学的指示因果关系和毒作用机制；②制订更为合理的测试程序，继续改进试验方法，以减少假阴性和假阳性结果的出现；③尽快应用一切科学发展的新成果和新领域，以拓展环境毒理学的作用。如采用 P450 重组酶系研究环境污染物的代谢动力学；生物学标志（biomarker）的应用不仅可提供个体"内接触剂量"的精确定量数据，而且还可提供化学物质结构与毒性之间的关系及代谢动力学方面的信息；毒理基因组学（toxicogenomies）和毒理蛋白质组学（toxicopotenomies）的应用使环境毒理学的研究达到新的层面，使人们更全面更深入的研究环境污染物的毒效应、机制及防治方法，建立更加灵敏高效的安全性评价方法。

第二节　污染物在环境中的迁移和转化

污染物进入环境以后，由于自身物理化学性质的决定和各种环境因素的影响，会在空间位置或形态特征等方面发生一系列复杂的变化。在这些变化过程中，污染物直接或间接地作用于人体或其他生物体，发生作用时污染物距离污染源可能已经很远，也可能已经完全不是从污染源刚排放出来时的那种污染物，或者在污染物的浓度和组成成分等方面都已发生了巨大变化。污染物在环境中发生的各种变化过程称为污染物的迁移和转化（transport and transformation of pollutants）。研究污染物在环境中迁移和转化的过程及其规律性，对于阐明人类在环境中接触的是什么污染物，接触的浓度、时间、途径、方式和条件都具有十分重要的环境毒理学意义，否则就不能阐明由于某种接触而导致的一系列毒作用。环境毒理学的许多基本问题在一定程度上也取决于人们对污染物在环境中迁移和转化规律的认识，例如污染物的物质形态、联合作用、毒作用的影响因素、剂量－效应关系等，都涉及确定接触污染物的真实情况。污染物在环境中的迁移和转化主要有以下几种：

一、环境的自净作用

污染物进入环境后，由于物理、化学和生物学的作用，使污染物不断扩散、稀释、分解破坏，环境会逐渐恢复到污染前的状态。环境的这种功能称为环境的自净作用（self－purification）。环境自净作用主要通过下列作用完成：

1. 物理作用　包括扩散、稀释、沉降、吸附和蒸发等。例如工业废气在空气中，空气中颗粒物的沉降；工业废水和生活污水在河流中稀释；土壤对污染物的吸附等，结果使环境中污染物的浓度逐渐降低，恢复到污染前的状况。

2. 化学作用　进入环境中的污染物，可通过氧化、还原、中和、水解和络合等作用，使其化学结构和理化性质发生改变，大部分有机物可分解为简单化合物达到自净。例如水体中含氮有机物可以通过氧化作用生成亚硝酸盐、硝酸盐达到无机化；酸性废水和碱性相互中和等。

3. 生物学作用　进入水体和土壤的污染物，尤其是有机污染物，在微生物的作用下，可以分解成简单化合物使其净化，特别是在有氧环境中，需氧菌可彻底分解有机污染物最终形成二氧化碳、硝酸盐、硫酸盐和水等产物。某些致病微生物也可在微生物的拮抗作用下死亡。其他生物对污染物也有一定的净化作用。

环境自净作用的大小取决于污染物的性质、数量和环境本身的条件。污染物性质越稳定，环境本身容量越小，则自净能力越小，反之自净作用越大。例如在环境中难以降解的塑料、玻璃和金属等，环境对其的自净作用就较小。环境的自净能力是有一定限度的，当污染超过了环境的自净能力，就会严重污染环境。

二、污染物的转化

主要指污染物进入环境后，通过物理、化学、光化学和生物学作用，改变了原有的形态和分子结构，以致改变了污染物原有的化学性质、毒性及生态学效应。污染物在环境中的转化方式主要是生物转化包括氧化、还原、水解、结合等反应。污染物经生物转化后，大部分有机物毒性降低称为生物灭活作用，但有些化学物经过生物转化后其毒性反而增强，称为生物活化作用。例如，无机汞污染水体后，可吸附在悬浮颗粒或胶体颗粒上沉积于底泥中，底泥中的厌氧菌（如甲烷菌）将其甲基化，转化为毒性更强的甲基汞和二甲基汞。

三、污染物的迁移

是指污染物进入环境后从某一地点转移到另一地点，或从一种介质转移到另一介质的过程。例如，空气污染物从上风向转移到下风向；水体中的污染物从河流上游转移到下游或从水体转移到水体底泥和水生生物体内；土壤中的有害物质转移到植物体内等。污染物在环境中的迁移，尤其是向生物体内转移往往使生物体内污染物浓度逐渐增高，这种现象称为生物富集作用（biologicol concentration）。通过生物富集作用可使生物体内的污染物浓度比环境中浓度提高千万倍。据 Woodwell 报道 DDT 生物浓集的研究资料，在 DDT 浓度为 0.0005ppm 的水中生长的藻类，体内 DDT 含量为 0.04ppm（浓集 800 倍），鱼类体内含量为 2.07ppm（浓集 41 400 倍），水鸟类体内含量为 75.5ppm（浓集 1 510 000 倍）。

生物富集系数 = 生物体内化学物浓度/环境中化学物浓度

生物富集作用可使污染物在生物体内的浓度远远高于环境中浓度，即使污染物在环境中极低，通过生物富集作用后，也可以很高的浓度作用于人体，严重危害人类的健康。除 DDT 外，六六六、甲基汞、镉、铅等也有生物富集作用。

第三节　环境污染对人群健康的危害

环境污染对人群健康的危害是十分复杂的，其复杂性表现为：①污染物在环境中可通过物理、化学和生物学作用而发生迁移、转化和富集，以污染物母体形式或转化后形成的新污染物通过多种环境介质（空气、水、食物等）、多种途径（呼吸道、消化道、皮肤等）进入人体；②往往是多种因素的联合作用，多种因素共同作用下产生的生物效应可有相加、协同、拮抗和独立作用等多种方式表现出来；③人群处于低水平长时间暴露状况，寻找敏感而特异的反应指标困难；④受影响人群反应的个体差异大，包括老、幼、病、弱甚至胎儿及具有遗传易感性的敏感人群。因此，必须应用现代医学、分子生物学和环境科学技术研究环境污染与人群疾病和健康的关系。影响人群健康的环境因素虽然复杂，但可概括为三大类：①环境化学因素对人群健康的影响，如金属及类金属、非金属化学毒物、有害气体、空气中颗粒物和农药等；②环境物理因素对人群健康的影响，如小气候、噪声、振动、微波、电磁辐射、电离辐射和热污染等；③环境生物因素对人群健康的影响，如细菌、病毒、寄生虫等。由于化学污染物、有害物理因素和生物性污染对人体的暴露途径、作用机制和有害效应均不同。下面仅侧重化学污染物对人群健康产生的各种危害。

一、急性危害

环境污染物在短时间内大量进入环境，可使暴露人群在较短时间内出现严重不良反应、急性中毒甚至死亡。环境污染引起中毒的范围大小不一，有时可波及整个工业城市；有时可影响到整个工业区；有时仅影响到工厂附近的居民点。发生急性中毒时，往往有一个比较严重的污染源或事故排放，同时有不良的气象条件和特殊的地形条件。急性危害以大气污染最为多见，如英国的伦敦烟雾事件、美国洛杉矶、纽约和日本大阪、东京发生的光化学烟雾事件；印度博帕尔异氰酸甲酯中毒事件等。

二、慢性危害

环境中有害污染物以低浓度、长时间反复作用于机体则可发生慢性危害。慢性危害是机体对微小损伤的累积（功能蓄积）或由于毒物在体内蓄积（物质蓄积）的结果。低浓度环境污染物长期作用于人体，机体防御功能受到破坏，抵抗力下降，对毒物的耐受性降低，因而发生慢性危害。

环境污染物所致的慢性危害主要有持续性功能蓄积危害和持续性物质蓄积危害。持续性功能蓄积危害指在低剂量污染物长期作用下，可直接造成机体某种慢性疾患。例如由于大气受到污染，人们长期不断地吸入有害气体和颗粒物，长期作用于呼吸系统，使呼吸道黏膜表面黏液分泌增加，黏液层变厚、变稠，使纤毛运动受阻，甚至使纤毛部分消失，从而导致慢性阻塞性肺部疾病（chronic obstructive pulmonary disease，COPD）增加。慢性阻塞性肺部疾病包括慢性支气管炎、支气管哮喘和肺气肿。这是大气污染对机体微小损伤逐次累积（功能蓄积）的典型表现。随着大气污染的加重，居民慢性阻塞性肺部疾病在疾病死亡中的比重增加。又如无机氟长期暴露可造成骨骼系统和牙釉质的损害。持续性物质蓄积危害指在环境中有些污染物如铅、镉、汞等重金属及其化合物和有机氯化合物 DDT、多氯联苯等脂溶性强、不易降解的有机化合物，进入人体后能较长时间储存在组织和器官中。尽管这些物质在环境中浓度很低，但它们的生物半减期很长，如汞的生物半减期为 72 天，镉的生物半减期为 13.7 年，长期暴露会导致体内持续性蓄积，使暴露人群体内浓度明显增加。长期储存于组织和器官的毒物，在机体出现某种异常如疾病、妊娠等情况下，由于生理和病理变化的影响，可从蓄积的组织和器官中动员出来，而造成对机体的损害。同时，机体内有毒物质还可通过胎盘屏障和授乳传递给胚胎或婴儿，对下一代的健康产生危害。例如日本的水俣病是长期食用受甲基汞污染的鱼贝类引起的慢性汞中毒；痛痛病是人们长期食用受镉污染的大米、水而引起的慢性镉中毒等。

环境污染物所致的慢性危害，往往不是以某种典型的临床表现方式出现。在低剂量环境污染物长时间作用下，机体生理功能、免疫功能、对环境有害因素作用的抵抗力可明显减弱，对生物感染的敏感性增加，健康状况逐步下降，表现为人群中患病率、死亡率增加，儿童生长发育受到影响。

在环境污染对人群健康产生的慢性危害中，食物链和生物放大作用对暴露途径和水平有重要影响。

三、致癌作用

目前认为癌症的发生是机体的遗传因素与环境因素交互作用的结果。据估计，人类80% ~90%的肿瘤与环境因素有关，其中由化学性因素引起的占90%，由物理性因素引起的占5%，由生物性因素引起的占5%。许多研究表明空气污染是人群中肺癌发生的重要原因之一。调查显示大城市肺癌发病率比中小城市高，城市肺癌发病率比农村高。在空气污染物中既可含有致癌物质如苯并（a）芘，放射性氡和铈，石棉和砷、镍、铬等重金属的颗粒物，又可能含有促癌物质如SO_2。我国云南宣威地区为肺癌高发区，尤其以女性肺癌死亡率居全国首位，通过流行病学研究发现，当地的肺癌高发与燃煤引起的室内空气污染有密切关系，燃煤农户室内空气中苯并（a）芘浓度高达$626\mu g/m^3$。美国的研究提出，空气中苯并（a）芘的浓度每增加$0.1\mu g/100m^3$，肺癌死亡率升高5%。近年来，水体的污染日趋严重，全世界在水中检测出的有机污染物约2221种。美国环境保护局从自来水中检测出765种污染物，其中20种为确认致癌物，26种为可疑致癌物，18种为促癌物和辅癌物，48种为致突变物。研究表明，水污染与人群中肝癌、胃癌、膀胱癌等发生有显著的相关关系。饮水中的三氯甲烷类物质可能与膀胱癌、结肠癌和直肠癌的发生增加有关。

四、生殖发育毒性和内分泌干扰作用

许多环境污染物对生殖细胞、胚胎发育有直接损伤作用。历史上的许多环境污染事件中都观察到由于孕期摄入有毒化学物质而引发胎儿畸形发生率的明显增加。例如日本水俣病流行地区，有些妊娠妇女本身虽无明显中毒症状，但甲基汞可通过胎盘屏障，使胎儿中枢神经系统畸变，出现小头、先天性麻痹性痴呆等。在美国国立职业安全与卫生研究所登记的37 860种工业化合物中，有586种注明有致畸性。环境有害因素作用于胚胎发育的不同阶段可引起流产、胎儿发育迟缓、胎儿畸形以及各种生理或心理出生缺陷。如果环境有害因素作用于生殖细胞，则可在细胞分裂中把遗传损伤特征传递给子代细胞，造成可遗传性损害。

大量的研究证据表明，环境中的许多种化学物质可干扰内分泌系统的功能，对人类和野生动物的健康产生危害作用。此类化合物统称为内分泌干扰物（endocrine disrupters），它们通过模拟或干扰机体内天然激素的合成、分泌、转运、结合生理作用或排泄而发挥作用。环境内分泌干扰物种类繁多，目前已确定的有70多种，按其作用可分为三类，即环境雌激素、环境雄激素和拟甲状腺素，其中环境雌激素对人类和野生动物的危害备受人们的关注，曾先后于1980、1985和1994年在纽约举行了三次有关环境雌激素对人类和野生动物健康影响的国际会议。研究表明孕妇在胚胎期和胎儿产后早期接触环境雌激素可造成生殖和发育异常。

许多学者认为近几十年来成年男子精液量和精子数下降，男性泌尿生殖系统发育异常（隐睾、尿道下裂）发病率增加；女性青春期提早、子宫内膜异位症发病率增加以及男、女内分泌介导的癌症（乳腺癌、睾丸癌和前列腺癌）的增加都与环境雌激素的暴露水平增加有关。

第四节　环境毒理学与环境卫生标准

环境毒理学的主要任务之一就是为环境卫生标准的制订和修订提供准确、可靠的依据。环境卫生标准（environmental health standard）是从保护环境和人群健康出发，对生活环境（大气、水、土壤等）中各种有害因素以法律形式所规定的限量要求和为实现这些要求所提出的相应技术规范的规定，经国家标准化主管部门批准，并以一定形式发布的法定卫生标准。

环境卫生标准具有立法意义，有关企业和生产单位要按照标准的要求，从设计、生产、使用等各个环节，对工业"三废"的排放和农药使用等各个方面采取必要的措施，以保证环境卫生标准得以实现。卫生、环保及其他有关部门，要根据卫生标准对环境污染状况进行卫生评价并提出建议，监督标准的贯彻执行。因此，环境卫生标准在实际工作中的意义在于：它是阐明环境污染状况及其对居民健康影响的依据；是为消除"三废"危害，制定卫生防护措施的依据；是评价各种卫生技术措施（如净化处理设备等）效果的依据；同时也是制定工业废气、废水排放标准的依据。

一、制订环境卫生标准的依据和原则

现行环境卫生标准的主要内容是环境污染物的限量标准（如地面水或生活居住区大气中有害物质最高容许浓度）。因此，关于环境卫生标准制订的依据和原则，也是结合限量标准来阐述的。

限量标准制订的依据就是根据环境污染物对机体的最大无作用剂量（或浓度、强度），亦称阈下剂量（或浓度、强度）或阈值，一般来说，环境污染物对机体的有害作用是有阈值的，即只有当其浓度或强度超过一定限度时，才会对机体产生有害作用，而且随着污染物浓度（或强度）的增加，有害作用的严重程度也随之增强。这就是所谓的剂量－效应或反应关系。因此，在研制环境卫生标准时，关键是通过研究污染物对机体作用的剂量－反应关系，来确定该污染物的阈剂量和最大无作用剂量。依据此值即可提出最高容许浓度的建议值。

环境污染物对人体健康影响往往是多方面的，有直接的，也有间接的，这就需要确定用哪种有害作用的剂量－反应关系来确定作为标准依据的阈剂量或最大无作用剂量。此外，污染物作用于机体，使人体从最佳健康状态发展到严重的健康损伤之间，是一个逐步发展过程，表现为一个连续作用谱带，即由未觉察到的反应，经过代偿或耐受阶段，到出现早期可观察到的可疑健康影响，然后发展到明显的健康损害（如明显疾病、劳动能力丧失，甚至死亡）。在这健康损伤过程中，选择哪一阶段作为健康损伤的指标，这是确定对健康直接影响的阈值的关键问题。以早期改变为指标研究出的阈值，就比用晚期改变为指标得出的阈值要

低，因此所提出的最高容许浓度值就会较低，即要求更为严格。

我国环境卫生标准制订的具体原则是：

1. 不引起急性或慢性中毒及潜在的远期危害（致癌、致畸、致突变作用） 大气、水的卫生标准应保障居民不发生急性和慢性中毒或潜在的远期危害。由于环境中的污染物极其复杂，且有污染物浓度低、作用时间长、影响范围广等特点，故应考虑到受保护的居民包括老、幼、病、弱及居民日夜呼吸和长期饮用等特点。

2. 对主观感觉无不良影响 大气、水中有害物质的最高容许浓度应低于眼睛、鼻、口腔、上呼吸道黏膜的感觉阈或刺激作用阈，在此种浓度下人们感觉不到明显的异嗅、异味、异色和不良的刺激。研究证明，不良的气体长期作用和刺激，能反射性地引起人体生理功能，甚至某些病理改变。

3. 对人体健康无间接影响 在制订环境卫生标准时，我们不但要考虑某些环境因素对人体健康所产生的直接作用，而且要考虑它们可能会恶化生活卫生条件，而对人体健康产生间接影响。例如大气中灰尘浓度高时会降低大气透明度，增加雾的次数，影响太阳辐射，减少到达地面的紫外线，从而削弱人体抵抗疾病的能力；一些有害气体可危害植物生长，影响绿化及植物对大气的自净作用，污染环境，影响开窗换气、晾晒衣服等。

地面水中污染物到达一定浓度时，可影响水的自净能力，使卫生条件恶化，影响鱼类生存。因此，从保护环境、维持生态平衡、促进人体健康出发，最高容许浓度应低于上述各种间接影响的阈浓度。

4. 选用最敏感指标 在研究和制订标准时，应从环境中污染物多方面的有害作用中，选择对人群最敏感的有害作用，作为该物质的有害作用限制指标，并根据其阈剂量或最大无作用剂量确定最高容许浓度。地面水中砷的最高容许浓度制订，研究结果表明，$100\mathrm{mg/L}$时不改变水的感官性状；$10\mathrm{mg/L}$时明显抑制消化过程，但$0.1\mathrm{mg/L}$对天然水体自净过程无影响；$2\mathrm{mg/L}$时可引起代谢变化，而$0.1\mathrm{mg/L}$时则无任何作用。由此可见，砷对人体健康的直接影响是最敏感的有害作用，是制订地面水中砷的卫生标准的有害作用限制指标，根据其最大无作用浓度，加上一倍安全系数，提出最高容许浓度为$0.05\mathrm{mg/L}$。

5. 技术可行和经济合理 制订卫生标准时，还要考虑技术的可行性和经济的合理性，即采取技术控制措施（如"三废"排放的控制技术）实现标准的可能性，如果标准订得很严，而目前控制技术还达不到要求时，这样的标准实际上是行不通的。有的技术虽然可以达到，但要大量的投资，这就要结合我国的经济状况，权衡各个方面的利弊加以考虑。此外，还应考虑在贯彻执行标准中，是否有足够灵敏的分析监测方法，可以检出低于标准限制水平而存在于环境的污染物。这一点对是否有可能制订标准，以及标准的严格程度起很大限制作用。

二、制订环境卫生标准的方法

为了保护居民健康，在制订环境污染物的卫生标准时，应根据上述原则，应用不同指标，从多方面进行研究，以探求对人体健康不产生直接或间接危害的容许限量。为此，常采用现场流行病学调查和实验研究（包括对有害物质的稳定性，对环境感官性状和一般卫生状况影响的研究，以及卫生毒理学实验等）的方法。这两种方法是相辅相成的。在实验研究中卫生毒理学实验占有重要地位，毒理实验一般采用小鼠、大鼠、豚鼠、家兔、狗和猴等作为实验对象。这些动物对毒物的反应及作用机制，与人比较相近。但动物与人的种属不同，对污染物的敏感性及代谢过程也不一致。因此，利用动物实验资料推算到人有一定的局限性，必须考虑适当的安全系数。但是否符合实际情况，还得通过现场调查，以便进一步验证和修订该物质的卫生标准。流行病学调查方法应用于制订卫生标准，还可为实验研究的设计提供必要的资料。

（一）毒理学试验研究　毒理学实验研究主要是通过动物实验，来研究环境污染物在实验动物体内的转归、毒效应、毒作用机制以及剂量－反应特征，从而探索该毒物对实验动物的有害阈剂量和最大无作用剂量（阈下剂量），为制订该物质的环境卫生标准提供依据。

毒理学实验一般包括急性毒性、亚急性毒性（包括蓄积性和耐受性）、亚慢性毒性和慢性毒性试验。上述试验的主要区别在于染毒时间、染毒剂量不同，而且由于实验目的不同在选择和运用观察指标的广度和深度方面存在着差异。从环境毒理学角度看，慢性毒性试验占有重要地位，它对评价环境污染物对机体作用的慢性危害及制订该有害物质卫生标准等方面均具有重要意义。但是急性、亚急性和亚慢性毒性试验又是慢性毒性试验必要的基础，它们对慢性试验的设计和进行可提供重要资料。对疑有特殊毒性的有害物质还需进行致突变、致癌和致畸试验，以观察其远期危害作用。

通过毒理学试验，可求出各项毒性指标的阈剂量和最大无作用剂量，为制订卫生标准提供毒作用方面的依据。

在进行动物毒性试验前需收集受试物的化学结构和理化特性等方面的资料，如结构式、分子式、分子量、比重、沸点、熔点、溶解度以及在环境中的稳定性等。因为这些因素对其毒作用有着不同程度的影响。此外，了解受试物在环境中的实测浓度和接触方式，对实验设计也有一定意义。

由于在动物实验中能严格控制染毒剂量（浓度）、途径和持续时间，避免其他混杂物质的干扰，以及能保持环境条件的相对稳定。因而能较正确地观察到相同时间内，不同剂量的有害物质与机体反应之间的关系，即剂量－反应关系。同时通过各种生理、生化指标的测定，毒物在动物体内的代谢转归及病理学检查，有利于阐明受试物的毒作用特点和机制。此外，通过对受试物的特殊毒作用试验，可以预测其对人体的远期危害作用。这些都是临床、流行病学调查所不易发现和确定的。

但另一方面，动物试验也有一定的局限性，例如由于实验动物种属、品系、年龄等不同而带来对受试物敏感性的差异，人与动物寿命及生物学反应性的差异，以及不能获得对有害物质感觉反应（色、嗅、味等）方面的资料。因此在设计动物实验时，应尽可能选择受试物在体内的毒性反应和代谢特点和人体近似的动物。最常用哺乳动物，最好能包括啮齿类和非啮齿类动物。即使如此，在应用动物实验得出的最大无作用剂量直接外推到人时仍应十分慎重，应根据有害物质的特性将最大无作用剂量缩小一定的倍数（即安全系数）而得出其毒性方面的限制浓度。安全系数旨在动物与人之间的种属差异、人群中易感性的差异以及小样本动物实验应用于大量人群时所存在的问题。比较普遍的认为100倍的安全系数只是一个概率估计，并非很精确，可以适当伸缩。如果被测污染物的主要毒作用不是很大，所接触的人群范围较小，或者毒作用的资料来源于人体直接观察到的结果，在这种情况下，给予安全系数可以较小。但如果被测污染物毒性极大，且有致癌性，则安全系数甚至可为 1 000。安全系数的确定缺乏统一意见，在很大程度上靠的是经验，但通常应考虑：①毒作用的类型；②动物试验与人群观察资料的完整性；③确定无作用剂量或阈剂量的基础及其依据；④剂量－反应曲线的斜率，如斜率大，则要求较大的安全系数；⑤如有人体资料时，特别是完整的流行病学资料时，可采用很小的安全系数。

（二）有害物质在环境中稳定性的研究　有害物质的稳定性是指该物质在环境中消失的速度和蓄积性的大小。稳定性强的有害物质污染环境后影响时间长，污染范围广，易于造成严重的危害。如农药 DDT 在土壤中分解 50% 约需 3 年；汞、镉等重金属污染地面水和土壤后可在水体底质和土壤中长期蓄积，并可在鱼类或作物中富集而危害健康，故在制订此类有害物质卫生标准时，应将安全系数适当加大。研究有害物质的稳定性，是为了研究该物质卫生标准时确定现场样品的采集、保存、运输和检验方法，配制该物质溶液及使用期限以及动物实验染毒方式等。不稳定的物质，如易挥发或分解等，应即时采集现场样品，密封保存、运输，并即时进行检测。在各项实验中应新鲜配制该物质的溶液，在动物经口染毒时应用灌胃法，而不用饲入法。

稳定性的研究，通常将蒸馏水配制数种有害物质浓度的水溶液，分别置于大小相同的玻璃容器内，在一定温度下放置不同时间后测定各溶液的浓度，计算该物质在水中消失的速度。

（三）有害物质对大气和地面水感官性状影响的研究　某些有害物质污染环境后，可使大气和水的感观性状恶化，从而对人体产生不良影响。为此，应确定环境中有害物质对眼睛、口腔、上呼吸道黏膜的刺激作用阈，嗅、味及呈色阈浓度，以便为制订最高容许浓度，提供对感官影响的依据。

大气中某些有害物质能在短时间内对眼睛和上呼吸道黏膜产生刺激作用（如流泪、咳嗽等）和产生异常气味，因此制订一次最高容许浓度时必须测定嗅觉阈或刺激作用阈。其方法应在确保受试者安全的条件下，在实验室内，用特殊装置，直接对健康、嗅觉功能正常的人进行测定，并以大多数受试者的阈值作为依据。

（四）有害物质对地面水自净过程影响的研究　正常情况下地面水通过物理、化学、微生物的作用，可使污染物分解、转化为其他物质，从而消除污染，达到自净的目的。当污染严重时，有害物质可对微生物的生长和繁殖产生抑制作用，从而阻碍自净过程的进行。因此，最高容许浓度值应低于抑制自净过程正常进行的阈浓度。地面水的自净过程应测定生化需氧量、氨氮、亚硝酸盐氮、硝酸盐氮及 pH 值。为了防止地面水污染，制订最高容许浓度应取其影响地面水自净过程的阈浓度作为限制浓度。

根据毒理学、感官性状测定和一般卫生学状况等的研究结果，分析比较各个限制指标，选择最低的一个数据作为该种有害物质的最高容许浓度。

（五）流行病学调查方法　流行病学调查是研究制订环境卫生标准重要方法之一，它是通过直接调查人群健康效应，来反映环境中有害物质的危害状况的一种方法，所以其调查结果往往比动物实验更有意义。但是，由于环境因素和人群的多变性和复杂性，调查中一些因素有时很难预测和控制，所以流行病学调查不易准确得到剂量－反应方面的结果。

从因果关系和时间先后来说，流行病学调查可分两类：一类是回顾性调查，从果求因，即根据已发生的疾病或危害，查明与环境污染的关系；另一类是前瞻性调查，从因到果，即在一定时期，连续追踪观察污染组与对照组人群各项反应指标，以期得出对居民健康影响的材料。修订某种物质的卫生标准时，可作回顾性调查，制订某种物质的卫生标准时，则可根据动物试验结果作前瞻性调查。

思考题：

1. 环境毒理学为什么要研究污染物在环境中的迁移和转化规律？
2. 污染物在环境中的迁移和转化有何异同和联系？
3. 环境污染物的毒作用特点及对人体健康的主要危害？
4. 环境污染物的剂量－反应关系及其环境卫生标准的制订原则和方法？

（杨建军）

第十七章 生态毒理学

第一节 概　　述

生态毒理学（ecotoxicology）是毒理学的一个分支，也是环境生物学的一个分支，它研究有毒物质进入环境对组成生态系统的生物种群和生物群落所产生的生态效应。生态毒理学是毒理学、生态学和环境化学等多学科交叉和融合的学科，是应对人类活动造成的环境污染物暴露而发展起来的新兴边缘学科，是研究有害物质以及各种不良生态因子暴露对生命系统产生毒效应，以及生命系统反馈解毒与适应进化及其机制与调控的一门综合性学科，其中部分研究内容与环境毒理学内容相交叉，生态毒理学将环境毒理学的研究对象作了进一步延伸，即：个体→种群→群落→生态系统→景观→生态区→大洲→半球→生物圈，此体系的组成包括动物（包括人类）、植物和微生物所有有生命的机体，因而其研究范围更为广泛。所谓生态毒性是指自然和人为物质（外源性化学物）对环境中的生物个体、种群、群落或生态系统产生有害效应的潜在能力。毒理学的许多原理适用于生态毒理学。它所面对的挑战之一是大量外源性化学物释放到环境中引起的生态系统的改变。由于生物种类繁多，而且毒性终点各异，如生长减缓、运动模式改变、繁殖效应变化和死亡等，生态毒理学的研究内容十分复杂，为了减少试验数量，科学家选择不同环境介质中的敏感物种为代表，并使试验标准化。生态毒理学是较新的学科，将生态毒性用于风险评价是生态毒理学迅速发展的一个方面。生态毒理学的研究在实验室和野外两个方面进行，其目标是整合这两个方面的研究结果，使用实验室和野外这两个方面的数据来了解环境有毒物质暴露对生物的影响。这对风险评价是非常关键的。

生态毒理学用多学科理论（生物、生理、生态、化学、物理、毒理和数学）来研究、解释自然界中污染物的暴露风险。它用于支持环境政策、法律、标准和污染控制方法。因此，生态毒理学不仅是一门科学，而且是污染防治中应用性很强的一种工具。

生态毒理学是在传统的毒理学基础上发展起来的。环境污染问题出现后，促使传统的毒理学从研究外源性化学物对生物个体所产生的效应扩大到研究外源性化学物对生物群体所产生的效应。在此基础上法国学者 René Truhaut 于 1969 年首次将生态毒理学作为一个学科提出，试图综合两个完全不同的主题：生态学（研究生物丰度和分布与环境相互关系的学科）和毒理学（研究外源性化学物对人类有害效应的学科）。传统的毒理学研究的生物集合有限，而生态毒理学评价化合物的作用对象不仅是个体，也包括种群和整个生态系统。此后，学术界对生态毒理学的定义和内容进行了广泛的研究和探讨。第二次世界大战后，人们对释放到环境中的毒物的作用靶的关心从人类本身扩大到整个环境。生态毒理学是随着预测环境毒物对种群、群落和生态系统的影响而不是单独个体的毒效应的需要而产生的。1974 年北大西洋公约科学委员会举行了生态毒理学学术会议，着重讨论重金属和有机卤素化合物的生态效应问题。1975 年在国际环境安全学会内建立了国际生态毒理学和环境安全学会（ISEES），1977 年创办专门学术刊物《生态毒理学和环境安全》。

20 世纪 80 年代以来，生态毒理学在探讨、建立毒物对生态系统影响的各种试验研究方法方面，在为人类活动排入环境的外源性化学物安全评价提供生态学参数方面，以及在毒物对生物种群、生物群落产生的效应等方面，都获得一些重要的研究成果，使生态毒理学逐步成为环境生物学和毒理学的一个发展中的新的分支学科。

几乎所有在 80 年代欧美各国出台的环境管理方法中都需要生态毒理学技术，如化学品和排放物的安全性评价；产品生物降解能力测试；生物技术产品的管理；污染治理技术的效果评价等领域都需要生态毒理学参与并起着关键的技术支撑作用。其应用的实例如上海环境科学院运用自行设计制造的 SAES – MICROCSM 系统进行的河流生物治理技术安全性及效果评价以及某制药厂排放废水生态风险评价，前者对生物技术应用的生态影响、大环境使用的功效及限制条件等做了充分的评价，后者解决了多年来纳污河道内鱼类死亡的可能性问题，不仅得出了死鱼的概率，而且确定了死鱼的范围，对环境污染的控制提供了依据。生态毒理技术所支持的许多管理体系、法规、法律不仅涉及环境保护，而且还涉及外贸、绿色产品认定等与国民经济密切相关的领域。

第二节　生态毒理学的研究内容和研究方法

生态毒理学是生态学与毒理学之间相互渗透的边缘学科。生态毒理学的核心部分是生物效应，即外源性化学物对生命有机体危害的程度及范围的研究。生物监测和生物检测是进行生物效应研究的两种技术方法，使生态毒理学成为 20 世纪 90 年代最有生命力的边缘学科之一。由此产生了许多新的概念及术语，如微生态系统、群落毒性等。

一、研究内容

外源性化学物在到达靶生物以前，要受到环境的干预。这里所说的靶生物，就是外源性化学物直接作用的生物群体，可以是一个生物种群，也可以是一个生物群落；这里所说的环境，既包括非生物环境，也包括靶生物以外的其他生物种类。外源性化学物、环境、机体三者之间存在着相互作用的关系。生态毒理学就是研究这种相互关系。它包括：①在外源性化学物到达靶生物以前，环境以何种方式影响外源性化学物特性，如外源性化学物在迁移、转化、归宿过程中所发生的特性的改变；②环境如何影响机体对外源性化学物的反应；③外源性化学物如何影响环境，如外源性化学物引起饵料生物灭亡等。

生态毒理学有三个主要目标：①获得风险评价和环境管理的数据；②研发和释放新化合物要达到的法律要求；③发展相关的实验和理论原则，增进人们对外源性化学物在生命系统中的行为和效应的了解。为了实现这些目标，生态毒理学涉及的主要研究领域有：①污染物的环境分布、环境输入、运动、累积和转化；②生物效应；③外源性化学物在个体水平对生物体的生化、分子、生理结构和功能的干扰，这些干扰有群落和生态系统的结果；④在种群水平检测个体数量的变化，基因频率或生态系统的功能因污染而引发的变化；⑤使用生物学标志以确认自然种群是否面临风险或需要进一步调查；⑥通过标准毒理学试验服务于化学品毒性控制法规和注册。这部分试验通常是室内标准化试验；⑦特殊化合物的危害和风险评价，如对生物技术的环境安全性研究和对纳米材料的毒理学评价都是生态毒理学的新热点。

二、研究方法

除采用常规的实验室毒理学研究、野外调查、田间试验和定点、定位的研究和监测外，还采用：①建立实验室规模的模式生态系统（微宇宙）并进行测试；②对受控制的野外生态系统进行测试和监测；③建立生态系统的数学模型。实验室试验要与野外研究相互结合，相互补充。

第三节　生态毒理学展望

生态毒理学研究对于了解外源性化学物在环境中的迁移、转化和归宿，确定和预报生态毒性，建立生态毒理学阈限值和标准，推动化学物质安全性评价等法规的实施都具有重要作用。它面临的主要问题是如何把毒物在生物个体上测定的生态学参数外推应用到生物种群和生态群落，以及如何把在实验室条件下的研究结果外推应用到自然环境条件下。因此，生态毒理学的进一步发展有赖于方法学研究的进展，也有赖于对外源性化学物的作用机制和在生物群体中的剂量－效应关系的认识，更有赖于对生态系统正常的结构、功能和外源性化学物在环境中运动规律的深入了解。生态毒理学是污染控制的工具，因此，它实际上是"可持续发展"战略的一种技术支撑。

目前，组学技术包括基因组学、蛋白组学和代谢组学技术为生态毒理学的发展提供了生物高通量的技术手段，为生态毒理学新的测试系统的建立提供了良好的机遇。构成了生态毒理学新的发展方向——生态毒理基因组学。生态毒理基因组学着重研究环境毒物暴露下非靶生物基因和蛋白的表达，能够在基因组水平上更深入地理解环境污染物的致毒机制，同时，也能够引进生物标志物为生态风险评价提供更宽广的研究平台。新的分子生物学技术的应用已经大大提高了我国生态毒理学研究的整体水平，必将在生态毒理学的发展中起越来越大的作用。

新物质、新材料的不断涌现，也给生态毒理学提出了新的挑战。例如纳米技术的迅猛发展即引发了人们对纳米材料在环境中安全性的普遍担忧。纳米材料可以通过多种途径进入环境而成为纳米污染物。进入生态环境的纳米材料可以在大气、土壤及水体环境中迁移，与环境因素相互作用，通过食物链可对低级生物到高级生物产生不同程度的影响。生态系统中可能受到纳米材料影响的生物种群数量非常庞大，其后果可能是对个体、群体甚至是整个生态系统的破坏。纳米材料的生态危害性评价依赖于材料的物理化学特性和行为、暴露情况、在环境中存在的时间、环境转归、急、慢性毒性、生物体内的稳定性、生物蓄积及生物放大作用等。目前还不能确定纳米材料究竟对生态系统是否有不利影响及影响的程度，研究工作注重在进行纳米材料的环境暴露评价、环境行为研究、生态毒性研究等方面。为尽快明确纳米材料是否对人类及生态环境存在不利影响及其影响的程度，面对多方面的知识空白，生态毒理学工作者的工作任务仍然很艰巨，今后在这方面的研究工作任重而道远。

思考题：

1. 环境毒理学和生态毒理学的研究对象、研究领域和研究方法有何异同？
2. 生态毒理学面临着哪些新的挑战？

（张　巧）

第十八章 食品毒理学

食品毒理学是食品安全性的基础。本章主要介绍了食品毒理学的基本概况、食品中的常见毒物以及食品安全性毒理学评价等，使大家初步了解食品毒理学的基本概念，初步认识实际生活中的食品毒作用。

第一节 概 论

饮食是人类社会生存发展的第一需要，人必须每天摄入食物来满足生存，维持机体代谢，保证身体健康和繁衍后代。因此，食品安全问题直接关系到广大人民群众的身体健康和生命安全，关系到经济健康发展和社会稳定，关系到政府和国家的形象。健康卫生的食品既有益于人体健康，又能满足人类的食欲。而不卫生的食物如变质腐败的食物、暴露于农药、污水或被放射线污染的食物等都会严重危害人体的健康。因此，保证食物卫生，提高食品质量与安全性已成为当今社会公众关注的焦点问题，同时也是社会发展进步的趋势。

作为一种健康安全的食品，应该具备以下一些基本的条件：卫生安全、无毒无害；含有人体所需求的营养物质和有益成分；感官性状良好，可被人体接受。但是一种食品往往除了含有人体所必需的营养物之外，还会含有人体非必需的甚至是有害的或致命的生物或化学物质。这些有害的或致命的生物或化学物质既包括在食品生产加工中人类使用的物质，如一些食品添加剂，也包括动物或植物性食品在其本身生长过程中存在或残留的物质，如蔬菜上残留的农药。如何研究这些有害物质对机体造成的影响及其机制，就是食品毒理学工作者的使命。

食品毒理学是应用毒理学方法，研究食品中可能存在或混入的有毒、有害物质对人体健康的潜在危害及其作用的一门学科，是现代毒理学的一门分支学科。它包括急性食源性疾病以及具有长期效应的慢性食源性危害；涉及从食物的生产、加工、运输、储存及销售的全过程的各个环节，食物生产的工业化和新技术的采用，以及对食物中有害因素的新认识。所研究的外源性化学物，除包括工业品及工业使用的原材料、食品色素与添加剂、农药等传统的物质外，近来又出现了二恶英污染、氯丙醇、丙烯酰胺、疯牛病、兽药残留污染等新的毒理学问题。在食品加工过程中，有时可以形成多种污染物，如炸油条、烤鸭和烤羊肉串时可以产生某些致癌物和致突变物（如多环芳烃和杂环胺等）；腌制酸菜、腊肉和鱼食品中可以产生致癌物（如亚硝酸胺）。另外，维持人类正常生理所必需的各种维生素、微量元素，甚至脂肪、蛋白质和糖等的过量摄取，也可以引发某些毒副作用，尤其是一些微量元素如锌、硒、锰等。传统的毒理学研究一般以实验动物为模型，研究其接触外源性化学物后发生的毒效应，并将实验结果外推至人进行评价。然而，由于伦理方面的限制以及毒性终点往往需要很长时间才能得到结果，所以生物学标志物在人体试验中作为中间终点的研究与应用已成为当前研究的前沿方向。此外，食品毒理学在体外试验方面发展迅速，尽管体外试验尚不能替代体内试验，但在化学物的毒性筛选以及作用机制的研究方面具有很大的优越性和发展前途。

人类最早对于食品毒理学的认识，可以追溯到 5 000 年前，神农尝百草时就已经开始区分食物、药物与毒物，李时珍《本草纲目》中关于中草药和食物的毒性记载，明朝时代《天公开物》一书对有毒物质的毒性及其中毒防治措施的描述等均为我国食品毒理科学的萌芽，凝聚了我国食品毒理先驱的智慧和劳动。在人类文明的早期，不同地区的民族都以长期的生活经验为基础，在不同程度上形成了一些有关饮食卫生和安全的禁忌。但是由于古代社会经济和科学技术的限制，毒理学仅限于描述动物的中毒表现，没有太大的进展。随着社会的进步和科技的发展，尤其是进入 20 世纪 50 年代，社会生产快速发展，大量化学物进入人类环境，据报道目前世界上市售化学物质已达 5 万多种，其中食品添加剂估计有 2 500 中，每年进入市场的新化学物质 100 ~ 1 000 种，化学物对生物界尤其是人类产生了不良影响引起了科学界极大的关注和深入研究，如震惊世界的反应停事件、水俣病事件、疯牛病事件，近年来发生在我国的劣质奶粉事件、瘦肉精事件、苏丹红事件等恶性食品事件，严重危害着人类的健康和生命安全，也促使人们越来越重视食品的安全性，各国政府也更加加强了对食品安全性的管理。美国在 1906 年建立了食品与药品法，1938 年又在此基础上又国会通过了新的联邦食品、药品和化妆品法，1947 年通过了联邦杀虫剂、杀菌剂、杀鼠剂法，以后又多次进行修改，至今仍为美国保障食品安全的重要联邦法律。世界卫生组织和联合国粮农组织（WHO/FAO）自 20 世纪 60 年代组织制定了《食品法典》，并数次修改，规定了各种食品添加剂、农药和某些污染物在食品中允许的残留限量，供各国参考并借以协调国际食品贸易中出现的食品安全性标准的问题。在我国，尽管对食品安全性的研究和管理起步较晚，但是发展很快。1982 年，我国制定了《中华人民共和国食品卫生法》（试行），经过 13 年的试行阶段，于 1995 年由全国人大通过成为我国具有法律效力的食品卫生法规，1994 年制定和颁布了《食品安全性毒理学评价程序和方法》及《食品毒理学试验操作规范》，并于 2003 年又对之进行了修改，这些对我国食品卫生管理和评价都起到了积极的指导和监督作用。自 1996 年至今，我国食品毒理学工作者对 5000 多个保健食品进行了安全性毒理学评价，保证了保健食品的安全，也加快了食品毒理学的发展，缩小了我国毒理学研究与国际水平的差距。

第二节　食品中的常见毒物

人类每天接触的食品多种多样，来源也有许多途径，在给人类提供必要营养和能量的同时，也存在有一些对人体有害的物质。了解常见的食品中的一些毒物，对人类预防和治疗食物中毒引起的疾病具有重要的指导意义。食品中的常见毒物包括生物毒素、衍生物、食品加工过程中的污染物以及食品添加剂等。

一、生物毒素

生物毒素（biotoxin）是一大类生物活性物质的总称，包括动物毒素、植物毒素和微生物毒素等。因其有别于人工合成的有毒化合物，有时也把生物毒素称为天然毒素（natural toxins）。不适当的人为活动也可以影响到生物毒素的产生，如近年来频繁发生的赤潮（red tide），特别是有毒赤潮。食品中生物毒素已经对食品安全和人类健康构成了极大的威胁。

（一）动物毒素 动物类食物是人类最主要的食物来源，其营养丰富，味道鲜美，能提供给人体重要的营养和能量。但是，一些动物性食品中本身含有天然毒素，或者在储存过程中产生毒素，对机体造成严重的损害。常见的动物毒素主要存在于动物组织中的一些腺体、肝脏等脏器以及鱼类、贝类、海参类体内。

1. 动物组织中的有毒物质 在动物类食品中，家禽肉类是人类最常食用的食物。健康动物的肌肉是无毒的，但是在动物体内的某些腺体、脏器或其分泌物中会含有一些激素、病原微生物或毒素，当人类食用后则可以对机体产生中毒症状。

（1）内分泌腺毒素：在家禽或牲畜如猪、牛、羊等机体的腺体中所分泌的激素，其性质、功能和人体的腺体分泌的激素大致相同，因此，在机体摄入过量动物腺体时，会产生中毒症状。最常见的腺体是甲状腺，它所分泌的激素是甲状腺素。生理状态下，甲状腺素是维持正常机体新陈代谢的重要物质，但在过量摄入后则会扰乱人体正常的内分泌活动，机体组织细胞代谢加快，各器官系统活动失衡，出现与甲状腺功能亢进类似的一系列的精神神经症状。甲状腺中毒的潜伏期为 1 小时到 1 天，临床主要表现为头痛、头晕、恶心、呕吐，伴有心悸、出汗，严重者发高热，心动过速。因为甲状腺素的理化性质比较稳定，在 600℃ 以上的高温才能破坏，因此在我们一般的烹饪方法很难清除，所以防止甲状腺素中毒的有效措施首先要在屠宰和检疫过程中完整摘除牲畜的甲状腺体。

肾上腺也是动物体内很重要的内分泌腺，它能分泌多种重要的激素，如肾上腺素等。这些分泌的激素对机体的正常运转起着重要的作用，但是如果人体摄入过量也会引起体内激素水平的紊乱，引起机体中毒症状。淋巴腺在动物和人体中起着保护机体的作用，当外来病原微生物侵入机体后，淋巴腺产生相应的吞噬和免疫作用，消灭病原微生物。但是在病变的淋巴腺中含有大量的病原微生物，如果被误食，对机体会造成很大的损害。因此，对于动物体内的内分泌腺体，最好的处理方法是在屠宰中干净完整的切除掉。

（2）动物肝脏中的毒素：动物的肝脏富含有蛋白质、维生素 A 和叶酸等营养物质，也含有胆固醇、胆酸等对人体不利的物质，过量的维生素 A 的摄入会造成机体中毒。另外，因为肝脏作为一个特殊的代谢器官，会产生由于机体本身代谢所产生的毒素，以及外来病原体带来的有害物质，人类摄入动物肝脏时会引起潜在的危险。动物肝脏合成的对机体有害物质主要有胆酸、脱氧胆酸和牛磺胆酸，其中牛磺胆酸毒性最强。这三种毒素可以损害人体肝、肾等组织，造成肝细胞变性坏死、肾小球滤过作用减弱等，严重的可导致肝肾功能衰竭。在我国民间有食用蛇胆、鱼胆、虎胆等来进补或治疗疾病的习惯，因为胆囊中富含胆酸等毒素，所以发生中毒的事件屡见不鲜。另外肝脏中富含有维生素 A，尤以鱼类的肝脏中含量较高。维生素 A 是机体必须的物质，可提高人体免疫力，预防夜盲症及其小儿骨骼正常生长。但过量摄入动物肝脏时也会引起维生素 A 中毒症状，表现为眩晕、恶心、呕吐、皮肤红斑等。严重的也可引起死亡。因此在摄入动物肝脏时要适量。

2. 鱼类毒素 鱼类是人们日常生活中非常喜欢食用的水产品。人类消费的鱼类约几千种，其中有毒鱼类有数百种。每年因为误食中毒的报道很多，有毒鱼类主要分布在热带海洋中，种类不同，其毒作用也不相同。

（1）鲭鱼中毒：鲭鱼亚目的鱼类如青花鱼、金枪鱼、蓝鱼和飞鱼等，如果在捕获后在非冰冻下储存会导致鱼类的细菌性分解，组织中的游离组氨酸在链球菌、沙门菌等细菌中的组氨酸脱羧酶作用下产生一定数量的组胺。组胺为强生物活性物质，摄入人体后发生中毒。也有的人本身对组胺过敏，接触腐败变质的鲭鱼后还可能发生过敏反应。鲭鱼中毒的症状主要时人体对组胺的过敏反应，目前我国食品中组胺的最大允许含量为 100mg/100g。一般引起人体中毒的组胺摄入量为 1.5mg/kg 体重，对个体差异也很大。由于组胺的形成是由于微生物的分解作用所致，因此预防鲭鱼中毒的措施是把鲭鱼在冷冻条件下运输和储藏，防止鲭鱼腐败。在烹饪时也可以加入食用醋，来降低其毒性。

（2）雪卡毒素：雪卡毒素（ciguatoxin，CTX）是西加鱼毒素（ciguatera）的一种。西加鱼毒素由多种毒素组成，有相同的理化特性。在西加鱼毒素中毒事件中，最常见的就是雪卡毒素中毒，多发生在加勒比海和太平洋等热带地区，每年中毒人数约有 1 万多人。常见的引起雪卡毒素中毒的鱼类有梭鱼和黑鲈，这些鱼类由于食用了热带和亚热带海域珊瑚礁周围的有毒藻类，产生雪卡毒素。雪卡毒素是热稳定物质，中毒后能引起一系列胃肠道和神经系统症状，症状与有机磷中毒有些类似。雪卡毒素能够作用于钠离子通道，导致静息状态下钠离子通道开放，造成钠离子内流。雪卡毒素毒性很大，比河豚毒素强 20 倍，在人体中有富集效应，导致累积性中毒。因为雪卡毒素对加热和冷冻都耐受，目前尚没有行之有效的预防措施。

（3）河豚毒素：河豚中毒是世界上最严重的动物性食物中毒，我国最早在《神农本草》中就有河豚毒素（TTX）中毒的记载。引起河豚中毒的原因之一是由于误食，其次是在烹饪过程中处理不当或者处理不彻底引起。河豚毒素主要存在于河豚的脏器中，毒素的浓度由高到低依次为卵巢、肝脏、肾脏、眼睛和皮肤，肌肉和血液中含量较少。河豚毒素主要存在于雌性河豚的卵巢中，含量随季节变化而变化。一般在产卵期的冬季，河豚卵巢中的毒素浓度最高。河豚毒素是一种很强的神经毒，主要是毒素阻滞了神经、肌肉细胞膜的钠离子通道，使得神经末梢及中枢发生麻痹。河豚毒素的 LD_{50} 为 8.7μg/kg（小鼠，腹腔注射），对热稳定，220℃以上才分解，因此一般的加热烹饪的加工方法很难将毒素处理掉。我国的《水产品卫生管理办法》中严禁餐饮店销售经营河豚。

3. 贝类毒素　贝类的种类很多，作为食品的贝类约有 20 多种，如常见的蚝、牡蛎、蛤、油蛤、扇贝等。大多数的贝类均含有一定数量的有毒物质，只有在地中海和红海生长的贝类是已知无毒的，墨西哥湾的贝类也比其他地区固有的贝类毒性低。事实上贝类本身不产生毒物，但它们摄取海藻或与海藻共生时就会变的有毒性。贝类毒素主要包括麻痹性贝类毒素、腹泻性贝类毒素和神经性贝类毒素，其中麻痹性贝类毒素是分布最广、危害最大的一类毒素。麻痹性贝类毒素是山膝沟藻属的涡鞭藻产生的一组毒素，是一类四氢嘌啉毒素的总称，包括 1 - 羟基石房蛤毒素（新石房蛤毒素）、11 - 羟基石房蛤毒素硫酸盐及其 11β 差向异构体、11 - 羟基新石房蛤毒素硫酸盐及其 11β 差向异构体等。石房蛤毒素是最先被确定的麻痹性贝类毒素，它是一种白色、吸湿性很强的固体，溶于水，微溶于甲醇和乙醇，在较低的 pH 值下对热稳定，但在碱性条件下很容易被氧化。它对机体的毒作用主要是通过阻断外周神经和骨骼肌，临床表现为全身或局部皮肤肌肉麻痹。腹泻性贝类毒素主要存在于双壳贝类，如扇贝、贻贝、牡蛎等，大田软海绵酸是其中的一种毒素，它可使人、豚鼠、家兔的平滑肌系统引起持续性收缩，导致腹泻。尽管腹泻性贝类毒素没有强烈的急性毒性，但大田软海绵酸是高致癌因子，其长期毒性应引起重视。腹泻性贝类毒素的作用机制在于其活性成分大田软海绵酸能够抑制细胞质中磷酸酶的活性，导致蛋白质过磷酸化，从而影响生物的多种生理功能。神经性贝类毒素主要分布在美国墨西哥湾一带，危害范围较小。其活性成分短裸甲藻毒素可以诱导钠离子内流，导致肌肉和神经细胞去极化，引起以神经中毒症状为主要特征的食物中毒表现，但未观察到麻痹，以此区别于麻痹性贝类毒素。

（二）植物毒素　植物是人类粮食、水果和蔬菜等的主要来源。但其本身含有的一些植物性天然毒素也会对机体造成严重的损害作用，甚至导致死亡。植物中存在的天然毒素种类众多，包括致甲状腺肿物、生氰糖苷、生物碱糖苷、生物活性胺、天然诱变剂等，可以引起食物急性中毒。

1. 生氰糖苷　生氰糖苷是由氰醇衍生物的羟基和 D - 葡萄糖缩合形成的糖苷，广泛存在于豆科、蔷薇科、稻科等约 1 000 多种的植物中，常见的有木薯、苦杏仁、桃仁、李子仁、杨梅仁等。这些植物能够通过生氰作用产生毒性很强的氢氰酸（HCN）。氢氰酸被吸收后进入组织细胞内，与线粒体中细胞色素氧化酶的铁离子结合，导致细胞呼吸链中断，造成组织缺氧。在含氰苷的果仁中毒中最常见的就是苦杏仁中毒。苦杏仁中含有苦杏仁苷，在苦杏仁酶的水解作用下形成苯甲醛、葡萄糖和氢氰酸。苦杏仁苷致死量约为 1g，小孩吃 6 粒即可引起中毒症状，吃 10 ~ 20 粒就可能致死。生氰糖苷易溶于水，以此用水浸泡一段时间即可预防中毒。

2. 蚕豆病　蚕豆病是由于食用蚕豆而引起的急性溶血性贫血。目前确切的机制尚不清楚，但研究发现蚕豆病患者血液中红细胞的葡萄糖 - 6 - 磷酸脱氢酶和还原型谷胱甘肽的含量较低。蚕豆病主要发生在我国和地中海地区，发病人群中男性多于女性。通常发病症状出现在食用蚕豆后 24 小时之内，可持续两天以上，随后慢慢恢复，对婴幼儿的危害较大，可有引起死亡，而成人很少有死亡病例报道。

（三）真菌毒素　真菌毒素是由某些丝状真菌在新陈代谢过程中可产生的对人和动物具有毒性的生物活性物质，一般分为霉菌毒素和蘑菇毒素两大类。霉菌毒素约 200 多种，主要有黄曲霉毒素、赭曲霉素、杂色曲霉素、岛青霉素、展青霉素、橘青霉素、青霉素、F - 2毒素等。蘑菇毒素则存在于有毒的蘑菇中，如鹅膏蕈碱、毒蝇蕈碱。

1. 黄曲霉毒素　黄曲霉菌是空气和土壤中存在的非常普通的微生物，在人类的绝大多数食品原料和制成品中均有不同程度的污染。黄曲霉菌在有氧、适宜温度（0 ~ 33℃）和湿度（89% ~ 90%）的条件下容易生长，淘汰其拮抗菌种如青霉素、镰刀霉菌的生长，造成储存的花生、玉米、小麦、大米、大豆等多种谷物的污染变质。变质的谷物在黄曲霉菌作用下产生黄曲霉毒素（aflatoxin，AF）。黄曲霉毒素是一种毒素极强的化合物，不仅可以产生严重的急性中毒反应，而且是目前所知致癌性最强的化合物。黄曲霉毒素不仅能诱导鱼类、禽类、家畜和灵长类动物的实验肿瘤，而且其致癌强度也很大，可以诱导多种肿瘤。黄曲霉毒素对人的致癌性目前尚缺乏直接的证据，但是大量的流行病学调查均提示，高水平摄入黄曲霉毒素与人类肝癌的发病率密切相关。

2. 麦角生物碱　麦角生物碱是人类最先认识到的一类真菌毒素，主要存在于面粉和焙烤食品中，用于饲料的谷类中也可能存在有麦角生物碱。麦角生物碱具有收缩血管和肌肉的作用，也可能影响到中枢神经系统的功能，如有些麦角生物碱已经用于临床来治疗帕金森病。由食物引起麦角生物碱中毒的病例很罕见，主要由服用过量麦角药物引起中毒，临床表现为瘙痒、麻木、肌肉疼挛等。

3. 毒蝇蕈碱　许多有毒蘑菇含有可引起幻觉甚至导致残废的神经毒素，其中最主要的就是毒蝇蕈。毒蝇蕈主要生长在温带地区，一直被用作麻醉剂和致幻剂，而不作为食用。如果误食毒蝇蕈后能产生长时间的异常欣快感，并有视听幻觉，并伴有恶心、呕吐等胃肠道症状。轻者数小时就可以恢复，重者可致死亡。毒蝇蕈的麻醉或致幻效应的主要物质是羟色胺类化合物，如毒蝇蕈碱、蝇蕈醇和鹅膏蕈胺酸。毒蝇蕈碱是毒蝇蕈和其他蕈类中的主要成分，与肾上腺素、5-羟色胺结构相似，因此，食入后可产生类多巴胺和5-羟色胺过多的幻觉症状，表现为意识模糊、视觉紊乱、疲劳、嗜睡等，阿托品硫酸盐是该病的主要解毒剂。

二、衍生物

食品在生产和加工过程中可以形成多种有毒衍生物，如杂环胺类化合物、N-亚硝基类化合物等，这些有毒衍生物往往毒性较强，具有一定的致癌作用。

（一）苯并（a）芘　苯并（a）芘［B（a）P］是一种由5个苯环构成的多环芳烃，主要产生于各种有机物如煤、汽油、柴油、原油、香烟等的不完全燃烧。食物中的脂肪在高温加工时也可以形成苯并（a）芘，也可以通过直接接触燃烧不充分的燃料而造成B（a）P的污染。一般在烧烤肉、烤香肠中苯并（a）芘含量为0.17~0.63 μg/kg，而以炭火烤肉中苯并（a）芘含量可高达2.62~11.2μg/kg。煤烟中的苯并（a）芘高达64 000 μg/kg，可随煤烟降落入土壤和水中，经植物吸收造成食物间接污染。许多研究证明苯并（a）芘为可诱发肝癌、肺癌、胃癌等，具有很强的致癌作用。防止苯并（a）芘污染的主要措施是在食品加工过程中温度不要超过170℃，不要使食品与炭火直接接触，尽量选用电炉和间接热烘熏食品；避免机油对食品的污染，对于使用石蜡油的食品包装材料，应先除去石蜡油中多环芳烃族化合物；严格执行食品中苯并（a）芘限量卫生标准。

（二）N-硝基化合物　N-硝基化合物的前体主要是亚硝酸盐、氮氧化合物、胺和其他含氮物质，在适宜的条件下形成亚硝胺或亚硝酰胺。研究证明80%以上的N-硝基化合物对动物有致癌性，可诱发动物的食管癌、肝癌、胃癌、结肠癌、膀胱癌、肺癌等恶性肿瘤。

食品中污染N-硝基化合物的主要途径有：①腌制菜时使用的粗制盐中含有硝酸盐，可被细菌还原成亚硝酸盐，同时蛋白质可分解为各种胺类，从而合成亚硝酸胺；②使用食品添加剂亚硝酸盐或硝酸盐直接加入鱼、肉中作为发色剂，在适当条件下形成了亚硝酸胺。我国林县是食管癌高发区，在当地人们经常食用的酸菜中，发现霉菌合成的N-硝基化合物可能与该地区食管癌的高发生率有关。

三、食品添加剂

食品添加剂是指为改善食品品质和色、香、味，以及为防腐和加工工艺的需要而加入食品中的化学合成或天然物质。在我国食品营养强化剂也属于食品添加剂。食品添加剂最重要的就是安全、有效。因此，各国对食品添加剂的使用大多采用许可使用名单制，并通过一定的法规予以管理。目前，全世界使用发现的食品添加剂约有9万多种，适宜的种类达14 000多种，其中直接使用的有4 000多种，香精香料占80%左右。

食品添加剂按功能用途可分为不同类别，我国分为21种（GB12493-90）：酸度调节剂、拮抗剂、消泡剂、抗氧化剂、漂白剂、膨松剂、胶姆糖基础剂、着色剂、护色剂、乳化剂、酶制剂、增味剂、面粉处理剂、被膜剂、水分保持剂、营养强化极、防腐剂、稳定和凝固剂、甜味剂、增稠剂、其他类等，另有食用香料、加工助剂。尽管食品添加剂为我们的食物在色、香、味、口感等方面提高了品质，但其毕竟不是食品的基本成分，因此其安全性需要进行严格、综合的毒理学评价，我们要严格考虑到有些食品添加剂的程序使用会在人体内造成蓄积并长期作用于机体，引起慢性毒性，如致癌、致畸和致突变性危害。目前禁止使用的食品添加剂有甲醛、硼酸和硼砂、β-萘酚、水杨酸、吊白块、硫酸铜、黄樟素、香豆素等。

世界各国对食品添加剂的使用都有很严格的规定，我国对食品添加剂的使用要求有：经过食品安全性毒理学评价证明在使用期限内长期食用对人体安全无害；不影响食品感官理化性质，对食品营养成分不应有破坏作用；食品添加剂应有严格的卫生标准和质量标准，并经中华人民共和国卫生部正式批准、公布；食品添加剂在达到一定使用目的后，经加工、烹饪或储存时，它能被破坏或允许有少量残留；不得使用食品添加剂掩盖食品的缺陷或作为伪造的手段，不得使用非定点生产厂、无生产许可证及污染或变质的食品添加剂。

四、食品污染物

食品在生产加工过程或加工后，在摄入之前都可能被外源性化学物质污染。这些污染物质主要通过微生物污染、生产加工过程中物理和化学污染以及环境污染而进入食品中，造成了对人和动物健康的危害。食品中污染物的污染途径包括以下几方面：

1. 在食品生产加工过程中，进入或混入的微生物以及由其所产生的毒素物质，如沙门菌污染以及所产生的沙门菌毒素。
2. 在食品加工中由发热源带进的成分，如熏烤食品时可能混入的苯并芘。
3. 残留的化肥、农药或环境内分泌干扰物等。
4. 兽药残留物以及饲料添加剂残留物，如抗生素等。
5. 食品包装材料中溶出的塑料成分或微量重金属等的污染。
6. 使用放射性照射保藏食品等物理处理过程中反应产物的残留物。
7. 工业污染残留物或生物链传递的污染物或残留物，如工业废水对鱼、虾等污染。
8. 转基因食品中产生的有毒物质。

以上这些食品污染物的具体毒性作用详见相关章节。

五、转基因食品

转基因食品（genetically modified food，GMF）是指应用基因工程技术转入某种基因，从而改变基因组成分构成的动物、植物、微生物生产的食品。转基因食品包括植物性转基因食品、动物性转基因食品、转基因微生物食品和转基因特殊食品等。目前绝大多数的转基因食品来源于转基因作物。为了提高农产品营养价值、产量等，科学家运用转基因的方法，改变生物的遗传信息，使改良后的农作物具有高产量、高营养、抗病虫、耐储藏等能力。目前植物性转基因食品较多，例如科学家采用转基因技术，培育出新品种的番茄，这种番茄比传统的番茄具有抗衰老、抗软化、耐储藏的能力，弥补了传统生产的番茄不宜保存和运输的缺点。

转基因食品在解决食品缺乏、资源匮乏乃至农药污染等方面具有重要的意义，但是，由于研究的历史较短暂，研究技术和手段的局限性，转基因食品在满足人类需求的同时，也可能会给人类带来长久的无法逆转的灾难。因此必须要对转基因食品进行严格的安全性评价。一般认为转基因食品存在两个方面的风险，一是转基因食品中可能含有人类尚未发现的对机体有害的毒素、过敏原或抗药性基因，从而危及人体的健康。二是转基因食品的生产是否会造成生态环境的破坏。生态系统是一个经过长期生存竞争而形成的一个相对稳定的动态系统，如果不严格控制转基因生物在自然界的生长和繁殖，很可能会危害到其他物种的生存，从而破坏生态平衡，造成不可挽回的损害。因此，越来越多的人对转基因食品的安全性存有怀疑，尤其是西欧出现了强烈抵制转基因食品的潮流。欧盟对转基因食品的生产和销售制定了一系列法规，要求转基因食品中基因的改变不得超过基因总量的1%，市场上出售的转基因食品必须贴标签标明，还要求国际机构对转基因食品的无害性及其对环境的影响进行科学检验。

基于此，人类必须要积极和慎重的对转基因食品进行安全性评价。对转基因食品无害性的评估主要有以下几个方面：是否有毒性、是否会引起过敏反应、营养或毒性蛋白质的特性、转入基因的稳定型、基因改变引起的营养效果及其他不必要的功能等。由于很难将传统的毒理学实验和危险性评价步骤应用于整个食物，基于此，经济发展合作组织（OECD）于1993年提出实质等同性原则（substantial equivalence）来将新食品与同类传统食品进行比较。实质等同性原则认为，如果某个新食品或食品成分与现有的食品或食品成分大体等同，那么它们就是同等安全的。实质等同性分析本身不是危险性分析，而是对新食品与市场上销售的作物相对的安全性比较，是一种动态过程。我国对转基因食品的生产持比较谨慎的态度，不但对转基因食品进行结果审查，而且对生产过程也进行审查，不仅审查转基因食品是否具备实质等同性的要求，还综合考察转基因食品的其他风险，在借鉴其他国家经验基础上形成的制度来保证我国的转基因食品的安全性。

第三节　食品的安全性毒理学评价

食品安全性评价是为了阐明食品中有关危害成分或物质的毒性及其危险性大小，利用充分的毒理学或流行病学资料来确认食品中物质的安全剂量，以此制定相应政策、法规及标准来进行控制的过程。食品安全性毒理学评价是利用毒理学的基本手段，依据一定的程序，通过动物实验和对人的观察，阐明食品或食品中某些成分的毒性及其对人类健康的潜在危害，确认该物质的安全剂量，以便于人类对食品中的这些化学物质的安全性做出评价的过程。有关国家组织如 OECD、EPA 等都颁布了食品毒理学评价的有关指导原则和方法，在这些原则的指导下，各国政府根据本国的具体情况均有相应的实施标准，但无论采取什么实施标准，所有实验均应按照良好实验室规范（good laboratory practice，GLP）操作以确保结果的可信度。

一、食品安全性毒理学评价程序

我国卫生部1994年颁布了《食品安全性毒理学评价程序和方法》国家标准（GB15193 -94），对食品的毒理学评价程序进行了具体规定。2003年又对它进行了第一次修订（即：GB15193.1 -2003），该标准适用于评价食品生产、加工、保藏、运输和销售过程中所涉及的可能对健康造成危害的化学、生物和物理因素的安全性，评价对象包括食品添加剂（含营养强化剂）、食品新资源及其成分、新资源食品、辐射食品、食品容器与包装材料、食品工具、设备、洗涤剂、消毒剂、农药残留、兽药残留、食品工业用微生物等。

根据该标准，进行食品安全性毒理学评价时需要进行四个阶段的试验：第一阶段为急性毒性试验，经口急性毒性：LD_{50}，联合急性毒性。第二阶段为遗传毒理学试验、传统致畸试验、短期喂养试验。其中遗传毒性试验的组合必须考虑原核细胞和真核细胞、生殖细胞与体细胞、体内和体外试验相结合的原则，具体包括如下：①细菌致突变试验：鼠伤寒沙门菌（Ames试验）/哺乳动物微粒体酶试验为首选项目，必要时考虑加入其他试验；②V79/HG-PRT基因突变试验；③小鼠骨髓微核率测定或骨髓细胞染色体畸变分析；④TK基因突变试验；⑤小鼠精子畸形分析和睾丸染色体畸变分析；⑥其他备选试验：显性致死试验，果蝇伴性隐性致死试验，程序外DNA修复合成试验。第三阶段为亚慢性毒性试验，即90天喂养试验、繁殖试验、代谢试验；第四阶段为慢性毒性试验（包括致癌试验）。

对不同的物质进行毒理学评价时，可根据具体情况选择以上四个阶段的全部或部分试验。依据我国卫生部颁发的《食品安全性毒理学评价程序和方法》，针对不同的受试物所选择毒性试验的原则如下：①凡属我国创新的物质，特别是化学结构提示有慢性毒性、遗传毒性或致癌作用的，或产量大、使用面广、摄入人体机会较多的，必须进行全部四个阶段的毒理学试验。②凡属和已知物质（指经过安全性评价并允许使用者）的化学结构基本相同的衍生物或类似物，则可进行前三阶段试验，并根据前三阶段的试验结果来决定是否需要进行第四阶段毒性试验。③凡属已知的化学物质，世界卫生组织对其已公布每人每日允许摄入量（acceptable daily intake，ADI）者，同时申请单位又有资料证明我国产品质量规格和国外产品一致，则可先进行第一、第二阶段试验。若试验结果与国外产品的结果一致，一般不要求进行进一步的毒性试验，否则应进行第三阶段试验。④对农药、食品添加剂、新食品资源和新资源食品、辐照食品等还有更详细的说明。

二、食品安全性毒理学评价试验的目的和结果判定

急性毒性试验的目的是通过测定食物中某化学毒物的LD_{50}，了解其毒性强度、性质和可能的靶器官，为进一步进行毒性试验的剂量和毒性判断指标的选择提供依据。如果LD_{50}剂量小于人可能摄入量的10倍，则放弃该受试物用于食品，不再继续进行其他毒理学试验；如果大于10倍，可以进入下一阶段的毒理学试验。凡LD_{50}在人可能摄入量的10倍左右应进行重复试验，或用另一种方法进行验证。根据LD_{50}数值，可以判定出受试物的毒性分级。急性毒性试验的结果只能作为下一阶段实验的参考，不能作为受试物安全性评价的最终

结果。

遗传毒性试验的目的是对受试物的遗传毒性以及是否具有潜在致癌作用进行筛选。根据受试物的化学结构、理化性质以及对遗传物质作用终点的不同，并兼顾体外和体内试验以及体细胞和生殖细胞的原则，在下列细菌致突变试验、V79/HGPRT 基因突变试验、小鼠骨髓微核率测定或骨髓细胞染色体畸变分析、小鼠精子畸形分析和睾丸染色体畸变分析中所列的遗传毒性试验中选择四项试验，根据以下原则进行判断：如果上述试验中其中有三项试验均为阳性，则表示该受试物很可能具有遗传毒作用和致癌作用，一般应放弃该受试物应用于食品，也无需进行其他项目的毒理学试验；如果其中两项试验结果为阳性，且短期喂养试验显示该受试物具有显著的毒作用，则一般应放弃该受试物应用于食品；如短期喂养试验显示有可疑的毒作用，则经初步评价后，根据受试物的重要性和可能摄入量等，综合权衡利弊再做出决定；如果其中一项为阳性结果，则再选择备选遗传毒性试验（显性致死试验、果蝇伴性隐形致死试验、程序外 DNA 修复合成试验）中的两项，如再选的两项试验为阳性，则无论短期喂养试验和传统致畸试验是否显示有毒性和致畸作用，均应放弃该受试物用于食品；如有一项为阳性，而短期喂养试验和传统致畸试验中未见有明显毒性和致畸作用，则可进入第三阶段毒性试验。

致畸试验的目的是了解受试物对胎仔是否具有致畸作用。致畸试验的结果判定同 90 天喂养试验和繁殖试验。

30 天喂养试验，对只需要进行第一、二阶段毒性试验的受试物，在急性毒性试验的基础上，通过 30 天喂养试验，进一步了解其毒作用，并可初步估计最大无作用剂量。如受试物需进行第三、第四阶段毒性试验者，可不进行本试验。若短期喂养试验未发现有明显毒作用，综合其他各项试验，即可做出初步评价；若试验中发现有明显毒作用，尤其是有剂量 – 反应关系时，则考虑进行进一步的毒性试验。

90 天喂养试验和繁殖试验的目的是观察受试物以不同剂量水平经较长时间喂养后，对动物的毒作用性质和靶器官，并确定最大无作用剂量；了解受试物对动物繁殖及子代的致畸作用；为慢性毒性和致癌试验的剂量选择提供依据。根据 90 天喂养试验、致畸试验及繁殖试验中所采用的最敏感指标所得的最大无作用剂量进行评价，最大无作用剂量小于或等于人体可能摄入量的 100 倍时，表示毒性较强，应放弃该受试物用于食品；最大无作用剂量大于100 倍小于 300 倍时，应进行慢性毒性试验；最大无作用剂量大于或等于 300 倍时，不必进行慢性毒性试验，可进行安全性评价。

代谢试验的目的是了解受试物在体内的吸收、分布和排泄速度以及蓄积性，寻找可能的靶器官，为选择慢性毒性试验的合适动物种系提供依据，并了解有无毒性代谢产物的形成。我国食品安全性毒理学评价程序中要求，对我国创制的化学物质，在进行最终评价时，至少应进行以下几项代谢试验：胃肠道吸收；测定血浓度，计算生物半衰期和其他动力学指标；主要器官和组织中的分布；排泄（粪、尿、胆汁）。有条件的可进一步进行代谢产物的分离、鉴定。对于国际上许多国家已批准使用和毒性评价资料比较齐全的化学物质，可暂不要求进行代谢试验。属于人体正常成分的物质可不进行代谢试验。判定时要根据受试物的吸收速率、组织分布以及排泄情况，估计受试物在体内的代谢速率和蓄积性；估计主要代谢物的结构和性质，推断受试物在体内的可能代谢途径以及有无毒性代谢物的生成情况。

慢性毒性试验（包括致癌试验）的目的是通过观察动物长期摄入受试物所产生的毒性反应，尤其是进行性和不可逆性的毒作用以及致癌作用，最后确定最大无作用剂量，为受试物能否应用于食品的最终评价提供依据。根据慢性毒性试验所得的最大无作用剂量进行毒理学评价，如果最大无作用剂量小于或等于人可能摄入量的50倍，表示毒性较强，应放弃该受试物应用于食品；如果最大无作用剂量大于人可能摄入量的50倍而小于100倍，经安全性评价后，决定该受试物可否用于食品；如果最大无作用剂量大于或等于100倍，则可考虑允许用于食品。

思考题：

1. 食品中的常见毒物有哪些？
2. 食品安全性毒理学评价的具体步骤有哪些？
3. 如何对食品安全性毒理学评价的结果进行判定？

（张文平）

第十九章 职业毒理学

第一节 概 述

职业毒理学（occupational toxicology）或称工业毒理学（industrial toxicology），就是运用毒理学的原理与方法研究作业过程中所接触到的化学、物理或生物学危害因素，探讨其对接触者的健康危害及其机制。职业人群在作业过程中接触到的毒物称生产性毒物，其所引起的中毒称为职业中毒（occupational poisoning）。职业毒理学是应用毒理学的一个重要分支学科，主要研究工业化学物质如原料、中间体、成品、助剂、杂质和废弃物等的毒性、毒效应、代谢、作用机制及实验治疗，为制订职业卫生标准、防止职业中毒提供科学依据。职业毒理学对新化学物质进行安全性评价和危险度评定，并结合作业场所毒物监测、工人健康监护及流行病学调查，确定无害作用水平、剂量－反应关系等，对接触面广和危害大的有毒物质进行生物学标志物、作用机制的研究，为早期诊断、生物监测、中毒防治提供科学依据。职业毒理学工作者的任务是预防作业环境对职业人群健康产生有害作用。由于非职业性接触会成为职业性接触的混杂因素，或者会增强职业人群的个体易感性，职业毒理学工作者首先应对所接触的有害因素的种类做出评价。职业毒理学是集职业卫生学、流行病学、职业医学和管理毒理学于一体的一门综合学科。职业毒理学工作者必须熟悉作业环境，能够识别并按照主次列出作业人员的各种接触。由于作业环境中常发生复杂的混合的接触，职业毒理学工作者还必须识别联合接触的特殊危害性。作业人员接触毒物的特征明显不同于环境污染物，接触途径一般是以呼吸道和皮肤为主、接触剂量相对较高但时间相对较短、接触化学物较为单纯、接触人群主要以健康状况较好的职业人群为主，人们可以通过职业选择或局部干预主动避免接触。因此，开展毒理学研究时可能会考虑剂量相对较高、时间相对较短等特点。在考虑卫生标准的保护水平时，可以只考虑保护大多数接触者，对少数易感人群可通过调离接触而给予保护。

要确定一个作业人员的疾病与其工作之间的因果关系往往很困难。首先，职业诱发的疾病与非职业性的疾病二者的临床表现常无本质的差别，常无法区分。其次，从开始接触到发病之间，还可能存在生物学可预期的漫长潜伏期。第三，职业病可能是多因素的，个人因素或其他环境因素对疾病过程都可能产生影响。但是毒物的剂量是能够对疾病发生的可能性、严重程度和作用类型做出预测的可靠依据。

第二节 职业环境的毒理学特性

生产性毒物在职业环境中可有多种来源，同一种毒物在不同的行业或生产环节又有不同，生产性毒物可来源于原料、中间产物、添加剂、助剂、成品、副产品或废弃物等。生产性毒物存在状态也多种多样，可以是固体（solid）、液体（liquid）、气体（gas）。液体蒸发、挥发或固体升华形成蒸汽（vapor）。液体微滴悬浮在空气中为雾（fog），多为蒸汽冷凝或液体喷洒过程中形成。固体颗粒悬浮于空气中，直径小于 $0.1\mu m$ 为烟（smoke），直径 $0.1 \sim 10\mu m$ 者为粉尘（dust）。飘浮在空气中的雾、烟和粉尘统称为气溶胶（aerosol）。在职业环境中，生产性毒物空气污染的形式（气体、蒸汽和气溶胶）最为重要。

在职业环境中，生产性毒物进入人体的途径以呼吸道为主，其次为皮肤，也可以由消化道进入。

吸入和经皮接触途径决定剂量的因素有所不同。对吸入而言，环境条件如浓度、颗粒大小的分布以及有害物的特性都很重要。但是，个体的呼吸频率、肺活量、劳动强度和其他的个人特征也会起作用。个体防护器具（特别是呼吸器）提供的保护只是减少接触而不是消除接触。特定呼吸器对减少接触的程度随设计、佩戴方式、维修保养情况以及环境条件等而不同。

皮肤接触的剂量取决于毒物的浓度和工作条件，包括湿度及其持续时间以及工作地点周围的环境。制订皮肤接触剂量的某些决定因素与化学物的理化性质有关，理化性质会影响经皮的吸收率，例如分子的大小、溶解性、温度、pH 值以及溶剂的化学特性，个体因素也能影响皮肤的吸收和分布。皮肤暴露的表面积、皮肤是否完好以及血流和生物学转化也都是重要因素。由于皮肤的角质层（表皮层）是影响吸收的主要屏障，所以皮肤暴露区表皮的厚度对于吸收率具有重要意义。例如，足底足弓部皮肤对氢化可的松吸收量是身体背部的 1/25，是阴囊皮肤的 1/300。使用防护手套、防护服、围裙以及防护霜可大大减少接触。为取得最佳防护效果，防护手套应针对所接触毒物的特性来加以选材和制作，这一点也是十分重要的。

第三节 职业环境化学物所致的损害

职业环境的化学物所导致的职业性损害一般分为急性和慢性两种形式。根据致病因素的性质、接触部位以及进入人体的归宿决定其临床表现，可以涉及全身各个系统。

由于接触途径中吸入接触的重要地位，侵害肺和呼吸道的职业性呼吸系统疾病十分重要。职业性肺部疾病已有广泛研究，如煤尘肺、矽肺、石棉肺、棉尘沉着症以及职业性哮喘等。这些职业性肺病发病率至今仍较高，尘肺病防治仍是我国目前职业病防治工作的重点之一。

有毒气体引起伤害的常见特征，是液体和具渗透活性的蛋白自血管组织向间质和气道中渗漏。有毒气体或蒸气的浓度及其水溶性，是决定受损部位及其严重程度的决定性因素。例如无水氨易溶于水主要侵害眼睛、鼻窦、额窦和上呼吸道黏膜，其蒸气与机体组织中的水分相结合形成氢氧化铵后迅速造成组织的液化性坏死。水溶性较低的化学物如二氧化氮，常作用于呼吸道的末端和肺泡，要较长时间后才引起组织的损伤，易形成化学性肺水肿。

接触动物或从事动物产品工作者患哮喘的可能性很大，各种脊椎动物的尿液和唾液蛋白、蝙蝠和鸟类粪便中的蛋白质、动物的羽毛屑、血液制品中的血清蛋白、鹿和其他动物的角、牙等角质屑、以及甲壳动物的壳等易对职业接触人员造成过敏反应。节肢动物如昆虫的蛹、蟑螂、螨、象虫均是职业性哮喘的诱因。植物及其产品（如黄豆粉、调味品料和咖啡豆）也可在职业接触人员中诱发哮喘。在某些工作岗位如锯木工和木材搬运工等，接触霉菌特别是曲霉属、青霉属、白霉属以及拟青霉属霉菌，与过敏性鼻炎和哮喘有关。除了各种微生物污染外，西方的红雪松、红木以及某些热带硬木等木材本身会分泌出致敏性的物质。在保健工作人员中，哮喘也是主要的职业卫生问题。

职业性毒物还能诱发身体其他系统和器官的疾病，其中包括化学致癌物在肝、膀胱、胃肠道和造血系统诱发的肿瘤。神经系统损害可发生在中枢神经或周围神经，或二者均可累及。可以是急性的，如接触某些有机磷酸酯；也可能是慢性的，如有机汞中毒或丙烯酰胺诱发的神经病。二恶英和有毒金属等的免疫抑制作用可造成免疫系统损害。不少职业性免疫系统疾病，是由于过敏导致的呼吸系统和皮肤的变态反应以及全身性的过敏反应引起的。接触晶体二氧化硅、氯乙烯、三氯乙烯等可引起自身免疫综合征。

职业性心血管系统疾病，包括动脉粥样硬化、各种原因的心律失常、冠状动脉供血障碍引起的各种病症、低血压以及肺源性心脏病（右心室肥大常源自肺动脉高压，肺动脉高压由慢性阻塞性肺部疾患所致）。有些化学物可造成肝细胞损害而导致肝脏衰竭，典型的如四氯化碳所致的脂肪肝和乙酰氨基酚达到中毒浓度时引起的肝细胞坏死等肝脏疾病。职业性生殖系统疾病具有性别和器官的特异性，但很多毒物同时对男性和女性都产生作用。

职业性室内环境存在化学和生物学因素，均可造成职业性危害。通风不良或换气率降低，化学合成的建材使用过多，使室内环境问题越来越严重。在有些情况下，工人在有问题的厂房内工作会出现某些特异性的临床症状，其病因已明确，称为建筑相关性疾病。另一些病例，其症状为非特异性的，当工人一离开有问题的厂房，症状即行消失称为不良建筑综合征，又称大楼综合征。在这样的厂房内，生产过程中的材料、建筑材料、地面覆盖物、家具、清洁用品、杀生物剂以及细菌都可能释放出挥发性或半挥发性的化学物质。办公室的环境，包括人、霉菌、螨、微生物或非微生物释放的有机化合物，有时还包括植物和害虫等形成复杂的生态系统。这种生态系统中具重要意义的是皮肤细胞、霉菌和尘螨。每个人每天会脱落 1g 皮肤细胞，霉菌在掉落在环境中的皮肤细胞上繁殖后，成为螨的食物来源。螨会产生各种胃酶，消化霉菌和皮肤细胞。对人来说这些酶正是强烈致敏原。螨的粪便含有这种致敏性分子，人吸入了便可导致变态反应和哮喘。接触化学物和生物分子如内毒素，可加强这一过程。在有些情况下，建筑物总体上可能是清洁而干燥的，但是其局部可能形成霉菌生长场所。例如通风系统、物品储存柜、底层地板、用作回流空气增压室的地下室以及渗水处等，都会成为微生物的大量孳生地和经空气传播的致敏原的发生地。引起各种建筑相关性疾病的微生物有空气传播的病毒、细菌和霉菌，都是人类的致病原。非致病性细菌可激发免疫反应或释放有害的臭味、致敏化合物或具有生物活性的大分子，从而引起各种炎症而导致疾病。这些病原体和病原分子还会与空气中的各种工业化学物相结合，构成复杂的接触环境，对这样的环境进行微生物接触或化学物接触的评价是十分困难的。

第四节　职业毒理学与职业卫生标准

职业毒理学工作者的职责之一，是为制订卫生标准和确定标准的适用性提供数据。职业卫生标准是以保护职业人群健康为目的，对劳动条件各种卫生要求所作的统一规定。车间空气中有害化学物质职业接触限值，是为保护作业人员健康而规定的车间空气中有害物质含量的限定值，其制定的依据为：①有害物质的物理和化学特性方面的资料；②动物试验和人体的毒理学资料；③现场职业卫生学的调查资料；④人群流行病学调查资料。

现有的作业场所的化学、生物学和物理因素的接触限值，有的是建议性的指南，也有的是颁布的标准，都是为了促进了工人的健康和安全而制订的。对化学和生物学因素来说，接触限值是指可接受的作业环境中的浓度（职业接触限值）；或者指机体生物材料中毒物的浓度及其代谢物的水平；或者毒物作用的特殊生物学标志物（生物接触指数）。职业接触限值（occupational exposure limits，OELs）是指管理部门制订的标准，或者研究机构或行业组织制订的指南。在美国，劳工部下属的职业安全与卫生署（OSHA）颁布的、具有法律强制性的标准称为容许接触限值（permissible exposure limits，PELs）。这类限值的设计，是应用最可靠的科学证据，在可实行的范围内，确保每个人在日常的接触条件下，终生职业生命期间，不会在健康上或功能上遭受实质性的损害。但是，与工人接触的化学物的种类数相比，这种限值的数目相对较少，不同的国家或机构所用名称也有所不同，而且有些现行的 PELs 并不能反映现代的知识。美国疾病预防控制中心下属的美国国家职业安全与卫生研究所（NIOSH）公布的建议性的接触限值（recommended exposure limits，RELs），往往更先进而且一般说来比 PELs 更严格。NIOSH 也从事研究工作并分发有关作业危害及其预防的信息。大多数发达国家都有类似美国 OSHA 的政府监督机构，负责制订和强制实施 OELs。有些国家中的保险行业也在起着重要的作用。美国政府工业卫生学家协会（ACGIH）是一个行业性的组织，每年发表的化学和物理因素的职业接触限值是采用阈限值（threshold limit values，TLVs）和生物接触指数（biological exposure indexes，BEIs）的形式，经常修订，通常反映了职业毒理学和职业卫生学的新知识。职业接触限值并非表示完全无健康危险的接触环境，对这一点的认识很重要。可接受接触浓度这一概念应该理解为：在该浓度下，接触工人遭受健康损害的可能性是可以接受的。在决定职业或环境有害因素中何者为可接受的危险时，既会遇到毒理学技术上的问题，也会遇到政策上的问题。从历史上说，社会所能接受的危险性必定与人口总体健康状况有关，而且也与一系列足以影响人们对危险性的看法的其他因素相关。要确定职业有害因素造成的危险性是可以接受的，就必须对该有害因素的特征及其可导致的潜在性疾病或不良后果作出鉴定，并且确定接触强度即剂量和时间与有害健康效应之间的关系。如果能鉴定出生物学标志物或者早期的可逆性效应指标，则将有助于危险性评价。

化学物即刻危及生命和健康浓度（immediately dangerous to life or health concentrations，IDLHs）是指健康个体接触空气中特殊化学物质时，尚未丧失逃离能力，能在 30 分钟内逃离现场，而不引起不可逆性健康损害的最高物质浓度或含量。这是一种接触特殊化学物质时涉及最大危险的建议浓度，是一类重要数据，是由美国 NIOSHT 和 OSHA 联合编制的一种建议性的限量浓度。

我国目前车间空气中工业毒物卫生标准所规定的职业接触限值为三种类型的容许浓度：最高容许浓度（maximum allowable concentration，MAC）、时间加权平均容许浓度（permissible exposure concentration – time – weighted average，PEC – TWA）、短时间接触容许浓度（permissible exposure concentration – short – term exposure limit，PEC – TWA）。最高容许浓度是指工作地点空气中任何一次有代表性的采样测定均不得超过的浓度。时间加权平均容许浓度是按 8 小时工作日的时间加权平均浓度规定的容许浓度。短时间接触容许浓度是指一个工作日的任何时间均不得超过的 15 分钟时间加权平均浓度。

第五节　职业毒理学研究中值得注意问题

一、加强多因素综合效应的研究

职业个体或职业人群从事某种职业，往往同时或先后受到多种职业危害因素的影响，健康的损害是多种因素联合作用的结果。化工行业中工人往往同时接触多种化合物。吸烟、饮酒、药物等可加重职业因素的危害。营养因素对化学毒物作用的减弱或增强作用近来受到重视。在国外，职业人群危害的调查中还注意到上班路程和职业紧张的有关因素。目前不少研究工作常常只考虑单个因素，发现的不良效应就归咎于所关注的因素，这显然是不合理的和不尽完善的。可利用统计学软件，如 SAS、SPSS、PC 和 STAT 等进行多因素的综合研究。

二、评价化学物接触水平的新问题

我国化学物的职业接触限值从最高容许浓度（MAC）转换到时间加权平均浓度（PC - TWA），因此监测职业人群化学物接触水平的方法必须作相应的更改。这里包括过去定点、短时间采样所积累的化学物的浓度资料如何利用，能否转成 8 小时时间加权平均浓度，以及现在如何评价化学物的接触水平。理想的方法是提供个体采样器，进行 8 小时跟踪采样。但是按照我国目前的条件，这样做尚有一定困难。为此，有必要探索新的解决方案。例如，采用定点采样加工时测定，并适当延长采样时间，然后计算时间加权平均浓度，可能是一个权宜的办法。在研究制定职业接触限值的动物试验中，也应注意这种变化。

三、正确使用生物监测结果评定职业危害

生物监测与环境监测在评定职业危害因素的接触水平方面具有互补作用。生物监测与环境监测一样，不能仅凭一次的测定结果，即对所观察人群的接触水平作出评定，尤其是不能对化学物浓度波动大的工作场所进行评价。在研究环境中化学物浓度与其生物监测的接触标志物关系的研究中，必须了解这些标志物在体内的半衰期。

职业毒理学研究中，观察职业有害因素的效应时，要注意统计学意义与生物学意义的区别，注意接触组与对照组之间所观察到的某生物标志物数值的差异是否具有生物学意义。目前，职业毒理学研究的主要任务是控制有害效应，而不是研究职业有害因素对任何效应的增高或降低。这就要求研究人员对所选生物标志物的生物学意义有较深入的了解，掌握它们的正常波动范围。

四、分子职业毒理学研究

人类基因组计划的实施，使科学界利用大规模基因组的研究方法和成果，开拓了环境基因组学、毒物基因组学、蛋白质组学、细胞组学等研究的新领域。国内开展环境因素对基因表达的影响、基因的多态性与环境因素危害的关系、毒物致细胞恶性变后蛋白质表达的差异

以及畸形胚胎基因表达的变化等研究日益增多。其中基因芯片、蛋白质芯片、蛋白质双向电泳等新技术，为在分子水平深入了解毒物对机体的作用提供了有效的手段，但在这些新的研究领域中仍有不少问题等待探索和解决。

思考题：

1. 试述职业环境的毒理学特性？
2. 试述职业卫生标准与职业毒理学的关系？
3. 职业毒理学研究中要注意哪些问题？

（张 巧）

第二十章　药物毒理学

第一节　概　述

药物毒理学（drug toxicology）是研究药物在一定条件下，可能对机体造成的毒作用、作用机制及防治对策的一门科学。它是在毒理学、药理学、细胞生物学、遗传学、解剖学、动物学、病理学、统计学等学科的基础上发展起来的一门边缘学科。药物毒理学研究的内容包括对药物的一般毒性研究和特殊毒性研究（致突变、致癌、致畸和药物依赖性研究）。药物毒理学要求根据药物的理化特性，运用毒理学的原理和方法，对药物进行全面、系统的安全性评价，并阐明其毒作用机制，以降低药物对人类健康危害的程度。从生物学的观点看，一种药物的毒性是由许多可变因素决定的，并受到多种因素的影响，如药物的理化性质、吸收途径、进入生物体内的转运、转化过程所产生的毒性反应是否可逆等。此外，毒性反应的研究并不限于一般反应，在剂量足够大时几乎所有的药物都能产生特殊类型的毒性，因此，药物毒理学还要研究药物特殊的毒作用。

药物毒理学研究人类在应用药物防病治病过程中，药物不可避免地导致的机体局部或全身的病理学改变，甚至引起不可逆的损伤或致死作用；同时也研究对机体有害作用的发生、机制、结果及相关的危险因素，包括新药临床前的安全性评价、临床试验及临床合理用药等方面。从描述毒理学方面，药物毒理学考虑药物毒性的结果，为药物安全性评价和其他常规需求提供信息，例如急性或慢性毒性、遗传毒性、生殖毒性和致癌性；毒物的代谢和清除、毒物的吸收、分布和蓄积；毒作用的量效试验。从机制毒理学角度，药物毒理学通过实验，阐明药物产生毒性的细胞或组织的生理生化改变，确定并阐明药物产生毒作用的机制。

第二节　药物毒理学的研究内容、目的和任务

药物毒理学的研究内容主要有以下几个方面：

1. 对药物进行特殊毒性试验的研究　包括致突变试验、致癌试验、生殖毒性试验（一般生殖毒性、致畸试验、围产期试验）、药物依赖性试验。

2. 药物对靶器官毒作用机制的研究。

3. 对药物进行一般毒性试验的研究　包括急性毒性试验、慢性毒性试验和局部毒性试验。

药物毒理学研究的目的是：①认识并掌握药物的毒作用，为临床安全用药提供科学依据；②确定药物毒作用的靶组织或靶器官；③确定毒作用的剂量范围；④了解药物的毒作用是否具有可逆性；⑤研究解毒药和药物中毒后的解救措施；⑥通过动物试验的重复给药，为阐明药物的毒作用机制及疗效机制提供线索；⑦开发新药。

药物毒理学担负着现药和新药对健康影响的安全评价、探讨药物对人体的危害及防止发生危害的安全剂量等任务。通过这些研究，为正确评价药物的安全性、危害性提供科学依据，并对临床用药提供一定的安全保证；同时也为制定相关的法令、条令、条例提供技术标准。例如长期服用吗啡、巴比妥类药物后能引起成瘾性中毒；孕妇服用反应停后引起胎儿短肢畸形；有的药物既是治疗肿瘤的药物，又是导致肿瘤的药物，例如环磷酰胺。特别是现代新药不断问世的今天，如果没有药物毒理学这门学科，对新药所产生的毒作用未进行全面深入的研究，新药评审将拒绝受理，该药就不能成为一种商品。因此，药物毒理学对药物毒性的研究，无论过去、现在还是将来，对人类的健康必将起着重要的、必不可少的作用。

第三节 药物毒作用的类别

一、药物不良反应

凡是不符合用药目的并为病人带来不适或痛苦的有害反应统称为药物不良反应（adverse drug reactions，ADR）。其包括：毒性反应、副作用、后遗效应、停药反应、变态反应、特异质反应、致突变性、致癌性、致畸性。

二、药物毒性反应

在治疗剂量下不出现，仅在剂量过大、用药时间过长或体内药物蓄积过多时才出现的反应。药物引致的毒性反应所造成的持续性功能障碍或器质性病变，停药后恢复较慢，甚至终身不愈。药物毒性反应是药物不良反应的一部分，往往是药物固有的作用，在剂量过大或蓄积过多时体现出危害性反应。药物毒作用在一般情况下是可以预知的，但不一定是可以避免的。变态反应和特异质反应也归属于药物毒作用。

三、药源性疾病

少数较严重的不良反应较难恢复，成为药源性疾病（drug induced disease）。如：庆大霉素引起的神经性耳聋，肼屈嗪引起的红斑狼疮等。

四、副作用

一种药物常有多种作用，在正常剂量情况下出现与用药目的无关的反应称为副作用（side effect）。一般说来，副作用比较轻微，多为可逆性功能改变，停药后通常很快消退。副作用随用药目的不同而改变，如阿托品作为麻醉前给药抑制腺体分泌，则术后肠胀气、尿潴留为副作用，而当阿托品用于解除胆道痉挛时，心悸、口干成为副作用。

第四节 药物毒理学研究的方法

药物毒理学研究的最终目的是研究药物对人的损害作用即毒作用及其机制，但此目的在人体的研究实际上难以实现，因此药物毒理学主要借助于动物的毒性试验，再外推到人。动物尤其是哺乳动物和人在解剖、生理和生化代谢过程方面有很多相似之处，此为利用动物试验的结果外推到人的基础，但也应注意其差异对外推结果的影响。

药物毒理学研究的方法以动物试验为主，可用体内试验和体外试验。体内试验也称整体动物试验。在严格控制实验条件下，使动物接受药物，然后观察药物引起的各种功能和形态学变化。试验多采用哺乳动物，哺乳动物体内试验是药物毒理学的基本研究方法。体外试验即利用游离器官、培养细胞或细胞器进行毒理学研究，多用于药物对机体急性毒作用的初步筛检、作用机制和代谢转化过程的深入观察研究。体内试验和体外试验各有优缺点，应当根据试验目的的要求，采用最适当的试验方法，并相互验证。

第五节　药物毒理学在新药研究中的重要性与必要性

随着化学工业与制药工业的迅速发展，每年问世的新的化学物质和药物数以千计，并且每年以新增 500~1 000 多种化学物质（含药物）的速度进入市场。如何正确全面地回答各种化学物质（包括药物）对人类健康的影响，这就向毒理学提出了重大的挑战。这些新的化学物质和药物总的来说给人类带来了文明和便利，但同时也带来了污染和毒害。不过对那些非药用物质人们可以设法不去接触，或控制接触量到无害的程度；唯独药物是病人无法避开的，而且必须按照医生规定的剂量服用。因此，使研制出来的新药能在临床医生指导下，依照治疗剂量范围使用，使毒性低一些，这对保证病人的安全具有十分重要的意义，新药临床前药物毒理学研究的重要性与必要性即在于此。

1985 年我国颁布的《新药审批办法》中明确规定：一、二、三类中西药必须进行药物毒理学研究；同时，中华人民共和国卫生部药政局颁布的新药（西药、中药）研究指导原则也进一步明确规定了药物毒理学研究的具体试验内容及方法，强调了新药毒理学研究的重要性。众所周知，在新药的发展史上，由于临床前没有进行药物毒理学研究，没有进行必要的动物毒理学试验，或对试验动物没有进行认真细致的观察而仓促运用于临床，导致病人中毒、残疾、子代畸形甚至死亡的惨剧不胜枚举。目前，尽管我们对每种新药进行了周密、细致、认真的毒理学研究，但是，这种新药对人类的危险远未排除，一些新药用于临床后出现毒副反应的报道仍不断出现。据国外报道，药物不良反应占普通医院门诊人数的 2%~3%；在住院病人中总的发生率为 10%~20%。因此，世界各国卫生部门对药物不良反应及毒副作用都很重视，相继建立了"中毒情报中心"，并逐渐形成了国际情报网络；美国、日本、瑞典等国以及世界卫生组织（WHO）也都建立了"药物副作用监督制度"。我国从 1980 年开始，卫生部成立了"药品不良反应监测中心"，以便及时交换情报、采取对策、减少伤害。

第六节　药物毒理学发展趋势

过去，药物毒理学主要偏重于定性的毒性评价和病理学描述，对阐明药物的毒作用机制、定量构效关系（quantitative structure – activity relationship，QSAR）及毒副作用在服药者中发生率的个体差异，以及对如何在药物开发、申报、销售及毒副作用监测过程中发挥药物毒理学的主动作用等方面研究不足。近年来，随着分子生物学、细胞生物学、发育生物学、神经科学及免疫学等前沿学科的蓬勃发展，各种基因与蛋白质技术、先进的仪器分析手段以及生物信息学进入了生物医学研究的各个领域，药物毒理学经历了研究思路和观念、技术和手段、策略和方法等方面的巨大转变，极大地丰富和发展了药物毒理学的研究。纵观国外近年来药物毒理学研究的发展轨迹，可以从中发现以下几方面的发展趋势：

一、药物毒理学研究规范化和标准化由初级走向高级

药物毒理学试验研究所获得的资料是确保广大患者安全用药的重要依据，因此，药物毒理学研究的质量理所当然地受到各国政府主管部门及社会各界的广泛关注。美国 FDA 于 1978 年 12 月 22 日发布了药品安全性试验质量管理规范（GLP），并列入联邦法规。凡不符合 GLP 规范的实验室，就没有资格从事为新药报批而进行的毒理学试验。GLP 规范的基本内容包括人员的组成和职责、实验的设施和设备、质量保证部门、标准操作规范（SOP）、受试品和对照品、非临床试验研究的实施方案、实验记录和总结报告等。对上述内容实施的规范化、标准化管理，大大地提高了药物毒理学研究的质量和水平。20 世纪 80 年代初以来，70 多个国家和地区及一些国际组织都先后制定了 GLP 规范。为了统一和协调国际 GLP 规范，发达国家在国与国之间相互签订试验资料认可协议，承认对方各自对其 GLP 实验室软件和硬件检查的有效性，试验数据相互认可，对方不必再进行验证性实验。

国际协调会议（ICH）是欧洲、日本、美国三方管理当局及其制药工业专家讨论与人用药品注册技术规范有关的科学和技术问题的主要框架。目前已对药物毒理学研究和安全性评价中的一般毒性试验、致癌性试验、遗传毒性试验、毒代动力学试验、生殖毒理学试验提出了具体的要求及明确的指导原则。总之，ICH 制定的各项药物毒理学试验指导性原则已成为国际上各 GLP 实验室从事药物毒理学研究和药物安全性评价研究共同遵循的规范。

二、研究思路和观念上由新药开发的后期被动参与转变为全程主动指导

过去药物毒理学家在药物开发中的作用仅局限于中后期参与药物的临床前毒性评价，与从事药物设计、合成、药理活性评价的化学家、工程师及药理学家缺乏交流和协作，不能积极主动地指导和协调新药开发的中前期工作，从而导致许多有很好开发前景的药物由于毒性或其他安全性原因而中途夭折，有些即使经结构改造后最终进入医药市场，也不可避免地造成人力和物力资源的巨大浪费，人为地拉长了新药开发的周期。近年来发达国家各大制药公司陆续调整了新药开发的思路、策略和人员配置，提高了药物毒理学家在新药开发中的作用和地位。在新药研发过程中，由公司组织化学家、工程师、市场营销人员、毒理学家、病理学家及企业管理人员成立药物研发小组，运用计算机模拟、QSAR 模型、体外快速药理活性/毒性筛选模型、市场预测、互联网资源共享等多种先进的技术手段，最终决定是否及如何实施某类化学药物的合成，并对其药理活性和毒性进行评价。药物毒理学也因这一发展趋势而受益，1993 年一门新的药物毒理学分支——发现毒理学（discovery toxicology）也随之诞生。发现毒理学认为，毒理学家在药物开发的全部进程中均应发挥积极主动的指导和决策作用。在决定是否合成或测试某类化学药物时，毒理学家根据毒理学模型和 QSAR 对该类化合物作出预筛选，从而找出毒性较低的、潜在的有药理活性的化合物。在化学家合成出一系列

类似化合物后，运用快速、低耗、高通量型体外毒性筛选系统，对其做药理活性和毒性的同步筛选，找出真正的有希望的候选新药。在此基础上确定该类化合物临床前毒性机制和QSAR，并以此指导化学家合成毒性较低的一系列新的化合物；最后毒理学家再按照该类化合物的毒性机制选出合适的体内动物试验模型，对有苗头的化合物做体内毒性评价。按照上述药物开发模式便可以尽可能早地获得药物的安全性资料，并且这种资料与后期临床试验的相关性也更为紧密。药物开发的费用、周期以及所用的动物数均会大大降低。

三、药物毒理学研究对象从群体转向个体

患者对药物反应的个体差异是由于个体在药物处置过程中的生物大分子，如药物代谢酶、药物转运体、药物靶分子及 DNA 修复酶的遗传差异，以及用药时某些环境和生理因素的差异造成的。遗传药理学（pharmacogenetics）主要研究药物毒性反应个体差异形成的原因和机制，用以指导未来药物的合成和临床应用。药物毒理学与遗传药理学相结合，其重点研究药物毒性反应个体差异的遗传基础及与毒性反应易感性相关的生物学标志物。由于患者间在药物处理过程中存在非常大的遗传差异，导致药物在体内的代谢、遗传损伤的修复程度、甚至药物的作用靶点也各不相同，最终导致在患者中出现千差万别的毒副作用和疗效。因此在临床用药及进行药物安全性评价时，临床医师及药物毒理学家所关注的对象也不应为某一群体，而是单个的患者。临床用药应向个体化用药（individualized medicine）的方向发展，通过药物毒副作用发生机制的研究找出其相关的基因型及表现型，并通过生物学标志物筛选出易发生毒副作用的高危亚群或个体，供医师临床用药时参考和决策。近年来人类基因组计划发展异常迅速，对患者的各种性状进行基因型分析也很快会成为现实。我们相信，实现真正意义上的个体化用药已为期不远。

四、基因技术在药物毒理学中的应用

近年来国外药物毒理学发展突飞猛进，许多药物毒理学家纷纷将基因技术引入到人自身的研究中，构造了多种基因工程化体内外药物毒性筛选模型，并将其应用于药物作用机制的研究。

（一）转基因动物药物毒性筛选模型　在常规毒性评价方面，有研究者用药物诱导有机体化学应激反应，可促进热休克蛋白基因表达增强的原理，构建了携带热休克蛋白促进子和人生长因子重组基因的转基因小鼠，以评价药物或化合物的毒作用。在药物致癌性评价方面，$p53^{+/-}$ 杂合子转基因小鼠及携带 $v-Ha-ras$ 癌基因的 Tg、Ac 品系转基因小鼠的应用前景最好。在致突变性评价体系中，Big Blue 和 Muta 系转基因小鼠已进入市场，尚有其他品系转基因动物已在开发研制。在药物的致畸性评价中，有人将 $Lac-Z$ 基因导入人胚胎干细胞，形成基因工程化胚胎干细胞，通过分析药物作用后的胚胎干细胞向心肌细胞分化的改变来评价药物的致畸能力，初步取得了较为满意的实验结果。

（二）基因敲除技术用于阐明药物的毒作用机制　药物毒作用机制异常复杂，找出药物毒作用的靶点尤为困难。基因敲除技术为阐明某些基因或生物大分子在药物毒性发生中的作用提供了新的方法。如通过敲除胚胎干细胞中某些与胚胎正常发育、男性不育或者正常免疫功能有关的基因，即可通过研究阐明相关机制。目前已成功地阐明了类视黄醇致畸、表氯醇

致男性不育及 5 - 氟尿嘧啶致骨髓抑制的机制。

（三）毒理芯片技术应用于研究药物所致的基因表达模式的改变 临床使用的药物数目繁多，每年还有很多新药进入市场，各种药物毒作用的靶器官、体内过程及临床毒性表现均不相同，这是阐明药物毒作用机制的一大难题。20 世纪 90 年代中后期基因芯片技术的诞生为快速分析生物体内基因表达的模式，及其在各种病理、毒理条件下的改变提供了可能性。随着新基因发现步伐的加快，基因芯片可能同时分析的基因数量可以达成千上万。同时，基因组毒理学根据混沌理论发现，虽然人类基因达 10 万种，但在毒物作用下基因的表达模式仅有 50 种左右。因此，通过对已知作用机制的毒物进行基因芯片分析确定其基因表达模式，即能评价和分析新受试化合物的作用机制。在药物毒理学研究中同样可采用这种研究技术和思路，从而尽快阐明新药可能的作用机制及 QSAR，为合成毒性较低的新药提供依据。虽然毒理芯片技术在药物毒理学中的应用存在一定的局限性，但与传统的毒理学技术和传统的分子生物学技术相比，毒理芯片技术突出的优点体现在规模效应上，它能同时检测数千种基因的表达。运用毒理芯片技术测定药物毒效应，具有对样品的需要量非常少、效率高和灵敏等优点，同时减少了研究人员进行毒理学研究对动物的依赖性。虽然该技术不能完全取代动物试验，但它能给研究人员在相当短的时间内提供比一般毒理学试验更多的、更有价值的信息，使生物检测更适合于待研究的化合物，减少了检测所需花费的资金、时间及试验动物。另外，应用毒理芯片技术补充生物检测技术，研究人员可将毒理学的研究剂量降低至接近人类日常暴露的水平。因此，基因芯片在毒理学上的应用前景将非常广阔。

五、药物毒作用机制研究进一步深化

目前药物毒理学的机制研究主要是通过一系列新的分子生物学技术分析药物与重要靶基因和靶分子的相互作用，从而进一步了解药物产生毒作用时一系列顺次发生的分子及生物学事件。一旦阐明了药物毒作用机制，即可依此设计专门的生理性毒代动力学模型用于药物毒性的风险性评价，也可据此设计更为特异、敏感的体外毒性筛选模型，以减少毒性评价中所使用动物的数量，降低评价成本。近年来在细胞周期调控、细胞凋亡、细胞癌变、细胞信号转导、细胞发育及分化、细胞粘附和迁移等基本生物学过程中所取得的快速进展，为药物毒理学家提供了许多崭新的研究领域。近期药物毒性机制研究的重点为细胞信号转导途径、钙稳态、基因表达调控、受体调节和细胞凋亡等调控几个方面。

六、毒代动力学已成为药物毒理研究的重要组成部分

毒代动力学主要研究在临床前毒性试验所用受试动物在接受超过临床拟用剂量的药物后所产生的药物吸收、分布、代谢及排泄上的差异及其发生的原因。国外的药政管理机构在批准新药时均要求新药申报者提供该药的毒代动力学资料。毒代动力学可以减少新药发现及毒性评价中的盲目性，提高毒性试验的科学性和准确度。

七、3Rs 在药物毒理学研究中的应用

所谓 3Rs 是在生物医学试验中减少（reduction）、替代（replacement）和优化（refinement）使用试验动物的简称。20 世纪 70 年代早期，由于试验动物使用量的增加和动物保护

运动的兴起，3Rs 研究引起了社会各界的极大关注。毒理学试验中采用替代方法不仅可限制或减少试验动物的使用数量，并且可用于新药候选单体的毒性筛选，阐明药物的毒作用机制和进行定量毒性风险评价。在药物毒理学研究与评价中一般以各种体内试验作为最终参比标准，故此新建立的体外筛选试验及评价方法均须经过建立方法学、实验程序标准化、多实验室预评估、国际协同预认证、国际协同认证及药政部门认可等一系列步骤才能被接受为标准的体内试验替代方法。体外试验替代方法的建立和认可的过程更加精细繁杂，国际上近年来虽然开展了大量研究，但真正成熟的体外试验替代方法并不多。目前国际上 3Rs 是毒理学中比较活跃的研究领域，如各种 Draize 眼刺激试验的替代法；皮肤过敏实验中用局部淋巴结试验（1ocal lymph node assay，LLNA）替代豚鼠 Bueher 试验；用酵母生长抑制试验替代动物急性毒性试验；用全胚胎、胚胎器官体外培养，或用其他动物胚胎，如鸡、鱼、果蝇、海胆或两栖动物胚胎的体外培养替代致畸性筛选试验等。替代药物毒理学主要是在通过结构活性分析得知某类药物毒性靶器官的前提下，用组织培养、器官培养、器官灌注、细胞培养等体外试验技术，评价药物毒性大小，探索药物毒作用机制。

思考题：

1. 试述药物毒理学在新药研究中的重要性与必要性？
2. 基因技术用于药物毒理学会给药物毒理学带来哪些方面的变化？

（张　巧）

第二十一章 临床毒理学

第一节 概 述

临床毒理学（clinical toxicology）主要研究药物、农药及工业化学物质中毒的临床表现及其发生发展的规律、诊断和治疗方法，由毒理学与临床医学相互交叉、渗透衍生而成，是从临床角度研究中毒与解毒的一门学科。临床毒理学多以中毒患者为对象，也对过量接触人群进行临床生化、生理方面的研究。有时也复制动物中毒模型，探索中毒机制和解毒药物，为中毒的早期诊断、急救和治疗提供有效措施，为防治药源性疾病、职业中毒和事故性中毒提供科学依据。临床毒理学的主要任务是阐明中毒临床表现的规律及其机制，并为中毒的诊断及防治措施提供理论依据。临床毒理学也研究药物的副作用，以防止药源性中毒。

临床毒理学是一个发展较早的毒理学分支，但与现代毒理学的其他分支相比，其发展相对滞后。现代临床毒理学发展史上值得一提的事件是：1934 年，我国药理学家陈克恢提出的用高铁血红蛋白形成剂和硫代硫酸钠来解救氰化物中毒，促进了临床毒理学的发展，成为临床毒理学发展史上的一个重要事件；1989 年成立了"国际治疗药物监测和临床毒理学会"，现已有 50 个国家参加，并出版了杂志《Therapeutic Drug Monitoring》；1993 年中国毒理学会正式成立，随后成立的中国毒理学会临床毒理学专业委员会，为壮大专业队伍、开展学术交流、发展和繁荣我国的临床毒理学事业迈出了重要的一步。

第二节 毒理学在临床医学中的作用

毒理学的方法和资料为临床工作者全面认识中毒和解毒的过程及其特点提供了方法和依据。随着毒理学研究的不断深入，对毒物的危害表现和机制的认识也进一步提高，这为提高临床诊断和治疗水平提供了依据。例如，从毒理学资料中可得知毒物进入机体的可能途径。进入机体途径不同，临床表现也有差异。因此在病史询问及现场调查中，应注意了解调查对象接触毒物的情况，以判断有无毒物吸收的可能。毒物在动物体内代谢及排泄等资料，可作为测定人体生物材料（血、尿、头发、指甲等）中的毒物及其代谢产物含量时的参考，并为估计人体的毒物吸收量提供实验依据。探索中毒机制，尤其是以新方法、新理论来研究毒作用时，可为临床提供新的或特异性的诊断指标。例如深入研究铅的毒作用机制，发现测定红细胞内锌原卟啉，可作为铅中毒的诊断指标，且较尿中 δ – ALA 戊酸更为敏感；又如用高压氧抢救急性中毒性肺损害的动物试验发现，中毒后肺泡 I 型上皮细胞最先受到损伤，而 II 型上皮细胞有修补功能，但长期高压氧的作用可以使 I 型及 II 型细胞均受损伤，提示在中毒性肺水肿时，用高压氧治疗应谨慎。再如职业性二氯乙烷中毒性脑病过去未见报道，近年来却发生了多起中毒事故，通过毒理学研究阐明其发生条件与机制，提出了临床诊断标准和治疗措施，提高了临床诊断和治疗水平，并减少了病死率。毒理学动物试验为临床工作提供了很多有价值的资料，是认识化学物，尤其是新化学物毒作用的基本途径之一。但试验动物与人类在中毒反应方面常存在不同程度的种属差异，所以从动物试验的结果外推到人时必须慎重。

第三节　临床医学在毒理学中的意义

一、通过临床观察，直接观察毒物对人的毒性

在人体上直接观察毒物的毒性，比从动物试验外推到人更为重要，结论也更为可靠。例如，仔细询问中毒病例的病史，可以估计中毒剂量；从经常的健康监护工作中，积累毒物接触水平与健康状况资料，可以获得人的剂量－反应关系，为制订或修订卫生标准提供直接的、可靠的依据。

二、确定动物试验不能复制的病变

有些毒物所致的病变动物试验不能复制，必须直接对人进行观察，即对中毒的患者进行直接的研究。有些药物的副作用，在动物试验中也不能预测，必须在使用过程中仔细观察，认真总结经验，以全面了解其作用的条件，才能预防药源性中毒事故的发生。

三、观察低剂量长期作用的影响

动物试验资料多数为较高剂量的作用在短时期内观察的结果，对于低剂量长期作用于人体的资料，需通过对人体的直接观察获得。例如，空气中二硫化碳浓度控制在 $50mg/m^3$ 以下时，虽可防止精神障碍和多发神经炎，但经长期系统观察，结合流行病学分析，发现这一浓度可引起接触者心血管系统的损害。因此，通过经常性的健康监护，长期积累资料，不仅可为制订、修订卫生标准提供依据，还有助于制订职业中毒的诊断标准和规定接触生产性毒物的就业禁忌证，以及完善新工人体检项目的要求等。

四、积累尸检资料

对中毒后经积极抢救无效而死亡的病例，应进行尸体解剖检查，为查明病因、了解病理特点和进一步探求诊断、防治方法提供有价值的资料。积累这些死亡病例的病理学资料是验证毒理学动物试验结果的最为可靠的证据。

五、临床工作中的人体毒理学试验

新药在完成临床前毒理学安全性评价后，按照新药上市前各期临床试验中符合《药物临床试验质量管理规范》（GCP）要求的安全性评价规范方法进行试验，这是新药上市的必备条件；若为检验致敏物，则需在临床对人体进行斑贴试验。

第四节 毒理作用的临床类型

由于接触毒物的量和条件不同，也由于接触毒物时人体的遗传因素、环境因素及个体间性别、年龄、生理和病理状态等不同，毒物作用于人体后产生的后果也有差异，主要有以下几种类型：

一、临床改变

一定量毒物进入机体后，可引起机体的非特异作用或特异作用。非特异作用没有毒物品种的特异性，不同毒物可引起相同的非特异作用，如刺激性气体引起呼吸道疾病发病率升高，以及多种毒物所引起的类神经征和免疫功能抑制等。特异作用具有毒物品种的特异性，主要是由毒物作用的靶器官决定的，当人体吸收一定量的毒物后，由于毒物的特异作用，引起暂时性或持久性的病理改变，临床上出现一系列症状或体征，这种情况称为中毒。按发病的快慢，中毒可分为急性、亚慢性及慢性三种类型，短时间内一次或多次吸收大量毒物引起急性中毒，长期接触或反复摄入少量毒物可引起慢性中毒。介于两者之间的称为亚慢性中毒。同一毒物引起的急性中毒和慢性中毒的临床表现可有明显不同，例如急性苯中毒以中枢神经系统抑制为主，而慢性苯中毒则表现为造血系统的损害。

二、亚临床改变

毒物进入机体的量较少，或具有蓄积作用的毒物长期微量进入机体，可引起机体代偿失调，用精密方法能发现生理生化功能的异常改变，但尚不至于出现临床症状或体征。有些毒物进入人体后，可储存于某些组织内。机体在增加毒物负荷量的一定限度内，暂时不引起典型的临床表现，但对人体构成潜在的危害，这种现象临床上称为吸收状态（如铅吸收）。

三、迟发性毒作用

有些毒物在机体接触当时不引起明显的临床病变，或者在急性中毒后临床上可暂时恢复，但经过一段时间后，又出现一些明显的病变和临床症状，这种作用称为迟发性毒作用，又称缓发症或后发症。例如有机磷农药中毒有迟发性神经毒性表现；有机锡中毒有迟发性脑病；严重一氧化碳中毒，经救治神志恢复后，过一段时间可再次出现精神或神经症状。

四、变态反应

一些毒物进入机体后，可引起机体的免疫增强或免疫抑制。免疫增强可引起机体的过敏反应或超敏反应，如接触三氯乙烯引起的三氯乙烯药疹样皮炎，接触异氰酸酯类、苯酐类、胺类、铂复合盐和剑麻等可引起哮喘；免疫抑制的毒物则如多氯联苯、多环芳烃等，可引起接触者的免疫功能降低，进而引起一系列机体的改变。

五、远期效应

化学物作用于机体，经过相当长的时间，或停止接触后，发生不同于一般毒性的病理改变，称为远期效应，包括致癌、致畸和致突变，接触者后代的先天性疾病和遗传性疾病等。目前以研究化学物致癌作用为重点，动物试验发现，大量化学物有致癌作用，但临床证实者只有少数几种，故必须深入临床观察，结合动物试验结果下结论。实际上目前已确定的致癌物，大多是首先在临床上发现了可疑病例，再用动物试验和流行病学调查等方法证实的。

六、生理性适应

生理功能具有一定的代偿能力，微量毒物进入人体常不引起有害作用。此时用灵敏的检测手段，可检测出某些生理生化功能的适应性改变。

七、其他

除上述毒作用类型外，在临床毒理学研究中还应注意毒物引起的其他异常反应，如特异性反应，包括遗传性代谢性疾病和其他特异体质患者所发生的特殊毒性反应。

第五节　中毒急救措施的研究

随着现代经济与科学技术的快速发展，化学品数目不断增加，人类生活与生产对化学品的依赖日益增加，使中毒成为人类健康的主要威胁之一。据报道，中毒与伤害在不同国家死因排序中都处在第4或第5位，其潜在寿命损失年（YPLL）在排序中均为第1位，说明研究中毒与解毒任务十分艰巨。而研究中毒与解毒正是临床毒理学的主要任务。当前，我国临床毒理学工作者面临的任务是艰巨的，可谓任重而道远。

中毒患者的最初治疗通常是在医院的急诊室，也可以发生在其他地方，如战场、工作地点、家庭或街道等。大多数临床毒理学家认为，最佳的治疗方法是对中毒患者进行系统的、有步骤的治疗，而急救主要是指中毒患者在急诊情况下的治疗。在应急情况下，一般采取下列步骤处置中毒患者：①稳定患者病情；②临床检查（病史、体检、实验室检查和放射性检查）；③阻止毒物的进一步吸收；④促进毒物的排出；⑤解毒剂的应用；⑥支持疗法和临床随访。

一、稳定病情

中毒患者治疗的第一步就是稳定病情。重要体征检查、呼吸系统和循环系统功能是医生最初关心的问题，患者中毒早期临床症状的严重程度表现不一，即便是摄入致死剂量毒物的患者也是如此。有些毒物如毒鼠强，能够引起明显的临床表现，但如处理正确，其后果往往较好。而一些毒物，如三烷基锡化合物，中毒早期几乎没有临床反应，但却可以引起致命的后果。有些毒物或药物中毒在早期可以引起癫痫发作，控制这种由药物引起的癫痫发作是稳定中毒患者早期病情的一个重要步骤。中毒患者的病情稳定程度差异很大，稳定急性中毒患者病情的步骤和方法很多，一旦患者的病情被稳定，就可以采取检查和治疗措施。故稳定病情是中毒急救的第一步，有不少问题有待研究。

二、获取病史与进行体检

获取病史的目的就是研究患者摄入毒物的种类、时间和剂量。但早期所获取的病史不少是不可靠的，或者根本不可能获取病史。例如，服药自杀的患者就不提供自己的病史甚至提供虚假信息。所以医生往往需通过别的途径来了解患者的病史，以确定患者所服用毒物或药物的种类、时间和剂量。在估计毒物剂量时，应该考虑患者可能吸收的最大剂量，也就是说，应假设处方药被全部摄入或患者中毒时空气中污染物浓度达到最高水平。最大程度考虑患者中毒剂量或暴露水平，可以减少中毒患者产生意外的可能性，同时还要尽可能获得毒物摄取时间等其他资料。有时，获取准确的病史是非常困难的，尽管努力收集了直接的和客观的信息，但毒理学家仍然得不到患者清晰的暴露史，在这种情况下，就应该根据经验处理这种暴露史不清的中毒病例。

研究较准确获取病史的方法无疑是十分重要的，但遗憾的是直到目前还没有一套公认的良好方法，说明这方面的研究是极其必要的。

中毒患者早期处置一个很重要内容就是体检，全面体检可以评价患者身体一般状况和精神状态，排除其他可能因素，如外伤或中枢神经系统感染。因为经胃排毒需要密切关注患者保护气道通畅的能力，在治疗的早期定期检查咽反射是非常重要的。临床毒理学家根据中毒综合征把患者体检参数进行分类，中毒综合征包括一系列的临床症状和体征。综合考虑中毒综合征可以帮助医生判断接触的毒物，医生还可以根据患者所表现出来的中毒综合征，采取合理的处置方法。

尽管患者的体检是每个医院、每个医师每天都在做的工作，但并不是每个中毒急救中心都有一套对中毒患者科学的体检方案，建立这一方案是必不可少的。

三、实验室检查

在中毒患者早期临床处理时，很多医生都希望实验室能给出一个药物或毒物的权威诊断。但临床实验室快速诊断（如在 1 小时内）毒物的能力非常有限。能够快速检测的毒物的种类很少，而毒物的定性检测对中毒的诊断和治疗方案的制定有非常重要的作用。有些时候，医生可以通过检查毒物引起的特征性生物反应来确定患者最终的治疗方案。对于高铁血红蛋白症，在没有弄清毒物种类时，应该可以根据高铁血红蛋白的浓度确定早期治疗方案。临床毒理学家还应该利用常规的和特殊的临床实验室数据来判断毒物的种类。

研究快速检测毒物的方法是中毒急救研究中的又一重要任务。只要临床毒理学家与检验学家、临床医学家等密切配合，利用现有的仪器和检测方法，科学、合理地进行组织与配置，能够检测的毒物种类将会不断增加。

四、中毒严重性预警指征的研究

临床毒理学一个很重要的研究领域就是研究中毒严重性预警指征。可通过回顾性研究来找到这些指标，将有助于治疗方案的研究。有学者提出根据血浆中毒物浓度或中毒临床表现来确定中毒的严重性。例如，茶碱血浆浓度为 90mg/L 的经口中毒患者，可以产生强烈的中毒反应。一名大剂量甲醇暴露工人临床表现为代谢性酸中毒和视觉症状，即使不知道血浆中甲醇的准确浓度，该患者仍应采用血液透析的治疗方法。这些关联，都来自于临床毒理学家多年的观察研究，应该继续进行这种研究。

五、阻止毒物的吸收

对于吸入中毒病例，应使患者脱离有毒环境，并保持通风和吸氧。对于局部接触毒物的病例，应脱去患者沾有毒物的衣服，并放在密封的包装物或容器内，保证患者和救护人员不受毒物的二次污染。大部分患者需要用温水和肥皂水清洗皮肤，对于经口中毒，阻止毒物吸收的最佳方法是在最短的时间内催吐、洗胃或口服活性炭。应该进一步研究阻止毒物吸收的有效方法，评价催吐、洗胃或口服活性炭的单独应用或联合应用的效果及其利弊。

六、进一步清除毒物

如果毒物进入循环系统，有几种方法可以提高机体对毒物或药物的清除能力。目前所使用的方法主要包括：碱化尿液透析、输血、血液灌流、血浆交换或交换输血以及连续口服活性炭。特别值得一提的方法是连续口服活性炭，以进一步清除毒物。从近期文献看，我国使用该方法的单位不多，积累经验极少，而这一方法对基层单位是简便易行且有效的方法。连续口服活性炭可以提高机体对各种毒物的非肾脏清除能力。连续口服活性炭治疗效果好的毒物有：酰胺咪嗪、苯砜、镇静安眠剂、奎宁和茶碱。应加强研究，积累经验。

七、解毒剂的使用

在中毒的治疗中，能够使用的特殊解毒剂数目有限。原因之一是在解毒剂的研制上投入的精力和财力不足。美国食品和药品管理局（FDA）通过"Orphan Drug Act"计划，鼓励研制治疗稀有疾病的药物。2003 年，FDA 通过 Orphan Drug 途径批准了一种治疗全身性氯乙酸中毒的解毒剂二氯乙酸钠（sodium dichloroacetate）。

不同的解毒剂作用机制不同。解毒剂起作用的时间差异很大。熟练地使用解毒剂是对中毒患者优化治疗所必需的。许多解毒剂的安全界限窄或治疗指数低，在某些情况下，超剂量使用解毒剂可以对人体产生比毒物本身更大的损害。对有些解毒剂来说，需要根据血液中毒物浓度或患者的临床表现来调节解毒剂的使用剂量。在临床毒理学中，正确使用解毒剂是临床培训的重要内容之一。

八、中毒患者的支持疗法

中毒患者度过最初的治疗阶段后转入住院部进行治疗。此时对患者进行支持疗法是非常重要的。对那些病情不稳定或具有迟发性毒作用的毒物中毒的患者，应该送到重症监护病房（ICU）进行密切监护。同其他患者一样，住院中毒患者存在着医源性感染等医源性疾病、电解质紊乱以及早期治疗的副作用等问题。临床监护可以发现后期中毒综合征，采取必要措施，减少患病率和死亡率。支持疗法的另外一个重要内容是精神治疗。对于企图自杀的患者，精神治疗应该在患者出院前进行。在治疗的早期，一般不可能对患者进行面对面的精神治疗，当患者的病情稳定、能够交流的时候，就应该进行精神治疗。应加强对中毒患者精神治疗的研究。

思考题：

1. 毒理作用可以表现为哪些临床类型？
2. 中毒患者紧急处理时可以采取哪些措施？

（张 巧）

第二十二章　法医毒理学

第一节　概　述

法医毒理学（forensic toxicology）是应用毒理学及相关学科的理论和技术，研究与法律有关的以自杀或他杀为目的以及意外灾害引起中毒问题的一门学科。法医毒理学是一门为法律服务的法医学分支学科，也是毒理学的一门重要分支学科。法医毒理学研究毒物性状、来源、进入机体的途径、作用机制、中毒症状、体内代谢和排泄、中毒量、致死量及中毒的病理变化等内容，并研究生物检材中分离和鉴定毒物的分析方法，从而为法医学服务。

法医毒理学研究和检测的对象主要为人体，着重揭露以毒物作为暴力手段对人体造成的危害、为侦破和审理中毒案件提供线索和证据，同时也能给临床医学实践提供诊断和治疗的依据，还能对有关职能部门的毒物管理和中毒防治问题提供建议和咨询，并有助于有关毒物管理和中毒防范的立法。

第二节　法医毒理学的任务和内容

法医毒理学最主要的任务是为有关案件的侦察提供线索，为司法审判或民事调解提供科学证据。为此，在怀疑中毒或中毒的案件中，它应解决以下问题：

1. 确定是否发生了中毒。
2. 确定何种毒物引起中毒。
3. 确定进入体内毒物的量，并判断是否足以引起中毒或死亡。
4. 分析毒物进入机体的时间、途径和形式。
5. 推断中毒或中毒死亡方式。

法医毒理学的工作通过对中毒案件进行案情调查、现场勘查、收集现场毒物化验的检材、对中毒者进行法医临床检验或者系统地尸体解剖、结合毒物分析的结果、中毒或死亡病例临床表现或病理资料，综合进行评价和说明，并最终作出是否中毒或中毒死亡的结论。

法医毒理学研究和检测对象为人体，研究与法律有关的、由毒物所导致的机体的生理、病理损害过程。法医毒理学的研究内容是：通过毒物在体内代谢过程，造成机体器质性损害和功能障碍的机制及病理改变、临床表现特点的研究和分析，对是否中毒及中毒方式、毒物性质、毒物进入体内的途径做出鉴定性结论。同时阐明毒物的量与中毒或死亡的关系。

第三节　法医毒物分析及常见毒物种类

法医毒物分析是以分析化学尤其是现代仪器分析技术为基础，以能损害生命正常活动的毒物为对象，进行与法律有关的毒物的分离、定性及定量研究。法医毒物分析是法医科学的重要组成部分，也是毒理学的重要分支学科，其研究内容为：通过对检材中各种化学物质的定性与定量的分析，对检材中是否含有毒物或其代谢衍生物、毒物的性质与毒物的量作出鉴定结论。法医毒物分析研究和检验对象是相关的人体生物学检材，通过对毒物在体内的代谢过程、造成机体器质性损害和功能障碍的机制及病理改变、临床表现特点的研究和分析，对是否中毒、是否中毒死亡、中毒方式、中毒性质、毒物进入体内的途径等作出鉴定结论。同时还要阐明毒物的量与中毒或死亡的关系。

涉及毒物的各种事件中，许多是由违法犯罪行为引发的。法医毒物分析的基本任务是对各种检材中的毒物进行分析鉴定，判明有无毒物、毒物种类、毒物的量以及毒物与事件的关系，为证明当事人在事件中是否负有法律责任提供可靠的依据，并为中毒案件提供证据和侦破线索。法医毒物分析的基本任务包括以下四个方面：

1. 分析鉴定毒物　对所提供的样品或检材，用适当的方法分析检验，给出毒物定性和定量的结果。

2. 分析中毒事件的性质　明确事件属于刑事犯罪、一般违法行为或是意外事件。

3. 分析毒物与事件的关系　在判别中毒事件的过程中，一定要注意毒物类别与引发事件的原因常与不同地区的自然环境和社会因素有一定关系，应认真分析判断。

4. 提供案件的法律依据　当中毒事件涉及或构成违法案件时，法医毒物分析必须为侦破案件提供线索，为处理案件提供可靠的证据。

自然界中存在多种毒物类别，其毒性各不相同。随着化学和药学工业的迅猛发展，其中一些有毒有害化学物质的品种也迅速增加，给人类生态环境和健康带来严重的危害。在法医所涉及的毒物中，按照毒物的化学性质以及应用范围，可以分为以下几类：

1. 有毒气体　如一氧化碳、硫化氢等。

2. 挥发性毒物　如苯、苯酚、甲醇、氰化物、苯胺及硝基苯等。

3. 合成药毒物　如巴比妥类、苯丙胺类、吩噻嗪类、甲丙氨酯等。

4. 天然药毒物　如大麻、阿片类、可卡因、马钱子、斑蝥等。

5. 杀虫剂　如有机磷类、氨基甲酸酯类、拟除虫菊酯类等。

6. 杀鼠剂　如毒鼠强、氟乙酰胺、茚二酮类、无机磷类等。

7. 金属毒物　如汞、铅、锌、砷等。

8. 水溶性无机毒物　如强酸类、强碱类等。

第四节　法医毒理学的面临的挑战和发展趋势

科学技术和经济的迅猛发展，为法医毒理学的发展提供了良好的条件，同时，也给法医毒理学提出了新的任务和挑战。

一、毒物种类迅猛增加

据统计，美国近年使用的化学物已有 60 多万种，平均每年增加 700～1 000 种，人工合成的化学物比第二次世界大战时增加了 350 倍，其中不少是有毒性的。我国与 20 世纪 50 年代比较，不仅药物的种类有很大的变化，毒物的种类增加更是迅速，仅杀鼠剂就有几十种之多。许多新增的有毒化学物，其毒性、中毒机制、毒作用特性和病理改变及检验方法等还不十分清楚，给中毒的鉴定带来很多困难。

二、常见毒物中毒致死血浓度的确定

毒物中毒致死血浓度在判断是否为中毒死亡中的意义，今年来已受到普遍重视。直到目前，我国尚缺乏很多毒物中毒致死血浓度的资料，所以尽快建立我国常见毒物的中毒致死血浓度的资料库是十分迫切和必要的。

三、药物滥用和吸毒

药物滥用和吸毒已经成为许多国家关心的世界性的社会问题。尤其是吸毒已经给社会、政治、经济和人们的身心健康带来了严重的危害。与药物滥用和吸毒相关的死亡已经成为我国法医毒理学研究的新课题。

四、酒精中毒与交通事故和犯罪的关系问题

嗜酒、酗酒所造成的急性或慢性酒精中毒，不仅可以导致死亡，而且也常与交通肇事和杀人、伤害、强奸等刑事犯罪密切相关。因而酒精中毒已成为毒理学研究的一个重要组成部分。目前，酒精中毒在我国相当普遍，且有不断增多的趋势，但其研究与发达国家比较差距尚大，需加强这方面的研究。

五、有毒动植物中毒的鉴定

我国动植物资源十分丰富，但一些动植物具有相当大的毒性，因误服过量、未经炮制减毒或炮制不当而使用，或故意投毒而发生中毒死亡的案例时有发生，是具有我国特点的中毒类型之一。有毒动植物的毒性成分十分复杂，许多目前尚不十分清楚，有关法医毒理学的资料十分匮乏，这给中毒的鉴定和救治带来极大的困难。目前急需开展相关的研究工作。

六、环境污染及其公害问题

在经济迅速发展的同时，环境污染及其引起的公害已越来越受到世界各国的关注。由于环境污染有时会酿成突发性、群体性中毒或死亡事件，常因受害人或其家属向有关单位或个人提出经济赔偿而引发诉讼，成为法医毒理学鉴定的对象。

七、毒理病理学研究的新探索

中毒尸体的系统尸体解剖在中毒鉴定中具有重要意义，但多数中毒者其内脏器官和组织的病变由于缺乏特异性，在中毒的鉴定中只能起到辅助作用。应用一些先进的检测手段进行

中毒的实验病理学研究，对探讨靶器官、靶组织、中毒机制和中毒致死量等具有重要意义，将为法医毒理学的基础研究和实际检案鉴定开辟一个崭新的方向。

八、法医昆虫毒理学的研究

在一些高度腐败的尸体上，很难获得血液、尿、机体组织等传统的毒理学检材。人们试图通过对尸体上发现的蝇蛆、甲虫体内的毒物进行分析，从而反映死者体内的毒物，从而产生了法医昆虫毒理学（forensic toxicologic entomology），即研究具有毒物的尸体与取食尸体的昆虫之间毒物类型和含量的关系，并推测尸体的死亡原因和其他有关问题的学科。我国尚缺乏这方面的研究，是今后工作的一个方向。

九、医源性药物中毒

随着社会的发展和人们法律意识的增强，我国医疗纠纷案例逐年增多。其中许多涉及到药物中毒的问题，如错误用药、过量用药、用药途径错误等。此外，无证行医者滥用有毒动植物治病导致中毒也时有发生，往往涉及法医学鉴定。而对于医源性药物中毒机制、中毒的病理学改变、检测方法等问题，都有待法医学工作者进行深入的研究。

思考题：

1. 法医学常见毒物的种类有哪些？
2. 新形式下法医毒理学面临的新问题有哪些？

（张　巧）

第二十三章 军事毒理学

第一节 概　述

一、军事毒理学概念

军事毒理学（military toxicology）是利用毒理学的概念和方法，从预防医学角度研究军队平战时环境因素和军事作业中外源性化学物、放射性核素、生物因素的有害作用、机制和防治措施而逐渐形成的一门科学。军事毒理学是适应现代军事战斗、和平时期军队建设和国家经济发展的需要应运而生的，属于毒理学的一个分支。

二、军事毒理学的任务和内容

军事毒理学的任务是阐明军队平时战时环境因素和军事作业中外源性化学物，特别是化学武器、导弹推进剂等的有害作用，包括毒作用的性质、发生的规律及其机制，以及评价此种有害作用的方法，并在此基础上探讨环境因素，特别是外源性化学物对机体健康损害的早期生物监测和医学监护及防治的方法，研究预防措施，为制订卫生标准和军队卫生管理机构决策提供科学依据。军事毒理学任务的重点是研究化学武器的性质、中毒机制和毒理学作用，特别是研制有效的防护方法和急救措施。

军事毒理学的主要内容包括：化学武器袭击的医学防护、化学恐怖事件的医学支援、突发化学事故的医学救援。

三、军事毒理学的研究方法

毒理学所有的研究方法均适用于军事毒理学，但是，由于军事毒理学探究内容的特殊性，如化学武器的急性暴露致死作用、导弹推进剂泄露的高浓度作用，获得人群中毒资料是比较困难的，因而采用多种动物进行实验是非常必要的。可用作生物试验的有各种哺乳动物、水生动物、植物、昆虫、微生物等作为实验对象，但是，最常用的仍是哺乳动物，如小鼠、大鼠、狗、家兔、豚鼠和猴等，根据不同的毒理学试验要求选用不同的动物。因此，动物试验方法是军事毒理学的主要实验方法。

人群和现场调查，即采用流行病学和卫生学调查的方法，根据已有的动物试验结果和环境因素如化学物的性质选择适当的指标，在突发事件的现场及早做出诊断、提出特效治疗方法，是对军事卫生毒理学的首要任务。之后，尽可能采集相关材料，为该毒剂与接触人群的因果关系、剂量－反应关系，进一步深入研究毒作用机制和防护措施。因此，应注意积累职业性接触或发生意外事故等极为宝贵的人体观察资料，对于判断和确证实验室的基础性研究结论具有重要意义。

四、军事毒理学研究现状和发展趋势

由于化学武器在战争中的使用，对参战人员的医学防护成为军事后勤卫生保障的重要研究课题，军事毒理学便由此产生。化学武器大规模使用始于第一次世界大战。使用的毒剂有氯气、光气、双光气、氯化苦、二苯氯胂、氢氰酸、芥子气等多达40余种，毒剂用量达12万吨，伤亡人数约130万，占战争伤亡总人数的4.6%。第二次世界大战全面爆发前，意大利侵略阿比西尼亚时首次使用芥子气和光气，仅在1936年的1～4月间，中毒伤亡即达到1.5万人，占作战伤亡人数的1/3。第二次世界大战期间在欧洲战场，交战双方都加强了化学战的准备，化学武器贮备达到了很高水平。各大国除加速生产和贮备原有毒剂及其弹药外，还加强了新毒剂的研制，其中取得实质性进展的是神经性毒剂。在亚洲战场，日本对我国多次使用了化学武器，造成大量人员伤亡。第二次世界大战结束至今，世界上局部战争和大规模武装冲突不断发生，其中被指控和被证实使用化学武器的有美侵朝战争、美侵越战争、原苏联入侵阿富汗等。20世纪80年代初开始的两伊战争，伊拉克在进攻失利、失去主动权的紧急时刻使用化学武器对扭转被动局面、最终实现停火发挥了重要作用。

化学武器是国际公约禁止使用的非常规武器，如1899年和1907年的两次海牙会议，1925年日内瓦协定书以及1993年联大通过的《全面禁止和彻底销毁化学武器公约》等。我国政府和人民一贯主张禁止使用大规模杀伤性武器，恪守《公约》，为维护世界和平作出了重大贡献。

但是，只要有战争，化学武器的威胁就存在，变相、变种的化学武器也会不断产生。虽然化学武器、核武器禁止使用，但我们在战争中总能找到它们的身影，况且霸权主义者也会始终把化学武器当作一种威慑力量。

和平时期，军队的自身建设中也会不断遇到环境因素有害作用的影响，军队还要参加地方经济建设，有许多毒理学的课题也有待于攻克。

第二节　常见军用毒剂的中毒机制与临床表现

化学武器是军用毒剂、化学弹药与释放器材的合称。经典上把化学武器分为六大类。

一、神经性毒剂

神经性毒剂是以神经系统中毒为主的毒剂，其主要特征是抑制神经系统功能，严重时可危及生命。神经性毒剂是外军装备的主要化学战剂。

（一）神经性毒剂概述

1. 结构与分类　神经性毒剂属有机磷化合物（organophosphorus compounds）或有机膦酸酯类化合物（organophosphates），包括G类毒剂塔崩、沙林、梭曼和V类毒剂VX，通式和分子结构见表23-1。

表 23 -1　神经性毒剂主要代表及其分子结构

| 通　式 | | R—O 　P—O R'O　离开基团 | | |

毒剂	化学名称	R	R'	离开基团（X）
塔崩	二甲胺氰膦酸乙酯	$(CH_3)_3N$	C_2H_5	CN
沙林	甲氟膦酸异丙酯	CH_3	$(CH_3)_2CH$	F
梭曼	甲氟膦酸特已酯	CH_3	$(CH_3)_3C—CH$ 　　　　CH_3	F
VX	S –（2 – 异丙胺乙基）– 甲基硫赶膦酸乙酯	CH_3	C_2H_5	$S—CH_2CH_2N$ iC_3H_7 iC_3H_7

2. 理化性质　G 类毒剂为无色水样液体，工业品呈黄棕色，有水果香味；VX 为无色、无味、油状液体，工业品呈棕黄色，有硫醇味。四种毒剂的挥发度以沙林最大，VX 最小。前者很易形成战斗浓度，后者在野战条件下靠自然蒸发不易达到伤害浓度。四种毒剂凝固点均较低，冬季施放不会影响使用效果。常温下四类毒剂均较稳定，塔崩、沙林和梭曼在150℃以上会明显分解（沙林弹在爆炸时瞬间分解可达30%）。

（1）水解反应：G 或 V 类毒剂在水中均可水解成无毒产物。加热或加碱可加速毒剂水解。如单纯用煮沸法即可消除 G 类毒剂，加热 V 类毒剂不完全水解。对 VX 染毒的服装或其他物品采用煮沸法消毒时，加碱可促使 VX 水解作用完全。

（2）与碱反应：G 类毒剂与碱作用生成无毒产物，反应迅速。因此，可用 NaOH 和氨水等对 G 类毒剂进行消毒。如空气中的 G 类毒剂可用氨水进行喷洒消毒。碱也可以破坏 V 类毒剂，但作用较慢，常温下需数小时，消毒效果不佳。实际工作中常用加碱、水洗法消除神经性毒剂的污染，有些物品遭 V 类毒剂污染，若耐热也可加热法消毒，然后水洗。

（3）与氧化氯化剂反应　VX 能被二氯胺、次氯酸盐、三合二、二氯三聚异氰酸钠等氧化氯化剂氧化，生成无毒的甲膦酸乙酯和二异丙胺基乙磺酸，可用于消毒。

（二）中毒机制　神经性毒剂是目前外军装备的毒剂中毒性最强的一类毒剂，其中 VX 毒性最大。

1. AchE 的正常生理功能　AchE 是一种糖蛋白，AchE 的生理功能是，当神经冲动到达胆碱能神经末梢时，突触小泡内的 Ach 外排至突触间隙，作用于突触后膜的胆碱能受体，引起下一级神经元或效应器的激发，Ach 完成传递冲动作用后，随即被突触后膜的 AchE 在数毫秒内水解，生成乙酸和胆碱。当 AchE 活性受到抑制时，就会导致一系列的神经功能紊乱。

2. 毒剂对 AchE 的抑制作用　由于神经性毒剂与 Ach 结构相似，当神经性毒剂靠近AchE 的活性表面时，依靠亲脂性（疏水性）吸附或静电引力与 AchE 的疏水区或负性部位结合，使神经性毒剂固定在最有利与酯解部位发生作用的位置。在酯解部位的酸基和碱基协助下，神经性毒剂的膦酰基上的磷原子与 AchE 丝氨酸的氧原子形成共价键结合，同时酯键断裂，膦酰基与 AchE 结合形成稳定的膦酰酶（phosphorylated enzyme），这一过程称酶的膦酰化。

虽然神经性毒剂和 Ach 与 AchE 的结合方式基本相似，但机体正常代谢中生成的乙酰化酶能在极短的时间内自动脱乙酰基而使酶活化，恢复 AchE 的正常生理功能；而神经性毒剂引起的膦酰酶的脱膦酰基反应速度极慢，难于恢复为活性酶。因此，将膦酰化酶又称中毒酶。神经毒剂与 AchE 结合形成的膦酰酶非常稳定，一般无自发水解作用，故称此类毒剂为不可逆性 AchE 抑制剂。有些药物如氨基甲酸酯类化合物的新斯的明、吡啶斯的明、毒扁豆碱等为可逆性 AchE 抑制剂，能使 AchE 失去水解 Ach 的能力。

3. 中毒酶（膦酰酶）的转归　神经性毒剂与 AchE 形成的膦酰酶后，自然转归有自动活化反应和老化反应：整个膦酰基脱落，AchE 自动恢复酶活性，称自动活化反应；但是，如果膦酰基的部分基团（R′）脱落，AchE 酶活性无法恢复。如果应用适当的药物促进膦酰基脱落而重新恢复为自由酶，称为重活化反应，这种药物称为重活化剂或复能剂。膦酰酶经一定时间作用后，烷氧基上的烷基（R′）就会脱落，即脱落烷基反应（deakylation）。脱落 R′后的膦酰酶就失去了重活化的能力。中毒酶从能被重活化的状态转变为不能被重活化的状态，这一过程称酶"老化"（aging）。"老化"的实质是中毒酶负性部位带质子的酸（H^+）和膦酰氧形成氢键，促使烷氧键（R′-O）产生断裂，于是烷基（R′）脱落。

不同中毒酶的老化速度取决于毒剂的种类。梭曼中毒酶老化速度最快，而且几乎无自动恢复现象；VX 中毒酶不仅自动恢复快，老化也较慢，这主要与毒剂的烷氧基结构有关：烷氧基的 α 及 β 碳原子没有取代基，不易老化；如果烷氧基的 α 及 β 碳原子被甲基取代后易老化，如沙林中毒酶；甲基数愈多，老化愈快，如梭曼中毒酶。目前常用的重活化剂多为肟类化合物（oximes），如氯磷定、双复磷、甲磺磷定、双磷定等，能大大加速脱膦酰基反应的速度，加速酶的活性恢复。

（三）中毒表现　神经性毒剂急性中毒死亡主要有以下三种原因：即呼吸中枢抑制、呼吸肌麻痹等引起的呼吸衰竭；心收缩力减弱、心率减慢引起的循环衰竭；以及中枢性惊厥。其主要致死性症状是呼吸衰竭造成窒息死亡。

二、失能性毒剂

（一）失能剂概述　失能性毒剂（incapacitating agents）简称失能剂，是一类使人暂时丧失战斗能力的全身性毒剂。主要通过损伤中枢和周围神经系统功能，引起精神活动异常和躯体功能障碍，一般不会造成永久性伤害或死亡，为非致死性毒剂。中毒机制与神经性毒剂有一定的联系，但中毒程度存在一定差别。失能剂未被列入《禁止化学武器公约》的范畴，美国将失能剂改称为"人员不动剂"，不仅可在战争中使用，也可在反恐怖、反暴动、解决冲突、控暴活动以及某些人质事件等非战争中使用。失能剂分为精神性失能剂和躯体性失能剂。

1. 精神性失能剂　精神性失能剂主要引起精神活动障碍，如知觉、情感、思维活动的异常和紊乱。因作用特点不同，又分为中枢抑制剂和中枢兴奋剂。中枢抑制剂能降低或阻断中枢神经系统活动，干扰突触信息传递。主要代表物有抗胆碱能化合物 BZ、四氢大麻醇类化合物、吩噻嗪类和丁酰苯类化合物。中枢兴奋剂使神经冲动传递加强，进入中枢的信号过多，引起过度的神经活动。其代表有麦角酰二乙胺（LSD）、蟾蜍色胺、西洛赛宾、西洛辛、麦司卡林等。

2. 躯体性失能剂　躯体性失能剂主要引起机体运动失调、瘫痪以及呕吐、失明、致聋、体温失调、低血压及震颤等。这类化合物有苯咪胺、箭毒、震颤素等。失能剂中毒后主要引起精神活动异常和躯体功能障碍，一般不会造成永久性伤害或死亡。失能剂种类虽多，外军作为制式装备的主要是毕兹（BZ）一种为代表毒剂。BZ 的化学名称为二苯羟乙酸 - 3 - 奎宁环酯（3 - quinuclidinyl benzilate，QNB），属替代羟乙酸氮杂环酯类化合物。BZ 有特殊的理化性质。BZ 是一种无特殊气味的白色或微黄色的结晶粉末。沸点较高（>300℃），熔点为 165～166℃，不溶于水，可溶于氯仿、苯、二氯乙烷及乙酸乙酯等有机溶剂，微溶于乙醇。如将 BZ 溶于二甲基亚砜中，则将提高 BZ 皮肤渗透与吸收能力，可大大提高 BZ 的皮肤毒性，挥发度很小，性质稳定，在 200℃下加热 2 小时，只有百分之十几分解。

1. 水解反应　BZ 常温下很难水解，可使水源长期染毒。加热加碱可使水解加速。加压煮沸大部分可水解破坏。

2. 成盐反应　BZ 奎宁环上的叔胺呈碱性，遇酸生成盐，即可溶于水。因此，BZ 在酸性水溶液中的溶解度随 pH 值的降低而加大。

国际上已经研究了许多失能剂，包括：①替代羟乙酸酯的研究，候选化合物达数百种，目的在于取代 BZ。②强效镇痛剂类躯体失能剂的研究，像芬太尼及其同系物：卡芬太尼、阿片类化合物以及高安全比的 2 - 氟苯胺同系物。③镇静催眠性失能剂的研究，像具有高选择性和高镇静活性的 α_2 - 肾上腺素能化合物，已经成为新一代全身麻醉剂。④瘫痪麻痹性失能剂的研究，瘫痪麻痹性失能剂 MPTP，合成简便，毒性很大能很快引起帕金森综合征。⑤肽类生物调节剂的研究，生物调节剂有：内皮素（endothelin）、P 物质（substance - P）、神经肽 Y（neuropeptideY）、神经激肽 A（neurokininA）、章鱼涎肽（eledoisin）、铃蟾肽（bombesin）、血管紧张素（angiotensin）、加压素（vasopressin）、神经降压素（neurotensin）、缓激肽（bradykinin）、内啡肽（endorphin）、强啡肽（dynorphin）、生长激素释放抑制素（somatostatin）和 δ - 睡眠肽（δ - sleepinducing peptide）等。

（二）中毒机制　BZ 属中枢和周围抗胆碱能类化合物，与阿托品、东莨菪碱等毒理作用非常相似。它能阻断 Ach 与 M 受体结合，从而改变或损伤神经系统的正常生理功能。但 BZ 的中枢作用比阿托品强约 40 倍。因此，中毒特点主要是造成中枢神经系统的功能障碍。周围作用的强度与阿托品相似。因此主要以抑制胆碱酯酶、导致乙酰胆碱堆积而产生相应的中毒症状为周围神经中毒的分子基础，BZ 也能阻止 Ach 与受体结合，但 BZ 与胆碱能受体的结合是可逆的，因此它对胆碱能的阻断作用也是可逆的。一般不致死，气温高时容易引起中暑，甚至死亡，因而在战术使用上有局限性。BZ 用爆炸或热分散法施放后呈白色烟雾，主要经呼吸道吸入中毒。应用合适的液体配方如二甲基亚砜可经皮肤吸收中毒。

（三）中毒表现

1. 中枢症状　中枢神经系统功能活动是受多种神经递质调节而发挥作用的。BZ 阻断中枢的 Ach 作用，从而破坏中枢神经系统功能的完整性和协调性，引起思维、感觉和运动障碍。

2. 周围症状 BZ 与毒蕈碱型胆碱能受体结合后阻断胆碱能神经冲动的传导，肾上腺素能神经冲动效应相对加强，出现与阿托品类似的症状和体征：瞳孔散大、视物模糊、口干、心跳加快、皮肤干燥潮红、体温升高、便秘及尿潴留等。

三、氰类毒剂

（一）氰类毒剂的概述 氰类毒剂（cyanide agents）主要指含 CN^- 的一类毒剂，也称作全身性毒剂（systemic agents），包括氢氰酸（hydrogen cyanide，HCN）和氯化氰（cyanogen chloride，ClCN）。此类毒剂施放后呈蒸汽态，经呼吸道吸入，作用快，为速杀性毒剂，又称暂时性毒剂。氯化氰不但具有氰化物的高毒性，而且不易被活性炭吸附而易穿透防毒面具，因此，在中毒救治时应格外引起重视。

（二）中毒机制

1. 吸收 氢氰酸在水溶液中的解离常数很小（$K = 7.2 \times 10^{-10}$，25℃），有利于透过胞膜，故易通过肺泡壁、肠黏膜、眼睛和伤口吸收，大剂量也可通过皮肤吸收。

2. 分布 氢氰酸及其盐类在体内的分布因中毒途径而异，除直接接触的组织氰含量较高外，CN^- 易与红细胞结合，故血液氰含量最高，依次为脑和心脏，其他组织则较少。

3. 转化 氢氰酸进入体内后，通过多种代谢途径失去毒性，其中绝大部分（80% 以上）在硫氰酸生成酶（rhodanase）的催化下与体内供硫化合物（胱氨酸、半胱氨酸和 β-巯基丙酮酸）作用形成硫氰酸盐（thiocyanate），从肾脏排出。

4. 毒性 氰离子对细胞内呼吸链的细胞色素氧化酶（cytochrome oxidase）具有很高的亲和力，CN^- 与细胞色素 a3 中的铁离子（Fe^{3+}）配位结合，氧化型细胞色素氧化酶与 CN^- 结合后便失去传递电子的能力，从而阻断细胞呼吸和氧化磷酸化过程，以致氧不能被利用，氧化磷酸化受阻，ATP 合成减少，细胞因摄取能量严重不足而窒息。

（三）中毒表现 氰类毒剂中毒主要表现为能量代谢障碍和中枢神经系统症状，中枢系统对氰离子十分敏感，呈现缺氧功能障碍。严重中毒时，中枢神经系统呈现自上而下进行性抑制，并可发生功能性的去大脑僵直状态。全身阵发性、强直性痉挛，角弓反张，呼吸暂停，牙关紧闭，眼球突出，瞳孔扩大，角膜反射迟钝；痉挛间歇期，呼吸、脉搏、血压异常，全身肌肉松弛、反射消失、大小便失禁，呼吸停止。其中比较特征性的改变是静脉血呈鲜红色。

四、窒息性毒剂

（一）窒息性毒剂的概述 窒息性毒剂又称肺刺激剂（lung irritants）或肺损伤性毒剂（lung injurant agents），是一类损伤呼吸道、引起中毒性肺水肿、导致机体急性缺氧、窒息的致死性毒剂。主要代表有氯气（chlorine）、氯化苦（chloropicrin）、光气（phosgene）和双光气（diphosgene），被联合国裁军委员会定为"双用途毒剂"。光气是典型的暂时性毒剂，双光气是半持久性毒剂，有烂苹果或烂干草味，易被发现。战场使用的光气为蒸汽态，双光气为雾态。光气、双光气在常温下比较稳定，光气易水解，而双光气水解与温度有关，与碱和氨作用都可失去毒性。用乌洛托品 $[(CH_2)_6N_4]$ 溶液浸泡口罩对光气、双光气有解毒作用。

光气（phosgene），常温常压下为无色气体，气体比空气重 3.5 倍，分子式为 $COCl_2$，分子量为 98.92，轻度溶于水，并与水反应可以生成 CO_2 和 HCl，挥发温度为 8.2℃。

（二）中毒机制　正常情况下，肺泡表面有一层活性物质，维持肺泡张力，参与气体交换。光气中毒时肺泡、血管损伤，表面活性物质脱落、蛋白质和红细胞大量渗入肺组织间隙及肺泡内，带出体液充满肺泡，形成肺水肿，使肺部液体的交换发生障碍。

关于光气等中毒机制不清楚，酰化作用是光气中毒机制的主导学说。酰化是指光气的活性基团为羰基（C＝O），化学性质非常活泼，能够通过氧化的方式与生物大分子中的氨基、羟基、巯基等亲核基团发生的反应，光气与氨基化合物发生酰化方程式可表示如下：

$$COCl_2 + 2R - NH_2 \longrightarrow CO（NH - R）2 + 2HCl$$

酰化可造成蛋白和脂质变性、膜结构的不可逆改变，以及酶和其他细胞功能的破坏，从而影响细胞正常代谢及其功能。使肺气－血屏障受损，肺毛细血管受压导致动静脉旁路开放、肺毛细血管通透性增高，引起肺水肿。此外，关于光气中毒学说还有酸碱平衡失调学说、肺泡 II 型上皮细胞损伤学说，以及肺泡表面活性物质受损学说等。

但是，近年，经过我国科研人员的反复研究发现，光气等窒息性毒剂作用肺泡、支气管黏膜后，光气水解产生的盐酸，造成肺组织的直接损伤，与肺水肿发生的关系密切，为进一步防治研究提供了新思路。

（三）中毒表现　光气、双光气中毒主要损伤呼吸系统，中毒后 2～6 小时就会出现肺水肿，引起肺水肿和缺氧，及其他系统的继发性改变，其毒理作用的改变主要由肺水肿引起。由于肺泡呼吸表面积减少，肺泡壁增厚，影响了肺泡内气体交换。水肿液充塞呼吸道，支气管痉挛及其黏膜肿胀所引起的支气管狭窄，造成肺通气障碍，结果出现呼吸性缺氧，导致血氧含量降低，CO_2 含量增多，皮肤黏膜呈青紫色。光气中毒继续发展，肺泡内的大量液体，造成肺内压力增加，引起右心负荷增加；血浆大量渗入肺内使血循环内血容量减少、血液浓缩、黏稠度增加。外周阻力增加，使左心负荷加重，出现心收缩力减弱、心律失常、循环减慢、血压逐渐降低等心功能衰竭、酸中毒和电解质紊乱等临床表现。皮肤黏膜转为苍白，血压急剧下降，出现急性循环衰竭，进入休克状态。

五、糜烂性毒剂

（一）糜烂性毒剂的概述　糜烂性毒剂又称起疱剂（blister agents），是一类直接损伤组织细胞、引起局部炎症、吸收后能导致全身中毒的化学战剂。主要代表物有芥子气（mustard gas）、路易剂（lewisite）和氮芥（nitrogen mustard）。糜烂性毒剂主要损伤皮肤，引起红斑、水疱和溃疡性坏死，对眼、呼吸道也有强烈的刺激作用，引起眼结膜红肿、失明和肺部黏膜性或假膜性炎症，严重者出现肺水肿，甚至死亡。

糜烂性毒剂性质稳定，可长期储存；可通过多途径中毒，中毒后病程长，易造成大量减员；穿透能力强，较易穿透布料、皮革、橡胶、木料、塑料和油漆。路易剂的战斗效能与芥子气类似。路易剂常与芥子气混合使用，路易剂能降低芥子气的凝固点，增强损伤作用。糜烂性毒剂施放后呈液滴态、雾态或蒸汽态，具有良好的军事性能，外军仍大量储备芥子气，是未来战争中使用的军用毒剂之一。

糜烂性毒剂多为沸点较高、比重大、难溶于水、易溶于有机溶剂，具有大蒜味。芥子气比重大、水溶解度小，落入水中大部沉于水底，少部分呈油状薄膜漂浮水面，可造成水源长期染毒。路易剂属卤代脂肪族砷化合物，除直接引起局部损伤外，也可通过多种途径吸收，引起全身中毒。

（二）中毒机制 加入胶剂则成胶状毒剂，可通过皮肤、呼吸道、眼及消化道等多种途径吸收，引起接触局部损伤，也可引起全身中毒。

芥子气是典型的双功能烃化剂（bifunctional alkylating agent），分子中的硫原子具有两对未共用的电子（自由基）。由于氯原子的诱导效应，硫原子上的未共用电子对沿着氯诱导效应的方向移动，促进氯原子分离，所以溶解于水或体液等极性溶液中的芥子气迅速解离，内部电子重新排列，形成正碳离子或正硫离子。正硫离子又称锍离子（sulfonium ion），具有很强的亲电性，（electrophilicity）极易与生物大分子的亲核性原子（nucleophilic atom）S、N、O 等起烃化反应，形成以共价键结合的不可逆性的烃化产物。细胞内许多重要成分含有 S、N、O 等亲核中心（nucleophilic center），它们对烃化剂具有强度不同的亲和力，其顺序为 S > N > O。芥子气对 DNA 的烃化作用是引起机体广泛损伤的生物学基础。机体 DNA 对芥子气极为敏感，DNA 中的碱基鸟嘌呤的 N^7、O^6、N^2 与腺嘌呤的 N^1、N^6 等位置极易被芥子气烃化。在碱性条件下，胞嘧啶的 O^2 也可被烃化。芥子气与 DNA 的烃化作用可能有双烃化（bifunctional alkylation）和单烃化（monofunctional alkylation）两种方式。双烃化又有链间交联（interstrand crosslinking）和链内交联（intrastrand crosslinking）之分，因而产生细胞和遗传毒性。

路易剂与三价砷化合物相似，能与体内丙酮酸脱氢酶系辅酶中的二氢硫辛酸（dihydrolipoic acid）的两个相邻的巯基结合，因而对该酶活性产生显著抑制，导致糖代谢进行到丙酮酸即停止，以致能量供应不足，细胞代谢紊乱和生理功能障碍。S 期细胞（DNA 合成期）和 G_2 期细胞（合成后期）对芥子气最敏感，因此，增殖旺盛的淋巴细胞、骨髓造血干细胞、肠黏膜上皮细胞、睾丸生精细胞等容易受到芥子气损伤，因此具有迅速杀死细胞作用。这与临床上存在潜伏期是一致的。因此，芥子气损伤早期往往不易确定细胞损伤程度。

（三）中毒表现 皮肤是芥子气损伤的多发部位。皮肤接触会产生糜烂，真皮乳头层毛细血管及小血管扩张充血，血浆、白细胞及少量红细胞渗出。进一步发展出现水疱期，皮肤水肿、坏死，并可波及真皮及皮下组织。溃疡坏死期的坏死组织基底部除白细胞、脓细胞浸润外，还有大量崩解的细胞核碎片，并可见纤维母细胞增生，发生感染还可见炎细胞的广泛浸润及水肿。芥子气中毒主要生化表现为糖代谢障碍、血糖升高和糖尿；蛋白质及脂肪分解增加，尿中氮、氨、肌酸、肌酐及磷总排泄量增加。血液乳酸、酮体含量升高，继而发生酸中毒。严重者急性期后出现严重消瘦、虚弱，呈"芥子气恶病质"状态。

六、刺激剂

刺激剂是对眼和上呼吸道有强烈刺激，人员接触后出现剧烈眼痛、流泪、咳嗽、胸痛而暂时失去战斗力。主要代表有苯氯乙酮（CN）、亚当剂（DM）、CS 和 CR。外军常用来骚扰对方军事行动，并用作"抗暴"剂，目前仍有装备。根据对刺激作用部位不同分两大类：

（一）催泪剂（lachrymator）　以眼刺激为主。极低浓度即能引起眼强烈疼痛、大量流泪、畏光和睑痉挛。高浓度对上呼吸道和皮肤也有刺激作用，主要代表有 CN 和 CR。

（二）喷嚏剂（sternutator）　以上呼吸道强烈刺激作用为主，引起剧烈和难以控制的喷嚏、咳嗽、流涕和流涎，并有恶心、呕吐和全身不适。对眼也有刺激作用，因能致吐，故又称呕吐剂，主要代表有 DM。

CS 对眼和上呼吸道均有强烈刺激，对皮肤也有明显的刺激作用，实际上，任何一种刺激剂的作用都是多方面的。

刺激性毒剂的中毒是可逆的，一般不需要救治就可恢复。

第三节　军用毒剂中毒的诊断与防治

一、诊断

（一）中毒史　对可疑中毒的人员，应当询问接触史，是否在染毒区内停留、停留时间长短、有无饮水和进食、有无闻及大蒜气味、洋绣球味或刺激剂特有的胡椒味、荷花香味等，当时防护及急救情况、皮肤及服装染毒和消毒情况、有无其他人同时中毒及毒区征象等。

（二）症状特点　芥子气中毒当时一般无明显的疼痛及不适，常有数小时至十几小时的潜伏期，潜伏期后相继出现眼、呼吸道、皮肤或消化道损伤的临床表现。路易剂与皮肤、黏膜接触时有剧痛，潜伏期短，皮肤充血水肿程度重，范围广，有出血点，早期疱液及尿、粪中可检出砷。

（三）实验室检查　血液检查包括白细胞总数及分类的连续观察及尿中二羟二乙硫醚测定，有利于诊断和判断芥子气中毒程度及预后。重金属砷的检出是路易剂区别与芥子气的重要指标，但是 DM 也有此特点，结合临床症状和毒剂侦检结果综合判断。

（四）毒剂检定　除了解毒剂侦检结果外，可对伤员服装、早期呕吐物或可疑的饮水及食物等采样进行毒剂检定，帮助诊断。

（五）鉴别诊断　根据中毒史、典型症状和侦检结果即可确诊何物中毒，但要注意光气、氢氰酸、氯化氰、蒸汽态路易剂及几种刺激剂之间的区别，特别是对眼和呼吸道的刺激作用是毒剂鉴别的重要依据。

二、预防

（一）使用防护器材　及时尽早的使用防毒面具和皮肤防护器材，尽早进行局部和全身洗消，条件允许时撤离染毒区。

（二）遵守染毒区行动规则。

（三）防止交叉染毒　收容伤员时，染毒服装、装具、武器、担架等均不得带入室内。

（四）全面消毒　来自染毒区的物品器材、车辆等均应及时进行检毒及消毒。

三、急救和治疗

急救内容主要包括：尽快组织自救互救，局部除毒，使用防护器材，除去染毒服装及撤离染毒区等。除此，最重要的是尽可能进行特效治疗。

（一）神经性毒剂染毒的处理 中毒后进行全血 AchE 活性测定是重要的辅助诊断措施，但有时中毒程度与酶活性抑制程度不一致。发现中毒，应快速给予特效抗毒剂，包括抗胆碱药（阿托品等）和 AchE 重活化剂（双复磷、氯磷定等）。抗毒药物的应用原则：①尽早首次足量给药，给药越早效果越好；②联合用药，中毒早期抗胆碱药和重活化剂同时伍用可发挥协同作用，提高疗效；③重复用药，首次用药后，在一定时期内必须根据病情适当重复给药，以维持药物有效浓度；④防止给药过量要注意药物过量带来不良后果。

同时进行对症治疗。

（二）失能性毒剂染毒的处理 失能剂中毒，一般根据中毒症状的轻重，采用对症治疗，如①躁动时给予小剂量氯丙嗪（25mg 肌注），对呼吸有明显抑制的禁止使用镇静药如巴比妥类、吗啡类药物，因为 BZ 可以加强这些药物对呼吸的抑制。②高热时应迅速使用冰袋、酒精擦浴等方法降温。同时给氧纠正缺氧。为纠正酸中毒可静脉滴注 5% 碳酸氢钠溶液 200~400ml。应用 20% 甘露醇 250ml 静脉滴注以防脑水肿。此外可用利尿酸钠 25mg 静注预防肾功能不全。③昏迷时，注意抗感染治疗。④瞳孔散大时，经抗毒治疗后瞳孔仍大时，可用 0.25% 毒扁豆碱或 1% 毛果芸香碱滴眼。

（三）氰类毒剂染毒的处理 氢氰酸中毒时，检测全血 CN^- 浓度可做诊断，当浓度超过 93μmol/L 时，中毒者会出现重度中毒症状，如昏迷、血压降低、呼吸缓慢、喘息、瞳孔扩大等，若不及时救治，有生命危险。急救方法主要包括立即吸入亚硝酸异戊酯、给氧，皮肤染毒时迅速用清水冲洗。经口中毒时，应用 1:5000 高锰酸钾溶液或 3% 过氧化氢溶液洗胃。

有关氰类毒剂的解救药物较多，如：

1. 高铁血红蛋白形成剂 ①亚硝酸盐类药物；②4 - 二甲氨基苯酚（4 - dimethylaminophenol，4 - DMAP）；③亚甲蓝（methylene blue）；④对 - 氨基苯丙酮（p - aminopropiophenone，PAPP）。

2. 供硫药物，如硫代硫酸钠。

3. 钴化合物（cobalt compounds） 羟钴胺（hydroxycobalamin）、组氨酸钴（cobalt histamine）、氯化钴（cobalt chloride）以及乙二氨四醋酸二钴（dicobalt ethylenediamine tetra - acetic acid，Co2EDTA）等。

4. 醛、酮类化合物。

此外，还要注意给氧和对症处理。

（四）窒息性毒剂中毒处理 窒息性毒剂染毒出现重度中毒时 X 线胸片会有明显的水肿样改变，并出现频繁咳嗽，咳大量白色或粉红色泡沫痰。呼吸窘迫，明显发绀，两肺有广泛的干、湿性啰音，动脉血氧分压低于 8kPa（60mmHg）。目前的治疗方法主要是综合对症支持疗法。治疗的主要原则有纠正缺氧、防治肺水肿、防治心血管功能障碍、控制感染和对症处理。

通过动物实验获得的治疗进展包括给予碱性药物、抗氧化剂以及磷脂酶 A_2 抗体，合用抗炎和给氧等方法具有较好的治疗效果。

（五）糜烂性毒剂中毒处理　糜烂性毒剂皮肤染毒时，用装备的皮肤消毒剂（或粉）进行局部消毒，也可选用下列药物：20% 一氯胺乙醇溶液或水溶液；1:10 次氯酸钙悬浮液；1:5 漂白粉浆；5% 二氯胺酒精溶液或氯胺 T、氯胺 B 等进行消毒。氯胺类化合物可与芥子气、路易剂作用生成无毒化合物芥子亚砜等无毒产物。大面积皮肤染毒应进行全身洗消。如果出现伤口染毒，立即伤口清洗、除毒、止血，减少毒剂吸收。如果出现眼染毒，对于芥子气，立即用 2% 碳酸氢钠、0.5% 氯胺水溶液或清水彻底冲洗；对于路易剂，尽快用水冲洗并用 3% 二巯基丙醇眼膏涂入结膜囊内，然后再用水冲洗。应用越早，效果越好。

全身中毒反应时，早期（1～2h 内）以每 5ml/min 的速度静脉注射 25% 硫代硫酸钠50ml，除硫代硫酸钠外，二巯基丙磺酸钠或二巯基丁二酸钠、半胱氨酸也有一定疗效。实验治疗研究表明，硫代硫酸钠与二巯基丙磺酸钠、地塞米松、阿托品及异丙嗪等合用对芥子气中毒动物有肯定疗效。这类抗毒剂含有二个相邻的巯基，二巯基与路易剂中的三价砷直接结合，形成无毒复合物，从而保护酶活性；此外，还可夺取中毒酶中的砷，恢复酶活性。中毒晚期，注意抗休克治疗。

此外，注意抗感染，促进造血功能恢复等以及对症处理都是经常采用的治疗方法。

第四节　军用毒剂的医学防护

化学武器袭击具有隐蔽性和突发性，医学防护是减少伤亡的重要手段。

医学防护是指对遭受化学武器袭击前后所采取的一系列对应举措，包括化学（毒剂）侦检，遭受袭击时采取防护、袭击后及时消毒、急救以及后送医疗等。包括：①呼吸防护：戴防毒面具、防毒口罩和捂湿毛巾等；②皮肤防护：穿防毒衣，戴手套，穿雨衣、雨鞋等；③眼睛防护：戴防毒眼镜、防护镜等；④撤离：向上风或侧上风方向迅速撤离现场；⑤洗消：对有毒的衣物及时进行洗涤消毒处理；⑥医治：中毒人员及时到医院就治等。

一、医学防护的原则

1. 平时"卫防"教育和自救、互救训练相结合；战时做好遭袭的各项准备工作。

2. 采取"卫防"和"器防"相结合；"药防"和"救治"相结合；阵地自救、互救与医学救治相结合。

3. 及时消毒，避免毒剂继续吸收、加重中毒和二次染毒。

4. 尽快救治中毒伤员，根据战况确定转移、集结或后送救治。

5. 对染毒区域水源、食品、饮料等进行卫生监督，及时取样检毒并上报。

高技术战争对化学武器的医学防护包括侦检、防护、洗消、救治等要求更高。必须在组织指挥、防护部署、伤员抢救等方面建立起有效的保障力量，建立动员体制，保障预案等，以最大限度地减少中毒死亡率。

二、军用毒剂侦检

（一）初步判断　发现可以染毒时，最好先进行现场的快速调查和观察，初步对下列情况进行判断。

1. 根据袭击的时机、场合判断　根据敌化学袭击的时机和场合可初步判断施用毒剂的种类，见表23-2。

表23-2　敌化学袭击的时机、场合及对其初步判断

敌化学袭击的时机和场合	初步判断	
对欲占领的阵地与目标或反冲击前为杀伤、迟滞我方冲击、追歼部队	杀伤性袭击	沙林、氢氰酸、氯化氰、光气等毒剂
或袭扰我方构筑工事	杀伤性袭击	多为VX、芥子气、沙林
在敌我交错态势下，欲俘获我方人员、物资而使用化学武器	扰乱性袭击	刺激性毒剂或失能剂
对我指挥所、交通枢纽、战役或战略后方使用化学武器	扰乱性袭击	持久性毒剂

2. 根据使用兵器和方法判断　化学航空炸弹一般威力较大，使用的毒剂一般为致死性毒剂像芥子气、路易剂、梭曼、维埃克斯和沙林、氢氰酸等。前者可采用触发爆炸或空中爆炸方式，主要造成地面、物体染毒；后者通常采用触发爆炸，造成空气染毒。航空布洒器多用于布洒芥子气、刺激剂、除莠剂以及生物战剂等。

3. 根据气象条件判断　各种毒剂性质、状态不同，其使用受气象条件的限制很大，可根据气象条件初步判断敌施放毒剂种类，见表23-3。

表23-3　敌化学袭击时的气象条件与对其判断

气象条件	初步判断
风速2~4米/秒，风向稳定，等温或逆温（夜间、拂晓、傍晚、阴天等）	能使用各种毒剂，特别是沙林和其他暂时性毒剂
风速6米/秒以上或对流（晴天白天）	能使用造成地面染毒的VX、芥子气等持久性毒剂
空气湿度极大（雾天），风向极不稳定雨天、大雪天、大风天	一般不会用毒

4. 根据初步染毒症状判断　由于各种毒剂的伤害作用不同，人员中毒后所出现的症状也带有特点或携带各种气味，根据这些特殊症状，可初步判断敌人用毒种类。

表 23 - 4 不同毒剂的特殊气味

气 味	毒剂种类
大蒜味	芥子气
天竺葵味	路易剂
苦杏仁味	氢氰酸
烂干草味	光气
刺激味	氯化氰或刺激性毒剂

（二）毒区现场观察　化学炮弹爆炸后毒剂分散成蒸汽、气溶胶、液滴等状态，造成空气和地面染毒。其炸药装量较一般炮弹要少，爆炸声音很低，弹坑和弹片飞行声音也小。根据这些特点，可判断有无遭受化学武器袭击。

（三）实施侦检　侦检是在初步判断的基础上进行的。在侦检过程中，侦察兵必须根据毒区的情况，正确地选择侦检点，合理地选用器材，灵活选用侦检方法。

（四）综合分析，得出结论　综合分析就是将了解的毒情和侦检的结果加以认真分析，得出正确的结论。它是侦毒过程的重要环节。这些材料归纳起来可分为四类，即①向上级和友邻通报的材料；②侦检人员搜集和观察到的情况；③侦毒管的变化情况；④毒剂的特殊鉴定反应。最后，填写实验记录并及时上报。

三、医学防护措施

在敌人使用化学武器时，正确使用防护器材和采取防护措施，能大大减轻或避免毒剂的伤害。防护分个人防护和集体防护。

（一）个人防护　个人防护指用个人防护器材保护人员不受毒剂、生物战剂和放射性气溶胶对人体的直接伤害，所用防护器材包括防毒面具、防毒衣、防毒斗篷、防毒靴套、个人消毒急救盒等。

1. 头面部防护　防毒面具（gas mask）是用来保护呼吸器官、眼睛及面部免受毒剂、放射性微粒和气溶胶直接伤害的一种防护器材，依其结构和防毒原理不同分为过滤式和隔绝式两种。能保障人员在毒剂浓度不高于0.5%、含氧量不低于18%的环境中有效地进行工作。

防毒面具均由面罩、滤毒罐（过滤元件）、面具三部分组成。面具的核心要件是装于滤毒罐或滤毒盒中的滤芯，决定滤（解）毒谱及吸气阻力，滤芯的基础材料是活性炭和滤烟纸。不同的滤芯其滤毒处理方法差别极大，是体现科技水平和含量的重要"载体"。防毒面具存在对生理不利影响，包括呼吸阻力大、存在无效死腔、对头面部有一定压力、负荷等。

2. 皮肤防护　皮肤防护主要是用皮肤防护器材保护皮肤免受毒剂的直接伤害。皮肤防护器材由防毒斗篷、防毒靴套、防毒手套和防毒服等组成。

有时可采用雨衣、毯子、大衣、被子、雨鞋、包装布等多种物品保护身体或下肢。

（二）集体防护　集体防护是以工事、战斗车辆、舰船舱室等密闭空间为基础，利用防化设施（气密隔绝、滤毒通风、工事洗消、空气监测与报警等）保护多数人员免受化学武器（包括核、生化武器）杀伤的一种防护方式。

集体防护能使担任坚守防御的部队战斗力不削弱，也是后方、指挥机构和城市群众进行防护和防空的必要手段。

第五节 军用毒剂的消除

毒剂消除（decontamination）或洗消是医学防护的一项重要内容。当人员、物品、水或食物染毒时必须进行消毒，以防止和减轻人员中毒，恢复物品的使用价值。

一、消毒方法

常规的消毒方法分为机械、物理和化学法三种。

（一）机械法

包括除去染毒层：在染毒地域机械地分离或切除染毒部分和隔绝毒剂，如用沙土等覆盖染毒地面或深埋染毒物品等一系列做法。

（二）物理法

1. 吸附 利用有较强的吸附能力的吸附剂吸附体表或水中毒剂，如用活性炭吸附空气中、胃内和水中毒剂；用漂白粉、棉花、纱布等吸去皮肤上可见的毒剂液滴等。

2. 溶解、冲洗 多数毒剂溶于有机溶剂，可用汽油、煤油、酒精等有机溶剂溶解去除体表或器械表面的毒剂，但多孔的和能被有机溶剂溶解的物品不能使用。也可用水冲洗染毒的表面。如用热水加洗涤剂效果更好。

3. 通风、加热 通风可驱散毒剂；高温加热可使毒剂破坏或部分毒剂蒸发。如用热空气（蒸汽）对服装、棉毛织品的消毒；染毒水及金属医疗器械的煮沸消毒；少量染毒严重而价值不大的物品进行烧毁处理等。

（三）化学法 利用化学消毒剂破坏毒剂，使之成为无毒或低毒产物等做法。化学消毒法是一种彻底的消毒方法。消毒反应的基本原理有以下几种：

1. 水解作用 多数毒剂（路易剂例外）可因水解失去毒性，但常温下水解较慢，加热加碱可使水解加速。

2. 与碱作用 碱可破坏抑制毒剂的毒性，特别是 G 类神经毒和路易剂，故常用氨水、碳酸钠、碳酸氢钠和氢氧化钠等碱性消毒剂消除上述毒剂。

3. 氧化作用 糜烂性毒剂易被氧化剂氧化失去毒性。因此，用漂白粉浆（液）、氯胺、过氧化氢、高锰酸钾等溶液消除之。路易剂还可用碘酒消毒。因为氧化剂一般均有腐蚀作用，不宜用来消毒金属医疗器械或服装等棉毛织品。

4. 氯化作用 芥子气易被氯化生成一系列无糜烂作用的多氯化合物等。因此常用漂白粉、氯胺或二氯异三聚氰酸钠等消除芥子气。

二、人员洗消

人员染毒后应立即采取自救互救方式消毒，尤其是对神经性毒剂和糜烂性毒剂。洗消应当选取正确的洗消方法，尤其应当注意洗消时出现交叉污染和保护好眼睛、皮肤等机体外部裸露部分，还应当选择适当的洗消剂。一般来讲，绝大多数军用毒剂属于酸性毒剂，遇碱会发生中和反应，消除其毒性，但最后不要忘记用清水清洗干净。

（一）皮肤　人员皮肤染毒后应迅速用个人消毒手套消毒，或用纱布、棉花等吸去可见的毒剂液滴，再用皮肤消毒剂或其他代用品、肥皂、洗衣粉、碱性物质等的水溶液消除染毒部位，后用净水冲洗。无水时可用布、手帕或干净的泥土多次吸除，也能减轻伤害程度。胶状毒剂染毒时，先将毒剂轻轻刮去，然后用汽油擦洗，再用消毒剂消毒。消毒时防止消毒剂进入眼、鼻、口和伤口内。

（二）眼　接触毒剂后应立即用水、2% 碳酸氢钠或 0.01% 高锰酸钾水溶液反复冲洗。冲洗时脸转向一侧、闭嘴、用手撑开眼睑，将水轻轻注入眼内，并使水从脸的侧面流掉。

（三）全身洗消　人员染毒后，经局部紧急消毒后，对于染毒面积较大的皮肤，条件许可时用热水、肥皂清洗全身，全身洗消最好在专门设置的人员洗消站（场）内进行。

三、服装洗消

（一）擦拭　轻微染毒部位用装备的消毒剂擦拭。

（二）洗涤　用肥皂、洗衣粉洗涤。适用于棉布、合成纤维制品。

（三）煮沸　将染毒服装浸泡在 2% Na_2CO_3 溶液中煮沸 0.5 ~ 1 小时；对胶状芥子气煮沸 1 ~ 2h。

（四）熏蒸　将染毒服装放在笼屉内撒上碱性溶液加热熏蒸 2 小时。

（五）热空气法　将热空气通过消毒室（柜）内，适用于不宜用煮沸法进行洗消的物品。

（六）火烤　将染毒服装用水浸湿，洒上 2% Na_2CO_3 液，烘烤 1 小时。

（七）自然除毒　利用风吹日晒等自然条件使毒剂分解、蒸发。

四、医疗卫生器材消毒

染有 G 类毒剂时，用 10% 氨水擦洗；染有 V 类毒剂时可用 10% 二氯异三聚氰酸钠水溶液浸泡 1 小时；染有芥子气时用 20% 氯胺酒精溶液清洗；对手术器械、金属器材、玻璃器皿等可先用有机溶剂纱布擦洗，再用 2% 碳酸钠溶液煮沸 5 ~ 10min；橡胶制品用 5% 氯胺水或漂白粉浆浸泡 1 ~ 2 天；涂漆木制品先用纱布吸去可见液滴，然后用水冲洗，或在染毒处用厚白粉浆涂擦；对染毒的敷料、绷带可用 2% 碳酸钠溶液煮沸 30 ~ 60min，作辅助材料用；担架染毒可用皮肤消毒剂涂擦。

总之，洗消应分别按布类、金属、木制品消毒处理。一些战斗车辆内部因装有精密仪器宜用热空气进行消毒，而不宜用洗消液。

五、染毒水及食物的消毒

（一）水的除毒　水消毒法有煮沸法和混凝过滤法。

（二）食物除毒　粮食、肉类、蔬菜若为蒸汽态毒剂染毒，经通风或温水洗涤至毒剂气味消失后，煮沸并经检验无毒后可食用。严重染毒的食物应销毁。

第六节　突发性化学事故及其医学救援

随着化学工业的发展和化工产品应用领域的扩大，发生化学事故的规模和频率在逐年增加。联合国于1986年3月召开了专门会议对化学事故的应急救援问题发布了相应文件，以推动世界各国对化学事故的应急救援工作。对化学毒物和化学战剂突发化学事故的医学应急救援，不但是现代化城市建设的一个十分紧迫的社会课题，也是我军在和平建设时期实施防化卫生勤务保障的任务之一。

一、化学事故及医学救援概述

突发性化学事故（sudden chemical accident）通常是指有毒有害化学物品生产、使用、贮存和运输等过程中突然发生泄漏、燃烧或爆炸，造成或可能造成众多人员急性中毒或较大的社会危害，需要组织社会性救援的化学事故。

化学事故应急救援（chemical accident emergency rescue）一旦发生灾害性化学事故，动员和组织社会力量迅速控制危险源，抢救受害人员和国家财产损失，组织群众自我防护，撤离、疏散，消除危害后果，尽快恢复城市的综合功能。这种社会性的救援称为"化学事故应急救援"。医学救援是化学事故救援的重要内容。

化学事故应急救援根据事故范围及其危害程度采取相应的救援形式。

1. 事故单位的自救　一般性化学事故危害范围小，危害程度轻，不需要组织社会力量进行救援。事故单位熟悉事故的现场情况，完全可以依靠自身力量进行自救、互救，特别应尽快控制危险源，使中毒人员尽快脱离毒区得到急救，这是化学事故发生后最基本又最重要的一种救援形式。

2. 对事故单位的社会性救援　这里主要指对重大的灾害性化学事故而言。虽然事故危害局限于事故单位，但危害程度大，或者是危害范围已超出事故单位，涉及邻管单位并影响周围地区，依靠本单位及消防部门的力量已不能控制事故和及时消除事故后果。因此，必须组织地区或相邻单位和社会力量进行联防救援。

3. 对较大危害区域的社会救援　这类化学事故通常已发展成特大的灾害性化学事故，危害范围大，危害程度重，甚至已产生次生灾害。如引起地下燃料管道大面积的燃烧、爆炸。人员伤亡惨重。国家财产遭受严重损失，影响的范围已远远超出了事故单位，已经跨区、县。城市工厂的生产、商店的经营、居民的交通、生活等城市综合功能已不能正常运转，必须动员、组织力量采取断然措施，协同进行综合性的社会救援。

防化救援（antichemical rescue）：军队利用防化组织、技术和装备，对突发性化学事故实施的救援行动，当突发性化学事故造成众多人员急性中毒，对社会产生较大危害时，充分发挥军队防化组织、技术和装备的优势，协助地方有关部门消除和控制化学事故产生的后果和影响。

二、化学事故类型

化学事故的类型从救援角度出发，一般可为两类。一类为一般性化学中毒事故；另一类为灾害性化学事故。而灾害性化学事故根据其危害范围及危害程度又可分为重大灾害事故和特大灾害事故。

1. 一般性化学中毒事故 由于工艺设备落后或违反操作规程，引起少数人员中毒伤亡。一般中毒 10 人或死亡 3 人以下，事故范围及危害局限在单位以内，只需事故单位组织自救就能迅速控制的化学事故。

2. 灾害性化学事故 灾害性化学事故必须是造成众多人员伤亡和使国家财产遭受重大损失，影响地区生产和妨碍居民正常生活，事故危害范围已超出事故单位并影响周围地区，事故呈进一步扩展态势的化学事故称灾害性化学事故。按其危害范围、危害程度及人员伤亡又可分级为重大化学事故和特大化学事故。

(1) 重大化学事故：突然发生危及周围居民并造成中毒 10 人以上，100 人以下，或死亡 3 人以上，30 人以下的化学事故。从化学物泄漏量的角度分析，几吨以下毒物泄漏的重大化学事故，是目前我国化学事故中发生概率最高的，而且也需动员部分社会力量和组织专业人员实施化学救援的事故。

(2) 特大化学事故：有大量毒气突然泄漏，并发生燃烧、爆炸。短时间内造成大量人员中毒伤亡，中毒 100 人以上或者死亡 30 人以上，事故危害已跨区、县，并呈进一步扩展态势，使城市的生产、交通及人民生活等综合功能遭受破坏，社会秩序紊乱，称这一类化学事故为特大化学事故。如印度的博帕尔泄毒事件和江西上饶沙溪镇一甲胺泄漏化学事故等。印度博帕尔农药厂震惊国际社会的突发城市化学事故给人类带来的灾难，给人类的生命安全和生存环境带来了巨大威胁，已引起国际社会和各国政府的高度重视。

三、实施化学事故医学救援

化学事故应急救援必须在深入调查、分析和科学预测的基础上建立化学事故应急救援预案。对化学事故的预防除了要在全社会加强防灾意识教育，更重要的是要在全社会建立防灾措施和救援系统。

1. 潜在危险度 (latent hazard) 评估 对潜在危险度的评估，实际上是分析潜在危险性的量度，它受多种因素的影响，需要综合分析。例如潜在危险度与有毒化学品的贮存量、急性毒性、周围居民密度，其他共存化学品的总量、发生化学事故的频率、企业管理水平及设备状态等有关；还需参考全国相关地区及全国化工系统调查统计的结果，用"权叠加积分法"或其他统计方法对潜在的危害进行分级处理，根据积分的多少等最后评出所在地区、城市级、区级和厂级的化学危险重点目标单位。

2. 危险目标区和重点毒物的评定 在掌握危险源的分布后，确立重点毒物和划分威胁城市的危险目标区 (hazard target area)。对常用的多种有毒有害化学品的急性毒性（按剧毒、高毒、中等毒、低毒和微毒五类划分），每日生产、运输、使用、贮存的总数量，历年事故情况，毒物的理化性质等项目分析评估，然后请有关专家评审，最后正式确立了该市的重点毒物，并在此基础上确定了该市的危险目标区域。

3. 应急救援预案 通过对一地区、城市重点目标的预测，可以确立该重点目标的有毒化学品一旦突发事故能造成多大的伤害范围、程度及人员伤亡人数，因而有利于制订相应有效的救助方案"化学突发事件应急救援预案 (preliminary plan of chemical accident emergency rescue)"。

"化学突发事件应急救援预案"是应急救援行动的指南。制订预案的目的是为迅速而有效地将事故的损失减至最低限度，应急措施的确实可靠，在很大程度上取决于"预案"的符合实际以及准备的充分。"预案"应包括权威性的组织指挥机构、各级救援队伍的组成及职责、所需设备和器材、人口的撤离和疏散路线。事故现场的洗消和善后处理及包括各类应急救援网络指挥图解的制订等。

4. 指挥机构、专业队伍的建立　为在突发化学事故时能迅速、有秩序地进行应急救援，减少事故对人民生命安全和财产的损失，保障我军指战员在战时及平时防化医学勤务保障，必须制订切实可行的军队和城市化学事故应急救援法规及权威的指挥机构，并为应急救援专业分队装备必要的器材和药品。

思考题:

1. 研究化学战剂理化性质的意义何在?
2. 化学战剂危害的主要靶器官各有哪些?
3. 使用化学武器的气象、地理条件有哪些?

（海春旭　张　巧）

第二十四章　材料毒理学

材料毒理学（material toxicology）属于应用毒理学范畴，是一门专题研究材料脱出物中的有毒物质化学分析和毒性评价的学科。材料脱出物的毒性分析是生命科学对材料科学提出的挑战性新课题。它利用当代物理学、化学、生物学、生物化学、毒理学、表面技术和分析科学等多学科领域的成就为其所用，具有交叉学科的性质，是毒理学的前沿课题之一。

材料作为社会经济发展的主要物质基础，对推动人类文明和发展起着极其重要的作用。近年来，随着我国经济的发展，大量材料被广泛使用。建筑装饰材料、航空航天特种材料、舰艇用材料、医用材料、生物材料、纺织材料、服装材料、包装材料、家具、化妆品、清洁剂、消毒剂、杀虫剂、黏合剂等数以万计的化学工业品，充斥于生活的方方面面。由于这些材料的原料内含有或是生产加工时加入了某些化学物质，在常温下即可向室内空气释放挥发性化合物，包括挥发性无机物（volatile inorganic compounds，VICs）以及挥发性有机物（volatile organic compounds，VOCs），如甲醛、三氯乙烯、苯、二甲苯等。这些挥发性化合物在特定的空间或区域内达到一定浓度时，就可以对人的中枢神经、免疫系统以及各器官、组织产生毒害作用，使人产生多种中毒症状，许多人抱怨在这种室内环境中感觉不适，主要表现在：眼睛不适、鼻腔和咽喉不适、流鼻水或鼻塞、胸闷、头晕头痛、精神无法集中、皮肤过敏等等。世界卫生组织（WHO）将此现象称为"病态建筑物综合征"（sick building syndrome）。目前研究资料表明，在发达国家，人们有90%的时间在室内度过；在我国，城市居民在室内度过的时间平均也在80%以上。因此，室内装潢材料对居室空气质量的影响直接关系着人们的健康。

我国最早从事材料毒理学研究的机构是航空、航天及航海部门，他们对密闭舱室内材料脱出的有毒物质进行了比较系统的检测分析并做了大量动物实验，建立了相应的军用卫生标准。我国对材料脱出的有毒物质引发民用建筑工程室内环境污染的研究工作开展得较晚。研究文献显示，20世纪80年代以前，室内污染物主要是燃煤所产生的一氧化碳（CO）、二氧化碳（CO_2）、二氧化硫（SO_2）和氮氧化物（NOx）等。之后，随着人们生活水平的提高，特别是在建材业高速发展、装修热兴起的今天，由装饰材料所造成的污染成为室内污染的主要来源，由此带来的健康危害已成为研究的热点，因此，材料毒理学开始受到普遍关注。

第一节　概　述

一、材料毒理学的常用名词术语

（一）材料脱出物　材料脱出物即材料的脱气产物，是指环境温度在10～100℃范围内时，材料通过扩散、蒸发及缓慢氧化等途径释放出的物质。脱气产物的组成：总质量损失 =

可凝挥发物＋水汽＋非水汽不可凝挥发物。

在较低温度下，挥发性物质通常最先脱出，这可能与某种缓慢的键合作用有关，也可能是在被暴露表面上或接近表面处有像空气一样的氧化氛围而发生某些氧化作用。这一过程通常是作为一种老化作用或熟化作用反映出来，其脱出物多是沸点低的溶剂和水蒸气，是由材料的孔隙或气阱中扩散出来的。

（二）热解产物 环境温度超过100℃时，材料氧化分解产生的化合物以及在更高温度下发生不规则的断裂形成的新化合物和各种大小分子统称为材料的热解产物。

（三）挥发性有机物（VOCs） 挥发性有机物（VOCs）是常温下以液体或固体形式存在的具有挥发特性的有机化合物。WHO以各种化合物的沸点范围将VOCs细分为：

1. 高挥发性有机物（VVOC：very volatile organic compounds） 沸点为50～100℃。

2. 挥发性有机物（VOCs：volatile organic compounds） 沸点为100～260℃。

3. 半挥发性有机物（SVOC：semi-volatile organic compounds） 沸点为260～400℃。

4. 颗粒状有机物质（POM：particulate organic matter） 沸点为380℃以上。

（四）材料毒理学的主要研究内容 目前，材料毒理学的研究大致包括以下几方面的内容：

1. 不同材料脱气和热解产物的定性及定量分析 根据材料脱气和热解产物的物理、化学特性，总结出一系列标准化的毒物分类、分析方法，以达到有效的测定目的。通常各实验室采用国家标准或国家军用标准以及美国环保局（EPA）制定的标准检测方法对材料脱气和热解产物进行量化分析。利用各种快速、灵敏的分析手段以保证紧急毒害事件或意外事故中毒物的实时检测，为毒害抢救、事故分析及善后提供科学依据。

2. 材料脱气和热解产物的毒作用 在材料的脱气和热解产物中，很多化合物是国际、国内严格控制的污染物，对其进行动物急性吸入毒性试验，以确定对生物有机体的损害作用及其中毒机制。

3. 材料毒性预测 利用分子连接性指数法研究不同材料脱气和热解产物结构-毒性定量关系，是目前材料毒性研究的前沿课题。通过建立多种具有毒性预测能力的环境模型，对已进入环境的污染物及新化合物的生物活性、毒性、环境行为进行预测、评价和筛选。

4. 材料高温热解产物毒性鉴定和材料毒性评价 以公布的国家标准或国家军用标准规定的污染物组分容许浓度为依据，对材料脱出物浓度进行评价，同时以材料高温热解产物毒性鉴定结果判断材料的毒性等级。

二、开展材料毒理学研究的重要性

（一）材料毒性分析在现代国防工业中的重要意义 在潜艇、航空航天工业以及居室、坑道等相对密闭的空间中，经常要使用各种非金属材料进行隔热、密封、绝缘和装饰；同时轻结构件、仪表面板、管道、开关、食品包装、容器、坐椅、操纵杆、服装和救生设备等都是由各种塑料、涂料、橡胶、织物、纤维、润滑剂、黏合剂等构成，许多材料在常温下就会散发各种挥发性无机或有机污染物。有报告表明我国潜艇舱室空气中鉴定出有机污染物达266种，"美国天空实验室-4"舱内挥发性有机成分达81种，水星飞船舱内空气中的污染物达 46 种，阿波罗飞船非金属材料散发的污染气体达 300 多种。对密闭空间来说，这些污染物是重要的化学污染源，如果不控制和清除这些污染物，污染物累积起来达到有毒的浓度，将会给工作和生活在其中的人员带来因毒性污染物低浓度的慢性暴露或事故性高浓度的急性暴露而引起的潜在危险。而且这种危害随着时间的延长而加重，将会严重影响人员的健康和工作效率。例如，20 世纪 70 年代初，潜艇舱壁保温绝缘材料 "5564" 硬质聚氨乙烯泡沫塑料释放的具有高毒性的腈化物（异丁腈、甲基丙烯腈和四甲基丁二腈）造成潜艇舱室空气严重污染。"阿波罗" 1 号飞船地面模拟飞行实验中发生火灾，3 名航天员中毒死亡。其原因是阻燃材料在纯氧环境中燃烧，产生一氧化碳和其他有毒的热解产物所致。美国航空航天局（NASA）一次 30 天载人环境系统模拟实验进行到 48 小时，受试者嗅到了刺激性的气体，继续到第 3 天后出现恶心、呕吐、头痛等反应，坚持到第 4 天不得不停止试验。经检测分析，认为是清洁剂的溶剂三氯乙烯与净化剂的碱性材料氢氧化锂发生化学反应，产生高毒性的二氯乙炔和一氯乙炔引起中毒反应。又如，NASA 航天飞机第 35 次飞行任务中，乘员舱出现气味，这是由于数据显示器的电器元件过热，产生的热解产物苯所致。NASA 航天飞机第 40 次飞行任务中，航天员出现鼻黏膜发炎、头痛和恶心，这是由于冰箱风扇马达过热，引起周围泡沫绝缘材料热解产生甲醛和氨所致。有些化学污染物还能加速仪器、仪表的腐蚀或影响仪器、仪表的光学性能和电绝缘性能。人类航天航海史上的种种悲剧警示，非常有必要对密闭环境中使用的非金属材料的脱出物进行毒理学评价，筛选出低气味、低脱气、低毒性和热稳定性能好的材料，以保证乘组人员的安全、健康和工效。

（二）材料脱出物的毒性对居室环境的影响　很多调查发现，由于材料脱出物中含有一些有毒、有害的物质，严重影响了室内空气的质量。据美国环保局统计，室内污染物已鉴定的达 500 余种，以甲醛最为常见，苯、三氯乙烯、甲基氯和苯乙烯也较易检出。报道中谈到，对一新建办公楼内空气中的脂肪烃、芳香烃和卤代烃等 14 种挥发性有机物进行了监测，结果表明 7 月份室内空气中的含量达 1.299mg/m³。在日本，办公室使用的木材、胶合板、壁纸、隔热材料、防腐剂及制品中都检测出了一定量的有机污染物。在东京进行的室内调查，检测出了 23 种有机污染物，其中乙醇、丙酮、芳香烃等的含量较高。在东京和神奈川，对 16 个办公室内空气中有机污染物的调查结果表明：检出的 16 种有机污染物的质量浓度大都在 0.030mg/m³ 以下，但 1，1，1-三氯乙烷、正丁醇、癸烷等的含量较高，甲苯浓度则高达 0.126mg/m³。可见室内挥发性有机物的污染相当严重。

表 24-1 列出了一些建筑材料中总挥发性有机化合物（total volatile organic compound，TVOC）的浓度和排放率。

许多办公室职员和新装潢房间内的居民经常反映眼睛受到刺激、头痛、疲劳和上呼吸道不舒服，有些人则反映伤风或流感越来越频繁，这就是典型的病态建筑综合征（sick building syndrome，SBS）现象或临床表现。SBS 的实际含义，就是指建筑物内人群由于长期接触灰尘、气体、真菌、细菌和其他室内空气污染物而产生不良反应的综合症状。一般来说，当受害人群离开这些建筑物时，症状也就消失了。但更严重的情况是受污染的室内空气中还存在许多致癌、致畸变和致突变物质。据保守估计，全世界每年由于室内空气污染而引起的非正常死亡超过 111 000 人。装修材料中的有害物质是导致近年白血病高发的重要原因之一。据某市儿童医院血液病研究所统计，10 年中收治的 1 800 多名白血病患儿中，有 46.7% 的家庭在半年之内进行过装修。环境污染的受害者不只是儿童，另一组调查数字表明，在近10年的1 200多名老年白血病患者中，有54.6%的家庭也曾在半年内装修过。天津市卫生系统的统计发现，有些患过敏性皮炎、喉头水肿、支气管炎及血小板减少等病症的患者，其患病原因均与房间装修后室内有害气体超标有关。

表24 –1　各种地板、墙壁涂层和涂料的 TVOC 浓度和排放率

材料类型		浓度（mg/m^3）	排放率 [mg/（m^2·h）]
墙　纸	乙烯和纸张	0.95	0.04
	乙烯和玻璃纤维	7.18	0.30
	印刷纸	0.74	0.03
墙壁覆盖物	粗麻屑	0.09	0.005
	聚氯乙烯塑料	2.43	0.10
	纺织品	39.60	1.60
	纺织品	1.98	0.08
地板覆盖物	油毡	5.19	0.22
	合成纤维	1.62	0.12
	橡胶	28.40	1.40
	软塑料	3.84	0.59
	均相聚氯乙烯塑料	54.80	2.30
涂　料	丙烯酸乳胶	2.00	0.43
	清漆、透明环氧树脂	5.45	1.30
	清漆、聚氯基甲酸脂及其两种成分	28.90	4.70
	清漆、酸性固化剂	3.50	0.83

世界卫生组织欧洲事务局总结了空气中总有机物浓度对人体健康的影响情况见表24 –2。

表24 –2　总有机物浓度对人体健康的影响

总有机物浓度（mg/m^3）	对人体健康的影响
<0.2	未发现有影响
0.2～0.3	可能有影响，但影响会很小
0.3～3	若有加合作用，会产生炎症和不适应的感觉
3～5	异味，居住者反应强烈
5～8	对生理影响明显，眼、鼻、喉炎症
8～25	头痛、头晕
>28	头痛，毒害神经

挥发性有机化合物之一的醛类化合物与人们的日常生活关系非常密切，具有潜在的致癌性，是环境中的典型污染物，因而受到研究者的关注。表24-3列出了不同材料制作的家具和消费品释放出的甲醛量。

表24-3 不同材料制作的家具和消费品释放出的甲醛量

材料类型	甲醛排放率 $[\mu g/(m^2 \cdot d)]$	国标限量值	使用范围
中密度纤维板	17600~55000	≤9mg/100g	可直接用于室内
		≤30mg/100g	必须饰面处理后可允许用于室内
硬木胶合板	1500~34000	≤1.5mg/L	可直接用于室内
		≤5.0mg/L	必须饰面处理后可允许用于室内
粒层板	2000~25000		
脲-甲醛泡沫塑料绝缘材料	12000~19200		
软木胶合板	240~720	≤1.5mg/L	可直接用于室内
		≤5.0mg/L	必须饰面处理后可允许用于室内
纸产品	260~680	≤120mg/kg	
玻璃纤维产品	400~470		
服装	35~570		
弹性地板	<240	≤0.12mg/m³	可直接用于室内
地毯	0~65	≤0.050mg/(m²·h)	
装潢纤维	0.7		

世界卫生组织宣布，全世界每年有10万人因为室内空气污染而死于哮喘病，其中35%为儿童。最近，英国投资1 500万英镑进行全球环境变化问题研究的小组，在总结各国科学家的研究报告并进行了大量调查分析之后，公布了一个令人震惊的结论：环境污染使人类特别是儿童的智力大大降低！参与研究的伦敦大学教育研究所的威廉斯博士说："这个结果超出了人们以前的估计，人类的大脑正在被人类自己的行为损坏。"

因此，研究材料脱出的污染物对生物有机体损害作用的规律及其防治措施，对保障人类健康、提高工效、促进人类社会可持续发展等方面具有极其重要的意义。

第二节 非金属材料的脱气与热解产物

室内空气中的污染物主要来自室内建筑材料。室内建筑材料包括基本建筑材料和装饰材料，二者有时很难严格区别。基本建筑材料主要是指建筑物的基础材料、承重材料，如地基、墙壁、屋顶等所用的材料，通常有砖瓦、水泥、预制板、隔热材料等。装饰材料则是指用于基本建筑材料表面，起到保护、美化作用的材料，如石灰浆、涂料、壁纸、地板革、地板砖、地板蜡、隔音板等。以上种种材料和物品所使用的原材料中，有的是传统的天然材料（如粘土、沙石等），有的是废渣或再生材料，有的则是现代化工产品。近年来，后二者的比例在迅速增长。值得注意的是，很多原材料在加工、生产过程中，还要加入各种助剂，方能制成成品。其中很多助剂具有挥发性，产品进入室内后，挥发性物质就会释放出来。这些挥发物除部分是无机性化学污染物外，大多数是有机性化学污染物。表24-4列出了建筑物的材料和装备作为发生源产生的化学物质。

表24-4　建筑物的材料和装备作为发生源产生的化学物质

建筑材料	脂肪族化合物，如正癸烷、正十二烷 芳香族化合物，如甲苯、乙苯、苯乙烯 有机卤化物，如氯乙烯 醛类，如甲醛 酮类，如丙酮、2-丁酮 酯类，如氨基甲酸乙酯、乙酸乙酯、邻苯二甲酸双（2-乙基己酯） 醚类 放射性物质，如氡气
暖室、换气或空气净化系统	无机气体，如SO_2、CO、CO_2、NOx 脂肪族化合物，如甲烷 多环芳烃，如苯并［a］芘
车库	无机气体，如SO_2、CO、NOx 芳香族化合物，如苯 有机卤化物，如氯乙烯 多环芳烃，如苯并［a］芘

家庭居室用品，如洗涤剂、涂料、塑料制品、家具装饰材料、粘合剂、化妆品、芳香剂等产生的有机污染物列于表24-5。

表24-5　家居用品产生的有机污染物

粘合剂	脂肪族化合物，如己烷、庚烷 芳香族化合物 有机卤化物 醇类 酮类，如甲基异丁基酮 酯类，如乙酸乙烯基酯 醚类

续　表

涂料、喷雾剂	脂肪族化合物，如己烷、庚烷 芳香族化合物，如甲苯 有机卤化物，如二氯甲烷 醇类 酮类，如甲基乙基酮、甲基异丁基酮 酯类，如乙酸乙酯 醚类，如乙醚、丙醚
芳香剂	醇类，如乙醇、异丙醇、丙烯基乙二醇 酮类，如丙酮 醛类，如甲醛、乙醛 酯类 醚类，乙醚、丁醚
洗涤剂	芳香族化合物，如甲苯、邻二氯苯 有机卤化物，如甲氯乙烯、二氯甲烷 醇类 酮类，如丙酮、甲基乙基酮 醚类
汽车制品	脂肪族化合物 芳香族化合物，如苯、甲苯、二甲苯 有机卤化物，如四氯乙烯 醇类，如丙二醇、异丙醇 酮类，如甲基乙基酮 氨化合物，如三乙醇胺、异丙醇胺
特殊物品	脂肪族化合物，如己烷、庚烷 芳香族化合物，如苯、甲苯、二甲苯 有机卤化物，如氯乙烯、二氯甲烷 醇类，如甲醇、乙醇、异丙醇、苯甲醇 酮类，如丙酮、甲基异丁基酮 酯类 醚类，如乙二醇醚 氨化合物，如二乙胺
家具、衣物	芳香族化合物，如苯乙烯 有机卤化物，如氯乙烯 酯类 醛类，如甲醛 醚类，如乙二醇醚

对于一些疏松、成薄膜状的材料、橡胶和胶粘剂来说，它们的气体排放与其饱和程度是成正比例关系的。在密封容器内长期（达 7 个月）存放聚合材料样品时，就会出现化学物质的排放量按照指数定律降低的现象。

航天医学工程研究所应用气相色谱/质谱联用仪和顶空/浓缩进样技术，对 38 种聚合材料（或制品）的热脱气产物进行了检测。从这些材料样品的顶空气中定性检测出 80 余种化学成分。观察到材料在 100℃ 24h 条件下，主要脱出的是溶剂、单体和热分解及热氧化产物，其中有苯、丙烯腈、丙烯醛、溴甲烷、氯丙烯、二硫化碳等毒性较大的化合物。常见的非金属材料及其脱气产物见表 24 - 6。

表 24 - 6　常见的非金属材料及其脱气产物

非金属材料	可能产生的脱气产物
聚乙烯	一氧化碳、烯烃、甲醛
聚丙烯	氢、甲醇、甲醛、二氧化碳、丙酮、过氧化氢
聚苯乙烯	苯、甲苯、乙苯、苯乙烯、苯乙酮、甲醇、一氧化碳
聚氯乙烯	丙酮、甲醛、氯化氢、乙酸丁酯、氯乙烯、一氧化碳、邻苯二甲酸二丁酯
聚四氟乙烯	烃、氟有机化合物、氟光气
聚丙烯腈	氨、丙烯腈、氢氰酸、乙腈、乙烯乙腈
丁二烯 - 苯乙烯橡胶	丁间二烯、苯乙烯
丁腈橡胶	丁二烯、氨、一氧化碳、丙烯腈、秋兰姆、一氧化氮
丁苯橡胶	甲醛、甲酸、烃
异戊二烯橡胶	异戊二烯
氯丁二烯橡胶	2 - 氯丁二烯、烃
氟橡胶	烃
酚醛树酯	苯酚、甲醛、一氧化碳
聚酰胺	己内酰胺、己二胺、烃
聚氨酯	乙烯、2，4 - 甲苯撑二异氰酸酯、一氧化碳、丁醇、氧化乙烯、甲醛、己撑二异氰酸酯
聚酯合成纤维	丙酮、酯、乙醛、甲醛、对苯二甲酸二甲酯
环氧树脂	氯甲代氧丙环、二苯乙烷、二苯丙烷、甲苯
硅氧硅基橡胶	四乙基硅烷、环六甲基三硅氧烷、环八甲基四硅烷、1，1，2，2 - 四甲基 - 1，2 - 二硅氧烷 - 1，2 - 二醇、甲醛、一氧化碳、烃
聚甲基丙烯酸甲酯	甲基丙烯酸二甲酯、一氧化碳、甲醛
热熔胶	氯甲烷、乙醛、脲、氯乙烷、丙酮、呋喃、丁醛、2 - 丁酮、二甲基丙醛、二甲基呋喃、异丁基甲酸酯、苯、戊酮、戊烯、环己烯基甲醛

续　表

非金属材料	可能产生的脱气产物
硅橡胶 6144	丙酮、苯、甲苯、戊醛、2－丁酮
硅橡胶 6143	脲、乙醛、丙酮、二硫化碳、2－丁酮、甲基呋喃、苯、甲苯、戊醛
特种硅橡胶	脲、丙酮、二硫化碳、苯、甲苯、呋喃、甲基呋喃
胶布	甲基丙烯、脲、氯甲烷、氯乙烷、丙酮、乙醛、甲基丙醛、呋喃、丁醛、丁酮、苯、异丁基甲酸酯、己醛、二甲基呋喃、二甲基丙醛、环己烯基甲醛
胶料	脲、乙醛、乙醇、丙酮、二硫化碳、甲基丙醛、苯、甲苯、2－丁烯醛、3－丁烯酮、2－丁酮、甲基呋喃、甲基丁醛、戊醛、庚二烯醛
S781－B 涂层	异戊烷、三氟氯丙烯、正丁醇、甲醇、3－甲基丁酮、乙酸乙酯、乙酸甲酯、2－甲基丙烯腈、丙烯腈、二硫化碳
浅黄无毒阻燃布	环己烷、乙氧基丙烯、氯仿、溴丙烯、溴丁烷、正丁醇、2－甲基丙醇、丙酮、3－甲基丁酮、2－甲基呋喃、四氢呋喃
深绿无毒阻燃布	环己烷、乙氧基丙烯、氯丁烷、一氯一溴丙烯、溴丁烷、异戊基溴、2－甲基庚酮、2,4－二甲基戊酮、乙醛、丙烯醛、2－丁烯醛、2－甲基呋喃
深褐色无毒阻燃布	环己烷、甲基戊烯、氯丁烷、溴丁烷、异戊基溴、丙酮、3－甲基丁酮、乙酸乙酯、异丁酸异丁酯、2－甲基呋喃
内用复合膜胶带	苯、甲苯、乙苯、苯乙烯、二甲苯、三甲苯、甲基乙基苯、氯仿
高温环氧树脂胶膜	1－丁烯、苯、甲苯、乙苯、苯乙烯、二甲苯、三甲苯、甲基乙基苯、吡啶、α－氰基吡啶、乙烯基吡啶、吡咯、2－甲基呋喃
MS 螺纹防松胶	2,4－二甲基戊烷、甲基戊烯、苯、甲苯、乙苯、氯仿、异丁酸异丁酯、2－甲基丙烯腈
KS 螺纹防松胶	2,4－二甲基戊烷、甲基戊烯、苯、甲苯、乙苯、氯仿
导热硅橡胶	氯乙烷、1,2－二氯乙烷、氯丁烷、溴丙烯、2－甲基庚酮、3－甲基丁酮、异丁酸异丁酯、乙酸甲酯、四氢呋喃、二硫化碳
FS70 涂层	异戊烷、三氟氯丙烯、溴丙烯、正丁醇、甲醇、2－甲基庚酮、乙酸乙酯、丙烯腈、二硫化碳
KS－Z 涂层	异戊烷、三氟氯丙烯、溴丙烯、正丁醇、2－甲基丙醇、2,4－二甲基戊酮、乙酸乙酯、乙酸甲酯、2－甲基呋喃、四氢呋喃、二硫化碳
石英织物层压板	1－丁烯、乙氧基丙烯、氯乙烷、1,2－二氯乙烷、三氟氯丙烯、氯仿、一氯一溴丙烯、乙醇、丙酮、乙酸乙酯、乙酸甲酯、吡啶、α－氰基吡啶、乙烯基吡啶
树脂泡沫塑料	环己烷、异戊烷、甲苯、二甲苯、三甲苯、甲基乙基苯、丙烯醛、2－甲基丙烯腈、丙烯腈

第三节　非金属材料脱气与热解产物的毒作用

一、非金属材料脱气与热解产物的毒效应分类

上节表 24 – 4、表 24 – 5 和表 24 – 6 中的很多化合物是国内、国际严格控制的污染物。按毒理学描述分为刺激性、窒息性、神经性、全身性毒剂四个类别（表 24 – 7）。许多污染物有多重毒效应，最共同的毒效应是黏膜、呼吸道刺激和中枢神经系统的抑制，这个特点对制定预防措施、进行卫生毒理学评价具有意义。

表 24 – 7　非金属材料脱气与热解产物的毒效应分布

毒效应类别	污染物举例
黏膜刺激剂	丙烯醛，氨，苯，甲苯
呼吸道刺激剂	氨，醇，甲醛，乙醛
中枢神经系统抑制剂	乙醛，丙酮，苯，甲苯
肝脏毒剂	二氯乙烯，甲苯，肼
肾脏毒剂	环己烷，乙二醇，三氯乙烯，甲苯，肼
单纯窒息剂	乙炔，甲烷，丙烯
酶抑制剂	二硫化碳，臭氧，氰化氢，硫化氢
中枢神经系统刺激剂	氨，肼，二硫化碳，氰化氢
心血管系统毒剂	异戊醇，乙胺，苯
血液毒剂	一氧化碳，吲哚，苯酚
末梢神经系统毒剂	二硫化碳，甲醇
造血组织毒剂	苯
自主神经系统毒剂	组胺

二、影响材料脱出物毒作用的因素

材料脱出污染物对生物体毒作用的性质和强度受到很多因素的影响，主要包括脱出物的结构与性质、环境因素和生物体状况等。

（一）材料脱出物的结构与性质

1. 脱出物的化学结构与生物毒性

（1）同系物的碳原子数与分子的不饱和度：在烷烃中从丙烷至庚烷，随碳原子数增加，其麻醉作用增强，庚烷以后的烷烃由于水溶性过低，麻醉作用反而减小；在醇类物质中随碳原子数的增加，其毒性增强。分子中不饱和键越多，脱出物活性越大，其毒性越强。

（2）化学元素和基团取代：卤族元素电负性较大，有强烈的吸电子效应，分子结构中增加卤素可增大分子极性，从而更易与酶系统结合，使毒性增强；芳香族化合物中引入羟

基，使分子极性增大，毒性增强；分子中引入羧基，其水溶性和电离度增大，但脂溶性降低，使吸收和转运难以进行，从而降低了毒性。羧基酯化后，电离度降低，脂溶性增高，使吸收率增加，毒性增强；胺基具有碱性，易与核酸、蛋白质的酸性基团起反应，易与酶发生作用。

2. 脱出物的物理性质与生物毒性

（1）脂/水分配系数：化合物的脂/水分配系数直接影响化合物的吸收、分布、转运、代谢和排泄，与其毒性密切相关。一般脂溶性高的毒物易于被吸收且不易被排泄，在体内停留时间长，毒性较大。化合物的毒性除了与其在脂、水中的相对溶解度有关外，还与其绝对溶解度有关。一般有毒化学物质在水中，特别是在体液中的溶解度越大，毒性越强。

（2）分子表面积和摩尔体积：有机物对生物的毒性和分子表面积、摩尔体积成正相关，但当分子的横断面大于 $9.5AO_2$ 时，随着分子表面积、摩尔体积的增大，有机物对生物的毒性反而减小，这是由于随着分子的增大，有机物向生物体内的迁移阻力也随之增大，对于大分子在给定的时间内不能达到富集平衡。

（二）环境因素

1. 温度与湿度　常温下聚合材料就缓慢地发生氧化降解反应，产生二氧化碳、一氧化碳、烃和醛等有毒成分。随着环境温度的增高，氧化降解反应加速。当环境温度接近材料分解的温度时，非金属材料不仅可能解聚成单体成分，更可能裂解为分子量和功能团各不相同的多种化合物，同时它们之间又会发生各种化学反应，还可能发生剧烈的氧化作用以至碳化作用。此时，不仅材料脱气量急剧上升，而且出现排放物质浓度和种类上的变化，将导致材料本身的结构变化。此外，环境温度增高可使机体的毛细血管扩张，血液循环加快，呼吸加速，化合物经表皮和呼吸道吸收的速度增加。而且，环境温度升高使机体排汗增多，尿量减少，使经肾脏随尿液排出的毒物在体内滞留时间延长，毒作用增强。

湿度增大，尤其伴随高温时，化合物经表皮吸收的速度加快。湿度增大，还使汗液蒸发困难，导致表皮的水合作用加强，水溶性强的化合物可溶于表皮的水膜（球形的溶剂水分子依靠分子引力在溶质分子表面形成的一层水分子膜）而被吸收，同时也延长了化合物与皮肤的接触时间，使化合物吸收量增加。此外，在高湿环境下，某些化合物的刺激作用增大。

2. 气压与光照　气压的变化可引起某些毒物毒作用的改变。某些化合物如醛类，在强烈日光的照射下，可转化为毒性更强的光化学烟雾等。

三、材料脱出物的毒效应

（一）无机物

1. 一氧化碳（CO）　一氧化碳是一种无色、无嗅、无刺激性的有毒气体，是含碳材料在空气中的热分解产物。CO 在空气中很稳定，是室内、外空气中常见的污染物。CO 主要作用于血液，造成组织缺氧，引起急性和慢性中毒，甚至死亡。

（1）CO 对人体健康的危害：CO 经呼吸道吸入肺部，通过肺泡进入血液，大部分与红细胞内的血红蛋白结合生成碳氧血红蛋白（HbCO）。由于血红蛋白与一氧化碳的亲和力比与氧的亲和力大 200～300 倍，而 HbCO 的解离速度仅为氧合血红蛋白（HbO_2）的 1/3 600，因此在吸入 CO 期间血红蛋白向组织输送的氧将急剧减少。另外，CO 还能抑制血液到达组织时氧从血红蛋白分解的能力，从而加重组织尤其是中枢神经系统和心脏缺氧。

（2）CO 中毒症状

1）CO 中毒的剂量-效应关系：CO 毒效应与其暴露浓度和血液中 HbCO 的浓度密切相关。表 24-8 列出了 CO 暴露浓度、HbCO 水平与毒效应的关系。

表 24-8 CO 暴露浓度、HbCO 水平与毒效应的关系

CO 暴露浓度		HbCO（%）	毒 性 效 应
（mg/m³）	（ppm）		
0~68	0~60	0~10	无主观症状，但有视觉和心理运动的初期损害
69~137	61~120	11~20	前额发紧，轻微头痛，面色发红
138~205	121~180	21~30	太阳穴跳动性头痛，气短
206~274	181~240	31~40	严重头痛，头晕，视觉迟钝，恶心和呕吐
275~342	241~300	41~50	出现上述所有症状，心率和呼吸增加，可能出现虚脱
343~410	301~360	51~60	意识丧失，呼吸加快或不规则，脉搏加快，可能出现惊厥和昏迷
411~547	361~480	61~80	昏迷，惊厥，心跳、呼吸减慢，可能导致死亡

2）CO 的慢性作用：由于 CO 是非蓄积性毒物，只要脱离暴露，形成的 HbCO 可以逐渐解离，使其毒作用停止；另外，长期接触低浓度 CO 可产生适应性，因此部分学者认为不存在 CO 慢性中毒。但是近年来的动物实验和流行病调查结果表明，长期接触低浓度 CO 会对健康产生危害，特别是对神经、心血管系统的损害。据报道，在模拟密闭环境的模拟舱内，CO 浓度达到 35mg/m³ 时，受试者出现轻度感觉症状，对比视力下降、心电 T 波降低和操作工效下降。在 80mg/m³ 和 115mg/m³ 浓度下，上述变化更加明显且出现高频听阈升高。有研究发现，在密闭环境内持续 8 昼夜接触 300mg/m³ 的 CO 可以使小鼠心肌酶谱中的肌酸激酶（CK）、肌酸激酶同工酶（CK-MB）、乳酸脱氢酶（LDH）、α-羟丁酸脱氢酶（α-HBD）的数值增加且有统计学意义。低浓度 CO 可以通过影响心肌受体自身抗体这条途径来干扰心功能的免疫调节，主要表现为：CO 浓度在 33mg/m³ 时就可以使心肌 β_1 受体自身抗体含量具有阳性意义，110mg/m³ 时才可以使心肌 M_2 受体自身抗体含量具有阳性意义，330mg/m³ 时则主要通过升高心肌 β_1 受体自身抗体含量来加速心肌衰老。其中，小鼠对 33mg/m³ 和 110mg/m³ 的 CO 所产生的不利影响表现出代偿功能，对 330mg/m³ 的 CO 所产生的不利影响则表现出失代偿功能。

3）CO 对神经系统的影响：神经系统对缺氧最为敏感。血液中 HbCO 水平轻微升高，就可引起行为改变和工作能力下降。当血液中 HbCO 浓度为 2% 时，时间辨别能力发生障碍；HbCO 浓度为 3% 时，警觉性降低；HbCO 浓度为 5% 时，光敏感度降低。吸入高浓度

CO 时，可引起脑缺氧和脑水肿，继而发生脑部血液循环障碍，导致脑组织缺血性软化和脱髓鞘病变。有研究发现，CO 能影响中枢神经系统内单胺类神经介质的含量及代谢过程。

4）CO 对心血管系统的影响：心血管系统对 CO 非常敏感。日本曾报告，在长期吸入高浓度 CO 的 1 022 名居民中，患心瓣膜病的占 35.5%，其中大部分是中年妇女。动物实验也发现 CO 可诱发心血管疾病。猴吸入 110mg/m³ CO，3~6 个月后引起心肌损伤。妊娠大鼠吸入 187.5mg/m³（150ppm）CO 24 小时后即可引起心血管系统异常。

5）CO 对胎儿的影响：CO 可经胎盘进入胎儿体内，胎儿对 CO 的毒性比母体更敏感。急性 CO 中毒后幸存的孕妇，在胎儿出生后可遗留神经障碍或出现死胎。文献报道，CO 污染对孕妇非特异性免疫功能有抑制作用，不仅影响孕妇的身体健康，还会影响胎儿的生长发育。流行病学调查表明，吸烟孕妇的胎儿出生时体重减轻，并有智力发育迟缓的现象。动物实验发现，妊娠小鼠吸入 156.3mg/m³（125ppm）CO 24 小时后可致胚体毒性。

2. 氨（NH_3）　氨是一种无色气体，带有强烈的辛辣气味。氨很少导致全身性中毒，其主要毒作用是刺激黏膜，引起眼、鼻和喉的灼痛感。当大量暴露事故发生时，氨以两种方式损害接触的组织：一种是溶解于黏膜上的液体中，形成氨的氢氧化物损害组织，引起组织液化作用，这类似于强碱烧蚀发生的情况；另一种是由氨溶解于黏膜上的液体中时释放的热量引起的。

急性氨中毒时，轻度患者出现流泪、咽痛、声音嘶哑、咳嗽和咳痰等症状，眼结膜、鼻黏膜及咽部出现充血、水肿现象，胸部 X 线征象符合支气管炎。中度中毒时上述症状明显加剧，并出现呼吸困难、发绀，胸部 X 线征象符合肺炎或间质性肺炎。氨中毒严重者可发生中毒性肺水肿，或有呼吸窘迫综合征，患者剧烈咳嗽，出现呼吸窘迫、谵妄、昏迷、休克等症状，并可导致喉头水肿或支气管黏膜坏死脱落窒息。高浓度氨可引起反射性呼吸停止。表 24-9 列出了氨暴露浓度与毒效应的关系。

表 24-9　氨暴露浓度与毒效应的关系

浓 度/（mg/m³）（ppm）	暴露时间	毒 性 效 应
13.8（20）	—	对眼和呼吸道有轻微刺激
20.7（30）	10min	部分人有刺激感
34.5（50）	10min	部分人有中等刺激感
69（100）	2h	刺激感明显

据文献报道，进入脑内的氨主要在星形胶质细胞内进行解毒。当进入脑内的氨量超过了其解毒能力或影响了星形胶质细胞本身的功能代谢时，将导致氨在脑内的蓄积，引起肝性脑病的发生。观察结果显示，高氨可引起星形胶质细胞结构损伤，在此基础上星形胶质细胞出现增生修复现象。星形胶质细胞在高氨环境下所出现的变化可能是氨中毒的主要后果之一。

氨所致的胃黏膜损伤可能与其诱发白介素 1β-转化酶 mRNA（interleukin 1β - converting enzyme，ICEmRNA）表达，引起胃黏膜上皮细胞凋亡有关。有研究表明，NH_4^+ 主要通过影响电压依赖性钙离子通道的开启而导致细胞内钙稳态失调。NH_3 中毒时所引起的各种脑的功能、代谢及结构改变有可能通过细胞内稳态失调机制实现。动物实验表明，大鼠每天（24 小时）吸入 NH_3 20mg/m³，84 天后（或 5～6h/d，7 个月后）可引起神经系统功能紊乱、血胆碱酯酶活性抑制等。吸入 1 138.4mg/m³（1 500ppm）NH_3，3 小时即可使大肠杆菌发生突变。

（二）有机物

1. 甲醇（Methanol） 甲醇是一种无色液体，可经呼吸道、消化道和皮肤吸收，进入体内后在肝中被醇脱氢酶氧化为甲醛，然后生成甲酸。因此，甲醇对机体的毒作用除其本身外，还包括代谢后的甲醛和甲酸。

急性甲醇中毒对眼部和中枢神经系统可造成损害，而且还会出现代谢性酸中毒。短时间内大量吸入甲醇对眼部有轻度刺激，可引起视神经及视网膜病变，其中毒早期和晚期的视觉电生理改变基本一致。轻者表现为中毒性弱视，如眼痛、视物模糊、复视、视力下降等；重者视力出现严重障碍，服入 15ml 甲醇就足以使人失明。急性甲醇中毒对中枢神经系统有麻醉作用，经过一段潜伏期后会出现头痛、头晕、乏力、步态不稳、酒醉感以及意识朦胧、谵妄甚至昏迷等症状，并会造成周围神经损害及植物神经功能紊乱。出现代谢性酸中毒时会导致二氧化碳结合力下降，呼吸加速等症状。

甲醇对人体的慢性毒性主要表现为神经衰弱综合征、植物神经功能失调、黏膜刺激、视力减退、皮肤脱脂、皮炎等症状。

甲醇的暴露浓度与毒效应的关系见表 24 - 10。

表 24 -10 甲醇浓度与毒效应的关系

浓度/（mg/m³）（ppm）	暴露时间	毒 性 效 应
512（391）	—	引起头痛和视物模糊的最低有害效应水平
478～4035（365～3080）	1～40h	出现头痛，恶心，头晕和视物模糊
1572～10480（1200～8000）	4 年	视力显著下降

动物实验表明，吸入高浓度甲醇对胚胎和母体均有影响。妊娠大鼠吸入 10 000ppm 时胚胎重量下降，但对母体的重量、行为、水和食物消耗无影响；吸入 20 000ppm 时引起肌肉、骨骼、心血管系统和泌尿系统发育异常，可导致胚胎畸形，孕鼠步态不稳。

2. 甲醛（HCHO） 甲醛是一种具有强烈刺激性气味的无色气体，其来源广泛，是最具环境意义的典型醛类污染物之一。目前对于甲醛的致癌机制尚不明了，主要集中于对 DNA 的损伤研究。甲醛对上呼吸道、眼睛和皮肤有强烈刺激性。接触甲醛蒸气，可引起结膜炎、角膜炎、鼻炎、支气管炎；严重者可出现喉痉挛、声门水肿和肺炎等症状，但肺水肿较少见。甲醛对皮肤有原发性刺激和致敏作用，可导致皮炎，其浓溶液可引起皮肤凝固性坏死。口服甲醛易灼伤口腔和消化道，可发生胃肠道穿孔、休克、肾和肝脏损害。长期接触低浓度甲醛可出现轻度眼、鼻、咽喉刺激症状，引起皮肤干燥、皲裂以及女性月经紊乱、妊娠综合征等。美国 EPA 于 1998 年宣布甲醛为导致急性呼吸系统疾病的物质，是可疑致癌物。世界卫生组织（WHO）所属的国际癌症研究中心（IARC）已经将甲醛列为 2A 组致癌物。甲醛的暴露浓度与人体刺激作用的剂量效应关系见表 24 – 11。

表 24 – 11　甲醛的暴露浓度与人体刺激作用的剂量 – 效应关系

报道浓度（mg/m³）	中位数	效应
0.06 ~ 1.2	0.1	嗅阈
0.01 ~ 1.9	0.5	眼刺激阈
0.1 ~ 3.1	0.6	咽刺激阈
2.5 ~ 3.7	3.1	眼刺激感
5.0 ~ 6.2	5.6	流泪（30min 暴露）
12 ~ 25	17.8	强烈流泪（1h 暴露）
37 ~ 60	37.5	水肿、肺炎甚至危及生命
60 ~ 125	125	死亡

　　甲醛在多种体外诱变测试验中呈阳性，啮齿动物吸入甲醛蒸气后可引起鼻腔鳞状上皮细胞癌，接触人群的肿瘤发病率有升高趋势。据文献报道，甲醛的急性细胞毒性较小，但能引起豚鼠肺巨噬细胞 DNA – 蛋白质交链和 DNA 单链断裂，并且交链和断裂的程度与甲醛浓度呈线性关系。这说明甲醛对呼吸系统深部的细胞具有遗传性损伤，并进一步证实了甲醛具有遗传毒性。动物实验表明，甲醛对小鼠精子有一定毒性。甲醛能引起鼠伤寒沙门菌的正向突变，还能引起小鼠胚胎成纤维细胞系中 C3H/10T1/2 细胞转型。妊娠的大鼠在怀孕第 6 天到第 20 天，暴露于 20 或 40ppm 的甲醛浓度下，会使胎儿体重下降，但不会引起畸形。

　　3. 苯（C_6H_6）　苯是具有特殊芳香味的油状液体。高浓度苯对中枢神经系统有麻醉作用，可引起急性中毒。长期吸入苯可引起骨髓细胞遗传物质的损伤，且早于外周血白细胞总数的变化。长期接触苯对造血系统也有损害，可引起慢性中毒。苯对造血系统的毒作用是多方面的，既可导致造血细胞数量上的改变，也可抑制其功能，并且具有一定的遗传毒作用。苯可以引起小鼠胸腺细胞凋亡，提示苯可通过诱导淋巴细胞凋亡而引起免疫功能障碍。苯及其主要代谢产物均能在小鼠骨髓细胞中形成 DNA 加合物，苯的代谢产物形成的 DNA 加合物与髓性毒性有关。

　　急性苯中毒中，轻者有头痛、头晕、恶心、呕吐、轻度兴奋、步态蹒跚等酒醉状态；严重者发生昏迷、抽搐、血压下降，直致呼吸和循环衰竭。大量、急性苯中毒会引起死亡。慢性苯中毒主要表现有神经衰弱综合征，造血系统改变，白细胞、血小板减少，重者出现再生障碍性贫血。少数病例在慢性中毒后可发生白血病（以急性粒细胞性为多见），皮肤会受到损害，有脱脂、干燥、皲裂、皮炎等症状。苯可导致月经量增多，经期延长。美国将苯定为持久毒性化合物、有毒污染物。国际癌症研究中心认为苯是人类致癌物质。

　　4. 丙酮（C_3H_6O）　丙酮对眼、鼻、喉有刺激性。口服后，口唇和咽喉有烧灼感，然后出现口干、呕吐、昏迷、酸中毒和酮症。急性丙酮中毒主要表现为对中枢神经系统的麻醉作用，患者出现乏力、恶心、头痛、头晕、易激惹等症状。中毒严重者可发生呕吐、气急、痉挛，甚至昏迷。长期接触丙酮可出现眩晕、乏力、易激惹等症状，并有灼烧感，而且会导致咽炎、支气管炎。皮肤长期反复接触丙酮可导致皮炎。

5. 乙醛（CH_3CHO）　乙醛不仅来源广泛，而且还具有潜在的致癌性，是最具环境意义的典型醛类污染物之一。国际癌症研究中心已经将乙醛列为 2B 组致癌物。目前对于乙醛的致癌机制尚不明了，主要集中于对 DNA 的损伤研究。低浓度乙醛可引起眼、鼻、上呼吸道刺激症状及支气管炎。高浓度乙醛有麻醉作用，可导致头痛、嗜睡、神志不清及支气管炎、肺水肿，腹泻，蛋白尿，肝和心肌脂肪性变，严重时可致死。误服乙醛会出现胃肠刺激症状，麻醉作用及心、肝、肾损害。乙醛对皮肤有致敏性，反复接触乙醛蒸气可引起皮炎、结膜炎。慢性乙醛中毒类似酒精中毒，患者会出现体重减轻、贫血、谵妄、视听幻觉、智力丧失和精神障碍等症状。

有研究报道，0.1mmol/L 乙醛即能影响肢芽细胞的增殖分化，而在 2.0mmol/L 以上时细胞则大量死亡，显示其细胞毒性。其 IP_{50}、ID_{50} 分别为 6.84mmol/L 和 5.50mmol/L。增殖分化抑制曲线经拟合后判断乙醛是一种非特异性增殖分化抑制物，具有发育毒作用。低剂量酒精、乙醛并不影响星形胶质细胞膜脂荧光偏振度和流动度，中剂量以上则可影响星形胶质细胞的 Pr 值，导致荧光偏振度降低。而细胞膜脂质流动度增高，与酒精、乙醛剂量均显著相关。等剂量酒精、乙醛对星形胶质细胞作用和流动度增加无显著性差异，但酒精、乙醛均可导致星形胶质细胞膜脂质流动性增加，致使细胞膜的结构改变。

动物实验表明，乙醛对胎鼠有毒性。

6. 甲苯（C_7H_8）　甲苯对皮肤和黏膜有刺激性，短时间内吸入较高浓度的甲苯可出现眼及上呼吸道明显的刺激症状，如眼结膜及咽部充血，并有头晕、头痛、恶心、呕吐、胸闷、四肢无力、步态蹒跚、意识模糊等症状。严重者会发生躁动、抽搐、昏迷。长期接触甲苯可发生神经衰弱综合征、肝大、月经异常等病症。皮肤长期接触可出现干燥、皲裂、皮炎。甲苯对中枢神经系统有麻醉作用。

动物实验表明，甲苯可致妊娠大鼠胚体毒性和肌肉发育异常。

7. 二甲苯（C_8H_{10}）　二甲苯对眼及上呼吸道有刺激作用，浓度高时对中枢神经系统有麻醉作用。短期内吸入较高浓度二甲苯可出现眼及上呼吸道明显的刺激症状，如眼结膜及咽充血、头晕、头痛、恶心、呕吐、胸闷、四肢无力、意识模糊、步态蹒跚等症状。严重者可出现躁动、抽搐或昏迷症状，有的还有癔病样发作。长期接触二甲苯可导致神经衰弱综合征、月经异常。皮肤长期接触可出现干燥、皲裂、皮炎。

动物实验表明，大鼠脑一氧化氮（NO）含量升高可能与二甲苯的神经毒作用有关。二甲苯可使大鼠在单位时间内的行走次数减少，学习记忆能力下降，而对肌肉协调能力无明显影响。妊娠大鼠吸入 $19mg/m^3$（最低中毒浓度 TCL0，24h）可引起肌肉骨骼发育异常。

8. 乙苯（C_8H_{10}）　乙苯对皮肤及黏膜有较强刺激性，高浓度乙苯有麻醉作用。急性中毒中轻者有头晕、头痛、恶心、呕吐、步态蹒跚、轻度意识障碍及眼和上呼吸道刺激症状。重者发生昏迷，抽搐，血压下降及呼吸、循环衰竭，并损害肝脏。直接吸入乙苯液体可导致化学性肺炎和肺水肿。长期接触低浓度乙苯可出现眼及上呼吸道刺激症状，神经衰弱综合征，皮肤粗糙、皲裂，甚至脱皮。

动物实验表明，乙苯可使妊娠大鼠胚胎发育迟缓。

9. 三氯乙烯（C_2HCl_3） 三氯乙烯主要对中枢神经系统有麻醉作用，亦可引起肝、肾、心脏及三叉神经损害。短时间内接触（吸入、经皮或口服）大量三氯乙烯可引起急性中毒，吸入极高浓度三氯乙烯可迅速导致昏迷。吸入高浓度三氯乙烯后可出现眼和上呼吸道刺激症状，接触三氯乙烯数小时后会出现头痛、头晕、酩酊感、嗜睡等症状，严重者可发生谵妄、抽搐、昏迷、呼吸麻痹、循环衰竭。三氯乙烯急性中毒可导致以三叉神经损害为主的颅神经损害。心脏损害主要为心律失常，并可损害肝脏肾脏。慢性三氯乙烯中毒可出现头痛、头晕、乏力、睡眠障碍等症状，并导致胃肠功能紊乱、周围神经炎、心肌损害、三叉神经麻痹和肝脏损害，并可损害皮肤。

动物实验表明，三氯乙烯可诱发小鼠及人外周血有核细胞 DNA 链断裂。三氯乙烯经消化道中毒时，对肝脏影响较大。妊娠大鼠吸入三氯乙烯可引起肌肉、骨骼发育异常及其他器官发育异常。

10. 四氯乙烯（C_2Cl_4） 四氯乙烯有刺激和麻醉作用。急性中毒时患者有上呼吸道刺激症状、流泪、流涎，随之出现头晕、头痛、恶心、运动失调及酒醉样症状。口服四氯乙烯后出现头晕、头痛、恶心、呕吐、腹痛、视物模糊、四肢麻木等症状，甚至出现兴奋不安、抽搐乃至昏迷，可致死。长期接触低浓度四氯乙烯有乏力、眩晕、恶心、酩酊感等症状，并可损害肝脏。皮肤反复接触，可导致皮炎和湿疹。

动物实验表明，四氯乙烯可使妊娠大鼠和妊娠小鼠有胚体毒性。

（三）放射性物质 氡是无色、无味、无嗅的放射性气体，核衰变产生一系列子体。氡广泛存在于各种材料中，特别是某些花岗石和某些陶瓷砖及陶瓷产品，有着很高的放射性。通过呼吸进入人体，因此氡及其子体可以通过内照射给人类造成损害。

放射性对人体的危害，从生物效应的角度分为躯体损伤效应和遗传损伤效应两大类。前者是指受照射者本人的损伤，包括引起白血病、白内障、生殖能力下降、恶性肿瘤等；后者指对照射者后代的损伤，包括流产、先天性畸形等。国际癌症研究中心通过动物实验证实了氡是当前认识到的 19 种最重要的致癌物质之一。对矿工的观察发现，低水平氡子体暴露与肺癌之间存在线性相关。美国环保局在调查中发现，在肺癌的病因中，氡仅次于吸烟，名列第二。目前，美国环保局已将氡列为最危险的致癌因子之一。

氡致癌有以下几种原因：

1. 氡致肺癌主要是由氡的短寿命子体所致。当人们进入含氡场所约 40 分钟后，吸入的氡与呼出的氡大致达到平衡，体内的氡不再增加。当人们离开现场一小时后，体内的氡被排出 90%，这样，氡对呼吸道的危害就相对小些。而氡子体则不然，它是金属粒子，很容易被呼吸系统所截留，并能在局部区段内不断积累，再由于其半衰期短，可全在原处衰变，这是大支气管上皮细胞剂量的主要来源。因此，大部分氡致肺癌首先就是在这一区段发生。

2. 氡致白血病，主要是氡可使人体的造血器官——骨髓受到损伤，从而使组成血液的红细胞、白细胞、血小板和血浆在不同程度上发生了质的变化，使人患上了不同类型白血病。

3. 石材中的铀可通过其加工过程的灰尘被骨头和骨髓吸收，其衰变的 α 粒子可致肾损伤；灰尘中的镭是一种碱土阳离子，容易在补充骨骼中的钙时一起被带入，导致骨癌；另外，这种被带入的镭衰变的氡又破坏骨髓而导致白血病。镭－226 通过其子体氡，还可引起鼻癌和产生乳头状透气细胞以及脑癌。

第四节　材料脱出物的化学检测分析方法

材料本身是否有毒性物质脱出，脱出物的种类和含量如何，是材料毒理学研究与评价的必备前提条件。因此，材料脱出物的化学检测分析方法及其规范化，就成为材料毒理学分析与评价的主要组成部分。本节主要介绍密闭环境复合材料与民用建筑装潢材料的规范化检测与分析方法。

一、密闭环境复合材料检测方法

（一）样品准备

1. 试验样品　为了使分析结果更接近真实情况，被测试的非金属材料即试验样品按面积型、容积型和重量型进行分类，不同类别采用不同的取样量。

（1）面积型样品：面积型材料具有突出的二维特征，包括胶片、织物、涂料、清漆、墨汁、底漆、粘合剂、薄膜润滑剂、磁带和各种电绝缘材料。取样量为每升测试容积 $300 + 0.005$ mm 的清洁铝板作衬底。胶片、织物和其他类似材料两个面都要用，在测定面积时反正两面都应考虑在内。

（2）容积型材料：是指有确定的体积，由于经过褶合或拼成网状，实际总表面积很大的一类材料，包括泡沫状制品以及其他多孔形或泡沫形材料和绝缘填塞材料。取样时，将其厚度裁成 1.25 ± 0.20 cm（实际厚度小于 1.25 cm 的材料使用其实际厚度），每升测试容积放置总表面积（包括正反面和各侧面）为 50 ± 5 cm^2 切割好的材料。在测试容器放置不下时，切成 2 块或多块放入，但要保证总面积满足要求。

（3）重量型材料：是指具有确定的体积又不属于容积型的材料，包括封装化合物、压膜化合物、固体导线和厚塑料等。取样量为每升测试容积 5.00 ± 0.25 g。

2. 试验容器　以 150ml 的拧盖瓶作为测试容器，用特氟隆（Teflon）胶垫密封。使用前，将拧盖瓶清洗干净，于 100℃ 烘干。

（二）检测方法　航天复合材料的检测包括总有机物、一氧化碳、挥发性有机物和气味实验。下面分别介绍它们的检测方法。

1. 总有机物测试方法

（1）原理：利用气相色谱法测定总有机物峰与戊烷峰面积的比值，定量测定总有机物。

（2）仪器设备：①仪器：带有氢火焰离子化检测器的气相色谱仪；②进样器：仪器自带六通阀，1 ml 定量管；③注射器：1ml、5ml、50ml 若干个；④色谱柱：长度为 2m，内径为 5mm，粒度为 60～80 目的不锈钢玻璃微球填充柱。

（3）材料脱气条件：将一定量的材料密封于 150ml 样品瓶中，1 个大气压下，50℃ 恒温 72 小时。

（4）操作步骤：①调整仪器：柱温 50℃，其他根据仪器具体情况选择；②实验用注射器从样品瓶中抽取待测样品，反复置换三次后抽取 1ml，迅速注入色谱进样口。

（5）定量分析：采用外标法定量。在仪器的线性范围内用氮气为底气配制一系列浓度的标准戊烷气体，标准气体进样体积与试样进样体积相同。

（6）计算：总烃计算公式：

$$C 总 = E \cdot Hi/Hs$$

式中：

C 总：气体中总有机物的浓度，mg/m^3；

E：戊烷标准气浓度，mg/m^3；

Hi：样品中总有机物峰面积，mA；

Hs：戊烷标准气体峰面积，mA。

结果以三位有效数字表示。

2. 一氧化碳测试方法

（1）原理：空气中的一氧化碳经色谱柱与空气中的其他成分完全分离后，通过镍催化剂与氢气反应生成甲烷，用氢焰离子化检测器测定，以保留时间定性，峰面积定量。

（2）仪器设备：①仪器：带有氢火焰离子化检测器的气相色谱仪，转化炉，封口机，恒温箱；②进样器：仪器自带六通阀，1ml 定量管；③注射器：1ml、5ml、50ml 若干个；④色谱柱：长度为 2m，内径为 5mm，粒度为 60 ~ 80 目的 5A 分子筛不锈钢填充柱。

（3）材料脱气条件：将一定量的材料样品密封于 150ml 的样品瓶中，1 个大气压下，50℃恒温 72 小时。

（4）操作步骤：①调整仪器：柱温 50℃，转化炉温度 375℃，其他根据仪器具体情况选择；②实验：用注射器从样品瓶中抽取待测样品，反复置换三次后抽取 1ml，迅速注入色谱进样口。

（5）定量分析：采用外标法定量。在仪器的线性范围内用氮气为底气配制一系列浓度的一氧化碳标准气体，标准气体进样体积与试样进样体积相同。

（6）计算：一氧化碳计算公式：

$$Ci = E \cdot Hi/Hs$$

式中：

Ci：未知气体样品中一氧化碳的浓度，mg/m^3；

E：一氧化碳标准气浓度，mg/m^3；

Hi：未知气体样品中一氧化碳峰面积，mA；

Hs：一氧化碳标准气体峰面积，mA。

结果以三位有效数字表示。

3. 挥发性有机物（VOC）测试方法

（1）仪器设备：①仪器：气相色谱/质谱联用仪（GC/MS）；②进样器：仪器自带六通阀，Tekmar6000 热解吸仪；③注射器：50ml、100ml、500ml、1 000ml 若干个。

（2）仪器分析条件：①Tekmar6000 条件：捕集阱温度为 100℃，解析温度为 240℃，解析时间为 4 分钟；②气相色谱条件：柱箱温度在 –30℃保持 5 分钟，然后以 2℃/min 程序升温至 80℃，再以 4℃/min 升温至 250℃，并保持 10 分钟。进样方式为不分流进样，GC/MS

的接口温度为 275℃，离子源的温度为 200℃；③质谱条件：电离方式为 EI，电离能为 70ev，发射电流为 250μA，扫描范围为 20～300amu，RF 射频电压为 1 030V，扫描速度为 10μscan/s；④色谱柱类型：WCOT 弹性石英毛细管非极性色谱柱，规格为 0.25mm×60M，膜厚为 0.25μm；⑤载气：高纯氦气。

（3）材料脱气条件：将一定量的材料样品密封于 150ml 的样品瓶中，50℃恒温 72 小时。

（4）操作步骤：①调整仪器：按上述 2 将仪器调整到最佳工作状态；②实验：用注射器从样品瓶中抽取待测样品，反复置换三次后，准确抽取 50ml，迅速注入 Tekmar 6000 进样口。

（5）定量分析：采用外标法定量，标准气体进样体积与试样进样体积相同。

（6）计算：挥发性有机物（VOC）计算公式：

$$C_{voc} = E \cdot H_i / H_s$$

式中：

C_{voc}：气体中 VOC 的浓度，mg/m^3；

E：标准气浓度，mg/m^3；

H_i：样品中 VOC 峰面积，mA；

H_s：标准气体峰面积，mA。

结果以三位有效数字表示。

4. 非金属材料气味评价试验方法

（1）实验原理：根据气味刺激强度与物质浓度的对数成正比的法则（Weber - Fechner 法则）将气味感觉强度分成 5 个等级和相应的分值，选择嗅觉正常的健康人对气味强度进行判别，根据平均得分值来定量评价气味刺激强度。

（2）嗅辨员选择：①候选人员：选择 25～30 岁无鼻腔疾病及慢性病、忌烟酒的健康男性 8～10 名；②选择方法：根据国家标准 GB/T14675 - 93，采用 5 种基准臭：β - 苯乙醇、异戊酸、甲基环戊酮、γ - 十一碳（烷）酸内酯和 3 - 甲基吲哚。取外观一样的滤纸 5 条，其中 2 条沾有配制好的基准臭液，其余 3 条沾有液体石蜡（试液不能滴下），随机让待选人员闻吸，让其嗅出有臭的滤纸条。在每日相同时间测 4～5 次，连测 4～5 日，记录受试者嗅觉情况。5 种基准臭全测对者为合格，被选为气味官能试液的嗅辨员；③基准臭液的配制：根据 NASA 刺激性气味的配制方法，取基准臭饱和溶液 2.0ml 溶于 333ml 水中，制成基准臭液。

（3）试验内容：首先进行材料脱气，然后通过嗅辨员嗅吸，对单个或复合材料的脱气产物进行气味评价。

（4）试验器材及试剂：①器材天平、磨口玻璃三角瓶、恒温箱、干燥纯净空气发生器；②试剂 β - 苯乙醇、异戊酸、甲基环戊酮、γ - 十一碳（烷）酸内酯、3 - 甲基吲哚、液体石蜡。

（5）试验方法：①嗅辨员：选择嗅辨员 6 名。要求当天禁用化妆品，情绪稳定，并积极配合试验；②嗅辨室：要求室内清洁、通风、空气新鲜，室温在 20～25℃，并在室内放置活性炭等吸附剂。

（6）操作程序：①材料取样依据受试材料在密闭环境中的不同使用将材料分类，分别用体积、重量或表面积计算，并按比例将一定数量的材料样品装入密闭试验容器，每种样品装入 6~8 个容器；②封装材料前用清洁空气吹扫试验容器。装入样品并在常压下密封容器，将容器恒温在 50℃、72h 进行热脱气；③将热脱气后的样品容器置于室温下平衡后，开盖让嗅辨员闻吸（一次 3~5 秒，共三次，每次间隔 3 分钟）并记录主观感觉（表 24-12）。

表 24-12 感觉强度分级与评分

感 觉 强 度	评 分
感觉不到	0
略微感觉到	1
明显感觉到	2
难闻的气味	3
刺激性气味	4

二、民用装饰装修材料的检测方法

装饰装修材料的检测主要包括材料中的游离甲醛、总挥发性有机化合物（TVOC）和苯。

（一）饰面人造木板等材料中游离甲醛的检测方法　采用环境测试舱法测定材料中游离甲醛。

1. 环境测试舱的技术要求

（1）环境测试舱的容积为 1~40m³。

（2）环境测试舱的内壁材料采用不锈钢、铝（磨光或抛光）、玻璃等惰性材料建造。

2. 环境测试舱的运行条件

（1）温度 23±1℃。

（2）相对湿度 45%±5%。

（3）空气交换率 1±0.05 次/小时。

（4）被测样品表面附近空气流速 0.1~0.3m/s。

（5）被测样品表面积与环境测试舱容积之比 1:1。

（6）测定饰面人造木板等材料的游离甲醛释放量前，测试舱内洁净空气中甲醛含量小于 0.006mg/m³。

3. 测试要求

（1）测定饰面人造木板时，除直接用整块材料进行测试外，用于测试的板材均应进行边沿密封处理。

（2）被测材料垂直放在测试舱的中心位置，板材与板材之间距离不小于 200mm，并与气流方向平行。

（3）测试舱法采样测试游离甲醛释放量每天测试 1 次。当连续 2 天测试浓度下降不大于 5% 时，可认为达到了平衡状态。以最后 2 次测试值的平均值作为材料游离甲醛释放量测定值。

（4）如果测试第 28 天仍然达不到平衡状态，可结束测试，以第 28 天的测试结果作为游离甲醛释放量测定值。

4. 采样方法　空气取样和分析时，先将空气抽样系统与环境测试舱的空气出口相连。两个吸收瓶中各加入 5ml 蒸馏水，开动抽气泵，抽气速度控制在 2L/min 左右，每次至少抽取 100L 空气。

5. 游离甲醛释放量测定——乙酰丙酮分光光度法

(1) 所用仪器、试剂配制应符合《人造板及饰面人造板理化性能试验方法》GB/T17657－1999 的规定。

(2) 空气抽样系统包括：抽样管、2 个 100ml 的吸收瓶、硅胶干燥器、气体抽样泵、气体流量计、气体计量表。

(3) 校准曲线和校准曲线斜率的确定，应符合《人造板及饰面人造板理化性能试验方法》GB/T17657－1999 的规定。

6. 测定　将 2 个吸收瓶中的吸收液分别移入 50.0ml 容量瓶中并定容，从容量瓶中各取 10.0ml 分别移入 50.0ml 具塞三角烧瓶中，再加入 10.0ml 乙酰丙酮溶液和 10.0ml 乙酸铵溶液，摇匀，上塞，然后分别放至 40℃的水浴中加热 15min，再将溶液静置暗处冷却至室温（约 1h）。用分光光度法在 412nm 处测定吸光度，同时做试剂空白对照。

7. 计算　吸收液的吸光度测定值与空白值之差乘以校正曲线的斜率，再乘以吸收液的体积，即为每个吸收瓶中的甲醛量。2 个吸收瓶的甲醛量相加，即得甲醛的总量。甲醛总量除以抽取空气的体积，即得每立方米空气中的甲醛量，以 mg/m^3 表示。空气样品的体积应通过气体方程式校正到标准温度 23℃时的体积。

(二) 溶剂型涂料、溶剂型胶粘剂中总挥发性有机化合物（TVOC）、苯含量测定

1. 溶剂型涂料、溶剂型胶粘剂中总挥发性有机化合物（TVOC）含量测定

(1) 溶剂型涂料、溶剂型胶粘剂应分别测定其挥发物的含量及密度，并计算总挥发性有机化合物（TVOC）的含量。

(2) 挥发物的含量应按国家标准《色漆和清漆挥发物和不挥发物的测定》GB/T 6751－86 提供的方法进行测定。

(3) 密度应按国家标准《色漆和清漆－密度的测定》GB6750－86 提供的方法进行测定。

(4) 样品中 TVOC 的含量，应按下式计算：

$$TVOC = (W1 - W2) \cdot \rho s \cdot 1000/W1$$

式中：

TVOC：样品中总挥发性有机化合物含量（g/L）；

W1：加热前样品质量（g）；

W2：加热后样品质量（g）；

ρs：样品在 23℃的密度（g/ml）。

2. 溶剂型涂料、溶剂型胶粘剂中苯含量测定

(1) 仪器及设备

1) 气相色谱仪：带氢火焰离子化检测器。

2) 毛细管柱：长 50m，内径 0.32mm 石英柱，内涂覆二甲基聚硅氧烷，膜厚 1～5μm，程序升温 50～250℃，升温速度 5℃/min，初始温度为 50℃，持续 10min，分流比为 20:1～40:1。

3) 载气：氮气（纯度不小于 99.99%）。

4) 顶空瓶：10ml、20ml 或 60ml。

5）恒温箱。

6）定量滤纸条：20mm×70mm。

7）注射器：1μl、10μl 若干个。

（2）样品测定：①标样制备：取 5 只顶空瓶，将滤纸条放入顶空瓶后，应密封；用微量注射器吸取苯 0、0.28、0.60、1.10、2.30μl，注射在瓶内的滤纸条上，含苯分别为 0、0.246、0.527、0.967、1.757mg（注：苯为色谱纯，20℃时 1μl 苯重 0.8787mg）；②样品制备：取装有滤纸条的顶空瓶称重，精确到 0.0001g，应将样品（约 0.2g）涂在滤纸条上，密封后称重，精确到 0.0001g，两次称重的差值为样品质量；③将上述标准品系列及样品，置于 40℃恒温箱中平衡 4h，并取 0.20ml 顶空气作气相色谱分析，记录峰面积；④以峰面积为纵坐标，以苯质量为横坐标，绘制标准曲线图；⑤从标准曲线上查得样品中苯的质量。

（3）计算：样品中苯的含量，应按下式计算：

$$C = m/W$$

式中：

C：样品中苯的含量（g/kg）；

m：被测样品中苯的质量（mg）；

W：样品的质量（g）。

（三）水性涂料、水性胶粘剂和水性处理剂中总挥发性有机化合物（TVOC）、游离甲醛含量测定

1. 水性涂料、水性胶粘剂和水性处理剂中 TVOC 含量测定

（1）当 TVOC 含量大于 15% 时，按下式计算样品中 TVOC 含量：

$$TVOC = (1 - NV - mw) \times \rho s \times 1000$$

式中：

TVOC：样品中 TVOC 含量（g/L）；

NV：不挥发物含量，用质量百分率表示；

mw：水含量，用质量百分率表示；

ρs：样品在 23℃的密度（g/ml）。

（2）当 TVOC 含量不大于 15% 时，宜采用气相色谱法。

1）仪器及设备：气相色谱仪：带氢火焰离子化检测器；带样品分流的热进样系统；毛细管柱：长 50m，直径 0.32mm，内涂覆二甲基聚硅氧烷，膜厚 1~5μm；注射器：1μl。

2）试剂和材料：内标物：异丁醇（色谱纯）；基准物（色谱纯）；稀释剂：四氢呋喃（色谱纯）；载气：氮气（纯度不小于 99.99%）；检测器气体：氢气（纯度不小于 99.99%）；辅助气体：空气。

3）气相色谱条件：汽化室温度：250℃；分流比：40∶1；进样体积：0.5μl；程序升温：初始温度为 70℃，持续 3min，以 10℃/min 速率加热，最终温度为 200℃，持续 15min；检测器温度：260℃；载气：氮气（纯度不小于 99.99%），柱前压为 100kPa。

4）注射一定量的校准混合物到气相色谱仪，按下式计算每一种化合物的响应因子：

$$\gamma i = (mci \times Ais) / (mis \times Aci)$$

式中：

γi：化合物 i 的响应因子；

mis：内标校准混合物的质量（g）；

mci：校准混合物中化合物 i 的质量（g）；

Ais：内标物峰面积；

Aci：化合物 i 的峰面积。

5）样品准备：称取 1～3g 样品和相同数量级的内标物，精确到 0.0001g，置于样品瓶中，用一定体积的稀释剂稀释样品，定容。对杂质及不溶物用离心机去除，注射 0.1～1.0μl 测试样品进入气相色谱仪，记录色谱峰面积，按下式计算样品中化合物的量：

$$mi = （γi × Ai × Wis） / （W × Ais）$$

式中：

mi：每克样品中化合物 i 的质量（g）；

γi：化合物 i 的响应因子；

Ai：化合物 i 的峰面积；

Ais：内标物峰面积；

Wis：样品中内标物的质量（g）；

W：样品的质量（g）。

6）计算：按下式计算样品中 TVOC 含量（g/L）：

$$TVOC = \sum mi × ρs × 1000$$

式中：

TVOC：样品中 TVOC 含量（g/L）；

mi：每克样品中化合物 i 的质量（g）；

ρs：样品在 23℃的密度（g/ml）。

2. 水性涂料、水性胶粘剂、水性处理剂中游离甲醛含量测定

（1）本方法所用试剂及配制，符合国家标准《空气质量甲醛的测定——乙酰丙酮分光光度法》GB/T 15516－1995 的规定。

（2）准确吸取 100μg/ml 的甲醛标准溶液 0、0.5、1.0、2.0、4.0、6.0 和 8.0ml，并称取样品约 20g，精确到 0.0001g，置于 500ml 蒸馏瓶中，加入 20% 磷酸 4ml，于水蒸气蒸馏装置中加热蒸馏，在水浴条件下用三角烧瓶（预加约 30 ml 蒸馏水，使馏出液出口浸没水中）收集馏出液约 200ml，冷却后定量转移至 250.0ml 容量瓶中，定容。取馏出液 10.0 ml，分别移入 10.0 ml 比色管，用水稀释至刻度。

（3）在标准系列管及样品管中，分别加入 2.0ml 乙酰丙酮溶液，摇匀，在沸水浴中加热 3 min，取出冷却，分光光度法，用 10mm 比色杯，在波长 412±2nm 处测定吸光度，并绘制标准曲线，从标准曲线中查出甲醛量。并按下式计算样品中游离甲醛的含量：

$$F = C/W$$

式中

F：样品中游离甲醛含量（g/kg）；

C：从标准曲线上查得甲醛量（mg）；

W：样品质量（g）。

第五节　非金属材料的毒性评价

非金属材料的评价方法和评价标准是一个很复杂的问题，由于其使用环境不同，评价方法和标准也不完全相同。对脱出物含量超出现有国家标准限值或国家军用标准限值的非金属材料，要把握其实际使用环境，对环境中可能出现的各种极端情况亦应加以考虑，严格控制其使用，力争将其毒作用降至最低。目前，我国还有很多非金属材料没有制定相应的国家标准或国家军用标准，这项工作还在继续进行。

一、密闭环境复合材料的毒性评价

为了保证非金属材料的安全使用和管理，将其分为禁止使用（禁用）、限制使用（限用）和准许使用（使用）三级。

（一）禁用材料标准

1. 排出具有刺激性和特殊气味污染物的材料气味等级 >1.5 级。

2. 脱出一氧化碳 >25μg/g 的材料（1 个大气压，50℃，72h）。

3. 脱出总有机物 >100μg/g 的材料（1 个大气压，50℃，72h）。

4. 排出国际公认的优先（控制）污染物，且在使用条件下超标的材料。

5. 总质量损失 >1% 的材料。

6. 不满足特殊环境要求的材料。

（二）限用材料标准

1. 脱出高挥发性有机物的材料　如：粘合剂、杀虫剂、干洗剂等，要限制使用地点、使用数量、使用温度等。

2. 脱出国际公认的优先污染物，但在正常使用条件下不超标的材料。

3. 在应急情况下具有危险性的材料。火灾危险性分类为甲、乙、丙类的物质。

（三）可用材料标准

1. 不满足禁用材料标准和限用材料标准的材料，原则上均可使用。

2. 难燃烧品和非燃烧物品。

二、民用建筑材料及涂料、胶粘剂的毒性评价

（一）无机非金属建筑材料和装修材料

1. 民用建筑工程所使用的无机非金属建筑材料，包括砂、石、砖、新型墙体材料等，其放射性指标限量应符合表 24 - 13 的规定。

2. 民用建筑工程所使用的无机非金属装修材料，包括石材、建筑卫生陶瓷、石膏板、吊顶材料等，进行分类时，其放射性指标限量应符合表 24 - 14 的规定。

表 24 - 13　无机非金属建筑材料放射性指标限量

测定项目	限量
内照射指数	≤1.0
外照射指数	≤1.0

表24-14　无机非金属装修材料放射性指标限量

测定项目	限量	
	A	B
内照射指数	≤1.0	≤1.3
外照射指数	≤1.3	≤1.9

（二）人造木板及饰面人造木板　采用环境测试舱法测定游离甲醛释放量，并依此对人造木板进行分类时，其限量应符合表24-15的规定。

表24-15　环境测试舱法测定游离甲醛释放量限量

测定项目	类别	限量（mg/m³）
游离甲醛	E1	≤0.12

（三）涂料、胶粘剂和处理剂　民用建筑工程室内用水性涂料、水性胶粘剂和水性处理剂，应测定总挥发性有机化合物（TVOC）和游离甲醛的含量。

民用建筑工程室内用溶剂型涂料（按其规定的最大稀释比例混合后）和溶剂型胶粘剂，应测定总挥发性有机化合物（TVOC）和苯的含量，其限量应符合表24-16的规定。

表24-16　室内用涂料和胶粘剂中TVOC、苯和游离甲醛限量

类别		限量		
		TVOC（g/L）	游离甲醛（g/kg）	苯（g/kg）
水性涂料		≤200	≤0.1	
水性胶粘剂		≤50	≤1	
水性处理剂		≤200	≤0.5	
溶剂性胶粘剂		≤750		≤5
溶剂型涂料	醇酸漆	≤550		≤5
	硝基清漆	≤750		≤5
	聚氨酯漆	≤700		≤5
	酚醛清漆	≤500		≤5
	酚醛磁漆	≤380		≤5
	酚醛防锈漆	≤270		≤5
	其他溶剂型涂料	≤600		≤5

第六节　纳米材料毒理学简介

当今，在中国使用频率最高的 3 个高技术名词是"计算机"、"基因"和"纳米"。换句话说，纳米科学与信息科学和生命科学并列，已经成为 21 世纪的三大支柱科学领域。由于纳米材料独特的物理化学性质，纳米尺度及纳米结构的材料，已经逐渐走出实验室，进入人们的生活。纳米材料是指几何尺寸达到纳米级水平且具有特殊性能的材料。当物质小到 1～100 nm（10^{-9}～10^{-7}m）时，由于量子效应、局域性及巨大的表面与界面效应，使物质的一些性质、性能发生了质变，它们在传导性、反应性和光敏性上表现出与众不同几近神奇的特性，原子、分子水平上制造的纳米材料和器件在化学、材料、生物、医学等领域有着广泛的应用，引发了一场"新的工业革命"。然而纳米材料和其他任何物质一样都有其两面性，在研究、开发、利用性能优良独特的纳米材料的同时，人们也意识到它们对环境和健康将会产生潜在的影响。因此，纳米材料毒理学作为一门新型的应用性研究学科应运而生。

一、国际与国内相关背景

世界公认的顶级科技刊物 Science 和 Nature 分别于 2003 年 4 月和 2003 年 7 月相继发表编者文章，开始讨论纳米尺度物质的生物效应以及对环境和健康的影响问题。2004 年 1 月美国化学会的 Environmental Science & Technologies 杂志、2004 年 6 月的 Science 杂志又再次载文强调，必须对纳米技术的安全性问题进行研究。同时，英国皇家科学院也相继发表文章，讨论纳米尺度物质对生物、环境、健康等可能带来的潜在影响。2005 年 10 月，美国国家疾病控制与预防中心、美国职业安全与健康研究院联合签发了《纳米技术安全指南（草案）》（Approaches to Safe Nanotechnology）。2005 年 12 月，美国政府以世界"经济合作发展组织（OECD）"的名义，召集世界各国政府，在美国首都华盛顿召开了"人造纳米材料的安全性问题"圆桌会议。除了 OECD 所有成员国政府以外，会议受到美国政府前所未有的重视，包括国务院在内有 26 个部委出席了会议。会议讨论如何采取措施，保障"人造纳米材料的安全性问题"，著名的 Science（310，1609，2005）杂志立即进行了报道。在美国"纳米安全"听证会上，美国国会建议政府把目前每年的研究经费从 3 900 万美元增加到 1 亿美元，制定"国家纳米技术毒理学计划（National Nanotechnology Toxicology Initiative）"。美国国家纳米技术协调办公室主任 Clayton Teague 宣布，"联邦政府决定优先支持纳米毒理学研究"。与此同时，英国皇家学会与日本科学协会发表声明："开展人造纳米颗粒对人体健康和环境安全的研究，十分迫切"。2005 年后半年，欧美各国除了急剧增加研究经费以外，在国家层面上，6 个月之内对"纳米安全性问题"采取了 12 次紧急行动。2006 年，欧、美、日召开了 12 次相关会议，在政府层面上大力部署对纳米材料的生物与环境的可能影响的研究和管理。2006 年 9 月，联合国环境与发展署在法国巴黎召开专家会议，专门起草了"纳米技术与环境安全"报告，提交联合国有关部门。纳米材料可能产生新的污染，已成为世界各国政府和公众关注的新的焦点。如何科学地、负责任地发展纳米科技，趋利避害，已经成为各参与国所面临的一个共同课题，必须认真对待、并加以强有力的规范、管理或引导，采取积极的应对措施与行动。

随着各国政府纷纷组织实施系统深入的大规模的纳米科技发展计划、抢占先机的发展战略，我国政府也积极推进纳米科技的发展，作为中国纳米科技的研究成果之一，国际 SCI 论文数量已经率先实现跨越式的发展，达到世界第二位，仅次于美国。我国于 2004 年，以中国科学院为牵头单位，联合清华大学和北京大学，组建了"国家纳米科学中心"。由纳米科技指导协调委员会主办、国家纳米科学中心承办的 2005 年中国国际纳米科学技术会议（ChinaNANO2005）和 2007 年中国国际纳米科学技术会议（ChinaNANO2007）在北京顺利召开。会议邀请了纳米科学技术领域的国内外知名科学家介绍他们的最新研究进展。会议形式包括设立大会特邀报告、分会特邀报告、一般口头报告和墙报。为了进一步推动纳米科学技术研究的深入发展，2007 年新年伊始，由科技部、国家自然科学基金委和中国科学院主办，中国化学会和中国毒理学会协办，由国家纳米科学中心和高能物理研究所联合承办的国家级纳米科技系列会议在北京召开，会议的中心议题是"纳米安全性：纳米材料的生物效应与生物医学应用——化学、生物、医学、毒理学、环境科学、物理学与纳米科学交叉的新机遇"。

中国科学院高能所的一个研究组自 2002 年开始进行纳米毒理方面的研究，已有一系列论文被国际一流学术刊物录用，研究工作在国际上产生了较大影响。曾应美国化学会以及美国纳米科学技术杂志主编的邀请，分别撰写纳米生物环境方面的论文。根据该研究方向的重要性、以及高能所具备的研究基础和具有的优势，2004 年正式成立了"纳米生物效应（毒理学与安全性）实验室"。实验室已经建立了多机构合作 - 协作研究体系，与其他研究机构的化学、物理、纳米科学、生物学、毒理学、医学等领域的专家以及研究团队合作，开展多学科交叉研究。目前，实验室正选择有着广泛用途的一批纳米材料，着力在亚细胞 - 分子水平上研究纳米物质的分布、输运，与生物靶器官、细胞、细胞器直至生物分子的结合以及对生物、生理功能所产生的影响等。同时，建立并发展生物体内和环境中纳米材料的检测方法，开展纳米材料的环境毒理学研究以及纳米材料在生物医学方面的应用研究。

二、纳米材料毒理学研究内容

纳米材料毒理学主要研究纳米尺度颗粒物的毒性特征和毒性效应。毒理学家所称的纳米尺度颗粒物（nanoscaleparticulates，NSP）是指人工设计合成或环境中自然存在的直径小于100 纳米的物质总称。除人工合成的纳米材料外，环境中也存在着大量天然的和工业生产所带来的纳米颗粒，如柴油车尾气、工厂烟囱排出的废气、以及垃圾、灰尘和烟雾等超微颗粒（也称超细颗粒）。从某种程度上讲，超微颗粒是毒理学家的使用的术语，纳米颗粒则是纳米技术学家常用的术语。但目前学术界更多见的是使用纳米颗粒。

纳米颗粒对人体的影响途径，主要是呼吸道、消化道和皮肤，它们进入人体后，可以经过血液循环到达人体的各个部分，对人体的生物分子、细胞、器官和系统产生影响。

（一）纳米材料的毒理学特征

1. 尺寸依从性 国内外许多研究都表明，纳米粒子的尺寸不同所产生的生物效应也不同。Oberdfirster 等通过鼠支气管注入实验发现，肺对超细颗粒的清除能力仅为细颗粒的 1/10，并且超细颗粒还能进入到肺间质和淋巴结形成蓄积。与细颗粒（≤250nm）相比，超细颗粒（≤100nm）引起的支气管肺泡灌洗液内炎性细胞总数、蛋白质总量、乳酸脱氢酶的活性及 β - 葡萄糖苷酸酶的活性增加。体外研究发现，原代大鼠胚胎成纤维细胞用超细颗粒（≤100nm）处理后，细胞内微核数目显著升高，引起细胞凋亡，而细颗粒（≤250nm）没有引起细胞内微核数目的变化。

（1）化学惰性物质毒性尺寸依从性：化学惰性纳米物质不与机体直接发生反应，而是产生炎症反应、免疫反应，在淋巴结中蓄积或进入间质组织、堵塞毛细血管等。①二氧化钛（TiO_2）：纳米 TiO_2 因其良好的光学催化特性、耐化学腐蚀和热稳定性等特征，被广泛用于抗菌杀菌、防晒化妆品等领域，人们在工作和生活环境中接触到 TiO_2 粒子的机会就会越来越多。Rahman 等将 J774.2 巨噬细胞株分别用 TiO_2 超细颗粒（29nm）与细颗粒（250nm）处理后做比较，用纳米 TiO_2 处理的巨噬细胞的吞噬能力降低程度比微米组显著，颗粒物的清除时间延长。在研究 TiO_2 对其他细胞的影响时也有不同的结果：金一和等用体外实验比较了 nm - TiO_2、nm - SiO_2、nm - Fe 以及相应微米颗粒悬浮液与大鼠红细胞温育后细胞的脂质过氧化和溶血作用变化情况，发现浓度相同时微米 TiO_2 导致的细胞脂质过氧化产物 MDA 含量和相对溶血率高于纳米组，但 SiO_2 和 Fe 则是纳米组比相应微米组高（$P < 0.05$）。用纳米 SiO_2［粒径（10 ± 5）nm］和常规 SiO_2（粒径 < 5 微米）对雌性 Wistar 大鼠肺脏染尘（20mg/只）后观察肺组织病理改变，发现纳米 SiO_2 与常规 SiO_2 相比致肺损伤程度较轻。说明纳米颗粒毒性的尺寸依从性与材料本性和作用对象有关。②二氧化锰（MnO_2）：对另一种惰性物质 MnO_2 的研究发现，给鼠吸入固体纳米 MnO_2 粒子（CMD = 30nm）12 天后，锰在嗅球内的含量明显升高了 3.5 倍，相比而言锰在肺内只增加了 2 倍。另外的实验表明，吸入大尺寸粒子（1.3 和 18 微米）15 d 之后，鼠嗅球内的锰含量没有增加。可见超细颗粒能够沿着嗅觉神经系统的突触进入嗅球并存在于大脑和小脑中。③聚四氟乙烯（PTFE）：在氟塑料中，PTFE 用途最广。大鼠置于含有 PTFE 颗粒（直径 20nm）的空气中 15min，在随后 4h 内多数死亡；而在含 120nm PTFE 颗粒的空气中则安然无恙。Lee 等报道：3 例急性吸入 PTFE 烟尘者 X 射线透视可见肺两侧呈现弥漫性渗透。其中最严重的 1 例患者 5h 后死于血氧浓度过低。纽约州罗切斯特大学的一个研究小组让大鼠在含有 20nm 聚四氟乙烯颗粒的空气中生活 15min，就导致大多数大鼠在 4h 内死亡。

（2）化学活性物质毒性尺寸依从性：一些化学活性纳米粒子如纳米铜、锌等已经实现工业化生产，纳米铜目前被用于润滑油添加剂、聚合物/塑料、印刷等，纳米锌粉也广泛用于染料、涂料及化妆品等传统工业，因此这些化学活性纳米微粒能通过污水和废料等多种途径进入环境和人体。对纳米材料的急性毒性评价研究中发现：纳米铜（23.5nm）和铜离子毒性属于 3 级（Hodge 和 Sterner 标准，中等毒性），微米铜属于 5 级（无毒）。肝、肾、脾被认为是纳米铜的靶器官，纳米铜颗粒能引起实验动物严重的肾、肝和脾损伤，在相同剂量下微米铜无类似毒性。表明该纳米粒子的毒性具有尺寸依从性。锌颗粒（58 ± 16nm 和 1.08 ± 0.25μm）对小鼠的急性毒性研究表明：1 次性经口染毒（5g/kg 体重）时，纳米锌组对小鼠的肝、肾、心功能有损伤，并有胃肠道反应（如：无力、腹泻、呕吐等），1 周内纳米锌组小鼠死亡率为 10%；微米锌组虽然也出现了某些异常表现，但比相同剂量的纳米锌颗粒引起的异常反应症状少、程度轻且无死亡。

2. 结构依从性　纳米粒子的表面修饰情况不同，其化学结构也就不同，并且会对其毒性产生不同程度的影响。纳米生物效应的研究结果给化学领域提出了新的研究 – 降低乃至消除纳米毒性的修饰化学。对具有负的生物效应的纳米分子进行化学修饰，在保持其功能特性的同时消除其毒性，这方面的化学研究已经开始。比如，富勒烯（C_{60}）已经被广泛应用于癌症治疗和靶向药物输道等领域，然而 C_{60} 的毒副作用限制了它在医疗上的应用。

（1）富勒烯：OberdSrster 等发现将黑鲈在含 0.5ppm 的 C_{60} 的水中饲养，48h 后发现鱼脑部发生明显的过氧化反应，同时伴随着鱼鳃部谷胱甘肽（GSH）的耗竭，这是关于未修饰的 C 在水中对生物体产生毒性的首次报道。富勒烯经化学修饰后，结构发生变化，其生物效应也相差甚远。为了减少 C_{60} 对生物和环境的副作用，Sayes 等进行了体外细胞实验，研究了人表皮纤维细胞（HDF）暴露于未经衍生化的 C_{60} 和表面衍生化的 C_{60}（OH）$_{24}$ 的半致死剂量。结果表明，在相同条件下，未经衍生化的 C_{60} 的半致死剂量（LC_{50}）为 20ppb；而 C_{60}（OH）$_{24}$ 的半致死剂量 LC_{50} 为 >5 000 000 ppb，将富勒烯的纳米毒性降低了大约 25 万倍。Sayes 报道经化学修饰后的 C_{60} 其结构改变，毒性大大降低。C_{60} 的细胞毒性高度依赖于其碳笼表面是否修饰和修饰的基团。在 2 种细胞系中，不同结构的毒性可相差 7 个数量级，以富勒烯毒性最大，富勒醇［C_{60}（OH）$_{24}$］最小（其 LC_{50} >5 000ppm）。且 Saye 还发现未经衍生化的 C_{60} 能够引起人表皮纤维细胞（HDF）和人肝癌细胞（HepG2）的细胞膜破裂，乳酸脱氢酶的含量升高，而 C_{60}（OH）$_{24}$ 组，细胞无明显变化。这可能是由于未经衍生化的 C_{60} 能够产生氧自由基，导致细胞膜被氧化，从而产生细胞毒性。这是通过化学修饰降低纳米材料负生物效应的第一例研究结果。

（2）碳纳米材料：2004 年美国航空航天局一个研究组的研究发现，通过支气管注入的方法向小鼠和大鼠的肺部滴注含有 0.1mg 碳纳米管的悬浮溶液，7 天和 90 天后，组织病理学检验结果表明，所有的颗粒都会以一定的方式进入肺泡，这些颗粒甚至在长达 90 天的时间里仍停留在肺部。用于对照的碳黑颗粒只引起了小鼠肺部轻微的炎症，而单壁碳纳米管甚至在低浓度下都引起了肺部肉芽肿的形成。中国科学院高能物理研究所的纳米材料生物效应实验室与中国科学院武汉物理数学研究所合作，在研究磁性纳米颗粒物在动物体内的生理行为时，发现有的磁性纳米颗粒物在小鼠的血管内会逐渐变大，将血管堵塞，最后导致小鼠死亡。北京大学公共卫生学院贾光等通过体外实验研究了单壁碳纳米管（SWNTs）、多壁碳纳米管（直径范围 10~20nm，MWNTs）和富勒烯（C_{60}）对肺泡巨噬细胞（AM）产生的毒性。当 SWNTs 的剂量增加到 11.30μg/cm^2 时，毒性增加 35%。相同质量的 3 种物质的毒性顺序为 SWNTs > MWNTs > C_{60}。

（3）不同表面修饰量子点：量子点（QDs）为含镉化合物，用于生物分子的标记、示踪，其表面涂层可以防止对细胞的毒性作用，一旦暴露在空气中或紫外线辐射下 30 min，量子点就表现出强的细胞毒性。表面被修饰过的量子点其结构发生改变，导致完全不同的生物效应。Hoshino 等合成了 ZnS 包被的 CdSe QDs，然后分别用 MUA（QD – COOH），巯基胺（QD – NH$_2$），二巯基乙醇（QD – OH）修饰，经不同修饰的 QDs 各有其特殊的生物效应。毒理研究表明：羟基化 QDs 具有细胞毒性，表明 QDs 在生物系统的毒性作用与其表面分子性质有密切联系。

（二）纳米材料的毒理学效应

1. 纳米 TiO_2 的生物效应及其毒理学　在体内和体外的实验研究中，纳米尺度的 TiO_2

颗粒均比微米尺度的 TiO_2 颗粒对肺部的损伤程度大，这与纳米颗粒小的粒径和大的比表面积有直接关系。实验方法主要包括：用支气管吸入法或支气管注入法将 TiO_2 颗粒导入动物体内。与注入法相比，吸入法更接近人类真实的暴露情况。因此应尽量采用吸入法来模拟人类实际的暴露情况，研究纳米颗粒物的生物学行为。

Afaq 等用支气管注入法研究超细 TiO_2（ <30nm，用量 2 mg）对大鼠的毒性时发现：肺泡巨噬细胞的数量增加，同时细胞内的谷胱甘肽过氧化酶、谷胱甘肽还原酶、6 – 磷酸葡萄糖脱氢酶、谷胱甘肽硫转移酶的活性均升高。而且，酶活性升高并没有阻止脂质过氧化和过氧化氢的生成，这表明受到 TiO_2 纳米颗粒作用时，尽管细胞能启动自我保护机制诱导了抗氧化酶的生成，却未能消除 TiO_2 纳米颗粒产生的毒副作用。进一步的研究观察到了纳米 TiO_2 颗粒引起的一系列生物效应。20nm 的 TiO_2 颗粒引起了肺组织间质化，并诱发炎症反应，使上皮组织的渗透性增加，肺泡灌洗液内生理指标的变化与纳米颗粒的比表面积（尺寸大小）有关。同时纳米 TiO_2 引起了支气管肺泡灌洗液内蛋白质总量、乳酸脱氢酶及 β – 葡萄糖苷酸酶的活性普遍升高，而且比表面积 – 效应曲线与实际的炎症情况有很好的相关性，这意味着 TiO_2 纳米物质的生物效应与尺寸效应有关。因此，即使是同一种材料，也需要注明具体尺寸大小（这和常规物质有很大的不同），因为纳米尺寸的改变会引起其生物效应发生改变。肺是环境有害物质进入机体的主要途径之一。肺泡巨噬细胞是一多功能的间质细胞，广泛分布于肺泡内及呼吸道上皮表面，具有吞噬、清除异物和保护肺的功能，是呼吸道的第一道防线。因此，研究巨噬细胞对纳米颗粒的清除功能，对预测纳米物质的毒性十分重要。Oberdörster 等比较了大鼠肺泡巨噬细胞对相同质量、不同尺寸的 TiO_2（20 和 250nm）粉末的清除机制。结果肺泡巨噬细胞对 250nm 的 TiO_2 的清除半减期为 177d；对 20nm 的 TiO_2 的清除半减期为 541d。这表明，尺寸越小，越难以被巨噬细胞清除。巨噬细胞清除外来异物的能力降低，其吞噬能力也会降低。Renwick 等在研究 29nm 的超细 TiO_2 和 250nm 的 TiO_2 颗粒对巨噬细胞株（J774.2MF）吞噬能力的影响时表明，29nm 比 250nm 的 TiO_2 颗粒对巨噬细胞的吞噬能力降低更明显。因此，可以推测，纳米颗粒的粒径（表面积）和数目是其造成肺损伤的关键因素之一。但这些纳米颗粒产生毒副作用的机制还不清楚。Zhang 等认为纳米颗粒可以诱导自由基的产生，导致体内氧化应激，因此产生了生物毒性作用。

纳米颗粒是否对细胞凋亡过程产生特殊的影响，也是人们关心的重要问题。Rahman 等在比较了 20nm 的 TiO_2 超细颗粒和 200nm 的 TiO_2 细颗粒对原代大鼠胚胎成纤维细胞的影响时发现，20nm 的超细颗粒处理后的细胞，其微核数目显著升高，并引起了细胞凋亡。而 200nm 的细颗粒却没有引起细胞内微核数目的变化。尽管对纳米颗粒引起的细胞凋亡的机制还不清楚，但是，根据上面的一些结果推测，可能是由于反应活性很大的纳米颗粒和细胞膜相互作用，从而产生了活性氧物质，产生的氧化应激引起细胞膜脂质层的破裂，细胞内钙稳态失去平衡，导致依赖于 Ca^{2+} 离子浓度的核酸内切酶的活化，引起了细胞凋亡。

2. 碳纳米管的生物效应及其毒理学　碳纳米管是一种完全人造的一维结构材料。由于具有优越的力学、电子学和化学等性能，在很多领域显示出广泛的应用前景。比如作为高灵敏度的化学传感器，制作超强度的电缆以及扫描探测显微镜的探针，既可以取代铜作为导体，也可以取代硅作为半导体。现在单壁碳纳米管的生产能力有限，不会对人类造成太大的危害。但是一旦设计出便宜的大批量生产单壁碳纳米管的方法，无疑会增大其对人类健康的影响。

如何检测在动物体内的纳米碳管是一个难题。最近 Wang 等利用射线探测技术的高灵敏度的优点，部分地解决了这个问题。Wang 等在直径 1.4nm、长 400nm（约 50 000 个碳原子组成）的水溶性（羟基化）单壁碳纳米管（SWCNT）的外表面平均标记约 1 个^{125}I（碘125）原子，然后研究了羟基化单壁碳纳米管在小鼠体内的生物分布以及代谢过程。为了不影响单壁碳纳米管本身的性质，只要能够满足测量的要求，标记的^{125}I 原子越少越好。实验采用了 4 种不同的暴露途径：静脉注射、腹腔注入、灌胃和皮下注射，将羟基化单壁碳纳米管导入小鼠体内，计算小鼠每克湿组织的剂量百分比（％ID/g）。结果显示，羟基化碳纳米管主要分布在胃、肾脏和骨骼中，在其他的脏器中也有分布。4 种不同给药途径对羟基化碳纳米管的生物分布影响很小。此外，在 11d 后收集尿液和粪便，测其放射性计数，发现仍有大约 30％的羟基化单壁碳纳米管蓄积在体内。因此，进一步对羟基化单壁碳纳米管的亚慢性毒性进行研究是非常有必要的。该研究还发现，表观分子量约 60 万的羟基化纳米碳管可以在小鼠体内的不同区室之间自由穿梭扩散，通过尿液排泄。60 万分子量的常规物质不可能出现如此奇特的行为，现有的生物学、生理学知识无法解释这种现象，进一步的深入研究还在继续。

用石英（SiO$_2$）颗粒作为对照物，Jia 等用 MTT 法进一步研究了单壁碳纳米管对肺泡巨噬细胞的影响。结果显示，单壁碳纳米管和等量的石英相比表现出更显著的细胞毒性。这与 Lam 等的研究结果是一致的。同时，单壁碳纳米管与多壁碳纳米管均可以引起细胞结构的改变。暴露于单壁碳纳米管和多壁碳纳米管（MWCNT）的巨噬细胞结构变化研究表明，对照组的巨噬细胞结构完整呈圆形，周围有吞噬体和线粒体；而暴露于 5μg/ml 单壁碳纳米管组巨噬细胞出现皱褶，5μg/ml 多壁碳纳米管组巨噬细胞核变性、核基质减少。当剂量升高到 20 μg/ml 时，单壁碳纳米管组巨噬细胞肿胀，并出现空泡和吞噬小体；多壁碳纳米管组巨噬细胞染色质浓缩，出现月牙样边集，细胞浆中出现空泡，这些都是细胞凋亡的征象。因此，在一定剂量下单壁和多壁碳纳米管诱导了明显的细胞凋亡，而且这不同于细胞坏死，它不会产生炎性反应，这不仅支持了 Warheit 等人的研究结果，同时也对其观察到的现象作出了部分解释。

Lam 等采用支气管注入的方式人的方式对单壁碳纳米管的毒性进行了研究。发现注入 0.1mg 单壁碳纳米管的小鼠无明显的可诊断的毒性迹象；而剂量为 0.5mg 时，一部分动物死亡，另一部分出现明显的肺部毒性。Warheit 等也采用支气管注入（剂量为 1mg/kg 体重）法研究了单壁碳纳米管对大鼠的肺部毒性，同 Lam 的发现一样，Warheit 也观察到了多中心肉芽肿的生成。但是 Warheit 等发现单壁碳纳米管并未引起持续的肺部炎症、细胞增殖及支气管肺泡灌洗液内乳酸脱氢酶活性的持续升高。这与由毒性粉尘引起肺部肉芽肿的毒性机制是不一样的。结果表明，灌注 0.5mg 的小鼠 7d 后肺部组织病理切片显示：吞噬了碳黑颗粒的巨噬细胞分散在肺泡间质中，而吞噬了不同单壁碳纳米管的巨噬细胞均移向肺泡的中心部位，通过肺泡膜在肺泡上皮组织产生了肉芽肿。这表明单壁碳纳米管的毒性不是由所含金属引起的，而是由单壁碳纳米管本身造成的。和石英相比，等量的单壁碳纳米管表现出更大的毒性。病理切片显示，纯化的和夹杂有催化金属的碳纳米管颗粒（未经纯化）都会进入肺泡，90d 后这些颗粒仍不能被清除。灌注了碳黑颗粒的肺部组织只出现了轻微的炎症，而单壁碳纳米管却引起了以肉芽肿为特征的肺部损伤。用支气管注入的方式给大鼠灌注 1mg/kg 体重单壁碳纳米管一周和一个月后的肺部组织病理切片显示，肉芽肿在肺部组织中的分布是不均匀的，这可能是由于碳纳米管在肺部的不均匀沉积造成的。多中心肉芽肿主要分布在碳纳米管的周围，将碳纳米管隔离，这是非同寻常的反应。由单壁碳纳米管引起的这种损伤可能是由于其独特的物理化学特性使其在生物体内和生态系统中长期存在而引起的。因此，低剂量的单壁碳纳米管在体内的滞留性是其长期暴露的关键问题，然而要想彻底了解其毒性的机制，需要进一步的研究。假设一只体重 30g 的小鼠每分钟吸入 30ml 的空气，可吸入的碳纳米管颗粒假定有 40% 沉积在肺部，以每天 8h 的暴露时间来计算，在碳纳米管颗粒浓度为 5 mg/m^3（occupational safety and health administra–tion，OSHA 制定的 8h 允许暴露的石墨最高浓度）的空气中暴露 17d 后，其肺部的浓度就可达到 0.5mg，Lam 证明在此剂量下碳纳米管已经产生了明显的肺部损伤。尽管碳纳米管仅仅是石墨层卷成的圆筒，但是由于几何结构不同，不能简单根据石墨的安全剂量来外推碳纳米管的安全剂量，只有通过大量的研究获得充足的毒理学研究数据，才能得出纳米材料对人类的安全剂量。

3. 超细铁粉的生物效应及其毒理学　铁在环境中广泛存在，并且是大气颗粒物中主要成分。因此，在研究由大气污染而带来的健康损伤时，铁扮演了重要的角色。Zhou 等研究了大鼠吸入浓度为 57 和 90μg/m^3 的超细铁粉颗粒物（72nm，3d）对健康的影响，结果发现，吸入 57μg/m^3 的铁粉颗粒没有引起大鼠明显的生物学效应；而吸入 90μg/m^3 的铁粉颗粒引起了轻微的呼吸道反应，如铁蛋白和肺泡灌洗液内蛋白质总量的明显升高、乳酸脱氢酶（LDH）水平的轻微变化和细胞核因子（NFκB）与 DNA 结合能力的显著升高。另有报道表明，呼吸道上皮细胞暴露于含铁的大气颗粒物后，细胞中铁蛋白的表达量升高。铁蛋白的升高可能是由于大鼠肺部沉积的铁粉颗粒转化成了生物活性的铁。但在 Zhou 等的实验中铁粉主要是以难溶的三氧化二铁（Fe_2O_3）的形式存在于体内。因此，实验中生物活性铁的产生，很可能是由于沉积在肺部末端的纳米铁粉颗粒容易迁移到细胞表面，通过细胞膜被细胞吸收成为生物活性的铁。可以看出随着暴露剂量的升高，超细铁粉已经表现出了轻微的毒副作用，然而实验中的浓度（90μg/m^3）还远远低于 OSHA 制定的可允许暴露的铁粉最高浓度（15mg/m^3）。因此有必要对其生物效应做进一步的研究。上述实验主要以短期暴露为模型。为了更接近人类实际的暴露情况，将来可以采用低剂量长期暴露的动物模型，可能更全面反映纳米铁粉颗粒给人类带来的健康影响。

三、纳米材料毒理学发展前景

纵观纳米材料毒理学研究发展过程，在众多的纳米材料中，人们只对很少的几种有所研究，且研究数据也很不全面。因此，对纳米尺度物质的生物效应，尤其是毒理学与安全性问题，目前尚无法得到十分明确的结论。更重要的是，当人们讨论纳米尺度物质的生物效应或毒性这个问题时，不能泛泛而言，必须明确材料的种类、形态、尺寸（粒径）大小、以及剂量的多少等等。即使同一种类的纳米材料，当其尺寸（粒径）大小不同时，其生物效应相差也很大。因此，在研究纳米材料生物学效应和毒理学机制时，几何效应显得尤为重要，必须对每一种不同粒径的材料进行研究。这极大地增加了研究的工作量和复杂性。因此，正如纳米科学技术是一个长久的、持续的研究开发过程一样，纳米尺度物质的生物效应（包括生物毒性）的研究，也将是一个长久的、持续的过程。

目前，有关纳米材料负面生物效应的研究数据还不多，尚没有任何一类纳米材料的系统性研究数据，这方面的工作仍然需要较长时间的积累和发展。美国国立职业与安全研究所（NIOSH）资助并开展了相关纳米材料毒理学和危险度评价的研究工作，建立了在线数据库，内容包括纳米材料的合成、生产方法、粒子的尺寸、表面积和形态以及毒性评价和公众健康影响等，这使得人们能够及时了解这方面的研究进展，将为探讨减少污染、降低毒性的可能途径，为建立有关的毒性测试和评价标准以及环境保护和劳动保护法规、制定相应的工业生产规范提供依据。

由于小尺寸效应、量子效应和巨大比表面积等，纳米材料具有特殊的物理化学性质。在进入生命体和环境以后，它们与生命体相互作用所产生的化学特性和生物活性与化学成分相同的常规物质有很大不同。也许大部分纳米材料对人体和自然环境无害，但是，由于纳米材料和纳米粒子的大小与DNA、蛋白质、病毒以及生物分子的尺寸相当，某些纳米粒子及纳米产品可能包含人类尚未充分了解的全新污染物或生物与环境作用机制，特别是那些与人体和生命直接相关的材料，错误地使用可能对人类健康以及生态环境等造成不利影响。人工纳米结构或纳米颗粒进入环境和生物体以后，如何与环境以及生物体系相互作用，如何干扰或调节环境和生物体地各种化学物理过程，对人类生存环境和人体健康会产生什么影响？深入系统地研究这些问题，不仅对人类生存环境和生命健康产生重大影响，而且对纳米科学、生物学、化学和医学，对发展生物体系纳米颗粒的检测技术，建立纳米安全性预防体系都必将发挥不可缺少的基石作用。

美国国家科学基金会和美国国家环保局的研究小组指出，对工业纳米颗粒和纳米材料进行风险评价需要解决以下几个关键问题：①研究工业纳米颗粒物的毒理学；②建立工业纳米颗粒物的安全暴露评价体系；③研究使用现有的颗粒和纤维暴露毒理学数据库外推工业纳米颗粒物毒性的可能性；④工业纳米颗粒在环境和生物链中的迁移过程、持续时间以及形态转化；⑤工业纳米颗粒在生态环境系统中的再循环能力和总的持续性。

对工业纳米粉体，如纳米金属粉、纳米氧化物等进行毒性研究时，建议选取免疫细胞如巨噬细胞、淋巴细胞、粒细胞等进行体外研究；同时在体内可以通过急性毒性实验获得半数致死量（LD_{50}）和最大耐受剂量（MTD）等基本数据，对纳米材料毒性进行分级，初步了解受试纳米颗粒物的毒性强度、性质和可能的靶器官，获得剂量－反应关系，为进一步的毒性实验研究提供依据。具体研究重点包括：①根据急性毒性实验获得的基本数据对纳米颗粒进行吸入毒理学方面的研究，如肺组织病理变化，支气管肺泡灌洗液（BAL）内生化指标变化和肺匀浆液中一些酶活性的变化；②研究纳米颗粒在体内的吸收、分布和排泄的生物转运过程和代谢过程；③采用不同暴露途径研究不同工业纳米颗粒的一般毒性和特殊毒性；④研究混合纳米颗粒及纳米颗粒与大气污染物混合的毒性；⑤从分子水平阐释纳米颗粒和纳米材料的毒性机制。

随着纳米科技的迅速发展，纳米科学与化学、生物、医学、毒理学、环境科学、物理学等迅速交叉融合，形成了许多新的领域。针对纳米颗粒与纳米材料与生物体系的相互作用，以及所产生的新的生物效应（包括安全性）问题，以健康安全为导向，以纳米生物效应为核心，开展生物学、医学、化学、毒理学、环境科学、物理学与纳米科学的交叉研究，在已经成为科学前沿新的领域——纳米生物效应（包括纳米毒理学、纳米医学、纳米生物学）以及纳米环境效应研究潮流中，努力向纳米毒理学整合性研究方向迈进将是毒理学工作者义不容辞的责任和使命。

重点和难点：

1. 材料毒理学的定义。
2. 挥发性化学物质的发生源及挥发性化学物质的种类和名称。
3. 挥发性物质的毒效应分类和影响材料中化学物质挥发的因素及常见挥发性物质的毒效应。
4. 民用装饰装修材料的检测与分析方法及密闭环境复合材料的检测与分析方法。
5. 民用建筑材料及涂料、胶粘剂的毒性评价、密闭环境复合材料的毒性评价。

思考题：

1. 什么是材料毒理学？
2. 材料毒理学的主要研究内容有哪些？
3. 密闭环境与室内环境以及大气环境有什么不同？
4. 材料毒理学评价在室内空气质量评价体系中的作用如何？
5. 材料毒理学与其他毒理学分支学科的关系及其发展前景怎样？
6. 纳米材料毒理学研究的国内外背景和研究内容及其发展前景是什么？

（姜　洁　梁　宏）

第二十五章 管理毒理学

管理毒理学（regulatory toxicology）是一门毒理学分支学科，是将毒理学的知识、技术、资料和研究成果应用于制订化学物质的管理办法，以便能够采取行政措施（制定法规、规章和标准）防止化学物质对人体健康和环境的潜在危害的学科。

人们为了提高生活质量，创造了越来越多的物质财富，包括大量化学物质。这就不可避免地使人类在生产和生活环境中接触各种各样的化学物质。但是，在大多数国家，规范这些接触的法规制定永远是滞后于新化学物质的发展。而且，由于无知或者唯利是图违法生产和经营的现象也比较广泛。所以，这些化学品的职业或生活接触在给人类带来利益的同时，也给人类带来过惨痛的教训。例如：在日本发生过汞污染引起的水俣病；在欧洲因孕妇服用反应停而产生了许多新生儿畸形；在印度博帕尔因剧毒物质异氰酸甲酯泄漏造成众多居民死亡；甚至在 1999 年欧洲四国还发生了二恶英（dioxin）食物污染事件；我国近年来也发生了违反国家有关原料生产和生产环境的法规使用含苯粘合剂而引起工人急性苯中毒死亡的案件；也发现了供应劣质或变质食品、使用非食品色素等违法事例。一次又一次的教训使人们对化学物质的管理日益重视，管理毒理学在管理法规制定、实施和执行的社会实践中逐步发展成为一门必需的重要学科。毒理学家应该在化学品登记或申报制度的建立、法律法规和标准的制定、以及规范的实施监督过程中发挥重要作用。

第一节 管理毒理学的发展简史

最早的毒物管理是从预防急性毒性开始的。急性毒性以化学物质对动物的半数致死剂量（LD_{50}）或半数致死浓度（LC_{50}）为主要参数作为毒性分级（toxicity classification）的依据，对剧毒和高毒化学物质进行严格控制，防止其危害人群和环境。但是由于实验动物的品种、品系、性别、年龄、营养状态、染毒方法和饲养环境诸多因素的差异，对同一物质的 LD_{50} 波动可达数倍。另外，各国的国情、文化、信仰和发达程度不同，导致在化学物质管理上要求的保护水平也不尽相同。所以各国的急性毒性分级标准存在一定的差异。多年来的管理实践表明，人们接触毒物的情况是各种各样的，单靠毒性分级标准不能有效地防止中毒事件发生。例如：肉毒杆菌毒素的毒性极大，极少量即可致死。但实际上由于人们知道其毒性在思想上重视因而接触它的机会很少，所以肉毒杆菌毒素引起的中毒并不常见。相反，乙醇的毒性很低，中毒病例却频繁发生，造成死亡也时有所闻。在环境污染方面也有事例说明仅根据毒性分级不能防止化学物质对健康的危害。例如，异氰酸甲酯和一甲胺的急性毒性分级分别为高毒和中毒，但是在印度博帕尔发生的异氰酸甲酯中毒事件以及在中国沙溪发生的一甲胺中毒事件后果都十分惨重。两个事件都与大气环境影响有关，都是高温天气造成毒物大量蒸发，遇较冷的空气凝集成雾滴而沉降于地表向四周扩散，笼罩于居民区造成人畜中毒，甚至死亡。但造成这两个惨重后果的根本原因应该是运输管理措施不力，运输的设备、时间等条件不能避免高温条件下化学物质的大量蒸发。因此，对毒性是中等甚至低等的化学物质也必须根据其本身的理化和生物特性，以及影响人群与毒物接触的各种环境和人为因素制定出相应的管理措施，避免生物与其大量接触，才能有效地防止化学物质对人类健康和环境的危害。也就是说，一种化学物质引起中毒危险性的大小不仅取决于它本身的特性，更取决于其与人们它接触的机会和进入体内的剂量。所以，在危害管理的实践中，控制接触水平也就成了控制有害因素危害的关键。而制定适当的控制水平，离不开毒理研究的结果。

为了给制订合理的、切实可行的管理措施提供依据，"化学物质安全性评价"的概念就被提出并发展起来。标准的安全性评价（safety evaluation）规则的基础是"每日容许摄入量（acceptable daily intake，ADI）"的概念。一种化学物质的每日容许摄入量是由动物试验得到的未观察到有害作用的剂量（NOAEL）或观察到有害作用的最小剂量（LOAEL）除以一个安全常数而应用到人的。在毒性资料较少时应用的安全常数数值大（在食品安全中通常为100），在资料完整时则数值可以减小。在评价人们接触一种化学物质的危险性时，如果其接触量小于 ADI 则判定为"安全"，如果可能超过 ADI，管理者就必须考虑其他相关情况来制定实际的法规或接触标准。

然而，这种对常规毒物的传统评价方法，并不适用于致癌物。目前认为，致癌物在"零"以外的任何剂量都可能引发癌症，所以致癌效应不存在绝对的安全剂量水平，而是"无阈值效应（no threshold effect）"或"零阈限值（zero threshold）效应"。20 世纪 50 年代后期，美国等一些国家的管理机构按照致癌是无阈值效应的概念运作其管理活动，在社会经济发展的管理中就遇到了问题。一般认为，所有在动物实验中令人信服地引发了癌症的化学物质都是潜在的人类致癌物。多年来，通过对大量化学物的动物实验，人们发现了越来越多的致癌物。问题是，其中有一些致癌物是无法或很难在环境中将其完全消除的，而另一些则在权衡利弊后属于经济发展中必需应用的化学物质。因此，要保证"零"接触是不可能的。因此，基于各种研究成果阐明的化学物质引发癌症的不同机制，管理机构审慎地接受了建立特定致癌物安全阈值的可能性。"无阈值"的思维演化为"可接受危险度（acceptable risk）"的概念，并发展成"危险度评定（risk assessment）"的程序和方法。

安全性评价和危险度评定都应用统计学的概念和方法。安全性是指化学物质在特定条件下不引起有害健康效应，而危险度则是指在一定条件下化学物引起有害健康效应的概率。实际上，二者是从不同的角度来研究同一问题，即化学物质与机体接触的结果。不过，前者是着眼于保证健康的"安全性"。而后者认为安全是相对的，人们在生产和生活中从事的每一项活动都伴有一定程度的危险，"绝对安全"是不存在的，即不存在"零危险度"，受到危害的可能性只是大小的不同。在人们的社会实践中，除非不允许使用，要想完全杜绝人们与应用中的化学物质接触是不可能的。于是在控制一种化学物质的使用或与人群的接触时，指导思想逐渐转移到使接触不造成实际危害，或把危害降低到最低限度的方面来。国际上广泛接受了根据经济管理中的"最少代价（least burdensome）"原则提出的"可接受危险度（acceptable risk）"概念。可接受危险度是指某人群接触某化学物质时，产生某种有害效应的概率与不接触该物质人群的相同效应的发生率非常接近，可以为人们的健康概念所接受。或者简单地说，可接受危险度是指化学物质对健康危害的可能性为人们所能接受而达到可以忽视的程度。社会的经济发展直接关系到人们的健康水平。在发展经济的社会中，可接受危险度的概念成为防止化学物质危害管理的主要指导思想。

综上所述，管理毒理学的功能是通过广泛地获取有关毒理学资料进行化学物质全面的安全性评价或危险度评定。立法部门和行政管理部门根据评定结果，综合平衡各方面因素，制定出相应的法规和管理决策，来防止化学物质对人体健康的危害。

第二节　毒理学研究和化学物质管理的相互关系

在考虑同一事项时，科学家的目的和政府的目标有时会发生重大区别。科学家要努力研究和揭示事物的真实属性。这是一个严谨、积累、不断探求真理的过程。而行政管理寻求的是规范人们的行为和解决人们的分歧和争议，是一种强制性的干预行为。

行政部门注重的是确定管理措施，而且只能根据已有的科研成果或现有条件所能获得的资料，而不是等把研究的问题完全搞透彻再作出决策。因为随着社会经济的发展，人们的健康要求会越来越高，而且科研的技术手段也不断更新，仅就接触某一化学物质的情况和其对健康的影响程度而言，毒理学领域也会不断产生出新的研究结果。所以，行政部门只能针对社会实践的需要，依据广泛搜集或通过实验获得已有的全面资料来作出决策。如果要等到把所有的问题全部解决再作出决策，实际上往往不能做出决策，而造成行政不作为。同样，毒理学家也只能根据现实的基础并以社会的需要为目标确定研究工作的内容和要求，才能为化学物质管理提供有效的依据资料。那种不深入了解并结合本国、本地区的实际需要而单纯模仿世界高水平工作的所谓研究，并不能真正解决我们面临的化学物质健康危害问题。

对于法制社会来说，政府所制定的政策需要代表社会各阶层的利益。在立法机构中，各方面的代表都会大力强调其本系统的利益，这就会在决策时造成更多的分歧。因此行政决策往往是管理机构基于辖区整体利益认真权衡得失，协调各方而达成妥协的结果。所以管理决策是毒理学家作出的结论和社会经济发展要求的平衡，而与科学家的结论往往有较大的差别。在管理毒理学涉及的各方中，行政管理部门是决策机构，而毒理学家则以可靠而有效的研究成果或学术见解为化学物质管理提供科学依据。在过去30年中，管理和毒理学的联系越来越紧密和明显，每当管理者需要作出决策来履行保护健康的职责时，就发现其无法脱离毒理学的准则和实验数据。当确定是否优先使用某些化学物质时，或是否批准一个新物质时，或是否限制使用一个老物质时，毒理学研究的发现都是重要的，而且常常是决定性的。随着毒理学的发展普及和各学科之间的相互渗透，将会有越来越多的毒理学家与相关学科的专家一道直接参与化学物质的管理。

在化学物质的管理中，管理者不仅使用了实验结果，而且也促进了毒理学的发展。管理者的需要强有力地促进了毒理学概念的发展和方法的改进，也发展了传统毒理研究的内容。一些管理程序明确要求对进入市场的新化学品进行毒理学研究，例如：食品和药品管理部门［我国卫生部和国家食品药品监督管理局、美国食品和药品管理局（U. S. Food and Drug Administration，FDA）等］审批食品添加剂和药品；农药管理部门［我国农业部、美国环境保护局（U. S. Environmental Protection Agency，EPA）等］登记农药。由于行政管理部门规定要对新产品上市前进行毒理学试验，就最大限度地避免了其对公众潜在的健康危害。同时，政府管理部门和动物权利提倡者要求毒理学试验减少使用动物的数量，促使毒理学者改进试验方法。例如，在适当时将皮肤刺激试验和经皮毒性试验合并进行。

另外，将有关安全评价的相关知识和原则运用到产品开发的管理过程中，可以为企业带来实际的效益。例如，在筛选化合物、生产路线、生产工艺时，就考虑到其对职业接触、环境污染和人们使用过程中的影响，从而了解和掌握符合各项评审要求的充分毒性资料，将大大节约产品的开发成本。提高决策的有效性。

在项目评价的过程中，最好应包括化学研究人员、卫生学者、和安全专家。他们能够恰当地判断产品潜在接触人群和接触途径。他们不仅能够履行对评价程序的义务，而且能确保在设计时仔细地考虑相关条件下的接触情况。卫生学者可以通过与已知毒物相对照，也可以通过已知的结构活性关系（SAR）对目标化学物进行评价。目前已开发出用 SAR 模式来定量评估毒性的程序软件。因此，通过评价潜在接触方式和毒作用资料可以确定哪种化合物需要试验以及优先完成哪些试验项目。

在大多数情况下，评价研究的时间取决于试验化合物的开发过程、各种中间产物和最终产品的影响。如果，在开发过程的早期发现一种单独的中间产物构成明显的健康危险，可以提示改变化学合成成分或程序，也可以落实工程学控制措施或个体防护设备。看来，在早期阶段了解化学物及其中间产物的危害性具有很大优点。不过，在实践中也存在不同的情况。例如某些长周期（如制药工业）开发过程中，存在许多毒性以外的因素影响合成路线。因此，开发早期阶段就进行了系统毒理试验的化学物或中间产物有相当一部分在最终采用的生产程序中已被替换了，而使早期的毒理试验似乎成为不必要。另外，在某些情况下，所开发的化学物仅有小部分会进入审批程序，例如新药开发。所以，开发早期试验的化学物或中间产物大部分将不会进入大批量生产。比较而言，在开发阶段晚一些时候进行中间产物的毒理学评价也显示出一系列优点和有利之处。那就是，所试验的化合物更可能投入大批量生产，而提高开发投入的有效性。但是，其不利之处就是要对合成路线进行根本性改变的可能性也同时大大减小。

在社会实践中，化学品的管理是以行政法规为依据采取行政措施，而不是直接依据毒理学的科研结论。例如：食品中禁止使用苏丹红是因为它没有被批准为食品色素，而《中华人民共和国食品卫生法》第九条规定："禁止生产和经营用非食品原料加工的食品，加入非食品用化学物质的食品或者将非食品当作食品。"因而生产和经营加入苏丹红的食品均构成违法。至于毒理研究作出的苏丹红具有致癌等毒作用的结论，或是其毒作用很小（"吃 100 只肯德基鸡腿中的苏丹红毒性还没有吸一支香烟的毒性大"；"每天吃 1 200 多个鸭蛋才能产生毒作用"）等专家见解只能作为讨论内容之一，而不能直接成为采取管理措施的依据。同样，当海外媒体和互联网炒作高露洁牙膏含有氯仿（致癌物）时，也造成了广泛的影响。但是，由于氯仿的含量没有超出审批高露洁牙膏的标准，所以这种炒作只能是利用科学研究的结论造成社会恐慌，并不能合理地维护人们的健康。管理部门也不能依据这种炒作采取禁止高露洁的行政措施。

从人性化管理的角度来看，相应法规（如我国的《职业病防治法》）规定，对存在危险因素的环境（如生产环境）除了必须采取防护措施外，还须采取有效的警示措施（标识、中文警示说明、告知通知或广播等）；对从业人员必须进行相应的培训和安全教育。这些措施的采取，尤其对化学品而言，必须以毒理学危险性评价的结果为依据。所以，随着人们对健康的认识水平不断提高，将越来越体会到毒理学研究与人们的健康管理的密切关系。

第三节 危险度评定与社会因素的关系

一、危险度评定中的一些术语概念

在讨论化学物质危险度评定时，经常提到"安全性"、"危害"、"危险"、"危险性"、"危险度"、"危险度评定"、"危险性评估"等术语。目前在各种文献书籍中对这些术语的使用尚不统一，甚至在一些概念上还有一定分歧。为了叙述方便，在此对本章涉及的这些术语的涵义进行界定。

（一）安全性评价（safety evaluation） 以动物实验所获得的外源性化学物毒性资料为基础，进行其对健康影响的综合评价。一般是以化学物质不对健康产生哪怕是微小的有害效应为指导原则。

（二）危险度评定（risk assessment） 也有文献称危险性评价、危险度评价、危险性评定。由于安全性评价中涉及到许多无阈值物质，而导致不实际的"零"接触结论。所以在解决实际问题的过程中提出了"可接受危险"的概念，而强调"实际安全"，并以此来评价化学物质对健康的危险度。危险度评定是对人类接触有害因素或有害环境条件所产生的潜在健康危害作出系统和科学判断的过程。它包括四部分内容：危害鉴定（是对危害的定性识别）、剂量-反应关系评价（是定量危害特征描述）、接触评价（如摄入量估算等）和危险特征判定（也有译做"危险度特征描述"的）。

（三）实用安全剂量（virtual safe dose，VSD） VSD与可接受危险度相对应的接触剂量，是从动物试验结果外推到人的限量值，常用于致癌物。

（四）危险管理（risk management） 从社会利益相关的各方面因素全面权衡利弊后接受某种减轻的危险度，并决定适当政策或措施予以实施的过程。一般包括六方面的内容：

1. 提出公共卫生方面的问题。
2. 分析危险性。
3. 作出选择。
4. 作出减轻危险度的决策。
5. 实施有效行动。
6. 评价管理措施的效果。

（五）危险信息交流（risk communication） 是指管理机构与公众之间就危险度评定和危险管理有关问题的信息交流。交流的范围包括危险管理者、科研人员和社区民众、地方行政官员、工商经营者、律师、环境学家和保健工作者等进行的综合信息交流。

二、社会因素对危险度评定的影响

现代社会中，公众对涉及自身生活质量和影响生态环境的因素越来越关注，导致了化学物质管理中的许多争论乃至行政诉讼。例如，美国的 FDA 或 EPA 因其发布的管理法规而被告上法庭，甚至败诉的案例也时有发生。2000 年 3 月，由于 EPA 对公共水系中最高污染物水平（maximum contaminant level，MCL）的修订而引发了一场法庭诉讼。该案例是因为 EPA 规定公共水系中氯仿的最高污染水平为零而引发争议，最终被反对者告上法庭。在 EPA 自己的毒理学家中也有人同意氯仿诱发肿瘤的机制应该是有阈值效应。复审法院裁决同意有阈值效应的证据，要求 EPA 按照安全饮用水法中"最可行证据条款"，以法庭获得的证据为基础作出决定。该判决第一次表明，美国的法庭已经指令一个联邦管理机构承认接触一种动物致癌物有安全限度水平。EPA 执行了法庭的判决，修订了相应的标准。专家根据流行病学调查的资料提出：在当地正式确认的生命周期内，某接触低浓度（水平）氯仿人群的肿瘤发生率与不接触氯仿人群的肿瘤发生率持平时，该氯仿接触水平下，发生肿瘤的危险程度就是可以接受的危险度。EPA 就以此危险度为依据来修订了相应的标准。如果不限定生命周期，而去考虑更长寿命的肿瘤发生问题将会不必要地阻碍经济发展，引发社会矛盾。

另有一个关于有毒空气污染物的例子。美国洁净空气法（Clean Air Act，CAA）第 112 条提供了一张 189 种有害空气污染物表，EPA 有权对该表进行增删，而且必须为表上所列污染物的排放源制定国家排放标准。最初于 1970 年发布的第 112 条要求该标准提供一个足够的安全余量以保证公众健康不受有害空气污染物的危害，但是没有规定在制定国家标准时要考虑控制排放的代价。于是从如何执行这些标准到执行这种不顾代价措施的效果产生了激烈的争论。法庭判决 EPA 不考虑代价的决定是不正确的，在制订标准时要确实搞清楚安全的排放水平，即使对致癌物也应如此。法庭还认为 EPA 无权杜绝对污染物的一切接触，在规定安全余量时是能够考虑代价的。EPA 于 1986 年最终颁布氯乙烯标准时，作出努力避开了第 112 条的极端规定。在这个案例中，管理机构要求法规能够考虑代价，并且拒绝采用仅依据绝对安全性所决定的标准。1990 年，针对旧 112 条极端规定存在的问题修订了 CAA。该修正案规定用一种两步管理系统重新制定有关健康的排放标准。EPA 必须首先发布在技术上可行的、最大限度减少排放的标准。如果这种最大限度减少排放的控制没有"足够的安全余量"来保护人体健康，EPA 必须发布残留危险标准。根据该规定，EPA 为发生肿瘤危险度大于百万分之一的污染物建立了附加残留危险限量。1990 年修正案通过对 EPA 的授权为致癌物规定了"足够的安全余量"。

这些例子不但说明，如果缺乏准确合理的危险评估，就不能对化学物质实施有效管理。而且也说明，为实施管理而对化学物质进行的危险评估不只是单纯的科学研究，还包括与社会发展各方面的平衡，否则作出的决策同样不能完成有效的管理。因此，目前化学物质的危险评估工作除了包括危险度评定和危险管理两部分内容外，还应包括危险信息交流。在这三部分内容中，首先要对人们接触化学品、药品、食品及其他日用品的全过程的各个环节进行详细研究；在此基础上作出恰当的危险度评定；然后决定危险管理方案，并付诸实施。三者的关系如图 25 - 1。在后面将对危险度评定、危险管理和危险信息交流三部分内容分别进行介绍。

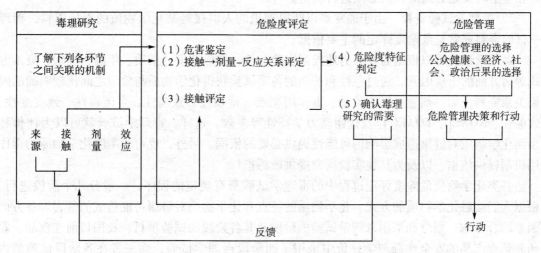

图 25 - 1 毒理研究、危险度评定和危险管理三者关系示意图
(引自叶常青. 做好危险评估的三个环节. 中国毒理学通讯，1～4 页，4：(1)，2002)

第四节 危险度评定

危险度评定也称为危险性评价、危险性评定或危险度评价。危险度评定是在综合分析人群流行病学调查、毒理学试验、环境监测和健康监护等多方面研究资料的基础上，对化学物质损害人类健康的潜在能力进行定性和定量的评估，以判断健康损害的发生概率和严重程度。危险度评定的目的是确定可接受危险度，为行政管理部门正确作出管理和控制化学物质的决策以及制订相应卫生标准提供科学依据，从而最大限度地保障人群的健康。危险度评定包括四部分工作：危害鉴定；剂量－反应关系评定；接触评定和危险度特征判定。

一、危害鉴定（hazard identification）

危害鉴定也称危害性认定，属定性危险度评定，是危险度评定的首要工作。鉴定的目的是确定人体接触某化学物质后，会不会产生有害影响；其性质和特点如何；能不能确定化学物质与效应之间的因果关系等。该部分工作的内容主要是收集化学物质危害相关的资料；然后判定毒物危害的性质。

（一）化学物质危害相关资料的收集 该部分研究工作之前，首先要尽可能全面收集已有的相关资料，另外通过试验或调查获得必须的科学数据，来作为鉴定的基础。

1. 化学物质的一般资料 主要包括物质的化学结构和理化性质方面的资料，如：化学结构式、在脂质与水中的溶解度、燃点、沸点、蒸气压、纯度、杂质种类及其含量等；有关该化学物质的用途、使用方式和范围等；有关该物质在环境中的稳定性，能否发生化学反应或转化为毒性更强或较弱的衍生物等。某些资料如果通过查询未果，生产商也不能提供，而且在鉴定时又是必需的，就必须进行测定。

2. 毒理学试验资料 由于通常难以获得理想的人群接触某化学物质的直接资料，毒理学试验资料通常是危险度评定的主要依据。

毒理学试验可以根据需要人为地控制实验条件，排除环境、杂质、年龄、性别、染毒方式等诸方面的干扰因素。通过急性和长期的各项试验获得化学物质与效应之间比较明确的因果关系资料，如：剂量－反应关系、毒作用靶点、蓄积性、致畸性、生殖毒性、致突变性、致癌性、NOAEL、LOAEL 以及代谢动力学特性等参数。这样，毒理学试验就可以为评价和预测化学物质对健康造成影响的可能性提供必要的依据。另外，也可为阐明化学物质的毒作用机制提供依据，以及为其他实验研究提供敏感指标。

各类化学物质危险度评定过程中的毒理学试验都有规定的程序，一般分几个阶段进行。根据人们接触化学物质的方式、化学物质的特点和化学物质对健康可能造成的危害等各方面因素综合考虑、划分和采用毒理学试验的阶段及其各阶段的试验项目。我国目前在食品、农药和消毒产品的安全性毒理学评价中采用了四阶段毒理学试验，而三者在各阶段试验的内容、评价标准和采用原则又不完全相同。我国化妆品的毒理学评价还在四阶段动物试验之外要求进行第五阶段的人体斑贴试验。

一般所指的化学物质毒理学资料大都是动物试验结果，在将其外推到人时必须考虑种属差异，也就是确定安全系数（safety factor，SF）。这是一项需要全面掌握资料，综合判断各方面影响的工作。只有提出合理的安全系数，才能有效地计算每日最大容许摄入量（ADI）或参考剂量（RfD，见后文）。

3. 人群流行病学调查资料 人群流行病学调查资料来自接触某种或几种化学物质的人群，直接反映接触造成的结果，不存在品种外推问题。而且通过对各种接触方式的人群抽样或自愿者的流行病学调查还可以获得在动物实验中不能获得的资料，如主观感觉、需配合检查的项目和精神状态等。可靠的人群流行病学调查资料是危害鉴定的重要依据，具有决定性意义。但是在实践中，由于环境、地理、文化等多方面因素的干扰，往往很难找到被评价化学物质的接触水平稳定、其他化学物质的干扰小、环境因素比较一致的现场。如果对新化学物质而言，就更找不到合适的现场。尽管如此，在危害鉴定中还是应尽可能获取人群流行病学调查资料。因为设计周密的人群流行病学调查结果可以为危害鉴定提供最有价值的科学依据。

（二）有害效应（adverse effect，harmful effect）分类 根据机体接触化学物质的部位及化学物质的毒作用特征，危害性效应可有不同的分类方法。在危害鉴定过程中，将化学物质的危害分为有阈值效应和无阈值效应两类。

1. 有阈值效应 有阈值效应是指在规定的时间间期内，机体摄入化学物质的剂量或浓度在一定水平时对健康发生了某种影响，如果低于该水平则不会检测到该种影响，那么这个水平就是阈值水平，简称阈值，或在多数场合就称为阈剂量。能够检测出阈值的效应属有阈值效应。一般的生理、生化异常和器官、组织的病理改变都属于有阈值效应。另外发育毒性或胚体毒性引起的结果目前也属于有阈值效应，但是由生殖细胞突变引起的生殖毒性则属无阈值的。

2. 无阈值效应 与有阈值效应相对应，不存在阈值的效应属无阈值效应。目前认为，化学物质的致癌作用（特别是遗传毒性致癌物）、致体细胞或生殖细胞突变的作用在零以上任何剂量均可发生，不存在阈值水平，属化学物质的无阈值效应。

国际癌症研究机构（IARC）和美国EPA均提出了致癌物的分类和分级标准（见表25-1和表25-2）。凡属于IARC表中1、2A和2B组或EPA表中A、B、C各级化学物质的危害鉴定都按照无阈值效应进行评价。

表25-1　国际癌症研究机构的致癌物分类标准

组　别	分　类	对人类致癌性证据	对动物致癌性证据
1	确认人类致癌物	充分	——*
2A	可能人类致癌物	有限	充分
2B	可疑人类致癌物	有限	有限
3	不能分类	不充分	不充分
4	非人类致癌物	无	无

* 此项无证据也不能否定分类结果。

表25-2　美国环境保护局致癌资料分级评定

人群资料	动物试验资料				
	证据充分	证据有限	证据不足	无资料	无证据
证据充分	A	A	A	A	A
证据有限	B1	B1	B1	B1	B1
证据不足	B2	C	D	D	D
无资料	B2	C	D	D	E
无证据	B2	C	D	D	E

注：A级为人类致癌物；B级为可能人类致癌物；C级为可疑人类致癌物；D级为对人类致癌性不能分级；E级为非人类致癌物。

二、剂量-反应关系评定

剂量-反应关系评定（dose-response assessment）是危险度评定的第二部分工作，主要涉及毒物剂量与群体效应率之间关系的确定，是危害的定量描述。所以这一部分工作是定量危害特征描述。根据化学物质危害性效应的不同，剂量-反应关系评定也按照有阈值化学物质和无阈值化学物质各自的方法进行。

（一）有阈值化学物质的剂量-反应关系评定　有阈值化学物质的剂量-反应关系评定与前述的安全性评价相似。通过确定化学物质的NOAEL或LOAEL，进一步评定危险人群在某种接触剂量下的危险度。进而可确定人体接触该化学物质的最大容许剂量或在各种环境中最高容许浓度。

1. 参考剂量（reference dose，RfD）　在危险度评定中所说毒效应是指检测到的最敏感的对健康有害效应，是由机体对化学物质的摄入量直接决定的。而剂量（包括浓度与接触时间的乘积）又决定着摄入量。所以剂量是毒理学评价中的关键参数。近年来，为了避免使用 ADI 被认为"接触有毒物质可以容许"的误解，美国 EPA 采用了"参考剂量（RfD）"一词。RfD 的概念与 ADI 类似，是人体对化学物质每日平均接触剂量的估计值。人群在此剂量下终生接触被评定的化学物质，发现由其引起的健康有害效应（除癌症和致突变以外）的概率极低，实际上不能检出。RfD 的单位为 mg/（kg·d）。

2. 不确定系数（uncertainty factor，UF）　从其概念来看，不确定系数（UF）就是安全系数（SF）。在毒理试验中，染毒剂量相同，动物的品种、品系不同可能会产生不同的毒效应。而毒效应的观察终点则受到环境、操作人员素质、评价方法和检测基准等多方面的影响。因此从动物试验得到的剂量–反应关系应用于对人的危险度评定，不可避免地将受到各种不确定因素的影响。在大多数情况下，人体对化学物质的毒性比动物更敏感，尤其是以 mg/kg（体重）表示剂量时更是如此。所以在计算 RfD 时，必须从保守的角度考虑，把从动物试验得到的 NOAEL 或 LOAEL 缩小一定倍数，来确保被评定的有阈值化学物质不对人体健康造成危害。这个倍数就是"不确定系数（UF）"，在安全性评价时叫"安全系数"，还可以叫"外推系数（extrapolation coefficient）"或"转换系数（transfer coefficient）"。

3. 危险度评定中需考虑的不确定因素　要确定有阈值化学物质的 RfD，应首先对人群流行病学调查资料和动物试验结果进行分析，建立剂量–反应关系，确定 NOAEL 或 LOAEL，然后用 NOAEL 或 LOAEL 除以 UF，用公式表示为：RfD = NOAEL 或 LOAEL/UF。在实际应用中，UF 又分为标准化不确定系数（UFs）和修正系数（modifying factor，MF）两部分。它们的关系为 UF = UFs × MF。所以 RfD 的计算公式演变为：

$$RfD = NOAEL 或 LOAEL/UFs \times MF$$

式中的 UFs 项包括下面五方面内容：

（1）在人群内部推导到易感亚群或易感个体的不确定性，表示为 UF_{S1}，取 10 倍系数。这其中考虑到毒代动力学与毒效动力学两方面的差异。在此，二者的作用相等，各占 $10^{0.5}$（即 $10^{0.5} \times 10^{0.5} = 10$）。

（2）从实验动物资料外推到人的不确定性，表示为 UF_{S2}，取 10 倍系数。在此，人和实验动物在毒代动力学方面的差异大于毒效动力学。所以前者占 $10^{0.6}$，后者占 $10^{0.4}$。

（3）从亚慢性毒性试验资料推导慢性毒性试验结果的不确定性，表示为 UF_{S3}，取 $0 < UF_{S3} \leqslant 10$。

（4）当以 LOAEL 代替 NOAEL 时，表示为 UF_{S4}，取 $0 < UF_{S4} \leqslant 10$。

（5）当用于推导的资料库不完整（如实验物种太少，缺乏生殖毒性资料等）时，表示为 UF_{S5}，取 $0 < UF_{S5} \leqslant 10$。

$$UF_S = UF_{S1} \times UF_{S2} \times UF_{S3} \times UF_{S4} \times UF_{S5}$$

实际应用中，计算 RfD 的公式为：

$$RfD = \frac{NOAEL \text{ 或 } LOAEL}{UF_{S1} \times UF_{S2} \times UF_{S3} \times UF_{S4} \times UF_{S5} \times MF}$$

MF 则主要考虑研究的科学性以及上面各项未能包括的不确定因素，取值范围为 $0 < MF \leqslant 10$，由专家确定。当研究中的不确定因素可由 UFs 予以充分估计时，MF 取值为 1。

如果以上各项 UFs 和 MF 均取最大值 10 的话，其乘积（即 UF）将达到 1 000 000。这个数字显然过大。美国 EPA 在非致癌物的 RfD 制定指南上对 UF 曾规定最高为 3 000。实际上，EPA 发表的有阈值化学物质的 RfD 中，大多数 UF 值为 2 ~ 1 000。UF 太大，说明毒性资料收集得不完全，不确定因素过多，其得到 RfD 的可信度也差。

4. 基准剂量（benchmark dose，BMD）　长期以来，在实验毒理学中都是用 NOAEL 方法。但这些参数往往受样本数大小、试验组多少、各试验组剂量间隔宽窄、对照组参数波动和实验数据变异程度等因素的影响，准确性不高。另外，NOAEL 或 LOAEL 都只是一个试验剂量，是剂量－反应关系中的一个点值，不能全面反映化学物质对健康作用的剂量－反应关系。化学物质的 NOAEL 相同或近似，其剂量－反应曲线的斜率可能不同，但是如果使用相同的 UF 就会使毒效应不同的化学物质得到相同的 RfD。

随着医学统计的进展和计算机的普及应用，导致新概念和新方法的发展，于是提出了用基准剂量（BMD）来计算 RfD。在有的文献中把基准剂量译为"基线剂量"。其方法是将按剂量梯度设计的动物试验结果以最适模式计算，求得阳性效应 5% 发生率的剂量及其 95% 可信限的下限值，即为 BMD。该方法考虑了试验组数、每组实验动物数、终点指标离散度等整个试验的各种参数，其结果受到大多数毒理学者的赞同。BMD 的优点是：①BMD 依据剂量－反应关系曲线的所有数据计算，而不仅是一个点值，所得结果的可靠性和准确性好；②BMD 要计算阳性效应剂量 95% 可信限的下限值，就必须纳入试验组数、每组动物数及终点指标观察值的离散度。如果这些资料质量不高（每组样本数少或反应变异大等），则 95% 可信限会很宽，BMD 值将会降低，反映出有较大的不确定性存在，反之亦然；③在未直接观察到 NOAEL 组的试验中，也可通过计算求出 BMD；④BMD 不仅能像 NOAEL 那样通过剂量分组资料获得，而且可以通过连续性的计量资料获得，故应用范围更广，可推广应用到人群健康效应的流行病学调研资料。尽管 BMD 的应用前景光明，但还需经过管理毒理学的法律程序确认才能正式应用。

（二）无阈值化学物质的剂量－反应关系评定　无阈值是指化学物质产生的致突变或致癌效应在零以外的任何剂量均可发生，是为无阈值或零阈值。对这一类化学物质进行评价的关键是确定低剂量范围内的剂量－反应关系，并预测危险人群在特定接触水平下发生癌症的危险度。

化学物质的致突变或致癌作用主要是靠毒理学鉴定程序认定的。在有限数量的实验动物中，为在较短的时间内引出明显的阳性结果，试验中使用的剂量一般明显高于人群实际接触剂量。所以，在把动物试验的结果应用于人时，不仅存在种属差异问题，而且存在高剂量向低剂量外推的问题。许多化学物质在高、低剂量下引发的毒性效应并不相同。即便是毒性效应性质相同的化学物质，在低剂量区的剂量－反应曲线也有不同形式，如超线性、线性、次线性等（图 25 - 2），毒理学试验往往不能提供这部分资料。这样，在使用不同外推模型对同一实验资料进行预测时，常常有很大的差异。另一个影响剂量－反应关系形式的重要因素是代谢过程。某些化学物质在高剂量时可使机体解毒能力饱和，然后引起毒性效应，低剂量时则不会发生这种情况。如果将高剂量得到的结果向低剂量外推必然导致错误的结论。另外，对需要代谢活化的物质，其毒性效应通常不与接触剂量直接相关，而与代谢产物的数量直接相关。因此，代谢动力学过程和毒作用机制的深入研究对于正确地进行剂量－反应关系评定至关重要。

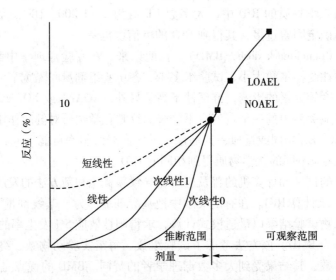

图 25 - 2　致癌剂量－反应曲线示意

注：●表示该剂量以下的生物学反应结果与正常人群比较无显
著性差异。该点即为 NOAEL
◆表示反应结果出现显著性差异。最接近 NOAEL 的 ◆ 点
为 LOAEL

1. 致癌强度指数（carcinogenic potency index）　由于毒理学试验不能直接确定 NOAEL 以下剂量范围内的剂量－反应关系，目前对于无阈值化学物质，特别是致癌物的低剂量外推主要通过数学模型来估算，即推断当致癌物的剂量相当于人类实际接触水平时，与其致癌效应发生概率之间的关系。通常致癌效应发生概率随接触剂量呈某种函数关系变化，函数曲线的斜率就是致癌强度指数，是剂量－反应关系评定中的重要参数。美国 EPA 致癌物评价组制定的致癌强度指数，就是实验动物或人终生接触致癌物剂量为 1mg/（kg·d）时的超额危险度。当以动物试验资料为依据时，其值为剂量－反应关系曲线斜率的 95% 可信限上限；当以人类资料为依据时，其值为该斜率的最大可能估计值（maximum likelihood estimate, MLE），同样用 mg/（kg·d）表示。该值越大，则单位剂量致癌物所引起的动物或人的终生超额危险度越大。

2. 数学外推模型　外推 NOAEL 以下剂量－反应关系的数学模型有多种。它们的假设是致癌物无阈值，而且低剂量范围的剂量－反应关系以某种特定形式出现（如线性），故又称为线性无阈值模型（linear non - threshold models）。现在对于化学致癌物的致癌机制尚不十分清楚，提出的数学模型也有多种。常用的数学模型有：

（1）耐受分布模型（tolerance distribution models）：属于统计学模型。其假设为接触无阈值化学物质群体中的每一个个体均对其毒作用具有一定耐受能力，即存在阈值。但是个体差异造成每个人的阈值不同，致使群体的耐受水平实际上是无阈值的。对于这种阈值的差异可用概率分布进行描述，由此确定剂量－反应曲线的形式。这类模型包括概率单位模型（probit model）、Logistic 模型和 Weibull 模型。

（2）机制性模型（mechanistic models）：这类模型是基于人们对于化学物质致癌机制的认识而建立的。如一次打击模型（one－hit model）是假定一个靶细胞在一定时间内只要受到一次生物学有效剂量的打击后，即可诱发癌变；而多次打击模型（multi－hit model）则认为需要经过多于一次的打击后才能诱发癌变。美国 EPA 等管理机构自 1977 年以来广泛使用的线性多阶段模型（linear multi－stage model）也是多次打击模型中的一种，其假设为癌变效应的发生是多个不同的生物学事件作用的结果，即一个靶细胞必须经过一系列有序的多阶段的变化才能成为不可逆的癌变细胞。此外，还有时间－肿瘤反应模型（time－to－tumor responses model）等。但是迄今尚无一个公认的普遍适用的外推模型。在使用不同模型对同一化学物质的致癌危险度外推时，各结果之间可相差几个甚至十几个数量级。因此，必须根据已有的资料情况来选用适宜的外推模型。

（3）以生理学为基础的毒代动力学模型（physiologically based toxicokinetic model，PB－TK）：上述各种数学模型都是在接触剂量的基础上进行外推，但真正引起效应的却是作用部位处化学物质的水平（内剂量）。由于机体吸收、分布、代谢、排泄诸过程的影响，内剂量与接触剂量并不总是平行的，以接触剂量进行外推就具有较大的不确定性。PB－TK 模型对此加以改进，不仅考虑接触剂量，而且还使用实验动物与人的器官血流量与组织容积等生理学参数，化学物质在不同组织脏器中的分配系数以及与化学物质体内生物转化过程有关的代谢参数等资料。PB－TK 模型计算内剂量及代谢活化产物的数量，找出它们与致癌效应、肿瘤发生率等危害作用之间的关系，并提出有关毒作用机制方面的假设，从而为危险度评定提供了较多的科学依据。如用 PB－TK 模型对二氯甲烷进行的致癌危险度评定中，发现 B6C3F1 小鼠长期吸入二氯甲烷所致的肺和肝脏肿瘤明显增多，而经由饮水摄入二氯甲烷则未见此现象。其原因在于前者形成的谷胱甘肽硫代谢产物的数量远高于后者。在持续吸入二氯甲烷浓度为 $1mg/m^3$ 的空气时，单独使用线性多阶段模型估测的终生致癌超额危险度为 4.1×10^{-6}，而在结合了由 PB－TK 模型求得的活性产物量后，估测值为 3.7×10^{-8}，降低了 2 个数量级以上。再如用 PB－TK 模型评价四氯乙烯的致癌危险度时，发现该物质在小鼠肝脏的活性代谢产物量并不与经肺吸收的母体剂量完全平行，其体内过程符合非线性代谢动力学。在吸入浓度达到 $740mg/m^3$ 以上时，代谢能力逐渐趋向饱和，肝内活性代谢产物量不再升高。因此，四氯乙烯的致癌危险度并非随摄入量增加而升高。在摄入量为 $7.4mg/m^3$ 时，PB－TK 模型估测的对人的致癌危险度比传统方法低 1.6 倍；$740mg/m^3$ 时低 24 倍；$3.7 \times 10^3 mg/m^3$ 时低 118 倍。显然，PB－TK 模型引入了更多的生物学数据，在阐明化学物质的致癌机制、消除不确定因素、提高危险度定量评定的准确性和可信度等方面为我们提供了一个重要的改进手段。另外，还有一种称为以生物学为基础的剂量－反应模型（biologically based dose－response model，BBDR）近年来也应用于致癌物的剂量

–反应关系评定中。该模型将细胞的某些生物学特征如细胞分裂周期、细胞的生成和死亡、细胞克隆扩增等参数结合于机制模型中，以求更好地反映特定肿瘤形成过程中的生物学变化。该模型在苯并（a）芘［B(a)P］等多种致癌物的危险度评定中应用，并取得了很好的效果。

3. 计算致癌强度指数　化学物质的致癌强度指数也称为致癌强度系数。有两种计算方法。一种是根据动物试验结果计算致癌强度指数 $q_i*_{(动物)}$，再转换为 $q_i*_{(人)}$。另一种方法是根据人群流行病学调查资料直接计算人的致癌强度指数 Q。

（1）根据动物实验数据计算致癌强度指数 $q_i*_{(人)}$

按照美国 EPA 使用的线性多阶段模型，公式为：

$$P(d) = 1 - \exp[-(q_0 + q_1 d_1 + q_2 d_2 + \cdots\cdots + q_k d_k)]$$

式中：

$P(d)$：在与 d 剂量化学物质接触条件下，动物的终生致癌危险度；

q_0：未接触该化学物质时动物的致癌危险度；

d_i（$i = 1, 2, 3\cdots\cdots k$）：一生中各阶段期间接触化学物质的平均剂量，单位 mg/(kg·d)；

q_i（$i = 1, 2, 3\cdots\cdots k$）：各阶段期间接触化学物质的剂量 – 反应曲线的斜率系数。

美国 EPA 为线性多阶段模型设计了专门的计算机程序 GLOBAL82 和 86。只要输入必要的实验参数，就能自动算出 $q_i*_{(动物)}$。然后，依下式将其转换为 $q_i*_{(人)}$。

$$q_i*_{(人)} = q_i*_{(动物)} \times 体表面积_{(人)}/体表面积_{(动物)}$$

单位为 mg/(kg·d)。

由于人与在基础代谢率以及寿命、对化学物质毒性的敏感性等多个生理参数上与体表面积的相关性好于体重，故常以体表面积校正染毒剂量。如果以体重计算 $q_i*_{(人)}$，公式为：

$$q_i*_{(人)} = q_i*_{(动物)} \times [W_{(人)}/W_{(动物)}]^{1/3}$$

式中：

W：体重。

（2）根据人群流行病学调查资料计算致癌强度指数 Q；Q 等同于 $q_i*_{(人)}$，单位也相同。计算公式为：

$$Q = [R_{(x)} - 1]/X \times LR$$

式中：

$R_{(x)}$：接触人群致癌的相对危险度；

X：接触人群的终生接触剂量率，单位为 mg/(kg·d)；

LR：对照人群的终生致癌危险度。

X 可用调查现场被评定化学物质的接触浓度或含量计算：

$$X = C_x \times I_x/W_t$$

式中：

C_x：环境中化学物质的平均浓度，单位为 mg/m^3（空气）、mg/kg（食物）或 mg/L（饮水）；

W_t：调查对象的平均体重，单位为 kg；

I_x：接触个体对含有该化学物质的环境介质（空气、水和食物）的日平均摄入量。单位为 m^3/d、kg/d 或 L/d。

三、接触评定（exposure assessment）

接触评定是危险度评定的第三部分工作，目的是确定危险人群接触被评定化学物质的总量和接触特征。如果在此部分工作认定被评定化学物质与人群的接触量为零或接触量不足以引起健康危害，则就不必再评定下去。

所谓接触化学物质的总量，在危险度评定中最关心的是机体摄入量。即不论通过何种途径（经口、经皮、吸入）进入体内的化学物质量。因此，根据评定的需要必须弄清包括脂/水分配系数在内的该化学物质的理化性质；其在环境（空气、土壤、饮水、用水）或食品中的浓度或含量；其分布、转运、转化的情况和消长规律等。另外，还必须弄清接触的人数、构成、范围、工作方式、饮食习惯、文化习俗等情况。总之，要掌握与所调查的摄入量有直接或间接影响的所有因素，但也要注意资料所表明的确切意义及其代表性。例如；有人在调查铅熔炼厂周围儿童的铅摄入量时，因为儿童用手直接抓食物吃，就把从儿童双手洗脱下来的铅量作为摄入量，显然不符合实际。因为双手洗脱下来的铅未必全都会被吃进去。而且，铅进入体内的途径较多，既可以铅尘的形式经肺吸入，又可随饮水或食物由消化道吸收，还可经涂抹皮肤入血。此例计算摄入量的方法不得要领，不能得出准确的摄入量。必须全面掌握空气中铅的浓度和局部人群的肺通气量；食品和饮水中铅的含量和相应人群的进食量和饮水量；人群接触铅的皮肤部位及接触量、接触方式（了解通过皮肤进入体内的铅量）。为了准确获得上述数据，还必须根据实际情况考察人们的嗜好（吸烟、饮酒）、卫生习惯（进食前洗手、不在工作场所进食等）、当地文化习俗等。接触剂量计算越准确，危险度评定的结果就越可靠，可信度越高。由于人力物力的限制，在人群流行病学调查中都是用随机抽样的方法进行，如果样本的代表性差，在其基础上估计的人群接触水平结果，就会带有很大的不确定性。因此，在评定时，对于特殊群体应区别对待，分别进行。例如：生产工人、高含量地区居民或某种特殊文化风俗人群的接触机会比一般人多；老弱病残或特殊体质者对被调查化学物质的敏感性与一般人不同等。在上面提到的铅的例子中，如果生产工人在生产过程中抽烟，就可能比别人多了经口腔黏膜和消化道的摄入量。如果饮酒，也会影响铅的摄入和在体内的代谢。

另外，接触剂量与靶器官剂量并非总是平行，而只有后者才能引起损害效应，故估测接触剂量时要结合健康检查和该化学物质在机体的分布和排泄进行。

对于无阈值化学物质如致癌物的接触评定，一般假设为人群短期内接触高剂量致癌物与终生持续接触低剂量致癌物结果相同。这样，人群接触的剂量水平可以用终生累计接触量来表示，即终生日接触剂量率，也就是终生每日平均接触剂量。公式如下：

$$D = C_m \times M_m / W_t$$

式中：

D：终生日接触剂量率，单位为 mg/（kg·d）；

C_m：致癌物在食物（mg/kg）、空气（mg/m^3）和水（mg/L）等环境介质中的平均浓度；

M_m：成人日均接触环境介质的量，单位为 kg/d（食物）、m^3/d（空气）、L/d（水）；

W_t：成人平均体重，单位为 kg。

实验动物的终生日均接触剂量率也有公式计算。如实验观察时间（L_e）短于实验动物的平均寿命（L），则用 L/L_e 进行校正。

$$TD = C_m \times LP/L \times I/W \times LP/L \times (L/L_e)^3$$

式中：

TD：实验动物的终生日均接触剂量率，单位为 mg/（kg·d）；

LP：实验动物接触致癌物的平均生存期，单位为"天"；

I：实验动物日均摄入环境介质量，单位为 kg/d（食物）、m^3/d（空气）、L/d（水）；

W：实验动物的平均体重，单位为 kg。

四、危险度特征判定（risk characterization）

危险度特征判定也称为危险度特征分析或危险度特征描述，是危险度评定的第四部分工作，也是最后总结部分工作。通过对前三个部分工作的评定结果进行综合、分析、判断，估算被评定化学物质在接触人群中引起危害概率（危险度）的估计值，并以文件形式阐明该物质可能引起的公众健康问题，为行政管理机构决策提供依据。目前常用的危险度特征判定方法如下：

（一）有阈值化学物质的危险度特征判定

1. 估计高危人群总接触剂量（estimated exposure dose，EED）　EED 是各种途径接触化学物质总量。一般以 RfD 为衡量标准进行比较，如 EED 小于或等于 RfD，出现危害的可能性小，即危险小；反之则大。

2. 估算接触剂量达到危险水平的人数　统计推算所有接触剂量大于 RfD（即发生危害的可能性较大）的人数，即为达到危险水平的总人数。

3. 接触界限值（margin of exposure，MOE）　计算公式如下：

$$MOE = NOAEL \text{ 或 } LOAEL/EED$$

用 MOE 与 $UFs \times MF$（推导 RfD 时，公式中的除数）相比较，如 MOE 大，则表明危险小，反之则大。因为将 MOE 公式转换为 EED = NOAEL 或 LOAEL/MOE 就可看出，MOE 大于 $UFs \times MF$ 即意味着 EED 小于 RfD。

4. 计算危险度　根据 RfD 和 EED 计算接触人群的终生危险度。公式为：

$$R = EED/RfD \times 10^{-6}$$

式中：

R：发生某种健康危害的终生危险度；

10^{-6}：与 RfD 对应的可接受危险度水平。

（二）无阈值化学物质的危险度特征判定　主要是计算致癌物的超额危险度（excess risk）和超额病例数（numder of excess cases）两部分内容。

1. 计算终生（以 70 岁计）超额危险度 R，公式为：

$$R = 1 - \exp [-(q_i *_{(人)} \times D)] \text{ 或 } R = 1 - \exp [-(Q \times D)]$$

当式中 $q_i *_{(人)} \times D$ 的值小于 0.01 时，公式可简化为：

$$R = q_i *_{(人)} \times D \text{ 或 } R = Q \times D$$

式中：

R：终生超额危险度，即 70 岁以前发生癌症的概率，数值为 0 ~ 1；

D：个体日接触剂量率，单位为 mg/（kg·d）。

2. 计算人均年超额危险度 $R_{(py)}$，公式为：

$$R_{(Py)} = R/70$$

式中：

70：指人群 0 岁时的期望寿命为 70 岁。

3. 计算特定人群的年超额病例数 EC，公式为：

$$EC = R_{(py)} \times （AG/70） \times \sum P_n$$

式中：

AG：标准人群平均年龄（根据近期人口普查资料确定）；

P_n：平均年龄为 n 的年龄组人数。

五、空气中多环芳烃致肺癌的危险度评价——示例

（一）危害鉴定 多环芳烃（polycyclic aromatic hydrocarbons，PAHs）是现代社会空气中常见的污染物，可经呼吸道、皮肤和消化道被摄入。动物实验结果证明苯并（a）芘[B(a)P] 等7 种 PAHs 成分引发了肿瘤。人群流行病学调查认为含有 PAHs 的混合物与肺癌发生之间有着确切的病因学联系。

（二）剂量 - 反应关系评定 采用云南省宣威地区农民肺癌研究获得的监测数据、动物诱癌实验结果和人群流行病学调查资料，以空气中 B(a)P 浓度为 PAHs 接触指标，计算致癌强度指数。

1. 根据大鼠自然吸入煤烟、柴烟的实验数据计算致癌强度指数：

（1）将各实验组大鼠的 B(a)P 接触浓度换算为终生接触剂量率 [mg/（kg·d）]：按照前面给出的公式 $TD = C_m \times LP/L \times I/W \times LP/L \times （L/L_e）^3$ 换算结果列于表 25 - 3 和表 25 - 4。

表 25 - 3 各实验组大鼠接触空气中 B(a)P 的时间和实验观察时间

参 数	对照组	煤烟组	柴烟组
C_m（mg/m³）	1.47×10^{-5}	506.44×10^{-5}	43.09×10^{-5}
LP（d）	439.64	428.16	490.64
L_e（d）	570	570	570
L（d）	1095	1095	1095

表 25 - 4　各实验组大鼠体重、平均空气摄入量和 B(a)P 终生接触剂量率

参　数	组　别	雄　性	雌　性	平　均
I（m³/d）		0.24	0.20	0.22
W（kg）		0.40	0.30	0.35
TD[mg/(kg·d)]	对照组	1.29×10^{-5}	1.42×10^{-5}	1.35×10^{-5}
	煤烟组	3.35×10^{-3}	3.68×10^{-3}	2.50×10^{-3}
	柴烟组	3.74×10^{-4}	4.12×10^{-4}	3.91×10^{-4}

（2）设置参数，运行 GLOBAL82 程序，先求出 $q_i *_{(大鼠)}$，经换算再求出以 B(a)P 为指标的低剂量 PAHs 致人肺癌的强度指数 $q_i *_{(人)}$，公式为：

$q_i *_{(人)} = q_i *_{(大鼠)} \times [W_{(人)}/W_{(大鼠)}]^{1/3}$（式中：$W_{(人)}$ 取 65kg）

结果为：雌性 $q_i *_{(大鼠)} \approx 64.94$ mg/(kg·d)，换算后的 $q_i *_{(人)}$ 为 390.06mg/(kg·d)；

雄性 $q_i *_{(大鼠)} \approx 427.49$ mg/(kg·d)，换算后的 $q_i *_{(人)}$ 为 2332.78mg/(kg·d)；

合计 $q_i *_{(大鼠)} \approx 280.88$ mg/(kg·d)，换算后的 $q_i *_{(人)}$ 为 1602.54mg/(kg·d)。

由上述结果可见，以 B(a)P 为指标的 PAHs 致人肺癌的强度指数为 390.06 ~ 2332.78 mg/(kg·d)，其含义为人终生接触剂量为每日每公斤体重 1mg 的 B(a)P 时，终生发生肺癌概率的 95% 可信限上限。

2. 根据人群流行病学调查资料计算致癌强度指数

（1）计算致癌强度指数 Q

$$Q = [R_{(X)} - 1]/X \times LR$$

式中 $R_{(X)}$ 采用宣威地区农民回顾性队列研究中燃用烟煤的女性人群与燃用无烟煤者比较的相对危险度值，为 28.18，95% 可信限为 21.31 ~ 37.27。$X = C_x \times I_x/W_t$，C_x 为 B(a)P 日平均浓度的几何均值，宣威地区燃烟煤农户室内 B(a)P 浓度为 $(54.73 ~ 399.05) \times 10^{-5}$ mg/m³，均值为 155.29×10^{-5} mg/m³。W_t 为接触个体平均体重，为 56kg。I_x 为接触个体平均室内空气摄入量，定为静息时每小时肺通气量为 0.34m³，轻度活动时为 0.68m³。接触人群日均室内静息时间为 10.3h，轻度活动时间为 7h，照此计算，每日 I_x 约为 8.25m³。

将上述数据代入公式，计算 X 为 $(8.06 ~ 58.8) \times 10^{-4}$ mg/(kg·d)。

对照人群选自 1964 年全国人口普查的年龄构成中，25 岁以上与调查人群年龄构成相同的燃无烟煤女性，其队列肺癌死亡率为 14.05/10 万人年。经调整后计算结果为，在平均寿命 70 岁时，LR 为 0.62×10^{-2}。

（2）计算致癌强度指数范围及均值

Q 下限 = $(21.31 - 1)/(5.88 \times 10^{-4}) \times 0.62 \times 10^{-2} \approx 214.15$

Q 均值 = $(28.18 - 1)/(2.29 \times 10^{-4}) \times 0.62 \times 10^{-2} \approx 762.95$

Q 上限 = $(37.27 - 1)/(8.06 \times 10^{-5}) \times 0.62 \times 10^{-2} \approx 2790.00$

（三）接触评定　在日常生活和生产活动中，人群普遍接触 PAHs，但各种人群的接触方式和程度各不相同。资料表明大气污染是我国城市居民接触 PAHs 的重要途径。

个体日接触量率 D 的计算与前述 X 的计算相同。根据我国城市人群资料计算，I_x 为 15m^3/d，W_t 为 65kg。

（四）危险度特征判定

1. 计算终生肺癌超额危险度

$$R = 1 - \exp\left[-(q_i *_{(人)} \times D)\right] \text{ 或 } R = 1 - \exp\left[-(Q \times D)\right]$$

2. 计算人均肺癌超额危险度

$R_{(py)} = R/70$，该参数按个体期望寿命 70 岁、体重 65kg、日均吸入含 B（a）P 空气 15m^3 计算。

3. 计算人群年均肺癌超额病例数

$EC = R_{(py)} \times (AG/70) \times \sum P_n$，按人群平均年龄 24.87 岁（我国 1964 年人口普查资料）计算每 10 万人年中的 EC。

4. 根据本例计算所得 $q_i *_{(人)}$、Q 值和北京、沈阳两城市 1976～1981 年大气监测所得 B（a）P 日均浓度，按上述公式计算大气 PAHs 污染所致居民肺癌的危险度，结果见表 25-5。

表 25-5　北京、沈阳两城市大气 PAHs 污染所致居民肺癌超额危险度

B(a)P 日均浓度 (mg/100m³)	参数	$q_i *_{(人)}$ [mg/(kg·d)]		φ 值		
		雄性大鼠组	雌性大鼠组	下限	均值	上限
		390.06	2332.78	214.15	762.95	2790.00
北京:0.36	$R_{(py)}$	3.24×10^{-4}	1.93×10^{-3}	1.78×10^{-4}	6.21×10^{-4}	2.32×10^{-3}
	EC	1.64×10^{-1}	9.83×10^{-1}	9.03×10^{-2}	3.10×10^{-1}	1.18
沈阳:1.92	$R_{(py)}$	1.73×10^{-3}	1.03×10^{-2}	9.48×10^{-4}	3.26×10^{-3}	1.23×10^{-2}
	EC	8.76×10^{-1}	5.22	4.81×10^{-4}	1.65	6.24

（五）结果评价与不确定因素分析

1. 结果评价

（1）本评价所依据的动物实验数据及流行病学调查资料是我国的研究成果，质量可靠，能满足危险度评价的要求。

（2）本评价依据的动物和人群资料均由同一单位在同一地区同期先后完成，结果可以互相验证。如 $q_i *_{(人)}$ 与 Q 值分别为 390.06～2332.78 mg/（kg·d）和 214.15～2790.00，波动范围均在 10 倍左右。$q_i *_{(人)}$ 与 Q 值在同一数量级内，且十分接近。说明由动物实验获得的 $q_i *_{(动物)}$ 可信度较高，重要参数的取值是合理的。

（3）本评价选择北京、沈阳两城市反映我国城市空气中以 $q_i *$ 与 Q 值为代表的 PAHs 水平，并根据动物实验及人群流行病学调查结果计算得出的 $q_i *$ 与 Q 值，推算出两城市个体年均肺癌超额危险度 $R_{(py)}$ 和城市人群年均肺癌超额病例数 EC。由各组数据可见，B（a）P 日均浓度较高的沈阳市与北京市相比，其 $R_{(py)}$ 和 EC 值均高 5 倍以上，说明沈阳市人群因

PAHs 污染而患肺癌的危险度较大。

2. 不确定因素分析

（1）云南宣威地区燃煤煤烟中粒径小于 $2\mu m$ 的颗粒物比例远高于其他大城市，易于进入肺脏深处。故以此为基础进行推算可能高估城市人群的肺癌超额危险度。

（2）在动物致癌试验中，煤烟组大鼠的平均生存期较柴烟组和对照组大鼠短，可使观察到的动物生瘤数减少，造成对危险度的低估。

（3）空气中接触 B(a)P 的量并不等于靶器官处的内剂量。B(a)P 为间接致癌物，需经代谢活化后才有致癌活性，在内剂量很高时，又会使代谢通路饱和，不能全部形成活化产物。对这些因素处理不当会高估危险度。

（4）由于本评价收集到的动物实验资料和人群流行病学调查资料并不十分充足，也给危险度评定带来不确定性。例如，评价结果是 1996 年发表的，而评价中使用了我国 1964 年人口普查资料，年代相差太远。

第五节　危险管理

危险管理是行政管理机构对危害积极地作出决策进行管理控制的过程。在此过程中，不但涉及到社会发展实际需要，而且还关系到卫生、环保、经济、工程、法律、政治、历史、信仰、宗教、文化、风俗等多方面的因素。危险管理一般包括六项内容：①提出公共卫生方面的问题，也就是提出需要控制的危险；②分析危险性，主要是危险度评定过程；③作出选择，在充分收集各方面资料和信息的基础上，权衡利弊，在各种解决方案中进行选择；④作出减轻危险度的决策，依照法定程序规定解决措施；⑤实施有效行动，以执法行为保证规定的措施有效执行；⑥评价管理措施的效果，根据各方面结果和反映评价管理效果，为下一步工作提出方向。

在实践中，管理机构必须控制危险度评定结果表明危险度较大的问题，而且还必须考虑对各方面因素的相互影响。所谓费效比（费用－效益比较）分析就是要切实综合各方面的得失，确定合理的可接受危险度，作出切实可行的决策并实行之，达到保护人类健康的目的。

说到费效比，就涉及到价值定位（value assumption）问题。在科学问题上，一端是不考虑价值的纯科学，它具有很高的新发现概率；而另一端就是应用科学，是计价值的，因为它具有很高的被实施的可能性。如果说危险度评定更具有纯科学的味道，只考虑一定价值的话，那么危险管理则完全移动到计价值的应用科学一端。不论最后的决策是由经济、政治或法律决定的，这种移动都是由社会价值来驱动的。作为毒理学家应该清楚认识到危险度评定与危险管理的不同阶段各有多大社会因素介入。同样，危险管理阶段也应争取更多的毒理学家的参与，也就是应有更多的理解科学内容的政策制订者参与。

这些理解科学内容的政策制订者根据危险度评定所提供的结果进行认真论证，权衡利弊，决定取舍，并制订政策。对于那些毒性较高，易于造成环境污染和危害人体健康，又并非工农业生产所必须（如有替代品）的化学物质，可以认为弊大于利，禁止其继续使用。而对于另一些化学物质，如铅、汞、锰等重金属，虽然可能给人体健康造成一定危害，但是由于是重要的工业原料,在国民经济建设中的社会和经济效益无可取代,经过综合分析后认为利大于弊,可以继续使用,但是必须建立相应的控制和管理措施,使其危害低于可接受的危险度水平。这些措施包括:制订和执行卫生标准;对生活和生产环境进行监测;对接触人群进行观察监护;以及相应的工程技术设施等。这些考虑和措施都是以价值定位为基础的。现在对致癌物的危险管理也不再一味追求"零"危险度,而是采用了"可接受危险度"的概念来制订相应的实用安全剂量,这也是合理价值定位的很好例子。

现代的国际贸易争端司空见惯,而解决国际贸易争端的基础是客观、科学的方法和要求,这其间涉及到价值的作用就更毋庸置疑了。如果没有客观的方法去判定危险,就不能确定对谁有危险,有什么样的危险。如果连何种危险和危害的可能程度都不清楚,就不可能公断贸易侵权。进口国可以因自己没有产品而建立十分严格的安全要求;出口国由于其垄断高新技术而实行欺诈性"安全"标准。这种价值观念的差异也是导致一些国家危险度评定结果不一致的原因。

在各种行业管理中包含了种种各自通行的规则,每种行业都要求管理机构衡量各种因素,但都必须考虑所管理物质引起的健康危害和降低接触技术的可行性,以及相应产业机构进行必要控制的财政支付能力。虽然危险管理离不开严密的科学论证为依据,但是在社会实践中它可以不是足够精确的科学,却不能与价值定位截然分开。不过还有一点也应该明确的是,这种价值定位是指危险管理在社会整体利益中的定位,而不是指管理机构自身的价值。危险管理的基本原则就是要在合理的社会价值定位下,在尽可能的范围内,最充分地保证接触者的健康和功能不会遭受所控制化学物质的危害。管理机构并不需要维持其管理某项控制和完成该项管理经费之间的平衡。

危险管理的另一个方面是对危险评价者也就是毒理学家及实验人员的管理。现在先进国家普遍建立了"良好实验室规范(good laboratory practice,GLP)"的管理制度,对危险度评定机构(包括检验实验室)从组织、管理、质量控制、人员、设施、环境、仪器设备、标准物质、量值溯源、检验方法、检验样品处置、试验记录、委托方质疑和抱怨等方方面面都进行审查和定期复查。如果审查不合格将不具备从事检验的法定资格;如果复查不合格将被取消检验资格。

另外,对实验动物的管理也进行了严格而科学的规定。如对动物清洁分级、动物饲养的环境要求、动物运输的条件,乃至动物权益的维护都有法规出台并实施。尤其在美国和西欧国家,这方面的管理开始得较早,其法规的范围也更广泛。

第六节 危险信息交流

一般情况下,危险管理者对价值定位比较清楚,而危险评定者则只关心危险,所以两方面人员彼此要做好信息交流。除此以外,危险管理者还必须与各种各样的利益攸关者(stakeholders)交流。利益攸关者是指在一个特定的项目中享有利益的任何人,包括那些能影响或受影响于该项目的发展和结局的任何人。

在这些交流中,危险管理者对所涉及的事物要理解,对术语和概念要精通,以便取得共同语言。只有最受影响的那些人直接参与,决策过程才会最有效。决策应该是由相关人士都可接受的标准来决定。这种可接受性也包含有局部服从整体的原则，是由利益攸关者的集体意志决定的。所以交流的结果使可接受性具有了合理性和集体性的内涵，从民主法制的角度看这正是危险管理工作方式的正确方向。

在危险管理过程中，首要的问题是危险信息交流。否则可能会发生错误的导向，使在危险度评定和危险管理阶段做出的努力付诸东流，也可能会使对危害的控制发生较大的人力和财力浪费。

为做好危险信息交流，首先应了解危险评估的全部过程，包括危险度评定的最终结果、管理价值定位的要点、法律调整和裁定的措施。其次，清晰的概念、共同的语言、合适的时间及场合亦是必要的。例如通报"生态健康"问题，应弄清什么是生态系？涉及范围？健康的概念？什么是理想的目标？这些都会涉及最终目的价值定位。弄清这些问题，才能在危险与利益之间取得最佳的平衡。只有考虑到价值，危险信息交流才能得到改善，使单纯的危险信息交流扩展到有价值内容的信息交流，从而做到维护信任、理解义务、实现允诺的最终目的。所以危险度评定应通过一个特定的计划、管理以及信息交流过程完成，而不是纯科学的结果。

信息交流也包括与媒体的往来。在与新闻媒介进行危险信息交流时应知道新闻记者最喜好报道那些能成为危害、甚至最终成为危机的危险。危险并不一定成为新闻故事，而危害才能成为新闻故事。"危害"的新闻价值由三句话支配：①稀有的比常见的更有价值；②新发生的比老的有更多价值；③戏剧性的（突然的/神秘的）比熟知的有更多的价值。掌握这三句话有助于与记者对话，使他们在第一时间内获得有关危害的完整故事，作出成功的报道。

做好危险信息交流有助于推动有关政策的立法过程。科学与政策犹如两个圆环，两者的结合部分是借助于科学去确认、规定和开发具有法律优先权的政策和解决措施，并在条件成熟时立法。在各国，一些法规就是在这样的背景下由立法机关立法的。如我国的《环境保护法》、《食品卫生法》、《药品管理法》、《化妆品监督条例》、《农药管理条例》、《职业病防治法》等。

在危险信息交流中，要重视利用科学基础知识，但避免过多的细节和过分的专业语言，使对方将注意力集中到基本的目的上。在方法上，善于将所涉及的危险作比较，如：不同时期相同危险的比较，与管理标准作比较，相同危险不同角度的比较等。生动的比较无疑会提高公众、利益攸关者、政策或法规制订者对给定事件的认识程度，使有限的资源在保护人类健康和环境质量中得到有效的利用。

第七节　我国现行的安全性毒理学评价法规

卫生行政执法和处罚要以法律为准绳，而作为裁决依据的卫生法律和标准的制订则必须以安全性评价的结果为基础。为安全性评价服务的毒理学试验结果就是这些基础中的一项主要内容。世界各国对化学物质进行安全性评价均以其社会价值定位的相对安全为前提，因为在大多数情况下，对人体健康的绝对安全是不存在的。在有效的化学物质管理控制中，所谓的"安全性"只能是"可接受危险度"的概念。

我国对化学物质的毒性鉴定和毒理学实验开始于 20 世纪 50 年代，并开始制订初步的法律规定。但进展缓慢，80 年代后才随着我国国民经济和法制建设的发展而迅速发展。同时，这些法规和管理措施的颁布，对保护公民健康和国民经济的发展起到了很大的促进作用。目前我国实施的主要法律法规简要介绍如下：

一、食品和药品安全管理

我国的食品卫生管理法规最早是 1979 年的《食品卫生管理条例》，然后是 1982 年的《中华人民共和国食品卫生法（试行）》。1995 年 10 月 30 日八届全国人大常委会第 16 次会议审议通过了经过修订的《中华人民共和国食品卫生法》，自公布之日起施行。此法第五章为"食品卫生标准和管理办法的制订"。与此法配套，卫生部于 1994 年 8 月 10 日发布了《食品安全性毒理学评价程序》（GB 15193.1－94），并予以实施。

《食品安全性毒理学评价程序》规定了食品安全性毒理学评价试验的四个阶段的内容及选用原则、食品毒理学实验室操作规程、15 项食品毒理学试验方法、日容许摄入量（ADI）的制定和三致物质的处理方法等内容。2003 年 2 月卫生部发布了修订后的《保健食品检验与评价技术规范》，规定了保健食品的功能学评价程序、功能学评价检验方法、毒理学评价程序、毒理学检验方法和保健食品功效成分及卫生指标检验规范。

1984 年六届全国人大常委会第七次会议通过了《中华人民共和国药品管理法》，并于 1985 年 7 月 1 日起施行。该法第五章规定了新药、仿制药、新生物制品以及进口药品的生产、经营必须报国务院药品主管部门批准，发给证书。卫生部于 1985 年 7 月 1 日颁布实施的《新药审批办法》规定了要进行药品的毒理学评价。1988 年卫生部又颁布了《新药（西药）毒理学研究指导原则》，对药品临床前毒理学研究的试验种类和方法提出了明确的规定。由于十几年来社会经济生活的巨大变化和科学技术的巨大发展，原《药品管理法》已不能适应管理的要求。2001 年 2 月九届全国人大常委会审议通过了经过修订的《药品管理法》，于 2001 年 12 月 1 日起施行。修订后，取消了地方审批药品标准的权力，并取消了药品的地方标准。所有药品统一执行国家标准。根据《药品管理法》，行政主管部门陆续发布了《药品生产质量管理规范》、《药物非临床研究质量管理规范》、《药物临床试验质量管理规范》等一系列管理规范，并实行了药品生产许可证、药品经营许可证、医疗机构制剂许可证、医药产品注册证、进口药品注册证等管理制度。

2003 年我国成立了国家食品药品监督管理局，定期审查、批准和撤销药品生产和流通。

二、农药安全管理

卫生部和农业部于 1991 年 12 月颁发了《农药安全性毒理学评价程序》，其中规定了农药安全性毒理学评价的原则、项目及其要求。该评价程序适用于在我国申请登记及需要进行安全性评价的各类农药品种，而且将各种毒性试验分为四个阶段，规定了四阶段评价的试验项目。对进口农药也必须提交四个阶段的完整毒理学试验资料，而且要进行必要的验证试验。国家技术监督局 1995 年 8 月 17 日发布了中华人民共和国国家标准《农药登记毒理学试验方法》（GB15670－1995），规定了农药毒理学试验的项目、方法和基本要求。1997 年国务院颁布了《中华人民共和国农药管理条例》，对农药登记、农药生产、农药经营、农药使用和其他相关事项作出了规定。2001 年 4 月农业部发布《农药登记资料要求》，对各种农药的登记资料和毒理学试验项目进行了具体规定。

三、化妆品安全管理

1987 年 5 月 28 日卫生部发布了《化妆品安全性评价程序和方法》（GB 7919.87），于 1987 年 10 月 1 日起实施。该国家标准适用于在我国生产和销售的一切化妆品原料和化妆品产品。具体规定了对化妆品原料和产品的安全性评价程序和有关毒性实验方法。1989 年 11 月卫生部颁布了《化妆品卫生监督条例》，规定了化妆品生产的卫生监督、化妆品经营的卫生监督、化妆品卫生监督机构与职责和罚则等作出了规定。2002 年 9 月卫生部又发布了修订后的《化妆品卫生规范》，对化妆品安全评价程序和毒性实验方法进行了大量补充和修改。

四、职业安全管理

2001 年 10 月 27 日九届全国人大常委会第二十四次会议通过了《中华人民共和国职业病防治法》，于 2002 年 5 月 1 日起施行。该法第二章第二十七条规定："职业病危害预评价、职业病危害控制效果评价由依法设立的取得省级以上人民政府卫生行政部门资质认证的职业卫生技术服务机构进行。职业卫生技术服务机构所作评价应当客观、真实。"卫生部于 2000 年 11 月 27 日发布了为《职业病防治法》配套的《化学品毒性鉴定管理规范》，规定了毒性鉴定机构和毒性鉴定的要求和四阶段毒性鉴定的内容。

2002 年 5 月 12 日国务院颁布了《使用有毒物品作业场所劳动保护条例》，自公布之日起施行。该条例总则的第三条规定：有毒物品分为一般有毒物品和高毒物品，国家对作业场所使用高毒物品实行特殊管理。一般有毒物品目录、高毒物品目录由国务院卫生行政部门会同有关部门依据国家标准制定、调整并公布。条例第四条规定：从事使用有毒物品作业的用人单位应当使用符合国家标准的有毒物品，不得在作业场所使用国家明令禁止使用的有毒物品或者使用不符合国家标准的有毒物品。第六条规定：国家鼓励研制、开发、推广、应用有利于预防、控制、消除职业中毒危害和保护劳动者健康的新技术、新工艺、新材料；限制使用或者淘汰有关职业中毒危害严重的技术、工艺、材料；加强对有关职业病的机制和发生规律的基础研究，提高有关职业病防治科学技术水平。除了总则之外，该条例还规定了"作业场所的预防措施"、"劳动过程的防护"、"职业健康保护"、"劳动者的权利与义务"、"监督管理"、"罚则"各章。

近年来，《职业病防治法》的各项配套规章和管理办法正在陆续发布。

五、其他化学物质安全管理法规和标准

国家环保总局为对有毒化学品实行全面管理，于 1990 年编写了《国家环境保护局化学品测试准则》。

卫生部 2001 年 6 月发布《生活饮用水卫生规范》，对现有饮用水卫生标准 GB 5749 – 95 补充了大量水质控制标准。

2002 年 2 月 8 日国务院颁布了修订后的《危险化学品安全管理条例》，于 3 月 15 日施

行。该条例界定爆炸品、压缩气体和液化气体、易燃液体、易燃固体、自燃物品和遇湿易燃物品、氧化剂和有机过氧化物、有毒品和腐蚀品等为危险化学品；规定了生产、经营、储存、运输、使用和处置废弃危险化学品的管理办法；规定化学危险品生产企业应向审批部门提交包括化学物的毒性资料在内的一批文件。

另外，我国的《行政处罚法》、《行政诉讼法》、《国家赔偿法》、《产品质量法》、《消费者权益保护法》、《反不正当竞争法》、《广告法》、《标准化法》、《环境保护法》、《计量法》等一系列法律、法规的相关规定都在我国的毒理活动中起着规范作用。

重点和难点：

1. 管理毒理学的概念。
2. 掌握危险度评定的方法。
3. 危险管理包括的主要内容。

思考题：

1. 为什么提出可接受危险度的概念？
2. ①如何进行危害鉴定？②如何进行有阈值化学物质的剂量－反应关系评定？③如何进行无阈值化学物质的剂量－反应关系评定？④接触评定的意义是什么？⑤怎样进行危险度特征判定（常用方法）？
3. 危险信息交流应注意哪些问题？

（邓 海）

第四篇 毒理学实验方法

第二十六章 毒理学实验基础

第一节 毒理学实验设计要求

合理的毒理学实验设计是获得准确、客观、全面实验结果的前提，因此，实验前须根据受试物性质、实验目的要求选择合适的实验方法，安排合理的实验设计，毒理学实验设计主要涉及以下几个方面：

一、确定实验动物及数量

（一）确定实验动物 在毒理学动物实验研究设计中，如何选择最合适的实验动物是首先要考虑的问题之一。要根据实验观察的目的与内容，明确规定采用什么样的实验动物，实验动物中的每个实验单位必须具备的条件与要求，以保证受试对象的一致性。为取得可靠的实验结果，必须对实验动物作出正确的选择。

1. 实验动物物种和品系的选择 原则上应根据实验目的选择对受试化合物敏感、结构、功能及代谢与人相似、经济易得的实验动物。由于不同化合物在不同种属的动物上引起的反应存在很大差异，故应根据研究目的，参考有关文献资料及实践经验选择适宜的动物。通常选用哺乳类动物。

此外，还应注意品系的差异，品系代表实验动物的遗传基因型条件。不同品系实验动物对外源性化合物毒性反应也不一致。一般应与文献上传统常用的动物物种品系一致，以便实验结果间的相互比较。

2. 实验动物等级的选择 等级是指实验动物的微生物标准化程度。按微生物控制分类，实验动物分为普通级动物（conventional animal）、清洁级动物（gnotobiotic animal）、无特定病原体动物（specific pathogen free animal）和无菌动物（germ free animal）。毒理学研究中，应使用清洁级或清洁级以上的动物。

3. 个体的选择

（1）年龄和体重：毒理学试验选用实验动物的年龄主要取决于实验的类型。急性试验通常选择刚成年的动物；亚慢性和慢性试验由于实验周期较长，一般选择刚断乳的健康动物。实验动物体重与年龄间有一定的相关性，一般选择发育正常、体重符合要求的实验动物。同一批试验中，组内动物体重变异要求不超过平均体重的 10%，组间平均体重的差异不应超过 5%。

（2）性别：同一品种（系）、不同性别的动物对外源性化学物的敏感性也不一致。通常雌性大鼠对急性毒性试验较雄性大鼠敏感。如果没有特别要求，一般选用雌雄各半动物进行实验，以避免由于性别差异造成的误差。如已知不同性别动物对受试物敏感性不同，则应选用敏感的性别。

（3）生理状态和健康状况：实验动物的特殊生理状态如怀孕、哺乳等对结果影响很大，如无特殊目的，应从实验组中剔除，以减少个体差异。不同生理状态对外界刺激的反应不一致。

（二）确定实验动物的数量　实验动物还需要有一定的数量，例数不能太少，也不宜过多。大样本的代表性优于小样本，但样本过大会加大工作量，而且成本也相应提高。长期实验还应考虑实验动物因疾病或操作不当等原因引起的动物数量的减少，应适当增加每组的动物数。一般来讲，每组小鼠和大鼠数一般不少于 10 只，犬一般不少于 6 只。

二、确定剂量或浓度

不同实验方法、不同实验模型、不同动物实验所需化学物剂量不同。毒理学研究所应用的剂量应产生下列作用：至少有一个剂量产生明显的毒作用甚至可能发生死亡；至少有另一剂量产生轻度的毒性而不发生死亡；至少还有一个剂量不产生可观察到的毒作用。对照组的动物可做相同的处理，但不给受试物，有时还可增加一个所谓环境因素对照组，只接触非实验性变异因素，如食物、水、各种处理及饲养室条件。应尽量确定不良反应的量效关系和时效关系（如不良反应的发生和持续时间），至少应设三个剂量组。低剂量应相当于主要毒效学的有效剂量，高剂量以不产生严重毒性反应为限。

三、随机分组

毒理学实验中，一般采用均衡随机（或分层随机）的方法，即先将受试动物按性别分为两组，然后在此基础上进行随机分组，其目的在于能够使容易控制的因素如性别、体重等在各组均衡一致。

四、对照

实验过程中必须设立对照。合理设置对照组，不仅可以排除或控制自然变化和非处理因素对研究/处理因素（如给药剂量、途径等）的干扰和影响，使对比组之间更具有可比性，还可以将处理因素的效应更充分地暴露出来，以免对实验结果作出错误的判断。毒理学实验中常用的对照形式有：

1. 空白对照（blank control）　即对照组不施加任何处理因素，以此来确定测试系统真正的背景水平，此方式简便易行。目的是获得该实验的基础数据，以便对实验组数据和溶剂/赋形剂组的数据作出解释。如进行诱变实验时，通过空白对照可以了解自己实验室内所使用细菌菌株的自发回复突变率，通过此自发回复突变率，来衡量受试物的诱变能力。

2. 标准对照（standard control）　不设立对照组，用标准值或正常值作对照，但应注意两者实验条件不一样，会影响对比效果。

3. 自身对照（self - control）　是指对照与实验在同一受试对象进行。可以减少个体差异，但要注意前后两次机体状态是否有自然变异。如家兔眼刺激试验，通常以一只眼睛给药，而另一只眼睛作为对照。

4. 阴性对照　指不给研究的处理因素，而给以其他试验因素。如：溶剂对照、赋形剂对照，是以受试物制备和染毒时所用的溶剂或赋形剂作为对照。

5. 阳性对照　用已知能产生阳性效应的物质作为对照。如：豚鼠皮肤变态反应。设立阳性对照有如下作用：证明实验方法的可靠性，能够得到预期的实验结果；验证研究人员鉴别和记录实验系统终点的能力；验证测试系统在一段时间内的重现性。如进行诱变实验时，阳性对照物应使突变菌株产生一定数量的回复突变菌落，若结果不是这样，则说明菌株可能产生了变异，需更换合适的菌株，也可能测试系统出现问题需要修正。

五、染毒途径、次数和检测时间

染毒途经一般与人群实际接触受试物的途径相同，如：经消化道、经呼吸道、经皮和注射给药等。如果采用不同的给药途径，应说明理由。给药次数和检测时间依据实验要求来确定。如：急性实验一般单次给药或24小时内多次给药，亚慢性实验和慢性实验在实验期内多次给药，在实验期内选择不同的时间点和实验结束时进行检测。

六、染毒期限

毒理学实验期限应根据具体的实验目的、实验要求来确定。一般来讲，急性毒性实验期限为14天。亚慢性毒性研究，持续染毒约长达动物生命周期的10%，如小鼠、大鼠为1~3个月，狗为1年或2年。长期毒性研究，受试动物的终生或至少一半以上的生命期内反复染毒，如小鼠18个月，大鼠24个月，狗和猴9~10年。长期致癌性研究，小鼠18个月，大鼠24个月，如果实验动物的情况良好实验期限还可分别延长到24和30个月。

七、体外模拟代谢活化系统

许多外源性化学物在未经活化之前不能发挥毒作用。因此，在进行体外试验时，培养介质中常加入代谢活化系。最常用的代谢活化系统是S9混合液。最广泛应用的大鼠肝微粒体酶的诱导剂是多氯联苯（PCB混合物），选择健康雄性大鼠体重200g左右，一次腹腔注射诱导剂，剂量为500mg/kg体重。诱导剂溶于玉米油中，浓度为200mg/ml。由于各国禁用或限用多氯联苯，也可用苯巴比妥钠和β-萘黄酮结合作为诱导剂。在S9中加入一些辅助因子，如：辅酶Ⅱ（NADP）、K^+/Mg^{2+}、葡萄糖-6-磷酸及缓冲液等组成S9混合液（S9mix），构成还原型辅酶Ⅱ再生系统。

此外，代谢活化系统还有　肝微粒体组分、哺乳动物细胞介导、宿主介导试验等。

八、拟定观察项目和登记表

要根据研究目的和任务，选择对说明实验结论最有意义，并具有一定特异性、灵敏性、客观性的观察项目。必要的项目不可遗漏，数据资料应当完整无缺；无关紧要的项目不必设立，以免耗费人力物力，拖延整个实验的时间，而后，按照观察项目之间的逻辑关系与顺序，编制成便于填写和统计的登记表，以便随时记录实验过程中获得的数据资料。同一项目的度量衡单位必须统一符号（如 + 、++ 、+++ 等），应有明确的定义。

第二节　实验动物的染毒和处置

一、实验动物和受试物

（一）实验动物　购回实验动物后，首先应雌雄分笼喂养。一般应进行 5 ~ 7 天的检疫。在此期间如发现有不健康动物，应及时剔除。观察期结束后，按实验设计要求将实验动物进行标记和分组。实验动物标记的方法很多，常用标记方法有：染色、耳缘剪口、号牌、烙印等。分组要求所有的动物分配到各组的机会均等，避免主观选择性，通常采用随机分组的方法。

（二）受试物　实验前，应了解受试物结构式、分子量、溶解性、挥发性、稳定性、熔沸点、pH 值、比重、水溶性和脂溶性等理化性质。查阅有关文献资料，找出与受试物结构和理化性质相似的化合物的毒性资料，以作参考。染毒前，根据染毒途径的不同，将受试物制备成一定的剂型。常用的是制备成水溶液、油溶液或混悬液。

二、染毒

毒理学实验中，染毒途径的选择一般依据受试化学物的形态（气体、液体、粉尘等）、用途、实验目的等因素而定，尽可能模拟人接触该受试物的方式。常用的染毒途径有：经口染毒、经呼吸道染毒、经皮肤染毒和注射染毒等。

（一）经口染毒　经口染毒主要有三种方式：灌胃法、喂饲法和吞咽胶囊。

1. 灌胃法　将受试物配成溶液或混悬液，用灌胃器直接注入胃内。鼠类的灌胃器由特殊的灌胃针构成，兔、犬等灌胃时一般要借助于开口器、灌胃管进行。灌胃的深度一般为从口至剑突下。灌胃前要禁食，大鼠一般隔夜禁食，小鼠可禁食 4 小时，禁食期间饮水不间断，灌胃后 2 ~ 4 小时恢复供食。此法给药剂量准确，比较常用，但不足之处在于工作量大，而且有伤及胃和误入气管的可能。

灌胃容量依所用实验动物而定，小鼠一次灌胃体积为 0.1 ~ 0.25ml/10g 体重，大鼠为 1ml/100g 体重之内，家兔在 5ml/kg 体重之内，狗不超过 50ml/10kg 体重。

2. 喂饲法　是把受试物混入饲料或溶于饮水中让实验动物自由摄取，然后依每日食入的饲料与水再推算动物实际摄入化学物的剂量。此法的优点是接触化学物的方式符合人类接触污染食物与水的方式，方法简便、易操作。缺点是由于动物（尤其是啮齿类动物）进食时浪费、损失饲料很多，剂量不能保证准确，且动物个体间服药量差异较大。如果受试物出现以下任一情况者，则不能用此法：不能与水或食物均匀混合；有异味；受试物在室温下可以挥发；受试物与食物可发生化学反应。喂饲法为了计算每只动物摄入受试物的剂量，一般要每只动物单笼饲养。由于此种方法更适宜进行多日染毒，急性毒性试验一般不用之。

3. 吞咽胶囊　将所需剂量的受试化学物装入药用胶囊内，强制放至实验动物的舌后咽部迫使其咽下。此法剂量准确，尤其适用于易挥发、易水解和有异味的化学物。兔、猫及狗等较大动物可用此法。

（二）经呼吸道染毒　凡是在生产或生活过程中以蒸气态、气溶胶、烟、尘状态等形式存在的化学物，或以吸入途径给药的药物，常采用经呼吸道染毒的方式。经呼吸道染毒有两种类型：自动吸收和气管内注入。前者又分为静式吸入染毒和动式吸入染毒两种方式。

1. 静式吸入染毒　即将一定数量的实验动物置于一个有一定体积的密闭的染毒柜内，加入定量的易挥发的液态化合物或一定体积的气态化合物，在柜内形成所需要的受试化合物浓度的空气环境。这种接触方式的优点是设备简单、操作方便、消耗受试化合物较少。但由于容积有限，实验动物在整个接触过程中氧气得不到补存，氧分压逐渐下降，二氧化碳的分压逐渐升高，容器内受试物的浓度也在逐渐下降，因而仅适用于小动物接触易挥发液态化合物的急性毒性研究。

2. 动式吸入染毒　指实验动物处于空气流动的染毒柜中，染毒柜装置备有新鲜空气补入与含受试化合物空气排出的机械通风系统和随时补充受试化合物的配气系统。动式吸入染毒方式一般来讲优于静式吸入染毒，该方法能在较长时间内使染毒柜中化学物浓度维持相对稳定，并使动物有足够的氧气供应，特别适于低浓度、长时间的慢性吸入染毒及大动物急性吸入染毒，但其装置复杂，消耗受试化合物的量大，易于污染操作室环境。

3. 气管内注入　将液态或固态外源化学物注入肺内。一般可用于建立急性中毒模型和尘肺的研究。

（三）经皮肤染毒　液态、气态和粉尘状外源化学物均有可能经皮肤接触，对这些化合物进行研究时，应尽量选择皮肤解剖、生理与人类较近似的动物为对象，目前多选用大鼠、家兔和豚鼠。经皮染毒毒性试验、皮肤刺激和皮肤过敏试验多用此种染毒方式。

一般使用动物脊柱两侧的皮肤染毒。染毒前用机械法（剪剃毛）或脱毛剂（可用6% ~ 8%的硫化钠溶液）将此部位的被毛脱去，脱毛面积应占体表面积的10%，一般而言，大鼠4cm×5cm、家兔12cm×14cm、豚鼠7cm×10cm。

脱毛24小时后，观察脱毛区皮肤有无红肿、皮疹及其他损伤，无以上损伤方可进行实验。先将动物固定，在略小于脱毛面积内涂抹一定量受试物，盖上4层纱布和一层玻璃纸，再用胶布固定，防止动物舔食受试物，接触时间应与人实际接触时间相仿。

（四）注射染毒　一般研究注射用药品、建立中毒动物模型、进行化学物毒性机制研究时用此种方式。常用的注射染毒方式有皮下注射、皮内注射、肌内注射、腹腔注射和静脉注射等。

三、生物标本的采集与动物处死

（一）采血

1. 剪尾采血　动物固定后，将鼠尾浸在50℃左右温水中数分钟或用酒精棉球涂擦鼠尾，使尾部血管充盈，剪去尾尖1 ~ 2mm（小鼠）或3 ~ 5mm（大鼠），使血液顺血管壁自由流入试管。采血结束后，伤口消毒并压迫止血。需血量较少时常用此法。用此法每只鼠可采血10余次，小鼠一次可采血约0.1ml左右，大鼠可采血0.3 ~ 0.5ml。

2. 眼眶后静脉丛采血　一般用内径为1 ~ 1.5mm的毛细采血管进行，采血时，左手拇指和食指抓住鼠两耳间的皮肤使鼠固定，并轻轻挤压颈部两侧，使眼球充分外突，眶后静脉丛充血。右手持采血管，将其尖端以45°角由内眦刺入，当感到有阻力时停止穿刺入，转转采血针以切开静脉丛，血液流出。当得到所需血量后，放松加于颈部的压力，并拔出采血管。小鼠每次可采血0.2～0.3ml，大鼠可采血0.5～1.0ml。

3. **摘除眼球采血**　采血时，左手抓住动物颈部皮肤，压迫眼球，使眼球尽量突出。右手用眼科弯镊迅速摘去眼球，将动物倒立，血液很快流出。小鼠一次性采血多用此法，可采血0.6～1.0ml。

4. **心脏采血**　将动物麻醉，仰卧位固定，剪去心前区部位的毛，消毒皮肤，用食指在左胸第3～4肋间触摸心跳最强处，将注射器刺入，当刺中心脏时，血液会自动流入注射器。如果没有血液流出，可前后进退调节针的位置，但要注意切勿损伤心、肺。兔每次可取血20～25ml。

5. **耳缘静脉采血**　将动物固定，拔去耳缘部位的毛，用手指轻弹兔耳，使静脉扩张。用针头刺入耳缘静脉末端，或用刀片沿血管方向割一小口，血液即流出。采血完毕后，干棉球压迫止血。本法为兔和豚鼠最常用的采血方法，兔一次可采血5～10ml，豚鼠可采血约0.5ml，可多次重复使用。

6. **腹主动脉或股动（静）脉采血**　将动物麻醉后，仰卧位固定于解剖台上，剪开腹腔，剥离暴露腹主动脉或股动（静）脉，用注射器刺入采血。此法为一次性采血方法。

7. **断头采血**　操作者以收握住动物，一手持剪刀，另一人用镊子夹紧头部，然后迅速剪断颈部，立即将动物倒立，将血液滴入容器。剪之前可预先用水或医用酒精将动物颈部皮毛湿润，以防鼠毛掉入血容器中。

（二）**尿样采集**　常用的采集方法较多，一般在实验前需给动物灌服一定量的水。

1. **代谢笼法**　此法较常用，适用于大鼠和小鼠的尿液采集。代谢笼是能将尿液和粪便分开而达到收集动物尿液目的一种特殊装置。但由于大鼠、小鼠尿量较少，操作中的损失和蒸发，各鼠排空时间不一致等原因，都可以造成较大的误差，因此，一般需收集5小时以上的尿液。

2. **导尿法**　此法常用于雄性兔、犬，动物轻度麻醉后，固定于手术台上，由尿道插入导管（顶端应涂抹液体石蜡），可以采到未污染的尿液。

3. **压迫膀胱法**　此法适用于兔、犬等动物，将动物轻度麻醉后，实验者用手在动物下腹部加压，动作要轻柔而有力，当外加压力足以使膀胱括约肌松弛时，尿液会自动由尿道排出。

（三）**粪便采集**　大鼠和小鼠可用代谢笼法，下部有粪尿分离器。犬和猴可直接取新鲜粪便，分析前剔去表层，取内层粪分析。

（四）**胆汁采集**　将插管直接插至总胆管，其尖端应接近肝门区的分叉点，固定，即可见淡黄色的胆汁流入导管。大鼠胆汁一般可达0.5～1.0ml/h。

（五）**病理解剖和标本的留取**　动物解剖应在动物死亡或处死后立即进行，以免引起动物死后组织自溶和腐败，影响检查结果。取材恰当与否直接影响实验结果，因此必须选取有代表性的脏器组织，毒作用的主要脏器要多留取，其他脏器可适当少留。总之，在标本留取上，宁肯留的多一些、全一些，防止由于标本留取失误影响实验结果（参见第十章）。

（六）动物的处死　实验动物处死的方法很多，应根据实验目的、实验动物品种（品系）以及需要采集标本的部位等因素，选择不同的处死方法。但不论采取何种处死方法，都应遵循安乐死的基本原则。安乐死是指在不影响动物实验结果的前提下，使实验动物短时间无痛苦地死亡。安乐死常用的方法有：断头法、颈椎脱臼法、空气栓塞法、放血法、麻醉法等（参见第十章）。

第三节　优良实验室规范

优良实验规范（good laboratory practice，GLP），主要是针对医药、农药、食品添加剂、化妆品、兽药等进行安全性评价实验而制定的规范的管理性文件。它的作用是使实验室工作规范标准，使每一个记录、每一个数据有根可依，有据可查，保证其研究质量。凡是需要登记和许可管理的医药、农药、食品添加剂、化妆品、兽药和类似产品以及工业化学品在进行非临床人员健康和环境安全试验时，都应遵守 GLP 原则。GLP 的实施内容如下：

一、软件要求

（一）完善的组织管理体制　GLP 组织机构不同于行政管理组织机构，宗旨是保证 GLP 试验质量，因此 GLP 规范中要求建立完善的组织管理体系，从管理上来保证 GLP 试验的可信性，是进行 GLP 质量控制的基础。GLP 组织管理体制见示意图（图 26 - 1），其中建立独立的质量保证部门（quality assurance unit，QAU），对试验的全过程进行审察和检查，以确保试验设施、设备、人员、各种实验操作和业务管理等符合 GLP 的规定，是贯彻执行 GLP 和确保试验质量的关键环节，这一点在各国的 GLP 中都有明确的规定。

QAU 的主要职责为：①对各种试验和检验过程的核查：包括对实验操作现场（实验条件、实验方案和主要操作环节）的核查，以及对原始记录、数据、报告书和档案的审核等。对每项研究或检验实施检查和监督时，应根据其内容和持续时间制定检查和审核计划，并详细记录检查的内容、存在的问题、采取的措施等。同时应在记录上签名并妥善保存以备查；②一般性检查及报告：包括对实验室和动物饲养设施、设备、仪器和试剂管理状态的检查，对原始数据、资料档案管理情况的检查，对检验人员的检查及考核，对有关组织和系统的运行情况及其记录的检查等。此类检查应包括定期检查及不定期抽查。检查后应及时向机构负责人和项目负责人报告检查发现的问题，提出解决问题的建议，并写出检查报告；③保存本机构的各类工作计划表、实验方案和总结报告的副本；④参与 SOP 的制定，并保存 SOP 的副本；⑤参与机构认证、评估和上级有关部门检查的准备工作。

QAU 应有专门的负责人，其职责是指定每一试验项目的质量保证责任人；制定质量保证部门的工作计划并检查其实施情况；确认项目负责人和质量保证责任人是否称职，以及试验是否严格按 GLP 和 SOP 进行；确认本机构中进行的各类工作符合 GLP 的要求及最终报告的正确性等。项目负责人（study director，SD，即研究指导者）指负责组织实施某项研究或检验工作的人员，是由 GLP 机构负责人聘任、任命或指定的。其主要职责包括全面负责该项研究工作的运行管理；制定实验方案（实验计划书），提出修订或补充相应 SOP 的建议，分析研究结果，撰写总结报告；掌握研究工作进展；检查各种实验记录，确保其及时、直接

（原始）、准确和清楚；实验结束后，将实验方案、原始资料、标本、各种有关记录文件和总结报告等，送资料档案室保存；确保研究工作各环节符合 GLP 的要求，并按照质量保证部门的指导和建议进行相应的改进和完善等。

总之，GLP 组织管理要重点突出机构负责人负责组织、管理试验，项目负责人负责开展试验，QAU 负责人负责检查试验的指导思想，并按照 GLP 规范中的资格要求确定核心岗位的人选以及在 GLP 体系中的具体职责。另外，严格履行"书面任命"、"书面报告"、"签字"等程序，确保每步工作都可追溯。

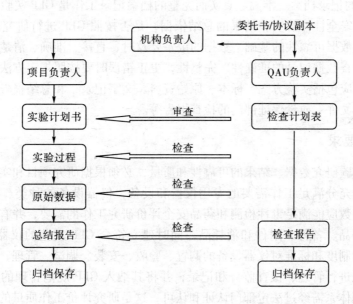

图 26 - 1　GLP 组织管理体制示意图

（二）标准操作规程（SOP）　标准操作规程（standard operating procedure，SOP），是记述 GLP 实验室内与常规试验有关的各种工作程序、技术方法及业务管理等的文件。实施 SOP 的意义是明确人员职责，统一操作标准，保障物质条件，保证数据质量，是 GLP 建设和实施的重要组成部分，全面落实 GLP 规范的具体措施。

SOP 可分为规章制度类 SOP、设计规范类 SOP、工作程序类 SOP、仪器操作类 SOP 和实验操作类 SOP。

规章制度类 SOP 包括：①标准操作规程的编写、编辑和管理；②质量保证程序；③计算机系统的操作和管理；④工作人员的健康检查制度；⑤工作人员的 GLP 培训制度。

设计规范类 SOP 包括：①实验方案设计与审批；②主计划表的编制。

工作程序类 SOP 包括：①供试品和对照品的接收、标识、保存、处理、配制、领用及取样分析；②实验动物的运输、检疫、编号及饲养管理；③实验动物的观察记录及实验操作；④各种实验样品的采集、各种指标的检查和测定等操作技术；⑤濒死或已死亡动物的检查处理；⑥动物的尸检、组织病理学检查；⑦实验标本的采集、编号和检验；⑧各种实验数据的管理和处理；⑨动物尸体及其他废弃物的处理；⑩需要制定标准操作规程的其他工作。

仪器操作类 SOP 包括：①实验设施和仪器设备的维护、保养、校正、使用和管理；②动物房和实验室的准备及环境因素的调控。

实验操作类 SOP 因具体实验而不同，应尽可能依据国家颁布的标准试验规程制定。

SOP 经熟悉业务的研究人员撰写后，应经质量控制人员修改，最后组织 SOP 专家组讨论修改，以确保其科学性、准确性和可操作性；最后由撰写者，QA 人员和专家组负责人签字生效；SOP 的任何改动应写明改动原因和内容经质控员确认，负责人签字。初稿确立后经质量保证部门签字确认和机构负责人批准后生效。

（三）完备的记录档案　准确、真实而完整的档案记录工作是 GLP 实验室管理工作的重要组成部分，是安全性评价实验结果的总结依据，是否按照 GLP 进行研究的主要根据，是保证研究质量和数据可靠性的基础。数据的记录要及时、直接、准确、清楚，要签名并注明日期，要经常自查数据记录的准确性、完整性，更正错误时要按照规定方法。GLP 规定资料档案的归档内容应包括实验方案、标本、原始资料、文字记录、和总结报告的原件、与实验有关的各种书面文件、质量保证部门的检查报告等。

二、硬件要求

为了保证实验研究数据、结果的可靠性和质量，必须根据研究项目和实验目的配备符合GLP 要求适应并充分满足工作需要的专用仪器和设备，仪器设备的种类、数量、精度、量程、分辨率、参数应能满足毒性检测和药品安全评价研究工作的需要，并有必要的数据记录和处理仪器，备品、备件、附件和消耗品。同时建立符合 GLP 规范的仪器设备管理体系，依据严格的规章制度和标准对仪器设备的购置、验收、安装、调试、管理、检定、使用、维护、维修全过程进行管理、检查监督和记录，并将其纳入 GLP 规范管理的组成部分。仪器设备和相应管理体系需经过法定部门认证和认可，这是研究评价工作质量的可靠性的重要保证之一。

总之，GLP 是从整个试验过程的每一个具体细节来确保整个试验数据的真实性、完整性和可靠性的一项复杂的系统工程，关键部位的失误甚至有可能导致功亏一篑。因此，参与GLP 试验的每一个工作人员都需要以高度负责的态度，真正做到："写自己要做的、做自己所写的、记自己所做的、分析自己所记录的"，自觉遵守 GLP 原则。

（梁　江）

第二十七章 基础毒性试验

第一节 急性毒性试验

一、急性经口毒性试验

（一）意义和目的 化学毒物经口急性毒性试验是研究化学物毒效应的基本试验，经口染毒的方法是现代毒理学中重要的基本技术之一。本实习目的是学习急性毒性试验的实验设计原则、动物随机分组方法及经口灌胃技术，掌握主要的 LD_{50} 计算方法和急性毒性分级标准。

（二）试剂和材料

1. 实验动物 健康成年小鼠或大鼠若干只。

2. 器材灌胃针（大鼠、小鼠适用）、注射器（0.25，1，2，5ml）、吸管（0.1，0.2，1，2，10ml）、容量瓶（10，25，50ml）、烧杯（10，25，50ml）、滴管、电子天平（感应量 1/10000g）、动物体重秤、外科剪刀、镊子。

3. 试剂 受试物（由指导教师自定），苦味酸酒精饱和液或其他染色剂。

（三）操作步骤

1. 健康动物的选择 健康动物外观体形丰满，机体健壮有力，发育正常，眼睛明亮，活动迅速、灵敏，被毛浓密有光泽、呈乳白色、紧贴皮肤，不沾有动物粪便。

2. 性别鉴定 大鼠或小鼠的性别主要依据肛门与生殖孔的间距区分，间距大者阴茎突出为雄性，间距小者是雌性。成年雄性动物卧位时可见睾丸，雌性动物腹部可见到乳头。

3. 称重、编号和分组

（1）称重：动物秤的感应量需在 0.1g 以下，并经过校正。体重要求在同一组内、同性别动物体重差异应小于平均体重的 10%；不同组间同性别动物体重均值差异小于 5%。

（2）编号：采用染色法编号，以苦味酸酒精饱和液为染料。编号顺序如下：一位数编号：1 号左前肢；2 号左腹侧；3 号左后肢；4 号头部；5 号背中部；6 号尾根部；7 号右前肢；8 号右腹部；9 号右后肢；10 号空白。两位数编号：逆时针顺序，十位在前，个位在后，故无个位数等于或小于十位数的号。按此原则还可编号三位数。

（3）随机分组：采用随机区组方法，将不同等级体重的动物随机分到各个剂量组中，以消除体重的影响。例如：将雄性、雌性各 30 只动物分到 6 个组中，即每组 10 只，可按性别分别进行，下面以一种性别为例：①动物逐一称重，同时按顺序编号，并记录；②按体重把动物由小到大排列起来，但编号打乱；③从随机排列表上任意一行或一列连续选取几组随机数字。每组动物数 = 随机数字组数，动物组数 = 每组随机数字所选数字数，例如本实验每组动物一个性别的数目为 5 只，故选取 5 组随机数字，可分别取：

28071 97041 45167 35421 71345

39465 52683 82093 09867 06982

动物分为 6 组，每组随机数字只取 1～6 的数字，则分别是 213456　415263　451623 354216　134562，这样从最低体重开始按上述 5 组数字依次分组，数字是几就分到几组，如第一只动物选择第一组数字分到 2 组，第二只以后依次为 1 组、3 组、4 组、6 组、5 组，第七只从第二组数字开始分配，进入第 4 组，以后依次进行。如此将每组分得的 5 只动物全部列出来。雄性动物也按照上法分组，然后将雌雄动物合组进行实验操作。

表 27 - 1　随机排列表

列/行	0	1	2	3	4	5	6	7	8	9
0	03528	28071	97041	451667	35421	71345	47286	83567	94170	46789
	49761	39465	52683	82093	09867	06982	10359	49102	65328	02531
10	80219	27485	85093	45678	32579	52867	70851	03621	51490	53180
	43657	70361	24176	30129	48016	03194	29463	94587	32768	76924
20	36524	07561	67820	20739	69045	52978	90317	64529	57319	74861
	97801	98234	13459	58146	13782	36120	48562	78301	64820	39502
30	56913	06289	64527	30265	43209	84152	69183	01278	41973	03471
	84027	51734	80193	49718	81675	69307	47250	39546	25068	56829
40	70523	83297	81239	05913	75206	18350	81623	59327	08317	39581
	67194	60541	06745	687422	38491	67924	07549	64081	56492	60247
50	59208	56078	74268	54981	12573	51246	43985	04628	54670	93108
	13674	31492	09351	27630	68490	38097	27160	97531	32918	67542
60	40329	15237	65897	18693	43709	10783	41237	72168	87194	80472
	71568	98604	13402	20547	58612	95426	89605	35904	23506	69351
70	78136	62531	92143	28935	98410	78059	76901	24618	85102	306442
	09452	84097	05816	46107	75236	01432	35482	570933	93647	15987
80	58236	29871	53107	50762	47103	81973	35716	83924	21593	98432
	10974	64350	89264	41839	59852	65042	42089	67501	40678	57601
90	83417	26179	19562	71358	78542	72896	74312	57346	16248	68102
	29065	45038	38704	90246	13069	43105	85960	82019	97305	53794

4. 剂量设置　由指导教师根据受试物类别，选择 LD_{50} 计算方法设计剂量组。

5. 受试物的配制

（1）量取受试物：固体化学物采用称量法，液体化学物可用称量法或吸量法。

①称量法：将受试物放入已知重量的容器内称重，加溶剂溶解或稀释，缓缓倾入刻度容器（如容量瓶）内，混匀，再加溶剂至刻度。计算出所需浓度（mg/ml）备用；②吸量法：依据设计剂量算出应吸取液态受试物的容积，加入容量瓶中，用溶剂加至刻度，计算公式为：$X = A \cdot V/d \cdot 1000$。式中：X：应吸取受试物的容积（ml）；A：设计要求的受试物浓度（mg/ml）；V：容量瓶容积（ml）；d：受试化学物比重。

（2）受试物的稀释：①等浓度稀释法：将受试化学物配成一种浓度，此时各剂量组的实验动物将给予不同体积的受试物；②等容量稀释法：按照事先设计的剂量分别稀释配制为几种不同浓度的受试物溶液，而各个剂量组的动物均给予相同单位体重体积的受试化学物。此法较常用，如：1:k 系列稀释法。这种方法只需配制母液，即最大剂量组灌胃液，然后将母液逐步稀释为各个较低剂量组所需的浓度即可。配制方法：首先配制母液，设其浓度为 C_1，染毒需要量为 m 毫升，则母液（V）配制的量应该是 $V = m/(1 - K)$，式中 K 为相邻两组剂量的比值，然后取出 m 毫升母液留作最大剂量组灌胃用，余下的溶液中加入 m 毫升溶剂，此稀释液浓度为 C_2；取出 m 毫升供次大剂量组灌胃用，再加 m 毫升溶剂，此稀释液浓度为 C_3，即第三剂量组染毒所需的灌胃液，以此类推，可配制按 1:k 递减的各组浓度。

6. 灌胃技术

（1）灌胃针的制作：灌胃器由医用注射器和特制灌胃针构成。小鼠的灌胃针可用钝头的 16 号注射针制成，长 4～5cm，直径为 1mm；大鼠的灌胃针可用 20～24 号腰穿针制成，长 6～8cm，直径为 2mm。灌胃针的尖端用焊锡焊一小金属球，金属球为中空，使其不易损伤动物的消化道，另外针头金属球端要弯曲成 20°左右以适应动物消化道的生理弯曲走向。

（2）灌胃手法：用左手抓住大鼠双耳及背部的皮毛，小鼠则用左手食指拇指捏住双耳及头后皮毛，用无名指小拇指及大鱼际肌将其尾根部压紧，将动物固定成垂直体位，腹部面向操作者。注意使动物的上消化道固定成一条直线。右手持注射器，将针头由动物的口腔侧面插入，避开牙齿，沿咽后壁缓缓滑入食道，若遇阻力，可轻轻上下滑动探索，一旦感觉阻力消失，即可深入胃部。如遇动物挣扎，应停止进针或将针拔出，切不可强行插入，以免穿破食管，甚至误入气管，导致动物立即死亡。

一般进针深度小鼠 2.5～4cm，大鼠 4～6cm，为了验明是否已正确插入胃部，可轻轻回抽注射器，如无气泡抽出，表明已插入胃中；如有大量气泡，则提示误入气管，应抽出重插。随后将受试物溶液注入。灌胃容量小鼠通常为 0.2～0.5ml，大鼠 1～4ml。

7. 中毒症状观察和 LD_{50} 计算

（1）中毒症状的观察：染毒后应注意观察和记录中毒症状及出现的时间、死亡数量和时间及死亡前的特征。根据观察情况分析中毒特点和毒作用靶器官。按照实验结果，填写急性毒性实验记录表（表 27－2）。

表27-2 急性毒性实验原始记录表

受试物名称： 提供单位： 染毒途径：

动物种属品系： 动物来源： 合格证号： 室温： 相对湿度：

组别	染毒剂量 (mg/kg)	动物编号	性别	体重 (g)	染毒时间	症状及 出现的时间	死亡 时间	观察过程体重记录（g）			

实验操作者： 实验记录者： 记录日期： 年 月 日

第 页

（2）LD$_{50}$计算：根据受试物的种类由指导教师事先确定采用何种方法（改进寇氏法、霍恩法等）进行计算，并在试验前设计剂量分组和每组动物数。选择适宜的方法求出LD$_{50}$及95%可信限范围。如毒性反应存在性别差异，应分别求出不同性别动物的LD$_{50}$值。

（四）结果评定　根据实验动物中毒症状、死亡时间、LD$_{50}$及急性毒作用带，按受试物种类，分别参照相应的化学物质经口急性毒性分级标准进行评定，判断该受试物的毒性大小及毒性特征。

（五）注意事项

1. 为避免胃内容物影响受试物吸收，动物染毒前应禁食6~10h，灌胃后2~3h才能喂饲。油剂限食的时间更长。

2. 灌胃时切勿将液体灌入肺中，以免造成错误结果。

3. 仔细观察毒性反应并作好记录。

4. 观察期限一般为2w。

5. 急性毒性试验可不做病理组织学检查，但对死亡动物应做大体病理学观察，存活动物在试验结束时可做大体解剖学观察，肉眼观察到有病变时应取材做病理组织学检查，以便为下阶段毒性试验剂量选择提供参考依据。

二、急性经呼吸道毒性试验

（一）意义和目的　外源性化学物质经呼吸道吸入是工业毒理学和环境毒理学中最常见的接触途径之一。经呼吸道急性毒性实验是现代毒理学的重要基本实验技术之一，是研究气态、蒸气态、气溶胶、烟尘、粉尘状的外源性化学物在吸入过程中对呼吸道有无损伤以及吸收后对机体有无损害，并求出吸入接触半数致死浓度（LC$_{50}$）的实验方法。本实习目的是学习静式呼吸道染毒技术，掌握测定LC$_{50}$的试验步骤和方法。

（二）试剂和材料

1. 实验动物　健康成年雌雄小鼠若干只，体重18~22g。

2. 器材　静式吸入染毒柜、吸管（0.2、0.5、1.0、5.0ml）、动物秤。

3. 试剂　受试物（易挥发液体，指导教师自定）、苦味酸酒精饱和液。

（三）操作步骤

1. 选择健康实验动物、称重、编号、随机分组。

2. 确定染毒剂量　根据公式计算所需加入受试物的量：$c = ad / L \times 1000 \times 1000$，式中：$c$：设计受试物浓度（$mg/m^3$）；$a$：依设计受试物浓度应加入受试物的量（ml）；$d$：受试物的比重；$L$：染毒柜体积（L）。

3. 呼吸道吸入染毒　取已分组的小鼠，放入各静式染毒柜中，加盖密闭，开启小电扇。依设计剂量浓度及染毒柜体积，计算需要加入的受试物量。将液态受试物经加药孔加到接物蒸发皿上，计时。记录染毒柜内温度。观察、记录中毒症状和动物死亡情况。染毒2h后关闭电源，在通风处开启染毒柜盖子，迅速取出存活动物分笼饲养，继续观察2w。

4. LC_{50}计算　用改进寇氏法计算LC_{50}及其95%的可信限。

（四）结果评定　依据实验动物中毒症状、死亡时间、LD_{50}及急性毒作用带，参照相应的急性毒性分级标准，初步判断该受试物的毒性大小及其毒性特征。

（五）注意事项

1. 注意染毒柜密闭，以保持柜内受试物浓度，防止污染周围环境和影响操作者。

2. 将受试物加入到蒸发皿时，尽量避免将受试物滴入染毒柜中，以免动物发生交叉染毒。

3. 静式吸入染毒柜的体积与所放入的动物数量应当相适应，染毒时间一般为2~4h。

4. 染毒结束后，应在通风柜内或通风处开启染毒柜，迅速小心取出动物，分笼喂养，继续观察。

5. 按规定方法销毁剩余受试物。

表27-3　实验动物最低需气量及不同体积染毒柜应放置动物数的关系

动物种属	呼吸通气量	最低需气量	不同容积染毒柜放置动物数（只）			
	（L/h）	（L/h）	25L	50L	100L	300L
小鼠	1.45	4.35	3~5	6~10	12~15	36~40
大鼠	10.18	30.5		1	1~2	5~6
豚鼠	10.18	30.5		1	1~2	5~6
猫	19.3	57.9				3~4
家兔	42.25	126.8				1

（引自：湖南医学院卫生学教研组. 卫生毒理学实验方法）

三、急性经皮肤毒性试验

（一）意义和目的　有些化学物与皮肤接触后可经皮吸收产生全身的中毒症状和死亡。经皮肤急性毒性试验在毒理学中占有重要位置，经皮染毒的方法是毒理学常用的基本技术。

本实习目的是学习经皮染毒技术，掌握经皮急性毒性试验的方法，求出受试物经皮急性毒性 LD_{50}。

（二）试剂和材料

1. 实验动物　成年健康豚鼠或家兔，也可用大鼠。体重要求一般为家兔 2kg，豚鼠 300g，大鼠 200g 左右为宜。经皮肤急性毒性试验需动物 4 组，大鼠每组 8～10 只，兔每组 4～5 只，均雌雄各半。

2. 器材　弯头手术剪刀、细玻璃棒、棉球、医用纱布、塑料薄膜、无刺激性胶布或网孔尼龙绷带。

3. 试剂　受试物（由指导教师自定）、脱毛剂（硫化钠 8g 溶于 100ml 温水中，使用前临时配制。）

（三）操作步骤

1. 学习脱毛技术　脱毛部位一般选择在动物背部中线的两侧，脱毛区为动物体表面积的 10% 左右。家兔约 150cm^2，豚鼠约 40cm^2，大鼠约 20cm^2。将动物局部被毛用剪刀剪去，取脱毛剂在剪毛区均匀地涂一薄层，3～5min 后，用细玻璃棒轻轻刮动去毛，并用棉球沾温水轻轻擦洗，洗净脱毛剂。

2. 经皮给药　实验动物脱毛后观察 24h，确定脱毛区无红肿、皮疹、过度腐蚀等皮肤损伤时，将动物固定，在略小于脱毛面积内定量涂敷 1ml 受试物（不同剂量组需配不同浓度的受试物），再盖上医用纱布和透明塑料薄膜，用医用胶布或网孔尼龙绷带加以固定，开始计时。受试物与皮肤接触 4h 后取下包扎，用温水洗净皮肤上的残存受试物，观察动物中毒症状和两周内死亡情况。用霍恩氏法或其他方法求其经皮急性毒性 LD_{50} 及其 95% 可信限。

（四）结果评定　依据实验动物中毒症状、死亡时间、LD_{50}，参考相应的急性毒性分级标准，判断该受试物的毒性大小及其毒性特征。

（五）注意事项

1. 操作过程中避免脱毛剂和受试物污染操作者外露皮肤和眼睛。

2. 脱毛时需小心操作，防止损伤动物皮肤。

3. 染毒结束后应彻底洗净动物身上残存受试物，防止动物舔食造成交叉吸收影响结果。

4. 在教师指导下按规定方法销毁剩余受试物。

第二节　皮肤刺激、眼刺激试验

一、急性皮肤刺激试验

（一）意义和目的　有些外源化学物接触皮肤可引起可逆性炎性症状，或者造成不可逆性皮肤组织损伤。因此通过观察化学物质对哺乳动物皮肤是否有刺激或腐蚀作用，从而估计人体接触后可能出现的类似危害具有重要意义。本实习目的是学习皮肤刺激毒性试验方法，观察外源性化学物质对动物皮肤黏膜的急性刺激作用。

（二）试剂和材料

1. 实验动物　成年健康家兔或豚鼠，首选动物为白色家兔，且皮肤完好。皮肤刺激试验需要至少 4 只家兔或豚鼠，体重要求一般为家兔 2.0 ~ 3.0kg，豚鼠 350 ~ 450g。

2. 器材　弯头手术剪刀、细玻璃棒、棉球、塑料薄膜、无刺激性胶布。

3. 试剂　受试物（由指导教师自定）、脱毛剂（硫化钠 8g 溶于 100ml 温水中，使用前临时配制）。

（三）操作步骤

1. 家兔或豚鼠脱毛　给受试物前 24h 将家兔或豚鼠背部脊柱两侧毛脱掉（脱毛方法见经皮肤急性毒性试验），脱毛面积约为动物体表面积 10%（家兔每侧各约 50cm^2，豚鼠每侧各约 20cm^2）。一侧做为染毒区，另一侧为对照区。

2. 经皮给药　将受试物 0.5ml 或 0.5g 涂敷在面积稍小于脱毛区的四层纱布上，贴敷于染毒区；或将受试物直接均匀涂在染毒区，并以四层纱布覆盖，用塑料薄膜密封后，再用无刺激性胶布和绷带固定，使受试物与皮肤有良好接触，避免动物舔食。另一侧涂赋形剂或生理盐水作为对照。4h 后解开敷料，用温水或无刺激性溶剂洗去残留受试物，注意不要损伤皮肤。观察皮肤给药后 4、24、48、72h 皮肤反应情况，有无红斑和水肿，一般观察期不超过 14d。

（四）结果评定　染毒后 4、24、48 和 72h 分别观察皮肤反应情况，每只动物实验结果按表 27 - 4 进行皮肤刺激反应评分，计算出平均分值，按表 27 - 5 进行皮肤刺激强度评价。

除刺激作用外，还应详细记录其他皮肤损伤或毒作用情况，某些可疑反应需进行组织病理学检查。

表 27 - 4　皮肤刺激反应评分

症 状 及 程 度	积 分
A　红斑形成：	
无红斑	0
勉强可见	1
明显红斑	2
中等至严重红斑	3
紫红色斑并有焦痂形成	4
B　水肿形成：	
无水肿	0
勉强可见	1
水肿隆起轮廓清楚	2
水肿隆起约 1mm	3
水肿隆起超过 1mm，范围扩大	4
总 分	A + B

（引自 GB15670 - 1995 农药登记毒理学实验方法）

表 27 -5 皮肤刺激强度分级

强　　度	分　　值
无刺激性	0 ~ 0.4
轻度刺激性	0.5 ~ 1.9
中等刺激性	2.0 ~ 5.9
强刺激性	6.0 ~ 8.0

（引自 GB15670 -1995 农药登记毒理学实验方法）

（六）注意事项

1. 若受试物为液体，可直接使用原液染毒，一般不需稀释；若受试物为固体，可先将其磨成细粉状，并用适量水或无毒无刺激性赋形剂混匀，以保证受试物与皮肤有良好接触，常用赋形剂有橄榄油、羊毛脂、凡士林等。若受试物为强酸或强碱（pH≤2 或 pH≥11.5），可不进行本试验。

2. 操作过程中避免受试物污染操作者外露皮肤和眼睛。

3. 染毒结束后应彻底洗净动物身上残存受试物，防止动物舔时造成交叉吸收。

4. 在教师指导下按规定方法销毁剩余受试物。

二、急性眼刺激性试验

（一）目的　观察动物眼睛接触受试物所产生的刺激反应和恢复情况。学习和掌握急性眼黏膜刺激性试验操作方法及其结果评价。

（二）动物及材料

1. 动物　成年健康白色家兔，体重 2 ~ 3kg。

2. 受试物　液体或膏剂均不加稀释，可直接滴入或涂敷。若受试物为固体颗粒或粉末，在染毒前应将其粉碎研细。

（三）试验方法　选用成年健康白色家兔，每组至少 4 只。试验前 24h 先观察并记录家兔角膜、虹膜及结膜情况，对已有病变或炎症者，剔除不用。试验时将受试物 0.1ml 或 0.1g 滴入或涂入一侧眼结膜囊内，另一侧眼滴入生理盐水或用赋形剂作为对照，给受试物后使眼睛被动闭合，轻压内眦的鼻泪导管约 1min；如用喷雾给药法，则轻轻提起双睑，在眼前方距离 10cm 处迅速喷雾 1s。24h 后可以用清洁水冲洗眼睛。分别记录给受试物后 1h、24h、48h、72h 至 7d 的眼睛局部刺激反应情况，受试眼滴加荧光素钠观察角膜损伤。

如果出现角膜损伤或眼睛其他部位反应时，要继续观察损伤的经过及其可逆性，观察期最长不超过 21d。如 72h 仍未观察到刺激反应时，可终止试验。若 72h 刺激反应不消退，至少另取 4 只家兔观察洗眼效果，即滴入药物轻压内眦 1min 左右后，分别在 4s 和 30s 时用生理盐水洗眼 5 min，观察洗眼后眼睛的反应情况。

（四）结果评定　按照表 27 -6 眼损伤程度评分标准，将每只动物眼睛的角膜、虹膜和结膜的刺激反应分值相加，即是一只动物眼刺激反应总积分。每个动物刺激反应积分总和除以动物数，即是该受试物对眼刺激性的最后分值。按表 27 -7 眼刺激性分级评价标准判定受试物对眼睛的刺激强度。

表 27 −6 眼损伤程度评分

部位及程度	积 分
角膜	
A 混浊（以最致密部分为准）	
无混浊	0
散在或弥漫性混浊，虹膜清晰可见	1
半透明区易分辨，虹膜模糊不清	2
出现灰白色半透明区，虹膜细节不清，瞳孔大小勉强看清	3
角膜不透明，由于浑浊，虹膜无法辨认	4
B 角膜受损范围	
<1/4	1
1/4 ~ 1/2	2
1/2 ~ 3/4	3
3/4 ~ 1	4
最高 最高积分	80（积分 A × B × 5）
虹膜	
正常	0
褶皱明显加深，充血，肿胀，角膜周围有轻度充血，瞳孔对光仍有反应	1
出血，肉眼可见破坏，对光无反应（或出现其中之一的反应）	2
最高积分	10（积分 ×5）
结膜	
A 充血状态（系指睑结膜、球结膜部位的血管）	
血管正常充血	0
血管充血呈鲜红色	1
血管充血呈深红色，血管不易分辨	2
弥漫性充血呈紫红色	3
B 水肿	
无	0
轻微水肿	1
明显水肿，伴有部分眼睑外翻	2
水肿至眼睑近半闭合	3
水肿至眼睑超过半闭合	3
C 分泌物	
无	0
少量	1
分泌物使眼睑和睫毛湿润或粘着	2
分泌物是整个眼区潮湿或粘着	3
最高积分	20 [（A + B + C）×2]
角膜、虹膜、结膜反应累加最高积分	110（80 + 10 + 20）

（引自 GB15670 −1995 农药登记毒理学试验方法）

表 27 -7　眼刺激性分级

刺激强度	眼刺激积分指数 （I. A. O. I.）	眼刺激的平均指数 （M. I. O. I.）
无刺激性	0 ~ 5	48h 后为 0
轻度刺激性	5 ~ 15	48h 后小于 5
轻度至中度刺激性	15 ~ 30	4d 后小于 5
中度刺激	30 ~ 60	7d 后小于 20
中度至重度刺激性	60 ~ 80	7d 后小于 40
重度刺激性	80 ~ 110	

（引自 GB15670 - 1995 农药登记毒理学试验方法）

（五）注意事项

1. 对具有强酸或强碱性质的化合物（pH≤2 或 pH≥11.5），不需进行此试验。

2. 冲洗兔眼应采用先快速后缓慢的方式，避免再次刺激兔眼黏膜。

3. 某些受试物可引起动物眼剧烈疼痛，染毒前可对眼进行局部麻醉，但应谨慎选择局麻药的种类和剂量，以免影响对试验结果的观察，同时对照眼也要进行局部麻醉。

4. 在教师指导下按规定方法销毁剩余受试物。

第三节　皮肤致敏反应试验

一、局部封闭涂皮试验（buehler test，BT）

（一）原理　皮肤致敏是指通过重复接触某种物质后机体产生免疫传递的皮肤反应。本实习通过多次给实验动物皮肤涂抹（诱导接触）受试物 10 ~ 14d（诱导阶段）后，给予激发剂量的受试物，观察实验动物并与对照动物比较对激发接触受试物的皮肤反应强度。

（二）动物及材料

1. 动物　健康成年豚鼠，试验组至少 20 只，对照组至少 10 只，体重约 300g。

2. 试剂　受试物（由指导教师自定）、脱毛剂（硫化钠 8g 溶于 100ml 温水中，使用前临时配制。）

（三）试验步骤

1. 试验前约 24h，将豚鼠背部左侧去毛，去毛范围为 4 ~ 6cm²。

2. 诱导接触　将受试物约 0.2ml（g）涂在实验动物去毛区皮肤上，以二层纱布和一层玻璃纸覆盖，再以无刺激胶布封闭固定 6h。第 7d 和第 14d 以同样方法重复一次。

3. 激发接触　末次诱导后 14 ~ 28d，将约 0.2ml（g）的受试物涂于豚鼠背部右侧 2cm ×2cm 去毛区（接触前 24h 脱毛），然后用二层纱布和一层玻璃纸覆盖，再以无刺激胶布固定 6h。

4. 激发接触后 24h 和 48h 观察皮肤反应，按表 27 -8 评分。

5. 试验中需设阴性对照组，在诱导接触时仅涂以溶剂作为对照，在激发接触时涂以受试物。对照组动物必须和受试物组动物为同一批。在实验室开展致敏反应试验初期，或使用新的动物种属或品系时，需同时设阳性对照组。

表 27 -8　致敏反应试验皮肤反应评分

皮 肤 反 应	积　分
红斑和焦痂形成	
无红斑	0
轻微红斑（勉强可见）	1
明显红斑（散在或小块红斑）	2
中度至重度红斑	3
严重红斑（紫红色）至轻微焦痂形成	4
水肿形成	
无水肿	0
轻微水肿（勉强可见）	1
中度水肿（皮肤隆起轮廓清楚）	2
重度水肿（皮肤隆起约 1mm 或超过 1mm）	3
最高积分	7

（四）结果评价

1. 当受试物组动物出现皮肤反应积分≥2 时，判为该动物出现皮肤致敏反应阳性，按表 27 -9 判定受试物的致敏强度。

表 27 -9　致敏强度

致敏率（%）	致敏强度
0 ~ 8	弱
9 ~ 28	轻
29 ~ 64	中
65 ~ 80	强
81 ~ 100	极强

注：当致敏率为 0 时，可判为未见皮肤致敏反应

2. 如激发接触所得结果仍不能确定，应于第一次激发后 1 周，给予第二次激发，对照组作同步处理。

二、豚鼠最大值试验（guinea pig maximinatim test，GPMT）

（一）原理　采用完全福氏佐剂（freund complete adjvant，FCA）皮内注射方法检测致敏的可能性。

（二）动物及材料

1. 动物　健康成年豚鼠，试验组至少用 10 只，对照组至少 5 只。如果试验结果难以确定受试物的致敏性，应增加动物数，试验组 20 只，对照组 10 只。

2. 试剂　受试物（由指导教师自定）、FCA、生理盐水、脱毛剂（硫化钠 8g 溶于100ml 温水中，使用前临时配制）。

（三）试验步骤

1. 诱导接触（第 0d）　受试物组：将颈背部去毛区（2cm×4cm）中线两侧划定三个对称点，每点皮内注射 0.1ml 下述溶液。第 1 点 1:1（v/v）FCA/水或生理盐水的混合物，第 2 点耐受浓度的受试物，第 3 点用 1:1（v/v）FCA/水或生理盐水配制的受试物，浓度与第 2 点相同。对照组：注射部位同受试物组，第 1 点 1:1（v/v）FCA/水或生理盐水的混合物，第 2 点未稀释的溶剂，第 3 点用 1:1（v/v）FCA/水或生理盐水配制的浓度为 50% 的溶剂。

2. 诱导接触（第 7d）　将涂有 0.5g（ml）受试物的 2cm×4cm 滤纸敷贴在上述再次去毛的注射部位，然后用两层纱布，一层玻璃纸覆盖，无刺激胶布封闭固定 48h。对无皮肤刺激作用的受试物，可加强致敏，于第二次诱导接触前 24h 在注射部位涂抹 10% 十二烷基硫酸钠（SLS）0.5ml。对照组仅用溶剂作诱导处理。

3. 激发接触（第 21d）　将豚鼠躯干部去毛，用涂有 0.5g（ml）受试物的 2cm×2cm 滤纸片敷贴在去毛区，然后再用两层纱布，一层玻璃纸覆盖，无刺激胶布封闭固定 24h。对照组动物作同样处理。如激发接触所得结果不能确定，可在第一次激发接触一周后进行第二次激发接触。对照组作同步处理。

（四）结果评价　激发接触结束，除去涂有受试物的滤纸后 24、48 和 72h，观察皮肤反应（如需要清除受试残留物可用水或选用不改变皮肤已有反应和不损伤皮肤的溶剂），按表27 - 10 评分。当受试物组动物皮肤反应积分≥1 时，应判为致敏反应阳性，按表 27 - 9 对受试物进行致敏强度分级。

表 27 - 10　致敏反应试验皮肤反应评分

评分	皮肤反应
0	未见皮肤反应
1	散在或小块红斑
2	中度红斑和融合红斑
3	中度红斑和水肿

（高　怡）

第二十八章　遗传毒性实验

第一节　鼠伤寒沙门菌营养缺陷型回复突变试验

一、原理

鼠伤寒沙门菌回复突变试验（Ames试验）是目前检测基因突变最常用的方法。其基本原理是鼠伤寒沙门组氨酸营养缺陷型菌株不能合成组氨酸，故在缺乏组氨酸的培养基上不能生长，仅少数自发回复突变的细菌生长。当某具有致突变性的化合物与组氨酸营养缺陷型菌株接触后则可诱发其发生回复突变，使表型恢复到野生型状态即具备合成组氨酸的能力，可在低营养的培养基上生长形成肉眼可见的菌落，据此检测受试物的致突变性。由于某些致突变物需要代谢活化后才能引起回复突变，故需加入经诱导剂诱导的大鼠肝制备的S9混合液。

二、材料

（一）仪器　37℃培养箱、恒温水浴、振荡水浴摇床、压力蒸汽消毒器、干热烤箱、低温冰箱（-80℃）或液氮生物容器、普通冰箱、天平（精密度0.1g和0.0001g）、混匀振荡器、匀浆器、菌落计数器、低温高速离心机、玻璃器皿等。培养平板、培养用液体、超净工作台、接种环、酒精灯。

（二）培养基和试剂

1. 0.5mmol/L组氨酸-0.5mmol/L生物素溶液

成分：L-组氨酸（MW　155）	78mg
D-生物素（MW　244）	122mg
加蒸馏水至	1000ml

配制：将上述成分加热，以溶解生物素，然后在0.068MPa下高压灭菌20min。贮于4℃冰箱。

2. 顶层琼脂培养基

成分：琼脂粉	1.2g
氯化钠	1.0g
加蒸馏水至	200ml

配制：上述成分混合后，于0.103MPa下高压灭菌30min。实验时，加入0.5mmol/L组氨酸-0.5mmol/L生物素溶液20ml。

3. Vogel-Bonner（V-B）培养基E

成分：枸橼酸（$C_6H_8O_7 \cdot H_2O$）　　　　　　　　　　　100g

磷酸氢二钾（K_2HPO_4）	500g
磷酸氢铵钠（$NaNH_4HPO_4 \cdot 4H_2O$）	175g
硫酸镁（$MgSO_4 \cdot 7H_2O$）	10g
加蒸馏水至	1000ml

配制：先将前三种成分加热溶解后，再将溶解的硫酸镁缓缓倒入容量瓶中，加蒸馏水至1 000ml。于0.103MPa下高压灭菌30min。储于4℃冰箱。

4. 20%葡萄糖溶液

成分：葡萄糖	200g
加蒸馏水至	1000ml

配制：加少量蒸馏水加温溶解葡萄糖，再加蒸馏水至1 000ml。于0.068MPa下高压灭菌20min。储于4℃冰箱。

5. 底层琼脂培养基

成分：琼脂粉	7.5g
蒸馏水	480ml
V－B培养基E	10ml
20%葡萄糖溶液	10ml

配制：首先将前两种成分于0.103MPa下高压灭菌30min后，再加入后两种成分，充分混匀倒底层平板。按每皿25ml制备平板，冷凝固化后倒置于37℃培养箱中24h，备用。

6. 营养肉汤培养基

成分：牛肉膏	2.5g
胰胨	5.0g
磷酸氢二钾（K_2HPO_4）	1.0g
加蒸馏水至	500ml

配制：将上述成分混合后，于0.103MPa下高压灭菌30min。储于4℃冰箱。

7. 盐溶液（1.65mol/L KCl + 0.4mol/L $MgCl_2$）

成分：氯化钾（KCl）	61.5g
氯化镁（$MgCl_2 \cdot 6H_2O$）	40.7g
加蒸馏水至	500ml

配制：在水中溶解上述成分后，于0.103MPa下高压灭菌30min。储于4℃冰箱。

8. 0.2mol/L磷酸盐缓冲液（pH 7.4）

成分：磷酸二氢钠（$NaH_2PO_4 \cdot 2H_2O$）	2.965g
磷酸氢二钠（$Na_2HPO_4 \cdot 12H_2O$）	29.015g
加蒸馏水至	500ml

配制：溶解上述成分后，于0.103MPa下高压灭菌30min。储于4℃冰箱。

9. S9混合液

成分：	每毫升S9混合液
肝S9	100μl
盐溶液	20μl

灭菌蒸馏水	380μl
0.2mol/L 磷酸盐缓冲液	500μl
辅酶Ⅱ（NADP）	4μmol
6－磷酸葡萄糖（G－6－P）	5μmol

配制：将辅酶Ⅱ和6－磷酸葡萄糖置于灭菌三角瓶内称重，然后按上述相反的次序加入各种成分，使肝 S9 加到已有缓冲液的溶液中。该混合液必须临用现配，并保存于冰水浴中。实验结束，剩余 S9 混合液应该丢弃。

10. 菌株鉴定用和特殊用途试剂

（1）鉴别菌种的营养肉汤琼脂平板

营养肉汤	1000ml
琼脂	15g

在上述营养肉汤中按体积加入 1.5% 的琼脂。在容量瓶中加去离子水稀释至一定体积，经 15 磅 20min 高压灭菌。待液体冷却到 45～50℃时趁热铺皿，每皿约 25ml。

（2）无 R 因子菌株的主平板或鉴定组氨酸需求的组氨酸/生物素平板

底层琼脂	600ml
0.5% L－盐酸组氨酸	6.0ml
或 0.5% L－组氨酸	4.9ml
0.5mmol/L D－生物素水溶液	3.6ml

底层琼脂高压灭菌后（或将高压灭菌后4℃保存的底层琼脂融化），加入无菌的组氨酸及生物素，混匀后铺皿。

（3）鉴定有 R 因子菌株的氨苄青霉素主平板

组氨酸/生物素平板培养基 300.0ml

氨苄青霉素碱性溶液（8mg/ml，0.02N NaOH）　0.95ml

混匀浇皿。使氨苄青霉素终浓度为25μg/ml。

（4）鉴定 TA102 菌株的氨苄青霉素/四环素主平板

组氨酸/生物素平板培养基	300.0ml
氨苄青霉素碱性溶液（8mg/ml，0.02N NaOH）	0.95ml
四环素酸性溶液（8mg/ml，0.02N HCl）	0.075ml

混匀铺皿。TA102 在此平板上保存不应超过两周。

（三）试验菌株　目前常用 TA97、TA98、TA100 和 TA102 4 个菌株组成的一套标准菌株，或采用 TA97 或 TA97a 或 TA1537、TA98、TA100、TA102 或埃希大肠杆菌 WP2 uvrA 或埃希大肠杆菌 WP2 uvrA（pKM101）和 TA1535 五个菌株组成的一套标准菌株。

（四）溶剂的选择　如果受试物为水溶性，可用灭菌蒸馏水作为溶剂；如为脂溶性，应选择对试验菌株毒性低且无致突变性的有机溶剂，常用的有二甲基亚砜（DMSO）、丙酮、95% 乙醇。一般操作中，为了减少误差和溶剂的影响，常按每皿使用剂量用同一溶剂配成不同的浓度，固定加入量为100μl。

（五）剂量的设计　最低剂量应达每皿 0.1～0.2μg，由低到高至少设四个剂量组。组间剂量间距不应大于前一剂量的 5 倍，如果间距太宽可能漏检诱发剂量范围过窄的化学物。每组设三个平行平板。另设溶剂对照组和阳性对照组。另由于某些阳性对照物需要特殊的有机溶剂方能溶解，须加设该有机溶剂组对照。

决定受试物最高剂量的标准是对细菌的毒性及其溶解度。自发回变数的减少，背景菌变得清晰或被处理的培养物细菌存活数减少，都是毒性的标志。

对原料而言，一般最高剂量组可为 5mg/皿。对于无毒难溶的物质，最高剂量应该以其最大溶解度，即应达到琼脂中出现沉淀的最低剂量。对于液体而言，首选应遵循高剂量组 5mg/皿的原则，如果不能达到此剂量水平，则应以其最高原液浓度为高剂量。对有杀菌作用的受试物，最高剂量可为最低抑菌浓度。每个剂量组应进行有和无代谢活化系统两部分平行的实验。

（六）阳性对照的选择

表28 – 1　测试菌株阳性对照

	– S9	+ S9
TA97	敌克松	2 – 氨基芴
TA98	敌克松	2 – 氨基芴
TA100	MMS/MNNG	2 – 氨基芴
TA102	MMS/MNNG	1，8 – 二羟蒽醌
TA1535	4 – 硝基喹啉 – N – 氧化物	环磷酰胺

三、操作步骤（平板掺入法）

1. 从主平板上挑单个菌落接种于肉汤，置 37℃ 空气恒温振荡器以 100 ~ 120r/min 的转速振荡培养过夜。然后将所有平皿的底层 V – B 培养基铺好，每平皿倒 20 ~ 25ml，备用。

2. 依次在试管中加入 0.1ml 的测试菌株、受试物、阳性对照、溶剂对照、空白对照。+ S9 组的试管中加入 0.5ml 的 S9 混合液。

3. 将上层培养基融化置入 48℃ 水浴保温。– S9 组和 + S9 组分别取 2.5ml 和 2ml 上层培养基加入试管中，摇匀，均匀平铺在 V – B 培养基平皿上。冷却凝固后，将平皿倒置放入 37℃ 培养箱内培养 48h。

4. 取出培养 48h 平皿，计数菌落数。计算菌落前先用肉眼或低倍显微镜观察生长背景，以确定是否有抑菌或杀菌。用手工或菌落计数仪两种计数方式。

5. 注意事项

（1）使用阳性物过程中需注意个人保护和实验室污染。如称量应在通风柜中进行，个人戴口罩和手套，盛放过阳性物的器皿、称量纸和剩余的阳性物溶液等需单独放置，进行特殊处理。

（2）若该受试物有抑菌现象出现，则可向下递推两个剂量。如其最小剂量达到 0.01μg/皿仍出现抑菌，则需要更换用其他突变试验来检测。

四、数据处理和结果判断

（一）记录受试物各剂量组、空白对照（自发回变）、溶剂对照以及阳性诱变剂对照的每皿回变菌落数，并求平均值和标准差。

（二）如果受试物的回变菌落数是溶剂对照回变菌落数的两倍或两倍以上，并呈剂量－反应关系者，则该受试物判定为致突变阳性。受试物经测定后，只要有一个试验菌株，无论在加 S9 或未加 S9 条件下为阳性，均可报告该受试物对鼠伤寒沙门菌为致突变阳性。如果受试物经检测后全部菌株无论加 S9 和未加 S9 均为阴性，则可报告该受试物为致突变阴性。

（三）如果试验组的回变菌落数在 2 倍附近，则这组菌株需做重复性试验。若试验组回变菌落数虽然未达到对照组的两倍，但随剂量增高而增加；则需增高剂量进行测试。

（朱江波）

第二节　小鼠淋巴瘤细胞正向突变试验

一、原理

小鼠淋巴瘤细胞 L5178Y/TK$^{+/-}$ 致突变试验（L5178Y/TK$^{+/-}$ Mouse Lymphoma mutation Assay，MLA）是目前常用的基因正向突变试验。小鼠淋巴瘤细胞 L5178Y/tk$^{+/-}$ 11 号染色体上存在杂合的胸苷激酶（tk）基因，当自发性或被诱导发生 tk$^{+/-}$→tk$^{-/-}$ 的突变时，该细胞丧失胸苷激酶活性，DNA 的补救合成途径被阻断，在含有胸苷类似物的选择性培养基中能够存活，而未突变细胞通过补救合成途径将胸苷类似物掺入到细胞的 DNA 中导致细胞的死亡。本试验在含胸苷类似物三氟胸苷（trifruorothymidine，TFT）的选择性培养基中，通过检测细胞集落生长率评价受试物对小鼠淋巴瘤 L5178Y 细胞 tk 基因是否具有致突变作用。

二、试验材料

（一）器材　高速离心机、液氮贮存器、超净工作台、恒温培养箱、旋转培养箱、蒸气压力锅、倒置显微镜、吸管、移液器、细胞培养瓶、96 孔微孔培养板、细胞计数板、封口膜。

（二）试剂

1. 细胞培养基　含不同浓度马血清的 RPMI 1640 培养基，马血清在使用前经 56℃灭活 60min，并于临用时加入培养基中。RPMI 1640 培养基中所含各成分的最终浓度如下：

成　分	浓　度
RPMI 1640 培养基	10.4mg/ml
丙酮酸钠	0.20mg/ml
碳酸氢钠	2mg/ml
青霉素	100μg/ml
链霉素	100μg/ml

RPMI 0：不含马血清的 RPMI 1640 细胞培养基。用作供试品的溶剂或在供试品处理时稀释或清洗细胞。

RPMI 10：含 10% 马血清的 RPMI 1640 细胞培养基。为细胞培养的基础培养基。

RPMI 20：含 20% 马血清的 RPMI 1640 细胞培养基。在 96 孔板中进行细胞集落培养表达时使用。

冻存培养基（FM）：每 10ml FM 中含 1ml DMSO，2ml 马血清，7ml R0。主要在液氮中冻存细胞时使用。

2. 3mg/ml 三氟胸苷（TFT）贮备液　用生理盐水配制 3mg/ml 的 TFT 贮备液，用 0.22μm 微孔滤膜过滤除菌后，分装于灭菌安瓿中，避光保存于 -80℃ 备用。使用时每 1 000ml 培养基中加入 1ml TFT 贮备液，TFT 终浓度为 3μg/ml。

3. 0.1mg/ml 甲氨蝶呤（MTX）溶液　用分析天平称取 2mg MTX 溶解于 19ml 生理盐水中，加 0.35ml 1N NaOH（促进 MTX 溶解），0.20ml 1N HCl（调整 pH 值）和 0.45ml 生理盐水，最后总体积为 20ml。将溶液充分混匀，0.22μm 微孔滤膜过滤除菌，移入无菌有盖玻璃管中，在 56℃ 水浴中灭活 30min，冷却至室温，无菌条件下以 1ml 分装于无菌安瓿中，于 -80℃ 低温冰箱中保存备用。

4. THG 溶液　称取 30mg 脱氧核苷（thymidine）、50mg 次黄嘌呤（hypoxanthine）、75mg 甘氨酸（glycine），溶解于预热至 37℃ 的 R0 培养基中，配成 100ml THG 溶液，0.22μm 微孔滤膜过滤除菌，每 0.5ml 分装于灭菌安瓿中，于 -80℃ 低温冰箱中保存备用。

5. THMG 溶液　量取浓度为 0.1mg/ml 的 MTX 溶液 0.1ml 和 THG 溶液 9.9ml 在无菌玻璃瓶中充分混匀，每 0.2ml 分装于灭菌玻璃试管中，于 -80℃ 低温冰箱中保存备用。

6. 代谢活化系统的制备　临用时按下表配制 S9 混合液，进行供试品处理时，每 19ml 含有供试品的细胞悬液中加 1ml S9 混合液，因此 S9 的终浓度为 2%。对于不加 S9 活化者，以 1ml 150mM KCl 代替 1ml S9 混合液。

物质名称	用量（ml）
6-磷酸葡萄糖（G-6-P）（180mg/ml）	2
NADP（25mg/ml）	2
150mM KCl	2
大鼠肝微粒体酶 S9	4

三、试验步骤

（一）细胞的准备

1. 降低细胞自发突变率　L5178Y3.7.2c $tk^{+/-}$ 细胞的自发突变率一般在 $5 \times 10^{-5} \sim 2 \times 10^{-4}$ 的水平，在本试验中不能使用自发突变率过高的细胞，因此在试验前或冻存前，应先降低其自发突变率。取对数生长期的细胞以 $2 \times 10^{5}/ml$ 的密度在 THMG 培养基中培养 1d，培养条件为 37℃、5% CO_2、饱和湿度（在整个试验的各阶段进行细胞培养时均采用此条件）。之后，离心细胞（1 000rpm，10min），弃去上清，用 RPMI 0 洗涤细胞，转入 THG 培养基中，培养 2d，每日调整细胞浓度为 $2 \times 10^{5}/ml$，注意防止过度培养。

2. 细胞的冻存　经 THG 培养基培养 2d 后，用上述方法清洗细胞，转入含有 5% ~ 10% DMSO 的 RPMI 10 中，调整细胞浓度为 $(1 \sim 5) \times 10^{6}/ml$，以 1ml 的体积分装于无菌安瓿中，封口，置液氮中冻存。

3. 细胞的复苏　取液氮中冻存的细胞，用 37℃水浴迅速解冻，之后用 RPMI 10 稀释细胞液，使 DMSO 的浓度小于 1%。经 3 ~ 4d 培养至对数生长期，每日调整细胞浓度为约 $2 \times 10^{5}/ml$。

（二）试验设计

1. 对照品

阴性对照品：选用供试品的溶剂；通常选用培养基或水；在水中不溶解或溶解度小的供试品可用丙酮、甲醇、乙醇或 DMSO 等有机溶剂，细胞悬液中所加 DMSO 或其他有机溶剂的终浓度不应超过 1%。

阳性对照品：在不加 S9 时，可用 10μg/ml 甲基磺酸甲酯（MMS），或 0.1μg/ml 4 - 硝基喹啉 - 1 - 氧化物（4 - NQO，溶于 DMSO）；加 S9 时可用 3μg/ml 环磷酰胺（CP），或 200μg/ml 苯并（a）芘，溶于 DMSO。上述浓度均指终浓度。

2. 剂量范围确定　每个供试品需预先进行细胞毒性试验，在与正式试验相同的条件下处理细胞，计算各浓度组的相对悬浮生长（RSG）作为供试品处理引起的细胞毒性指标，以确定正式试验中供试品的合理剂量。

毒性试验中，每浓度组设一瓶培养细胞。根据溶解度所确定的最高剂量（如果该剂量超过 5mg/ml，则以 5mg/ml 作为最高剂量），以 2 倍稀释度向下设 6 ~ 10 个剂量。将不同浓度受试物溶液 0.2ml 加入 8.8ml 细胞浓度为 $6 \times 10^{5}/ml$ 的 RPMI 0 中，并加入 S9 混合液或 150mM KCl 1ml，37℃振摇染毒处理 3h 后，离心（1 000rpm，10min），用 RPMI 0 洗涤细胞两遍，用 RPMI 10 重悬细胞，并调整细胞浓度为 2×10^{5} 个/ml，培养 2d，每日计数细胞增长（DG），并调整细胞浓度为 2×10^{5} 个/ml，根据各组第 1d、2d 的细胞浓度计算细胞的悬浮生长值和相对悬浮生长率，计算方法如下：

$$细胞每日增长（DG）= \frac{第2天细胞浓度}{第1天细胞稀释后浓度}$$

$$悬浮生长（SG）= 第1天细胞稀释前浓度 \times DG$$

$$相对悬浮生长（RSG\%）= \frac{处理组的 SG}{阴性对照组的 SG} \times 100\%$$

当供试品出现细胞毒性时，则以 RSG 为 10% ~20% 的浓度作为正式试验的最高浓度，以2~4 倍稀释度向下再设定 2~5 个浓度组进行试验。如果供试品无明显的细胞毒性，则在供试品溶解度允许的条件下，以 10mM 或 5mg/ml（固体）、5μl/ml（液体）作为最高测试浓度，如两标准不一致，选择相对低的浓度。如供试品的最大溶解度小于以上标准，则选择最大溶解度为最高测试浓度。在产生沉淀的情况下，处理后应尽量去除沉淀后再观察细胞的增殖。

（三）正式试验

1. 供试品处理　将复苏后的细胞用 RPMI 10 配制成浓度为 10^6 个细胞/ml 的细胞悬液，按下表处理细胞。除阳性和阴性对照组外，供试品至少设 4 个浓度组，每组设 2 份平行。

成　分	- S9	+ S9
细胞悬液（10^6 个细胞/ml，R10）	10ml	10ml
R0	8.8ml	8.8ml
S9	–	1ml
150mM KCl	1ml	–
供试品溶液	0.2ml	0.2ml

在 37℃下振荡处理 3h 后，1 000rpm 离心 10min，弃去上清，加入 10ml RPMI 0 混匀细胞后再次离心，弃去上清，加入 10ml RPMI 10 再次混匀细胞悬液。

2. 细胞毒性用平板（PEO）的制备　细胞经供试品处理后，计数细胞，用 RPMI 10 将细胞浓度调整为 2×10^5 个细胞/ml，并将细胞悬液移至培养瓶中，另取一部分细胞进行稀释，最终将各浓度组的细胞悬液调整为 8 个细胞/ml，共 25ml；在 96 孔板的每孔中接种 0.2ml。阴性对照组制备 50ml 细胞悬液，接种 2 块 96 孔板。平板在 37℃、5% CO_2、饱和湿度的条件下培养 12~14d，然后计数含有集落的孔数。

3. 供试品处理后细胞表达　制作 PEO 平板后剩余的细胞继续培养 2d，进行突变的表达。在表达期间，每天计数细胞浓度，并计算每日细胞增殖率（DCG），据此计算相对悬浮增长率（RSG）。表达期间避免过度培养，稀释前后计数细胞浓度，并记录。

4. 基因突变率检测用平板（MF）和 PE2 平板的制备　供试品处理后，将细胞培养表达 2 日后，制备检测突变用的平板（MF）和计算平板效率（PE2）的平板。基因突变率检测用平板是在 3μg/ml TFT 存在的情况下，以 2000 个细胞/孔（0.2ml/well）的浓度接种细胞。

计数各浓度组的细胞浓度，制备 1×10^4 个细胞/ml 细胞悬液 50ml，溶剂对照组制备 100ml。取部分细胞悬液加入突变选择剂 TFT，TFT 的终浓度为 3μg/ml，分注 2 块 96 孔板（溶剂对照组 4 块），每孔 0.2ml，用于检测突变率（MF）。另一部分细胞悬液稀释至浓度为 8 个细胞/ml，分注 1 块 96 孔板（溶剂对照组 2 块），每孔 0.2ml，用于检测平板效率（PE2）。平板培养 12~14d 后，计数含有细胞集落的孔数。

（四）试验结果的观察和计算

1. PE 平板细胞集落和 MF 平板细胞集落的观察　细胞接种平板培养 12~14d 后，用肉眼或借助显微镜观察 PEO、PE2 和含有 TFT 的 MF 平板的细胞集落。出现污染的孔不作为观察对象,将其从总孔数中减去。

2. PEO 和 PE2 的计数方法 分别计数含有 1 个或 1 个以上细胞集落的孔(positive well)和不含细胞集落的孔(negative well)。含 50 个细胞以上的称为一个细胞集落。

3. MF 的计数方法 计数出现细胞集落的孔数。溶剂对照和阳性对照组要分别计数出现大集落(large colony,LC)和小集落(small colony,SC)的孔数。如果供试品出现阳性反应时,至少要有一个阳性反应的浓度组(一般是最高剂量)分别计数出现大集落和小集落的孔数。

大、小集落的判断标准为:①大集落:大于孔直径的 1/4,呈薄层稀疏分布;②小集落:小于孔直径的 1/4,呈块状致密分布。

4. 试验需记录的基本数据 包括处理前各组的细胞浓度;处理后各组的细胞浓度;表达期开始时的细胞浓度;表达期中的细胞浓度(稀释前、稀释后);PEO、PE2 平板中出现的阳性孔和阴性孔的个数;MF 平板中只含大集落的孔数、只含小集落的孔数以及同时含有大集落和小集落的孔数;其他(记录有无沉淀、污染等)。

5. 平板效率(plating efficiency,PE)的计算 PEO 或 PE2 按泊松分布进行计算。

$$PE = \frac{-\ln(EW/TW)}{N}$$

EW:不含集落的孔数;TW:总孔数;N:每孔的平均细胞数,在此 N = 1.6。

6. 相对存活率(RS)、每日细胞增长率(DCG)、相对悬浮增长率(RSG)、相对总增长率(RTG)的计算:

$$RS0\% = [PEO(处理组)/PEO(阴性对照组)] \times 100$$
$$RS2\% = [PE2(处理组)/PE2(阴性对照组)] \times 100$$
$$DCG = \frac{次日细胞浓度}{配制或稀释后的细胞浓度}$$
$$RSG = \frac{DCG-day1 \times DCG-day2(处理组)}{DCG-day1 \times DCG-day2(对照组)}$$
$$RTG(\%) = RSG \times RS2\%$$

7. 突变率(MF)的计算 呈泊松分布。

$$MF = \frac{-\ln(EW/TW)/N}{PE2}$$

EW:不含任何集落的孔数;TW:总孔数,此处为 192(2 板的总孔数)
N:每孔的平均细胞数。

8. 小集落比例(SC)的计算:

$$SC(\%) = \frac{含有 SC 的孔数 + 含有 LC/SC 的孔数}{含有 LC、SC、LC/SC 的孔数} \times 100$$

四、结果与评价

(一)试验成立的条件 溶剂对照和阳性对照组的 PEO、PE2 和 MF 应在下表所示范围内。

	PEO	PE2	RS	MF（$\times 10^{-6}$）	SC（%）
溶剂对照	60~140	70~140	–	50~200	50~80
阳性对照	–	–	60~90	400~800	60~90

（二）阴性、阳性结果的判定 阳性结果的判定标准为阳性和阴性对照组的 MF 皆在正常范围内；与溶剂对照组相比，供试品至少有一个浓度组的突变率显著增加，并有统计学显著性；有剂量相关性；有可重复性。

如果不符合上述条件，则判定为阴性结果。

（郑怡文）

第三节 染色体畸变试验

一、体外培养细胞染色体畸变

（一）原理 通常采用中国仓鼠肺成纤维细胞或卵巢（CHO）细胞株体外培养的方法进行染色体畸变分析。上述细胞在有和没有代谢活化系统的条件下，与受试物接触一定时间后，用秋水仙素处理，使细胞的有丝分裂停止在中期相，以增加处于中期相的细胞数。然后收集细胞，经低渗、固定、涂片和染色后，在显微镜下观察染色体数量和结构的改变，检测受试物的诱变性。

（二）材料

1. 细胞 中国地鼠肺细胞株或卵巢（CHO）细胞株、人或其他哺乳动物外周血淋巴细胞（lymphocyte）

2. 器材 细胞瓶、吸管、滴管、移液器、离心管、试管架、冰玻片、酒精灯、晾片架、玻璃染色缸、天平、离心机、生物显微镜、净化工作台、CO_2 培养箱、恒温水浴箱。

（三）试剂

1. 细胞培养基的配制 称取 10.4g RPMI1640 和 1.2g $NaHCO_3$，加三蒸水至 1 000ml，其中含抗菌素（青霉素 100U/ml，链霉素 100μg/ml）；调节 pH 至 7.2，除菌过滤，分装于无菌瓶中，4℃冰箱保存备用。或直接购买培养基（已灭菌处理）。

2. 平衡盐溶液配制（即无钙镁磷酸缓冲液） NaCl（8.00g），KCl（0.20g），Na_2HPO_4（1.56g），KH_2PO_4（0.20g），加三蒸水至 1 000ml，调节 pH 至 7.2，分装于盐水瓶内，15磅 20min 高压灭菌消毒。

3. 细胞消化液配制 1.25g 胰蛋白酶粉加无钙镁磷酸缓冲液 500ml。4℃冰箱过夜，次日进行过滤除菌，−20℃冰箱保存备用，保存期 6 个月。

4. 肝 S9 匀浆的制备参见"Ames"实验。S9 混合液的配制：

HEPES	4.76mg
$MgCl_2 \cdot 6H_2O$	5.0mg
KCl	12.3mg
G-6-P	7.6mg
NADP	21.0mg
双蒸水	3.5ml
S9	1.5ml

5. 其他试剂　小牛血清，秋水仙素，0.75% KCl，Giemsa 染液（贮备液及应用液），冰乙酸: 甲醇为 1:3 的固定液（临用时配制），pH 6.8 磷酸缓冲液。

（四）实验设计

1. 受试物的配制　固体受试物需溶解或悬浮于溶剂中，用前稀释至适合浓度；液体受试物可以直接加入试验系统和/或用前稀释至适合浓度；受试物应在使用前新鲜配制，否则就必须证实贮存不影响其稳定性。

2. 剂量选择　首先预试测定受试物的 IC_{50}，根据 IC_{50} 确定给药剂量；正式试验设三个剂量组，另设阴性对照组（溶剂对照）、阳性对照组。如不能测出 IC_{50}，则以最高浓度或溶解度作为本实验的最高剂量。

3. 对照组　阳性对照物在加 S9-mixture 时可用环磷酰胺（40μg/ml），不加 S9-mixture 时用丝裂霉素 C（0.5μg/ml），每个剂量设 2 个平行样品。阴性对照采用溶剂对照。

（五）操作步骤

1. IC_{50} 的测定

（1）CHO 细胞的制备：准备 5~10 个细胞瓶，每组 1 瓶。将已增殖的细胞用 0.25% 胰酶消化液处理，制成细胞悬液。制成的细胞悬液，分别加于细胞瓶内，每瓶含细胞浓度为 $(5~7) \times 10^5$ 个/ml，总体积为 10ml。细胞瓶置于 5% CO_2 培养箱中，37℃培养 24h。

（2）加受试物：配制不同浓度的受试物，按剂量从低到高依次加入上述细胞瓶中，各加 0.1ml 受试物，另设阴性（溶剂对照），继续培养 24h。

（3）用红细胞计数板计数细胞数（万）/ml，按下列公式求出受试物各剂量组的细胞抑制率。

$$抑制率（\%）= \frac{阴性对照组细胞数 - 剂量组细胞数}{阴性对照组细胞数} \times 100\%$$

根据各剂量组细胞抑制率，用简化概率单位法计算 IC_{50}。计算公式：

$$三个剂量组：lgIC_{50} = \frac{2d（Y_{50} - \bar{Y}）}{Y_3 - Y_1} + X_2$$

$$四个剂量组：lgIC_{50} = \frac{10d（Y_{50} - \bar{Y}）}{（Y_4 - Y_1）+（Y_3 - Y_2）} + \frac{3}{2}d + X_1$$

$$五个剂量组：lgIC_{50} = \frac{10d（Y_{50} - \bar{Y}）}{2（Y_5 - Y_1）+（Y_4 - Y_2）} + X_3$$

式中 d 为相邻两剂量对数值的差数；X 为剂量对数；$Y = \Sigma Y/$组数，Y 为概率单位；Y_{50} 为 50% 的概率单位。剂量组由小到大分别记为 1、2、3、4、5。

2. 正式实验

（1）细胞的准备：准备多个细胞培养瓶，每组设 2 个平行样品。将已增殖的细胞用 0.25% 胰蛋白酶消化液处理制成细胞悬液，并计数。用含 10% 新生小牛血清的 RPMI 1640 培养液制成细胞悬液，分别加入细胞瓶内，每瓶含细胞 $(5 \sim 7) \times 10^5$，总体积为 10ml。置 5% CO_2 培养箱 37℃ 培养箱 24 ~ 48h。

（2）受试物及阳性对照物的配制：受试物根据 IC_{50} 配制三个浓度；丝裂霉素 C 用生理盐水配制成 50μg/ml；环磷酰胺用生理盐水配制成 4mg/ml。

（3）加样：取出经 24 ~ 48h 培养的细胞瓶，每瓶分别加 0.1ml 受试物或阴性、阳性对照品。 + S9 组另加 0.5ml S9 混合液。加样后置于 CO_2 培养箱内培养。 + S9 组接触 6h 将培养液去除，加入平衡盐溶液轻轻摇动洗涤细胞并弃，最后准确加 10ml 含小牛血清的 RPMI 1640 培养液，与 – S9 组一起继续培养 18h。

（4）收集细胞： – S9 组分别收集与受试物接触 24h 和 48h 的细胞； + S9 组收集与受试物接触 6h 培养 24h 的细胞。收集细胞前 4h 加秋水仙素终浓度为 0.2μg/ml。收集细胞于离心管中，经 1 500r/min 离心 10min，倾去上清液并沥干。

（5）染色体制备

1）低渗处理：在上述离心管中加 0.75% KCl 低渗液 7ml，37℃ 温箱放置 10 ~ 15min，用吸管轻轻吹吸，使原先沉淀在离心管底部的细胞团块散开。

2）固定：在低渗处理后立即加入固定液 1ml，预固定 3 ~ 5min，然后以 1 000r/min 离心 10min，倾去上清液，再加固定液 7ml，用吸管轻轻吹打均匀，固定 30min，1 000r/min 离心 10min，倾去上清液，按上方法反复固定 2 次。1 000r/min 离心 10min，倾去上清液。

3）制片：视离心管沉淀的细胞多少加固定液 0.5 ~ 1.0ml，制成细胞悬液，以备制片。

将载玻片洗净后，置冰箱中冷冻备用，制片时，将上述细胞悬液充分混匀，吸取细胞悬液，滴在玻片上，在室温下自然干燥，或平持载玻片在酒精灯上方快速从火焰中通过数次慢慢烘烤。每样本制备 2 ~ 4 张片。制成的涂片在 37℃ 培养箱中放 1 ~ 2d。

4）染色：取 Giemsa 应用液，染色 20min，随即用蒸馏水或 pH 6.8 磷酸缓冲液冲洗掉玻片上的染色液，晾干备镜检。

（六）结果观察与评价

1. 结果观察　先在低倍镜下按顺序寻找背景清晰细胞，分散良好，染色体收缩适中的中期分裂相，然后在油镜下进行观察染色体畸变现象，每个剂量观察 100 个中期分裂相细胞。常见的染色体畸变类型如下：

（1）染色体数目的变化，即为多倍体，分为整倍体改变与非整倍体改变。

1）整倍体改变：染色体数目成倍增加，一个细胞中染色体数目是单倍体的整倍数。

2）非整倍体改变：亚二倍体或超二倍体（染色体的数目不是 2n 的整倍数）。

（2）染色体结构畸变的类型

1）裂隙（gap，G）：在一条染色单体或两条染色单体上出现无染色质的区域，通常该区域的大小等于或小于染色单体的宽度，特别是仔细观察时可见该区域仍有细的染色质丝相连。目前对裂隙的生物学意义尚有争论，通常在计算染色体畸变率时不考虑裂隙；如观察到有剂量 – 反应关系的明显增加，可单列报告。

2）断裂（break，B）：同裂隙，通常无染色质区域的大小大于染色单体的宽度，但与裂隙的主要区别是断裂区域无细的染色质丝相连。

3）环状染色体（ring，R）：染色体两条臂均发生断裂后，带有着丝粒部分的两端连接起来形成环状。通常伴有一对无着丝点的断片。

4）粉碎化（pulverization，Pu）：可以在一个染色体或大部分染色体断裂或破碎，形成散状。

5）三辐体（triradial，T）：两条染色单体排列异常，形成一种三臂的结构。

6）四辐体（quadriradial，Q）：两条染色单体排列异常，形成一种四条臂的结构。

7）双着丝点（dicentric chromosome，D）：两条染色体断裂后，两个有着丝粒的节段重接，形成双着丝点染色体。属于不平衡易位。

8）核内复制（endoreplication，E）：细胞内仅有染色体复制，而没有伴随细胞或核的分裂，这种现象称为核内复制

9）断片（fragment，F）：单个存在的，没有着丝点的染色单体。

2．计数方法

（1）凡出现上述数目和结构变化的细胞，即可记为畸变细胞，计算各剂量组及对照组发生畸变细胞的百分率（%），一个细胞中出现几种类型的畸变或一种类型的畸变在一个细胞中出现几次仍记为一个畸变细胞。

（2）裂隙、核内复制和整倍体改变一般不作为畸变类型。

3．评价

（1）空白对照组：细胞多倍体的百分率通常低于2%，结构畸变低于3%。

（2）受试物所诱发的染色体畸变数的增加与剂量相关，细胞系统判定如下：

染色体畸变数判定标准

畸变率	结果判定
5%	阴性（−）
5% ~ 10%	可疑（±）
10% ~ 20%	阳性（+）
20% ~ 50%	阳性（++）
50%	阳性（+++）

（3）各剂量组间染色体畸变率的统计学检验：上表数据采用 χ^2 检验对各剂量组间染色体畸变率进行分析，也可用每组平均畸变数表示，用方差分析进行分析和 SNK 法进行组间两两比较。

如畸变率在10%以上或染色体畸变率呈现剂量－依赖的增加，并有统计学意义的增加。符合其中一条即可判为阳性。如受试剂量已达 IC_{50} 或最大溶解度，畸变率在 <5% 或染色体畸变率无统计学意义的增加，则可判定为阴性。

二、动物骨髓细胞染色体畸变试验

（一）原理　染色体畸变只能在细胞分裂的中期相进行观察分析，为收集足够的中期相细胞，在收获细胞前用秋水仙碱或乙酰甲基秋水仙碱处理，以阻断微管蛋白的聚合，抑制细胞分裂时纺锤体的形成，使分裂间期和前期的细胞停留在中期相。细胞通过低渗，使染色体均匀散开，然后固定、染色，可在油镜下观察。

（二）材料　手术剪、止血钳、镊子、离心管、试管架、5ml 注射器及针头、冰玻片、酒精灯、晾片架、玻璃染色缸、天平、离心机、生物显微镜。

（三）试剂　秋水仙素、生理盐水、低渗液（0.75% KCl）、固定液、pH 6.8 磷酸缓冲液、Giemsa 染液（贮备液及应用液）等。

（四）受试物配制

1. 水溶性药物　首选双蒸水或生理盐水配制，其他根据实际情况选用适当的溶剂。

2. 非水溶性药物　对于非粉末状药物先用研钵研磨，然后用适当的赋型剂制成悬浮液混匀，口服灌胃给药。

（五）实验设计

1. 动物　常规选用的动物品系　NIH 小鼠或 ICR 小鼠，每组 6～10 只，雌雄各半。一般情况下首选 NIH 小鼠，7～12 周龄，购入时体重 17～22g，实验时体重 21～25g。

2. 染毒与取样时间　一般一次给药，亚急性给药一般为连续五天，多次更为合理。研究证明即使损伤的细胞不会积累，化学物质也需在靶器官蓄积至一定的浓度才有诱变作用，一般在末次染毒后 24h 处死动物，收获细胞。

3. 剂量选择　常规选用三个剂量：高剂量、中剂量、低剂量，按最大耐受量 MTD。高剂量为 MTD，中剂量组 1/2 高剂量，低剂量组 1/2 中剂量。同时设立阳性对照和阴性对照，阳性对照组用环磷酰胺，以 40mg/kg 体重的剂量腹腔注射；阴性对照组使用等体积的溶剂。如受检物基本无毒，则可参照人群实际可能对其摄入量范围的上限作最高剂量，或以 2g/kg 为最高剂量。

4. 给药途径　尽量采用受试物进入机体途径，或根据毒物的性质、研究目的而定，一般采用经口、皮肤、呼吸道或腹腔等。

（六）操作步骤

1. 动物处死前 2～4h，小鼠按 4mg/kg 腹腔注射秋水仙素。

2. 用颈椎脱臼法处死动物，取出两侧股骨，剔除肌肉等组织。剪去股骨两端，用注射器吸取生理盐水，从股骨一端注入，用 10ml 离心管，从股骨另一端接取流出的骨髓细胞悬液，两侧冲洗收集到同一管中。将细胞悬液以 1 500r/min 的速度离心 10min，去除上清液。

3. 低渗处理　在上述离心管中加 0.75% KCl 低渗液 7ml，37℃ 温箱放置 10～15min，用吸管轻轻吹吸，使原先沉淀在离心管底部的细胞团块散开。

4. 固定、制片、染色　参见"体外培养细胞染色体畸变"。

（七）结果与评价

1. 结果　先在低倍镜下按玻片顺序寻找背景清晰细胞，分散良好，染色体收缩适中的中期分裂相，然后在油镜下进行观察染色体畸变现象，每只动物观察 50～100 个中期相细胞，每个剂量组应分析不少于 400 个中期相细胞。

（1）观察染色体畸变类型及其定义：参见"体外培养细胞染色体畸变"。

（2）计数方法

1）凡出现上述数目和结构变化的细胞，即可记为畸变细胞，计算各剂量组及对照组发生畸变细胞的百分率（％），一个细胞中出现几种类型的畸变或一种类型的畸变在一个细胞中出现几次仍记为一个畸变细胞。

2）裂隙和核内复制一般不作为畸变类型，单独计数。

2. 评价

（1）溶剂对照组：细胞多倍体的百分率通常低于 2％，结构畸变低于 3％。

（2）受试物所诱发的染色体畸变数的增加与剂量相关，系统判定如下：

畸变率	结果判定
<5%	阴性（-）
5%~10%	可疑（±）
10%~20%	阳性（+）
20%~50%	阳性（++）
50%	阳性（+++）

（3）各剂量组间染色体畸变率的统计学检验：采用 χ^2 检验对各剂量组间染色体畸变率进行分析，也可用每组平均畸变数表示，用方差分析进行分析。

如畸变率在 10％ 以上或染色体畸变率呈现剂量 – 依赖的增加，并有统计学意义的增加。符合其中一条即可判为阳性。如受试剂量已达 LD_{50} 或最大溶解度，畸变率在 <5％ 或染色体畸变率无统计学意义的增加，则可判定为阴性。

（朱玉平）

第四节　微 核 试 验

一、体外培养细胞微核试验

（一）原理　微核是染色体片段或者整条染色体在细胞分裂过程中未按正常程序进入细胞核而滞留在细胞质中的染色质小体。断裂剂诱发染色体断裂时，如断裂不发生重接可以产生无着丝粒断片。无着丝粒断片在细胞分裂期无纺锤体的牵引，不能被包在子核中而形成微核。而非整倍体剂可引起染色体和纺锤体联结发生障碍，或纺锤体功能受损导致染色体不分离或形成滞后染色体，滞后染色体最终形成微核。因此微核通常作为染色体结构损伤以及染色体分离异常的标志，用于断裂剂和非整倍体剂的检测。

在体外细胞微核试验中，将细胞分裂阻断法用于染色体中标记第一次分裂的细胞，细胞分裂被阻断可以更多的累积第一次分裂的细胞，如加松胞素 B 可使胞质分裂受阻，形成双核细胞，从而表明所观察的细胞确实已经过一次有丝分裂。若受试物为染色体断裂剂或纺锤体损伤物就可能使双核细胞中出现一个或多个微核。因此，观察双核细胞来计数其微核发生率可提高结果的准确性。

（二）试验材料　小牛血清，高倍镜，青霉素，链霉素，RPML1640 培养液，恒温培养箱，10% Giemsa 染液或吖啶橙荧光染液，离心管，离心机，0.5% 胰蛋白酶。

1. 受试样品　固体受试样品应溶解或悬浮于适合的溶剂中，并稀释至一定浓度。液体受试样品可直接使用或予以稀释。受试样品应在使用前新鲜配制，否则必须证实储存不影响其稳定性。

2. 剂量水平　受试样品至少应取 3 个检测剂量，检测范围建议覆盖两个 10 倍稀释系列。对有细胞毒性受试样品，其剂量范围应包括从最大毒性至几乎无毒性；当收获细胞时，最高剂量应能明显减少细胞计数或有丝分裂指数（均应大于 50%）；对无细胞毒性或细胞毒性很小的化合物，最高剂量应达到 $5\mu l/ml$，$5mg/ml$ 或 $0.01M$。应在预试验中确定细胞毒性和溶解度。测定细胞毒性可使用指示细胞完整性和生长情况的指标，如相对集落形成率或相对细胞生长率等。应在松胞素 B 存在或不存在的条件下测定细胞毒性。对于相对不溶解的物质，当达到不溶解浓度时仍无毒性，则最高剂量应是在最终培养液中溶解度限值以上的一个浓度。在某些情况下，应使用一个以上可见沉淀的浓度，溶解性可用肉眼鉴别，但沉淀不能影响观察。

3. 对照组

（1）阳性对照：可根据受试样品的性质和结构选择适宜的阳性对照物，如丝裂霉素 C、环磷酰胺等。

（2）阴性对照：赋形剂应为非致突变物，不与受试样品发生化学反应，不影响细胞存活和松胞素 B 活性。如果没有文献资料或历史资料证实所用赋形剂无致突变作用时应设空白对照。

4. 细胞株　可选用中国地鼠肺（CHL）细胞株或卵巢（CHO）细胞株、人或其他哺乳动物外周血淋巴细胞（lymphocyte）。一般推荐使用中国地鼠肺（CHL）细胞株。

5. 试剂

（1）培养液 MEM（Eagle）：加入非必需氨基酸和抗菌素（青霉素按 100U/ml、链霉素 $100\mu g/ml$），胎牛血清或小牛血清按 10% 加入。也可选用其他合适的培养液。

（2）松胞素 B。

（3）其他：低渗液（0.75% KCl）、3:1 的甲醇:冰醋酸固定液、pH 6.8 磷酸缓冲液、Giemsa 染液（贮备液及应用液）等。

（三）试验步骤

1. 细胞培养与染毒　试验需在加入和不加入松胞素 B 的条件下进行。试验前一天，将一定数量的细胞接种于培养皿（瓶）中，放 CO_2 培养箱内培养。试验时吸去培养皿（瓶）中的培养液，加入一定浓度的受试样品、松胞素 B（终浓度以 $2\sim4\mu g/ml$）（不加松胞素 B 混合液时，需用培养液补足）以及一定量不含血清的培养液，放培养箱中，根据细胞周期决定松胞素 B 处理 $3\sim24h$，结束后，吸去含受试样品的培养液，用 Hanks 液洗细胞 3 次，加入含 10% 胎牛血清的培养液，放回培养箱继续培养 24h。

2．收获细胞与制片

（1）消化：用0.25%胰蛋白酶溶液消化细胞，待细胞脱落后，加入含10%胎牛或小牛血清的培养液终止胰蛋白酶的作用，混匀，放入离心管以1 000~1200rpm的速度离心5~7min，弃去上清液。

（2）低渗：加入0.075mol/L KCl溶液7ml，用滴管将细胞轻轻地混匀，放入37℃水浴中低渗处理7min，加入2ml固定液（甲醇∶冰醋酸3∶1）混匀，以1 500rpm速度离心5~7min，弃去上清液。

（3）固定：加入7ml固定液，混匀后固定7min，以1 500rpm速度离心7min，弃去上清液。用同法再固定1~2次，弃去上清液。

（4）滴片：加入数滴新鲜固定液，混匀，制成细胞悬液，用混悬液滴片，自然干燥。

（5）染色：用姬姆萨染液染色。用10% Giemsa染液染色l5~20min。

3．镜检　在高倍显微镜下选择细胞质清晰可见，且有双主核的双核细胞进行分析。微核确定标准如下：①微核直径小于或等于主核的1/3，且与主核界限明确；②微核的染色和折光性与主核相同；③微核一般呈圆形或椭圆形，有完整的核膜；④位于胞浆内，与主核不连接（以区别主核的突起）；⑤只有细胞经历一次核分裂才可被评为出现微核。

镜检时每个剂量观察2 000个胞质背景清楚的双核细胞，计数微核数目及微核细胞率。微核的结果以1 000个细胞中具有微核的细胞均数和标准差表示，微核细胞率一般用卡方检验方法进行统计学分析进行统计学处理，以评价剂量组和对照组之间是否有显著性差异。用直线回归法确定剂量–反应关系。

（四）结果评价

1．实验可行性评价标准

（1）阳性对照与阴性对照相比，微核细胞的发生率呈显著性增加，差异有统计学意义。

（2）至少有一个浓度可以引起50%~60%的细胞毒性；对非细胞毒性化学物，其最高浓度组出现肉眼可观察到的细胞明显的减少，或其最大浓度为5000μg/ml。

（3）在至少一次的实验中至少有4个浓度可用于遗传毒性评价。

2．在下列两种情况下可判定受试样品在本试验系统中为阳性结果

（1）在不加松胞素B时，实验组与阴性对照组比较，微核细胞的发生率呈显著性增加，差异有统计学意义；加松胞素B时，实验组与阴性对照组比较，双核细胞或单核细胞的发生率呈显著性增加，差异有统计学意义。

（2）有明显的剂量–反应关系。

3．阴性判断标准　满足实验可行性评价标准，与阴性对照相比，微核细胞的发生率无显著性增加，差异无统计学意义。

4．可疑阳性　微核的发生率有显著增加，但无剂量反应关系或只有一个浓度微核细胞的发生率呈显著性增加，为可疑阳性，则须进行重复试验。结果能重复者可确定为阳性。

二、啮齿动物微核试验

（一）试验材料

1．仪器与器材　生物显微镜、恒温水浴箱、解剖剪、镊子、止血钳、注射器、灌胃针

头、载玻片、塑料吸瓶、乳钵、干净纱布、滤纸等。

2. 试剂　参见体外细胞微核试验。

3. 样品处理　通常用蒸馏水、等渗盐水、植物油、食用淀粉、羧甲基纤维素钠等。如使用特殊溶剂或载体，应有参考资料说明其成分。

4. 剂量设计　至少设置三个剂量组，高剂量组应达到不产生动物死亡的最大毒作用剂量。一般取受试样品 $1/5$、$1/10$、$1/20$ LD_{50} 剂量，以求获得微核的剂量 – 反应关系曲线。当受试样品的 LD_{50} 大于 $5g/$ （$kg \cdot bw$）时，可取 $5g/$ （$kg \cdot bw$）为最高剂量，每个剂量组 10只动物，雌、雄性各半，同时应设阳性对照和阴性对照。阳性对照物应能引起骨髓嗜多染红细胞微核率明显高于背景资料，染毒途径可以不同于受试样品。所选用的阳性对照物最好与受试样品类别有关，常使用环磷酰胺（cyclophosphamide）、甲磺酸乙脂（ethyl Methanesuphonate）、乙基亚硝基脲（ethyl Nitrosourea）、丝裂霉素 C（mitomycin C）、三亚乙基密胺（triethylenemelamine）等。如使用特殊溶剂的应设溶剂对照。

（三）试验步骤

1. 染毒　骨髓 PCE 微核试验要求给受试样品后短期内能在骨髓达到有效浓度。常用的方式是腹腔给药及经口给药。由于受试样品的理化性状各不相同，经各种途径给药后吸收速度及分布也有差异，故可按实际需要，选用合适的给药途径。根据预实验结果确定骨髓采样时间。

2. 处死动物　颈椎脱臼处死动物后，打开胸腔，沿着胸骨柄与肋骨交界处剪断，剥掉附着其上的肌肉，擦净血污，横向剪开胸骨，暴露骨髓腔，然后用止血钳挤出骨髓液。或取股骨骨髓。

3. 制片　将骨髓液滴在载玻片一端的小牛血清液滴里，仔细混匀。一般来讲，两节胸骨髓液涂一张片子为宜。然后，按血常规涂片法涂片，长度 $2 \sim 3cm$。在空气中晾干。

4. 固定　将干燥的涂片放入甲醇液中固定 5min。

5. 染色　将固定过的涂片放入 Giemsa 应用液中，染色 $10 \sim 15min$，然后立即用 $1/15mol/L$ 磷酸盐缓冲液冲洗。

6. 封片　待染片完全干燥后放入二甲苯中透明 5min，取出滴上适量光学树胶，盖上盖玻片，写好标志。

7. 镜检　先用低倍镜，后用高倍镜粗略检查，选择细胞分布均匀，细胞完整、分散均匀，着色适当的区域，再在油浸镜下计数。虽然不计数含微核的有核细胞，但可用有核细胞形态染色完好做好判断制片优劣的标准。

本法观察含微核的嗜多染红细胞。嗜多染红细胞呈灰蓝色，成熟红细胞呈淡橘红色。典型的微核多为单个的、圆形、边缘光滑整齐，嗜色性与核质一致，呈紫红色或蓝紫色，直径通常为红细胞的 $1/20 \sim 1/5$。

用双盲法阅片。每只动物至少计数 1 000 个嗜多染红细胞，微核率指含有微核的嗜多染红细胞数，以千分率（‰）表示之。若一个嗜多染红细胞中出现两个或两个以上微核，仍按一个有微核细胞计数。同时观察 200 个细胞计算嗜多染红细胞与成熟红细胞（PCE/RBC）的比值，可作为骨髓细胞毒性的指标。

（四）结果与评价　一般采用卡方检验、泊松分布、或双侧 t 检验等统计方法进行数据处理，并按动物性别分别统计。

试验组与对照组相比，试验结果微核率有明显的剂量反应关系并有统计学意义时，即可确认为阳性结果。若统计学上有显著性差别，但无剂量－反应关系时，则须进行重复试验。结果能重复者可确定为阳性。

（万旭英）

第五节 彗 星 试 验

一、体外培养细胞彗星试验

（一）原理 包埋于载玻片上低熔点凝胶里的细胞经过裂解和DNA变性之后进行电泳和染色，当各种因素诱发DNA损伤后，电泳时损伤的DNA从核基质中溢出，向阳极方向迁移，产生一个荧光拖尾现象，而未损伤的DNA部分仍在细胞核中，保持球形，二者共同形成如同包含彗尾和彗星头的彗星形象，故得名彗星试验（comet assay）。细胞DNA受损愈严重，产生的断片就愈多愈小，在电场作用下迁移的DNA量多，迁移的距离长，表现为尾长增加和尾部荧光强度增强，因此，通过测定DNA迁移部分的光密度或迁移长度可定量地测定单个细胞DNA损伤的程度。

（二）试验材料

1. 器材 全磨砂载玻片、盖玻片、移液器、电泳仪、水浴锅、离心机、荧光显微镜、图像分析系统、细胞培养箱。

2. 试剂 PBS（0.01M，pH 7.2）、正常熔点琼脂糖（PBS配制）、低熔点琼脂糖（PBS配制）、细胞裂解液（2.5M NaCl，100mM EDTA－Na_2，10mM Tris，1%肌氨酸钠，临用前加10% DMSO，1% Triton X－100）、电泳缓冲液（1mM EDTA－Na_2，300mM NaOH，pH 13）、Tris－HCl（0.4M，pH 7.5）、溴乙啶染液（20μg/ml）、细胞培养基、台盼蓝溶液（0.4%）、胰酶。

（三）试验步骤

1. 制备细胞悬液 理论上任何常用于其他诱变试验的真核细胞均可应用于本试验，如小鼠淋巴瘤L5178Y、TK6、CHO和V79等。待细胞处于对数生长期时，用适当的培养基和缓冲液，制备成单细胞悬液，用台盼蓝法染色计数，调整细胞密度为（1~5）×10^5个细胞/ml备用。

2. 染毒 在已制备好的细胞悬液中加入受试物（如以DMSO为溶剂，终浓度应＜1%），至少应设3个剂量组、1个阳性对照组和1个阴性对照组，并且每组至少有2个平行样本。染毒浓度应根据毒性预试的结果确定，同一浓度设加和不加S9（S9的终浓度为2%）两组。阴性对照包括空白对照和溶剂对照，阳性对照可选用：不加S9的甲基磺酸甲酯、乙基亚硝基脲、4－硝基喹啉－N－氧化物、K_2CrO_3等；加S9用苯并［a］芘、7，12－二甲苯并蒽、环磷酰胺等。染毒3~6h后，1 000r/min离心1min，弃上清，用PBS缓冲液洗涤并重悬细胞。

3. 铺胶制片 基底层是在载玻片的磨砂面上滴加120μl 0.5%~0.8%正常熔点琼脂糖，

盖上盖玻片，置于4℃固化5min。然后再铺第2层胶，37℃下1:1（V:V）混匀单细胞悬液与0.5%~0.7%低熔点琼脂糖，移开盖玻片，取75μl混合液迅速铺于第一层琼脂糖胶面上，盖上盖玻片，置于4℃固化5min；第3层则是铺上不含细胞的预热至37℃的75μl 0.5%~0.7%低熔点琼脂糖，如第2层胶十分平滑，可免铺第3层胶，以利于镜检。

4. 裂解、解旋和电泳　将移去盖玻片的铺胶载玻片缓慢浸入新配制的预冷的细胞裂解液中，置4℃至少1~2h。铺胶载玻片在细胞裂解液中可保存至4周。将载玻片置于水平电脉槽内，浸入新配制的电泳液中，使液面完全浸没载玻片，并防止在琼脂糖胶面上产生气泡，加盖避光，静置于4℃20~40min，使DNA充分解旋。然后接通电泳槽的电源，电泳条件为电压25V，电流300mA，时间10~40min。

5. 中和、染色　取出载玻片，用Tris-HCl缓冲液中和漂洗3次，每次5min，晾干玻片。中和后的凝胶片应在24h内染色。每张凝胶片上滴加50~100μl荧光染色剂（溴乙啶等），盖上盖玻片后即可读片。

6. 镜检　EB染色后的DNA样品应尽快在荧光显微镜下观察，每片至少观察25~100个细胞。观察指标有尾长（tail length）即DNA迁移的长度、尾矩（tail moment）即尾长与尾部DNA荧光强度之乘积等。

（四）结果与评价　未受损细胞在荧光显微镜下表现为一个圆形的荧光核心，即只有彗星头部，没有尾部；而受损细胞则有彗尾从核中向阳极拖出，形成荧光的头部和尾部。统计时可以比较受试组和阴性对照组之间的彗星尾长，或计算受试组（T）与阴性对照组（C）彗星尾长之差（T-C）：

T - C	结果判定
<10μm	阴性（-）
10~20μm	可疑（±）
20~40μm	阳性（+）
>40μm	阳性（++）

此外，也可通过估测DNA迁移百分比，将细胞损伤分为以下五个等级：

DNA迁移百分比	损伤等级
<5%	0级（无损伤）
5%~20%	1级（轻度损伤）
20%~40%	2级（中度损伤）
40%~95%	3级（重度损伤）
>95%	4级（完全损伤）

二、啮齿动物彗星试验

（一）原理　同体外培养细胞彗星试验。

（二）试验材料　同体外培养细胞彗星试验。

（三）试验步骤

1. 实验动物　任何哺乳动物都可选用，但首选小鼠和大鼠等啮齿动物。选用常见实验品系的健康年轻的成年个体，每组至少 8 只动物，雌雄各半。除对研究有特殊需要，靶器官的选择并不受限。

2. 染毒　可通过不同途径给动物染毒，通常采用灌胃或腹腔注射等方式。最大剂量为 MTD，对于无毒的化学物，最大剂量可用 $2g \cdot kg^{-1}$ 单次染毒或每天一次连续染毒，但若连续染毒超过 14 天，则剂量应减半。

3. 单细胞分离

（1）肝组织等固体组织：肝细胞可用原位灌流分离，或者将肝组织等固体组织用锋利的小剪刀剪碎后，用胶原酶或胰酶消化数分钟分离细胞。

（2）淋巴细胞：将 $20\mu l$ 全血与 1ml RPMI1640 混匀，再加入 $100\mu l$ Ficol，2 000g 离心 3min，弃去 $100\mu l$ 介质底层和 Ficol 顶层，再加入 1ml 培养基混匀细胞后，离心 3min 使淋巴细胞沉淀。

（3）骨髓细胞：用缓冲液冲洗股骨骨髓并收集于离心管中离心即可。

4. 其他操作同体外培养细胞彗星试验。

（四）结果与评价　同体外培养细胞彗星试验。

（郑怡文）

第六节　人体外周血淋巴细胞姐妹染色单体互换试验

一、原理

姐妹染色单体交换（SCE）是染色体的二条染色单体在同源位置上的 DNA 链断裂和重接的细胞学表现，主要在 DNA 合成期形成，当细胞接触到 5 – 溴脱氧尿嘧啶核苷（Brdu）时，Brdu 可作为核苷酸前体物，专一替代胸腺嘧啶掺入到新合成的 DNA 链中。只要通过两个细胞复制周期，就可使姐妹染色单体中的一条单体的 DNA 双链中，有一股链是掺入有 Brdu 的，而另一条单体的 DNA 双链中，两股链全掺入有 Brdu. 这样的细胞经过分化染色处理，即可见到同一条染色体的两条姐妹染色单体有明显的差异，有一条单体为深色，另一条为浅色。当出现染色单体交换时，单体呈深浅交替段。可在普通光学显微镜下观察第二周期细胞染色体的 SCE 数。

二、试验材料

（一）实验器具　细胞瓶、吸管、滴管、移液器、离心管、试管架、冰玻片、酒精灯、晾片架、玻璃染色缸、天平、30W 紫外灯、离心机、生物显微镜、净化工作台、CO_2 培养箱、恒温水浴箱。

（二）试剂

1. 0.1% 秋水仙素　置于棕色瓶中，冰箱保存。

2. 0.9% 氯化钠溶液。

3. 0.075mol/L 氯化钾溶液。

4. 固定液　甲醇与冰醋酸以 3:1 混合，临用时现配。

5. 5-溴脱氧尿苷（Brdu）溶液：用无菌青霉素瓶，在普通条件下称取 Brdu 2mg，然后在无菌室内加入无菌生理盐水 2ml，用黑纸避光，临用前配置。

6. 2×SSC 溶液　0.30mol/L NaCl，0.030mol/L 柠檬酸钠。

7. 姬姆萨（Giemsa）染液，荧光染料 Hoechst。

8. pH 7.4 磷酸缓盐冲液。

9. RPMI1640 培养基的配制见前述细胞培养方法中。

三、试验步骤

（一）细胞培养与染毒　采取人体静脉血 0.1~0.2ml 注入含肝素 0.2mg/ml 的 5ml RPMI1640 培养液（含 20% 小牛血清）中，加入 1% 植物血凝素（PHA）0.1ml。在 37℃ 条件下培养 12~24h 后加入 Brdu（终浓度 10μg/ml）和不同浓度的受试物，继续避光培养 48~72h。或受试物作用 2h（如需代谢活化可同时加 S9）后，更换培养基，再加入 Brdu 避光培养。培养结束后，吸去含受试样品的培养液，用 Hanks 液洗细胞 3 次，加入含 10% 胎牛血清的培养液，放回箱，根据不同的培养细胞，培养终止前 2~4h，按最终浓度 0.30~0.60μg/ml 加入秋水仙素。

（二）低渗　培养结束后吸去培养瓶中的上清液，留下约 0.5ml 沉淀物，加入 0.075mol/L KCl 溶液 4ml，用滴管将细胞吹打混匀，放入 37℃ 水浴中低渗处理 20~30min，加入 1~2ml 固定液（甲醇:冰醋酸 3:1）混匀，以 1 500rpm 速度离心 10min，弃去上清液。

（三）固定　加入 6ml 固定液，混匀后固定 20min，以 1 500rpm 速度离心 10min，弃去上清液。用同法再固定 2 次，弃去上清液。

（四）滴片　加入数滴新鲜固定液，混匀，制成细胞悬液。用混悬液滴至冰片上，吹散，在酒精灯上烘干。然后在 37℃ 老化 24h。

（五）姐妹染色单体的分化染色

1. 紫外线照射加姬姆萨染色法（UPG 法）　取直径约 10cm 的大培养皿，内置两支小玻棒，上放 SCE 标本，加几滴 2×SSC 溶液（等量的 0.5M NaCl，0.03M 柠檬酸钠溶液，pH 6.8）盖以擦镜纸，玻片旁放一小棉球，继续在皿内加入 2×SSC 溶液，以溶液高度不浸片而能保证样本湿润为止。把培养皿移至 75~80℃ 水溶箱上，以 30W 的紫外线灯距离 6cm 垂直照射 30min，然后用蒸馏水洗去擦镜纸，以 4% 的姬姆萨染色液（用 pH 6.8 的磷酸缓冲液稀释）染色 10~15min。

2. 荧光染料加姬姆萨染色法（FPF 法）　称取 5mg Hoechst 加入 200ml 的蒸馏水中。将玻片放至染色架上置入盆内染色 20min，然后用蒸馏水洗一次。将玻片放在平皿上，加入 pH6.8 磷酸盐缓冲液至能盖住玻片为止（此液可用 2 次，第二次使用时可补足新的缓冲液）。置太阳灯（sun lamp）下照射 20min，亦可用紫外线灯照射 45min 或普通光线下照射 24h。用蒸馏水洗一次，放入 5% 姬姆萨染色液中染色 15～30min，然后用蒸馏水洗 3 次，自然干燥。

（六）姐妹染色单体互换读片分析　油镜下选择细胞完整，染色体分散良好，区分染色体清晰的细胞观察计数。判断标准是凡染色体端部出现交换计为一次交换；在染色单体中出现交换应计为 2 次；凡能明确判断着丝点部位发生了交换而非扭转的计为一次。

为判断受试物的细胞毒性，在计数 SCE 同时，进行 M1、M2、M3 不同期细胞计数，以计算 RI（replication index）复制指数。M1 为 2 条姐妹染色单体均为深染的染色体；M2 为一条单体深染，一条单体淡然的染色体；M3 为二条单体均淡染，并在细胞内有 1/2 出现。

$$RI = \frac{M1 \times 1 + M2 \times 2 + M3 \times 3}{100} \times 100\%$$

四、统计处理与结果评价

求出每组每个细胞平均交换频率和标准误，用双侧 T 检验进行显著性差异分析，符合以下标准时可判为阳性：

1. 至少有一个剂量组超过对照组（阴性）的二倍。

2. 若未能达到超过二倍，但出现三个实验占平均频率均超过对照组频率，呈现剂量 - 效应关系，且有一剂量组与对照组之间有显著差异（$P < 0.01$）者为弱阳性。

3. 若结果已经有统计差异（$P < 0.05$）可判为暂定阳性物或为弱 SCE 诱导剂，或需进一步试验，如改进体外活化体系，提高剂量范围，使达到明显细胞毒作用。

（万旭英）

第七节　精子畸形试验

一、原理

精子的畸形主要是指精子形态的异常改变，大、小鼠精子畸形受基因控制，具有高度遗传性，许多常染色体及 X、Y 性染色体基因直接或间接地决定精子形态。因此精子形态的改变提示有关基因及其蛋白质产物的改变。大、小鼠精子畸形试验可检测受试物对于精子生成、发育的影响，而且对已知的生殖细胞致突变物有高度敏感性，故本试验可用作检测受试物在体内对生殖细胞的致突变作用。

二、实验材料

（一）仪器和器械　生物显微镜、解剖剪、镊子、表面皿、离心管、小漏斗、吸管、滴管、载玻片、擦镜纸等。

（二）试剂　1%～2% 伊红染色液：称取伊红 1～2g 溶于 100ml 蒸馏水备用。磷酸盐缓冲液（称取 NaCl 8g，KCl 0.2g，KH_2PO_4 0.191g 用蒸馏水溶解并定容至 1L。）生理盐水、甲醇（A. R）。

三、实验步骤

（一）动物　性成熟的大、小鼠均可选用。因为小鼠比较经济，且有大量的实验结果证实小鼠在该实验系统中对受试物最为敏感，故常选用小鼠。ICR 或昆明种雄性小鼠，6～8周龄（体重 25～35g）。雄性大鼠 8～10 周龄（190～220g）。购买后需饲养一周让动物适应动物房环境后再进行试验。

（二）剂量分组　受试物至少设三个以上剂量，另设一个阴性对照（溶剂）组，一个阳性对照组，每组至少有 5 只存活动物。阳性物可采用环磷酰胺 20mg/（kg·d）或甲基磺酸甲酯（MMS）75mg/（kg·d），丝裂霉素 C（MMC）1.0～1.5mg/（kg·d），腹腔注射，每天一次，连续 5d。阴性对照选用与受试物体积相同的溶剂。

最高剂量可取最大耐受量，或分别取 1/2、1/4 和 1/8LD$_{50}$ 作为剂量组。当受试物的 LD$_{50}$ 大于 5g/kg 体重时，可取 5g/kg 体重为最高剂量，连续 5d。

（三）染毒途径和方式　染毒途径视实验目的而定。如腹腔注射、经口灌胃、尾静脉注射、吸入或皮肤接触等方式。常用方法为腹腔注射，也可采用与人体实际接触外来化合物相同的途径。受试物各剂量组、阴性对照组和阳性物对照组的动物，均连续染毒 5d，每日一次。也可以一次给药。

（四）动物处死时间　一般认为化学致突变物对精原细胞后期或初级精母细胞早期的生殖细胞较为敏感，也就是在接触化学物后 4～5 周精子畸形率比较高，故一般均是于首次给予受试物后的第 35d 处死。

（五）制片　用颈椎脱臼法处死小鼠，剖开腹腔，暴露睾丸，分离两侧附睾，用眼科剪剖开附睾组织放入盛有适量生理盐水（1ml）的小烧杯中或放入装有 2ml 生理盐水的平皿中。用眼科剪将副睾纵向剪 1～2 下，静止 3～5min，轻轻摇动。用四层擦镜纸或合成纤维血网袋过滤，吸滤液涂片。

（六）固定　空气干燥后，用甲醇固定 5min 以上。

（七）染色　用 1%～2% 伊红染色 1h 用水轻冲，自然风干或置于 37℃ 烤箱中 1～2h 干燥。国内某些学者对制片方法进行了一些改良，直接在精子悬液中加 1% 伊红染液，染色后直接制片观察，改良方法与传统方法所制玻片经镜检后，同组两种方法所得精子畸形率比较差异均无显著性（P＞0.05），且改良方法所制的玻片镜检效果较好，镜下杂质较少。与传统方法比较具有稳定、操作简便、经济、省时省力、制片质量更优、对实验人员无损害等优点。

（八）镜检　首先，在低倍镜下选择背景清晰、精子分布均匀、重叠较少的区域，然后，在高倍镜下观察结构完整的精子，计数其中畸形的精子。精子有头无尾（轮廓不清）或头部与其他精子或碎片重叠，或明显是人为剪碎者，均不计算，每只动物至少检查 1 000 个精子。精子畸形，主要表现在头部，其次为尾部，畸形类型可分为无钩、香蕉形、胖头、无定形、尾折叠、双头、双尾等。异常精子均应记录显微镜的坐标数，以备查询。并分别记录异常类型，以便统计精子畸形率及精子畸形类型的构成比。判断双头、双尾畸形时，要注意与二条精子的部分重叠相鉴别，判断无定形时要与人为剪碎及折叠相鉴别。

四、数据处理和结果判断

每只动物应按精子畸形类型分别记录，以便计算各实验组的精子畸形发生率和精子畸形类型的构成比。利用 Wilcoxon 秩和检验法和其他适当的统计学方法。将受试物各剂量组精子畸形发生率分别与阴性对照组进行比较。

在结果判定时，首先要注意假阳性结果的排除。某些因素可导致机体出现精子畸形率的增高，如变态反应、感染、缺血和体温升高等。

不同品系的小鼠的精子畸形率本底差异值较大，而且影响的因素比较多，故在结果分析时，应该首先观察阳性和阴性的实验结果。阳性对照组精子畸形率的增高应该在实验室的历史记录或文献报道的范围之内，并与阴性对照组的差异具有统计学上的意义；阴性对照组的精子畸形率也应与自己实验室的历史纪录或文献报道相接近，否则实验结果可信性较差，需重复试验。一般正常小鼠的精子畸形率为 0.8% ~ 3.4%，但每个实验室应有自己稳定的精子自发畸形率。

精子畸形试验阳性的判断标准是畸形发生率至少为阴性对照组的两倍或经统计学处理有显著性差异，并存在剂量 – 反应关系者。或者至少应该有两个相邻剂量组的精子畸形率达到阳性对照组的两倍或经检验差异具有统计学上的意义，并且实验结果能够进行重复。如果实验组的染毒剂量已经使动物发生死亡，而精子畸形仍未见增加，则可判定试验为阴性结果。如有以下情况，试验必须进行重做：①剂量 – 反应关系不肯定；②精子畸形率仅在一个剂量组升高。

（朱江波）

第二十九章　生殖发育毒性试验

第一节　一般生殖毒性试验

一、基本原理

一般生殖毒性试验又叫生育力和早期胚胎发育毒性试验，目的是评价受试物对配子成熟、交配行为、生育力、胚胎着床的影响（前述生殖周期的 A 和 B 阶段）。雌性包括对动情周期、输卵管输送、胚胎着床及着床前发育的影响，雄性包括对性欲、精子形成和成熟等功能的影响。给药期雄性从交配前 4w 开始染毒，并持续至交配成功；雌性交配前 2w 开始染毒（以覆盖 3~4 个动情周期），至妊娠第 6d 受精卵着床。

二、试验动物

通常选用大鼠，但小鼠、仓鼠也可使用。并采用性成熟、未交配过的年轻动物。每种性别、每组的动物数应足以对数据进行有意义的统计和解释，一般每组 20~25 窝。

三、试验步骤

（一）同笼交配　雄性给药4w、雌性给药2w后开始按1:1比例同笼交配，交配时间为2~3w。同笼后每日上午定时采用阴道涂片法或阴栓观察法检查雌鼠是否交配，受精日计为GD0，次日为GD1，以此推算孕龄。

（二）动物的观察和检查　在整个试验期间应每天观察动物的活动、步态、行为和对外界的反应等一般状态，并作好记录。每周称体重 1~2 次，详细记录体重增长情况。每周测定 1~2 次摄食量，必要时测定饮水量。

（三）动情周期分析　大、小鼠的动情周期为 4~5d，通过阴道涂片镜检可确定动情周期处于哪一阶段。啮齿类动情周期依细胞学变化可分为如下四个时期：

1. 动情间期　缓慢生长的静止期，阴道干涩，内容物少，主要为带细胞碎片的分泌物；阴道涂片完整细胞少，仅见少量基细胞和有核细胞，见大量白细胞，持续时间约57h。

2. 动情前期　生殖道内组成性代谢活动增强，子宫充血肿胀，阴道口张开。阴道涂片颜色更淡，黏液较少；可见到大量有核细胞和一些角化上皮细胞，持续时间约12h。

3. 动情期　生殖道内组成性代谢活动增强，外阴肿胀或充血，阴道口张开。阴道涂片可见大量角化上皮细胞。在早动情期呈分散排列，之后再成团成堆排列，至动情期末则变成了成片的雪花。偶尔可见少量胞核完整的有核细胞，持续时间约12h。

4. 动情后期　生殖道发生分解代谢，退化性改变。阴道涂片由大量白细胞和有核细胞组成，后者有较大的、有皱褶的、半透明的核。随着动情后期的持续，有核细胞愈来愈多，常为小而暗；但也可见较大的有核细胞和白细胞，持续时间约21h。

动情周期检查至少应涵盖雌性交配前染毒期（2w），每天检查时间应统一（一般为上午）。检测时用滴管吸0.05～0.1ml 0.9%生理盐水或等量的自来水，缓慢注入雌性阴道。将阴道冲洗液吸回点滴管，滴在已做好标记的载玻片上，晾干后存放于干燥处。所用的载玻片应预先用油性记号笔划为7个分区，供每个雌性连续1w检测。单只动物取样完毕后洗净点滴管（防止精子交叉污染），然后再检查下一只；全部动物检查完毕后，将全部载玻片一起晾干。之后在低倍镜下（40×）观察细胞的类型，然后换高倍（100×）镜进一步确认，必要时可加点甲苯胺蓝以提高反差，使细胞核清晰易辨。根据阴道冲洗液的细胞种类确定雌性动物每日所处的动情周期分期。

（四）终末处死　雄性动物一般于交配结束后1w左右、并证实已使与其配对的雌性受孕时处死检查。首先进行雄性内脏器官的肉眼大体解剖检查，之后再摘除睾丸、副睾和精囊腺、前列腺等附属性器官，称量脏器重量；取单侧睾丸、副睾进行病理组织学检查。另一侧睾丸、副睾进行精子分析。

雌性动物一般在孕中期的第13～15d终止妊娠，并剖宫检查雌性内脏器官，着重检查卵巢和子宫是否正常。计数雌性的黄体数、着床数、吸收胎数、死胎数和活胎数。取单侧卵巢和子宫进行组织病理学检查。保存雌雄动物中的肉眼发现改变的脏器，以便作必要的组织学检查，并保留足够的对照组的相应脏器，以便于比较。

由于雄性生殖器官组织结构的特殊性，应采用适当的组织处理技术，进行组织病理学检查，如Bouin液固定、石蜡包埋、PAS和苏木精染色等，以便对雄性生育力和精子发生提供有价值的补充信息。

（五）精子分析　精子分析包括睾丸精子头计数，睾丸精子的运动性、数目和形态学分析两个方面的检测。睾丸精子头计数是一种简便、敏感、重复性好的定量评价生精毒效应的方法。由于生精过程中长型精细胞的核蛋白具高度浓缩性和广泛交联性，从而可抵抗匀浆的物理剪切作用。当睾丸匀浆后，唯一可计数并具有细胞形态的细胞为长型精细胞和成熟的精子。其他细胞对匀浆较敏感，从而被破坏。睾丸精子头计数值下降表示长形精细胞数减少，既可能是由于毒物对长形精细胞的直接损伤，也可能是由于早期细胞损伤所导致的延续效应。附睾精子分析操作简便，可采用计算机辅助精子分析（CASA）系统和镜检两种方法检查精子的运动性、数目和形态。

操作步骤为：①精子样品的制备；依据实验当日所剖杀的动物数，制备10mg/ml的牛血清白蛋白磷酸盐缓冲液（BSA/PBS，pH 7.2）若干ml（每只雄鼠5ml），每平皿吸取5ml置36℃水浴箱孵育备用。同时准备适量的1ml Eppendroff管，每管加入900μl的10mg/ml BSA/PBS，用于精子样品的稀释。取单侧附睾尾并称重，之后将附睾尾放入含5ml BSA/PBS的平皿中，用针头在附睾尾刺5～6个小孔，静置5～8min，使精子从附睾尾游出；小心摇晃平皿，使精子悬液均匀，取100μl加入到已预温Eppendroff管中，制成1∶9稀释的精子样品。取15μl样品，并将其注入载玻片的计数池内；②精子运动性的CASA检测；将血细胞计数板置于37℃的显微镜载物台上，显微镜采用4×物镜，选择合适的视野，用显微摄像机和录像机记录精子运动图像，分析精子运动参数；③精子形态学分析；取1～2滴精子悬液滴于洁净的载玻片上，均匀推片，待载玻片晾干后用4%甲醛（40%甲醛1:9稀释）固定5min。每只雄鼠应推2~3张玻片，以防染色效果不好影响分析。在高倍镜下观察精子形态，并注意区分2条精子部分重叠所造成的假双头/尾精子，每只鼠计数200个精子，计算畸形精子的百分率。大鼠精子畸形包括：无钩、钩弯曲过度、无定形头、针尖形头、短头等头部畸形，卷尾、弯曲尾、尾尖弯曲等尾部畸形，钩缩短、断尾、钝钩等其他畸形。

五、数据处理

（一）一般生殖毒性试验统计指标

1. 雌鼠

（1）试验动物数、食物消耗量、死亡动物数、体重（每周称一次）、交配率、受孕率等。

（2）动情周期情况（包括长短，周期性等）。

（3）同时注意观察雌鼠一般健康情况和交配行为等。

（4）雌性生殖器官的重量。

（5）卵巢原始卵泡数。

$$受孕率（\%） = \frac{受孕动物数}{同笼动物数} \times 100\%$$

2. 雄鼠

（1）试验动物数、食物消耗量、体重（每周称一次）、交配率、生育率。

（2）精子活动度、精子数量、精子畸形率、睾丸（附睾）重量、睾丸（附睾）重量系数、睾丸病理检查结果。

$$生育率（\%） = \frac{有生育能力的雄鼠数}{交配雄鼠数} \times 100\%$$

3. 孕鼠　体重（分别在妊娠第0、6、13d称重）、妊娠率、着床前丢失率、着床后丢失率、平均着床数。

$$妊娠率（\%） = \frac{孕鼠数}{交配成功雌鼠数} \times 100\%$$

$$着床前丢失率（\%） = \frac{黄体数 - 着床数}{黄体数} \times 100\%$$

$$着床后丢失率（\%） = \frac{吸收胎数 + 死胎数}{着床数} \times 100\%$$

$$平均着床数 = \frac{着床数}{孕鼠数}$$

（二）数据统计处理方法　交配率、受孕率、生育率、胚胎丢失率等采用单侧 Fisher 精确 χ^2 检验；胎鼠性别比采用双侧 Fisher 精确 χ^2 检验；妊娠期母鼠体重及增重、摄食量等计量资料经 GD0 体重校正后按协方差分析进行统计处理；胎鼠体重、母鼠器官重按单因素方差分析进行统计分析，对照组与处理组间两两比较采用双侧最小显著性差异（LSD）检验；每窝吸收胎、死胎数采用 Fisher 精确检验；活胎率、吸收率、死胎率、着床前死亡率经 Freeman - Turkey 反正弦变换后进行单因素方差分析，对照组与处理组两两比较采用单侧

LSD 检验，其剂量反应关系分析采用 Cochran – Armitage 趋势检验；精子畸形率以等级秩和检验法统计处理。

第二节 致 畸 试 验

一、基本原理

致畸试验主要是评价自胚泡着床到硬腭闭合阶段暴露受试物对妊娠母体和胚胎与胎仔发育的有害效应。包括母体毒性、胚胎或胎儿死亡、生长改变和结构异常。致畸试验的给药期为着床期到硬腭闭合，即器官形成期；大、小鼠为受孕第 6 ~ 15d，家兔为第 6 ~ 18d。

二、实验动物

致畸试验需选用两种哺乳动物，一种为啮齿类，常用大鼠，第二种非啮齿类动物多选用家兔，已有大量相关资料积累并具备可操作性。但是，家兔常缺乏动力学和其他毒理学方面的资料，对消化道功能紊乱和抗生素敏感，临床表现难以解释，不适合作为抗生素的首选实验动物。应给出选用动物种类的理由。

每组动物数应满足的统计学要求，建议大鼠、小鼠每组最少 20 窝，家兔 12 窝。雌性宜用性成熟，未交配过的动物。

致畸试验除阴性对照外，还应设阳性对照组。大、小鼠可选用乙酰水杨酸（250 ~ 300mg/kg）、环磷酰胺（7mg/kg，肌内注射）、维生素 A，家兔可选用 6 - 氨基烟酰胺。阴性和阳性对照组的作用分别为自发畸形的发生和该批动物在试验条件下的敏感性提供依据。已经进行过致畸试验，并确定所用动物呈现阳性结果的实验室，可略去阳性对照。

三、试剂配制与试验器材

（一）试剂配制　1% KOH 溶液；70% 乙醇溶液；茜素红原液：取冰醋酸 5ml、纯甘油 10ml、1.0% 水合氯醛 60ml，混合后加茜素红粉状指示剂至饱和备用；茜素红应用液：使用前用 1% KOH 溶液将茜素红原液稀释 1 000 倍即可；透明液 I：200ml 甘油、2% KOH 30ml、790ml 蒸馏水；透明液 II：500ml 甘油、2% KOH 30ml、470ml 蒸馏水；Bouin 液：750ml 饱和苦味酸水溶液、200ml 40% 甲醛、50ml 冰醋酸；阿利新蓝染液：15mg 阿利新蓝染料，加 95% 乙醇 80ml，冰醋酸 20ml。

（二）试验器材　多功能电子天平、立体显微镜、放大镜、游标卡尺。解剖剪、解剖镊、眼科剪、眼科镊、解剖盘、胎仔固定板、双面刀片、滤纸、标本瓶、平皿等。

四、实验步骤

（一）动物交配　大鼠按雌雄比 1∶1，小鼠按 2∶1 的比例，每日 16∶00 合笼交配，次日 8∶00 开始检查雌鼠阴道内或垫板上有无阴栓；大鼠阴栓为黄色、透明的胶状颗粒，易脱落。如果发现阴栓说明已交配受精，将已交配的雌鼠称重。家兔采用同笼复交法或人工授精法交配。发现阴栓之日或家兔的配对日定为妊娠第 0d（GD0），第 2d 为妊娠期第 1d（GD1），依此类推。随机将受精鼠分配到各实验组或对照组。

（二）母本动物的检查　每日至少观察1次动物的死活和有无一般状态的异常。每周测量2次体重和摄食量。试验期间发现的死亡或濒死的动物，或者当怀疑受孕动物流产时，早产并出现胎仔死亡时，均应迅速剖杀并进行大体检查，必要时还需进行病理组织学检查。

（三）终末剖宫检查　于自然分娩前1~2d（大鼠受孕第20d，小鼠受孕第18d，家兔受孕第29d）将受孕动物处死，以防自然分娩后，母体吞食畸形幼仔。开始解剖前用70%酒精将受孕动物腹部浸湿，以防掉毛影响子宫切除。然后沿腹中线剖腹，暴露子宫和卵巢，首先进行受孕动物腹腔脏器的宏观大体检查，发现任何内脏异常都应记录，所有受累组织都要切下来，做好标记，放入10%福尔马林中固定，并注明受孕动物号，以便将来进一步做组织病理学检查。切除子宫，称重子宫连胎重，以便计算妊娠期增重，确定有无母体毒性。计数两侧黄体数目，以确定动物的排卵数，并计算着床前丢失率。从左侧卵巢末端开始沿两侧子宫角背面纵向切开子宫，暴露植入体，计数活胎数、吸收胎数和死胎数和总着床数。宫内未发现着床点时，应用5ml 2%硫化铵染色，确认有无早期吸收胎。

采用适当的方法处死胎仔，活胎则按其在子宫内的着床顺序（从右子宫角至左子宫角）编号，死胎和吸收胎记录着床位置，不编号。活胎经标记后逐个称重，并根据肛门与生殖器之间的距离鉴定大、小鼠胎仔的性别。家兔通过观察内生殖器以判定胎仔的性别。

胎仔身长和尾长的测量，既可以选择剖宫检查时完成，也可选择乙醇固定后进行。

最后，从头到尾依次进行胎仔的外观畸形检查，包括：①四肢检查：观察四肢的大小、长短、形状和位置、指和趾的分离情况，有无多指（趾）、少指（趾）、并趾、无趾、足内外翻和短肢等畸形；②躯干检查：观察有无脐疝、腹裂（内脏膨出）、脊髓膨出、脊柱裂和脊柱侧突；③尾部检查：注意尾巴的长短，有无短尾、卷尾、无尾；④外生殖器和肛门检查：观察外生殖器形状、大小、位置有无异常、有无肛门闭锁等。

（四）胎仔骨骼的检查　大、小鼠等小型动物的胎仔一般取半数进行骨骼检查，家兔胎仔较大，一般采用新鲜标本内脏的显微解剖检查，骨骼检查对象应该为全部胎仔。

胎仔骨骼单染法：【固定】将胎仔放入75%或80%酒精中固定3~5d，酒精的用量为胎鼠体积的2倍。固定后倒掉酒精，自来水冲洗，加1%KOH溶液腐蚀2~3d，待皮肤和肌肉组织完全腐蚀掉为止。【去脂和掏腹】用小镊子将经处理的胎仔平放在滤纸上，左手固定头部，右手持刀片轻轻将背部和两肩胛间脂肪切除，脂肪组织处理完后，接着用一把带钩的小弯镊子从脐下腹部伸进腹腔，将内脏掏出来，直至将腹腔和胸腔脏器全部掏出来为止。然后将胎仔放入新换的1%KOH液中浸泡1~2d。【染色】将胎仔从1%KOH液中取出，自来水冲净，放入茜素红S应用液染色3~5d，胎鼠骨骼完全着色（桃红色）为止。【透明】将染色后的胎仔，用自来水冲净，在滤纸上吸干胎仔，去掉染液，移至透明液Ⅰ、Ⅱ中各透明1~2d。然后进行检查，需要长期保存的标本放入100%的甘油中，加几滴氯仿或麝香草酚防腐。

胎仔骨骼双染法：【去皮】将胎仔放入70℃水浴约7秒，剥去外表皮肤，再将其浸泡95%乙醇中过夜。【软骨染色】第2d改用阿利新蓝染液染色24h，之后再用95%乙醇浸泡24h。【骨骼染色】放入茜素红S应用液染色1~2d，再换用1%KOH溶液腐蚀24h。【透明】将染色后的胎仔移至透明液Ⅰ、Ⅱ中各透明1~2d。已骨化的骨骼染成红色或紫红色，软骨染成蓝色。

骨骼标本的检查：①检查颅骨包括上颌骨、颌骨、鼻骨、额骨、顶骨、顶间骨、上枕骨、外枕骨、颧骨和鳞状骨。上枕骨和外枕骨形成颅腔的后壁，大鼠胎仔上枕骨于 GD19 融合，家兔为 GD28，小鼠为 GD18。顶间骨构成颅顶和颅腔的前半部；②检查上枕骨骨化程度；0 级：上枕骨呈片状或哑铃状，两侧骨化点完全融合，融合处宽度大于两侧的1/3。Ⅰ级：上枕骨两侧骨化点相连，相连处宽度小于两侧的1/3。Ⅱ级：上枕骨两侧骨化点不相连，但可清楚地见到两个较大的骨化点。Ⅲ级：上枕骨两侧骨化点不相连，仅见小骨化点（或仅见一侧骨化点）。Ⅳ级：无上枕骨骨化点；③检查胸骨，按第 1（胸骨柄）～第 6（剑突）的顺序记录每一胸骨节是否存在如下异常：未骨化、变小、骨化不良、单侧骨化、双叶或分叉、分支。此外，观察有无额外的胸骨节，确定是否有胸骨节融合以及是否有分支融合；④检查肋骨，观察有无融合、分叉，肋骨的形状、长度或数目异常；⑤检查脊椎骨形状和椎体、椎弓的骨化情况，有无双叶、分叉或数目异常；⑥检查带骨、四肢骨，注意耻骨是否骨化或骨化不良，前后肢骨是否出现融合或形状异常。

（五）胎仔内脏检查 胎仔内脏检查常见的方法主要有三种。第 1 种为 Staples 新鲜胎仔解剖法，胎仔所有软组织除头部外不经固定立即于剖杀后作内脏检查。该法的主要优点为保持内脏的色泽和质地，易于发现内脏的细微畸形或变异；缺点为对操作者的技术熟练程度要求高及母鼠剖杀当日无足够时间进行检查。第 2 种为 Wilson 固定后胎仔连续切片解剖法，胎仔经 Bouin 液固定 2w 左右后通过头部和胸腹腔的连续切片做内脏检查。该法的主要优点为较为简单，但存在明显的不足；如用 Bouin 氏液固定后各脏器外观、大小、形状均由于收缩等受到影响，切片位置稍有差异，可能漏检某些畸形。此外该法还要求操作者有丰富的实践经验，尤其是能在想象中将切片的二维结构图像转变为完整胎仔的三维结构形象。相反，Staples 的方法可克服 Wilson 方法的不足，另外该法检查过的胎仔又可用于骨骼检查，这样所有胎鼠可同时进行内脏和骨骼的检查，增加了检查数据，提高实验结果的可靠性。第 3 种为 Barrow - Taylor 固定后胎仔显微解剖观察法，胎仔经 Bouin 液固定 2w 左右后头部作连续切片检查，而胸腔和腹腔进行显微解剖检查。该法的主要优点为操作较简单，易于发现并描叙各种内脏畸形或变异，缺点为操作者应技术熟练灵巧并拥有丰富的解剖知识。Barrow - Taylor 法中胸腔和腹腔的解剖检查过程与 Staples 法大体相似，以下介绍该种解剖检查方法。

首先，将剖腹产取出的胎仔用 Bouin 氏液固定 3w 以上。之后再用水冲洗固定的胎仔标本，将胎仔仰卧在橡胶板上固定，用双面刀片切断头部。头部检查采用 5 刀法切片，第 1 刀由嘴开始经两耳作水平切片，暴露舌、腭、上唇和下颌，检查舌有无异常，有无腭、唇裂。第 2 刀从眼睛前面纵切，暴露鼻中隔、鼻窦，观察鼻腔是否畅通。第 3 刀平眼纵切，暴露脑鼻叶，鼻中隔后区的大部分及鼻咽腔、眼组织、视网膜、玻璃体、晶状体和角膜，检查上述组织结构有无异常。第 4 刀从眼后纵切，暴露大脑半球和侧脑室，注意有无畸形和扩张。第 5 刀横切大脑半球，暴露间脑的第Ⅲ脑室、侧脑室、脉络膜、视神经、蝶底骨、三叉神经等，检查这些部位有无异常。

其次，用眼科剪沿正中线切开胸壁，扩开胸壁，在胸腔内脏器完全暴露的状态下用固位针把胸壁固定在橡胶板上。将立体显微镜的倍率置于 8～10 倍，检查胸腔内脏器的位置关系和方向等。①胸腺有两个叶，伸向心脏的前方，表面光滑。为便于观察心脏和主要血管，操作者检查完毕胸腺双叶的形态和大小后，用镊子仔细取下胸腺，再观察气管和食管的相互关系，食管应在气管之后，并略偏气管之左；然后轻轻地分离气管和食管，观察有无异常连接，如气管食管瘘；检查横膈膜的形态和有无疝；②检查肺脏，啮齿类右肺有四叶，分三个正常肺叶和一个底叶，左肺只有一叶。家兔右肺三叶，左肺二叶。计数肺叶数目，如果缺少一个或几个肺叶，应确定是真正的肺叶缺失，还是二或三个肺叶融合所致；轻轻移去胸腺，暴露大血管；③检查前主静脉、后主静脉的走向。检查主动脉弓有无狭窄、缺损和重复。从动脉弓开始按头臂动脉、左总颈动脉、左锁骨下动脉的顺序分支，将头臂动脉分成右总颈动脉和右锁骨下动脉。检查这些血管的分支是否正确。另外，检查从主肺动脉分支的左右肺动脉的位置和粗细程度。用镊子夹住胸部标本尾侧端的降主动脉和食道的断端，向颈部抬起，从背侧检查血管的走向。用眼科剪切断主动脉和主肺动脉的起始部，摘除心脏。④心脏检查，用镊子固定心脏，用双面刀片在紧靠心脏底部的下方进行环切，把心脏切断为心脏底部和心脏尖部。在心脏尖部，用双面刀片切除左右心室壁，使心室中隔残留，检查肌肉部有无中隔缺损。从外侧面及内侧面检查主动脉和肺动脉的位置关系、粗细、瓣膜数、瓣膜形状、左心室和右心室的大小、左房室口和右房室口的大小等（图29-1）。

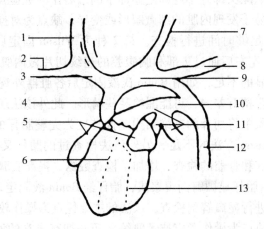

图 29-1　心脏和主要大血管及心脏切口示意图
1. 右颈总动脉　2. 右锁骨下动脉　3. 无名动脉　4. 升主
动脉　5. 心耳　6. 切口1　7. 左颈总动脉　8. 左锁骨下动脉
9. 主动脉弓　10. 动脉导管　11. 入肺肺动脉分支　12. 降支
或腹主动脉　13. 切口2

在右心室侧用眼科剪切除左室壁，残留心室中隔。再切除主动脉起始部的左侧壁。将立体显微镜的倍率提高到20倍左右，从左室侧观察心室中隔，检查有无中隔缺损。检查主动脉起始部所存在的左右冠状动脉口。

最后，检查胎仔腹腔：用镊子或眼科剪切除腹壁，暴露出腹内的器官。检查肝脏、胰脏、脾脏、胃、肠管的形态、位置、有无缺损和粘连。检查肾脏、肾上腺、输尿管、膀胱、内生殖器的形态、位置、有无缺损和粘连。用双面刀片将肾门部环切，检查肾盂的扩张程度和乳头、实质的发育程度。观察膀胱的两侧，检查脐动脉的位置。

五、统计分析

（一）致畸胎试验的主要统计指标

1. 各组母本动物

（1）试验动物数。

（2）交配成功动物数及交配率

$$交配率（\%）= \frac{已交配动物数}{试验动物数} \times 100\%$$

（3）妊娠动物数及妊娠率

$$妊娠率（\%）= \frac{妊娠动物数}{已交配动物数} \times 100\%$$

（4）死亡动物数及死亡率

$$死亡率（\%）= \frac{死亡动物数}{试验动物数} \times 100\%$$

（5）剖检母本数。

（6）剖检母本的平均体重及孕期体重增长值或宫外增重。

（7）宫外增重（g）= 处死时母体体重 − 妊娠第 6d 体重 − 处死时子宫连胎重。

（8）母本的平均摄食量。

（9）平均妊娠黄体数。

（10）平均着床数。

（11）有畸胎的动物数及畸胎率

$$畸胎率（\%）= \frac{有畸胎动物数}{妊娠动物数} \times 100\%$$

2. 各组胎仔

（1）平均活胎数及活胎率

$$活胎率（\%）= \frac{活胎仔数}{胎仔总数} \times 100\%$$

（2）吸收胎数和吸收胎率

$$吸收胎率（\%）= \frac{早期吸收数 + 晚期吸收数}{胎仔总数} \times 100\%$$

（3）死胎数和死胎率

$$死胎率（\%）= \frac{死胎数}{胎仔总数} \times 100\%$$

（4）性别比即雄胎仔数/雌胎仔数。

（5）平均活胎体重（雌雄分别统计）。

（6）外观、骨骼、内脏检查的胎仔数及其畸形胎仔数。

（7）外观畸形率、骨骼畸形率、内脏畸形率

$$外观畸形率（\%）= \frac{外观畸形数}{检查胎仔数} \times 100\%$$

$$骨骼畸形率（\%）=\frac{骨骼畸形数}{检查骨骼标本数}\times100\%$$

$$内脏畸形率（\%）=\frac{内脏畸形数}{检查胎仔数}\times100\%$$

（8）上枕骨骨化程度。

（二）数据统计处理的方法　相对与其他体内毒性实验而言，致畸试验在统计分析方面具有一系列的特点。①窝效应：同一窝别的胎仔比不同窝别的胎仔反应更为相似。胚胎/胎仔终点统计分析应以窝为试验单位。以胎仔作为试验单位就不能考虑窝内相关性，增加Ⅰ类错误的概率，降低实验的有效性；②窝大小差异：每窝的胎仔数存在较大的差异，以窝为试验单位不能考虑到窝大小差异。同时，窝大小差异还影响胎仔出生时体重及出生后生长与发育；③同时存在多种统计资料：连续性计量资料，计数资料，两分类资料；统计分析比较复杂。

妊娠期母本体重、增重及摄食量：Bartlett方差齐性检验在5%显著性水平分析各组间方差是否均等。①若各组间呈方差齐性，采用单因素方差分析比较妊娠期母本每日体重、摄食量和妊娠期增重，若各组间差异显著，采用Tukey检验进行组间两两比较。并采用重复测量方差分析法分析母本妊娠期体重及摄食量的变化趋势。重复测量方差分析模型为混合模型，以组别、时间、窝别及组别时间为参数，窝为随机效应；②若各组间方差不齐，采用Kruskal–Willis非参数检验确定各组间有无显著性差异；若各组间经非参数检验发现有显著性差异，采用Wilcoxon秩和检验比较对照组与处理组间有无显著差异。最后用Jonckheere–Terpstra检验比较各处理组与对照组间的反应有无递增或递减趋势。

母本交配率，受孕率和死亡率：χ^2检验，组间两两比较采用单侧Fisher精确检验。每窝黄体数、着床数、活胎数及仔代雄雌性别比：若Bartlett方差齐性检验表明各组间呈方差齐性，采用单因素方差分析比较各组间有无显著性差异，组间两两比较采用Tukey检验。胎仔体重、身长及尾长：先计算每窝胎仔均数，再以窝均数计算每组均数。统计检验采用嵌套设计方差分析，其中胎仔嵌套于窝，窝嵌套于组。若各组间差异显著，采用Dunnett检验比较各处理组与对照组间有无显著性差异。每窝活胎率，吸收胎率，死胎率及外观、内脏和骨骼畸性发生率：经Freeman–Tukey百分率反正弦平方根变换后，采用Kruskal–Willis非参数方差分析比较各组间有无显著性差异；对照组与处理组间两两比较采用Wilcoxon秩和检验，剂量–反应关系分析采用Cochran–Armitage趋势检验。

上枕骨骨化程度：Kruskal–Willis非参数方差分析比较各组间有无显著性差异，对照组与处理组间两两比较采用Wilcoxon秩和检验。

第三节　围生期生殖毒性试验

一、基本原理

围生期生殖毒性试验用于评价母体从硬腭闭合至断乳期间接触受试物对妊娠/哺乳母体和对胎仔及仔代直至性成熟的有害效应。在此期间引起的毒作用会延迟发生，故观察应持续至性成熟。有害效应主要包括仔代出生前后的死亡、生长发育的改变、仔代行为、生殖等功能的缺陷。染毒期通常在器官分化期末期开始染毒，仔鼠断乳日结束。大、小鼠为 GD15 起至出生后第 21d（PND21）止。ICH 要求雌性动物给药期应从胚胎着床（GD6）开始，仔鼠断乳日结束，以评价受试物在整个神经发育阶段染毒对仔代出生后发育的潜在影响。

二、实验动物

至少一种，首选大鼠。每组应有足够数量的胎仔，以满足结果评价的统计学要求。建议每组至少 20 窝。

三、实验步骤

（一）动物交配、分娩与窝别调整　雌性动物与雄性同笼交配后，于妊娠后期开始染毒，之后自然分娩并哺育仔代直到断乳。仔代出生当天定为出生后第 0d。断乳时，每窝选出部分雄性与雌性仔代继续喂养到性成熟并交配，以评价仔代的生殖能力。与此同时，每窝各取雌雄仔代各 1 只，进行行为功能或脑组织组织病理学评价。有关是否进行窝别大小的调整，目前尚有争议，也未标准化，因实验室各异。有学者认为，每窝与出生后第 4d 调整窝大小，剔除多余仔鼠（保留为每窝 8 只，尽可能雌雄各半），有利于排除窝大小的影响。

（二）母本动物的观察　试验期间至少每天观察母本的临床体征和死亡情况，每周至少测量 2 次体重和摄食量，同时还应观察其他毒理学试验中已证实的观察指标。分娩至断乳阶段应重点观察母本的孕程长短、分娩状况和授乳能力。

正常分娩的母鼠于断乳日处死，超过预产期未生产的雌鼠以及死亡或濒死雌鼠也应及时处死剖杀。检查着床数，明显未孕的大鼠应进行硫化胺染色，已证实有无胚胎着床前死亡。肉眼大体检查可能的内脏结构异常或病理改变，尤其要注意生殖器官的病变。必要时，应进行相应的组织学检查。

母鼠分娩及哺乳情况的观察：从妊娠 20d 开始，每天检查母鼠有无分娩的体征（包括频频采取前倾体位、腹部波浪似的有规则收缩等），一旦发现母鼠开始分娩，即记录分娩开始时间。一般而言，大鼠的产程为 90~110min，并与产仔数无关。母鼠生产过程中的产仔间隔时间不定，分娩首个胎仔后，要休息一段时间，其后，产仔的间隔慢慢变短。在产仔间隔期，可见母鼠吃胎膜或胎盘。当母鼠嗅闻胎仔的频度增高，并开始整理垫料（筑窝）并集中仔鼠时，则预示着分娩已经结束，分娩结束的最明确的标志是哺乳。记录分娩时间（从第一个胎仔分娩到确认哺乳的时间），观察有无胎仔从产道娩出时间过长（难产）、产道血液或血样液体分泌过度、子宫内过夜存留胎仔（不全产）等异常分娩体征。记录仔代的出生时活仔数、死仔数、畸形仔数等。

母鼠分娩以后，每天定时观察其哺育状态，如是否筑窝和整理窝，是否照料或虐待仔鼠，乳头是否突出，仔鼠的奶斑（透过腹壁可以看到的乳白色部分）的大小等。

（三）仔代动物的观察与检查　应每日笼旁观察 1 次仔鼠的体征及死亡情况。并于 PND0、4、7、11、14、21 称量仔鼠体重。断乳后则一般每 1~2w 称量 1 次仔鼠体重。哺乳期的体重，可以窝为单位统一测定；在断乳后，则需以只为单位测定。

1. 仔代的身体、反射发育标志（milestones）的检查 在标准塑料实底动物笼的底部铺一层木屑垫料，再在笼底的前半部放置一个防水、医用级加热垫。调整加热垫的温度使垫温达到 32~34℃，笼内温度为 22~24℃（测试笼）。从每一窝动物中随意选择受试动物，并将其放于测试笼内。动物应逐只检测，但应在同窝测试完毕后同时放回饲养笼（home cage）。记录每只仔鼠身体发育、反射标志的表现和得分。若需要重复检测，应采用合适的标记方法（如不褪色记号笔）标记仔鼠。

各种身体发育标志的检查时间如下：①耳廓分离：PND3 和 PND4；②下门齿萌出：PND3 和 PND4；③睁眼：PND14 和 PND15；④张耳：PND19 和 PND20；⑤睾丸下降：PND21、PND25 和 PND30；⑥包皮分离：PND42、PND44 和 PND46；⑦阴道张开：PND35、PND40、PND45 和 PND50。

各种反射标志的检查时间如下：①平面翻正反射：PND5 和 PND7；②空中翻正反射：PND16 和 PND19；③听觉惊愕反射：PND16 和 PND18；④负趋地性反射：PND10 和 PND12；⑤视觉定位反射：PND16、PND20；⑥断崖回避反射：PND6、PND8；⑦触须定位反射：PND8、PND11。

2. 仔鼠生殖毒性的检查 仔鼠繁殖适龄期（大约为 10 周龄）之后，在避免雌雄仔鼠兄妹交配的情况下，同一组内进行交配，检查包括交配能力及受孕能力在内的生殖能力。

3. 其他指标 其他功能评价项目，如平衡协调能力、运动能力、学习记忆的检测，目前未规定专门的试验方法，可参考本书有关章节所介绍的方法进行。

四、统计分析

（一）围生期生殖毒性试验的主要统计指标

1. 母鼠 体重、饮水量、摄食量、妊娠分娩时间、产仔数、受孕率、死亡率等。
2. 仔鼠 出生率、外观畸形率、出生存活率、哺乳成活率、性别比、生长指数等。

$$出生率（\%）= \frac{出生时活仔鼠数}{着床腺总数} \times 100\%$$

$$外观畸形率（\%）= \frac{外观畸形仔鼠数}{检查仔鼠总数} \times 100\%$$

$$出生存活率（\%）= \frac{4 日龄时存活仔鼠数}{初生时活仔鼠数} \times 100\%$$

$$哺乳成活率（\%）= \frac{21 日龄时活仔鼠数}{4 日龄时保留的仔鼠数} \times 100\%$$

（1）性别比即雄胎仔数/雌胎仔数。

（2）生长指数 = 雌雄仔鼠在初生时 4、7、14 和 21 日龄时的平均体重。

（3）平均活胎体重（雌、雄分别统计）。

（4）仔鼠生理发育测试指标。

（5）断乳前神经行为发育测试指标。

（6）仔鼠断乳后行为测试指标。

（二）数据统计处理的方法 围生期生殖毒性试验各种数据处理的统计方法目前尚未统一，表 29 – 1 所列为 Rice 等提出的方法，以供参考。

表 29 – 1 围生期生殖毒性试验的统计检验方法

参　数	设　计	参数分析法	非参数分析法
妊娠期或哺乳期体重	每日体重	各剂量组间差异的方差分析	各剂量组间差异
妊娠期增重	终体重 – GD6 体重	重复测量方差分析	Kruskal – Wallis 检验
食物消耗量	一定日数内的消耗食物的重量	Dunnett 检验	Flinger 法组间比较
终末体重器官重	重量	线性回归	Jonckheere 检验
脏器系数	重量比		
妊娠期增重	终体重 – GD6 体重以窝大小或起始体重为协变量	协方差分析	有序分类数据分析
孕程	天数	各剂量组间差异的方差分析	各剂量组间差异
PND0 窝均仔鼠体重	窝体重/仔鼠数		Kruskal – Wallis 检验
哺乳期窝均仔鼠体重	窝体重/仔鼠数	重复测量方差分析	Flinger 法组间比较
食物消耗量	一定日数内的消耗食物的重量	Dunnett 检验	
	每窝每性别均重	线性回归	Jonckheere 检验
终末体重器官重			
仔鼠脏器系数	重量比		
哺乳期窝均仔鼠体重	窝体重/仔鼠数，以窝大小或起始体重为协变量	协方差分析	
身体发育指标（如睁眼、门齿盟出、阴道张开、睾丸下降等）	非截尾数据，窝均仔鼠达标日数	镶套方差分析性别镶套于窝Dunnett 检验线性回归	
身体发育指标	截尾数据，每窝仔鼠达标中位日数	参数生存分析	非参数生存分析
自发运动	性别，每时段运动次数	各剂量组间差异的方差分析；时段作为重复测量的方差分析	各剂量组间差异Kruskal – Wallis 检验Flinger 法组间比较Jonckheere 检验

第四节 一代（二代）生殖毒性试验

一、基本原理

食品添加剂、农药以及环境化学物等人类可反复接触的外源性化学物，与患病期间所用药品不同，评价其对生殖功能的影响，仅做三段生殖毒性试验是不够的，必须进行多代生殖试验。一代、二代或三代研究的定义是按直接暴露受试物的成年动物的代数规定的。一代生殖毒性试验是指仅亲代（F0）动物直接暴露受试物，仔一代（F1）经由母体子宫及哺乳暴露受试物；二代生殖毒性试验是指仅对两代动物成体染毒，即 F0 代直接暴露受试物，F1 既有直接暴露，也有通过母体的间接暴露，仔二代（F2）经由子宫及哺乳暴露受试物。一代（两代）生殖毒性试验用于评价受试物对雌雄生殖行为的毒性反应，包括性腺功能、动情周期、交配行为、怀胎、生产、哺乳、断奶以及子代生长发育。

二、实验动物

一般采用大鼠和小鼠，但不可使用低生育率的动物种属或品系。每组最终孕鼠数大约20 窝。

三、实验设计

最少应设三个染毒组，一个对照组。如果受试物用溶剂溶解，对照组应给予相应的最大容量。如果受试物引起进食量减少，则有必要设一个配对饲养条件组。除非受到物理化学特性和生物效应的限制，最高剂量应该引起中毒但不导致亲代动物死亡。中间剂量要引起轻微的毒效应，而低剂量不引起亲代和子代可观察到的有害作用。若受试物属低毒化学物，在1 000mg/kg剂量水平下不影响生殖行为，则不必测试其他剂量。同样，在高剂量预试验中，若出现明显的母体毒性，且未发现生殖毒效应，也不必测试其他剂量。染毒途径一般采用经食物或饮水给予受试物，但也可以考虑其他途径。如果用灌胃或胶囊染毒，动物的给药量应以近期体重为基础，每周称量体重 1 次。

四、试验步骤

在一代生殖毒性试验中，F0 雄鼠8 ~ 12 周龄起开始染毒，持续染毒 8w（小鼠）或 10w（大鼠）后交配（包含 1 个完整的精子形成周期，小鼠大约 56d，大鼠 70d），交配结束后直接剖检。F0 雌鼠交配前染毒至少 2w（3 ~ 4 个动情周期），之后在 3w 的交配期、整个妊娠期，直到 F1 代断奶整个试验期间每天持续染毒。在二代生殖毒性试验中，F0 代雄鼠和雌鼠的染毒、交配同一代生殖毒性试验，但 F1 代断奶后取每窝雌雄各 1 只继续给予受试物，雄性持续染毒 8w（小鼠）或 10w（大鼠）至交配期结束，雌性从 F1 代断乳至性成熟、交配期、F2 代出生，一直延续至 F2 代断乳，以评价两代生殖毒效应。雌雄交配可采用1：1 或1：2（1 雄对 2 雌）的配对比，检查母鼠阴道精子或阴栓的方法进行。F1 的交配鼠龄为小鼠最少 11w、大鼠 13w。3w 交配期内未交配的动物，应与有生育能力的雄鼠或雌鼠再次交配。在某些情况下，如对照组生殖力低，应该考虑每代生二窝，构成一代两窝或二代两窝试验。

五、观察指标

整个试验期间，每天观察 1 次与中毒相关的行为改变，难产或哺乳异常。交配前、交配期乃至妊娠期应每周测量动物体重、摄食量 1 次；分娩时应注意观察幼仔的数量、性别、死胎数、活胎数和外观畸形数。在出生日、出生后第 4d、第 7d，以及其后的每周称重并计数活仔数。

所有动物在不用再交配或染毒时，均应及时处死；F2 代在断奶、试验结束时也全部处死。处死的动物应及时剖检，进行肉眼病理学检查，注意卵巢、子宫、阴道；睾丸、附睾、精囊、前列腺等生殖器官的异常。必要时，还需进行组织病理学检查。

六、方法评注

一（二）代生殖毒性试验可观察以下 4 个指标：①受孕率，反映雌性动物生育能力及受孕情况；②正常分娩率，反应雌性动物妊娠过程是否受到影响；③幼仔出生存活率，反应雌性动物分娩时否正常，如分娩过程受损，幼仔往往在出生 4d 内死亡；④幼仔哺乳存活率，反应雌性动物授乳哺育游子的能力。对试验结果的评价应包括受试物剂量与生育力、临床体征、体重变化及其他毒效应是否存在剂量－反应关系。

多代生殖毒性试验的主要优点是能检测对生殖系统直接或间接的毒作用。由于生殖过程的复杂性，某些孤立的、难以确认的微小毒作用得以积累或放大，最终在远期的终点（如窝量）产生显著的有害作用。交配前的观察指标是后期观察指标的背景或前提，交配期的观察结果可说明是否出现性欲缺乏或动情周期紊乱，最终的生殖结局则是是否存在繁殖力、生育力、分娩、哺乳、断乳、仔代出生后的生长发育、性成熟等方面的毒效应。

（吴纯启　廖明阳）

第三十章 免疫毒性试验

第一节 空斑形成细胞试验

B淋巴细胞简称B细胞，是免疫系统中的抗体产生细胞。它主要存在于血液、淋巴结、脾脏、扁桃体及其他黏膜组织，在人血液中有25%的淋巴细胞为B淋巴细胞，骨髓中主要为B淋巴细胞，脾脏中约占50%。B淋巴细胞在抗原的刺激下被活化、增殖，产生抗体，这就是特异性免疫应答。

有许多方法可用来检测体液免疫功能，包括抗体滴度（免疫扩散法、血凝法、酶联免疫吸附分析法、放射免疫分析法等），空斑形成细胞（plaque forming cell，PFC）及B淋巴细胞受体实验等。下面仅就最常用的方法做一个介绍。

空斑形成细胞试验（plaque forming cell assay）-（Jerne改良玻片法）是在体外测定形成抗体的B细胞数和功能的一种方法。由于该法具有特异性高、筛检力强，不需要特殊仪器等优点，故在检测机体体液免疫功能上常用的一个方法。

（一）原理　将经绵羊红细胞（sheep red blood cell，SRBC）免疫4~5d的小鼠脾脏制成单个细胞悬液，在半固体琼脂凝胶介质中与SRBC混合，在平皿或玻片上铺成薄层，置37℃温育一定时间，待淋巴细胞释放溶血素（抗羊红细胞抗体），在补体参与下，使周围SRBC溶解，形成一个肉眼可见的透明溶血区，即为溶血斑。本法检出的细胞为IgM空斑形成细胞，每个空斑代表一个空斑形成细胞。

（二）材料

1. 动物　小鼠：BALB/C、ICR、昆明品系等、6~8周龄，18~22g。

2. 试剂与器材　Hanks液、SA缓冲液、琼脂糖、羊红细胞、补体（豚鼠血清）、清洁玻片、试管、平皿、不锈钢筛网、微量取样器（20~100μl）、恒温水浴箱、温箱、离心机、扭力天秤、有凹槽的玻片架、解剖器械（眼科剪刀、眼科直镊与弯镊等）。

（三）试剂配制

1. Hanks液配制

（1）贮备液的配制

甲液：氯化钠（NaCl）	160.0g
氯化钾（KCl）	8.0g
硫酸镁（$MgSO_4 \cdot 7H_2O$）	2.0g
氯化镁（$MgCl_2 \cdot 6H_2O$）	2.0g
氯化钙（$CaCl_2$）	2.8g

将上述前四个试剂依次在800ml双蒸水中加热（60~80℃）溶解；氯化钙溶解在100ml双蒸水中，然后将两液混合加双蒸水至1000ml，加2ml氯仿防腐，4℃保存备用。

乙液：磷酸氢二纳（$Na_2HPO_4 \cdot 12H_2O$）   3.0g

     磷酸二氢钾（KH_2PO_4）   1.2g

     葡萄糖   20.0g

     酚红   0.4g

将上述三个试剂依次在800ml双蒸水中加热（60～80℃）溶解；称取0.4g酚红用少量的3.5% $NaHCO_3$使之溶解，然后将两液混合，加双蒸水至1000ml，加2ml氯仿防腐，4℃保存备用。

（2）应用液的配制

取甲液1份+乙液1份+双蒸水18份充分混合，用3.5% $NaHCO_3$调pH至7.2～7.4。

2. SA缓冲液（5X）

（1）贮备液

     巴比妥酸   2.3g

     氯化镁（$MgCl_2 \cdot 6H_2O$）   0.5g

     氯化钙（$CaCl_2 \cdot 2H_2O$）   1.0g

     氯化钠（NaCl）   41.9g

     碳酸氢钠（$NaHCO_3$）   1.26g

     巴比妥钠   1.5g

将上述试剂依次在800ml双蒸水中加热溶解，待冷却后，再加双蒸水至1 000ml，4℃保存备用。

（2）应用液：应用前，将贮备液做5倍稀释（1份贮备液+4份蒸馏水）。

3. 羊红细胞（SRBC） 用消毒针头刺入羊颈静脉取血，将采集羊血放入有玻璃珠的三角瓶中，充分震摇，以脱纤维，放入冰箱4℃保存备用，可保存2周。

4. 补体 从豚鼠股动脉放血或心脏采血，分离血清，使用前用SRBC吸收。将压积SRBC 1ml加于5ml豚鼠血清中，置4℃冰箱30min，中间振摇数次，离心取上清，分装小瓶；－70℃冰箱保存。

（四）操作步骤

1. 免疫动物 取保存的羊血，用生理盐水洗3次，每次离心（2 000r/min，10min），计数细胞并调整细胞浓度到5×10^8个/ml，每只小鼠经尾静脉注射0.2ml，即注射1×10^8个羊红细胞。

2. 小鼠处死 将用抗原SRBC免疫的小鼠在免疫后4～6d，用颈椎脱臼法处死小鼠，取出脾脏，在天平上称重，放入盛有Hanks液的小平皿中。

3. 脾细胞的制备 用镊子轻轻撕碎脾脏，或用注射器芯轻研脾脏，制成单个细胞悬液，经2～4层纱布过滤，以除去大的组织块和结缔组织，离心（1 000r/min，10min），用Hanks液洗两遍细胞，最后将细胞悬浮在5ml Hanks液中。

4. 试验玻片制备 将表层培养基（1%琼脂糖）加蒸馏水溶解，在45℃水浴中保温，与等量pH 7.2～7.4二倍浓度Hanks混合，然后在水浴中分装到小试管，每管0.5ml，再向管内加入10% SRBC 50μl（用SA液配制），随后加入适量的脾细胞悬液20～100μl，充分混匀，迅速倾倒在事先用琼脂糖（0.5%）涂膜的玻片上，待琼脂凝固后，将玻片倒放在片架上，将装有玻片的架子小心放入片盒内，在37℃温箱中温育1~1.5h。

5. 加补体　取出温育过的玻片，加入用SA液稀释的补体（1:10），再在37℃温箱内温育1~1.5h，即可出现肉眼可见的溶血空斑。

6. 结果表示　计数空斑后，计算PFC数/脾或PFC数/10^6脾细胞，如果试验组PFC数比对照组明显减少，说明该外源化学物对体液免疫功能有抑制作用。

（五）方法评注　该方法是免疫毒理学常用的检测机体体液免疫功能的方法，具有较高的预测价值。实验动物经外源化学物处理后，通常14d，在染毒后10d，给动物注射抗原进行免疫，继续染毒4d。如果观察人体液免疫功能变化，可用体外PFC检测。在做PFC检测时需注意以下几点：

1. 试验用玻片应保证绝对无油，这是涂膜的关键。玻片先用去污剂洗净，然后将玻片逐张放入新配制的洗液中浸泡一夜，取出玻片放片架上用流水冲洗干净，再用蒸馏水浸洗三次，晾干，放入干净的片盒内。

2. 用SA液稀释羊红细胞时，应将SA液在45℃水浴中预热，向保温的琼脂中加入脾细胞后要充分混匀，将试管中内容物倾倒在玻片上，动作要迅速，以免发生凝集，如发现凝集，需要重做。

3. 补体的量以用SA液稀释1:10为宜，无需事先经过滴定。

4. 经果判读时注意区别假斑，如气泡、组织残片所形成的斑易辨认，实在有困难可借助于解剖显微镜。

第二节　血清溶血素测定

用SRBC免疫动物后，产生抗SRBC抗体-溶血素，释放到外周血，可用半数溶血值测定法或血凝法测定溶血素的量。

一、溶血值（HC50）的测定

（一）原理　用绵羊红细胞免疫动物，其淋巴细胞产生抗SRBC抗体-溶血素，释放到外周血，将免疫动物血清，在体外与SRBC一起温育，在补体参与下，可发生溶血反应释放血红蛋白，通过测定血红蛋白量反映动物血清中溶血素的含量。血红蛋白直接或与都氏剂反应生成红色氰化血红蛋白后比色测定。

（二）材料

1. 动物　小鼠：BALB/C、ICR、昆明品系等，6~8周龄，18~22g。

2. 试剂与器材　绵羊红细胞、补体、SA缓冲液、都氏剂、恒温水浴、离心机、分光光度计（721或722）。

（三）试剂配制

1. SA缓冲液　同Jerne改良玻片法

2. 都氏剂

碳酸氢钠　　　　　　　　　　　　　　　　　　　　　1.0g

高铁氰化钾　　　　　　　　　　　　　　　　　　　　0.2g

氰化钾   0.05g

加蒸馏水至 1000ml

（四）操作步骤

1. 分离血清　小鼠经 2% SRBC 0.2ml/只免疫后 4~5d，用摘除眼球法取血于离心管内，室温放置约 1h，用眼科玻棒将凝固血沿管壁轻轻剥离，使血清充分析出，2 000r/min 离心 10min，取血清用 SA 液稀释（一般 100~200 倍）供测定用。

2. 溶血反应　取稀释后血清 1ml 置试管内，依次加入 10% SRBC 0.5ml，补体 1ml（用 SA 液 1∶10 稀释）。另设不加血清的对照管，置 37℃恒温水浴中终止反应，2 000r/min 离心 10min，取上清做血红蛋白比色测定。

3. 比色测定　取上清液 1ml 加都氏剂 3ml，摇匀放置 10min，于分光光度计 413nm 波长比色，记录各样品的吸光度值。

4. SRBC 半数溶血值　取 10% SRBC 0.25ml 加都氏剂至 4ml，比色记录吸光度值。

5. 结果表示　样品中的溶血素以半数溶血值（HC50）表示，按下列公式计算：

$$样品\ HC50 = \frac{样品吸光度值}{SRBC\ 半数溶血时吸光度值} \times 稀释倍数$$

（五）方法评注　该方法简便，但不够灵敏，只能检测出严重的免疫抑制或免疫增强。实验中应注意：

1. 实验中所用的补体（豚鼠血清）需经绵羊红细胞吸收。

2. 血清样本稀释要准确。

二、溶血素滴度的测定（血凝法）

（一）原理　用 SRBC 免疫动物血清中含有抗 SRBC 抗体，利用其凝集红细胞的程度来检测溶血素的水平。

（二）材料　绵羊红细胞、磷酸盐缓冲液（PBS，pH 7.2、1/15mol/L）、96 孔 U 型板、微量加样器

（三）试剂配制

1/15mol/L 的磷酸盐缓冲液（PBS）

甲液：磷酸二氢钾（KH_2PO_4）   9.08g/L

乙液：磷酸氢二钠（Na_2HPO_4）   9.47g/L 或

             （$Na_2HPO_4 \cdot 2H_2O$）   11.88g/L

             （$Na_2HPO_4 \cdot 7H_2O$）   17.87g/L

             （$Na_2HPO_4 \cdot 12H_2O$）   23.88g/L

将上述磷酸盐分别溶解于 1000ml 蒸馏水中。甲、乙二液分别贮存，将甲、乙液按不同比例（ml）混合，可得 1/15mol/L 不同 pH 的磷酸盐缓冲液。如要配制 pH 7.2 的磷酸盐缓冲液，取甲液 28.5ml，乙液 71.5ml，充分混合。

（四）操作步骤

1. 分离血清　同半数溶血值的测定。

2. 血清稀释在 96 孔 U 型板上，每孔加入 100μl PBS，于第 1 孔加入 100μl 血清，充分

混匀后，从第 1 孔取 100μl 到第 2 孔，再充分混匀后，从第 2 孔取出 100μl 到第 3 孔，依次往下稀释到 12 孔，最后 1 孔弃去 100μl。

3. 加 SRBC 每孔加入 0.5% SRBC 100μl。

4. 置 37℃温箱 4h 后或室温过夜观察结果。

5. 结果表示　以最高稀释度仍出现凝集孔作为抗体滴度。由于血清是做倍比稀释，结果以 $\log_2 x \pm s$ 来表示。

（五）方法评注　该方法简便，但灵敏度差，只能检测出严重的免疫抑制或免疫增强。实验中应注意：

1. 稀释血清时要充分混匀。用微量加样器混匀血清，至少抽吸 10 次。

2. 该实验在 96 孔 U 型板上进行，注意不要用 96 孔平底板。

第三节　T 淋巴细胞亚群的检测（FACS 法）

T 淋巴细胞（T lymphocyte）简称 T 细胞，来源于骨髓的淋巴样干细胞，在胸腺内发育成熟为 T 细胞，随后定居在外周淋巴组织如脾脏、淋巴结。T 细胞执行特异性细胞免疫应答，它在抗感染特别是对细胞内的细菌、病毒、寄生虫的感染上，抗肿瘤免疫，迟发型超敏反应，移植排斥，某些自身免疫反应等均起重要作用。有许多方法可用来检测 T 淋巴细胞功能，包括 T 淋巴细胞表面标记、细胞毒性 T 细胞的杀伤功能、T 淋巴细胞的增殖功能、迟发型超敏反应、皮肤移植排斥等。

T 淋巴细胞在机体免疫系统中是十分重要的细胞，按其表面标志及功能不同，可分为若干亚群，其中辅助性 T 细胞（Th）与抑制 T 细胞（Ts）在免疫调节中起十分重要的作用。通常 T 细胞表面有 CD3 抗原，它代表总 T 细胞，辅助/诱导 T 细胞表面有 CD4 抗原，抑制/细胞毒性 T 细胞表达 CD8 抗原，通过检测 T 细胞表面抗原来了解 T 细胞亚群数的变化。检测方法主要有三种：S－P 免疫酶标法、免疫荧光法、荧光激活细胞分类仪（fluorescence activated cell sorter，FACS）检测法，下面主要介绍 FACS 法。

流式细胞术（flow cytometry，FCM）是一种在液相系统中，对单个细胞表面分子、胞内信号传递、胞浆、核内物质以及细胞周期等进行快速、准确鉴定的技术。荧光激活细胞分类仪是用于流式细胞术的一种先进的自动分析仪器，具有对细胞分析和分选的功能。由于单克隆技术的迅速发展，尤其是人类白细胞抗原分化群－CD（cluster of differenciation）系列单克隆抗体大量出现，新的荧光染料的产生，大大促进 FCM 在免疫学上的应用。对 T 细胞亚群的测定就是流式细胞术与传统免疫学方法相结合。

一、原理

细胞表面抗原可特异的与相应的单克隆抗体结合，将针对细胞表面抗原单克隆抗体，用单一的荧光素标记（如 CD4 单抗－FITC）或两种标记抗体（如 CD4 单抗－FITC 及 CD8 单抗－PE），根据不同荧光物质的最大激发和发射波长不同，可定量每种荧光物质强度，从而推出相应细胞表面抗原的表达量。

二、材料

待测细胞（如接触者外周血淋巴细胞）、抗 CD4 单抗 – FITC（异硫氰酸荧光素）、抗 CD8 单抗 – PE（藻红蛋白）、PBS 缓冲液，PBS – Tween20 缓冲液、PBA 缓冲液、牛血清白蛋白、叠氮钠、FACS 管、离心机、FACS 仪。

三、试剂配制

PBA 缓冲液：于 100ml PBS 缓冲液中，加入 2g 牛血清白蛋白，0.1ml 叠氮钠。

四、操作步骤

（一）取肝素（25U/ml）抗凝外周血 1~2ml，用不含 Tween20 的 PBS 稀释 1 倍，缓缓沿管壁加于含有 2~3ml 淋巴细胞分离液的 10ml 离心管上层。

（二）置水平离心机离心 15~20min（2 000r/min）吸取血浆和分离液交界面白色云雾状单个核细胞层于另一 10ml 离心管。

（三）加 PBS10ml，离心 1 000r/min，10min。

（四）将分离细胞悬浮在 1ml 的 PBA 缓冲液中，计数细胞，调整细胞浓度为 $1 \times 10^6 / ml$。

（五）取调整的细胞悬液 200μl，以冷 PBA 洗细胞，弃去上清。

（六）加入用 PBA 稀释的抗 CD4 – FITC 及抗 CD8 – PE 各 200μl，其中有一组试管中加入同样荧光素标记的正常小鼠 IgG（或 IgM）作为对照，用微量加样器轻轻吹打混匀，4℃或置冰浴上孵育 30min。

（七）离心 1 000r/min，10min 弃上清。

（八）加入冷 PBS200μl，离心 2 次，以洗去未结合的抗体成分。

（九）将细胞重悬于 200μl PBS 中，吹打混匀置 FACS 管中，4℃冰箱保存，待测。

（十）在 FACS 仪上进行测量。

（十一）结果表示　测定结果以 CD4+ 细胞和 CD8+ 细胞的百分数来表示，并计算出 CD4+/CD8+ 细胞的比例。

通常外周血中 CD3+ 细胞占 65%~78%；CD4+ 细胞占 40%~50%；CD8+ 细胞占 22%~33%；CD4+/CD8+ 为 1.3~2.0。

五、方法评注

该方法是一种简便、灵敏、特异、快速检测 T 细胞亚群的方法，但需要有 FACS 仪。实验中应注意：

（一）荧光染色受许多因素的影响，如温度、pH 值、荧光染料浓度、溶剂的纯度等，因此实验温度应在 20℃以下，控制合适的 pH 值，选择适当的荧光染料浓度。

（二）每次洗细胞时，离心速度不宜过高，时间不宜过长。

（三）上 FACS 仪测定前，应将细胞用尼龙网过滤，以防细胞团块堵塞测量管道。

第四节　T 淋巴细胞增殖功能测定

T 淋巴细胞在体外经抗原或有丝分裂原刺激后，发生由小淋巴细胞转变成体积较大、代谢旺盛，并能进行分裂的淋巴母细胞，对淋巴母细胞可通过形态学方法、同位素掺入法及颜色反应法进行检测。许多外源化学物都会由于影响细胞增殖反应而影响免疫功能，因此在免疫毒理学的研究上，检测淋巴细胞的增殖功能是一种常用的方法。

一、Con A 刺激淋转试验　颜色反应法（MTT 法）

（一）原理　T 淋巴细胞经丝裂原 Con A 刺激后，发生增殖，活细胞特别是增殖细胞通过线粒体水解酶将 MTT 3（4，5 – dimethy1 – thiazol – zyl）2，5 – diphenyl tetrazolium bromide）分解为蓝紫色结晶被称作甲䐩（formazan），根据颜色深浅来判断细胞的增殖。

（二）材料　RPMI 1640 培养液、小牛血清、刀豆素（Con A）、2 – 巯基乙醇（2 – ME）、青霉素、链霉素、MTT 试剂、Hanks 液、异丙醇、PBS 缓冲液（pH 7.2～7.4）、CO_2 培养箱、超净工作台、酶联免疫检测仪、不锈钢筛网（200 目）、带盖玻璃平皿或塑料平皿（直径 3.5cm）、带盖试管（10ml）、24 孔培养板、96 孔培养板（平底）、解剖器械（眼科剪刀、直镊、弯镊）

（三）试剂配制

1. 完全培养液　RPMI 培养液过滤除菌，用前加入 10% 小牛血清。1% 谷氨酰胺（200mmol/L）、青霉素（100U/ml）、链霉素（100μg/ml）及 5×10^{-5} mol/L 的 2 – 巯基乙醇，用无菌的 1mol/L HCl 或 1mol/L NaOH 调 pH 至 7.0～7.2，即完全培养液。

2. L – 谷氨酰胺（200mmol/L）　称取 2.92g 的 L – 谷氨酰胺，加双蒸水至 100ml。待充分溶解后，过滤除菌分装成小瓶（2ml/瓶），–20℃ 保存。

3. 2 – 巯基乙醇（2 – ME）

（1）贮备液（5×10^{-2} mol/L 的 2 – ME）：取 20μl 2 – ME 加入 5ml 生理盐水中（1：250 倍稀释），此溶液可在 4℃ 避光，密闭保存二周。

（2）应用液（5×10^{-3} mol/L 2 – ME）：使用前，取 2 – ME 贮备液用生理盐水作 10 倍稀释。按 1% 加入培养液中，则培养液中 2 – ME 的浓度为 5×10^{-5} mol/L。

2 – ME 属剧毒品，并有恶臭味。配制时应在通风柜中进行。

4. Con A 液　用双蒸水配制成 100μg/ml 的溶液，过滤除菌，在低温冰箱（–20℃）保存。

5. MTT 液　将 5mg MTT 溶于 1ml pH 7.2 的 PBS 中，现用现配。

6. 酸性异丙醇溶液　96ml 异丙醇中加入 4ml 1mol/L 的 HCl，用前配制。

（四）操作步骤

1. 无菌取脾　用颈椎脱臼法处死小鼠，将小鼠全身用 75% 的酒精消毒，无菌条件下取脾，放入盛有适量无菌 Hanks 液的小平皿中。

2. 用镊子或不锈钢筛网轻轻将脾脏撕碎或研磨，制成单个细胞悬液，然后将细胞悬液移入带盖的无菌试管中，用 Hanks 液洗三次，每次离心 1000r/min，10min。

3. 将洗过三次的细胞，悬浮于 5ml 的完全培养液中，进行计数，将细胞调成 2×10^6/ml，用台盼蓝拒染法计数活细胞数，活细胞应在 95% 以上。

4. 每个细胞悬液样本分别加 1ml 于 24 孔培养板中，一孔加 50μl Con A 液（相当于 5μg/ml），另一孔不加 Con A 作为对照。在 37℃ CO_2 培养箱中培养 68h。

5. 从培养箱中取出培养板，加入 MTT（5mg/ml）50μl/孔，培养箱中继续培养 4h。

6. 培养结束后，从各孔尽量弃去培养液，每孔加入 1ml 酸性异丙醇，吹打混匀，使孔底蓝紫色结晶完全溶解。

7. 将上述溶液转至 96 孔平底培养板中，每个孔分装 3～6 孔作为平行样，每孔 200μl。在酶联免疫检测仪上 570nm 处比色。也可将 24 孔板上每孔 1ml 的样品直接移入 1ml 比色杯中，在 722 分光光度计上进行比色测定。

8. 结果表示 结果以波长 570nm 处的光密度值来表示。用加 Con A 孔的光密度值分别减去不加 Con A 孔的光密度值代表 T 淋巴细胞的增殖功能。

（五）方法评注 在免疫毒理学研究中，颜色反应法是一种较好的检测淋巴细胞增殖功能的方法，它在与其他方法如 PFC、细胞表面标记一起能提高其预测价值。它较形态学方法客观、灵敏、并避免同位素污染。实验中应注意：

1. 不同来源或批号的小牛血清，在支持淋巴细胞生长和转化上有很大的差别，实验前应选择合格的小牛血清。

2. 通过预实验，选择加入 Con A 的最适量，Con A 浓度过高会产生抑制作用。

3. 制备脾细胞悬液时动作要轻，离心速度不要太快，细胞处在压紧状态下时间不要过长，以保证细胞存活率在 90% 以上。

4. 整个实验在严格的无菌操作下进行，防止细菌、霉菌污染。

二、Con A 刺激淋转试验 – 同位素掺入法

（一）原理 T 淋巴细胞在 Con A 刺激下发生增殖，同时发生代谢活化，DNA 和 RNA 合成明显增加，如在培养液中加入 ^3H – 胸腺嘧啶核苷（^3H – TdR），通过其掺入到淋巴细胞 DNA 合成的量来判断淋巴细胞增殖的程度。

（二）材料 MTT 法所用的所有材料除 MTT、异丙醇、盐酸外，尚需以下材料：^3H – TdR、闪烁液、液体闪烁仪、多头样品收集器、49 型玻璃纤维滤纸

（三）试剂配制

1. RPMI – 1640 完全培养液、L – 谷氨酰胺、2 – ME 的配制同 MTT 法。

2. 闪烁液 2,5 二苯基恶唑（PPO）0.5g，1,4 – 双 –（5 – 苯基恶唑）—苯（POPOP）0.25g，加到 500ml 二甲苯中混合。

（四）操作步骤

1. 脾细胞悬液的制备 同 MTT 颜色反应法。

2. 细胞计数 用 RPMI – 1640 完全培养液将细胞数调成 2×10^6/ml（用台盼蓝计数活细胞，存活率在 95% 以上）。

3. 将脾细胞加入到 96 孔平底培养板中，每孔 200μl，每一样品分装 6 个孔，其中 3 孔为对照组不加 Con A，另三个孔加入 ConA10μl（100μg/ml）每孔终浓度为 1μg/孔。

4. 在 CO_2 温箱 37℃培养 72h，终止培养前 4h，每孔加入 ^3H – TdR 20μl，使其终浓度为 $(3.7 \sim 18.5) \times 10^4$ Bq/ml。

5. 用多头细胞收集仪将细胞收集在 49 型玻璃纤维滤膜上，用蒸馏水洗每个孔 5 次。

6. 从多头细胞收集仪上取下滤纸，待充分干燥后，用镊子将每个样品滤纸取下，放入装有 7ml 液闪液的瓶中。在液闪仪上测样品每分钟脉冲数（cpm）。

7. 结果表示　用液闪仪测得的每分钟脉冲数（cpm）表示增殖能力。也可用刺激指数（S. I）表示。

$$S. \ I = \frac{实验组平均 cpm}{对照组平均 cpm}$$

（五）方法评注　该方法是一种检测淋巴细胞增殖客观、灵敏的方法，但需有较昂贵的液体闪烁仪，并有同位素污染的问题，在应用上有一定困难。在整个实验中应避免同位素污染，对污染器皿要严格按同位素的办法处理。

第五节　迟发型超敏反应试验

一、原理

当致敏 T 细胞再次接触相同抗原后，可引起局部的致敏淋巴细胞释放多种淋巴因子，导致发生以单核细胞浸润为主的炎症，表现为皮肤红肿、硬结，这种反应一般在抗原激发后 18h 出现，24 ~ 48h 达高峰，称迟发型变态反应（delayed type hypersensitivity，DTH）。

二、材料

（一）小鼠　BALB/C、ICR、昆明品系等，6 ~ 8 周龄，18 ~ 22g。

（二）绵羊红细胞（SRBC）。

（三）微量注射器。

（四）游标卡尺（精密度 0.02mm）。

三、试剂配制

（一）2% SRBC　取经生理盐水洗三次的 SRBC 0.2ml 加入 10ml 生理盐水中。

（二）20% SRBC　取经生理盐水洗三次的 SRBC 0.2ml 加入 1ml 生理盐水中。

四、操作步骤

（一）致敏　小鼠经腹腔或静脉注射 2% SRBC 免疫，每只小鼠 0.2ml（约 1×10^8 个 SR-BC）。

（二）激发　小鼠免疫后 4d，在其左后足跖部皮内注射 20% SRBC 20μl（约 1×10^8 个 SRBC）。

（三）测量　激发前及激发后 24h 用游标卡尺测量左后足跖部厚度，每只动物测量三次，取其平均值。

（四）结果表示　以激发前后足跖厚度的差值来表示 DTH（mm）。

五、方法评注

（一）以迟发型超敏反应来检测机体细胞免疫功能，是一种常用的、简便的方法，但方法的灵敏度差。也有人用放射性测定法，以提高灵敏度。实验中应注意。

（二）用游标卡尺测量足跖厚度时，最好由专人来操作，游标卡尺紧贴足跖部，但又不要加压，否则会影响测量结果。

（三）激发时所用绵羊红细胞要新鲜（保存期不超过1周）。

第六节　巨噬细胞非特异性吞噬功能测定

一、巨噬细胞吞噬鸡红细胞实验（体外法）

（一）原理　巨噬细胞具有非特异性的吞噬异物以及机体自身损伤的细胞的功能，当巨噬细胞与鸡红细胞共存于同一环境中，巨噬细胞能够将鸡红细胞吞噬，通过染色，在油镜下观察巨噬细胞的吞噬情况，以了解巨噬细胞的吞噬功能。

（二）材料

1. 动物　小鼠：BALB/C、ICR、昆明品系等，6~8周龄

2. 试剂与器材　硫乙醇酸钠、鸡红细胞、Hanks液、小牛血清（56℃水浴30min灭活）、肝素（500U/ml）、Giemsa染液、显微镜、塑料圈（自制，直径1.5cm左右，高1.5cm左右）。

（三）试剂配制

1. 3%硫乙醇酸钠溶液　3g硫乙醇酸钠加入100ml生理盐水中，加热煮沸，颜色由深黄变浅黄后，冷却待用。

2. 1%鸡红细胞　用生理盐水洗涤2~3次（2 000r/min，10min），去上清，用Hanks液配成1%的鸡红细胞悬液。

3. 5%小牛血清的Hanks液　取Hanks液94ml，加入5ml小牛血清，再加入1ml500U/ml的肝素。

（四）实验步骤

1. 小鼠腹腔巨噬细胞的激活于实验前四天给小鼠腹腔注射3%硫乙醇酸钠3ml。

2. 将塑料小圈用融化的石蜡封于玻片上，做成培养小室。

3. 巨噬细胞悬液的制备颈椎脱臼处死小鼠，暴露腹壁肌肉，用注射器吸取约3ml含5%小牛血清的Hanks液，注入小鼠腹腔。轻柔腹部约1min，将腹壁剪一小口，用尖吸管将冲洗液吸出，收集到试管中。

4. 显微镜下计数巨噬细胞，调整细胞数至$2 \times 10^6/ml$。

5. 取巨噬细胞液0.5ml加入培养小室，再加入1%鸡红细胞0.1ml，置于CO_2培养箱中孵育30min，取出，弃去上清，用滴管吸取Hanks液冲洗未贴壁的细胞，去掉小室，晾干，用甲醇固定，Giemsa染色。

6. 油镜下计数200个巨噬细胞，记录巨噬细胞中吞噬鸡红细胞的巨噬细胞数目及巨噬

细胞所吞噬的鸡红细胞总数。

7. 结果表示　实验结果以吞噬率和吞噬指数来表示。

$$吞噬率（\%）=\frac{吞噬鸡红细胞的巨噬细胞数}{计数的巨噬细胞}\times100\%$$

$$吞噬指数=\frac{巨噬细胞中吞噬的鸡红细胞总数}{计数的巨噬细胞}$$

（五）方法评注

1. 实验操作简单易行，一般的实验条件均可进行。

2. 冲洗腹腔时，勿损伤血管及内脏，以防出血。

3. 由于显微镜观察，可能会导致人为的误差，应做到盲法阅片。

二、巨噬细胞吞噬鸡红细胞实验（半体内法）

（一）原理　巨噬细胞具有非特异性的吞噬异物以及机体自身损伤的细胞的功能，在体内腹腔中存在一定数量的巨噬细胞，当鸡红细胞进入腹腔后，巨噬细胞可以识别，并将鸡红细胞吞噬。将吞噬了鸡红细胞的巨噬细胞取出，通过染色，在油镜下观察巨噬细胞的吞噬情况，以了解巨噬细胞的吞噬功能。

（二）材料

1. 动物　小鼠：BALB/C、ICR、昆明品系等，6~8周龄。

2. 试剂与器材　硫乙醇酸钠、鸡红细胞、Hanks液、小牛血清（56℃水浴30min灭活）、肝素（500U/ml）、Giemsa染液、显微镜。

（三）试剂配制

1. 3%硫乙醇酸钠溶液　3g硫乙醇酸钠加入100ml生理盐水中，加热煮沸，颜色由深黄变浅黄后，冷却待用。

2. 10%鸡红细胞　用生理盐水洗涤抗凝的鸡血2~3次（2 000r/min，10min），去上清，用生理盐水配成10%的鸡红细胞悬液。

3. 5%小牛血清的Hanks液　取Hanks液94ml，加入5ml小牛血清，再加入1ml 500U/ml的肝素。

（四）实验步骤

1. 小鼠腹腔巨噬细胞的激活　于实验前四天给小鼠腹腔注射3%硫乙醇酸钠3ml。

2. 每只小鼠腹腔注射10%鸡红细胞悬液1ml，间隔30min后颈椎脱臼处死小鼠，腹部冲上，剪开小鼠腹部皮肤，向腹腔中注入2ml生理盐水，搓揉腹部1min，然后在腹壁剪一小口，吸取腹腔液滴于两张玻片上，放入垫有湿纱布的搪瓷盒内，放入37℃温箱孵育30min。

3. 孵育结束后，用生理盐水漂洗，将表面未被吞噬的鸡红细胞和未贴壁的细胞漂洗掉，晾干。

4. 用固定液（丙酮∶甲醇＝1∶1）固定，干燥。

5. 4%（v/v）Giemsa染液染色3min，用蒸馏水漂洗晾干。

6. 油镜下计数200个巨噬细胞，记录巨噬细胞中吞噬鸡红细胞的巨噬细胞数目及巨噬细胞所吞噬的鸡红细胞总数。

7. 结果表示见巨噬细胞吞噬鸡红细胞实验（体外法）。

（五）方法评注

1. 破片上滴加巨噬细胞与鸡红细胞混合液时要注意一定的厚度，防止在温箱中孵育时干燥。

2. 固定和染色之前要等玻片完全干燥。

3. 漂洗细胞时注意漂洗的力度，力量过大会冲掉贴壁的细胞，力量过小，表面的红细胞未能完全漂洗干净。

第七节　碳粒廓清试验

一、原理

巨噬细胞具有非特异性的吞噬功能，当血液循环中存在有一定大小的颗粒物质（印度墨汁），肝脏、脾脏及体内网状内皮系统的巨噬细胞能够将其吞噬，通过血液中异物颗粒浓度的降低，可以了解单核巨噬细胞系统的非特异性吞噬功能。

二、材料

（一）动物　小鼠：BALB/C、ICR、昆明品系等，6~8周龄。

（二）试剂与器材　印度墨汁、Na_2CO_3、血色素吸管、计时器、721分光光度计。

三、试剂配制

（一）注射用墨汁　将印度墨汁原液用生理盐水稀释3~4倍。

（二）0.1% Na_2CO_3溶液　取0.1g Na_2CO_3，溶于100ml蒸馏水中。

四、实验步骤

（一）经小鼠尾静脉注射墨汁液0.1ml/10g，墨汁一经注入，立即计时。

（二）于注射墨汁后1、10min，分别从小鼠球后静脉丛取血20μl。

（三）将取得的20μl血加到2ml 0.1%的Na_2CO_3溶液中。

（四）用721分光光度计，在650nm波长下测定吸光度，记录OD值。

（五）处死小鼠，取小鼠肝脏与脾脏，用滤纸吸干脏器表面的血污，称重。

（六）结果判定

$$廓清指数\ k = \frac{\lg OD_1 - \lg OD_2}{t_1 - t_2} \qquad OD_1：t_1\ 时的\ OD\ 值$$

$$OD_2：t_2\ 时的\ OD\ 值$$

$$吞噬指数\ \alpha = \frac{体重}{肝重 + 脾重}\ k^{1/3}$$

五、方法评注

（一）尾静脉注入的碳粒量一定要准确。

（二）取血时间要严格控制，取血后立即转入 Na_2CO_3 溶液中，迅速摇匀，如发现凝血，需重新采血，并记下延误时间。

（三）尾静脉注射操作要求熟练。

第八节　中性粒细胞吞噬功能的测定

在正常人体的外周血中，中性粒细胞占有核细胞总数的 $60\% \sim 70\%$，其主要功能是摄取和消化异物、分泌一些细胞因子。在机体抗感染过程中，中性粒细胞发挥着重要的作用。检测中性粒细胞的吞噬功能，有助于判断机体的非特异性免疫的能力。

NK 细胞存在于机体的外周血、脾脏、淋巴结和骨髓细胞中，它是一种具有自然杀伤能力的淋巴样细胞，其杀伤过程不需要补体或者抗体的参与，因此被称做自然（天然）杀伤细胞，其在机体的抗感染、抗肿瘤、免疫调节和免疫监视中起着重要的作用。

一、原理

将中性粒细胞与细菌悬液在一定的温度下共同作用一段时间，中性粒细胞会通过非特异性的吞噬作用将细菌吞噬到细胞内，通过染色，在显微镜下可见到细胞及吞噬到内部的细菌，通过计数吞噬了细菌的细胞以及吞噬的细菌数目，以评价中性粒细胞的吞噬功能。

二、材料

琼脂斜面生长基、大肠杆菌、Hanks 液、小牛血清（56℃水浴 30min 灭活）、甲醇、Giemsa 染液。

三、试剂配制

含 5% 小牛血清的 Hanks 液：配制如前。

四、实验步骤

（一）菌液的制备　将大肠杆菌接种到琼脂斜面上，待生长 24h 后，用生理盐水洗下菌苔。离心后用含 5% 小牛血清的 Hanks 液稀释菌液至 $(0.5 \sim 1.0) \times 10^8$ 个/ml。

（二）用红蜡笔在载玻片上左右各划一个圆圈，将 $10 \sim 20\mu l$ 菌液加在圈内。

（三）取末梢血 $20 \sim 40\mu l$ 立即加到菌液上，将玻片平放在带盖的湿盒内，置 37℃ 孵育 15min。

（四）用滤纸沾去整块的血块，如仍有多余的血块，可用推片轻轻的推一下。

（五）用甲醇固定 5min，用 Giemsa 染色，$10 \sim 15min$。

（六）在显微镜下用油镜计数 200 个中性粒细胞，记录吞噬细菌的细胞数目以及吞噬的细菌数目，计算吞噬百分比和吞噬指数。

五、方法评注

（一）方法操作简单，一般实验室条件下均可进行。

（二）注意盲法阅片减少人为导致的误差。

第九节 NK 细胞活性的测定

一、乳酸脱氢酶（LDH）测定法

（一）原理 活细胞的胞浆中含有乳酸脱氢酶（LDH），正常情况下乳酸脱氢酶不能透过细胞膜。当细胞（靶细胞）受到 NK 细胞的杀伤后，细胞膜的通透性发生改变，LDH 释放到细胞外（培养液中），这时，将含有 LDH 的培养液与基质液混合，LDH 可以使基质中的乳酸锂脱氢，从而使氧化型辅酶Ⅰ（NAD）变成还原型辅酶Ⅰ（NADH），后者再通过递氢体－吩嗪二甲酯硫酸盐（PMS）还原碘硝基氯化四氮唑（INT），INT 接受氢离子被还原成紫红色甲䐶类化合物。在酶标仪上用 490nm 比色测定。通过测定培养液中释放的 LDH 量的多少，了解 NK 细胞对靶细胞的破坏能力。

（二）材料 靶细胞 K562 或 YAC－1 细胞、Hanks 液（pH 7.2～7.4）、RPMI 1640、小牛血清（56℃水浴 30min 灭活）、乳酸锂或乳酸钠、硝基氯化四氮唑（INT）、吩嗪二甲酯硫酸盐（PMS）、氧化型辅酶Ⅰ（NAD）、0.2mol/L 的 Tris－HCl 缓冲液（pH 8.2）、1% NP_40 或 2% Triton X－100，96 孔培养板。

（三）试剂配制

1. LDH 基质液的配制 乳酸锂 5×10^{-2} mol/L，硝基氯化四氮唑（INT）6.6×10^{-4} mol/L，吩嗪二甲酯硫酸盐（PMS）2.8×10^{-4} mol/L，氧化型辅酶Ⅰ（NAD）1.3×10^{-3} mol/L。将上述试剂溶于 0.2mol/L 的 Tris－HCl 缓冲液中（pH 8.2）。

2. RPMI1640 液 常规配制。

（四）实验步骤

1. 靶细胞传代 实验前 24h 将靶细胞进行传代培养，应用前以 Hanks 液洗两次，用 RPMI 1640 完全培养液调整细胞浓度为 1.0×10^5 个/ml。

2. 效应细胞与靶细胞之比 经纯化的人外周血淋巴细胞或小鼠脾细胞，用 RPMI 1640 完全培养液调整细胞浓度。考虑在临床或现场人群的检测时用血量不至太多，效应细胞可选用 1×10^6 个/ml，效应细胞与靶细胞之比为 10:1。小鼠淋巴细胞来源比较容易，所以效应细胞的数量适当增加（5×10^6 个/ml），效应细胞与靶细胞之比以 50:1 为佳。

3. NK 细胞活性的测定

（1）取靶细胞和效应细胞各 100μl，加入 96 孔 U 型培养板中，靶细胞自然释放孔，加靶细胞和培养液各 100μl，靶细胞最大释放孔加靶细胞和 1% 的 NP_40 各 100μl，每样做三个平行样。置于 37℃，5% CO_2 条件下培养 4h 或 20h（效靶比 50:1，培养 4h；效靶比为 10:1，反应时间选择 18～22h 为佳）。

（2）将 96 孔培养板离心 1500r/min，5min，每孔吸取上清 100μl 置于平底 96 孔板中，同时加入 LDH 基质液 $100\mu l$，反应 $3min$，每孔加入 $1mol/L$ 的 HCl $30\mu l$，在酶标仪 $490nm$ 处测定 OD 值。

4. 结果表示

$$NK 细胞活性（\%）= \frac{反应孔 OD - 靶细胞自然释放孔 OD}{最大释放孔 OD - 靶细胞自然释放孔 OD} \times 100\%$$

（五）方法评注

1. 本法无需昂贵的仪器和特殊试剂，一般的实验室都可以进行。

2. 靶细胞和效应细胞必须保持新鲜，细胞存活率应大于 95%。

3. LDH 基质液应现用现配。

4. 注意调整合适的效靶比例。

二、同位素 ^{51}Cr 测定法

（一）原理　将用同位素 ^{51}Cr 标记的靶细胞（K562 或 YAC-1 细胞）与 NK 细胞共同培养一段时间，当靶细胞被 NK 细胞杀伤后，同位素便从被破坏的靶细胞中释放出来，其 ^{51}Cr 释放的量与 NK 细胞的活性成正比，检测培养液上清中的放射性强度即可反映 NK 细胞的活性。

（二）材料　靶细胞 K562 或 YAC-1 细胞、Hanks 液（pH 7.2~7.4）、RPMI 1640 液、小牛血清（56℃水浴 30min 灭活）、纯化的人或小鼠淋巴细胞（效应细胞）、1% NP_4O 或 2% Triton X-100、96 孔培养板、$Na_2^{51}CrO_4$ 比放射活性（3.7~5.55）$\times 10^6 Bq$，放射性强度为（3.7~7.4）$\times 10^7 Bq$。

（三）试剂配制

RPMI1640 液：常规配制。

（四）实验步骤

1. 靶细胞标记　将靶细胞（K562 或 YAC-1 细胞）进行传代，24h 后用台盼蓝检测活细胞应 ≥95%。将细胞用 RPMI 1640 完全培养液稀释成 4×10^6 个/ml 并与 $7.4\times 10^6 Bq$ ^{51}Cr 充分混合，置 37℃，5% CO_2 下培养 1h，然后用 Hanks 液洗 3 次，用 RPMI 1640 完全培养液调整细胞浓度至 1×10^5 个/ml。

2. 效应细胞与靶细胞之比　经纯化的人外周血淋巴细胞或小鼠脾细胞，用 RPMI 1640 完全培养液调整细胞浓度。考虑在临床或现场人群的检测时用血量不至太多，效应细胞可选用 1×10^6 个/ml，效应细胞与靶细胞之比为 10:1。小鼠淋巴细胞来源比较容易，所以效应细胞的数量适当增加（5×10^6 个/ml），效应细胞与靶细胞之比以 50:1 为佳。

3. NK 细胞活性的测定　将纯化的淋巴细胞（效应细胞）分装到 96 孔 U 型培养板中（$100\mu l$/孔），并加入靶细胞 $100\mu l$，使效应细胞和靶细胞之比为 10:1 或 50:1。同时设置靶细胞 ^{51}Cr 自然释放孔，靶细胞和培养液各 $100\mu l$；靶细胞最大释放孔加靶细胞和 1% 的 NP_4O 各 $100\mu l$，每样做三个平行样。置于 37℃，5% CO_2 条件下培养 4h。离心后，每孔吸取上清 $100\mu l$，用 γ 计数器测定放射性强度，计算 NK 细胞活性。

4. 结果表示

$$NK\ 细胞活性（\%）= \frac{反应孔（cpm）- 靶细胞自然释放孔（cpm）}{最大释放孔（cpm）- 靶细胞自然释放孔（cpm）} \times 100\%$$

（五）方法评注

1. 该方法的灵敏度较高。

2. 本法要求实验室有同位素操作的条件，一般的实验室不能进行。

3. 靶细胞和效应细胞必须保持新鲜，细胞存活率应大于95%

4. 要注意实验废弃液体的处理。

5. 注意调整合适的效靶比例。

（魏雪涛）

第三十一章　神经行为毒性试验

第一节　小鼠跳台试验

一、原理

本实验的目的是为了学习和了解毒物对实验动物学习记忆的影响。跳台实验装置一般为一长方形反应箱，反应箱底铺有通36V电的铜栅，动物受到电击，其正常反应是跳上箱内绝缘的跳台以避免伤害性刺激。多数动物可能再次或多次跳至铜栅上，受到电击又迅速跳回跳台，如此训练5min，并记录小鼠受到电击的次数（错误次数），以此作为学习成绩。

二、材料

（一）动物　18~22g雌性和雄性小鼠各半。

（二）器材　小鼠跳台仪。

三、观察指标

记录小鼠5min内第一次从跳台跳下的时间（错误潜伏期）、5min内每只小鼠从跳台跳至铜栅上的次数（错误次数）、在铜栅上逗留的总时间（总电击时间）。

四、操作步骤

（一）适应环境　将小鼠放入反应箱的跳台上，适应环境3min。

（二）训练　将小鼠头朝靠近跳台的里角放入反应箱内的跳台上，通36V的交流电，小鼠可能会从跳台跳到铜栅上，小鼠受到电击后，其正常反应是跳回跳台（绝缘体），以躲避伤害性刺激。多数动物可能再次或多次跳至铜栅上，受到电击又迅速跳回跳台上。训练5min后，小鼠获得记忆，停留在跳台上的时间延长，受到电击的次数减少。

（三）测试　在训练24h后进行测试，将小鼠放在反应箱内的跳台上，底部电栅通36V交流电，从通电开始计时，记录错误潜伏期、错误次数、总电击时间，不发生错误的（第一次跳到跳台后未再跳下跳台）动物，其潜伏期按5min计算，以此作为学习成绩（记忆获得）。其结果记录在表中

表31-1　小鼠跳台试验结果

组别	毒物剂量	错误潜伏期	错误次数	总电击时间

五、方法评注

本方法操作简便易行，根据试验设备的不同，一次可同时试验多只动物，可实现组间平行操作，较客观地反映动物经过一次刺激后记忆获得的情况。既可观察外源性化学物对记忆过程的影响，也可观察对学习的影响。有较高的敏感性。动物的回避性反应差异较大，因此需要检测大量的动物。如需减少差异或少用动物，可对动物进行预选或按学习成绩好坏分档次进行试验，尤其注意以下几点。

（一）实验应在隔音、光强度和温、湿度适宜且保持一致的行为实验室进行。

（二）动物的回避性反应差异较大，可对动物进行预选，剔除不合格者。

（三）实验中应及时清除铜栅上的粪便等杂物，以免影响刺激鼠的电流强度。

第二节　Morris 水迷宫试验

一、原理

Morris 水迷宫试验是一种小鼠、大鼠能够学会在水箱内游泳并找到藏在水下平台的实验方法。小鼠不愿在水中，因而会寻找能爬出水面的平台，训练后，小鼠能记住找到平台的路线。由于没有任何标志平台位置的线索，所以动物的有效定位能力需应用水箱外的结构作为线索。Morris 水迷宫主要由一直径 100cm（用于小鼠）、150cm（用于大鼠），高 60cm 的不锈钢制成的圆形水池和可移动位置的平台组成。水池上空通过摄像机与监视器和计算机连接。当设定的训练时间已到或动物已爬上平台，计算机停止跟踪并记录下游泳轨迹和自动计算出动物在水池中所游过的路程和找到平台所需的时间（即潜伏期）。

二、材料

（一）动物　体重为 18 ~ 22g 的小鼠，雌雄各半。

（二）器材　Morris 水迷宫。

三、观察指标

持续时间、在平台所在象限的持续时间、抵达平台所需时间（逃避潜伏期）、穿越平台次数。

四、操作步骤

（一）训练　预先在水池里注入清水，使水面高出平台 1cm，水温控制在 $25 \pm 0.5℃$。让小鼠自由游泳 2min 以适应周围环境，平台置于某一象限的中间，小鼠在四个象限随机入水，每次采用不同的入水点，每次训练 1min。若动物在 1min 之内尚未找到平台，则将动物拿到平台上并使它在上面停留 15s，若小鼠在 1min 内找到平台，也让其在平台上停留 15s，方可结束 1 次训练。如此训练 5d。

（二）测试　训练 5d 后进行测试，实验开始前拍摄背景，实验时间定为 200s，在目标区域时间定为 5s。按组别分别对每只小鼠进行实验，将小鼠放入水中同时进行计时。记录持续时间、在平台所在象限的持续时间、抵达平台所需时间（逃避潜伏期）、穿越平台次数，其结果记录在表中。

表 31 - 2　小鼠 Morris 水迷宫实验结果

组　别	毒物剂量	持续时间	平台所在象限的持续时间	抵达平台所需时间	穿越平台次数

五、方法评注

在水迷宫中，动物训练所需的时间较短（1 周），可以利用计算机建立图像自动采集和分析系统，这就能根据所采集的数据，制成相应的直方图和运行轨迹图，便于研究者对实验结果作进一步分析和讨论，用来研究有关小鼠运动或动机问题。实验中要注意以下几点。

（一）实验前可对动物进行初筛，经训练后，3min 内仍不能游至终点者淘汰。

（二）迷宫周围的物品必须保持固定不变，实验者尽量避免来回走动。

（三）水温在实验期间应保持稳定。

（四）实验过程中保持环境安静，光线不宜太强。

第三节　小鼠避暗实验

一、实验原理

利用小鼠或大鼠具有趋暗避明的习性设计一个实验装置，一半是暗室，一半是明室，中间有一小洞使小鼠可自由通行。暗室底部铺有通电的铜栅，实验时将小鼠放入明室并背向暗室，因小鼠有喜暗及钻洞的习性，所以在实验训练期间会多次钻入暗室，当小鼠一走入暗室四足接触铜栅时就会受到电击，此行为即为错误。

二、实验材料

（一）动物　体重为 18～22g 小鼠，雌雄各半。

（二）器材　小鼠避暗仪。

三、观察指标

（一）记录 5min 内第一次进入暗室的时间（潜伏期）。

（二）进入次数（错误次数）。

四、操作步骤

（一）训练 将小鼠头朝向外壁放入明室，先适应环境 3min，然后给暗室铜栅通电，电压为 36V。只要小鼠进入暗室即受电击，其正确反应是回到明室，反复几次后小鼠获得记忆，铜栅通电持续 5min 后取出小鼠。

（二）测试 在训练 24h 后按上述步骤重作测验，记录每只动物进入暗室的潜伏期和 5min 内的错误次数，5min 内未进入暗室的小鼠其潜伏期按 5min 计算。其结果记录在表中。

表 31 –3 小鼠避暗实验结果

组别	毒物剂量	潜伏期	错误次数

五、方法评注

本试验根据需要设计反应箱的多少，同时训练多个动物，可实现组间平行操作。以潜伏期作为指标，动物间的差异小于跳台法。对记忆过程特别是对记忆再现有较高的敏感性。缺点是动物的回避性反应差异较大，因此需要检测大量的动物。如需减少差异或少用动物，可对动物进行预选或按学习成绩好坏分档次进行试验。实验中要注意以下几点。

（一）实验应在隔音、光强度和温、湿度适宜且保持一致的行为实验室进行。

（二）试验前数天将动物移至实验室以适应周围环境。

（三）减少非特异性干扰，如：情绪、注意、动机、觉醒、活动水平、应激等因素。

（孙鲜策 刘 爽）

第三十二章 分子毒理学实验

第一节 聚合酶链反应 – 单链构象多态性分析

一、原理

聚合酶链反应 – 单链构象多态性分析（single strand conformation polymorphism analysis of polymerase chain reaction products，PCR – SSCP）是一种 DNA 单链凝胶电泳技术，它根据形成不同构象的等长 DNA 单链在中性聚丙烯酰胺凝胶中的电泳迁移率变化来检测基因变异。首先通过 PCR 扩增特定靶序列，然后将扩增产物变性为单链，进行非变性聚丙烯酰胺凝胶电泳。PCR 产物变性后，单链产物经中性聚丙烯酰胺凝胶电泳，靶 DNA 中如出现单碱基置换，或数个碱基插入或缺失等基因突变时会引起 DNA 单链构象的改变，导致迁移率变化，从而可将变异 DNA 与正常 DNA 区分开。PCR – SSCP 分析技术已被广泛用于癌基因和抗癌基因变异的检测、遗传病的致病基因分析以及基因诊断、基因制图等领域，在毒理学研究中也得到了逐步推广。

为了高灵敏特异性地显示 SSCP 分析结果，现已发展多种 PCR – SSCP 技术，各有其优势及适用领域。例如，可以在 PCR 扩增中用同位素或荧光素等标记引物或核苷，也可以在电泳后用银染或溴化乙啶染色以显示结果。由于同位素或荧光素标记存在放射性核素的污染及半衰期的问题，而 SSCP 银染显示法（又称冷 SSCP）作为一种非放射性核素技术避免了这些问题，且具有操作简单、重复性好、单链带型清晰、带与带之间易于识别的优点。本节以人外周血作为实验对象来介绍 PCR – SSCP 银染显示法。

二、试验材料

（一）器材　酸度计、高速离心机、恒温水浴箱、紫外分光光度计、PCR 仪、玻璃板、加样瓶、恒温水浴箱、垂直电泳槽。

（二）试剂

1. 红细胞裂解液（pH 8.0）　配制方法：1mol/L（pH 7.5）Tris – HCl 5ml；MgCl$_2$ 1.0165g；蔗糖 54.768g；Triton – X – 100 5ml；去离子水定容至 500ml。

2. 蛋白酶 K 缓冲液　1mol/L（pH 7.6）Tris – HCl 2ml；0.5mol/L（pH 8.0）EDTA 4ml；SDS 1g，1%；NaCl 1.7532g；去离子水定容至 100ml。

3. 蛋白酶 K 溶液（20mg/ml）　200mg 蛋白酶 K 加入到 9.5ml 去离子水中轻摇溶解，定容至 10ml，分装小份 –20℃保存。

4. 酚/氯仿/异戊醇（25∶24∶1）缓冲液　将 Tris – HCl 平衡酚与等体积的氯仿/异戊醇（24∶1）混合均匀后，移入棕色瓶中 4℃保存。

5. 预冷无水乙醇。

6. 70% 乙醇。

7. 3mol/L 醋酸钠溶液（pH 5.2）　20.4g 醋酸钠加入到 20ml 去离子水中搅拌溶解，冰醋酸调节 pH 5.2，去离子水定容至 50ml。

8. 10 × TE 缓冲液（pH 7.4）　1mol/L（pH 7.4）Tris – HCl 20ml；0.5mol/L（pH 8.0）EDTA 4ml，去离子水定容至 200ml。

9. 靶序列（DNA 提取物）　0.3μg/μl。

10. 上下游引物　一般用 TE 配制成较高浓度的母液（约 100μM），保存于 – 20℃。使用前取出其中一部分用 ddH$_2$O 配制成 20μmol/L 工作液。

11. 反应缓冲液（10 × PCR buffer）　100mmol/L Tris – HCl（pH 8.3），500mmol/L KCl；150mmol/L MgCl$_2$，lmg/ml 明胶。

12. 脱氧核苷三磷酸底物（dNTP Mixture）　含 dATP、dCTP、dGTP、dTTP 各 2mmol/L。

13. 耐热 DNA 聚合酶（Taq 酶）　2U/μl。

14. 亲和硅烷　5μl 亲和硅烷、5μl 冰醋酸、950μl 无水乙醇、40μl 去离子水。

15. 1% 琼脂糖。

16. 30% 丙烯酰胺　丙烯酰胺 147g，N,N′–亚甲基双丙烯酰胺 3g，加水至 500ml，加热至 37℃ 溶解，装于棕色瓶内 4℃ 可保存 2 个月。

17. 电泳缓冲液储存液（5 × TBE）　Tris 54g，硼酸 27.5g，0.5mol/L EDTA（pH 8.0）20ml，加蒸馏水补足 1L。

18. 电泳缓冲液（应用液）　1 × TBE。

19. 10% 过硫酸铵　4℃ 可保存 1 周，– 20℃ 可保存 1 个月。

20. 上样变性液　95% 甲酰胺，20mmol/L EDTA（pH 8.0）。

21. 0.05% 二甲苯青 FF。

22. 0.05% 溴酚蓝。

23. 固定液　10% 乙醇，0.5% 乙酸。

24. 染色液　0.2% 硝酸银。

25. 显色液　1.5% NaOH，0.4% 甲醛。

三、试验步骤

（一）DNA 提取

1. 冷冻 EDTA 抗凝血室温下解冻，取 500μl 移入 1.5ml 离心管中，加入红细胞裂解液 700μl，缓慢颠倒混匀，室温下静置 10min，期间混合 3 次，5000r/min 离心 10min，弃去上清。

2. 若上清不透明，重复步骤 1，直到上清透明。

3. 加入 250μl 蛋白酶 K 缓冲液，振荡混匀，加入 15μl 蛋白酶 K 溶液，颠倒混匀，稍微离心一下，56℃ 温浴 3 ~ 4h。

4. 加入 300μl 酚/氯仿/异戊醇缓冲液充分混合，8000r/min 离心 10min，小心将上层水相转移至另外一个干燥洁净的 1.5ml 离心管中。

5. 重复步骤 4 一次。

6. 加入 600μl 预冷的无水乙醇和 100μl 3mmol/L 醋酸钠溶液, 缓慢颠倒离心管混匀, -20℃沉淀 1h, 出现白色丝状沉淀, 13 000r/min 离心 15min, 弃去上清。

7. 加入 500μl 70% 乙醇洗涤沉淀和管壁, 轻摇后 13 000r/min 离心 5min, 尽可能弃去全部上清, 室温下晾干离心管。

8. 加入 50μl 10×TE 液, 4℃过夜溶解 DNA。

9. DNA 浓度和纯度判定 取 2μlDNA 溶液用 1×TE 液稀释到 200μl, 用 1×TE 液做空白对照在紫外分光光度计上测定吸光度。利用以下两个公式计算 DNA 浓度和纯度:

$$纯度 = (OD_{260} - 本底 OD_{260}) / (OD_{280} - 本底 OD_{260})$$

$$浓度 (μg/μl) = (OD_{260} - 本底 OD_{260}) × 50 × 100/1000$$

纯度应该达到 1.7~2.0。

10. 将所有样品浓度均调整为 0.3μg/μl, 分装后 -74℃保存备用。

(二) 聚合酶链反应 (PCR)

1. 在冰浴中, 按以下次序将各成分加入一 0.5ml 洁净的离心管中。

10×PCR buffer	5μl
dNTP mix (2mM)	4μl
引物 1 (10pM)	2μl
引物 2 (10pM)	2μl
Taq 酶 (2U/μl)	1μl
DNA 模板 (50ng~1μg/μl)	1μl
加 ddH$_2$O 至	50μl

2. 调整好反应程序 将上述混合液稍加离心, 立即置 PCR 仪上, 执行扩增: 94℃预变性 4min, 94℃变性 30s, 55℃退火 30s, 72℃延伸 1min, 35~40 个循环, 72℃终末延伸 7min。

3. 结束反应, PCR 产物放置于 4℃待电泳检测或 -20℃长期保存。

(三) 聚丙烯酰胺凝胶电泳法检测 DNA

1. 制备聚丙烯酰胺凝胶板

(1) 用去污剂 (洗洁精) 洗涤灌胶的玻璃板, 用自来水彻底冲洗, 再用去离子水洗净, 最后用无水乙醇擦洗玻璃板, 并放于一旁晾干, 必须小心翼翼地洗净玻璃板, 以确保灌胶时不会产生气泡。平板涂 1ml 的亲和硅烷, 稍风干 5~10min, 用无水乙醇擦洗晾干。

(2) 按要求装配好垂直电泳板, 两块玻璃板的两侧及底部均要垫上衬条并用 1% 的琼脂糖封边, 防止封闭不严而使聚丙烯酰胺液漏出。

(3) 按表 32-1 配制所需浓度的凝胶。

表 32 - 1 丙烯酰胺不同配制浓度及其有效分离范围

丙烯酰胺（%）	有效分离范围（bp）	溴酚蓝*	二甲苯青 FF*
3.5	100 ~ 2000	100	460
5.0	80 ~ 500	65	260
8.0	60 ~ 400	45	160
12.0	40 ~ 200	30	70
15.0	25 ~ 150	15	60
20.0	10 ~ 100	12	45

* 表中给出的数字为与指示剂迁移率相等的双链 DNA 分子所含碱基对数目（bp）。

（4）加入 TEMED 和 10% 过硫酸铵（50ml 凝胶中分别加入 TEMED 0.033ml，10% 过硫酸铵 0.35ml）后，立即混匀，缓缓用带鸭嘴的加样瓶从玻璃板的一角加入两玻璃板间的胶床中，以防止气泡产生，直到液体接近溢出时为止。

（5）立即插入适当的梳子，密切注意防止梳齿下产生气泡，用有力的夹子将梳子夹在一边的玻璃板上，然后将玻璃板斜靠在物体上，使成 10°角，可减少液体泄漏的机会。

2. 加样

（1）凝胶在室温聚合 1 小时后，若聚合完全，梳齿下可见一条折光线，去掉夹子和封条，将玻璃板插入电泳槽中，上紧后在上下电泳槽中倒入 1 × TBE 缓冲液。

（2）小心拔出梳子，立即用洁净的电泳缓冲液应用液冲洗加样孔 3 ~ 4 次，因为梳子拔出后，梳子上吸附的及凝胶顶部未聚合的丙烯酰胺会流入加样孔内聚合，产生不规则的表面，将导致以后 DNA 电泳带型不规则。

（3）8V/cm 电压预电泳半小时，期间冲洗加样孔 2 ~ 4 次。

（4）取 PCR 产物 3μl 加 3μl 上样变性液于 0.2ml EP 管，点动离心混合后 94℃以上水浴 5 ~ 10min，冰水中淬冷 10min 后上样于所配浓度的非变性聚丙烯酰胺凝胶加样孔中，注意加样时不要产生气泡。上样前上电泳槽中换上冰冻的 1 × TBE，防止样品复性。

3. 电泳 电泳槽接上电极（上槽接负极，下槽接正极）开启电源，根据扩增片段的大小及电泳槽和凝胶的大小，决定电泳的电压及电泳时间。通常室温下以 1 ~ 8V/cm 的电压进行电泳。刚开始先用高电压电泳 30min ~ 1h，之后换上低电压电泳，电泳至标准参照染料迁移至所需位置，切断电源，拔出导线，弃去槽内的电泳缓冲液。

4. 银染

（1）卸下玻璃板，用薄钢勺将上面的有凹槽的玻璃板从下面一角撬起，将玻璃板平稳地拿开，去掉衬条。

（2）将粘胶的玻璃板在双蒸水中振荡漂洗 15s。

（3）固定液摇动浸泡 10min，双蒸水漂洗 2 次（各 15s）。

（4）染色液摇动浸泡 10min，双蒸水漂洗 3 次（各 15s）。

（5）显色液（注意：甲醛易氧化，显色前加入充分混匀）摇动浸泡 7min 以上，观察结果至凝胶上出现黑褐色条带，直到颜色不再加深，双蒸水漂洗一次。

5. 扫描与结果观察 将染好的凝胶以双层塑料薄膜严密覆盖，避免膜和胶之间产生气泡或皱褶，在扫描仪上扫描，进行观察和统计。

四、结果分析

（一）单链凝胶电泳时，互补单链迁移率不同，一般形成两条单链带。PCR 产物进行单链凝胶电泳之前，通过加热变性产生单链。如变性不彻底，残留双链亦可形成一条带。因此，PCR - SSCP 分析结果至少显示三条带。但是，由于一种 DNA 单链有时可形成两种或多种构象，检出三条或四条单链带也有可能。

（二）假阴性 一般认为，如没有污染，PCR - SSCP 分析不存在假阳性结果，但可能出现假阴性结果，后者是由于点突变引起的空间构象变化甚微，迁移率相差无几所致，尤其是点突变发生在扩增片段的两端时。如果有阳性和阴性对照，结果可以重复确定的突变带是可信的，如果没有阳性对照，应经测序来确定其是否为突变带。由于 PCR - SSCP 的不足之处主要是可能检出假阴性结果。应通过设置阳性对照，摸索电泳条件，假阴性结果在很大程度上是可以避免的。但对未知基因变异的检测，假阴性结果就难以百分之百地消除。

五、影响因素

（一）核酸片段的大小 用于 SSCP 分析的核酸片段越小，检测的敏感性越高。对于 < 200bp 的片段，SSCP 可发现其中 70% 的变异；对于 300bp 左右的片段则只能发现其中 50% 的变异；而 > 500bp 的片段，则仅能检出 10% ~ 30% 的变异，因此，< 300bp，尤其是 150bp 左右的核酸片段更适于 SSCP 分析。对于大于 400bp 的 PCR 产物就需要设法进一步处理，可以用限制性酶消化 PCR 产物，产生小于 400bp 的 DNA 片段，再进行 SSCP 分析。

（二）游离引物 游离引物可能同 PCR 产物结合而改变其泳动率，即使游离引物量为 6nM 都有明显影响。因此，应尽可能除去游离引物。可以采用不对称引物扩增方法，尽可能消耗多余的引物。也可以运用过柱或磁性球方法纯化 PCR 产物。或者是稀释 PCR 产物，减少游离引物的干扰。

（三）低浓度变性剂 凝胶中加入低浓度的变性剂，如 5% ~ 10% 甘油、5% 尿素或甲酰胺、10% 二甲亚砜（DMSO）或蔗糖等有助于提高敏感性，可能是因为轻微改变单链 DNA 的构象，增加分子的表面积，降低单链 DNA 的泳动率。但有些变异序列却只能在没有甘油的凝胶中被检出。因此，对同一序列使用 2 ~ 3 种条件做 SSCP，可能提高敏感性。

（四）电泳温度 一般认为保持凝胶内温度恒定是 SSCP 分析最关键的因素，温度有可能直接影响 DNA 分子内部稳定力的形成及其所决定的单链构象，从而影响突变的检出。室温下电泳适于大多数情况，但由于在电泳时温度会升高，为确保电泳温度相对恒定，应采取以下措施：减少凝胶厚度，降低电压，有效的空气冷却或循环水冷却等。

（五）凝胶的长度 可用测序板进行 SSCP 分析，凝胶板长度在 40cm 以上。

（六）凝胶浓度及厚度 凝胶浓度很重要，一般使用 5% ~ 8% 的凝胶，凝胶浓度不同，突变带的相对位置也不相同，如果在进行未知突变种类的 SSCP 分析时，最好采用两种以上凝胶浓度，这样可以提高突变种类的检出率。凝胶的厚度对 SSCP 分析也很重要，凝胶越厚，背景越深，在上样量较多的前提下，尽量使凝胶越薄越好。

六、方法评注

PCR - SSCP 分析只能用以发现是否有突变或碱基序列组成方面的变化，并不能了解 DNA 序列变化的性质及突变位点。解决的方法是将 PCR - SSCP 结果中已知有改变的样本的 PCR 产物进行 DNA 序列分析（sequencing），即 PCR - SSCP - sequencing 技术。

第二节 荧光原位杂交（FISH）技术检测染色体畸变

一、原理

FISH（fluorescence in situ hybridization）技术即是以荧光素作为标记系统的一种重要的非放射性原位杂交技术。其基本原理是用已知的荧光素标记单链核酸（DNA 或 RNA）为探针，按照碱基互补的原则，与待检材料中未知的单链核酸进行特异性结合，形成可被检测的杂交双链核酸，从而将特定的基因在染色体上定位，是一种快速和敏感的检测染色体畸变的方法。

二、试验材料

（一）器材 载玻片、盖玻片、恒温水浴箱、染色缸、纤维素定性滤纸、封片胶、保鲜膜、暗盒封口膜、荧光显微镜。

（二）试剂

1. 20 × SSC 175.3g NaCl，88.2g 柠檬酸钠，加水至 1000ml（用 10mol/L NaOH 调 pH 至 7.0）。

2. 去离子甲酰胺（DF） 将 10g 混合离子交换树脂加入 100ml 甲酰胺中，电磁搅拌 30min，用纤维素定性滤纸进行过滤。

3. 70% 甲酰胺/2 × SSC 35ml 甲酰胺，5ml 20 × SSC，10ml 水。

4. 50% 甲酰胺/2 × SSC 100ml 甲酰胺，20ml 20 × SSC，80ml 水。

5. 50% 硫酸葡聚糖（DS） 65℃ 水浴中融化，4℃ 或 -20℃ 保存。

6. 70%、85% 和 100% 冰乙醇。

7. 1 × PBS 130mmol/L NaCl，10mmol/L 磷酸钠缓冲液，调 pH 至 7.2。

8. 杂交液 8μl 体积分数 25% DS，20μl 20 × SSC 混合（或 40μl 体积分数 50% DS，20μl 20 × SSC，40μl ddH$_2$O 混合）。取上述混合液 50μl，与 5μl DF 混合即成。其终浓度为体积分数 10% DS，2 × SSC，体积分数 50% DF。

9. PI/antifade（抗淬灭剂）溶液

PI 原液：先以双蒸水配置溶液，浓度为 100μg/ml，取出 1ml，加 39ml 双蒸水，使终浓度为 2.5μg/ml。

Antifade 原液：以 PBS 缓冲液配制该溶液，使其浓度为 10mg/ml，用 0.5mmol/L 的 NaHCO$_3$ 调 pH 值为 8.0。取上述溶液 1ml，加 9ml 甘油，混匀。

PI/antifade 溶液：PI 与 antifade 原液按体积比 1∶9 比例充分混匀，-20℃ 保存备用。

10. 封闭液 Ⅰ 体积分数 5% BSA 3ml，20 × SSC 1ml，ddH$_2$O 1ml，Tween20 5μl 混合。

11. 封闭液 Ⅱ 体积分数 5% BSA 3ml，20 × SSC 1ml，山羊血清 250μl，ddH$_2$O 750μl，Tween20 5μl 混合。

12. 洗脱液 100ml 20 × SSC，加水至 500ml，加 Tween20 500μl。

13. 异硫氰酸荧光素标记的亲和素（avidin – FITC）。

14. 抗亲和素（antiavidin）。

三、试验步骤

（一）探针的变性 将探针在 78℃恒温水浴变性 5min，立即置于 0℃ 5～10min，使双链 DNA 探针变性。

（二）标本变性

1. 将制备好的人外周血中期染色体细胞标本用刻刀在玻片上划出 25mm × 25mm 的拟杂交区，于 55～60℃烤片 2～3h（经 Giemsa 染色的标本需预先在固定液中褪色后再烤片）。

2. 取出玻片标本，将其浸在 70～75℃的 70% 甲酰胺/2 × SSC 的变性液中变性 2～3min。

3. 立即按顺序将标本经 70%、85% 和 100% 冰乙醇脱水各 2min，然后空气干燥。

（三）杂交 杂交液 85℃变性 5min，0℃冰浴 10min，滴加至切片；将已变性或预退火的 DNA 探针 10μl 置 37℃水浴 5min，加于变性的染色体标本拟杂交区，以盖玻片覆盖，封片，置于潮湿暗盒中 37℃孵育 12～16h。

（四）洗脱 此步骤有助于除去非特异性结合的探针，从而降低本底。

1. 杂交次日，将标本从 37℃温箱中取出，用镊子小心去除盖玻片。将已杂交的玻片标本放置于已预热 42℃的 50% 甲酰胺/2 × SSC 中洗涤 3 次，每次 5min。

2. 在已预热 42℃1 × SSC 中洗涤 3 次，每次 5min。

3. 室温下将标本于 2 × SSC 轻洗一下。

4. 切片放入 1 × PBS 待检测，勿使切片干燥

（五）杂交信号的放大

1. 从 1 × PBS 中取出切片，斜置切片使液体排出。

2. 在玻片的杂交区加 150μl 封闭液 Ⅰ，用保鲜膜覆盖，37℃温育 15min。

3. 去掉保鲜膜，再加 150μl avidin – FITC 于标本上，用保鲜膜覆盖，37℃继续温育 40min。

4. 取出标本，将其放入预热 42℃的洗脱液中洗涤 3 次，每次 5min。

5. 在杂交部位加 150μl 封闭液 Ⅱ，用保鲜膜覆盖，37℃温育 15min。

6. 去掉保鲜膜，再加 150μl antiavidin 于标本上，覆盖新的保鲜膜，37℃继续温育 40min。

7. 取出标本，将其放入已预热 42～50℃的新洗脱液中洗涤 3 次，每次 5min。

8. 重复步骤 2、3、4 再于 2 × SSC 中室温清洗一下。

9. 取出玻片，自然干燥。

（六）细胞核染色 取 200μl PI/antifade 染液滴加在玻片标本上，盖上盖玻片，并在室温下孵育 2～5min。

尽可能快的在荧光显微镜下观察或封闭盒内保存在 – 20℃冰箱。切片在染色之后 1h 内可以在显微镜下观察

（七）封片　可采用不同类型的封片液。如果封片液中不含有 Mowiol（可使封片液产生自封闭作用），为防止盖片与载片之间的溶液挥发，可使用指甲油将盖片周围封闭。封好的玻片标本可以在 – 20 ~ – 70℃ 的冰箱中的暗盒中保持数月之久。

（八）荧光显微镜观察　先在可见光源下找到具有细胞分裂相的视野，然后打开荧光激发光源，FITC 的激发波长为 490nm。细胞被 PI 染成红色，而经 FITC 标记的探针所在的位置发出绿色荧光。照像记录实验结果，利用荧光原位杂交分析软件进行分析。

表 32 – 2　所用不同荧光标记分子的激发光和发射光波长及滤光镜选择

荧光染料	激发波长（nm）	发散波长（nm）	适用激发光
异硫氰酸荧光素（FITC）	490	520	IB
异硫氰酸四甲基罗丹明	511	572	IG
德克萨斯红	596	620	IY
色霉素	450	570	B，BV
2′［4 – 羟基苯］ – 5 – ［4 – 甲基 – 1 – 哌嗪］ – 2，5′二 – 1H – 苯并咪唑	365	465	U
碘化丙啶	530	615	IB，G，IG
罗丹明毒伞素	550	580	G，IG
4，6 – 二氨基 – 2 – 苯基吲哚	372	456	U

四、方法评注

与放射性同位素标记相比，FISH 技术具有以下的优点：①操作简易快速，从收集标本到得出结果只要 1 ~ 2d 时间；②采用生物素、荧光素等标记的探针，比用放射性同位素标记探针更为经济、安全，有着较好的稳定性和灵敏度。

第三节　DNA 加合物检测

一、原理

DNA 加合物是亲电性化合物及其代谢产物和生物体内的 DNA 形成的共价结合产物，是 DNA 化学损伤的最普遍形式。^{32}P – 后标记法是目前测定 DNA 加合物最常用的一种方法。其基本原理是：经分离纯化得到的 DNA 样品，在脾磷酸二酯酶、微球菌核酸酶作用下，可完全水解为 3′端单磷酸脱氧核苷酸，将此 DNA 水解产物用核酸酶 P1 处理，该酶可选择性地作用于正常 3′单磷酸核苷酸，使其去磷酸化，而带有加合物的单核苷酸可抑制核酸酶 P1 的去

磷酸化作用，即通过消除正常的核苷酸来富集加合物的核苷酸。在特异的 T4 多聚核苷酸激酶的作用下，将具有高度特异活性的 $^{32}P-ATP$ 的磷酸根基团转移到加合的核苷酸的 $5'-羟$ 基末端，使其形成 $3'-5'$ 二磷酸核苷，而去磷酸的正常核苷酸不发生此反应。将标记的加合物通过薄层层析分离，再经放射自显影确定加合物核苷酸在层析板上的位置，用液闪仪进行放射性计数，可推算其相对加合物标记值（RAL）。

二、试验材料

Tris 碱、乙二胺四乙酸二钠盐·$2H_2O$（EDTA）、RNA 酶 A（RNase）、蛋白酶 K、十二烷基磺酸钠（SDS）、氯仿、异戊醇。脾磷酸二酯酶（SPD）、微球菌核酸酶（MN）、核酸酶 P1、T4 多聚核苷酸激酶（T4-PNK）、腺苷三磷酸双磷酸酶（Apy）、$[\gamma-^{32}P]$ ATP。医用 X 线片、LS6000 液闪计数仪、PEI-cellulose 薄层层析板。

三、试剂配制

（一）琥珀酸钠-氯化钙缓冲液 100mM 琥珀酸钠、50mM 氯化钙、pH 6.0。

（二）激酶缓冲液 200mM Bicine、100mM $MgCl_2$、100mM DTT、100mM 亚精胺、pH 9.7。

四、试验步骤

（一）DNA 提取及定量

1. 将大鼠新鲜肺组织 0.1～0.2g 置于 0.5ml Tris 缓冲液（含 5mmol/L EDTA，0.5% SDS）中匀浆. 加入 lmg RNA 酶 A，37℃ 水浴 1h。

2. 加入 lmg 蛋白酶 K，混匀，52℃水浴过夜。

3. 加入 700μl Tris 饱和酚，轻轻混匀约 20min，使蛋白质变性。室温下 10 000r/min，离心 10min，分离有机相和水相，小心将上层水相转移至另外一个干燥洁净的 1.5ml EP 管中。

4. 再用 600μl 等体积的酚:氯仿:异戊醇和 600μl 等体积的氯仿:异戊醇各抽提一次。

5. 加等体积异丙醇以沉淀上清中的 DNA，4℃、1 2000r/min，离心 15min，收集沉淀的 DNA。

6. 加等体积预冷的无水乙醇沉淀上清中的 DNA，4℃、1 2000r/min，离心 15min，收集沉淀的 DNA。

7. 加入 500μl 70% 乙醇洗涤沉淀和管壁，稍稍离心后倒去 70% 乙醇，室温下，静置15～20min，使 DNA 沉淀自然干燥。

8. 加入 100μl TE 缓冲液，4℃过夜溶解 DNA。

9. 测定 A_{260nm} 和 A_{280nm} 的光密度（OD）值，计算 DNA 浓度和纯度。

（二）^{32}P 后标记方法测定 DNA 加合物

1. DNA 酶解和后标记过程

（1）在 2:1 琥珀酸钠-氯化钙缓冲体系中加入 0.4U MN 及 0.02U SPD，5μgDNA，37℃水浴 2h，酶解 DNA。

（2）向 DNA 消化液中加入 5μg 核酸酶 P1，0.25M 醋酸钠 2μl，0.3M 氯化锌 1.5μl，

37℃水浴40min，将正常的单核苷酸水解，使带加合基团的核苷酸相对含量增加。

（3）加入 0.5M Tris 碱 1.75μl，0.75μl 激酶缓冲液，T_4-PNK 10U，$[\gamma-^{32}P]$ ATP 30μCi，37℃水浴1h，标记 DNA。

（4）加入 Apy 0.1U，37℃水浴40min，水解多余的 $[\gamma-^{32}P]$ ATP。

2. 使用薄层层析法纯化和分离加合物

（1）取 10cm×10cm 的 PEI-cellulose 薄层层析板，在其左下角顶点 1.8cm×1.8cm 处点上上述处理后的 DNA 溶液5μl，用 1mol/L 磷酸钠溶液（pH 6.0）对薄板进行第一次层析，过夜。

（2）用 4.5mol/L 甲酸锂（含 8.5 mol/L 尿素，pH 3.5）在与第一次展层相反的方向进行第二次展层，使加合物在 Y 轴方向展开，层析时间 3~5h。

（3）用 0.5mol/L Tris 缓冲液（含 0.8 mol/L 氯化锂，8.5mol/L 尿素，pH 8.0）在与第二次展层垂直的方向进行第三次展层，加合物在 X 轴方向展开，层析时间 1~2h。

（4）第四次用 1.7 mol/L 磷酸钠（pH 5.5）在与第三次相同的方向展层以进一步固定加合物，并进一步去除薄板上的非加合物放射性。每次层析时均在薄层板上端接有约10cm 长滤纸，使展层更充分，每次层析后均将薄层板用双蒸水漂洗，晾干。

3. 放射自显影与液闪计数

（1）放射自显影：将干燥的 PEI 层析板放在 X 线片暗匣中，上盖 X 线胶片和磷钨酸钙增感屏，于暗室中压片，-80℃放射自显影3天，取出暗匣，在暗室中将 X 线片显影、定影，得到 DNA 加合物的放射自显影图谱。

（2）液闪仪定量：将层析板与 X 线片重叠，找出层析板上与显影斑点相对的区域，确定加合物在层析板上的位置，刮取层析板加合物所在处的 PEI 纤维素放入闪烁杯中，同时刮取阴性对照点同样大小的 PEI 纤维素为本底对照，放入液闪杯中，加入10ml 闪烁液，用液闪计数仪定量，测其放射性计数 cpm 值。

（3）相对加合物标记值（relative adduct labelling，RAL）的计算　RAL =（DNA 加合物的 cpm - 本底 cpm）/（3240×DNAμg 数×3.75×10^6）

五、方法评注

^{32}P 后标记法目前广泛用于人体 DNA 加合物的测定。这种方法的灵敏度高（通常可以达到1个加合物/10^{10}个核苷酸），而且 DNA 用量少（2~10μg），所测得 DNA 加合物水平与人体接受暴露水平相关性较好。理论上所有已知或未知的 DNA 加合物都可以用^{32}P 后标记法检测，因此缺乏化学特异性，且该法很难确定 DNA 加合物的化学结构。

第四节　DNA 微阵列分析

一、原理

DNA 微阵列（DNA microarrays，又称 DNA 芯片、基因芯片）是基于核酸探针互补杂交的原理而研制的，是指将目的 DNA（可以是 cDNA 或 DNA 片段）用自动化设备点在固体支持物上，DNA 经固定化后，用不同颜色的荧光标记的探针对这些 DNA 同时进行杂交，根据杂交结果呈现的不同颜色，经计算机分析后得到关于基因表达情况的数据。所谓核酸探针只是一段人工合成的碱基序列，在探针上连接上一些可检测的物质，按照碱基互补的原则，利用基因探针到基因混合物中识别特定基因。常用的固体支持物有载玻片和滤膜。良好的固体支持物是基因芯片技术的基本条件。

二、试验材料

（一）器材

玻片（Gold Seal #3010）、杂交盒、PCR 仪（Biometra）、低速离心机、标准台式加热装置（VWR Scientific Products H2025 – 1）、水浴摇床、真空烘箱、Microcon 30 微浓缩器、芯片点样仪（OmniGrid™ Microarrayer）、激光共聚焦扫描仪（GenePi×4000B array scanner）。

（二）试剂

1. NaOH。

2. 100%、95% 乙醇。

3. Poly – L – lysine。

4. Taq 聚合酶（PCR 法制备时）。

5. PCR 快速纯化试剂盒。

6. 10mol/L 醋酸铵。

7. ddH$_2$O。

8. 异丙醇。

9. 丁二酸酐。

10. 硼酸钠（1M，pH 8.0）。

11. 1，2 – 甲基吡咯烷酮。

12. RT – PCR 反转录试剂盒。

13. 0.1mol/L DTT。

14. 10mmol/L dATP、dGTP、dTTP，1mmol/L dTTP，1mmol/Lcy3 或 cy5 – dUTP。

15. 20×SSC。

16. 10% SDS。

17. 人 cot – 1 DNA。

18. Oligo – dA（40～60）。

19. 酵母 t – RNA。

20. 3mmol/LNaAc。

21. 25mmol/L MgCl$_2$。

三、试验步骤

（一）芯片微矩阵制备

1. 靶 DNA 的选择　从本质上讲，因为任何双链 DNA 样本（以及大部分单链 DNA 样本）都能被点在处理过的玻璃片上，所以点片用的靶 DNA 选择很大程度上取决于所要研究的基因可获得程度。

（1）加入 $10\mu l$ 醋酸铵（3mol/L，pH 5.2），再加 $110\mu l$ 异丙醇。

（2）置孔版于 $-20^{\circ}\!C$，1h（如果时间不允许，这一步可省略）；$4^{\circ}\!C$ 下，3500g（或 3 500rpm）离心沉淀1h。

（3）弃上清，用 $100\mu l$ 70% 乙醇（用95% 乙醇配制）洗沉淀，再离心 30min，吸去或轻轻倒出液体，浓缩干燥沉淀（要防止灰尘）。

（4）在 $10\sim 15\mu l$ 3×SSC（pH 7.0）中重悬沉淀，$4^{\circ}\!C$ 下至少放置 12h，避免蒸发（因为过多的盐及 DNA 的浓缩会影响点片），$4^{\circ}\!C$ 或 $-20^{\circ}\!C$ 储存，备用点片。

2. 玻片的制备

（1）将 50g 氢氧化钠颗粒溶解到 200ml 双蒸水中。

（2）加 300ml 95% 乙醇，搅拌至溶液变清澈。

（3）将溶液倒入载玻片盒内，在清洗液中完全浸没玻片至少 2h。

（4）用双蒸水清洗载玻片 5 次，每次 5min（保持玻片浸没在 ddH_2O 中，一旦洗净载玻片，它们暴露于空气中的时间越短越好，因为灰尘会影响修饰和点片的过程）。

（5）制备多聚赖氨酸溶液：35ml 多聚赖氨酸〔0.1%（w/v）溶于水〕与 35ml 灭菌过滤组织培养用 PBS（不含 Mg^{2+}、Ca^{2+}）及 280ml 双蒸水混合。

（6）把玻片架移进多聚赖氨酸溶液中，振荡 1h。

（7）把修饰处理过的载玻片在双蒸水中洗 1min，上下抽动 5 次。

（8）把玻片架离心以去除多余的液体（5min，室温下，1 000rpm）。

（9）用铝箔包裹干燥的玻片，防止灰尘。把包好的玻片架放进一个真空干燥炉中，10min，$45^{\circ}\!C$ 真空干燥。

（10）把玻片从铝箔中取出放进一个干净的塑料玻片架上，用封紧的玻片盒室温贮存。这些玻片不能马上用于点片，必须被固化（或风化）至少数周，使其表面充分疏水干燥（玻片一般在修饰处理一个月后用于点片）。

在标准点片操作中，载玻片被固定在一个平台上，溶于 3×SSC 的 DNA 样本放置于 96 或 384 孔版中，机械手上有一束专用的弹性载样点片针，这些点片针可伸入相邻的装有 DNA 样品的孔中，吸取 DNA 样品溶液。然后在多个 poly-L-lysine 处理过的玻片上特定位置点一小滴 DNA，在每张载玻片上点完 DNA 后要清洗和烘干点样针，然后吸取下一批 DNA 样本，并在距上一次点片位置很小距离的新位置上重复此过程，从而形成高密度的点阵。

3. 玻片的后处理　点样后的微阵列用于杂交前还需要四个步骤的处理：再次水合化和快速干燥、UV 交联、封闭、变性。

再次水合化：为了使 DNA 在点样的各处均匀分布，需将在点样过程中很快干燥的各点再次水合化并快速干燥。将标准台式加热装置的金属板翻转过来并升温至 $80^{\circ}\!C$。在一个用塑料制成的玻片水合舱的水池中装入热水（$50\sim 60^{\circ}\!C$），将每张玻片的点样面接近水面，让整气水合各基因点，直至可以看到所有点出现折射光（一般需 $15\sim 60s$），立即将玻片放在电热板上，点样面朝上，直至干燥（$5\sim 50s$）。

UV 交联：玻片经再次水合和快速干燥后，以 60mJ 紫外线照射将 DNA 交联到玻片上。

封闭：①取 335ml 水倒入一烧杯中，并在杯子外壁标记液面位置；②将水倒掉，用

95%乙醇冲洗烧杯并擦干，放入一磁力搅拌棒。将烧杯置于磁力搅拌器上；③量取6g丁二酸酐放入烧杯，迅速倒入1,2－甲基吡咯烷酮至335ml标记线，高速搅拌；④待丁二酸酐溶解后，立即加入15ml硼酸钠（1M，pH 8.0）混匀，将溶液倒入玻璃缸中，将玻片置于玻片槽中并迅速浸于液面下，上下晃动玻片5次；⑤将玻片槽封口，并轻轻摇晃玻片槽15min。

变性：封闭结束后迅速将玻片放入97℃的水中，上下提拉晃动3~5次，并水浴2min，后将玻片立即放入装有95%乙醇的玻璃缸。上下提拉玻片槽约1min，最后将玻片放入离心机500rpm甩干备用。

（二）探针制备及标记

分离RNA：一个实验对标本的需求量至少1μg（越多越好）mRNA（或100μg总RNA）以用作合成荧光标记cDNA探针的模板。

1. PCR标记法

（1）将2μg待标记的样品DNA加入到PCR管中。

（2）在冰上加：反应缓冲液5μl、25mmol/L MgCl₂ 4μl、10mmol/L dATP－dTGP－dCTP 1μl、1mmol/L dTTP 1μl、10μmol/L引物混合物1μl、ddH₂O 36.5μl、0.1mmol/Lcy3或cy5－dUTP 1μl、Taq DNA聚合酶0.5μl。

（3）混匀上述试剂后，将PCR反应管置于PCR仪中，按下列程序进行PCR反应：①94℃，2min；②94℃，45s；③53℃，45s；④72℃，45s；⑤重复②~④33次；⑥72℃，7min；⑦PCR仪设置为4℃；⑧取出PCR反应管，－20℃避光保存待杂交。

2. 直接沉淀法纯化

（1）加入：10μg/μl tRNA 6μl、3mmol/L NaAc 6μl、100%乙醇150μl，13000rpm离心30min。

（2）75%乙醇洗涤3次，－20℃干燥备用。

（三）杂交与洗涤

1. 将芯片和探针分别于95℃水浴变性3~5min。

2. 将12μl样品吸加到阵列中央，注意不要碰到离心管中任何沉淀并避免形成气泡。用盖玻片封片（小心不要有气泡！）。

3. 在玻片的另一区域加5μl 3×SSC，以提供杂交舱内湿度，由此可以确保杂交过程中探针混合物不会蒸干。

4. 将玻片放入封口的杂交舱中，于65℃水浴杂交6~12h。

5. 杂交后将玻片浸入盛有洗液2（1×SSC）的玻片槽中（玻片点样面朝下）。

6. 剥落盖玻片后，晃动几次然后移入盛有洗液2（1×SSC）的玻片槽中（小心操作！尽可能减少洗液1混入玻片槽2中，因为SDS会干扰玻片图像质量），轻柔摇晃玻片槽3min。

7. 移入盛有洗液3（0.2×SSC）的玻片槽中洗涤3min，晾干。

（四）检测分析结果　晾干后，用激光共聚焦扫描仪（GenePix 4000B array scanner）扫描杂交后的荧光信号。利用相关软件进行荧光信号强度、方差分析的数据处理。

四、注意事项

1. 取几片修饰好的玻片进行试用，只有小量玻片测试成功，同一批次的大量玻片才能用于真正的点样。

2. Poly – L – lysine 修饰玻片的最后步骤必须将玻片放在塑料玻片架上，由于木头和软木塞有可能会使玻片上粘上粒子，最好不用。

3. 在封闭液的 SDS 或清洗杂交后玻片时，注意不要沾染过多的 SDS，因为过多 SDS 会对杂交反应产生负影响并会干扰玻片图像质量。

第五节　细胞凋亡分析

细胞凋亡（apoptosis）又叫程序性细胞死亡（programmed cell death，PCD），是细胞生长发育中受到一系列基因调控而发生的正常的自发性死亡现象。在形态上表现为细胞皱缩、体积缩小、胞质凝缩、染色质凝聚、胞质出芽发泡并形成由胞膜包裹的凋亡小体（apoptosis body）。凋亡的生化特性主要表现为胞核内染色质 DNA 恰好在核小体与核小体的连接部位被切断而降解，产生不同长度但均为 180～200bp 整倍数的寡聚核小体片段。下面介绍几种常用的细胞凋亡的检测方法。

一、常规的琼制糖凝胶电泳

（一）原理　内源性核酸内切酶可将凋亡细胞的核小体间的连接 DNA 降解，形成长度为 180～200bp 整倍数的寡核苷酸片段，将这些 DNA 片段从细胞中提取出来，通过琼制糖凝胶电泳可检测凋亡细胞的核小体间断裂，UV 灯下观察可见特征性的"梯状（ladder）"带。

（二）试验材料

1. 器材　电炉、电泳槽、电泳仪、紫外分析仪、离心管。

2. 试剂

（1）磷酸缓冲液（PBS，pH 7.4）：K_2HPO_4 1.392g，$NaH_2PO_4 \cdot H_2O$ 0.276g，NaCl 8.77g，溶于 900ml 蒸馏水，调 pH 至 7.4，并用蒸馏水补足至 1 000ml。

（2）细胞裂解液：10mmol/L Tris – HCl，pH 8.0，10mmol/L NaCl，10mmol/L EDTA，100μg/ml 蛋白酶 K，1% SDS。

（3）酚/氯仿/异戊醇（25∶24∶1）缓冲液：将 Tris – HCl 平衡酚与等体积的氯仿/异戊醇（24∶1）混合均匀后，移入棕色瓶中 4℃保存。

（4）10 × TE 缓冲液（pH 7.4）：1mol/L Tris – HCl（pH 7.4）20ml，0.5mol/L EDTA（pH 8.0）4ml，去离子水定容至 200ml。

（5）6 × 样品缓冲液：0.25% 溴酚蓝，40% 蔗糖，加水溶解，4℃保存。

（6）5 × TBE 电泳缓冲液：Tris 碱 27g，硼酸 13.75g，0.5mol/L EDTA（pH8.0）20ml，加水定容至 500ml。

（三）试验步骤

1. 收集细胞样本，于 4℃离心 4 000r/min，离心 10min。

2. 预冷 PBS 洗涤后，再于4℃离心4 000r/min，离心10min，去上清，调节细胞浓度为 5×10^5 或 2×10^6 个/ml。

3. 加入50μl 细胞裂解液，混匀，于37℃水浴保温至混合物变得清亮，然后1200rpm/min，离心5min，将上清液移至另一离心管中。

4. 利用等体积的酚/氯仿/异戊醇和氯仿抽提，4℃，10 000r/min，离心10min，将上清转移至新的 Eppendorf 管。

5. 加入2倍体积冰冻无水乙醇，－20℃过夜以沉淀 DNA，次日取出，4℃，10 000r/min，离心20min，收集沉淀。

6. DNA 沉淀物用80%乙醇洗一次，空气干燥后，溶于20μl TE 缓冲液中，37℃保温1h。

7. 加4μl 样品缓冲液，混匀，加到含有 $0.5\mu g/ml$ 溴化乙锭的1.5%琼脂糖凝胶的样品孔中，在 $1 \times TBE$ 电泳缓冲液中进行电泳（85V，1h）。

8. 结果观察　取出凝胶，在紫外分析仪下观察并记录结果。

（四）结果观察　正常活细胞 DNA 显基因组条带位于加样孔附近，坏死细胞由于其 DNA 的不规则降解显一条连续的膜状条带，凋亡细胞的 DNA 则因为 DNA 降解为180bp 或其多聚体组成的寡核苷酸片段显"梯状（ladder）"条带。

（五）方法评注

1. 此法只能进行定性检测，不能对凋亡细胞进行定量。

2. EB 为致癌物，操作时务必戴上手套。

二、脱氧核糖核苷酸末端转移酶介导的缺口末端标记法（TUNEL 法）

（一）原理　生物素标记的 dUTP 在脱氧核糖核苷酸末端转移酶（TdT）的作用下，可掺入到凋亡细胞核双链或单链 DNA 断链的 3′－OH 末端，与 dATP 形成异多聚体，并可与连接了过氧化物酶的链霉亲和素（streptavidin）特异结合，在底物二氨基联苯胺（DAB）存在下，产生很强的颜色反应，特异准确地定位出正在凋亡的细胞，故可在普通光学显微镜下观察。

（二）试验材料

1. 器材　恒温水浴箱、载玻片、切片机、显微镜、湿盒、吸管、移液器。

2. 试剂

（1）蛋白酶 K：200μg/ml，pH7.4。

（2）2%（V/V）过氧化氢（H_2O_2）。

（3）TdT 酶缓冲液（新鲜配制）：称取29.96g 二甲砷酸钠，0.238g 氯化钴溶于15mmol/L Tris·Cl（pH 7.2）中，定容至1000ml。

（4）洗涤与中止反应缓冲液（TB 缓冲液）：NaCl 17.4g，柠檬酸钠8.82g 溶于蒸馏水，定容至1000ml。

（5）TdT 酶/生物素－dUTP 混合液：TdT 酶缓冲液 168μl，TdT 酶（50U/μl）1μl，生物素－dUTP 1μl。

（6）亲和素－过氧化物酶工作液：用含1%BSA 的 PBS 将亲和素－过氧化物酶稀释80～

100 倍。

（7）二氨基联苯（DAB）溶液：DAB 5mg 溶于 10ml PBS 缓冲液（pH7.4），临用前过滤后，加 H_2O_2 至终浓度为 0.02%（V/V）。

（三）试验步骤

1. 标本预处理

（1）石蜡包埋的组织切片：将组织切片用二甲苯洗两次，每次 5min；用无水乙醇洗两次，每次 3min；用 95% 乙醇和 90% 乙醇各洗一次，每次 3min；用蒸馏水洗 4 次，每次 2min，然后按步骤 2 操作。

（2）冰冻组织切片：将冰冻组织切片置 10% 中性甲醛中，室温固定 10min，PBS 洗两次，每次 5min，然后置乙醇：乙酸（2:1）的溶液中，于 −20℃ 处理 5min，去除多余液体。用 PBS 洗两次，每次 5min，然后按步骤 2 操作。

（3）培养或从组织分离的细胞：将约 $5 × 10^7$ 个/ml 细胞于 4% 中性甲醛室温固定 10min。在载玻片上叠加 50~100μl 细胞悬液并使之干燥。用 PBS 洗两次，每次 5min，然后按步骤 2 操作。

2. 将切片置蛋白酶 K 溶液中，以封闭内源性过氧化物酶活性，于 37℃ 孵育 15min，再用 PBS 洗 3 次，每次 5min。

3. 将切片置 2% H_2O_2 溶液中，室温反应 5min，再用 PBS 洗两次，每次 5min。

4. TdT 酶缓冲液洗一次，滴加 54μl TdT 酶/生物素 − dUTP 混合液，置湿盒中于 37℃ 过夜（注：阴性染色对照，加不含 TdT 酶的反应液）。

5. 将切片置 TB 缓冲液中 15min 以中止反应，用 PBS 洗 3 次，每次 5min。

6. 加 2% BSA 室温封闭 10min。

7. 置 1:80 稀释的亲和素 − 过氧化物酶工作液中，于 37℃ 反应 30min，PBS 洗 3 次，每次 5min。

8. 置 DAB 工作液中室温反应 3~6min，用 PBS 洗 4 次，每次 5min。

9. HE 染液染色 5min，用蒸馏水洗 3 次，再用 100% 正丁醇洗 3 次。

10. 二甲苯脱水 3 次，每次 2min，封片、干燥后，在光学显微镜下观察并记录实验结果。

（四）结果观察　光镜下凋亡细胞的核呈棕色或棕褐色着染，细胞核形态呈碎点状，不规整，大小不一致。正常非凋亡细胞和阴性对照核被染为蓝色，核相对较大，形态大小较为一致。计数凋亡细胞。

必须设立阳性和阴性细胞对照。阳性对照的切片可使用 DNaseI 部分降解的标本，阳性细胞对照可使用地塞米松（1μmol/L）处理 3~4h 的大、小鼠胸腺细胞或人外周血淋巴细胞。阴性对照不加 TdT 酶，其余步骤同实验组。

（五）方法评注　此法的缺陷在于费用比较昂贵，且耗时，不能将凋亡细胞与坏死细胞区分开。

三、流式细胞仪检测细胞凋亡（Annexin V/PI 双染色法）

（一）原理　Annexin V 是一种 Ca^{2+} 依赖的磷脂结合蛋白，对磷脂类如磷脂酰丝氨酸（PS）有高度的亲和性，可以敏感地检测暴露于细胞膜表面的 PS。但 PS 转移到细胞膜外不是凋亡所特有的，也可发生在细胞坏死中，两种细胞死亡方式间的差别在于凋亡的初始阶段细胞膜是完好的，而细胞坏死在前其早期阶段细胞膜的完整性就破坏了。碘化丙啶（PI）是一种核酸染料，它不能透过完整的细胞膜，但能够透过凋亡中晚期的细胞的细胞膜而使细胞核红染。细胞膜有损伤的 DNA 可被 PI 着色，而正常活细胞和凋亡细胞不会着色，二者结合起来即可在流式细胞仪上加以区分。

（二）试验材料

1. 器材　离心机、流式细胞仪、离心管、吸管。

2. 试剂

（1）孵育缓冲液：10mmol/L HEPES/NaOH，pH 7.4，140mmol/L NaCl，5mmol/L $CaCl_2$。

（2）标记液：将 FITC – Annexin V 和 PI 加入到孵育缓冲液中，终浓度均为 $1\mu g/ml$。

（三）试验步骤

1. 细胞收集　悬浮细胞直接收集到 10ml 的离心管中，而贴壁细胞先用滴管轻轻吹打，细胞凋亡一经吹打就可能脱壁，收集到 10ml 的离心管中，没脱壁的细胞用 0.02% 的 EDTA 消化或用刮勺刮落细胞使之脱壁，每样本细胞数为 $(1\sim5)\times10^6$，$500\sim1\,000r/min$ 离心 5min，弃去培养液。

2. 用孵育缓冲液洗 1 次，$500\sim1\,000r/min$，离心 5min。

3. 用 $100\mu l$ 的标记溶液重悬细胞，室温下避光孵育 $10\sim15min$。

4. $500\sim1\,000r/min$ 离心 5min，沉淀细胞，孵育缓冲液洗一次。

5. 加入荧光（SA – FLOUS）溶液 4℃ 下孵育 20min，避光并不时震动。

6. 流式细胞仪分析　流式细胞仪激发光波长用 488nm，用一波长为 515nm 的通带滤器（bandpass filter）检测 FITC 荧光，另一波长大于 560nm 的滤器检测 PI。

（四）结果观察　凋亡细胞对所有用于细胞活性鉴定的染料如 PI 有拒染性，坏死细胞则不能。细胞膜有损伤的细胞的 DNA 可被 PI 着染产生红色荧光，而细胞膜保持完好的细胞则不会有红色荧光产生。因此，在细胞凋亡的早期 PI 不会着染而没有红色荧光信号。正常活细胞与此相似。在双变量流式细胞仪的散点图上，左下象限显示活细胞，为（$FITC^-/PI^-$）；右上象限是非活细胞，即坏死细胞，为（$FITC^+/PI^+$）；而右下象限为凋亡细胞，显现（$FITC^+/PI^-$）。

（五）方法评注　此法能将凋亡细胞与坏死细胞区分开，主要用于定量检测，用于检测早期细胞凋亡，省时，结果也很可靠，是目前最理想的检测细胞凋亡的方法。

（田凤挈）

参 考 文 献

1. 祝寿芬，裴秋玲. 现代毒理学基础. 北京：中国协和医科大学出版社，2003

2. Klaassen CD，Toxicology. The Basic Science of Poison. 6th ed. McGraw－Hill，2001

3. Stine KE，Brown TM. Principles of toxicology. CRC Press，2006，15～47

4. Nelson DR，Zeldin DC，Hoffman SMG，et al. Comparison of cytochrome P450（CYP）gene from the mouse and human genomes，including nomenclature recommendations for genes，pseudogenes and alternative－splice variants. Pharmacogenetics，2004，14（1）：1～17

5. Nebert DW，Dalton TP. The role of cytochrome P450 enzymes in endogenous signaling pathways and environmental carcinogenesis. Nature Reviews，2006，6：947～960

6. Krueger SK，Williams DE. Mammalian flavin－containing monooxygenases：structure/function，genetic polymorphisms and role in drug metabolism. Pharmacology & Therapeutics，2005，106：357～387

7. 张宗炳. 杀虫剂的分子毒理学. 北京：农业出版社，1987

8. 童建，冯致英. 环境化学物的联合毒作用. 上海：上海科学技术文献出版社，1994

9. 张铣，刘毓谷. 毒理学. 北京：北京医科大学·中国协和医科大学联合出版社，1997

10. 姚宏伟，王心如. 职业性有害因素的联合作用评价. 中国职业医学，2001，28（2）：50～51

11. 童智敏. 有害因素联合作用评价. 职业与健康，2006，22（12）：885～887

12. Hodgson E & Levi PE Ed. 《A Textbook of Modern Toxicology》. New York，Elsevier，1987

13. Wallace AW. 《Principles and Methods of Toxcicology》. 3th edition New York. Raven Press，1994

14. Hayes AW Ed. 《Principles and Methods of Toxicology》 New York，Raven Press 1986

15. Casarett & Doull's 《Toxicology（The Basic Science of poisons）》. 6th Edition 北京：人民卫生出版社（英文版），Mcgraw－hill 2002

16. 周宗灿. 毒理学教程. 第3版. 北京：北京大学医学出版社，2006

17. 孟紫强. 环境毒理学基础. 北京：高等教育出版社，2003

18. 李勇译. 发育毒理学. 见 Curtis D Klaassen原著. 黄吉武，周宗灿主译. 卡萨瑞特 道尔毒理学－毒物的基础科学. 北京：人民卫生出版社，2005

19. Ronald D Hood. Developmental and reproductive toxicology－a practical approach. 2nd Edition，CRC Taylor & Francis，Boca Roton，2007

20. 胡渝华. 发育毒性与致畸作用. 见：王心如主编. 毒理学基础. 第4版. 北京：人民卫生出版社，2005

21. Ronald D Hood. Handbook of Developmental toxicology. CRC Taylor & Francis，Boca Roton，1997

22. 周宗灿. 毒理学基础. 第2版. 北京：北京医科大学出版社，2000

23. 张铣，刘毓谷. 毒理学. 北京：北京医科大学·中国协和医科大学联合出版社，1997

24. 郝卫东. 食品毒理学. 北京：北京大学医学出版社，2006

25. Ernest Hodgson and Patricia E. A Textbook of Modern Toxicology. 3th ed. John Wiley & Sons，Inc. 2004

26. 金泰廙. 毒理学基础. 上海：复旦大学出版社，2003

27. 顾祖维. 现代毒理学概论. 北京：化学工业出版社，2005

28. 庄志雄. 靶器官毒理学. 北京：化学工业出版社，2006

29. 夏世钧，吴中亮. 分子毒理学基础. 武汉：湖北科技出版社，2001

30. 王心如译. 生殖系统的毒性反应. 见 Curtis D Klaassen原著. 黄吉武，周宗灿主译. 卡萨瑞特道尔毒理

学－毒物的基础科学. 北京：人民卫生出版社，2005

31. 杨增明，孙青原，夏国良主编. 生殖生物学. 北京：科学出版社，2005

32. Chapin RE, Heindel JJ Ed. Methods in Toxicology：Male reproductive Toxicology, San Diego：Academic Press, 1993

33. 吴纯启. 生殖毒性实验的技术与方法. 见：袁伯俊，廖明阳，李波主编. 药物毒理学试验的技术与方法. 北京：化学工业出版社，2007

34. 王心如. 毒理学基础. 第4版. 北京：人民卫生出版社，2004

35. Curtis D. klaassen, john B. Watkins Ⅲ. Casarett & Doull, s Essentials of Toxicology. New York：The McGraw－Hill, 2003

36. 周立国. 药物毒理学. 北京：中国医药科技出版社，2003

37. 孔志明等编著. 环境毒理学. 南京：南京大学出版社，2006

38. 郭新彪等编著. 环境健康学 北京：北京大学医学出版社，2006

39. 杨克敌等编著. 环境卫生学 北京：人民卫生出版社，2003

40. 周启星等编著. 生态毒理学. 北京：科学出版社，2006

41. 金泰廙主编. 现代毒理学. 上海：复旦大学出版社，2004

42. 李勇主编. 营养与食品卫生学. 北京：北京大学医学出版社，2005

43. 郑定仙. 我国食品毒理学回顾与展望. 中国热带医学，2006，6（10）：1880～1881

44. 张奇志，邓欢英. 我国食品安全现状及对策措施. 中国食物与营养，2006，6：10～13

45. 韩驰. 中国食品毒理学的现状和发展. 中国食品卫生杂志，2003，15（6）：481～48

46. 刘宁，沈明浩主编. 食品毒理学. 中国轻工业出版社，2006

47. 中华人民共和国国家标准：《食品安全性毒理学评价程序 GB15193. 1－2003》

48. Curtis D. Klaassen. Toxicology. 黄吉武，周宗灿主译. 北京：人民卫生出版社，2006

49. 唐小江，李来玉，夏昭林主编. 临床毒理学. 北京：化学工业出版社，2005

50. 海春旭主编. 军事卫生毒理学. 西安：第四军医大学出版社，2000

51. 欧阳子倩主编. 防化医学. 上海：上海科学技术出版社，1983

52. 罗成基，欧阳子倩主编. 核、化武器损伤防治学（军队高等医学院校教材）. 北京：人民军医出版社，1994

53. 程天民主编. 军事预防医学概论. 北京：人民军医出版社，1999

54. 余秉良，魏永嘉. 质谱学报，1995，16（2）：58～62

55. 梁宏，张恒太，张晓春，等. 卫生毒理学杂志，1999，13：219～220

56. 梁宏，刘慧荣，张恒太，等. 卫生毒理学杂志，2001，15：26～28

57. 叶琳，刘基芳，等. 中国公共卫生学报，1998，17（5）：273～274

58. 余秉良，张恒太，牟晓非，等. 航天医学与医学工程，1997，10（5）：328～332

59. 李夏青，韩德五，赵元昌，等. 解剖学杂志，1999，22（5）：433～436

60. 张德中，董泉江，刘文忠，等. 胃肠病学，1999，4（4）：215～216

61. 杨丹凤，袭著革，张华山，等. 卫生研究，2000，29（1）：30～32

62. 齐文启，孙宗光. 痕量有机污染物的监测. 北京：化学工业出版社，2001. 12

63. 国际劳工局. 职业卫生与安全百科全书. 北京：中国劳动社会保障出版社，第4版第2卷，2000

64. 孟紫强. 环境毒理学，北京：中国环境科学出版社，2000

65. 李夏青，韩德五，赵元昌. China Appl Physiol 2000, 16（2）：114～116

66. 张铭连，宁俊恩，周忠友等. 中国中医眼科杂志，1999，3

67. 董红燕，刘君卓. 环境与健康杂志，1998，6

68. 王春华，肖隶，赵红，等. 蚌埠医学院学报，1997，1

69. 潘景轩，谢强，朱振宇，等. 中国病理生理杂志，1997，5

70. 常平，戴宇飞，李桂兰，等. 中华劳动卫生职业病杂志，1999，4

71. 屈卫东，王健，吴德生，等. 乙醛对大鼠胚胎肢芽细胞增殖分化的影响研究，中国工业医学杂志 1999，1

72. 屈卫东，吴德生，张本忠，等. 中国公共卫生学报，1999，4

73. 王秀玲，金锡鹏，王旭平，等. 工业卫生与职业病，1998，6

74. 国标 GB50325 - 2001. 民用建筑工程室内环境污染控制规范. 北京：中国计划出版社，2002

75. 周国泰，吕海燕，张海峰，等. 危险化学品安全技术全书. 北京：化学工业出版社，1997

76. 蔡原. 化学毒物危险度评价. 见：张桥主编. 卫生毒理学基础（第 3 版）. 北京：人民卫生出版社，2001

77. 杨杏芬. 我国毒理学安全性评价程序. 见：张桥主编. 卫生毒理学基础. 第 3 版. 北京：人民卫生出版社，2001

78. 叶常青：做好危险评估的三个环节，中国毒理学通讯，1~4 页，6:（1），2002

79. 薛寿征：管理毒理学，张铣，刘毓谷主编. 毒理学. 北京：北京医科大学·中国医科大学联合出版社，1997

80. 夏铮铮等：计量认证/审查认可（验收）评审准则宣贯指南，国家技术监督局认证与实验室评审管理司编，中国计量出版社，2001 年 4 月，北京

81. 赵同刚主编. 卫生法. 北京：人民卫生出版社，2001 年 9 月

82. 化妆品卫生规范. 中华人民共和国卫生部. 1999 年 11 月发布

83. 《使用有毒物品作业场所劳动保护条例》：中国卫生法制杂志，10:（3），40~49 页，2002

84. 邓海：制药工业的职业毒理学. 范玉明，李毅民等译，药物安全性评价. 北京：2006

85. 刘福英，刘田福主编. 实验动物学. 北京：中国科学技术出版社，2005

86. 江朝光主编. 实用实验动物外科技术. 北京：人民军医出版社，2006

87. 王钜，陈振文主编. 现代医学实验动物学概论. 北京：中国协和医科大学出版社，2004

88. 汪开敏. 实施 GLP 与实验设施、仪器、设备、实验材料的管理. 中国药事，2001，15（5）：311~314

89. 李培忠. GLP 实验室标准操作规程的制定和管理，中国新药杂志，2003，12（5）：321~323

90. 王心如主编. 毒理学实验方法与技术. 北京：人民卫生出版社，2003

91. Burleson GR，Dean JH，Munson AE. Methods in Immunotoxicology. Vol 1 & 2 Wiley - Liss，Inc. New York 1995

92. House RV. Immunotoxicology Methods. In edited by Massaro EJ. Handbook of Human Toxicology. New York：CRC press，1997

93. 李天星主编. 现代临床免疫学检验. 北京：军事医学科学出版社，2001

94. 薛彬主编. 免疫毒理学实验方法. 北京：北京医科大学·中国协和医科大学联合出版社，1995

95. 周启星，孔繁翔，朱琳. 生态毒理学. 北京：科学出版社，2004

96. 张贵友. 普通遗传学实验指导. 北京：清华大学出版社，2003

97. 丁金凤，杨渝珍，张先恩. 基因分析和生物芯片技术. 武汉：湖北科学技术出版社，2004

98. 夏世钧，吴中亮. 分子毒理学基础. 武汉：湖北科学技术出版社，2001

99. 彭黎明，王曾礼. 细胞凋亡的基础与临床. 北京：人民卫生出版社，2000

100. 李龙，陈家堃. 现代毒理学实验技术原理与方法. 北京：化学工业出版社，2005

101. 印木泉主编. 遗传毒理学. 北京：科学出版社，2002

102. Klassen CD. Casarett and Dull's Toxicology，Six Edition. 北京：人民卫生出版社，2002

103. Gad SC. In Vitro Toxicology, second Edition, New York – London：Taylor & Francis 2000

104. 张天宝. 新药遗传毒性评价方法的研究现状和发展趋势. 癌变. 畸变. 突变，2002，14（4）：243 ~246

105. 潘学峰. 基因的自身维护与疾病的发生. 北京：科学出版社，2004

106. 小林克己，王捷. 毒理试验. 生物试验统计学方法. 沈阳：辽宁科技出版社，2003

107. 孙振球，徐勇勇. 医学统计学. 北京：人民卫生出版社，2006

108. 张文彤. SPSS 统计分析高级教程. 北京：高等教育出版社，2004

109. 陈平雁. SPSS 统计软件高级应用教程. 北京：人民军医出版社，2003

110. Gad S. C. Statistics and experimental design for toxicologists andpharmacologist. Fourth edition, London：Taylor & Francis 2006，215 ~260

111. 杨珉，李晓松. 医学和公共卫生研究常用多水平统计模型. 北京：北京大学医学出版社，2007

112. 刘昌孝，孙瑞元. 药物评价实验设计与统计学基础. 北京：军事医学科学出版社，1999

113. 贺锡雯. 毒理学安全性评价中动物替代方法的研究和应用. 中华预防医学杂志，2006，40（3）：215 ~216

114. 张天宝. 毒理学的挑战、机遇和发展卫生毒理学杂志. 2003，（1）：1 ~5

115. 张天宝. 毒物基因组学的研究现状和对毒理学今后发展的影响. 毒理学杂志，2005，19（2）：83 – 88

116. J errold J et al. Environmental Epigenocics, Imprinting and Disease Susceptibility Epigentics. 2006

117. 李寿祺. 毒理学原理与方法. 第 2 版. 成都：四川大学出版社，2002

118. Yang HM, Evans MV, SimmonsJE., Assessment of the in vivo metabolic interaction of chloroform and tri-chloroethylene in rats by closed chamber. Toxicologist. 1995，15：1058

119. 张桥. 卫生毒理学基础. 第 3 版. 北京：人民卫生出版社，2000

120. 王恩华. 病理学. 北京：高等教育出版社，2003

121. 高英茂. 组织与胚胎学. 北京：人民卫生出版社，2001

122. 王捷. 毒性病理学. 沈阳：辽宁科学技术出版社，2004

123. 吴浩，袁伯俊. 毒理学新技术与发展趋势. 中国新药杂志，2000

124. Curtis D. Klaassen Casarett & Doull's Toxicology：The Basic Science of Poison 2001 6th edition McGraw – Hill

125. 付立杰主编. 现代毒理学及其应用. 上海：上海科学技术出版社，2001

126. 宋振玉，刘耕陶. 当代药理学. 北京：北京医科大学·协和医科大学联合出版社，1994

127. 朱家璧译. 药物动力学. 第 2 版. 北京：科学出版社，1987

128. 金泰广主编. 毒理学基础. 上海：复旦大学出版社，2003

129. 李焕德主译. 毒理学基础. 长沙：湖南科学技术出版社，2006

130. Anderson ME, Clewell HJ, Frederick CB. Applying simulationmodeling to problems in toxicology and risk assessment：A short perspective. Toxicol Appl Pharmacol. 1995，133：181 ~187

131. Colins AS, Sumner SC, Borgoff SJ, Medinsky MA, A physiologycal model for tertamyl methyl ether and tert – amyl alcohol：Hypothesis testing of model structures. Toxicol Sci, 1999，49：15 ~28

132. Corley RA, Mendrala AL, Smith FA et al. Development of a PBPK model for chloroform. Toxicol Appl Pharmacol, 1990，103：512 ~527

133. Haddad S, Beliveau M, Tardif R, Krishnan K. A PBPK modeling – based approach to account for interactions in the health risk assessment of chemical mixtures. Toxicol Sci, 2001，63：125 ~131

134. Haddad S, TG, Charest TG, Krishnan K. Physiologically based modeling of the maximal effect of metabolic interactions on the kinetics of components of complex chemical mixtures. J. Toxicol Environ Health. 2000，61：209 ~223

135. Hayes AW. Principles and methods of toxicology. 3rd edition. Raven Press, NewYork. 1994

136. Johanson G, Filser JG. A physiologically based pharmacokinetic model for butaliene and its metabolite butadiene monoxide in rat and mouse and its significance for risk extrapolation. Arch Toxicol. 1993, 67: 151 ~ 163

137. Klassen CD, Casarett& Doull's toxicology. 5th edition McGraw Hill Company, 1996

138. Nise G, Atewell R, Skerfving S et al. Elimination of toluene from venous blood and adipose tissue after occupational exposure. Br J Ind Med. 1989, 46: 407 ~ 411

139. Shargel L, Yu A B C. Applied biopharmaceutics and pharmacokinetics, 3rd edition, Appleton &Lange, NewYork, 1993

140. Spear RC, Bois FY, Woodruff T. Modeling benzene pharmacokinetics across three sets of animal data parametric sensitivity and risk implications. Risk Anal. 1991, 11: 641 ~ 654

附录 毒理学相关信息资源

一、毒理学重要书刊简介

（一）国内部分毒理学参考书

1. 细胞毒理学 刘国廉主编 军事医学科学出版社 2001

该书包括细胞毒理学绪论、细胞毒理学方法学基础、细胞毒理学生物学基础、细胞毒理学生化学基础、细胞毒理学化学基础、细胞形态计量学基础、细胞毒理学遗传学基础、细胞毒理学免疫学基础、细胞毒理学血细胞学基础、细胞毒理学肿瘤细胞学基础、环境因子致细胞恶性转化等章内容。

2. 遗传毒理学 印木泉主编 科学出版社出版 2002

本书是《现代遗传学丛书》之一，国内第一部遗传毒理学专著。主要内容包括遗传毒理学的发展简史和今后的发展趋势。遗传毒物在体内的生物转运和转化，DNA 损伤及修复，遗传毒物的类型和形成机制，遗传毒作用与细胞周期、信号转导、细胞凋亡、细胞分化的关系，遗传毒性的后果（如肿瘤、心血管疾病、衰老等），遗传毒性检测策略和方法及其在环境和人群监测、化学物安全性评价中的应用，危险度的评价方法和遗传毒作用的干预等。

3. 分子毒理学基础 夏世钧，吴中亮主编 湖北科学技术出版社 2001

本书是在毒理学和卫生学等学科教学的基础上，吸收国内外最新的研究资料编写而成。其中有些内容是编写者的研究成果。以外源性化学物的毒性机制为核心，就代谢酶类、受体、细胞损伤、化学致癌以及生殖发育、神经、免疫等系统，即毒理学的几项重要分支学科加以系统的阐述。另外还介绍了分子流行病学、分子生物学的基本方法、人类基因组和国际互联网上的分子毒理学的信息来源。

4. 发育毒理学研究方法和实验技术 李勇，张天宝主编，北京医科大学出版社 2000

主要内容包括母体 - 胎盘 - 胚胎 - 组织器官 - 细胞 - 细胞器 - 蛋白质和酶 - 基因不同层面的研究方法和技术，本书以突出实用性为主要特色，所选方法多，适用范围广，且部分主要方法是编者根据多年成功的经验和体会而著，因此在方法步骤方面具有较高的可靠性和重复性。

5. 现代毒理学丛书 由顾祖维和吴中亮两位先生主持编撰的大型丛书，现已由化学工业出版社出版以下专册，其他将陆续出版

（1）现代毒理学概论 顾祖维主编

全书共二十三章。第一章至第七章介绍了毒理学基础，包括基本概念和原理、毒物的生物转运和生物转化、毒理学研究的实验设计与统计分析、毒物作用机制、生物标志物、危险性评价及卫生标准制订等内容。第八章至第十三章分别介绍了肝脏毒理学、肾脏毒理学、呼吸系统毒理学、免疫毒理学、神经毒理学、生殖发育毒理学。第十四章至第二十一章介绍了毒理学的一些重要分支，如化学致癌、遗传毒理学、比较毒理学等。书的最后介绍了当今毒理学研究的热点。

（2）现代毒理学实验技术原理与方法　李龙、陈家堃主编

本书介绍现代毒理学实验技术的基本原理、操作方法、最新进展以及这些实验技术的具体应用。共分十五章，介绍和总结了离体器官灌流、细胞毒理学、组织学、细胞凋亡、蛋白质的分离与功能测定、亚细胞组分的分离制备、分子毒理学、信号传递与细胞通讯、免疫毒理学、行为毒理学、毒理学指标的统计分析方法、毒理学实验室规范等多个方面的原理与常用实验技术。书中对一些先进的实验技术如细胞凋亡、蛋白芯片、基因芯片等也进行了较为详尽的阐述。

（3）临床毒理学　唐小江、李来玉、夏昭林主编

本书是国内第一本临床毒理学专著。总结了国内外最新进展编写而成。其中不少内容属于编者的最新研究成果，既反映了国际目前水平，同时也突出了国内特点。全书共分十三章，包括总论和各论两部分。如中毒一般处理原则和中毒临床表现，工业中毒，农药中毒，非处方药与中草药中毒，心血管药中毒，神经系统药中毒，其他化疗药中毒，滥用药中毒和动植物中毒等。

（4）靶器官毒理学　庄志雄　主编　陈雯、林忠宁　副主编

本书是国内第一本靶器官毒理学专著，着重介绍外源化学物与机体交互作用导致组织器官损伤的基本原理、规律和评价方法。本书共二十章，第一章阐述器官选择毒性的生物学基础，主要阐述靶器官毒性的一般规律、器官选择毒性的共同机制、毒代动力学与毒效动力学与靶器官毒性的关系等。以下各章则分别阐述各主要毒物对靶器官毒性。此外，对以往涉及较少的胃肠道毒理学、胰腺毒理学、外周神经毒理学、眼毒理学、耳毒理学、骨和软骨毒理学及肌肉毒理学亦予以介绍。各章节内容编排基本上按照靶器官的生理、解剖及其毒理学意义、中毒机制、中毒表现及类型、主要代表性毒物毒性检测和评价几部分组成。

（二）国外部分毒理学参考书

1. *Casarett & Doull Toxicology*: *The Basic Science of poison.* 1975 年第 1 版 2001 年第 6 版

该版书阐述了毒理学的基本原理、概念及思维方法，突出强调了毒作用的机制，而且反映了毒理学的重要进展，其中包括凋亡、细胞因子、生长因子、癌基因、基因调节、转录因子、信号通道、遗传多态性等的进展及其在阐明毒作用机制方面的重要意义。该书分 7 部分，其 34 章，主要部分为毒理学一般原理、毒物的处理、非器官性中毒、有毒制剂、环境毒理学、毒理学应用。该版的中文版已由黄吉武和周宗灿主译 2005 年经人民卫生出版社出版。

2. *Hayes AW*: *Principles & Methods of Toxicology* 1982 第 1 版 2001 第 4 版

The core text and standard reference in toxicology has once again been updated to incorporate the latest testing procedures and address new challenges faced by toxicologists. The author brings together more than 70 distinguished investigators to detail current testing procedures, offer guidelines on data interpretation and highlight major areas of controversy. The book deals with the methods of toxicology, as well as principles and agents. New chapters on exposure assessment and epidemiology for toxicologists have been added. Principles and Methods of Toxicology, Fourth Edition allows the working toxicologist, whether a senior professional or graduate student, to understand and use basic experiments.

3. *Comprehensive Toxicology*. Elsevier Science & Technology Bookstore。由 I. G. Sipes, C. A. McQueen 和 A. J. Gandolfi 主编的大型丛书。包括以下分册：

Volume 1：General Principles

Volume 2：Toxicological Testing & Evaluation

Volume 3：Biotransformation

Volume 4：Toxicology of the Hematopoietic System

Volume 5：Toxicology of the Immune System

Volume 6：Cardiovascular Toxicology

Volume 7：Renal Toxicology

Volume 8：Toxicology of the Respiratory System

Volume 9：Hepatic and Gastrointestinal Toxicology

Volume 10：Reproductive and Endocrine Toxicology

Volume 11：Nervous System and Behavioral Toxicology

Volume 12：Chemical Carcinogens and Anticarcinogens

Volume 13：Indexes

Volume 14：Cellular and Molecular Toxicology

4. *Molecular Toxicology* 由 P. David Josephy and Bengt Mannervik 主编, 2006

The science of toxicology has progressed considerably since Molecular Toxicology was first published in 1997. New advances in biochemical and molecular biological experimental techniques have helped researchers understand the precise effects of toxins and foreign compounds on living things at the molecular, cellular, and organismal levels. Breakthrough research has recently been completed illuminating the human genome and the role of enzymes in toxic biochemical reaction mechanisms. Toxicology now covers drug metabolism and design, carcinogenisis, programmed cell death, and DNA repair, among other subjects. The second edition captures these and other advances, and broadens its scope to address the experimental science of toxicology. The first edition of Molecular Toxicology has become an indispensable resource for graduate students in molecular and biochemical toxicology courses, as well as academic researchers and industrial researchers in toxicology. Rigorously updated and revised, the new edition commands an unrivaled authority in the field of molecular toxicology.

5. *Mechanistic Toxicology* 2 edition, 由 Urs A. Boelsterli 主编, 2007 CRC; Incorporating recent advances in molecular biology and further developing the concepts of cellular and molecular mechanisms, this second edition features new chapters on types of toxic responses, novel mechanisms derived from systems toxicology, and disruption of cellular signal transduction by xenobiotics. The chapter on the disruption of mitochondrial function by xenobiotics has been expanded to cover mitochondrial outer membrane permeabilization and selective depletion of mitochondrial DNA. The book contains new examples and illustrations to supplement material. Additional topics include blood testis barrier, ER stress response, and retinoic acid receptor.

6. *Regulatory Toxicology* 由 Shayne C. Gad 主编, 2001

This practical resource provides toxicologists and scientists with essential information on the regulations that govern their jobs and products. Regulatory Toxicology also covers the scientific and historical underpinnings of those regulations. Each chapter provides a grounding in the historical events that led to the development of original legislation and major subsequent changes in legislation. The major administrative divisions for regulatory agencies and their main missions and responsibilities are also detailed, as are the basic filing units or documents the agencies require of individuals to meet goals. This second edition is updated to reflect new developments in the field.

（三）国内主要刊物

中国环境诱变剂学会主办的《癌变. 畸变. 致突变》

北京市预防医学研究中心和北京大学公卫学院主办的《毒理学杂志》（原刊名《卫生毒理学杂志》）

中国药理学会和中国毒理学会主办的《中国药理学和毒理学杂志》

（四）国外主要刊物

ARCHIVES OF TOXICOLOGY Bimonthly ISSN：0340 – 5761

SPRINGER – VERLAG，175 FIFTH AVE，NEW YORK，NY，10010

*BIOMARKERS*Bimonthly ISSN：1354 – 750X

TAYLOR & FRANCIS LTD，11 NEW FETTER LANE，LONDON，ENGLAND，EC4P 4EE

*CELL BIOLOGY AND TOXICOLOGY*Bimonthly ISSN：0742 – 2091

KLUWER ACADEMIC PUBL，SPUIBOULEVARD 50，PO BOX 17，DORDRECHT，NETHERLANDS，3300 AA

*CHEMICAL RESEARCH IN TOXICOLOGY*Monthly ISSN：0893 – 228X

AMER CHEMICAL SOC，1155 16TH ST，NW，WASHINGTON，DC，20036

CHEMICO – BIOLOGICAL INTERACTIONS Monthly ISSN：0009 – 2797

ELSEVIER SCI IRELAND LTD，CUSTOMER RELATIONS MANAGER，BAY 15，SHANNON

*CRITICAL REVIEWS IN TOXICOLOGY*Bimonthly ISSN：1040 – 8444

CRC PRESS LLC，2000 CORPORATE BLVD NW，JOURNALS CUSTOMER SERVICE，BOCA RATON，FL，33431

*DRUG AND CHEMICAL TOXICOLOGY*Quarterly ISSN：0148 – 0545

MARCEL DEKKER INC，270 MADISON AVE，NEW YORK，NY，10016

*DRUG SAFETY*Monthly ISSN：0114 – 5916

ADIS INTERNATIONAL LTD，41 CENTORIAN DR，PRIVATE BAG 65901，MAIRANGI BAYAUCKLAND，NEW ZEALAND，10

ENVIRONMENTAL AND MOLECULAR MUTAGENESIS Bimonthly ISSN：0893 – 6692

WILEY – LISS，DIV JOHN WILEY & SONS INC，605 THIRD AVE，NEW YORK，NY，10158 – 0012

ENVIRONMENTAL CARCINOGENESIS & ECOTOXICOLOGY REVIEWS – PART C OF JOURNAL OF ENVIRONMENTAL SCIENCE AND HEALTH Semiannual ISSN：1059 – 0501

MARCEL DEKKER INC, 270 MADISON AVE, NEW YORK, NY, 10016

*ENVIRONMENTAL TOXICOLOGY*Bimonthly ISSN：1520 – 4081

JOHN WILEY & SONS INC, 605 THIRD AVE, NEW YORK, NY, 10158 – 0012

*ENVIRONMENTAL TOXICOLOGY AND CHEMISTRY*Monthly ISSN：0730 – 7268

SETAC, 1010 NORTH 12TH AVE, PENSACOLA, FL, 32501 – 3367

ENVIRONMENTAL TOXICOLOGY AND PHARMACOLOGY BimonthlyISSN：1382 – 6689

ELSEVIER SCIENCE BV, PO BOX 211, AMSTERDAM, NETHERLANDS, 1000 AE

*EXPERIMENTAL AND TOXICOLOGIC PATHOLOGY*Bimonthly ISSN：0940 – 2993

URBAN & FISCHER VERLAG, BRANCH OFFICE JENA, P O BOX 100537, JENA, GERMANY, D – 07705

*FOOD AND CHEMICAL TOXICOLOGY*Monthly ISSN：0278 – 6915

PERGAMON – ELSEVIER SCIENCE LTD, THE BOULEVARD, LANGFORD LANE, KIDLINGTON, OXFORD, ENGLAND, OX5 1GB

IMMUNOPHARMACOLOGY AND IMMUNOTOXICOLOGY Quarterly ISSN：0892 – 3973

MARCEL DEKKER INC, 270 MADISON AVE, NEW YORK, NY, 10016

*INHALATION TOXICOLOGY*Monthly ISSN：0895 – 8378

TAYLOR & FRANCIS INC, 325 CHESTNUT ST, SUITE 800, PHILADELPHIA, PA, 19106

*JOURNAL OF APPLIED TOXICOLOGY*Bimonthly ISSN：0260 – 437X

JOHN WILEY & SONS LTD, BAFFINS LANE, CHICHESTER, W SUSSEX, ENGLAND, PO19 1UD

JOURNAL OF PHARMACOLOGICAL AND TOXICOLOGICAL METHODS Bimonthly ISSN：1056 – 8719

ELSEVIER SCIENCE INC, 655 AVENUE OF THE AMERICAS, NEW YORK, NY, 10010

*JOURNAL OF TOXICOLOGY AND ENVIRONMENTAL HEALTH – PART A*Semimonthly ISSN：1528 – 7394

TAYLOR & FRANCIS LTD, 11 NEW FETTER LANE, LONDON, ENGLAND, EC4P 4EE

JOURNAL OF TOXICOLOGY AND ENVIRONMENTAL HEALTH – PART B – CRITICAL REVIEWS Quarterly ISSN：1093 – 7404

TAYLOR & FRANCIS LTD, 11 NEW FETTER LANE, LONDON, ENGLAND, EC4P 4EE

*JOURNAL OF TOXICOLOGY – CLINICAL TOXICOLOGY*Bimonthly ISSN：0731 – 3810

MARCEL DEKKER INC, 270 MADISON AVE, NEW YORK, NY, 10016

*JOURNAL OF TOXICOLOGY – CUTANEOUS AND OCULAR TOXICOLOGY*Quarterly ISSN：0731 – 3829

MARCEL DEKKER INC, 270 MADISON AVE, NEW YORK, NY, 10016

JOURNAL OF TOXICOLOGY – TOXIN REVIEWS Quarterly ISSN：0731 – 3837

MARCEL DEKKER INC, 270 MADISON AVE, NEW YORK, NY, 10016

*MUTATION RESEARCH – DNA REPAIR*Bimonthly ISSN：0921 – 8777

ELSEVIER SCIENCE BV, PO BOX 211, AMSTERDAM, NETHERLANDS, 1000 AE

MUTATION RESEARCH – FUNDAMENTAL AND MOLECULAR MECHANISMS OF MUTAGEN-ESIS Semimonthly ISSN: 0027 – 5107

ELSEVIER SCIENCE BV, PO BOX 211, AMSTERDAM, NETHERLANDS, 1000 AE

MUTATION RESEARCH – GENETIC TOXICOLOGY AND ENVIRONMENTAL MUTAGENESIS Semimonthly ISSN: 1383 – 5718

ELSEVIER SCIENCE BV, PO BOX 211, AMSTERDAM, NETHERLANDS, 1000 AE

MUTATION RESEARCH – REVIEWS IN MUTATION RESEARCH Bimonthly ISSN: 1383 – 5742

ELSEVIER SCIENCE BV, PO BOX 211, AMSTERDAM, NETHERLANDS, 1000 AE

NEUROTOXICOLOGY AND TERATOLOGY Bimonthly ISSN: 0892 – 0362

PERGAMON – ELSEVIER SCIENCE LTD, THE BOULEVARD, LANGFORD LANE, KIDLINGTON, OXFORD, ENGLAND, OX5 1GB

PHARMACOLOGY & TOXICOLOGY Monthly ISSN: 0901 – 9928

MUNKSGAARD INT PUBL LTD, 35 NORRE SOGADE, PO BOX 2148, COPENHAGEN, DENMARK, DK – 1016

REGULATORY TOXICOLOGY AND PHARMACOLOGY Bimonthly ISSN: 0273 – 2300

ACADEMIC PRESS INC, 525 B ST, STE 1900, SAN DIEGO, CA, 92101 – 4495

REPRODUCTIVE TOXICOLOGY Quarterly ISSN: 0890 – 6238

PERGAMON – ELSEVIER SCIENCE LTD, THE BOULEVARD, LANGFORD LANE, KIDLINGTON, OXFORD, ENGLAND, OX5 1GB

REVIEWS OF ENVIRONMENTAL CONTAMINATION AND TOXICOLOGY Quarterly ISSN: 0179 – 5953

SPRINGER – VERLAG, 175 FIFTH AVE, NEW YORK, NY, 10010

TERATOLOGY Monthly ISSN: 0040 – 3709

WILEY – LISS, DIV JOHN WILEY & SONS INC, 605 THIRD AVE, NEW YORK, NY, 10158 – 0012

TOXICOLOGICAL SCIENCES Monthly ISSN: 1096 – 6080

OXFORD UNIV PRESS, GREAT CLARENDON ST, OXFORD, ENGLAND, OX2 6DP

TOXICOLOGY Semimonthly ISSN: 0300 – 483X

ELSEVIER SCI IRELAND LTD, CUSTOMER RELATIONS MANAGER, BAY 15, SHANNON

TOXICOLOGY IN VITRO Bimonthly ISSN: 0887 – 2333

PERGAMON – ELSEVIER SCIENCE LTD, THE BOULEVARD, LANGFORD LANE, KIDLINGTON, OXFORD, ENGLAND, OX5 1GB

TOXICOLOGY LETTERS Monthly ISSN: 0378 – 4274

ELSEVIER SCI IRELAND LTD, CUSTOMER RELATIONS MANAGER, BAY 15, SHANNON

INDUSTRIALESTATE COCLARE, *IRELAND TOXICOLOGY METHODS* Quarterly ISSN：1051 – 7235

TAYLOR & FRANCIS LTD，11 NEW FETTER LANE，LONDON，ENGLAND，EC4P 4EE

*XENOBIOTICA*Monthly ISSN：0049 – 8254

TAYLOR & FRANCIS LTD，11 NEW FETTER LANE，LONDON，ENGLAND，EC4P 4EE

二、毒理学网络信息资源

（一）国内网络信息资源

1. 有毒化学品资料数据检索和咨询系统　由中国预防医学科学院环境卫生监测所建立，它由三个数据库组成：① "中国有毒化学品数据库"，是在有毒化学品国际登记中心（IR-PTC）数据库结构的基础上建立的，包括鉴别符号和理化性质、浓度、化学生物动力学、哺乳动物毒性、特殊毒性研究、对环境中生物的影响和法规标准等内容。② "化学物质毒作用登记数据库"，它是从有关科技文献中摘录出相应毒性数据编制而成的。项目有：基本名称、化学定义、美国 CA 文摘登记号、分子式、分子量、化合物分类、刺激作用数据、致突变作用数据、生殖效应数据、致肿瘤数据、评论、标准和法规等，已收集有 8 万多种化学物。③ "化学品研究中国文献题录数据库"，这是中文数据库，包括 1000 多种化学品，共 1 万多篇文献题目。文献题目的范围为化学品的毒理学（急性毒性、慢性毒性、特殊毒性等）、代谢、环境浓度、对环境生物的影响、流行病学研究、化学中毒治疗、法规标准等。该系统数据量大，为我国有毒化学品生产、评价、管理以及环境保护、职业病防治、中毒处置及时提供了信息。

2. 化学物质毒性数据库（www. toxic. csdb. cn）　是中科院计算机网络信息中心承担建设的综合科技信息数据库的重要组成部分。该毒性数据库涵括的是关于化学物质的安全管理、化学事故的预防和化学灾害的紧急响应等物理、化学的特性数据（如易燃性、易爆性、毒性、环境标准和职业标准等数据），可广泛应用于军队、化工、医药、卫生、农业、环境、环境管理和化学科研等领域。目前，该数据库包含 "化学品安全特性数据库"、"化学毒效应数据" 和 "RTECS 数据库（英文版）" 三个子库，数据量约 600MB、60 000 多条记录。其中，"化学品安全特性数据库" 主要是常见化学物质的物理、化学特性数据，目前含有约 5MB、7300 多条记录，内容包括各类特性数据，如易燃性，易爆性，毒性，环境标准和储运条件等实质性数据，还包括 CAS 号，化学名，商品名，分子量和分子式等。"化学物质毒效应数据库" 为目前国内有关化学物质毒效应数据的较全面的数据资料，基本满足职业健康、公共卫生和资源环境等工作需要；数据积累自 20 世纪 50 年代起，每年更新 4 次；数据内容有：刺激性数据、致变、致癌与生殖效应数据、毒性数据，还有环境与职业标准、美国环保局评论和文件等。至 2003 年，总数据量约 300MB，含 150 000 多个记录。"中文文献数据库" 于 2003 年启动，数据来源于自 1953 年至今国内公开定期出版发行的约 120 多种的科学期刊论文，编辑整理了其中的试验、观测等产生的化学特性数据，目前已建成数据约 5.6MB、3300 余条记录。

3. 全国中毒控制中心网（http://npcc. org. cn）由中国疾病预防控制中心中毒控制中心（National Poison Control Center）建立。

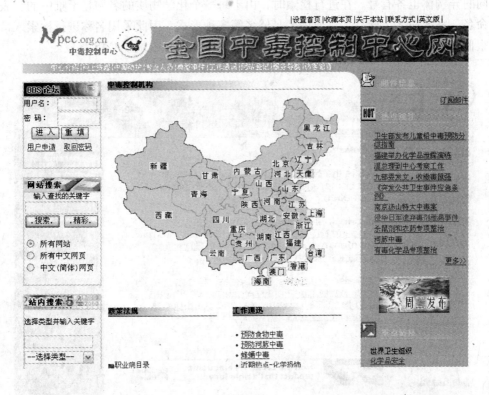

4．中国化学品安全网（http://www.nrcc.com.cn）　由国家安全生产监督管理总局化学品登记中心建立

5．国家环境保护总局化学品登记管理网（http://www.crc-sepa.org.cn）由国家环境保护总局下属的化学品登记中心建立。

6．国际化学品安全卡（http://www.brici.ac.cn/icsc）由北京化工研究院环境保护所/计算中心联合研制

7．毒理学网（http://www.toxsmmu.com）由第二军医大学毒理学教研室建立。

（二）国外毒理学网络信息资源

1．美国《化学文摘》CA　CA创刊于1907年，由CAS即美国化学文摘服务社（Chemical Abstracts Service，CAS）创办。CA被称为"世界化学化工文献的钥匙"，收录世界各国化学化工方面的出版物约16 000余种，包括期刊论文、会议录、资料汇编、报告、新书、专利等。载体形式有：印刷版——手工检索，光盘版——计算机检索，网络版——SciFinder Scholar，CAS网址：http://info.cas.org。CA的特点：收录面广，文献量多。CA收录的与医学相关的文献和期刊有31.5%在IM没有收录，对于某些涉及生物体组成、物质代谢、毒理学方面的文献检索，CA是一个很好的补充。网络版化学文摘SciFinder Scholar，整合了Medline医学数据库、欧洲和美国等30几家专利机构的全文专利资料以及化学文摘1907年至今的所有内容。它有多种先进的检索方式，比如化学结构式（其中的亚结构模组对研发工作极具帮助）和化学反应式检索等。它还可以通过Chemport链接到全文资料库以及进行引文链接。CAS为每一种化学成分或结构确定的物质给予一个唯一的CAS登记号，同种物

质不同的异构体也各有号。在进行检索时，由于每一个化学物质的名称是不唯一的，表现为标准命名、系统命名、商品名、通用名、俗名等多种形式，因此采用名称进行检索入口，查全率很低。CAS 能提高检全率和检准率。而且多种数据库都收录了 CAS 字段。

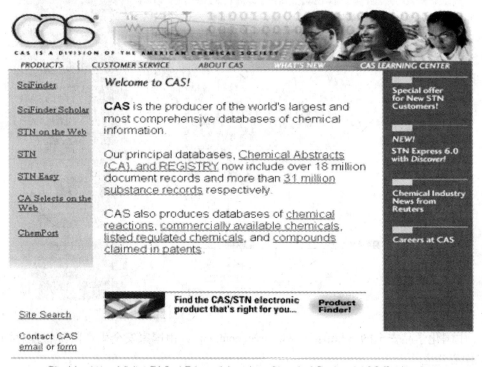

2. TOXNET，是由美国国家医学图书馆（the National Library of Medicine，NLM）建立的。网址为http://www.toxnet.nlm.nih.gov。目前，TOXNET 共有 HSDB（有害物数据库）、IRIS（综合危险度信息系统）、GENE–TOX（遗传毒理学数据库）、CCRIS（化学致癌信息系统）、TOXILINE（在线毒理学文献库）、DART/ETIC（发育和生殖毒理学/环境畸胎信息数据库）、TRI（毒物化学物排放记录）、ChemIDplus（化学物鉴定数据库）、ITER（危险性国际毒性评价库）和 MultiTOX. Databases（毒理学联合数据库）等 9 个数据库。Toxnet 的主页见下图。

TOXNET 数据库介绍：

HSDB（Hazardous Substances Data Bank）有害物质数据库（HSDB）是 TOXNET 的主导文件，包括了 4500 多种化学物质的全面广泛记录的事实型数据库。HSDB 的数据集中的领域包括人类健康影响、急诊医学治疗、动物毒性研究、药物代谢动力学、药理学、环境转归/暴露、环境标准和法规、化学/物理属性、化学安全和处理、职业暴露标准、制造和使用、实验室方法、特殊的参考资料、同义词以及鉴定。数据来自大量公认的书籍，官方文件，技术报告，经选择原始文献和其他的数据库。

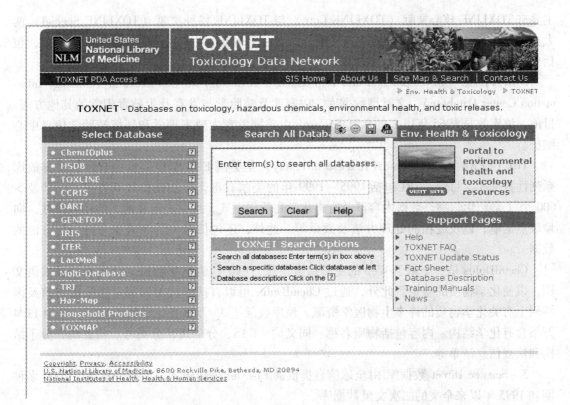

IRIS（Integrated Risk Information System）是由美国环境保护局（EPA）编辑的事实型数据库，共有 500 多种化学物质的记录，其内容包括有关人类健康危险度评定方面的数据（危害鉴定和剂量反应评价），涉及 EPA 的致癌物分类、致癌斜率因子。经口参考剂量、吸入参考浓度等。

ITER（International Toxicity Estimates for Risk）国际毒性危险度预测（ITER），它是由 Cincinnati 毒理学危险度评价公司（TERA）的产物。TERA 提供了对从世界权威组织而来的危险度信息，包括美国 EPA，ATSDR，Health Canada IARC，Dutch NIPHE，IARC 和一些独立的机构，它们的危险度值已经过了独立的专家审查。

GENE – TOX（Genetic Toxicology）是由美国环境保护局（EPA）"GENE – TOX 计划"的结果汇总，内容包括 3000 多种化学物质的遗传毒理学试验数据，这些数据已经专家审查，并在公开的科学文献上发表。

CCRIS（Chemical Carcinogenesis Research Information System）是由美国国家癌症研究所（NCI）建立的事实型数据库，内容包括大约 8000 种化学物质的致癌性、致突变性、促癌与抑瘤方面的试验结果，并经专家审定。数据来自原始期刊文献、NCI 报告及其他特种资料，有详细文献出处。

TOXLINE（Toxicology Information Online）是一种文献型数据，内容涉及药物及其他化学品的生物化学、药理学、生理学、和毒理学效应。目前，该库收录了 1990 年以来的 300 余万条书目记录，每条记录几乎都有文摘、标引词和 CAS 登记号。数据收自各种类型的文献，主要有 TOXLINE 核心文献（TOXLINE Core）与 TOXLINE 特种文献（TOXLINE Special）两大类。前者指 PubMed 中收录的期刊文献，后者指 PubMed 中未收录的各种类型的文献，包括专业期刊与其他科学文献、科技报告与科研课题、档案资料等。

DARTPETIC（Developmental and Reproductive Toxicology 和 Enviromental Teratology Information Center Database），文献型数据库，内容涉及畸胎学与发育及生殖毒理学的其他方面。目前，该库收录 1965 年以来的 9 万条记录，由美国发育生殖毒理学和环境畸胎学信息中心维护。

TRI（EPA's Toxic Chemical Release Inventory）是美国 EPA 年度编辑的有毒物质排放库系列性数据库。目前，TRI 包括 1995 ~ 1999 年的美国有毒化学物质排放调查报告，涉及 > 600 个（类）化学物。数据内容涉及有毒化学物质向空气、水、土地及地下的注入排放，向垃圾点运输，以及废物的处理方法及效果等。此外，还包括有关资源减少与再利用方面的数据。

ChemIDplus 是一个基于 Web 的免费检索系统，用于检索化学物质的结构及权威术语文档，以便化学物质的鉴定。此外，通过 ChemIDplus 可以直接链接美国国立医学图书馆及因特网上有关化学物质的许多生物医学资源。该库收录了 35 万多条化学物质记录，其中 11.4 万条含有化学结构。内容包括物质名称、同义词、CAS、分子式、分类号、位置码、分子结构和法规信息清单等。

3. Science Direct 数据库　由全球信息提供商 Elsevier 公司建立，是一个囊括了 2000 多种期刊 1995 年以来全文的二次文献数据库。

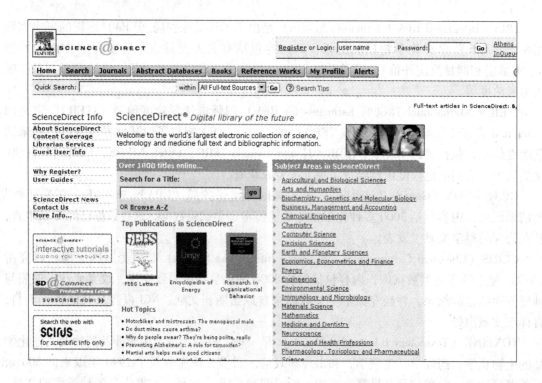

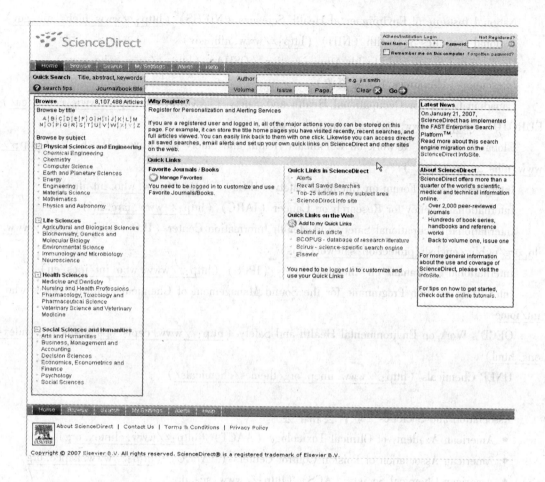

4. 毒理学有关的信息资源重要网址

US Government（美国政府管理机构）

Agency for Toxic Substances and Disease Registry（ATSDR）（http://www. atsdr. cdc. gov/）

Centers for Disease Control and Prevention（CDC）　（http://www. cdc. gov/health/disease. htm）

Chemiccal Safety Hazard and Investigation Board　（http://www. csb. gov/index. cfm）

Consumer Product Safety Commission（CPSC）（http://www. cpsc. gov）

Department of Energy（http://www. energy. gov）

Environmental Protection Agency（EPA）（http：//www. epa. gov）

Food and Drug Administration（FDA）（http://www. fda. gov）

Mine Safety and Health Administration（MSHA）［part of OSHA］（http://www. msha. gov）

National Agricultural Library（NAL）（http://www. nalusda. gov/）

National Cancer Institute（NCI）［part of NIH］（http://www. nci. nih. gov）

National Environmental Data Index（NEDI）（http://www. nedi. gov）

National Institute for Occupational Safety and Health（NIOSH）http://www. cdc. gov/niosh）

National Institute of Environmental Health Sciences (NIEHS) (http://www.niehs.nih.gov)

National Institutes of Health (NIH) (http://www.nih.gov)

Occupational Safety and Health Administration (OSHA) (http://www.osha.gov/)

International Resources (国际资源)

Canadian Centre for Occupational Health and Safety (CCOSH) (http://www.ccohs.ca/)

EUROTOX (http://www.eurotox.com/index.html)

Global Information Network on Chemicals Health and Safety Executive (U. K.) (http://www.nihs.go.jp/GINC/)

Intergovernmental Forum on Chemical Safety (IFCS) (http://www.who.int/ifcs)

International Agency for Research on Cancer (IARC) (http://www.iarc.fr/)

International Occupational Safety and Health Information Center (ILO – CIS) (http://www.ilo.org/public/english/protection/safework/cis)

International Programme on Chemical Safety (IPCS) (http://www.who.int/ipcs/en)

Inter – Organization Programme for the Sound Management of Chemicals (http://www.who.int/iomc

OECD's Work on Environmental Health and Safety (http://www.cepis.ops – oms.org/index-eng.html)

UNEP Chemicals (http://www.unep.org/themes/chemicals/)

Association and Societies (联合会和学会)
- American Academy of Clinical Toxicology (AACT) (http://www.clintox.org)
- American Association of Poision Control Centers (AAPCC) (http://www.aapcc.org)
- American Chemical Society (ACS) (http://www.acs.org)
- American College of Medical Toxicology (ACMT) (http://www.acmt.net/)
- American College of Toxicology (ACT) (http://www.actox.org/)
- American Conference of Governmental Industrial Hygienists (ACGIH) (http://www.acgih.org)
- American Industrial Hygiene Association (AIHA) (http://www.aiha.org)
- National Enviromental Health Association (NEHA) (http://www.neha.org)
- Society for Risk Analysis (SRA) (http://www.sra.org)
- Society of Environmental Toxicology and Chemistry (SETAC) (http://setac.org)
- Society of Forensic Toxicologists (SOFT) (http://www.soft – tox.org/)
- Society of Toxicologic Pathologists (STP) (http://www.toxpath.org/)
- Society of Toxicology (SOT) (http://www.soft – tox.org/)
- Teratology Society (http://www.teratology.org)

Additional Resources (其他资源)
- Alternatives to Animal Testing (ALTWEB) (http://altweb.jhsph.edu)

- Carcinogenic Potency Databases（http://potency. berkeley. edu/cpdb. html）
- Clinical Teratology Web（http://depts. washington. edu/ ~ terisweb）
- Duke Occuptional &Environmental Medicine（http://occ – env – med. mc. duke. edu/oem/）
- Environmental Health Clearinghouse（http://infoventures. com/e – hlth/）
- EXTOXNET（http://ace. orst. edu/info/extoxnet/）
- Laboratory Chemical Safety Summaries（LCCS）（http://www. hhmi. org/science/labsafe/lcss/index. html）
- National Safety Council – safety，ealth&Environmental Resources（NSC）（http://www. nsc. org/）
- Reprotox（http://www. reprotox. org）
- Toxicology Excellence For Risk Assessment（TERA）（http://www. tera. org/）
- Vermont Safety Information Resources on the Internet（SIRI）（http://hazard. com）
- International Agency For Research Cancer（http://www. iarc. fr）

（张天宝）